우리 몸에 좋은
효소대사전

솔뫼 선생과 함께 만드는 우리 자연의 건강약초 효소액 250종

우리 몸에 좋은
효소대사전

글 · 사진 솔뫼

Green Home

내 몸에 잘 맞는 효소가 나를 치유한다

약초 효소액이란

우리나라는 예로부터 산 좋고 물이 좋아 몸에 좋은 약초가 풍성히 나는 천혜의 땅을 가지고 있다. 특히 제철에 나는 약초에는 우리 몸을 치유하는 온갖 약성분과 영양분이 들어 있어서 조금만 부지런히 움직이면 가까이에서 우리 몸에 좋은 약초를 충분히 얻을 수 있다. 또한 약초에는 우리 건강을 지키는 약성분과 함께 '효소'도 들어 있다. '효소'는 생명을 유지시키는 생리활성물질로서 살아 있는 모든 동식물에 들어 있으며, 우리 몸에도 신진대사에 직접 작용하는 효소가 무려 3천여 종이나 된다. 우리 몸은 호르몬과 효소의 작용으로 움직이는데, 그 중에서도 효소는 음식을 분해시켜서 소화가 잘 되게 하고, 영양분을 흡수시키며, 장기와 세포 속에 있는 노폐물을 배출시키고, 혈액을 맑게 하며, 나쁜 산소인 활성산소를 없애고, 대사기능을 활성화시키며, 몸속의 염증을 가라앉히고 병균을 퇴치하며, 불필요한 지방을 태워 없애는 등 중요한 역할을 한다.

사람은 나이가 들수록 몸속의 효소가 줄어들며 노화가 시작되고, 각종 질병이 생기게 된다. 그런데 약초로 담근 효소액에는 우리 몸을 치유하는 자연의 약성분과 각종 비타민 및 미네랄 등 영양성분이 풍부하게 들어 있어 우리 몸에 유익하다.

뿐만 아니라 약초 효소액은 생수에 희석해서 먹기만 하면 되므로 언제 어디서나 쉽게 먹을 수 있고, 발효 과정에서 맛과 향이 좋아져 어른아이 할 것 없이 누구나 즐길 수 있다. 게다가 발효와 숙성이 잘 된 효소액은 잘 상하지 않으므로 오래 보관해두고 필요할 때 사용할 수 있다.

봄부터 가을까지 약초가 많이 날 때 효소액을 만들어 발효와 숙성을 잘 시키면 우리의 건강을 지키고 유지하는 데 도움이 될 것이다.

자신에게 맞는 효소액을 찾는 방법

예로부터 우리 조상들은 음양사상에 따라 산과 들에 나는 약초도 음과 양의 성질로 나누어 구분하는 지혜를 가지고 있었다. 여기에서 음은 차가운 성질을 가진 것, 양은 따뜻한 성질을 가진 것을 가리키며, 차갑지도 덥지도 않은 성질을 가진 것을 평(平)한 것으로 보았다.
이 책에서는 누구나 자연에서 바로 얻을 수 있는 약초 250가지로 효소액 만드는 방법을 소개한다. 약초의 성질, 즉 약성에 따라 크게 평한 약성, 따뜻한 약성, 차가운 약성의 3개 장으로 분류하였고, 각 장은 찾기 쉽게 가나다 순서로 정리하였다.

1장 평한 약성

중간의 성질, 즉 따듯하지도 차갑지도 않아 어느 쪽에도 치우치지 않는 약성을 지녔기 때문에
체질이나 계절에 관계없이 누구나 복용할 수 있다.

2장 따듯한 약성

차가운 것을 물리치는 성질을 가지고 있기 때문에 몸이 찬 체질, 쌀쌀하거나 추울 때 복용하면 좋다.
약성의 정도에 따라 약간 따듯한 약성, 따듯한 약성, 더운 약성으로 나뉜다.

3장 차가운 약성

열을 내리고 진정시키므로 몸에 열이 많은 열체질이나 더울 때 복용하면 좋다.
약성의 정도에 따라 서늘한 약성, 약간 차가운 약성, 차가운 약성으로 나뉜다.

따라서 따뜻한 체질, 찬 체질, 따듯하지도 차갑지도 않은 체질 등 각자의 체질에 맞는 약성의 약초로 효소액을 담그면 도움이 된다.
이 책에서는 효소액의 재료가 되는 약초의 주요 약효와 현대에 들어와 과학적으로 밝혀진 함유 성분과 효능에 대해서도 종합적으로 소개하였다. 우리의 산과 들에 흔히 나는 약초의 성분과 약효들이 현대에 들어와서 과학적으로 밝혀지고 있는데, 우리 조상들이 얼마나 지혜로웠

는지 다시금 깨닫게 된다. 이 책에 소개한 내용을 잘 참조하면 자신에게 맞는 약초를 쉽게 찾을 수 있고, 건강을 지키는 데 유용할 것이다. 그 밖에 이 책에서 설명하고 있는 각 약초의 상세 내용은 다음과 같다.

- 생약명
- 성분과 약효
- 체질 : 평한 성질, 따듯한 성질, 차가운 성질 등 약성에 맞는 체질
- 사용부위 : 새순 🌱 , 잎 🍃 , 줄기 🌿 , 꽃 🌸 , 열매 🍂 , 씨앗 🌰 , 뿌리 🪴 등으로 구분
- 채취 기간
- 채취 방법
- 다듬기
- 배합 비율
- 발효와 숙성 기간
- 담그기와 발효시 주의사항
- 완성 상태
- 건더기 활용
- 복용시 주의사항
- 생태 : 잎 ▶ 줄기 ▶ 꽃 ▶ 열매 ▶ 뿌리 순서로 설명하고 유사종도 소개.
  단, 꽃이 잎보다 먼저 피는 경우에는 꽃을 잎보다 먼저 설명.

이 책에 소개한 약초들은 대부분 독성이 없는 것들이고, 독성이 조금 있다 해도 아주 적은 것들이다. 이처럼 아주 적은 독성은 약초를 발효시키는 과정에서 중화되거나 발효 가스와 함께 배출된다. 특히 꽃이나 열매가 달리기 전의 어린 것은 독성이 아주 약하다.

식물은 꽃을 피우고 열매를 맺으며 익어갈 때 자기 몸속의 양분을 꽃과 열매와 뿌리에 집중시키는데, 이때 스스로를 보호하기 위해 독성도 조금 강해지기 때문이다. 이런 종류들은 주의사항에 따로 밝혀두었다.

또한, 독성이 없는 약초도 약성에 따라 장기복용하거나 한꺼번에 많이 먹으면 좋지 않은 경우도 있고, 꽃술이나 뿌리나 줄기껍질 등과 같이 특정 부위에 독성이 조금 있는 약초들도 있다. 예를 들어 진달래꽃으로 효소액을 담글 때 꽃술에 독성이 조금 있으므로 떼어내고 담가야 하

는데, 이러한 내용들도 주의사항에 밝혀두었다.
몸에 좋다고 한 가지 효소액만 계속 장복하는 것은 좋지 않다. 적은 양이라도 여러 종류를 담가서 조금씩 골고루 먹어보면서 자기 몸에 잘 맞는 약초를 찾기 바란다.

맹독성 독초를 주의

가장 주의해야 할 것은 독성이 매우 강한 약초들이다. 옛날에 사약으로 사용되었던 투구꽃과 천남성, 그 밖에도 동의나물, 박새, 개구릿대 같은 독초들은 맹독성이므로 각별히 주의해야 한다. 일반적으로 한방에서 약초를 사용할 때는 음건 |그늘에서 말리는 것| 과 양건 |햇볕에서 말리는 것|, 법제 |약초를 삶거나 찌거나 불에 덖거나 물에 불리거나 하여 독성을 줄이고 약성을 바꾸는 것| 의 과정을 거쳐 좋은 약성분만 남게 한다. 하지만 효소액을 만들 때는 생약초를 그대로 사용하므로 독성이 강한 약초를 사용할 경우 효소액에 독성이 그대로 녹아나오게 된다. 강한 독성은 발효과정에서 중화되거나 발효 가스와 함께 배출되지 않는다. 우리 주변에는 전문가의 처방 없이 사용하면 안 되는 독초들도 있다는 것을 명심하고, 정확히 알지 못하는 식물은 아예 채취하지 않도록 한다.

약초 효소액이 만들어지는 원리

생리활성물질인 효소는 단백질로 이루어져 있으며 당분을 먹고 살아간다. 그리고 약초로 효소액을 담글 때 주로 사용하는 당분이 설탕이다. 약초를 설탕으로 버무려서 항아리에 담아두면 삼투압현상이 일어나 세포 속에 녹아 있는 좋은 성분들과 함께 약초에 들어 있는 효소가 녹아 나오는데, 바로 이 효소가 당분과 약초에서 나온 물을 먹고 자라 왕성하게 번식하면서 발효되어 좋은 약이 되는 것이다. 이때 단순한 당이었던 설탕도 좋은 당으로 바뀌게 된다.
설탕은 사탕수수를 짜내어 정제시킨 단순한 당|자당|이다. 그런데 설탕은 정제과정에서 영양분이 대부분 파괴되고 열량만 남기 때문에 우리 몸에 들어가면 곧바로 혈당 수치를 높이고 혈액을 산성화시킨다.
이처럼 단순한 당인 설탕을 약초에 버무려 6개월 정도 발효와 숙성과정을 거치면 대부분 우리 몸에 좋은 과당, 포도당, 맥아당 등의 자연당으로 바뀐다. 자연당은 단순한 당과는 달리 소화 흡수가 천천히 이루어지므로 혈당이 급격히 높아지는 일이 없으며, 불필요한 지방을 분해하는 등 신진대사에도 도움이 된다.

하지만 발효과정에서 당분 자체가 줄어드는 것은 아니므로 당뇨 등 혈당과 밀접한 지병이 있을 경우에는 의사의 처방 없이 먹지 않도록 한다.

약초 효소액을 담글 때 사용하는 당분의 종류

약초로 효소액을 담글 때 사용하는 당분으로는 원당, 백설탕, 황설탕, 흑설탕 등이 있으며, 그 종류에 따라 효소액의 색과 맛에 차이가 난다. 되도록 유기농 제품을 사용하는 것이 좋다.

01 백설탕 사탕수수즙을 정제한 것이다. 백설탕으로 효소액을 담그면 빨리 녹고 발효 가스가 잘 올라오지 않는다. 효소액의 색이 밝게 나오며 잘 상하지 않는다.

02 황설탕 백설탕에 당밀을 입혀 가열한 것이다. 황설탕으로 효소액을 담그면 색이 조금 짙어지며, 백설탕으로 담근 것보다 맛과 향이 좋다.

03 흑설탕 황설탕에 캐러멜을 첨가한 것이다. 흑설탕으로 효소액을 담그면 뭉쳐서 잘 녹지 않으므로 가끔 막대기로 저어주어야 한다. 효소액의 색이 어둡고, 황설탕으로 담근 것보다 맛과 향이 강하다.

04 설탕시럽 도토리처럼 단단하고 즙이 잘 나오지 않는 것은 설탕시럽으로 발효시키는 것이 좋다. 설탕시럽을 만드는 방법은, 먼저 잡균이나 부패균을 없애기 위해 생수를 끓여서 미지근하게 식히고, 같은 양의 설탕을 넣어 잘 녹여준다.
설탕시럽으로 효소액을 담글 때는 반드시 차갑게 식혀서 넣어야 하는데, 효소가 원래 열에 약하기 때문이다. 넣는 양은 약초가 완전히 잠기도록 충분히 넣어주며, 약초가 붕 떠서 곰팡이가 생기지 않도록 맨 위를 넓적한 돌로 잘 눌러주는 것이 좋다.
발효와 숙성은 냉장고가 아닌 상온에서 한다. 온도가 너무 낮으면 발효가 잘 안 되기 때문이다. 발효 중에 약초가 수분을 흡수하여 설탕시럽이 줄어들거나, 반대로 약초에서 물이 나와 당도가 떨어지기도 하는데, 이럴 때는 상태를 확인하면서 틈틈이 설탕을 덧넣어준다.
또, 물이 들어가기 때문에 당도를 맞추지 못하거나 관리를 잘못하여 발효 중간에 곰팡이가 생길 수도 있는데, 이때는 곰팡이를 깨끗이 걷어내고 설탕을 충분히 덧넣는다.

05 꿀과 올리고당 꿀은 다당류인 포도당과 과당으로 되어 있고, 올리고당은 여러 개의 단당류가 합쳐져서 만들어진다. 두 가지 모두 단당류처럼 우리 몸에 곧바로 흡수되지는 않는다. 효소액을 담글 때 꿀과 올리고당을 사용하면 발효가 빨리되고 오래 보관하기가 힘들므로 단기 보관할 효소액을 만들 때만 사용하는 것이 좋다.

약초 효소액을 담글 때 사용하는 용기의 종류

01 옹기항아리 약초로 효소액을 담그면 발효과정에서 가스가 배출되므로, 작은 숨구멍을 통해 숨을 쉬는 항아리를 사용하는 것이 가장 좋다. 겉면에 유약을 발라 번질번질한 것은 숨을 잘 쉬지 못하므로 되도록 윤기가 없는 것이 좋다.
간장, 된장, 고추장, 소금이 담겨 있던 항아리는 염분이 남아 있으므로 사용하지 말고, 효소 발효를 위한 전용 항아리를 따로 마련하는 것이 가장 좋다.
항아리는 사용하기 전에 식촛물이나 뜨거운 물, 또는 술로 깨끗이 소독해서 햇볕에 바짝 말려

01 항아리에는 수없이 많은 미세한 숨구멍이 있다.

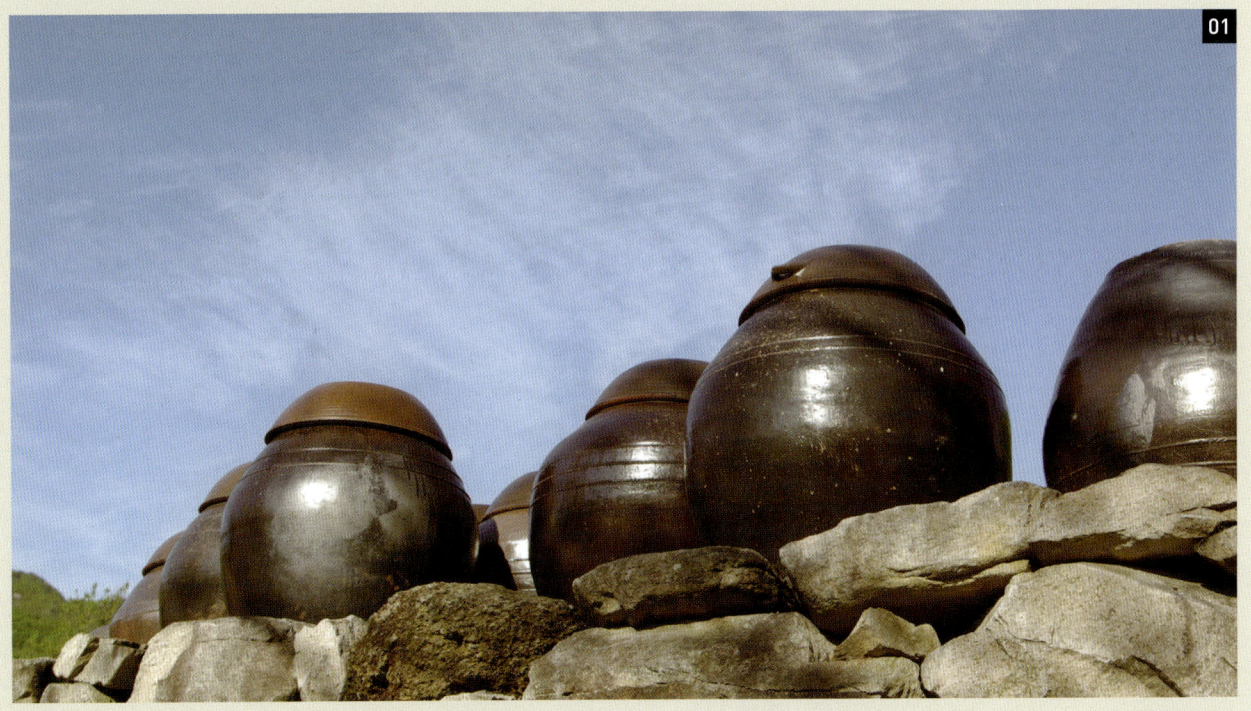

02 초겨울 산에 떨어진 헛개나무를 채취한 모습.

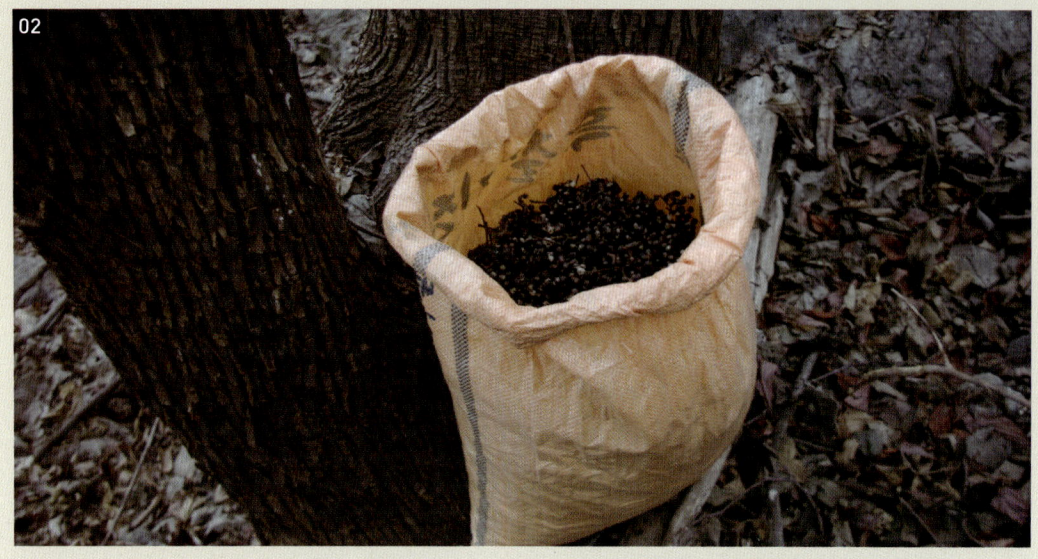

준비한다. 전에 효소 발효에 사용했던 항아리라면 찌꺼기가 남아 있으므로 물을 부어서 1주일 정도 찌꺼기를 우려낸 뒤 잘 말려둔다.
그 밖에도 짚이나 한지를 넣고 불을 붙여 불소독을 하는 방법도 있는데, 이렇게 하면 곰팡이나 잡균이 끼지 않는다.

02 유리병 흔히 사용하는 유리병은 속이 보여서 관리하기 좋고, 항아리보다 부피가 작아서 적은 양의 약초 효소액을 담글 때 편리하다. 유리병을 사용할 때도 항아리와 마찬가지로 소독을 해서 물기가 없이 잘 말려두어야 하는데, 끓는 물에 삶거나 뜨거운 물로 헹궈내는 것이 좋다. 발효과정에서 나오는 가스가 배출되어야 하므로 뚜껑은 너무 꽉 닫지 않는다.

03 플라스틱 용기 가볍고 튼튼해서 사용하기 편리하다. 그러나 플라스틱 제조에는 흔히 비스페놀A라는 화학물질이 사용되며, 열을 가하면 비스페놀A 성분이 녹아나와 인체에 들어가서 내분비계를 교란시키고 각종 암을 일으킨다고 알려져 있다. 효소액의 발효와 숙성과정에는 열을 가하는 단계가 없으나, 용기 안에 장기간 담아두어야 하므로 되도록 친환경 플라스틱 용기를 사용하는 것이 좋다.
그리고 예로부터 약초를 다룰 때는 약성이 파괴되지 않도록 구리칼이나 나무칼, 나무주걱 등의 기구를 사용해왔는데, 약초 효소액을 거를 때도 역시 쇠붙이가 닿으면 좋지 않다. 따라서 되도록 나무로 된 기구를 사용하는 것이 좋다.

약초에 따라서는 반드시 항아리를 사용해야 하는 경우도 있다. 바로 복숭아, 매실, 살구, 앵두, 포도처럼 씨앗이 단단한 껍질로 싸인 핵과류이다.

핵과류에는 아미그달린이라는 성분이 들어 있어 이것이 발효과정에서 미량의 청산으로 바뀌는데, 플라스틱이나 유리병에 효소액을 담아 뚜껑을 꽉 닫아두면 독성분이 가스와 함께 배출되지 못하고 효소액에 녹아들어 인체에 해로울 수 있다. 따라서 씨앗이 단단한 핵과류로 효소액을 담글 때는 숨 쉬는 항아리를 사용한다.

약초를 채취하는 요령

가장 좋은 것은 산과 들에 나는 자연산 약초를, 흔한 제철에 채취하여 효소액을 담그는 것이다. 단, 개체가 자연 속에 계속 살아남아야 하므로 되도록 적은 양만 채취하고, 흔치 않은 약초는 계속해서 꽃과 열매를 맺을 수 있도록 줄기와 뿌리를 자연에 남겨두는 것이 바람직하다. 특히 여름에도 계속 새순이 올라오는 약초들은 뿌리를 그대로 남겨두는 것이 좋다. 잎도 광합성작용을 해서 꽃이나 열매가 양분을 얻을 수 있도록 너무 많이 채취하지 않는다.

또, 자동차가 다니는 도로나 논과 밭 근처는 매연이나 농약으로 오염되어 있으므로 채취하지 않는다. 솔잎은 대부분 자연산인데 깊은 산에 있는 것이라도 안심해서는 안 되고, 해당 지역에 소나무 병해충약을 뿌렸는지 꼭 확인한다.

01 잎으로 담그는 종류 어린잎부터 다 자란 잎까지 모두 담글 수 있으며, 가장 싱싱한 것을 채취한다. 잎이 시들었거나 누런 것은 수분도 적고 좋은 약성도 떨어져서 사용하지 않는 것이 좋다.

03 앵초 잎.
04 비수리 줄기와 잎.
05 산수국 꽃.

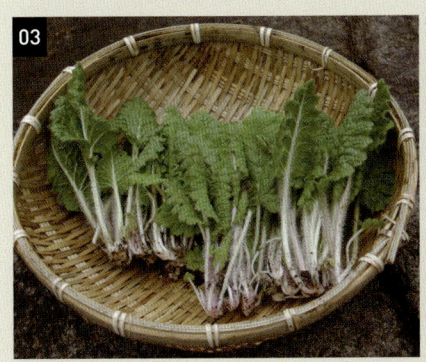
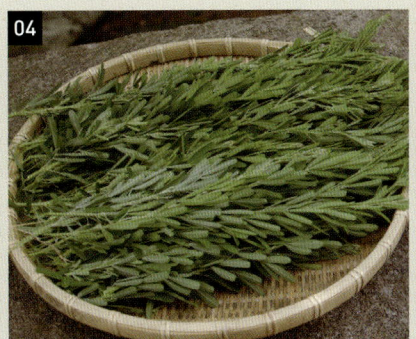
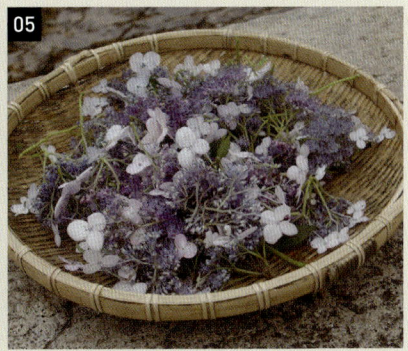

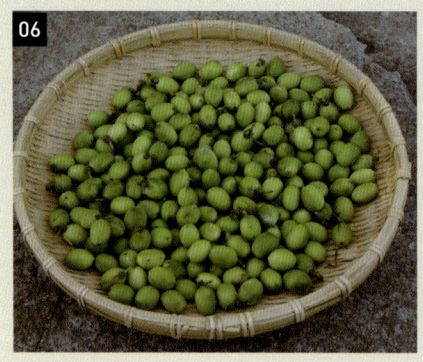 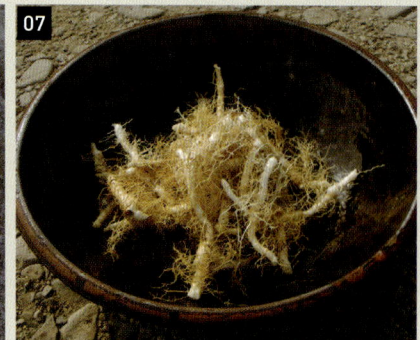 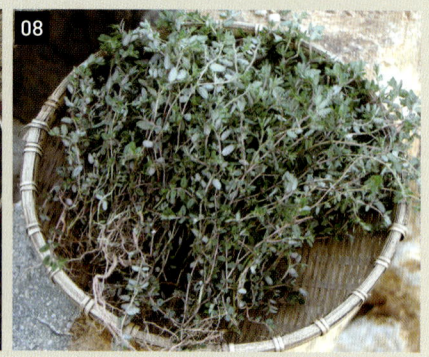

06 개비자나무 열매.
07 퉁둥굴레 뿌리 씻은 것.
08 애기땅빈대 전초.

02 잎+줄기로 담그는 종류 꽃이 피거나 열매를 맺기 전에 채취한다. 꽃이 피고 열매를 맺을 때는 양분이 꽃과 열매에 집중되어 잎과 줄기의 약성이 떨어지기 때문이다. 갓 생긴 꽃봉오리는 조금 섞여도 괜찮다. 줄기에 가시가 많으면 채취하고 다듬을 때 장갑을 낀다

03 꽃으로 담그는 종류 꽃이 완전히 피기 직전까지 가장 싱싱한 것을 채취하는 것이 좋다. 꽃이 활짝 핀 것은 씨방에 이미 생기고 있는 열매에 양분이 집중될 때이다. 또, 시든 꽃은 벌레가 먹은 것일 수 있고 약성도 떨어지므로 사용하지 않는 것이 좋다.

04 열매 담그는 종류 풋열매부터 익은 열매까지 너무 익지 않은 것을 채취하는 것이 좋다. 되도록 살이 단단하고 탄력이 있는 것을 고르는데, 너무 익은 것은 살이 물러서 물이 많이 생기고 변질될 수 있다.

05 뿌리로 담그는 종류 뿌리가 잘 여물고 싱싱할 때 채취하는 것이 좋다. 뿌리가 너무 어리거나 시들어가는 것은 약성이 떨어지고, 물기도 적어서 효소액이 많이 나오지 않는다

06 전체로 담그는 종류 뿌리, 줄기, 잎, 꽃, 열매 등 약초 전체를 한꺼번에 효소액으로 담그는 방법과, 시기에 따라 각 부위별로 따로 담그는 방법이 있다. 채취는 열매가 너무 익기 전에 하는데, 열매가 여물 무렵에는 양분이 뿌리와 열매에 집중되어 약성이 떨어지기 때문이다. 따라서 전체가 가장 싱싱할 때 채취하는 것이 좋다.

07 여러 약초를 섞어 담그는 경우 '백초효소'라 하여 여러 가지 약초를 섞어서 한꺼번에 효소액

을 만들기도 한다. 하지만 약초마다 약성이 다르고 궁합이 맞지 않는 경우도 있으므로 전문가의 처방을 받는 것이 안전하다. 만약 백초효소를 처음 담그는 경우라면, 약초마다 발효와 숙성 기간이 달라서 중간에 변질될 수도 있으므로 각각 따로 담가서 발효와 숙성이 완전히 끝난 뒤에 섞는 것이 좋다.

약초 다듬는 요령

01 씻기 약초를 깊은 산속의 청정지역에서 채취했고, 흙이 묻지 않아 아주 깨끗한 상태라면 씻지 않고 그냥 담가도 된다. 약초에 흙이나 먼지가 묻어 있을 때는 자연의 물로 가볍게 씻어낸다. 수돗물에는 염소가 들어 있어 발효균의 증식을 방해하므로 되도록 흐르는 계곡물이나 생수 등 자연의 물로 씻는 것이 좋다. 약초를 씻을 때는 줄기나 잎이 꺾이거나 으깨지면 좋은 약성분이 빠져나가므로 조심스럽게 다룬다.

02 물기 빼기 씻은 약초는 체에 밭쳐서 물기를 빼둔다. 물기가 남아 있으면 발효시킬 때 곰팡이가 생길 수 있기 때문이다.

03 썰기 약초가 크고 단단할 경우에는 적당한 크기로 썬다. 큰 덩어리 상태로 담그면 물이 잘 나오지 않아 발효가 더딜 뿐만 아니라 약초에 설탕이 골고루 묻지 않아 자칫 변질될 수 있다. 크고 단단한 약초는 작두로 썬다.

09 계곡물에 꽃사과 씻는 모습.
10 가는잎왕고들빼기 효소액 담그는 모습.

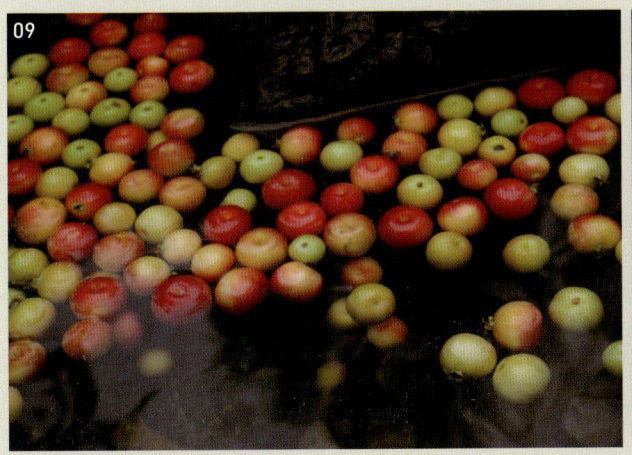
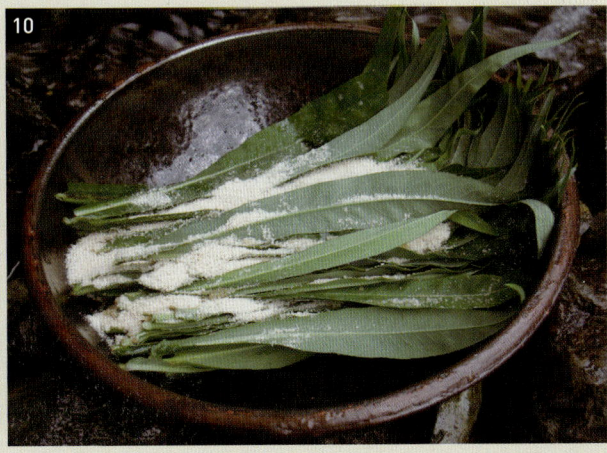

약초 효소액을 담그는 방법

01 배합 비율 다듬은 약초를 물기가 없는 큰 그릇에 담고 설탕이 골고루 묻도록 잘 버무리는데, 설탕의 비율은 보통 약초 1에 설탕 1 정도로 한다. 단, 발효과정에서 물이 비교적 많이 나오는 열매나 뿌리는 약초 1에 설탕을 1~1.5까지 비율을 늘리는 것이 좋다. 약초에서 물이 많이 나오면 당도가 떨어져서 발효가 잘 안 되기 때문이다.

02 배합 비율이 맞지 않을 경우의 문제 설탕을 너무 적게 넣으면 중간에 곰팡이가 생기거나 시어질 수 있으며, 알코올이 생기기도 한다. 반대로 설탕을 많이 넣으면 발효가 더디지만 쉽게 상하지 않는다. 따라서 비율을 가늠하기 어려우면 처음부터 설탕을 넉넉히 넣는 것이 좋다.

03 항아리에 채워 넣기 설탕에 버무린 약초를 항아리에 차곡차곡 눌러 담는다. 이때 엉성하게 넣으면 공기층이 생겨서 곰팡이가 생기기 쉬우므로 반드시 꼭꼭 눌러주어야 한다. 약초는 항아리의 70% 정도까지만 넣어 공간을 남겨두어야 한다. 항아리 입구까지 꽉 채워 넣으면 발효 중간에 가끔 뒤섞을 때 불편하고, 발효 가스가 나올 때 효소액이 끓어올라 넘칠 수도 있다.

공기 차단 | 맨 윗부분은 설탕으로 완전히 덮어 공기를 차단하는 것이 좋다. 그래야 발효과정에서 곰팡이가 생기지 않는다. 맨 위를 깨끗이 씻은 돌로 눌러두거나, 자른 대나무를 얼기설기 얹어두면 약초가 붕 뜨지 않아 발효가 잘 되고 곰팡이가 생기는 것도 막을 수 있다.

04 항아리 뚜껑 닫기 발효 가스가 잘 배출되고 이물질이 들어가지 않도록 마른 광목이나 두꺼운 한지로 입구를 잘 덮은 뒤 고무줄로 팽팽하게 감아준다. 개미는 고무냄새를 싫어하므로 고

11 진달래꽃을 항아리에 담은 모습.
12 항아리 입구를 한지로 덮고 고무줄로 감은 모습.
13 유리병에 약초 이름과 담근 날짜를 써둔 모습.

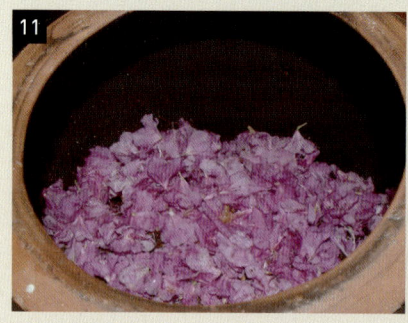
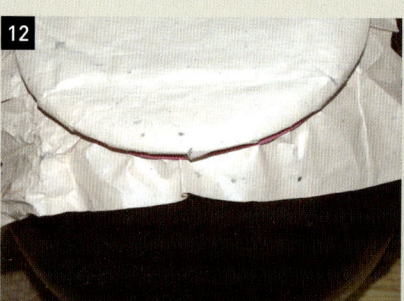
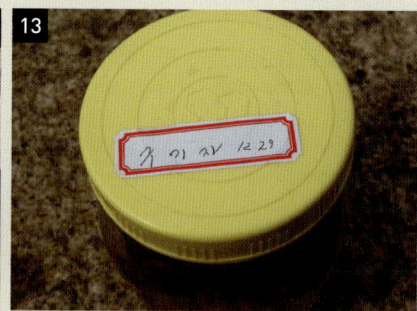

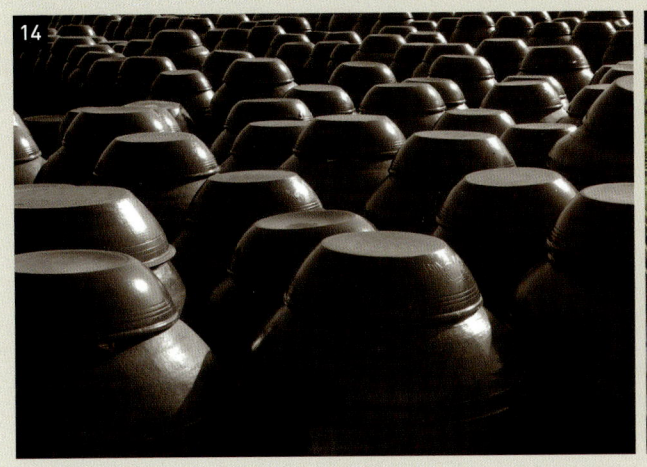
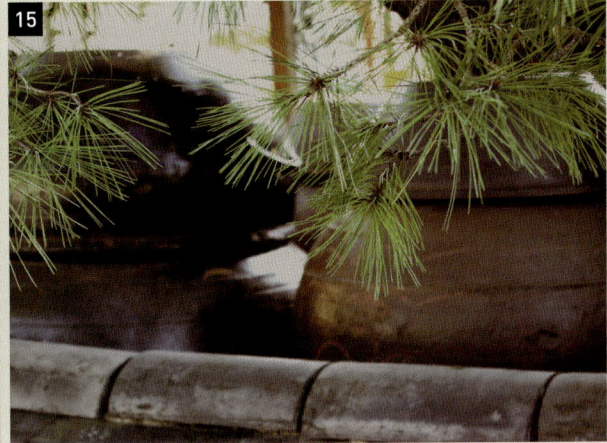

무줄을 사용하면 좋다. 맨 위는 햇빛이 들지 않도록 뚜껑을 잘 덮는다.
유리병을 사용할 때는 뚜껑을 너무 꽉 닫거나 밀봉하지 않는다. 이물질이 들어가지 않으면서 숨을 쉴 틈을 두는 정도로 뚜껑을 닫는다.

14 바깥에 항아리를 둘 때는 차양막을 치는 것이 좋다.
15 소나무 그늘 밑에 항아리를 둔 모습.

05 이름표 붙이기 항아리 겉면에 약초 이름, 담근 날짜를 써서 붙이면 발효와 숙성을 시킬 때 관리하기 편하다.

06 약초와 설탕 덧넣기 약초의 양이 적어서 부득이 더 채취하여 넣는 경우에는 되도록 열흘 이내에 하는 것이 좋다. 먼저 넣은 약초가 이미 발효되고 있기 때문이다. 추가하는 방법은 위와 동일하며, 이때도 맨 윗부분을 설탕으로 완전히 덮어주어야 한다.

또, 초기에는 약초가 아직 싱싱하고 뻣뻣한 상태라 설탕이 흘러내리거나 빠져나가기 쉽다. 이때 설탕이 덜 묻은 부분은 상하거나 발효가 더디므로 발효 중간 중간 상태를 확인하여 설탕을 충분히 덧넣고 섞어주며, 항아리 가장자리에도 설탕을 충분히 넣어주는 것이 좋다.

약초 효소액의 발효와 숙성

01 알맞은 환경 효소가 활동하기에 알맞은 환경을 만들어주어야 발효와 숙성이 잘 이루어져 좋은 약초 효소액이 완성된다. 특히, 오래 숙성시키는 경우에는 효소액이 변질되지 않도록 환경에 더욱 신경쓴다.

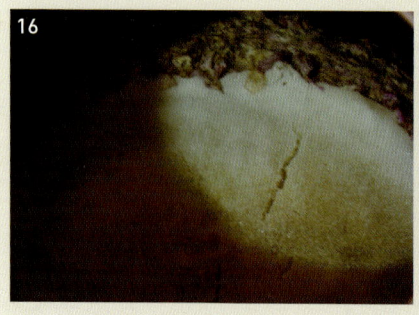 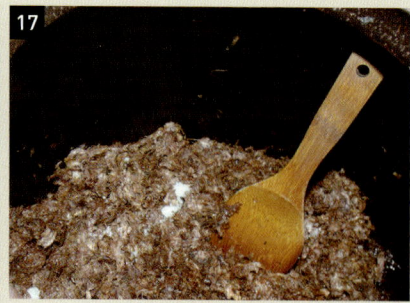 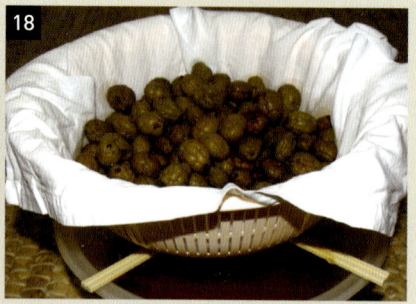

16 설탕이 녹지 않은 진달래 효소액 모습.
17 나무주걱으로 뒤섞는 모습.
18 매실 효소액 걸러내는 모습.

❶ **두는 장소** 항아리는 서늘하고 습기가 없으며, 바람이 잘 들고 햇빛이 들지 않으며, 온도 변화가 심하지 않은 곳에 두어야 한다. 일반 가정에서는 어두운 창고나 지하실, 뒷베란다, 불기 없는 빈방이 적당하다. 유리병을 사용하는 경우에는 햇빛이 직접 비치지 않도록 바깥을 검은 비닐로 가려준다. 항아리를 바깥에 두는 경우에는 햇빛이 직접 비치지 않도록 차양막을 치거나, 뒤꼍의 그늘에 장독대를 만드는 것이 좋다.

❷ **발효 온도** 온도는 25℃ 내외를 유지하는 곳이 좋다. 이보다 온도가 높으면 발효가 빨라지고, 이보다 낮으면 발효가 더디다. 온도 변화가 심한 곳도 피해야 하는데, 특히 햇빛이 드는 곳에서 발효를 시키면 시어지거나 알코올이 생겨 실패할 수 있으므로 주의한다.

02 1차 발효 약초 효소액은 1차 발효를 거쳐 2차 발효와 숙성까지 마쳐야 완성되는데, 1차 발효는 약초의 즙액에 녹아나온 영양분과 약성분이 효소의 활동으로 발효되는 과정이다.

❶ **발효 기간** 1차 발효는 보통 100일 정도 해야 약성이 생기지만, 약초 종류에 따라 발효에 필요한 기간도 조금씩 다르다. 예를 들어 잎처럼 부드럽거나 열매처럼 물이 많이 나오는 종류는 100일 정도이고, 겨우살이처럼 단단하고 물이 적게 나오는 종류는 150~200일 정도, 도토리처럼 매우 단단하고 물이 아주 적게 나오는 종류는 1년 이상 1차 발효를 해야 한다.

❷ **위아래 섞기** 발효가 시작되면 가스가 올라와 미세한 거품이 생기는데, 초기에는 며칠에 한 번씩 뚜껑을 열어 발효 상태를 확인하는 것이 좋다. 이때 설탕이 녹지 않아 뭉쳐 있는 부분이 있으면 나무주걱으로 으깨고 가끔씩 마른 막대기로 저어서 위아래를 잘 섞는다. 특히, 효소는 산소가 많으면 급격히 증식하므로 초기에는 항아리 뚜껑을 자주 열어보는 것이 도움이 된다.

❸ **설탕 덧넣기** 효소는 당분을 먹고 자라 번식하므로 발효과정에 점차 설탕이 줄어든다. 따라서 가끔씩 발효 상태를 확인하면서 설탕이 부족한 듯하면 덧넣는 것이 좋다. 하지만 발효가

끝나고 숙성이 될 때는 효소가 더 이상 활동하지 않으므로 설탕을 덧넣지 않아도 된다.

❹ **약초 걸러내기** 1차 발효가 끝나면 물기가 없는 큰 그릇에 깨끗한 체나 마른 베보자기를 얹고 내용물을 쏟아서 효소액만 걸러낸다. 다 걸러진 것은 1차 발효 때와 마찬가지로 다시 항아리에 넣고 한지나 베보자기를 덮어 고무줄을 감은 뒤 뚜껑을 덮는다.

1차 발효가 끝나도 아직 효소가 활동하고 있어서 발효 가스가 올라오므로 유리병을 사용하는 경우에는 뚜껑을 완전히 밀폐하면 안 된다.

03 2차 발효와 숙성 2차 발효와 숙성은 약성을 좋게 하고, 효소액의 맛과 향을 완성시키는 과정이다.

❶ **발효와 숙성기간** 1차 발효 때와 같이 최소한 100일 정도 해야 한다. 길게는 1,000일까지 하는 경우도 있다.

❷ **약초 효소액 완성** 미세한 거품 같은 발효 가스가 더 이상 올라오지 않으면 효소가 활동을 멈추어 2차 발효와 숙성이 끝난 것으로, 이때부터 먹을 수 있다. 완성된 효소액에 미세한 찌꺼기가 있으면 고운 베보자기로 한 번 더 걸러내는데 그냥 먹어도 괜찮다.

효소액의 색이나 맛과 향은 담그는 시기, 발효 및 숙성 기간, 온도, 환경, 약초 효소액을 거른 시기, 재료와 설탕의 배합 비율 등 여러 가지 요소에 따라 차이가 있을 수 있다.

약초를 거르지 않고 발효와 숙성을 하는 방법

1차 발효가 끝나고 나서 약초를 거르는 과정 없이 한꺼번에 발효와 숙성을 시키는 방법도 있다. 매실, 살구, 앵두처럼 씨앗이 단단한 핵으로 싸여 있는 핵과류는 발효과정에 청산이 생기므로 1차 발효가 끝난 뒤 걸러내고 2차 발효와 숙성을 하는 것이 좋다. 거르는 과정 없이 발효와 숙성을 하려면 일일이 씨앗을 제거하고 효소액을 담가야 한다.

반대로 물기가 적거나 단단한 약초의 경우, 물이 많이 나오지 않아 잘 변질되지 않으므로 중간에 거르지 않고 발효와 숙성을 시켜도 된다. 이 경우 중간에 담근 재료가 변질되지 않도록 잘 관리한다.

거르는 과정이 없을 때의 발효와 숙성 기간은 1차 발효 최소 100일, 2차 발효와 숙성 100일 이상을 합쳐 최소 200일 정도 하는 것이 좋다. 효소액에서 더 이상 미세한 거품이 올라오지

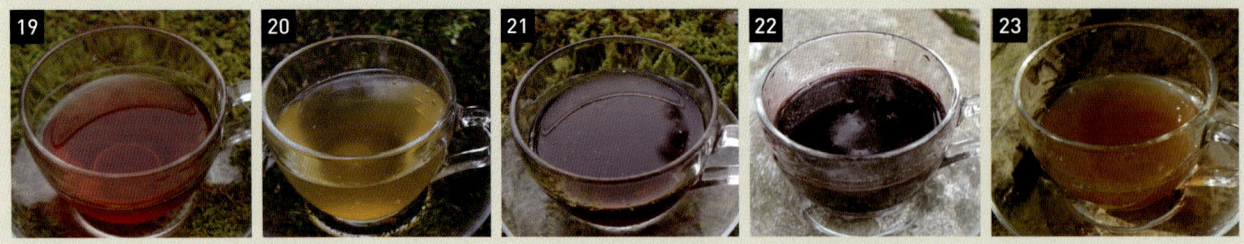

19 마가목 효소액.
20 아까시나무꽃 효소액.
21 좀가시나무 효소액.
22 왕벚나무 효소액.
23 뚝갈 효소액.

않으면 효소가 활동을 멈추어 발효와 숙성이 완전히 끝난 것이므로 베보자기에 걸러서 마시면 된다.

효소 활동은 발효 6개월 정도까지만 이루어지므로 약초를 걸러내지 않고 오래 둔다고 해서 약성이 좋아지는 것은 아니고, 맛과 향에서만 차이가 난다. 보통 1차 발효 후 걸러낸 것은 산뜻한 맛이 나고, 1차 발효 후 거르지 않고 2차 발효와 숙성까지 마친 것은 보다 깊은 맛이 난다.

약초 효소액 보관 방법

01 보관 용기 뜨거운 물로 소독하여 잘 말려둔 유리병에 완성된 효소액을 넣고, 이물질이나 공기가 들어가지 않도록 뚜껑을 꽉 닫아서 밀폐한다.

02 보관 장소 유리병에 담은 것은 햇빛이 들지 않는 서늘한 곳이나 냉장고에 넣어 보관한다. 발효와 숙성을 마친 약초 효소액은 발효와 숙성이 잘 되었을 경우 쉽게 상하지 않으나, 물기가 많이 나오는 약초로 담근 경우에는 온도 변화가 심한 상온에 두면 자칫 시어지거나 변질될 수 있다. 따라서 온도 변화가 적은 냉장고에 보관하는 것이 안전하다.

03 보관 기간 발효와 숙성이 잘 된 약초 효소액이라도 너무 오래 묵으면 변질될 수 있으므로 가능하면 2년 안에 먹는 것이 좋다.

04 보관 중 맛이 변했을 경우 건강한 성인이라면 알코올이 조금 생긴 경우 소량이라면 먹어도 괜찮다. 하지만 이미 변질된 것은 버리는 것이 좋다. 특히 아이들이나 금주해야 할 환자가 먹지 않도록 주의한다.

약초 효소액 먹는 방법

01 물로 희석해서 마시기 완성된 약초 효소액을 미지근한 물이나 찬물로 희석하여 하루 2회 정도 마신다. 효소는 고온에서 죽어버리므로 뜨거운 물은 사용하지 않는다. 원액을 물로 희석시킨 것을 상온에 두면 시어질 수 있으므로 냉장고에 넣어두고 마신다. 보통 약초 효소액 1~2큰술에 생수 5~10배를 타면 1컵 정도 나오는데, 이것이 1회 마시기에 알맞은 양이다. 맛이나 약성이 강한 효소액은 효소액의 양을 줄이고 생수를 많이 넣어 묽게 해서 마시는 것이 좋다.

02 요리에 이용 발효와 숙성이 잘 되면 약초가 원래 가지고 있던 쓴맛, 신맛, 떫은맛이 당분으로 중화되어 맛과 향이 오묘해진다. 약초 효소액은 물에 타서 마셔도 되지만, 요리할 때 설탕 대신 감미료로 사용하면 요리의 향미가 깊어지므로 여러 모로 활용하기 좋다.

03 주의사항 몸에 좋다고 지나치게 많이 마시면 안 된다. 특히 혈당 조절이 필요한 사람은 임의로 복용해서는 안 된다. 또, 위장이 약한 사람은 빈속에 먹으면 속이 쓰릴 수 있으므로 적은 양의 효소액에 생수를 많이 타서 묽게 희석해서 마시는 것이 좋다.

차례 우리 몸에 좋은 효소대사전

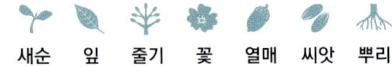

새순 잎 줄기 꽃 열매 씨앗 뿌리

내 몸에 잘 맞는 효소가 나를 치유한다	004
찾아보기	532

CHAP. 01

평한 약성

001 감나무	028	009 꽃사과	044
002 겨우살이	030	010 꾸지뽕나무	046
003 고추나무	032	011 나비나물	048
004 고추나물	034	012 누린내풀	050
005 곤달비	036	013 도깨비부채	052
006 골등골나물	038	014 도라지	054
007 기린초	040	015 두릅나무	056
008 까치수염	042	016 둥굴레	058

017 딱총나무	060	041 아피오스	108
018 마(산약)	062	042 애기땅빈대	110
019 마가목	064	043 영아자	112
020 말오줌나무	066	044 옥수수	114
021 말채나무	068	045 왕벚나무	116
022 매실나무	070	046 윤판나물	118
023 며느리밑씻개	072	047 음나무	120
024 며느리배꼽	074	048 이질풀	122
025 명아주	076	049 일엽초	124
026 무화과나무	078	050 자귀나무	126
027 미나리냉이	080	051 자두나무	128
028 미역취	082	052 장구채	130
029 밀나물	084	053 좀목형	132
030 버들분취	086	054 종가시나무	134
031 보리수나무	088	055 죽대	136
032 부처손	090	056 진달래	138
033 비비추	092	057 짚신나물	140
034 비수리	094	058 참반디	142
035 산딸나무	096	059 청미래덩굴	144
036 새삼	098	060 큰뱀무	146
037 선밀나물	100	061 톱풀	148
038 쇠무릎	102	062 퉁둥굴레	150
039 싸리	104	063 팽나무	152
040 아까시나무	106	064 헛개나무	154

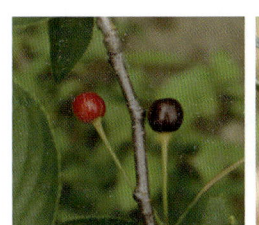
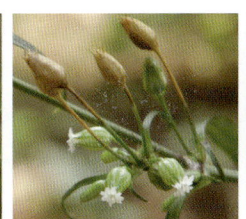
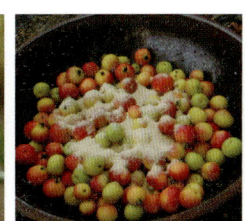
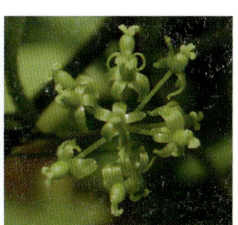

CHAP. 02

따듯한 약성

065 갈퀴나물	158	082 땅두릅	192
066 개다래	160	083 마르멜로	194
067 개비자나무	162	084 말오줌때	196
068 개살구	164	085 맑은대쑥	198
069 고본	166	086 모과나무	200
070 곰딸기	168	087 묏미나리	202
071 궁궁이	170	088 배초향	204
072 귀룽나무	172	089 벌개미취	206
073 꽃향유	174	090 부추	208
074 냉이	176	091 분취	210
075 넓은잎외잎쑥	178	092 산겨릅나무	212
076 대추나무	180	093 산딸기	214
077 더덕	182	094 산마늘	216
078 돌복숭	184	095 산사나무	218
079 두충나무	186	096 산수유	220
080 등골나물	188	097 산초나무	222
081 땃두릅	190	098 산해박	224

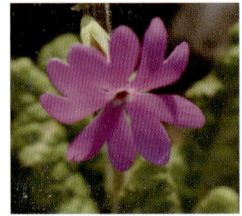 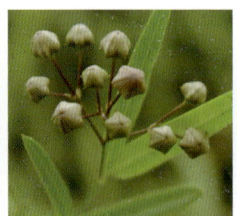 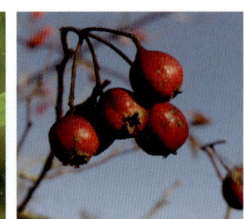 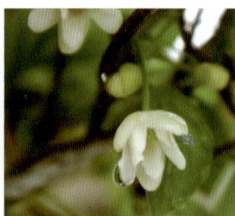

099 살구나무	226	115 오미자	258
100 삽주	228	116 우산나물	260
101 생강나무	230	117 잣나무	262
102 석류나무	232	118 장구밥나무	264
103 석창포	234	119 족도리풀	266
104 섬오갈피	236	120 쥐깨풀	268
105 소나무	238	121 차즈기	270
106 속단	240	122 참나물	272
107 수리취	242	123 참당귀	274
108 쉽싸리	244	124 천궁	276
109 신감채	246	125 초피나무	278
110 쑥	248	126 층꽃풀	280
111 앵두나무	250	127 큰앵초	282
112 앵초	252	128 큰초롱	284
113 어수리	254	129 활량나물	286
114 오갈피나무	256	130 황기	288

CHAP. 03

차가운 약성

131 가는잎왕고들빼기	292	136 개망초	302
132 가막살나무	294	137 개쑥부쟁이	304
133 가시상추	296	138 겹삼잎국화	306
134 각시취	298	139 고들빼기	308
135 감국	300	140 고려엉겅퀴	310

141	괭이밥	312	165	마타리	360
142	구기자나무	314	166	맥문동	362
143	구절초	316	167	머위	364
144	기름나물	318	168	모시대	366
145	긴병꽃풀	320	169	모시풀	368
146	까실쑥부쟁이	322	170	무궁화	370
147	까치고들빼기	324	171	물레나물	372
148	꼭두서니	326	172	미나리	374
149	꽃다지	328	173	민들레	376
150	꽃머느리밥풀	330	174	바디나물	378
151	꿀풀	332	175	바위떡풀	380
152	능소화	334	176	바위솔	382
153	다래	336	177	박하	384
154	단풍취	338	178	배나무	386
155	달맞이꽃	340	179	배암차즈기	388
156	닭의장풀	342	180	백작약	390
157	더위지기	344	181	벌깨덩굴	392
158	돌나물	346	182	벌씀바귀	394
159	돌배나무	348	183	뻐꾹채	396
160	동백나무	350	184	뽀리뱅이	398
161	두메부추	352	185	뽕나무	400
162	들메나무	354	186	사과나무	402
163	뚝갈	356	187	사람주나무	404
164	마삭줄	358	188	사철쑥	406

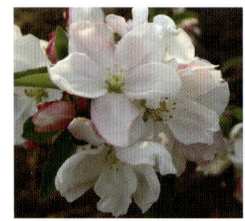 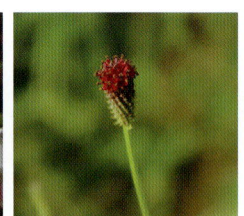 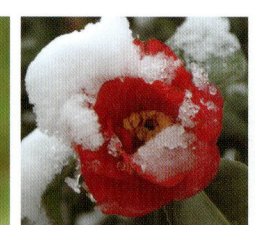 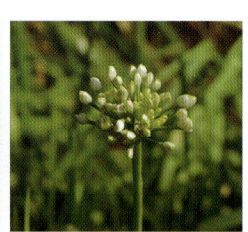

189 산국	408	220 자주쓴풀	470
190 산박하	410	221 잔대	472
191 산비장이	412	222 정영엉겅퀴	474
192 산수국	414	223 제비쑥	476
193 산씀바귀	416	224 조밥나물	478
194 삼백초	418	225 좀꿩의다리	480
195 서덜취	420	226 좀씀바귀	482
196 서양민들레	422	227 지칭개	484
197 선씀바귀	424	228 진득찰	486
198 선인장	426	229 질경이	488
199 솜나물	428	230 찔레꽃	490
200 쇠비름	430	231 차나무	492
201 쇠서나물	432	232 참나리꽃	494
202 수영	434	233 참취	496
203 승마	436	234 천문동	498
204 시호	438	235 청실배나무	500
205 쑥부쟁이	440	236 층층잔대	502
206 씀바귀	442	237 치자나무	504
207 약모밀	444	238 칡	506
208 엉겅퀴	446	239 큰개현삼	508
209 오리방풀	448	240 큰방가지똥	510
210 오이풀	450	241 큰엉겅퀴	512
211 왕고들빼기	452	242 큰참나물	514
212 왕머루	454	243 탱자나무	516
213 용담	456	244 털비름	518
214 원산딱지꽃	458	245 털중나리	520
215 으름	460	246 톱잔대	522
216 이고들빼기	462	247 하눌타리	524
217 익모초	464	248 호장근	526
218 인동덩굴	466	249 화살나무	528
219 자주꿩의다리	468	250 흰민들레	530

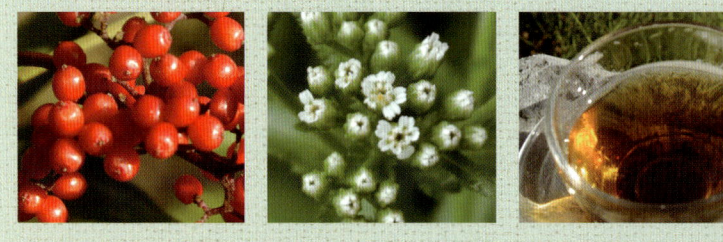

CHAP. 01

평
한

약
성

중간의 성질,
따뜻하지도 차갑지도 않아 어느 쪽에도 치우치지 않는 약성을 지녔기 때문에
체질이나 계절에 관계없이 누구나 복용할 수 있다.

001

Diospyros Kaki

감나무

새순 잎 줄기 꽃 열매 씨앗 뿌리

평한 약성 | 숙취해소, 위장병, 열독, 고혈압, 중풍, 천식, 기침가래, 설사 등에 효과

감나무과
잎지는 큰키나무

생약명
시화(柿花, 감나무 꽃)
시엽(柿葉, 감나무 잎)
시(柿, 감나무 열매)

성분
비타민C(산화방지)
타닌(수렴작용)
포도당(에너지공급)
과당(피로회복)
카로틴(종양억제)
판토텐산(상처치유)
정유(방향성분)

특징
독성이 없으며
떫은맛과 단맛이 있다.

체질
체질에 관계없이 복용

서식지
산과 들의 양지바른
곳에서 자라며,
농가에서도 재배한다.

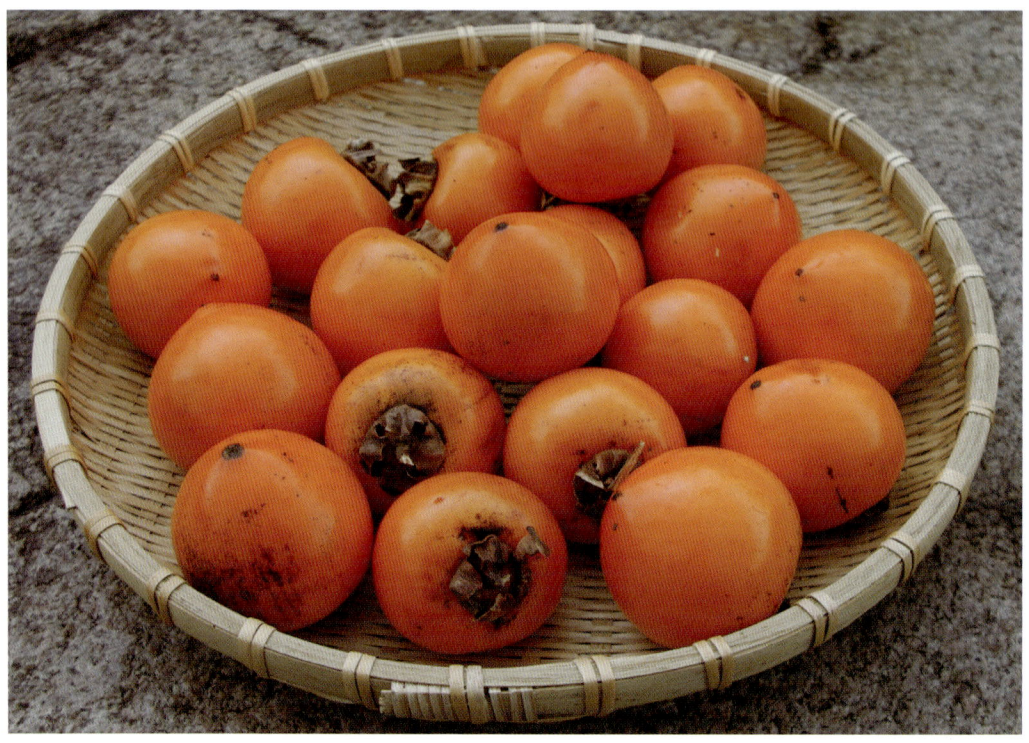

채취한 열매. 10월 5일

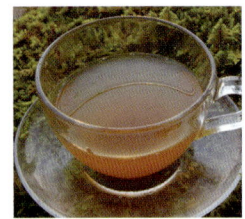

걸러낸 꽃 효소액.

효소액 담그기

- **사용 부위** 새순+잎, 잎+꽃, 꽃, 열매
- **채취 기간** 3~9월
- **채취 방법** 잎은 새순부터 다 자란 잎까지 너무 억세지 않은 것을, 꽃은 너무 활짝 피지 않은 것을, 열매는 너무 익지 않은 것을 골라 싱싱할 때 딴다.
- **채취시 주의사항** 나뭇가지가 연해서 잘 부러지므로 채취할 때 조심한다.
- **다듬기** 잎이 크거나 뻣뻣할 경우 적당한 크기로 썬다. 열매도 물이 잘 나오도록 납작하게 써는 것이 좋다.
- **배합 비율** 새순과 잎과 꽃은 발효될 때 물이 적게 나오므로 재료 : 설탕의 비율을 1 : 1로 한다. 열매는 물이 많이 나오므로 설탕의 비율을 1~1.5로 늘리고, 발효 중에 설탕이 부족한 듯하면 가끔씩 덧넣는다.
- **발효와 숙성 기간** 1차 발효는 100일, 2차 발효와 숙성은 100일 이상 한다.

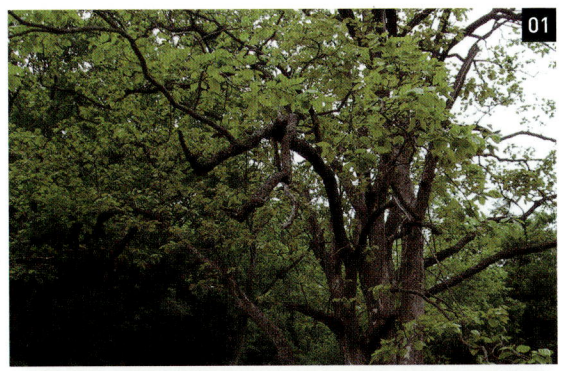

키 6~14m. **잎**은 길이 7~17㎝, 너비 4~10㎝의 긴 타원형이고, 끝이 갸름하거나 조금 뾰족하다. 잎이 가죽처럼 두껍고, 앞면에 윤기가 나며, 잎자루에 잔털이 있다. 잎이 가지에 어긋나게 달리며, 가을이면 주황색으로 물든다. **줄기**는 껍질이 짙은 회갈색을 띠고, 점차 코르크처럼 되어 비늘처럼 갈라지며, 가지가 연해서 잘 부러진다. **꽃**은 5~6월에 피는데 흰노란색을 띠고, 꽃부리와 꽃받침이 4갈래로 갈라진다. 암꽃, 수꽃, 양성화(한 꽃에 암술과 수술이 같이 있는 꽃)가 있다. **열매**는 10월에 둥그스름한 모양으로 열리는데 지름이 4~8㎝이고, 익으면 주황색이다.

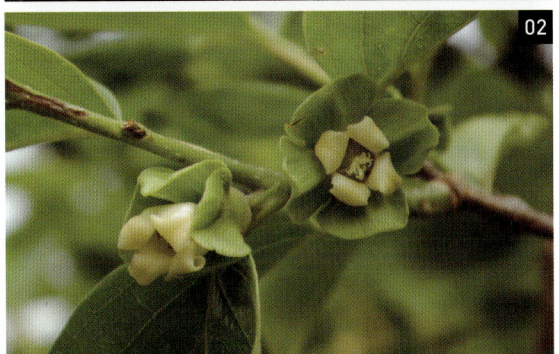

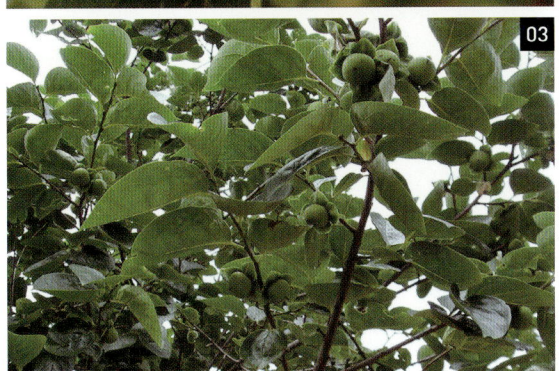

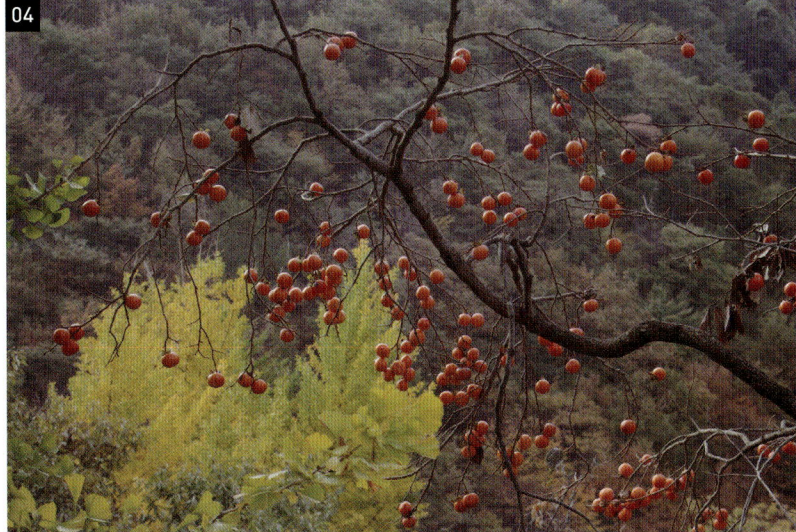

01 어린잎으로도 효소액을 담근다. 5월 12일
02 꽃으로도 효소액을 담근다. 5월 24일
03 잎과 풋열매 달린 모습. 7월 4일
04 열매 달린 모습. 10월 31일
05 줄기껍질이 비늘처럼 갈라진다. 10월 4일
06 꽃 채취한 모습. 5월 24일

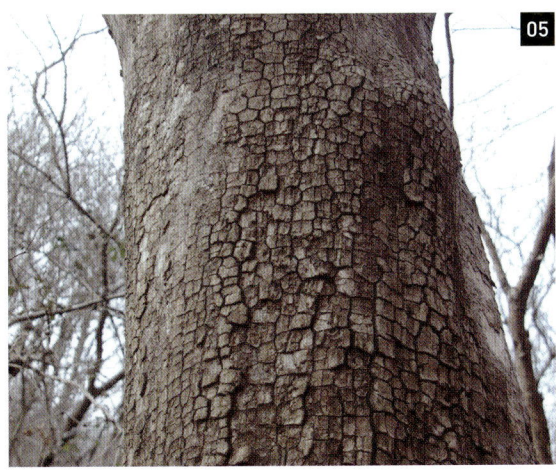

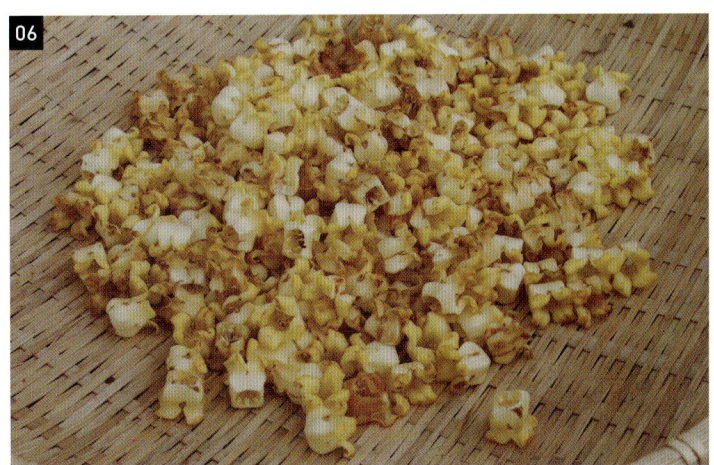

감나무

002 겨우살이

Viscum album var. coloratum (Kom.) Ohwi

새순　잎　가지　꽃　열매　씨앗　뿌리

🍀 **평한 약성** | 고혈압, 당뇨, 중풍, 심장병 등에 효과

겨우살이과
늘푸른 넓은잎 작은키나무

생약명
상기생(桑寄生)

성분
렉틴(종양억제)
플라보노이드(산화방지)
루페올(산화방지)
아세틸콜린
(뇌신경전달물질)
올레아놀릭산(위장보호)
베타 아미린(항염작용)

특징
독성이 없으며
쓴맛과 단맛이 있다.

체질
체질에 관계없이 복용

서식지
깊은 산 큰 나무 위에
붙어 자란다.

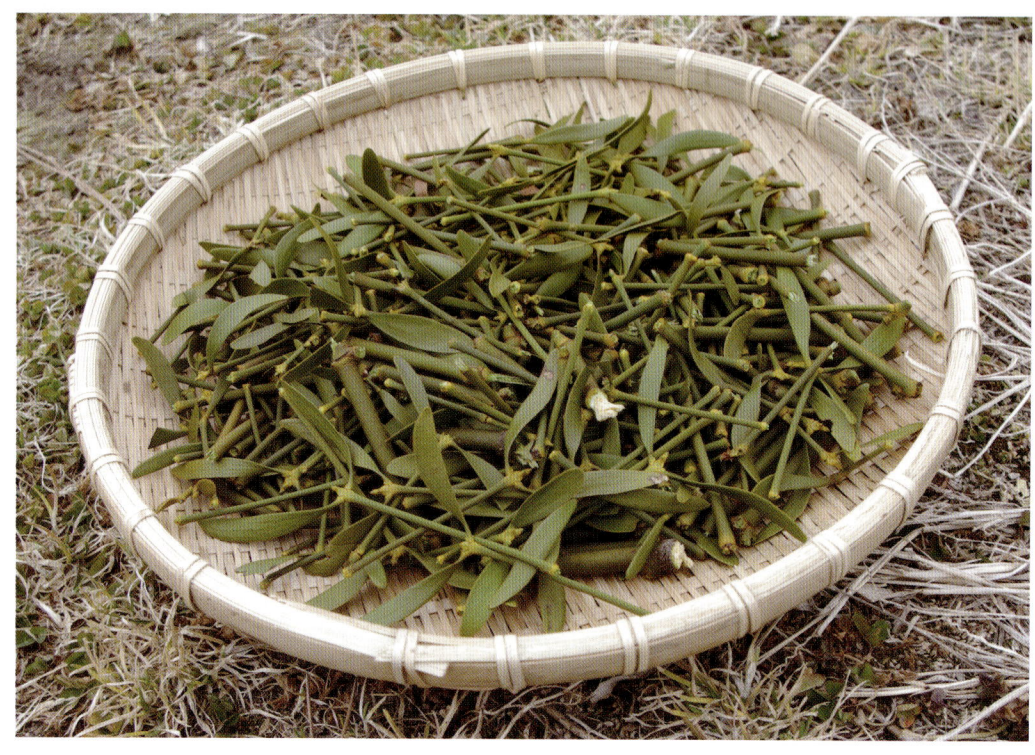

채취한 잎·가지·줄기. 2월 29일

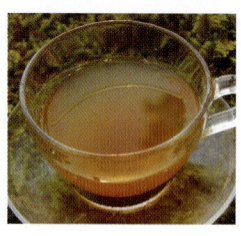

위 잎·가지로 효소액 담그는 모습.
아래 걸러낸 잎·가지 효소액.

효소액 담그기

- **사용 부위** 잎, 가지
- **채취 기간** 1년 내내
- **채취 방법** 너무 억세지 않은 것을 골라 싱싱할 때 딴다.
- **채취시 주의사항** 높은 나무 위에 붙어 있으므로 채취할 때 조심한다.
- **다듬기** 담글 때 가지가 붕 뜨지 않도록 작게 써는 것이 좋다.
- **배합 비율** 발효될 때 물이 적게 나오므로 재료 : 설탕의 비율을 1 : 1로 한다. 물과 설탕을 1 : 1 비율로 설탕시럽을 만들어서 재료가 푹 잠기게 붓는 방법도 있다.
- **발효와 숙성 기간** 발효가 더디므로 1차 발효는 200일, 2차 발효와 숙성은 100일 이상 한다.
- **완성 상태** 쓴맛과 단맛이 있어서 발효와 숙성이 잘 되면 오묘한 맛이다.

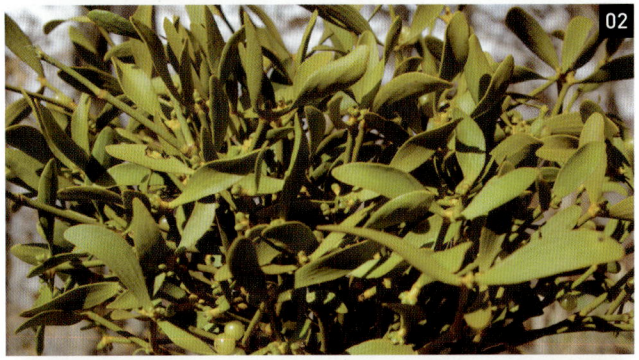

잎은 길이 3~6cm의 좁고 긴 타원형이고, 끝이 갸름하며, 가장자리가 밋밋하다. 잎 앞뒷면에 윤기가 없고, 가죽처럼 두꺼우며, 잎자루가 없이 가지에 마주 달리고, 겨울에도 푸르다. **줄기**는 가늘고 가지가 많이 갈라져 나오며, 짙은 녹색을 띤다. 가지는 3~6cm마다 마디가 있고, 새잎이 돋을 무렵 가지가 툭툭 떨어져 나간다. 전체가 둥근 모양이라 새둥지 같다. **꽃**은 4월에 피는데 노란색을 띠며, 꽃잎이 없이 4갈래의 꽃덮이가 꽃잎처럼 펴진다. **열매**는 10~12월에 여무는데, 모양이 둥글고 끈끈하며, 지름이 6mm 정도이다. 익으면 반투명의 연노란색이다.

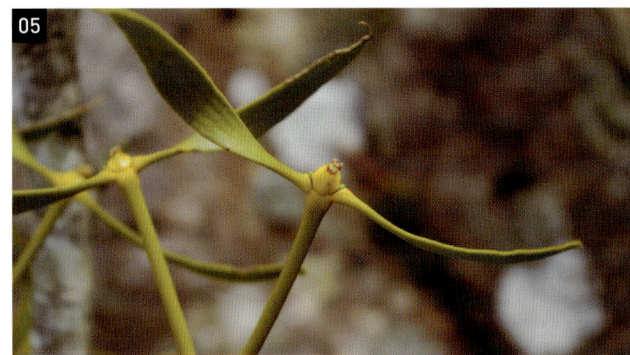

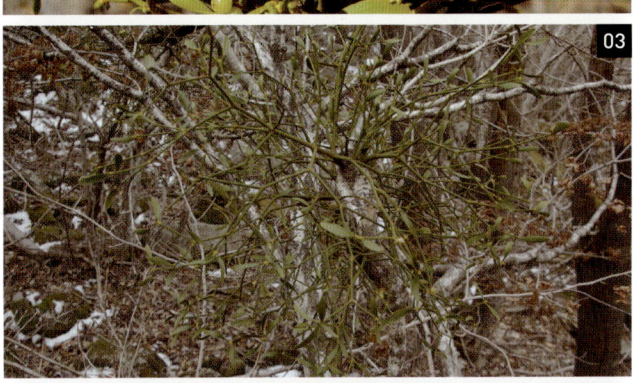

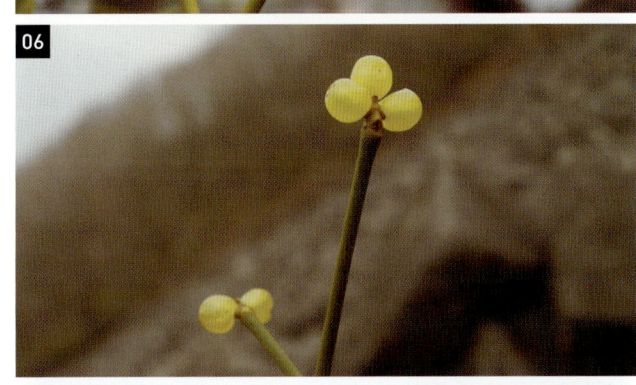

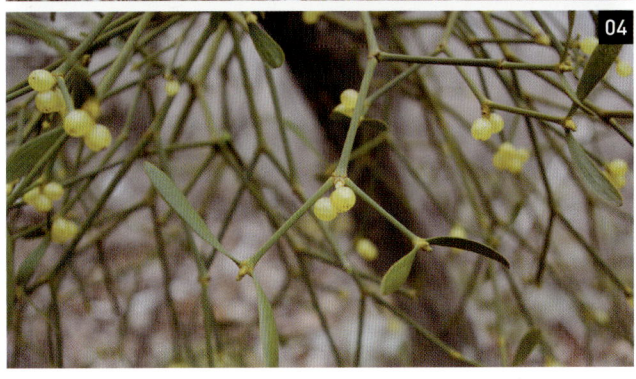

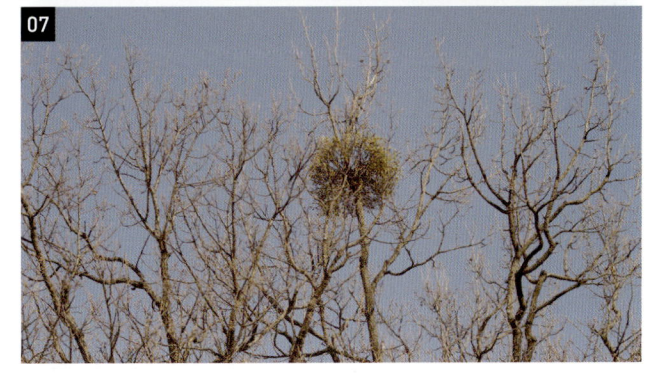

01 신갈나무에 새둥지처럼 붙어 있는 모습. 9월 15일
02 잎이 가죽처럼 두껍다. 10월 31일
03 가지가 많이 갈라져 나온다. 2월 29일
04 가지에 마디가 있다. 2월 29일

05 꽃봉오리 생긴 모습. 3월 1일
06 열매가 반투명하다. 2월 29일
07 겨울에 보면 새둥지 같다. 2월 11일

겨우살이

003 고추나무

Staphylea bumalda DC.

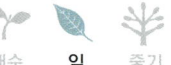
새순　잎　줄기　꽃　열매　씨앗　뿌리

 평한 약성 | 기관지염, 기침 등에 효과

고추나무과
잎지는 작은큰키나무

다른 이름
고추대나무

생약명
성고유(省沽油)

성분
플라보노이드(산화방지)

특징
독성이 없고 신맛이 있다.

체질
체질에 관계없이 복용

서식지
깊은 산 양지바른 곳 계곡가에서 자란다.

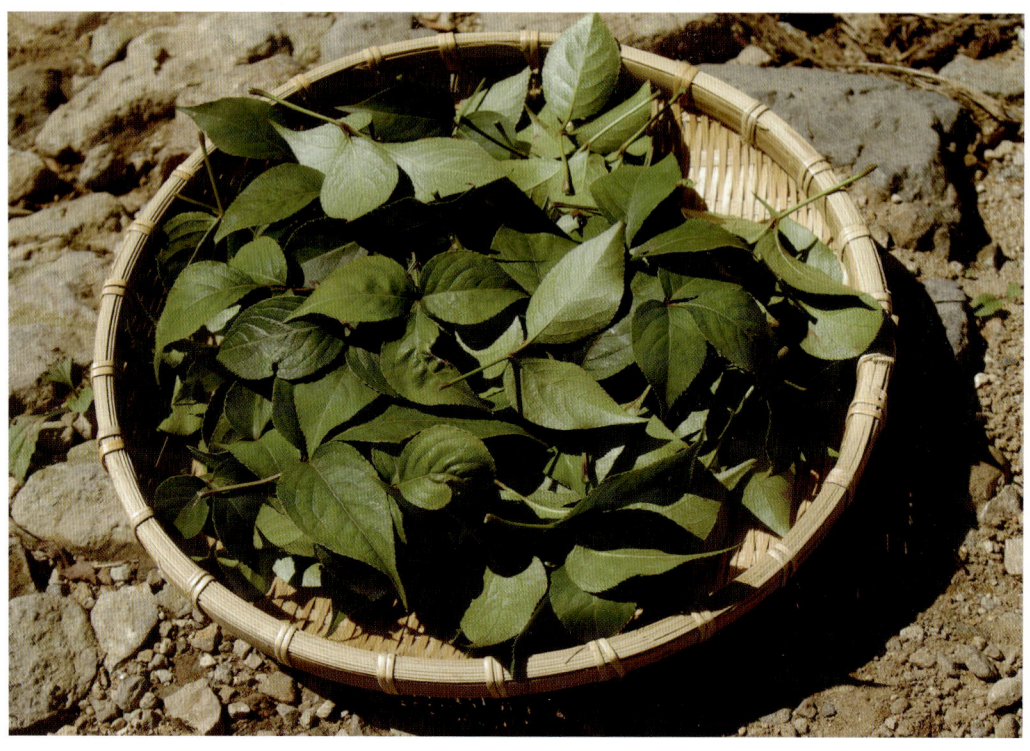

채취한 잎. 7월 28일

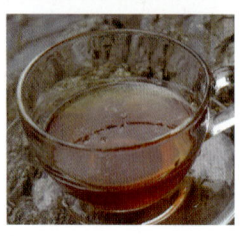

위 잎으로 효소액 담그는 모습.
아래 걸러낸 잎 효소액.

효소액 담그기

- **사용 부위** 잎, 잎+꽃, 꽃
- **채취 기간** 3~9월
- **채취 방법** 잎은 어린잎부터 다 자란 잎까지 너무 억세지 않은 것을, 꽃은 너무 활짝 피지 않은 것을 골라 싱싱할 때 딴다.
- **배합 비율** 발효될 때 물이 적게 나오므로 재료 : 설탕의 비율을 1 : 1 정도로 한다.
- **발효와 숙성 기간** 1차 발효는 100일, 2차 발효와 숙성은 100일 이상 한다.
- **완성 상태** 꽃에 은은한 향이 있어서 발효와 숙성이 잘 되면 그윽한 맛이 난다.

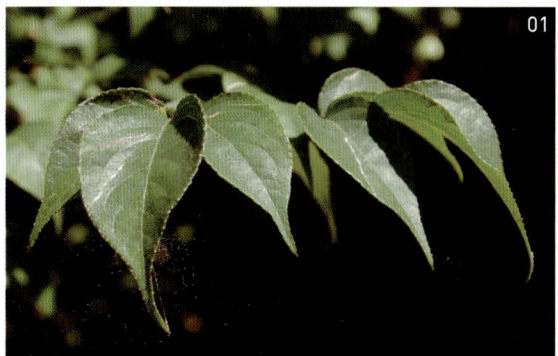

키 3~5m. **잎**은 길이 3.5~8㎝로 달걀모양이고, 끝이 꼬리처럼 뾰족하다. 잎이 3장씩 마주 달리고, 가장자리에는 바늘 같은 톱니가 있다. **줄기**는 껍질이 회색 또는 회갈색을 띠며, 밋밋하거나 얕게 갈라진다. **꽃**은 5~6월에 피는데 흰색을 띠며, 자잘하게 여러 송이가 뭉쳐서 달린다. 꽃잎은 5장, 수술은 5개, 암술은 1개이다. **열매**는 9~10월에 길이 1.5~2.5㎝의 핫바지모양으로 여물며, 익으면 껍질이 갈라져서 씨앗이 나온다.

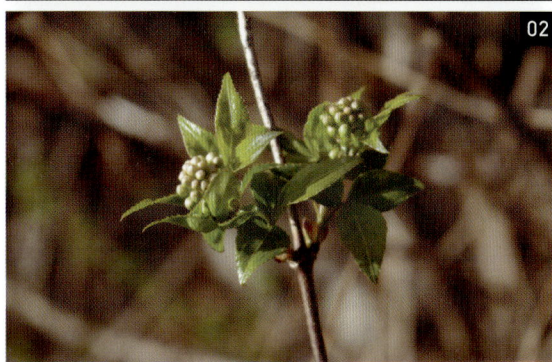

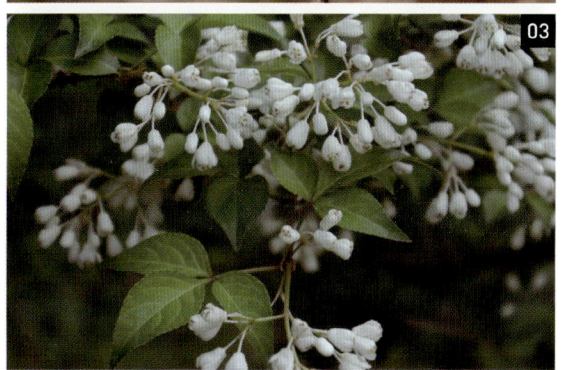

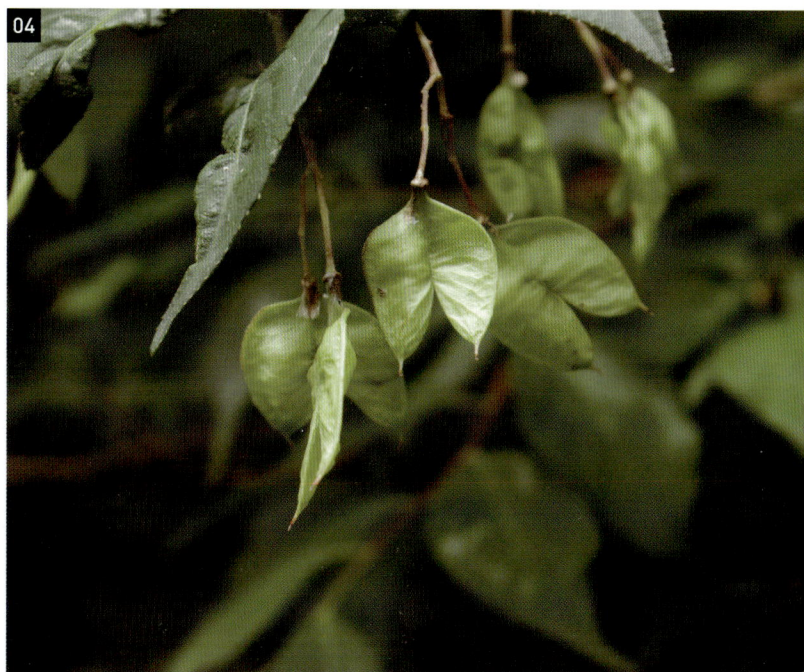

01 잎 끝이 꼬리처럼 길다. 7월 28일
02 어린잎과 꽃봉오리가 같이 나온다. 4월 7일
03 꽃으로도 효소액을 담근다. 5월 6일
04 핫바지모양의 열매가 달린다. 6월 19일
05 줄기껍질이 밋밋하거나 얕게 갈라진다. 2월 29일
06 밑동에서 줄기가 갈라져 나온다. 2월 29일

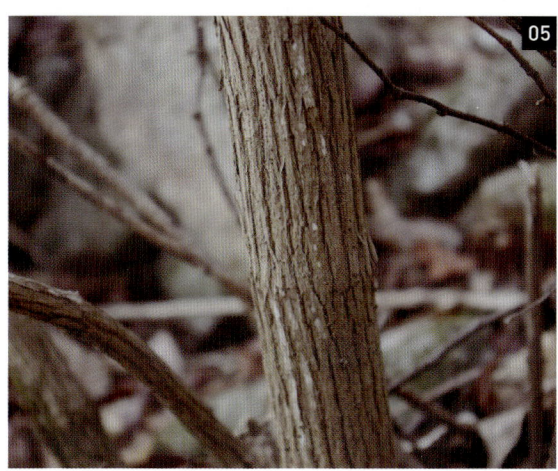

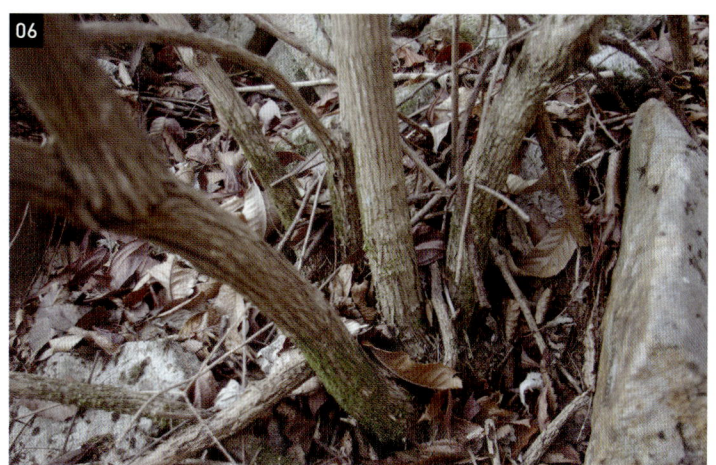

고추나무

004 고추나물
Hypericum erectum Thunb.

새순 　잎　 줄기　 꽃　 열매　 씨앗　 뿌리

 평한 약성 | 습진, 생리불순, 코피 등에 효과

물레나물과
여러해살이풀

다른 이름
서향초(西向草)

생약명
소연교(小連翹)

성분
타닌(수렴작용)
카로틴(종양억제)
니코틴산(숙취해소)
루틴(모세혈관강화)
정유(방향성분)

특징
독성이 없고 매운맛이 있다.

체질
체질에 관계없이 복용

서식지
산과 들의 양지바르고
촉촉한 곳에 난다.

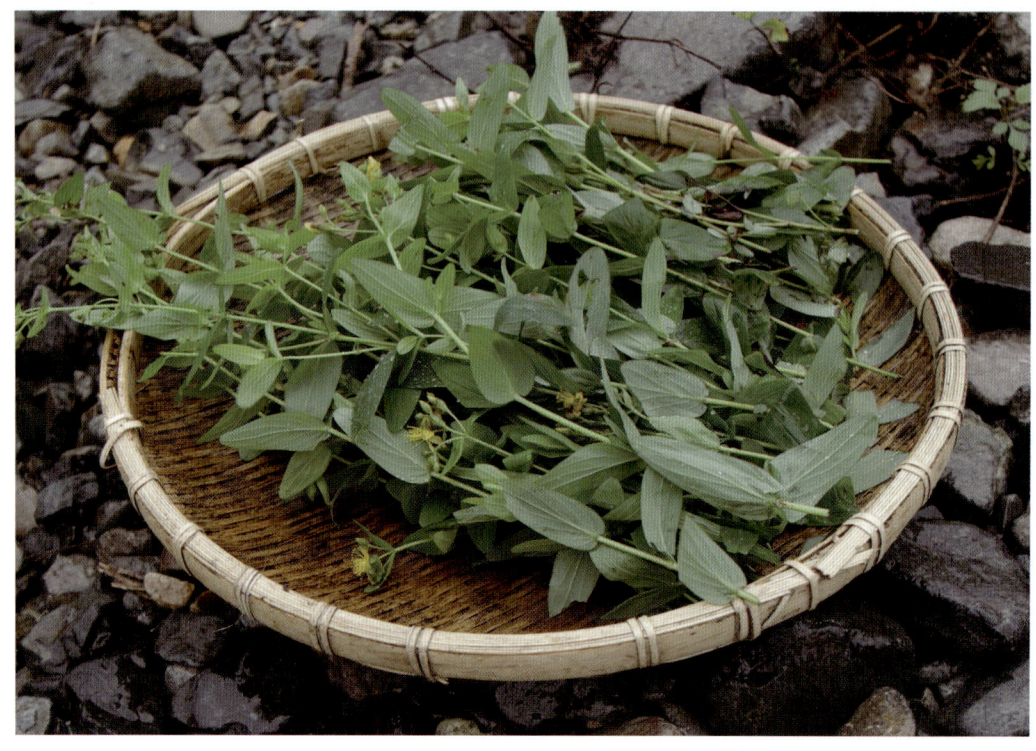

채취한 잎·줄기·꽃봉오리. 7월 19일

효소액 담그기

- **사용 부위** 잎, 잎+줄기, 잎+줄기+꽃봉오리
- **채취 기간** 3~8월
- **채취 방법** 꽃이 활짝 피거나 열매가 달리지 않은 것을 골라 싱싱할 때 딴다.
- **채취시 주의사항** 개체를 남기기 위해 조금만 채취하고, 뿌리를 훼손하지 않는다.
- **다듬기** 줄기는 담글 때 붕 뜨지 않도록 작게 써는 것이 좋다.
- **배합 비율** 발효될 때 물이 많이 나오지 않으므로 재료 : 설탕의 비율을 1 :1로 한다.
- **발효와 숙성 기간** 1차 발효는 100일, 2차 발효와 숙성은 100일 이상 한다.
- **완성 상태** 매운맛이 있어서 발효와 숙성이 잘 되면 개운한 맛이 난다.

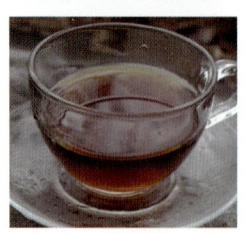

위 잎·줄기·꽃봉오리로 효소액 담그는 모습. **아래** 걸러낸 잎·줄기·꽃봉오리 효소액.

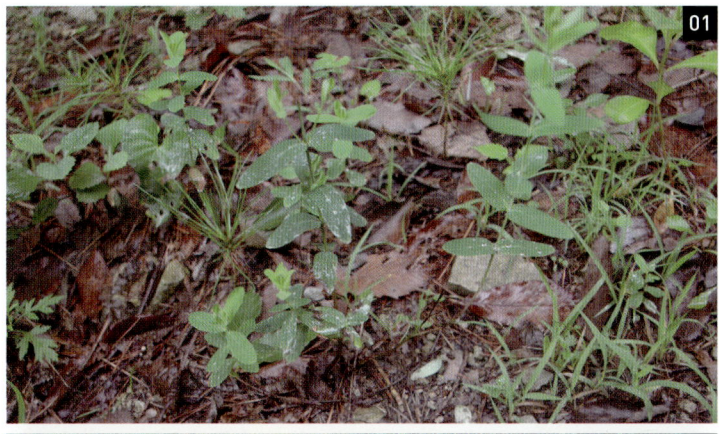

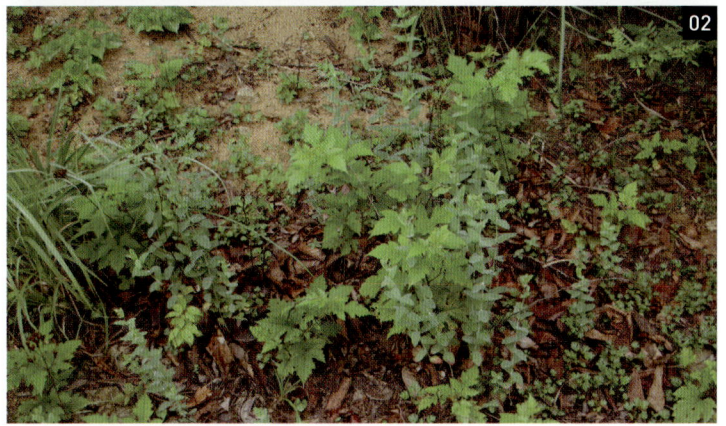

키 20~60㎝. **잎**은 길이 2~6㎝, 너비 7~30㎜의 긴 타원형이며, 끝이 갸름하고 무디다. 잎 가장자리는 밋밋하고, 잎에 검은 기름점이 있으며, 잎이 줄기에 마주 달린다. **줄기**는 곧게 올라오고, 가지가 조금 갈라져 나오며, 밑동이 붉은자주색을 띤다. **꽃**은 7~8월에 피는데 노란색을 띠고, 지름이 1.5~2㎝이다. 꽃잎은 5장이고, 수술이 많다. **열매**는 10월에 달걀모양으로 달리는데 길이가 5~11㎜이고, 익으면 껍질이 갈라져 씨앗이 나온다. **뿌리**는 길고 잔뿌리가 많다.

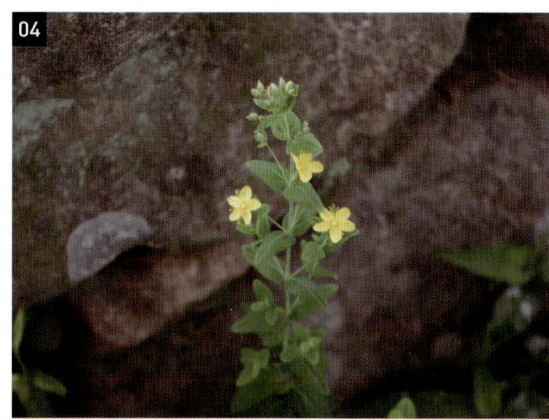

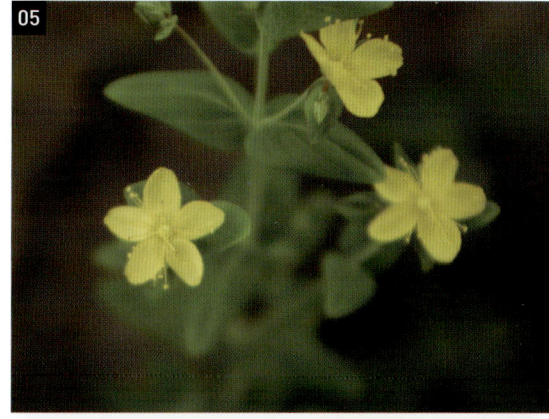

01 잎이 나란히 달린다. 7월 19일
02 작은 군락을 이뤄 자라는 모습. 7월 5일
03 줄기가 곧게 올라온다. 7월 19일
04 꽃이 활짝 피기 전에 채취한다. 7월 9일
05 꽃이 노란색이다. 7월 9일
06 열매 달린 모습. 8월 12일

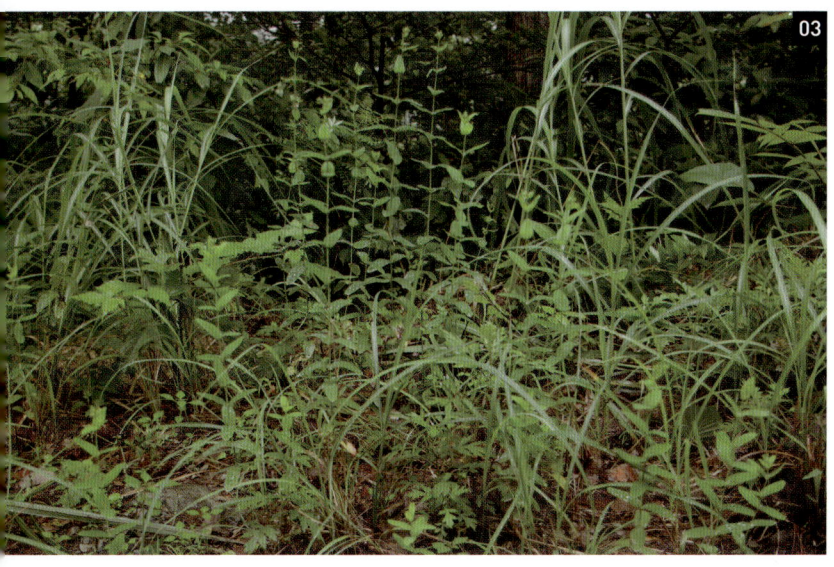

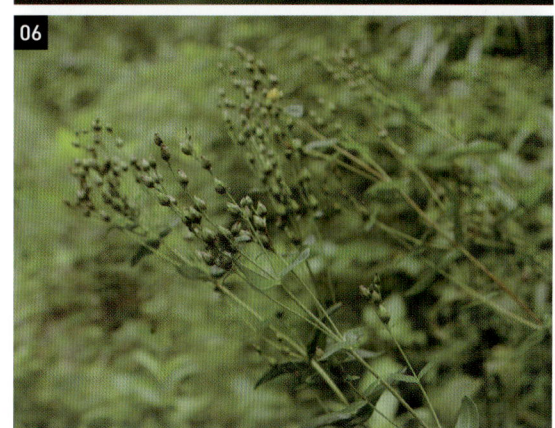

고추나물

005 곤달비

Ligularia stenocephala (Max.) Matsum. & Koidz.

새순 잎 줄기 꽃 열매 씨앗 뿌리

 평한 약성 | 붓기, 젖멍울, 림프샘염, 복어중독 등에 효과

국화과
여러해살이풀

다른 이름
작은곰취

생약명
협두탁오(狹頭橐吾)

성분
게르마늄(면역력강화)
아미노산(근육강화)
칼슘(뼈강화)

특징
독성이 없으며
쓴맛과 신맛이 있다.

체질
체질에 관계없이 복용

서식지
깊은 산 습한 곳에 나며
농가에서도 재배한다.

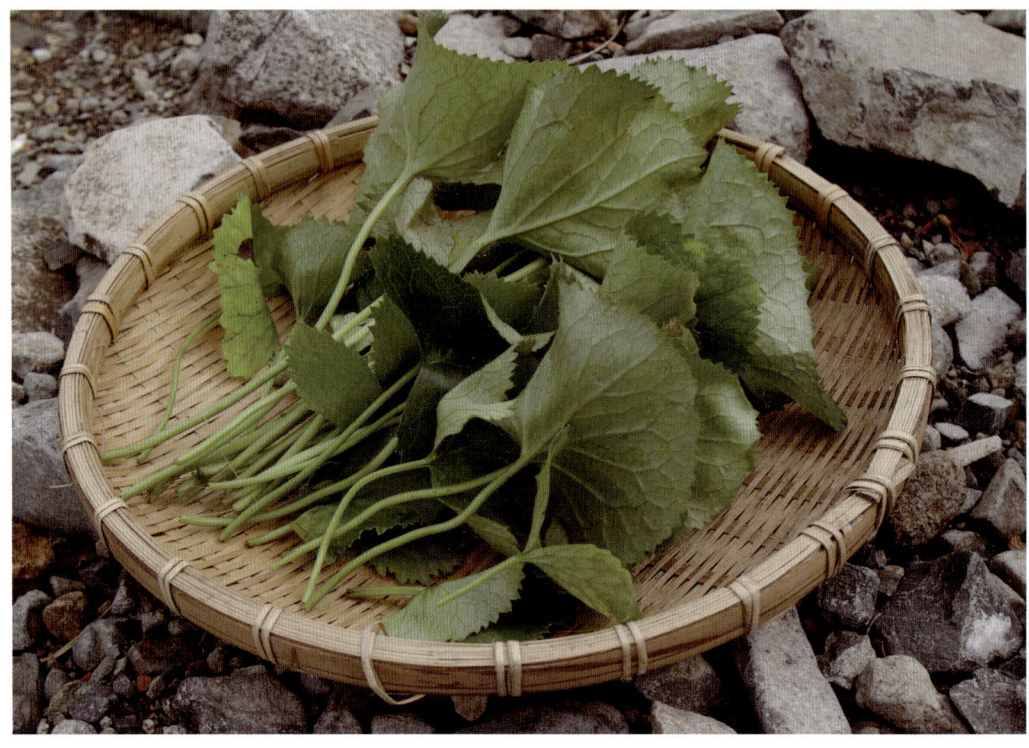

채취한 잎. 8월 11일

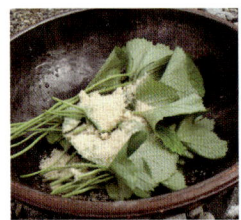
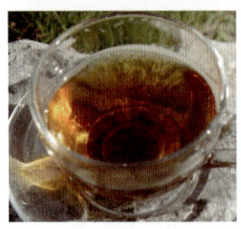

위 잎으로 효소액 담그는 모습.
아래 걸러낸 잎 효소액.

효소액 담그기

- **사용 부위** 잎
- **채취 기간** 3~9월
- **채취 방법** 잎은 어린잎부터 다 자란 잎까지 너무 억세지 않은 것을 골라 싱싱할 때 딴다.
- **채취시 주의사항** 꽃이나 열매를 맺기 전에 채취하는 것이 좋다.
- **다듬기** 씻을 때는 자연의 물로 씻고, 잎이 크거나 뻣뻣할 경우 적당한 크기로 썬다.
- **배합 비율** 발효될 때 물이 적당히 나오므로 재료 : 설탕의 비율을 1 : 1로 한다.
- **발효와 숙성 기간** 1차 발효는 100일, 2차 발효와 숙성은 100일 이상 한다.
- **담그기와 발효시 주의사항** 씨앗에 독성이 조금 있으므로 발효 가스와 함께 배출될 수 있도록 숨 쉬는 항아리에 담그고, 1차 발효가 끝나면 재료를 걸러낸다.
- **완성 상태** 잎에 향이 있어 발효와 숙성이 잘 되면 그윽한 맛이 난다.

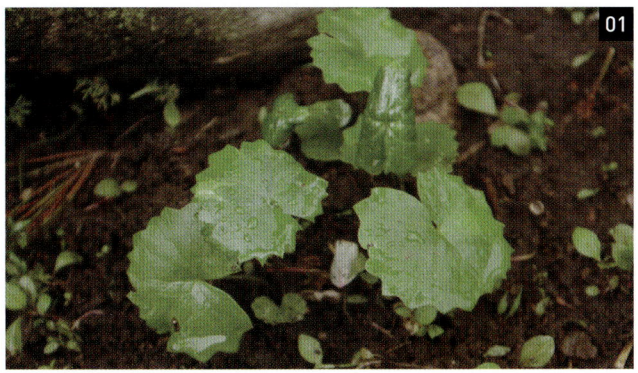

키 60~100cm. **잎**은 길이 24cm, 너비 20cm 정도의 심장모양으로 아래쪽이 깊게 파여 있다. 잎 가장자리에는 날카로운 톱니가 있고, 잎 뒷면의 잎맥에 잔털이 있다. 잎자루는 길이 40cm 정도. 뿌리 잎은 크고 뭉쳐서 나며, 줄기 잎은 작고 3개씩 나며, 윗동의 잎은 잎자루가 잎집이 되어 줄기를 감싼다. **줄기**는 곧게 올라온다. **꽃**은 8~9월에 노란색으로 피며, 들국화모양이고 여러 송이가 뭉쳐서 달린다. 꽃잎처럼 보이는 것은 혀꽃으로 1~3개씩 달리며, 혀꽃은 길이 2~2.5mm, 너비 3~4mm이다. **열매**는 10월에 피침형으로 열리는데 길이 6~7mm이고, 씨앗은 갓털이 있으며 바람에 날려간다. **뿌리줄기**가 굵고 잔뿌리가 많다. **| 유사종 |** 동의나물(독초). 잎이 곤달비와 비슷하나 앞면이 번질거리고, 잎맥이 방사상이며, 잎 가장자리의 톱니가 조금 얕고 둥글다.

01 새순 올라온 모습. 5월 26일
02 어릴 때는 잎이 아직 둥그스름하다. 5월 24일
03 잎의 양끝이 조금 길어진다. 6월 17일
04 자라면 잎 아래쪽이 더 많이 벌어진다. 8월 11일

05 혀꽃이 3장 달려 엉성해 보인다. 8월 11일
06 갈색 열매가 맺힌 모습. 8월 11일
07 유사종 동의나물. 혼동하기 쉬운 독초.

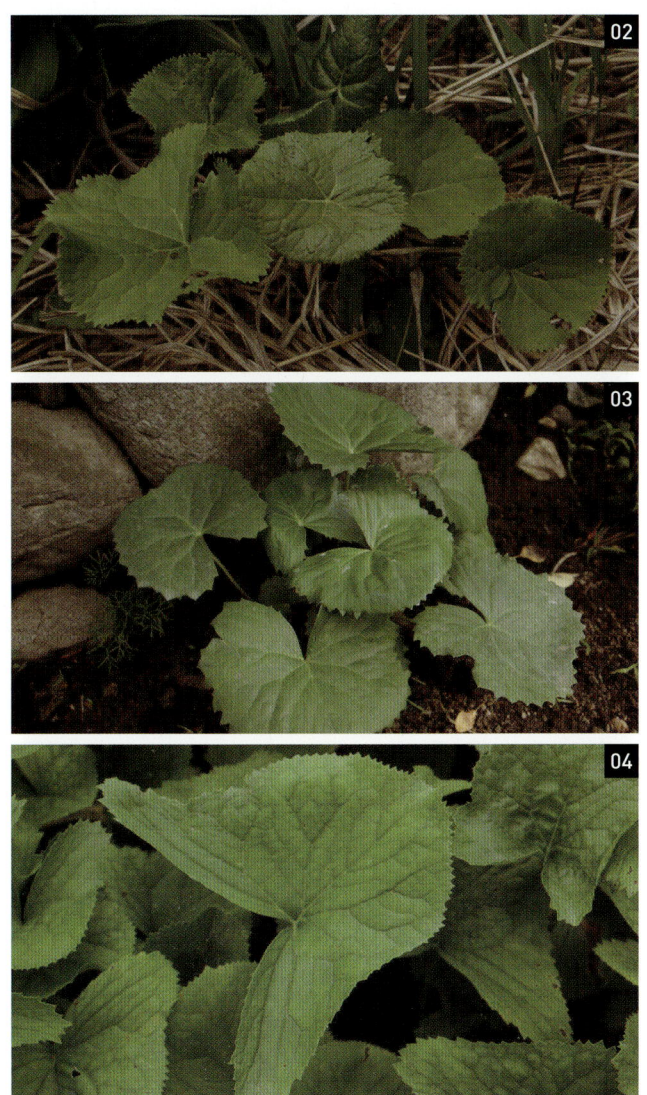

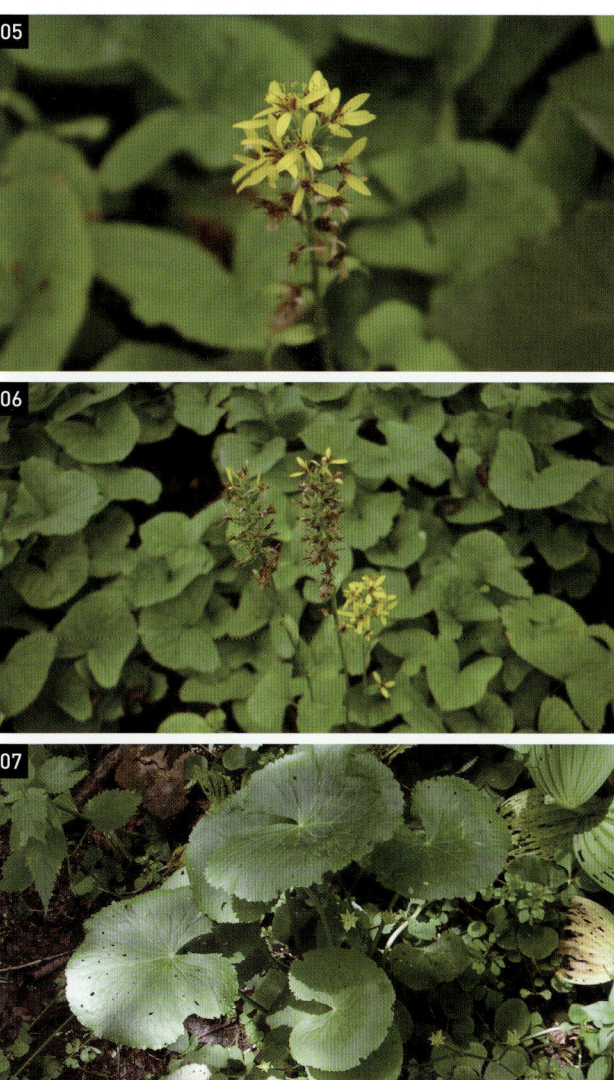

곤달비

006 골등골나물

Eupatorium lindleyanum DC.

새순 잎 줄기 꽃 열매 씨앗 뿌리

🌼 **평한 약성** | 고열감기, 홍역, 기침, 생리불순, 산후붓기, 고혈압 등에 효과

국화과
여러해살이풀

생약명
패란(佩蘭)

성분
베타 시스테롤(종양억제)
스티그마스테롤(종양억제)
트리터펜(종양억제)
알칼로이드(염증과 통증완화)
하이페린(심장동맥확장)
만니톨(붓기해소)
호박산(피로회복)
옥타코사놀(체력증진)
타락사스테롤
(혈중콜레스테롤 개선)
베타 아미린(항염작용)
쿠마린(항혈전제)
정유(방향성분)

특징
독성이 조금 있으며
신맛이 있다.

체질
체질에 관계없이 복용

서식지
산이나 들판의 양지
또는 반그늘, 습한 골짜기,
냇가 근처에 난다.

채취한 잎·줄기 씻은 모습. 8월 2일

효소액 담그기

- **사용 부위** 잎, 잎+줄기 **채취 기간** 3~10월
- **채취 방법** 꽃이나 열매가 달리지 않고 너무 억세지 않은 것을 골라 싱싱할 때 딴다.
- **채취시 주의사항** 흔치 않은 약초이므로 조금만 채취하고, 나머지는 자연에 남겨둔다.
- **다듬기** 씻을 때는 자연의 물로 씻는 것이 좋고, 줄기는 담글 때 붕 뜨지 않도록 작게 썬다.
- **배합 비율** 발효될 때 물이 적게 나오므로 재료 : 설탕의 비율을 1 : 1 정도로 한다.
- **발효와 숙성 기간** 1차 발효는 100일, 2차 발효와 숙성은 100일 이상 한다.
- **완성 상태** 잎과 줄기에 향이 있어 발효와 숙성이 잘 되면 그윽한 맛이 난다.
- **담그기와 복용시 주의사항** 독성이 조금 있으므로 발효과정에서 배출될 수 있도록 숨 쉬는 항아리에 담그는 것이 좋으며, 잘 숙성시켜 소량씩 복용한다.

왼쪽 자연의 물로 씻는 것이 좋다.
오른쪽 잎·줄기로 효소액 담그는 모습.

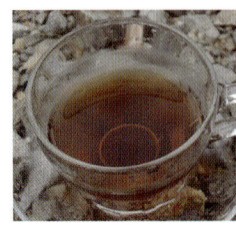
걸러낸 잎·줄기 효소액.

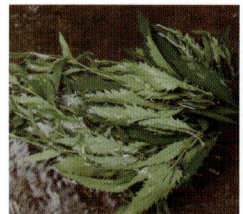 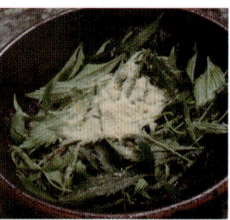

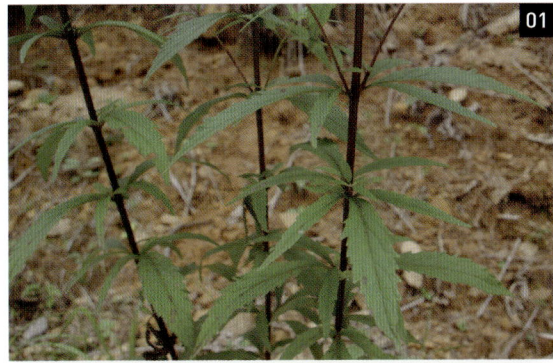

키 70cm 정도. **잎**은 길이 6~12cm, 너비 8~20mm로 줄기에 마주 달리며, 3갈래의 좁고 긴 타원형으로 갈라져 삼지창처럼 보이고 끝이 갸름하다. 잎 가장자리에 불규칙한 톱니가 있고, 앞면에는 잔털, 뒷면에는 기름점이 있다. **줄기**는 곧게 올라오고 자줏빛이 돌며, 거친 잔털이 있다. 가지는 거의 없다. **꽃**은 7~10월에 피는데 꽃봉오리는 자주색을 띠고, 꽃은 흰색 또는 흰자주색을 띤다. 크기가 자잘하고, 여러 송이가 뭉쳐서 우산모양으로 달리며, 뭉쳐진 꽃 전체 지름은 6~9cm이다. **열매**는 10~11월에 원뿔모양으로 열리고, 씨앗은 갓털이 있으며 바람에 날려간다. **뿌리줄기**는 짧고 수염뿌리가 있다. | **유사종** | 등골나물. 꽃이 골등골나물과 비슷하나 흰색이고, 잎이 넓다.

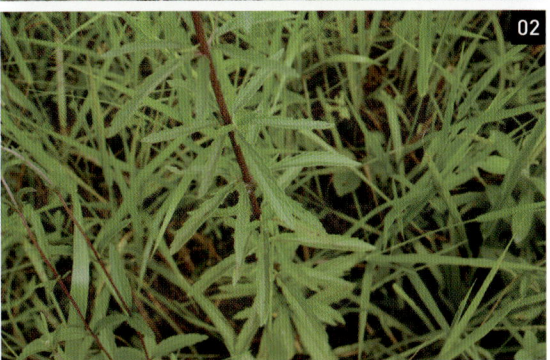

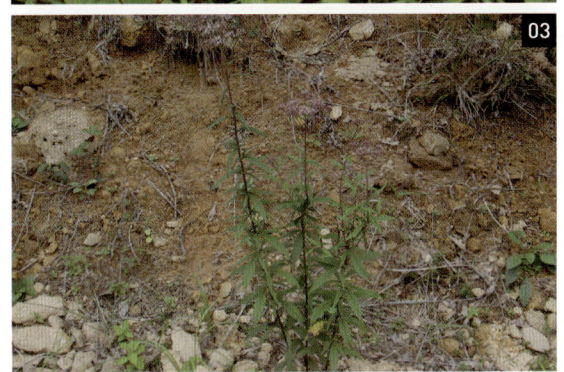

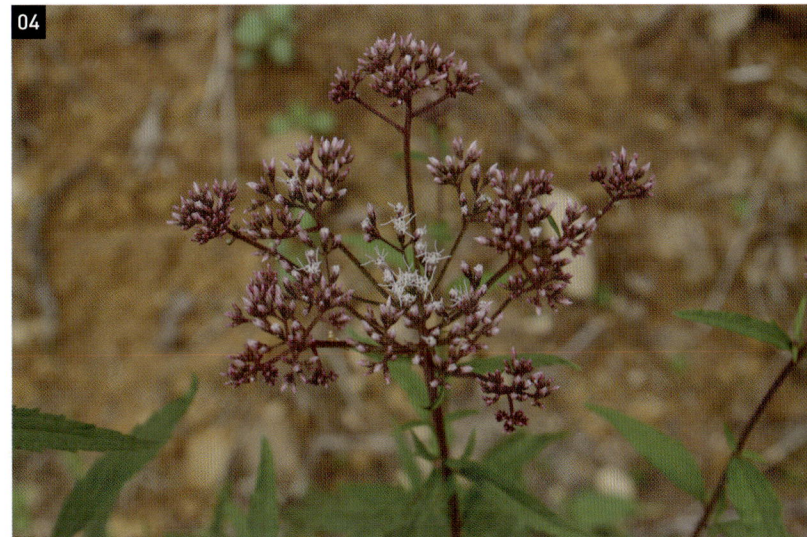

01 다 자란 잎. 8월 2일
02 잎이 밑에서 3갈래로 갈라진다. 8월 2일
03 자주색 꽃봉오리가 달린 모습. 8월 2일
04 줄기에 자줏빛이 돈다. 8월 11일
05 꽃 피는 모습. 8월 2일
06 습한 곳에서 군락을 이룬 모습. 8월 11일

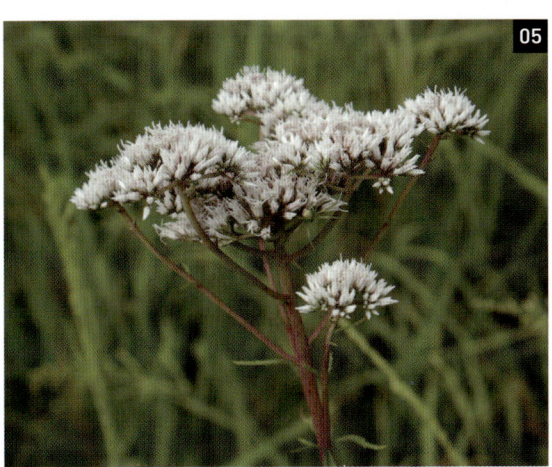

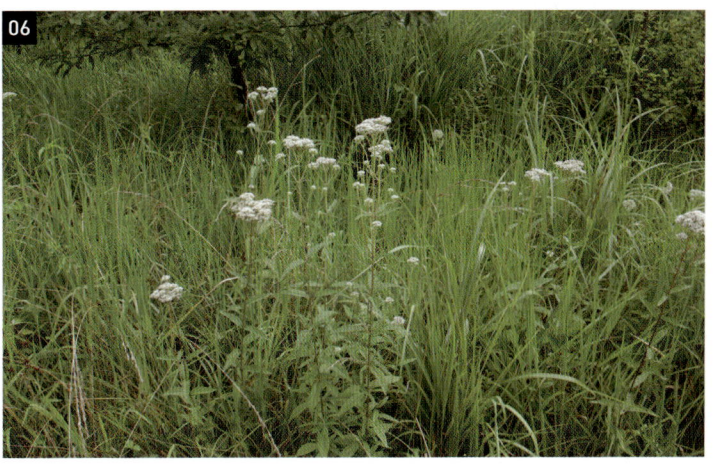

골등골나물

007

Sedum kamtschaticum Fisch. & Mey.

기린초

새순 · 잎 · 줄기 · 꽃 · 열매 · 씨앗 · 뿌리

 평한 약성 | 지혈, 이뇨, 진정 등에 효과

돌나물과
여러해살이풀

다른 이름
각시기린초

생약명
비채(費菜)

성분
사포닌(면역력강화)
캠페롤(산화방지)

특징
독성이 없고 신맛이 있다.

체질
체질에 관계없이 복용

서식지
산과 들의 바위 근처나 물가에 난다.

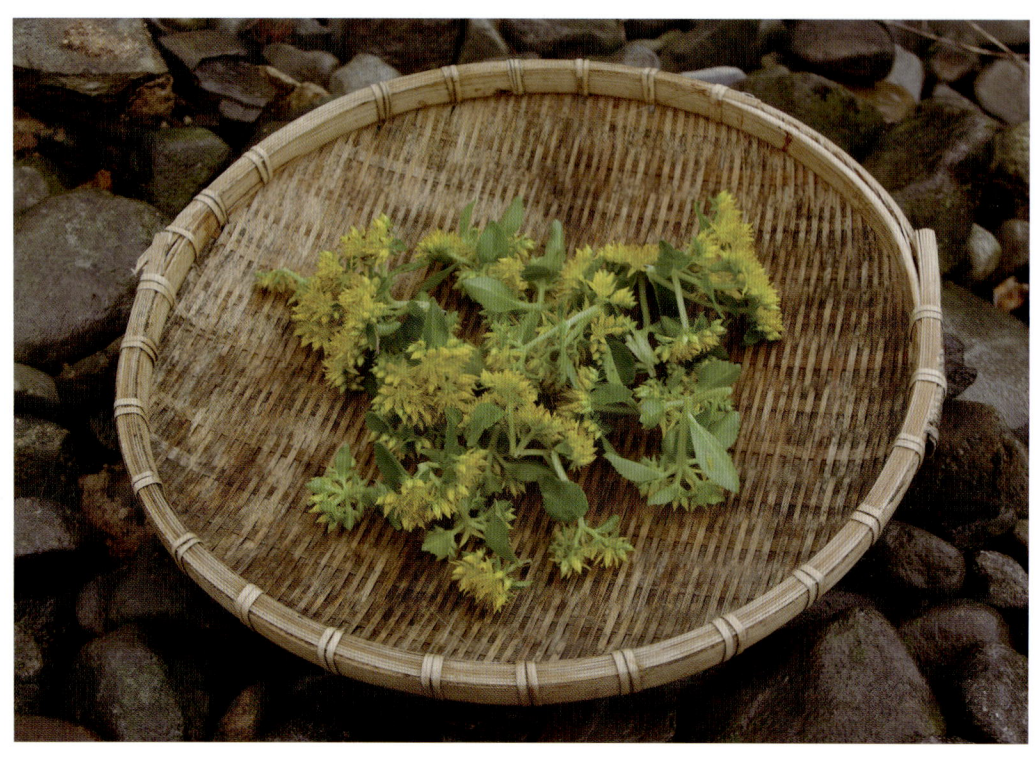

채취한 잎·줄기·꽃. 7월 9일

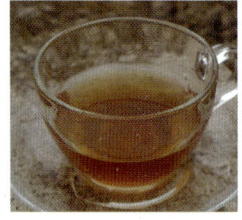

걸러낸 잎·줄기·꽃 효소액

효소액 담그기

- **사용 부위** 잎, 잎+줄기, 잎+줄기+꽃
- **채취 기간** 3~7월
- **채취 방법** 꽃이 너무 활짝 피거나 열매가 달리지 않은 것을 골라 싱싱할 때 딴다.
- **다듬기** 줄기는 담글 때 붕 뜨지 않도록 작게 써는 것이 좋다.
- **배합 비율** 발효될 때 물이 많이 나오므로 재료 : 설탕의 비율을 1 : 1.1 이상으로 한다.
- **발효와 숙성 기간** 1차 발효는 100일, 2차 발효와 숙성은 100일 이상 한다.
- **완성 상태** 신맛이 있어 발효와 숙성이 잘 되면 상큼한 맛이 난다.
- **복용시 주의사항** 한꺼번에 너무 많은 양을 먹으면 구토를 할 수 있으므로 소량씩 복용한다.

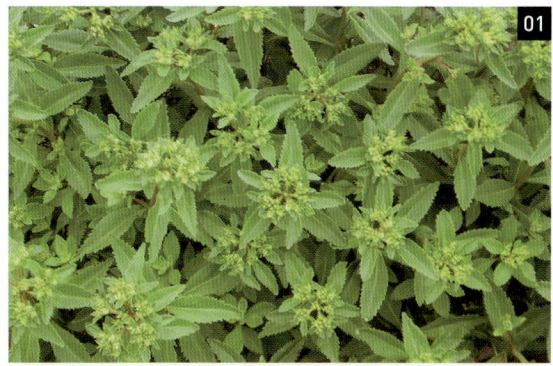

키 20~50cm. **잎**은 길이 2~4cm, 너비 1~2cm의 긴 타원형이고, 끝이 갸름하며, 조금 두툼하다. 잎 가장자리에 고른 톱니가 있고, 잎자루는 없으며, 줄기에 어긋나게 달린다. **줄기**는 곧거나 비스듬히 올라오고, 물기가 많다. **꽃**은 6~7월에 피는데 노란색을 띠며, 줄기 끝에 여러 송이가 뭉쳐서 달린다. 꽃잎은 5장으로 모양이 가늘고 뾰족하며, 수술이 10개이다. **열매**는 8~9월에 여무는데, 5각형의 별모양 같다. **뿌리**는 굵고 잔뿌리가 있다.

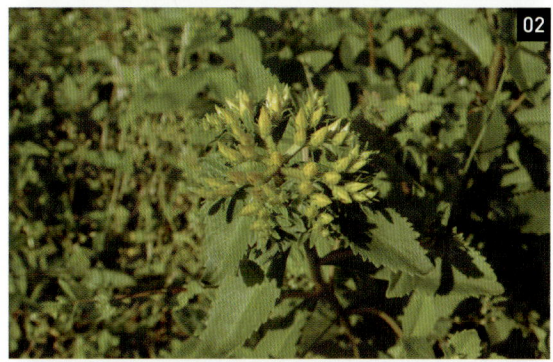

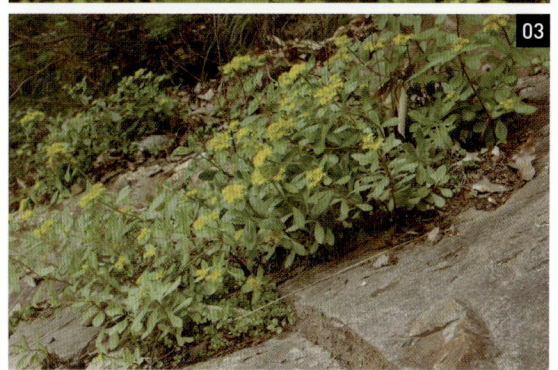

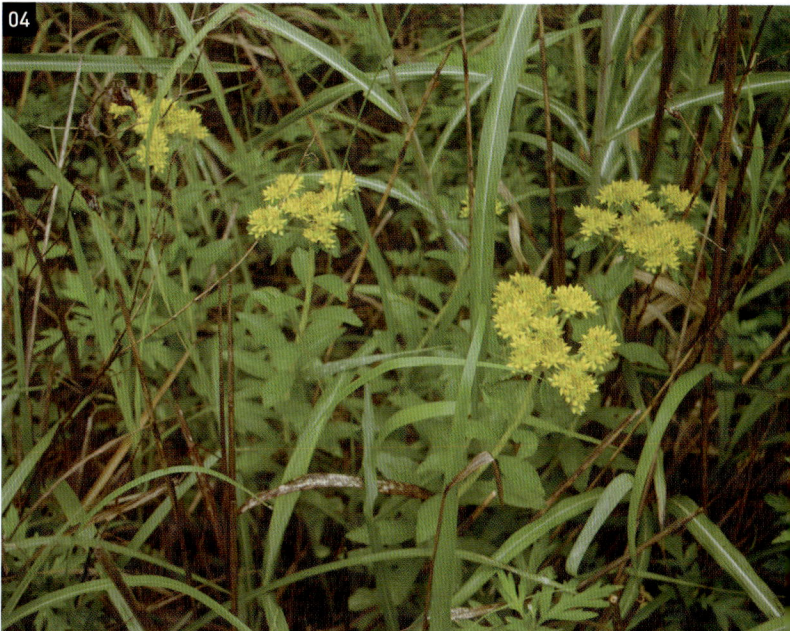

01 잎이 도톰하고 물이 많다. 5월 26일
02 꽃이 활짝 피기 전에 채취한다. 6월 3일
03 바위가 있는 곳에서도 자란다. 6월 19일
04 줄기가 곧거나 비스듬하다. 7월 9일
05 꽃잎이 뾰족하다. 6월 5일
06 별모양의 풋열매 달린 모습. 6월 8일

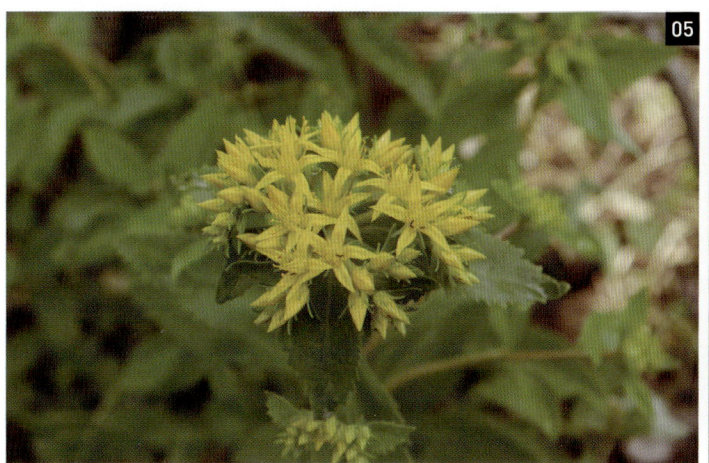

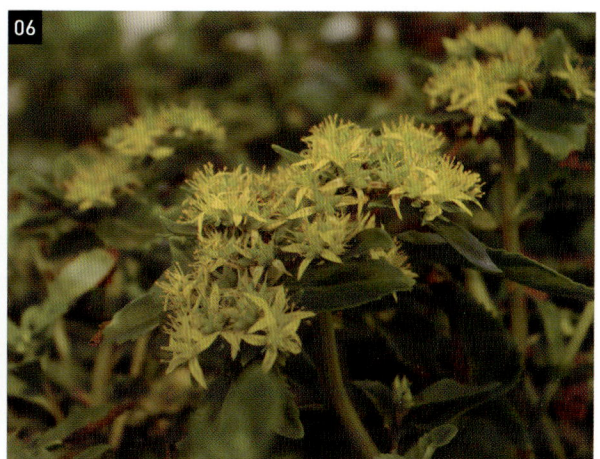

008 까치수염
Lysimachia barystachys Bunge

 새순 잎 줄기 꽃 열매 씨앗 뿌리

 평한 약성 | 생리통, 관절염, 간염황달 등에 효과

앵초과
여러해살이풀

다른 이름
꽃꼬리풀

생약명
진주채(珍珠菜)

성분
캠페롤(소염작용)
플라보노이드(산화방지)

특징
독성이 없으며
매운맛과 떫은맛이 있다.

체질
체질에 관계없이 복용

서식지
들판의 촉촉한 풀밭에
무리지어 난다.

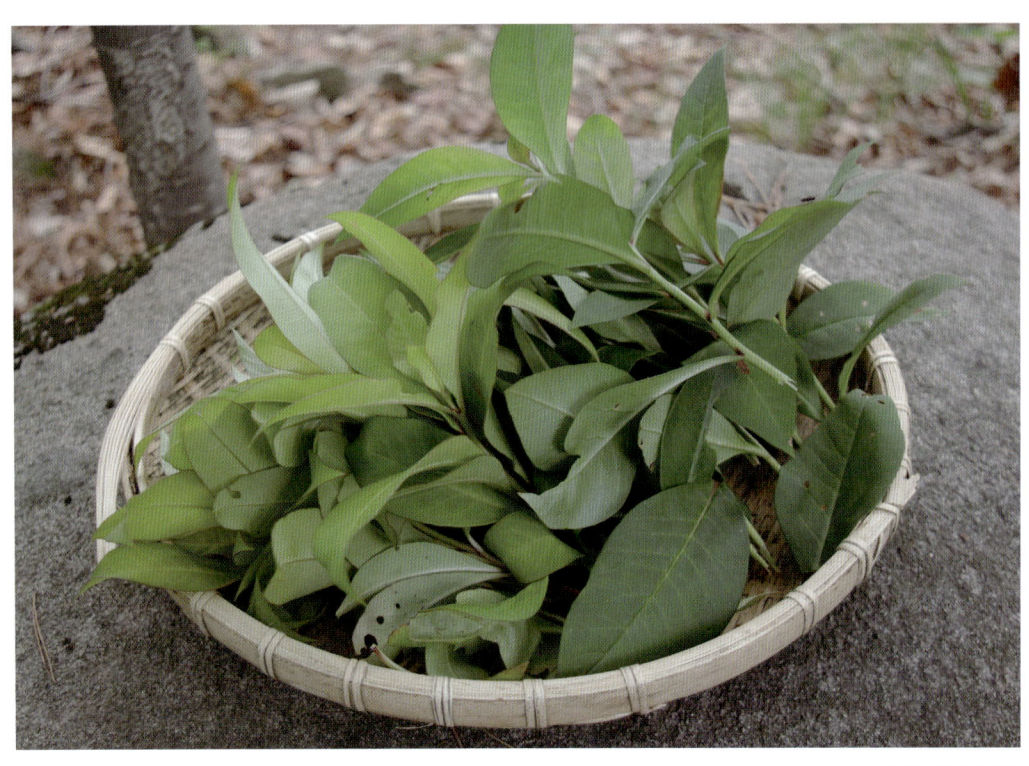

채취한 잎. 7월 9일

효소액 담그기

- **사용 부위** 잎
- **채취 기간** 3~7월
- **채취 방법** 꽃이나 열매가 달리지 않은 것을 골라 싱싱할 때 딴다.
- **채취시 주의사항** 줄기를 함께 채취해서 넣어도 되나 개체를 남기기 위해 조금만 채취하고, 뿌리와 줄기는 자연에 남겨두는 것이 바람직하다.
- **다듬기** 줄기는 담글 때 붕 뜨지 않도록 작게 썬다.
- **배합 비율** 발효될 때 물이 적게 나오므로 재료 : 설탕의 비율을 1 : 1 정도로 한다.
- **발효와 숙성 기간** 1차 발효는 100일, 2차 발효와 숙성은 100일 이상 한다.
- **완성 상태** 잎에 기름점이 있어서 효소액이 조금 불투명하다.

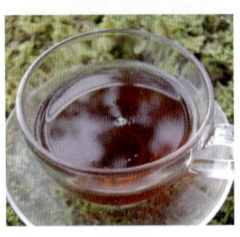

위 잎으로 효소액 담그는 모습.
아래 걸러낸 잎 효소액.

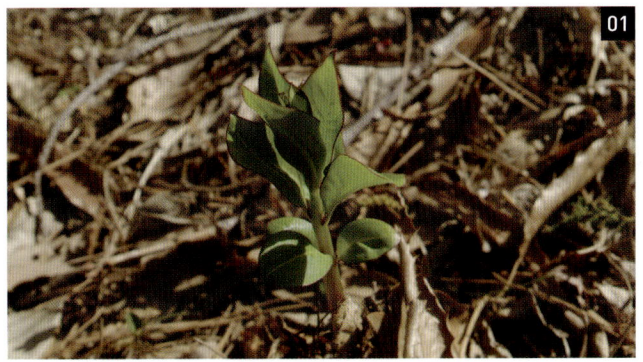

키 50~100㎝. **잎**은 길이 6~10㎝, 너비 8~15㎝의 긴 타원형이고, 끝이 갸름하다. 잎 가장자리는 밋밋하고, 앞뒷면에 잔털과 기름점이 있다. 잎자루는 없고, 줄기에 어긋나게 달리며, 잎과 줄기가 붙은 부분이 붉은자주색을 띤다. **줄기**는 곧게 올라오고, 부드러운 잔털이 있으며, 모나지 않고 둥글다. 줄기 밑동은 붉은자주색을 띠며, 가지가 조금 갈라지기도 한다. **꽃**은 6~7월에 피는데 흰색을 띠며, 자잘하게 여러 송이가 뭉쳐서 길이 30㎝ 정도의 굽은 꼬리모양이다. 꽃잎은 5장이고, 수술이 5개이다. **열매**는 8~9월에 여무는데, 둥글고 지름이 2.5㎜ 정도이며, 익으면 붉은갈색이다. **뿌리**는 옆으로 길게 뻗는다.

01 새순 올라오는 모습. 4월 30일
02 줄기가 곧게 올라온다. 7월 9일
03 잎 앞뒷면에 잔털이 있다. 7월 9일
04 꽃이 피기 전에 채취한다. 7월 9일
05 꽃들이 꼬리모양으로 달린다. 7월 9일
06 열매가 이삭모양으로 달린다. 9월 14일
07 늦가을에 올라와 잎이 붉어진 모습. 10월 28일

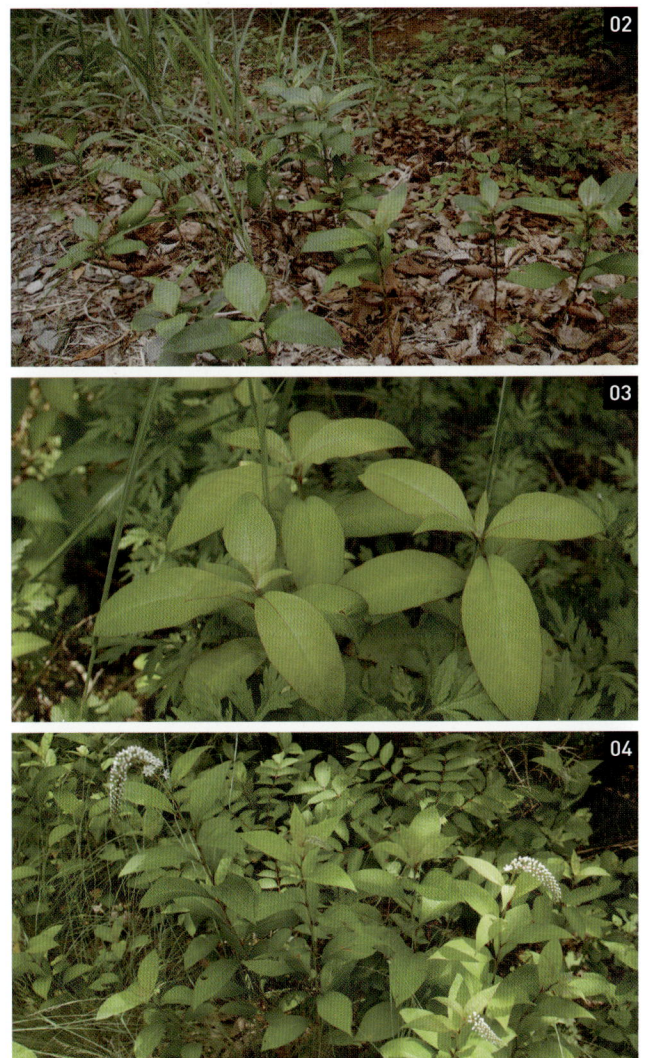

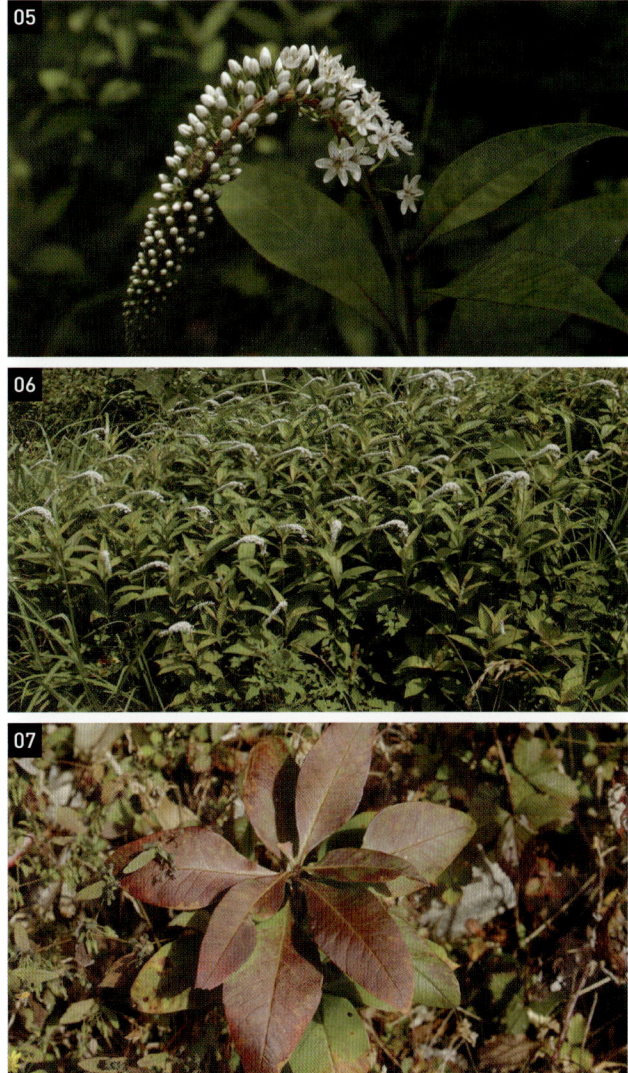

까 치 수 염

009 꽃사과

Malus prunifolia (Wild.) Borkh.

새순　잎　줄기　꽃　열매　씨앗　뿌리

평한 약성 | 소화불량, 급체, 장염, 고혈압, 뇌졸중 등에 효과

장미과
잎지는 작은큰키나무

다른 이름
애기사과

생약명
야평과(野萍果)

성분
플라보노이드(산화방지)
폴리페놀(혈압상승억제)
비타민A(시력유지)
비타민C(산화방지)
펙틴(정장작용)
말산(피로회복)
단백질(근육강화)
과당(피로회복)
포도당(에너지공급)

특징
독성이 없으며
신맛과 단맛이 있다.

체질
체질에 관계없이 복용

서식지
산과 들의 양지바른
곳에서 자란다.

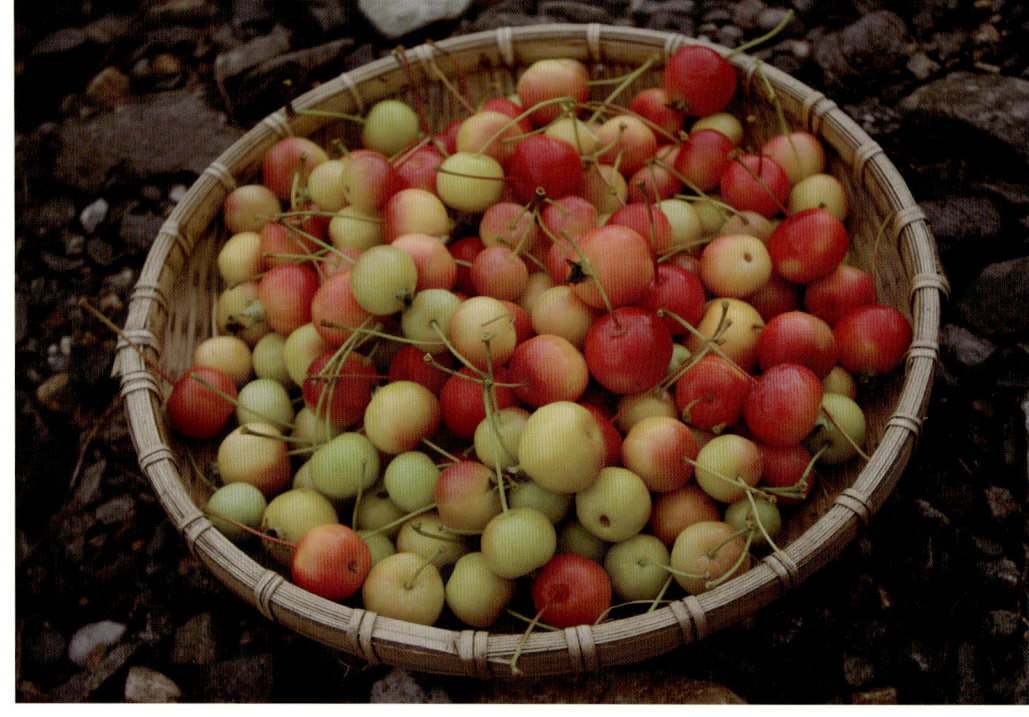

채취한 열매. 8월 22일

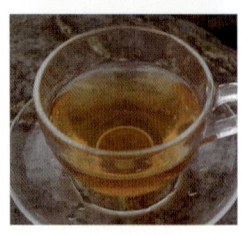

위 열매로 효소액 담그는 모습.
아래 걸러낸 열매 효소액.

효소액 담그기

- **사용 부위** 새순, 잎, 열매
- **채취 기간** 3~9월
- **채취 방법** 잎은 어린잎부터 다 자란 잎까지 너무 억세지 않은 것을, 열매는 풋열매부터 익은 열매까지 너무 익지 않은 것을 골라 싱싱할 때 딴다.
- **채취시 주의사항** 잎이 광합성작용을 해야 꽃이나 열매가 양분을 얻을 수 있으므로 너무 많이 채취하지 않는다.
- **배합 비율** 잎은 발효될 때 물이 적게 나오므로 재료 : 설탕의 비율을 1 : 1로 한다. 열매는 물이 좀 더 나오나 껍질에 설탕이 잘 스며들지 않아 천천히 녹으므로 설탕의 비율을 1~1.5까지 늘리고, 발효 중에 설탕이 부족한 듯하면 가끔씩 덧넣는다.
- **발효와 숙성 기간** 1차 발효는 100일, 2차 발효와 숙성은 100일 이상 한다.
- **완성 상태** 열매에 새콤달콤한 맛이 있어서 발효와 숙성이 잘 되면 상큼한 맛이 난다.
- **복용시 주의사항** 열매에 산이 많아 위장이 약한 사람은 속이 쓰릴 수 있으므로 소량씩 복용한다.

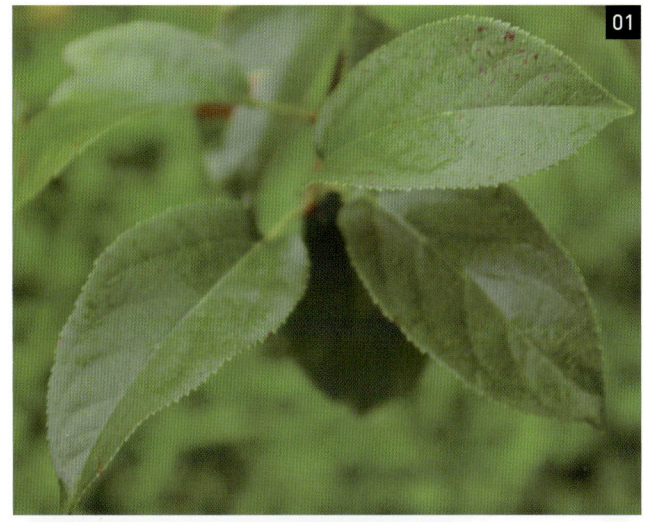

키 3~8m. **잎**은 길이 4~9cm, 너비 1.5~6cm의 둥근 타원형이고, 끝이 뾰족하다. 잎 가장자리에 잔 톱니가 있고, 앞면에 윤기가 나며, 뒷면에는 잔털이 있다. 잎자루는 길거나 짧고 잎이 가지에 어긋나는데, 꽃자루가 올라오는 자리에는 여러 개가 뭉쳐서 달린다. **줄기**는 껍질이 회갈색을 띠고 밋밋하다. **꽃**은 4~5월에 피는데 지름이 3~4cm이고, 3~7송이가 우산모양으로 뭉쳐서 달린다. 꽃봉오리는 붉은색을 띠고, 꽃은 흰색을 띤다. 꽃잎은 5장이다. **열매**는 8월에 여무는데 둥글고 지름이 6~8mm이며, 익으면 붉은색이다.

01 잎으로도 효소액을 담근다. 8월 22일
02 줄기껍질이 밋밋하다. 2월 5일
03 꽃봉오리는 붉은빛을 띤다. 4월 10일
04 꽃잎이 5장이다. 4월 17일
05 풋열매도 효소액을 담근다. 7월 6일
06 열매가 너무 익기 전에 채취한다. 8월 22일
07 열매가 많이 달린다. 9월 14일

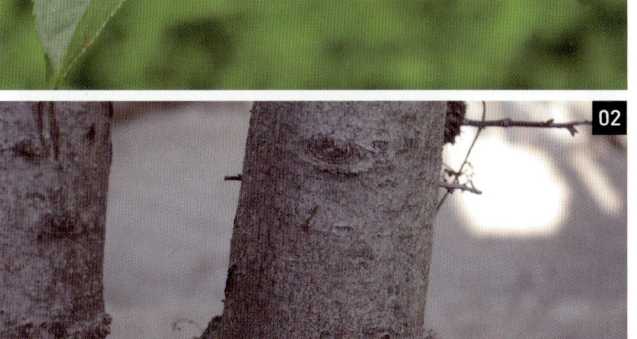

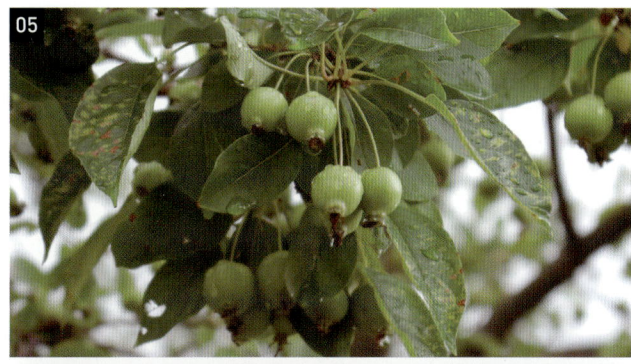

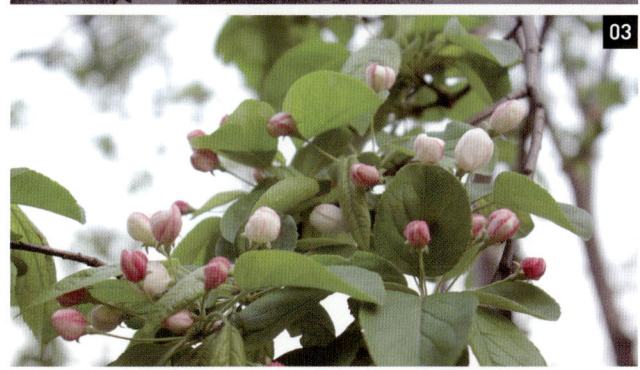

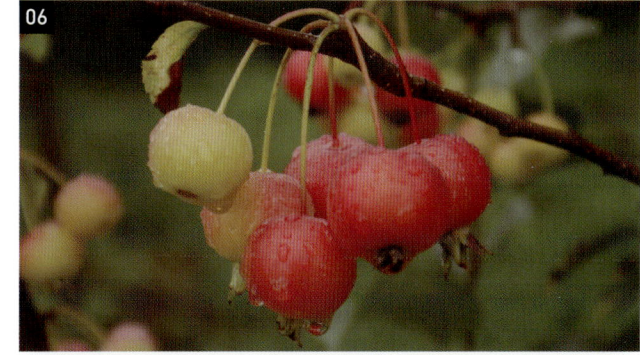

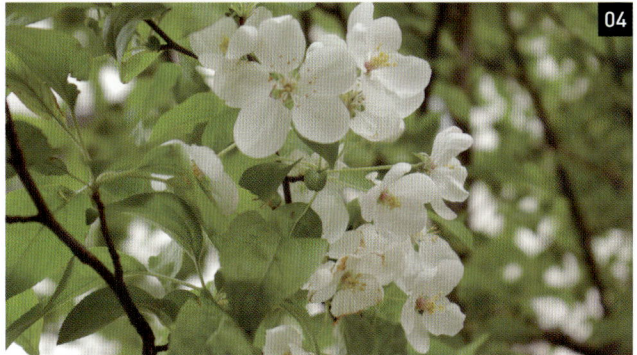

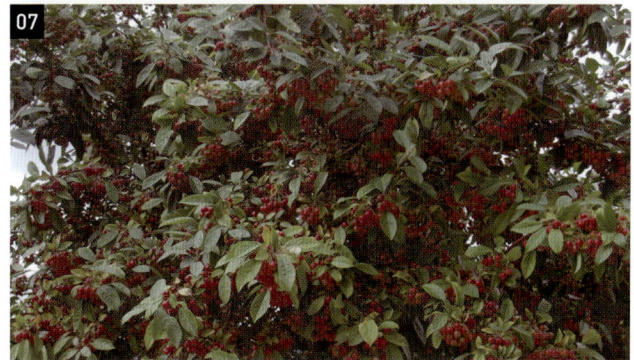

꽃사과

010 꾸지뽕나무
Cudrania tricuspidata Bureau

새순 · 잎 · 줄기 · 꽃 · 열매 · 씨앗 · 뿌리

평한 약성 | 자궁질환, 생리불순, 폐결핵, 신경통, 간염, 습진 등에 효과

뽕나무과
잎지는 작은큰키나무

생약명
자수(柘樹)

성분
가바(혈압강하)
루틴(모세혈관강화)
플라보노이드(산화방지)
아스파라긴산(숙취해소)
아미노산(근육강화)
무기당
유리당
지방산

특징
독성이 없고 단맛이 있다.

체질
체질에 관계없이 복용.
『본초습유(本草拾遺)』에서는 약성이 따듯하다고 기록

서식지
산속 양지바른 기슭에서 자라고, 농가에서도 재배한다.

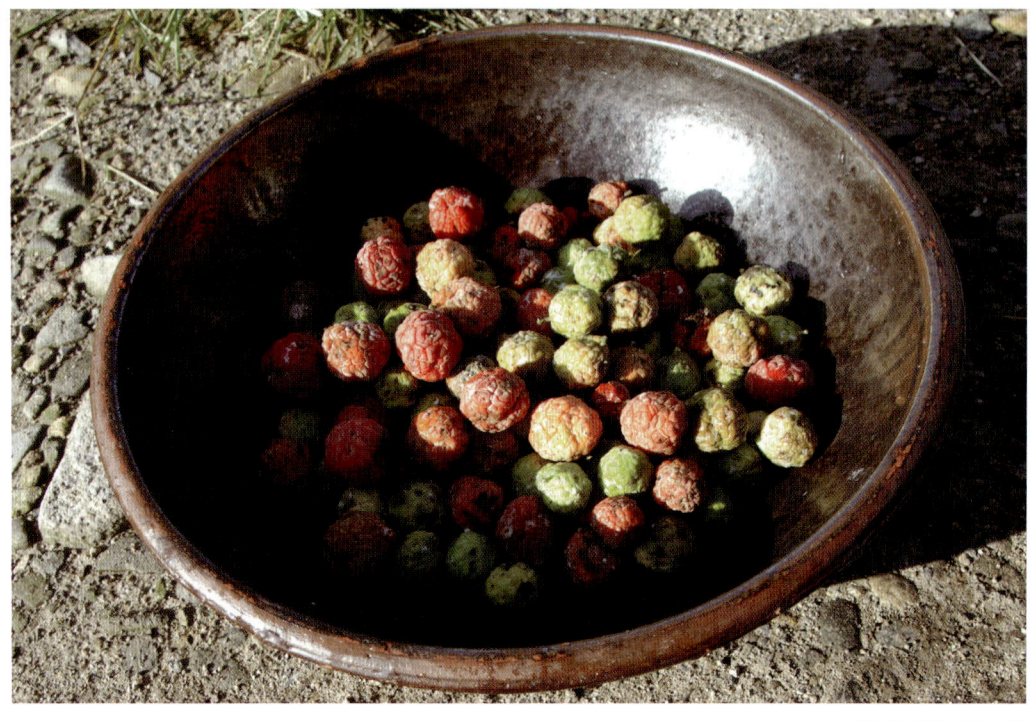

채취한 열매. 9월 12일

효소액 담그기

- **사용 부위** 잎, 열매   **채취 기간** 3~10월
- **채취 방법** 잎은 어린잎부터 다 자란 잎까지 너무 억세지 않은 것을, 열매는 풋열매부터 익은 열매까지 너무 익지 않은 것을 골라 싱싱할 때 딴다.
- **채취시 주의사항** 잎이 광합성작용을 해야 꽃과 열매가 양분을 얻으므로 너무 많이 채취하지 않는다.
- **다듬기** 열매는 살이 연하므로 씻을 때 조심해서 살살 다뤄야 한다.
- **배합 비율** 잎은 발효될 때 물이 적게 나오므로 재료 : 설탕의 비율을 1 : 1로 한다. 열매는 물이 많이 나오므로 설탕의 비율을 1~1.5로 늘리고, 발효 중에 설탕이 부족한 듯하면 가끔씩 덧넣는다.
- **발효와 숙성 기간** 1차 발효는 100일, 2차 발효와 숙성은 100일 이상 한다.
- **건더기 활용** 효소액을 걸러내고 남은 건더기는 설탕을 넣고 졸여서 잼처럼 먹는다.

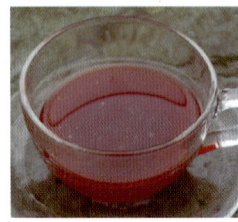

걸러낸 열매 효소액.

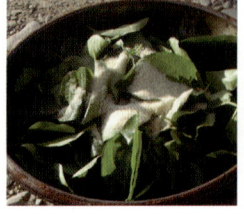 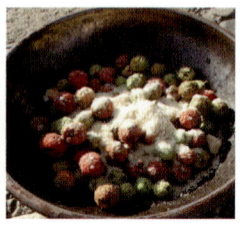

왼쪽 잎으로 효소액 담그는 모습.
오른쪽 열매로 효소액 담그는 모습.

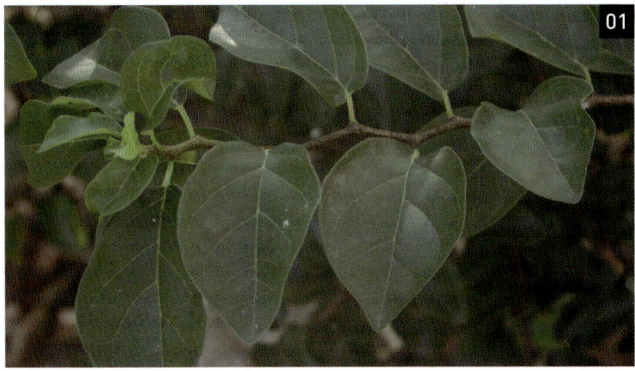

키 10m 정도. **잎**은 길이 6~10cm로 긴 타원형이고, 끝이 뾰족하거나 무디다. 잎이 두툼한 편이고, 가장자리는 밋밋하나 2~3갈래로 갈라지기도 한다. 잎 앞면과 잎자루에는 잔털이 있다. 잎이 가지에 어긋나게 달리며, 가을에 노랗게 물든다. **줄기**는 껍질이 회갈색을 띠고, 불규칙하게 갈라진다. 고목은 줄기껍질이 비늘처럼 벗겨지고 옹이가 많이 생긴다. 가지에는 날카로운 가시가 어긋나게 달리며, 햇가지를 자르면 흰색 유액이 나온다. **꽃**은 5~6월에 피는데 둥글고 노란연녹색을 띠며, 암꽃과 수꽃이 다른 나무에 핀다. 암꽃은 지름 1.5cm 정도이고 암술대가 뻗어 나오며, 수꽃은 지름이 1~1.2cm이다. **열매**는 9~10월에 여무는데 지름이 2~3cm로 모양이 둥글고 뇌처럼 주름이 있으며, 익으면 붉은색이 되고 끈적거린다.

01 잎이 조금 두툼하다. 7월 30일
02 줄기에 날카로운 가시가 쌍으로 난다. 7월 30일
03 오래된 나무의 줄기와 가지. 12월 31일
04 암꽃은 암술대가 뻗어 나온다. 5월 26일

05 수꽃은 암꽃보다 작다. 5월 26일
06 뇌모양의 주름진 붉은 열매가 달린다. 9월 10일
07 나무의 생김새. 7월 30일

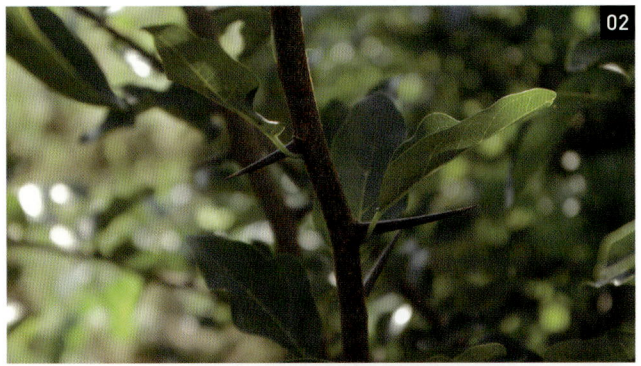

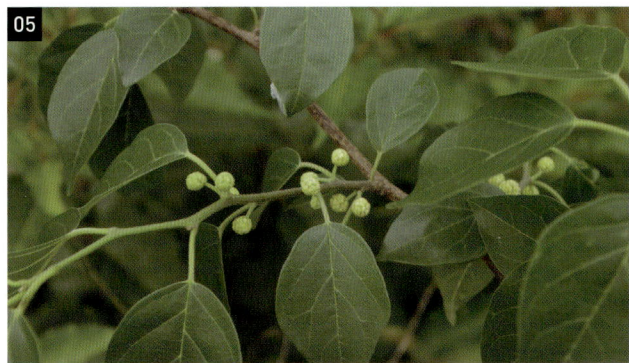

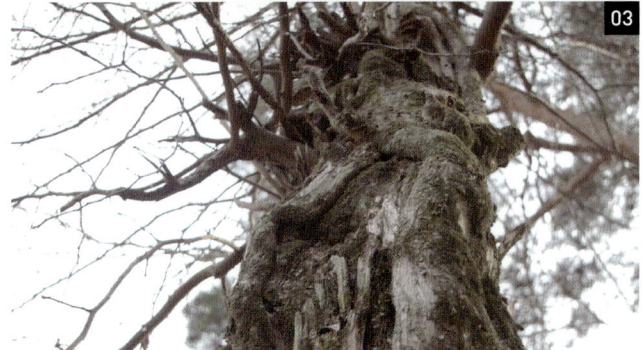

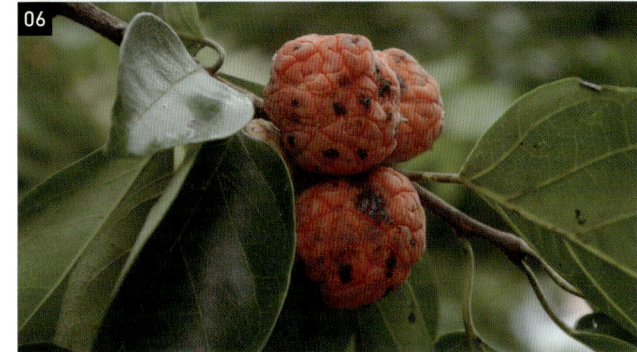

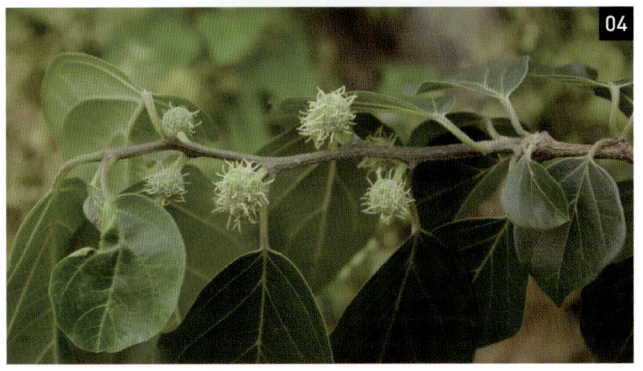

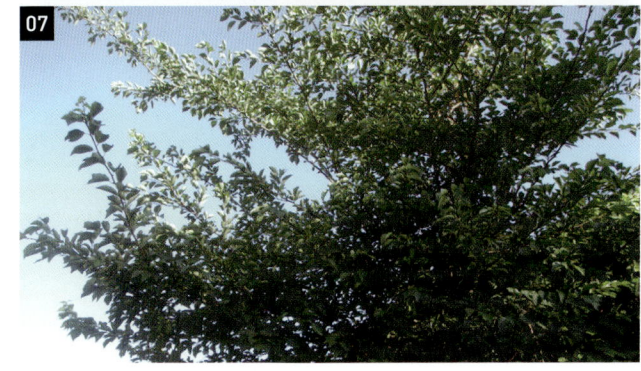

꾸지뽕나무

011 나비나물

Vicia unijuga A. Braun

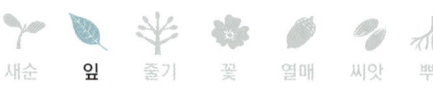

평한 약성 | 허약체질, 고혈압, 현기증, 숙취 등에 효과

콩과
여러해살이풀

다른 이름
야완두

생약명
왜두채(歪頭菜)

성분
플라보노이드(산화방지)

특징
독성이 없고 단맛이 있다.

체질
체질에 관계없이 복용

서식지
산과 들의 양지 쪽에 난다.

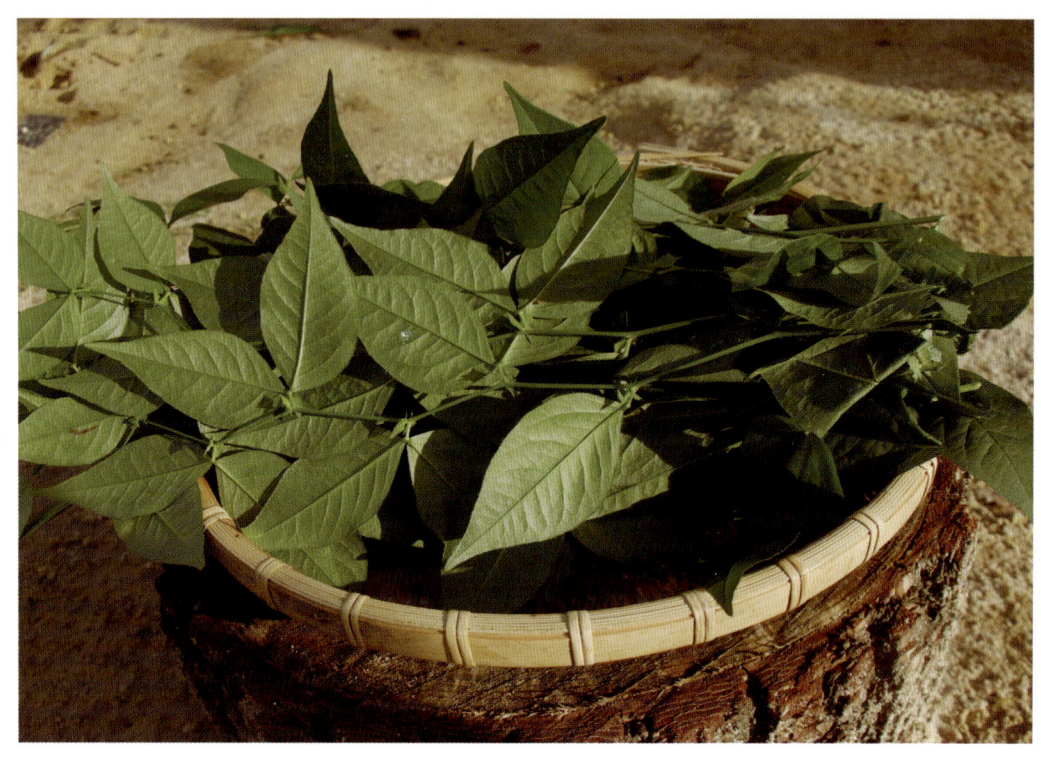

채취한 잎. 6월 20일

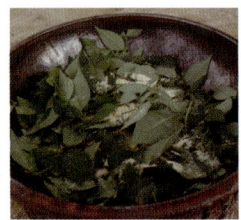
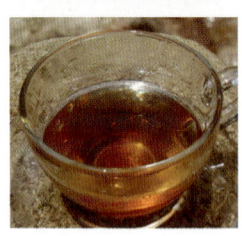

위 잎으로 효소액 담그는 모습.
아래 걸러낸 잎 효소액.

효소액 담그기

- **사용 부위** 잎
- **채취 기간** 3~8월
- **채취 방법** 꽃이나 열매가 달리지 않은 것을 골라 싱싱할 때 딴다.
- **채취시 주의사항** 줄기를 함께 채취해서 넣어도 되지만 개체를 남기기 위해 조금만 채취하고, 뿌리와 줄기를 자연에 남겨두는 것이 바람직하다.
- **다듬기** 줄기는 담글 때 붕 뜨지 않도록 작게 써는 것이 좋다.
- **배합 비율** 발효될 때 물이 적게 나오므로 재료 : 설탕의 비율을 1 : 1 정도로 한다.
- **발효와 숙성 기간** 1차 발효는 100일, 2차 발효와 숙성은 100일 이상 한다.
- **완성 상태** 단맛이 있어서 발효와 숙성이 잘 되면 그윽한 맛이 난다.

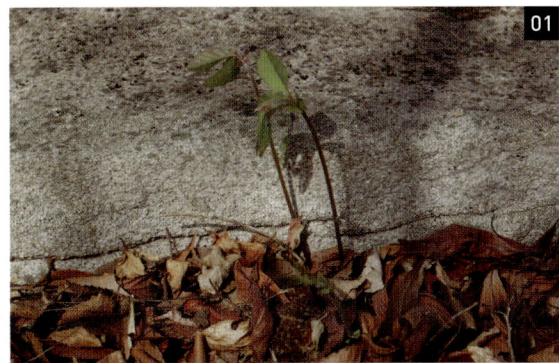

키 30~100㎝. **잎**은 길이 3~8㎝, 너비 2~4㎝의 타원형이며, 끝이 길고 뾰족하다. 잎 가장자리는 밋밋하며, 줄기에 2장씩 붙어서 달린다. **줄기**는 곧게 또는 조금 비스듬히 올라오며, 홈이 있고 네모지다. **꽃**은 8월에 피는데 길이가 12~15㎜이며, 붉은 자주색을 띤다. 꽃봉오리는 버선모양이고, 꽃은 통모양이며 꽃부리가 5갈래로 갈라진다. **열매**는 10월에 완두콩 꼬투리모양으로 여무는데, 털이 없고 길이가 3㎝ 정도이다. **뿌리줄기**는 나무처럼 단단하다.

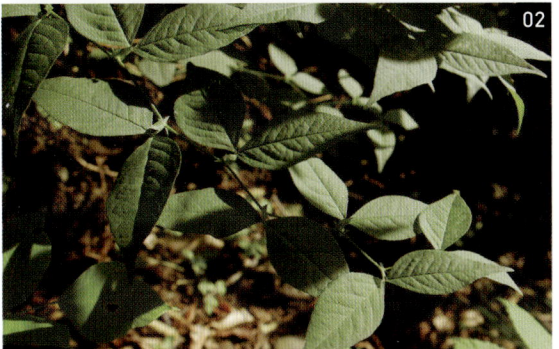

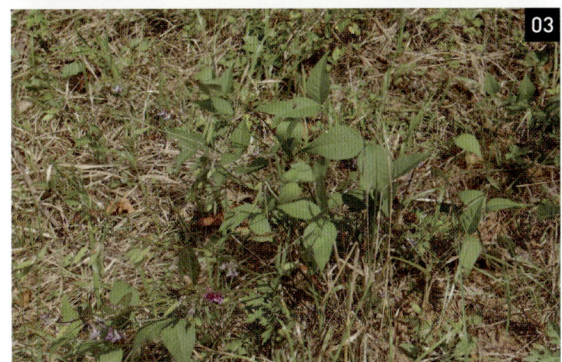

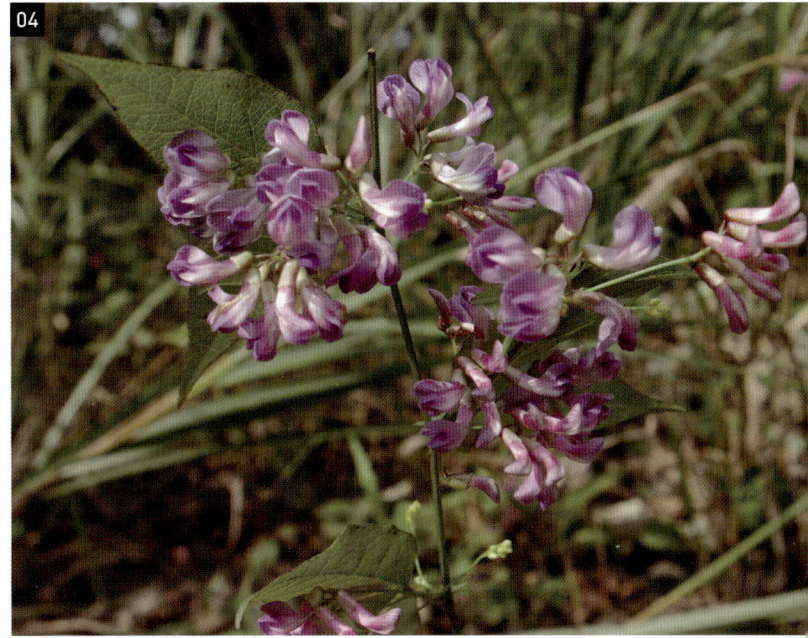

01 새순 올라오는 모습. 4월 10일
02 잎이 나비모양으로 달린다. 6월 20일
03 꽃이 핀 모습. 꽃이 피기 전에 채취한다. 8월 10일
04 꽃이 통모양으로 달린다. 8월 24일
05 콩꼬투리 같은 열매가 달린다. 10월 10일
06 늦가을에 벌레집 생긴 모습. 11월 22일

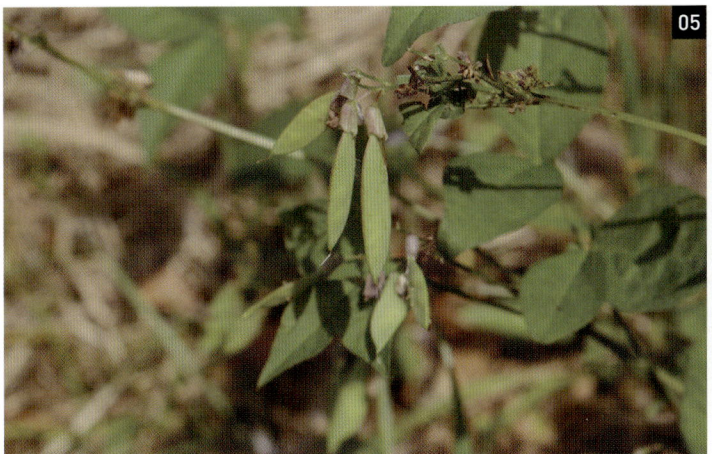
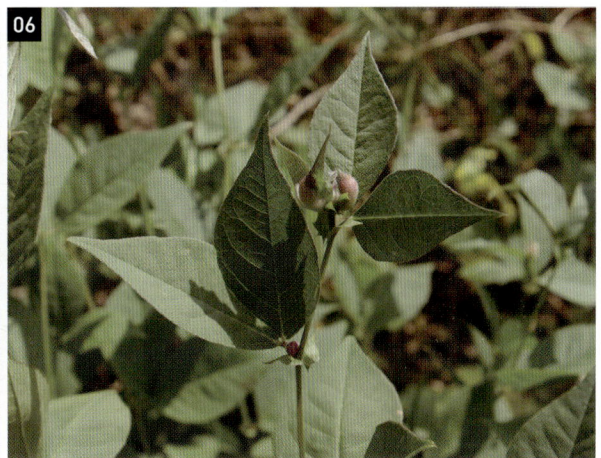

나비나물

012
Caryopteris divaricata (S. et Z.) Max.

누린내풀

새순　잎　줄기　꽃　열매　씨앗　뿌리

 평한 약성 | 오한감기, 기침, 두통, 기관지염 등에 효과

마편초과
여러해살이풀

다른 이름
노린재풀

생약명
화골단(化骨丹)

특징
독성이 조금 있으며
매운맛과 조금 쓴맛이 있다.

체질
체질에 관계없이 복용

서식지
산과 들에 난다.

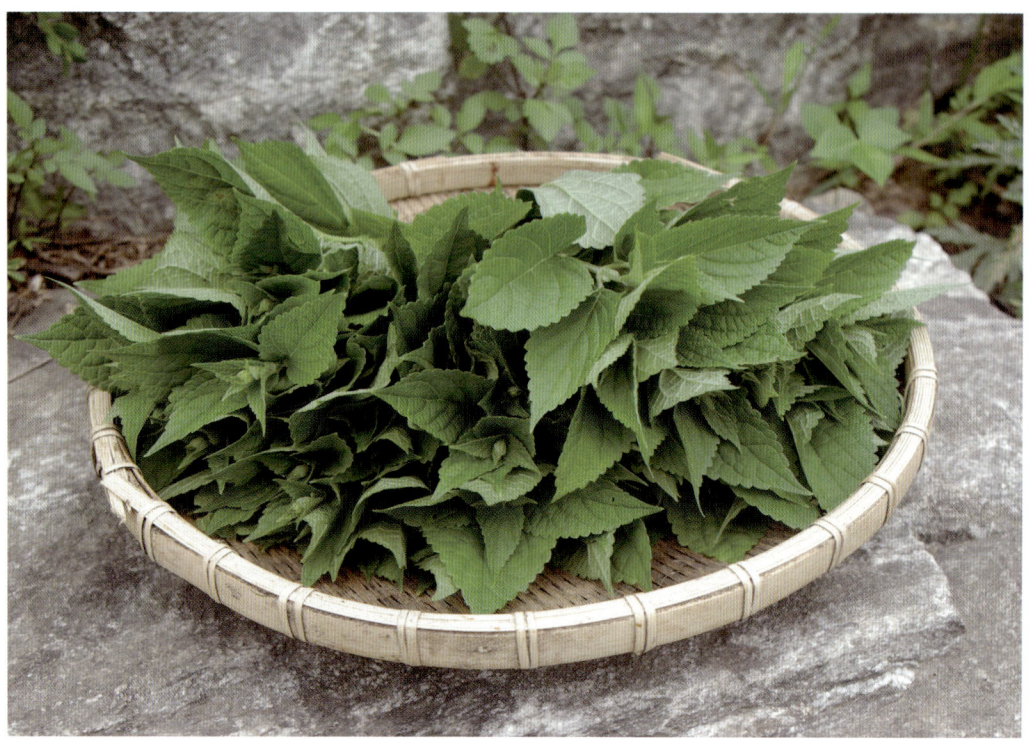

채취한 잎. 7월 10일

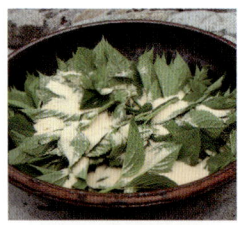
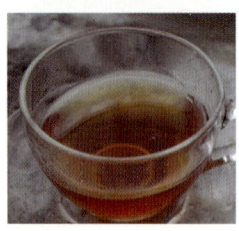

위 잎으로 효소액 담그는 모습.
아래 걸러낸 잎 효소액.

효소액 담그기

- **사용 부위**　잎
- **채취 기간**　3~8월
- **채취 방법**　꽃이나 열매가 달리지 않은 줄기 중 너무 억세지 않은 어린 것을 딴다.
- **채취시 주의사항**　꽃이나 열매를 맺은 것은 약효가 떨어지므로 좋지 않다. 또 줄기를 함께 채취해 넣어도 되나 개체를 남기기 위해 조금만 채취하고, 뿌리와 줄기는 자연에 남겨둔다.
- **다듬기**　줄기는 담글 때 붕 뜨지 않도록 작게 썬다.
- **배합 비율**　발효될 때 물이 적게 나오므로 재료 : 설탕의 비율을 1 : 1 정도로 한다.
- **발효와 숙성 기간**　1차 발효는 100일, 2차 발효와 숙성은 100일 이상 한다.
- **완성 상태**　생잎에 누린내가 조금 있으나 발효와 숙성이 잘 되면 없어진다.
- **담그기와 복용시 주의사항**　독성이 조금 있으므로 발효 가스와 함께 배출될 수 있도록 숨 쉬는 항아리에 담그며, 잘 숙성시켜서 소량씩 복용한다.

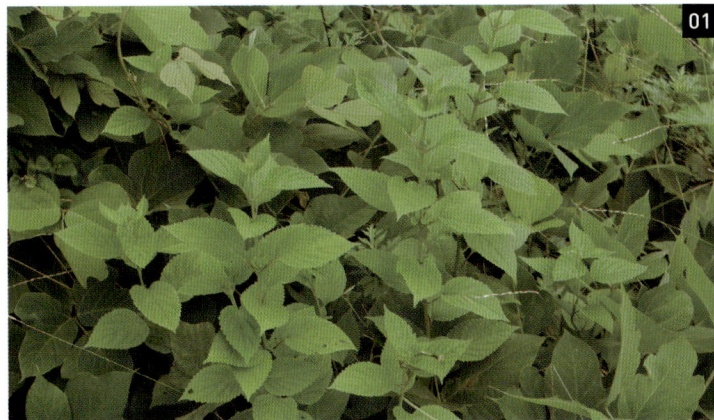

키 1m 정도. **잎**은 길이 8~13cm, 너비 4~8cm의 넓은 달걀모양이고, 끝이 뾰족하며, 잎 가장자리에 둔한 톱니가 있다. 잎자루는 길이 1~4cm이고, 잎이 줄기에 마주 난다. **줄기**는 곧게 올라오고 가지가 많이 갈라져 나오며, 붉은빛이 돌기도 하고, 모가 나 있으며 잔털이 많다. **꽃**은 7~8월에 피는데 푸른보라색을 띠며, 통모양이고 꽃부리가 5갈래로 갈라져 나비모양이 된다. 암술과 수술이 꽃부리 바깥으로 길게 뻗어 나온다. **열매**는 9월에 여무는데, 달걀모양이고 꽃받침에 4개씩 들어 있다. **뿌리**에서는 노린내가 난다.

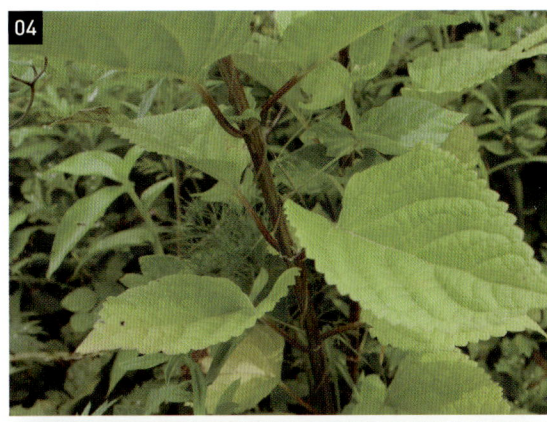

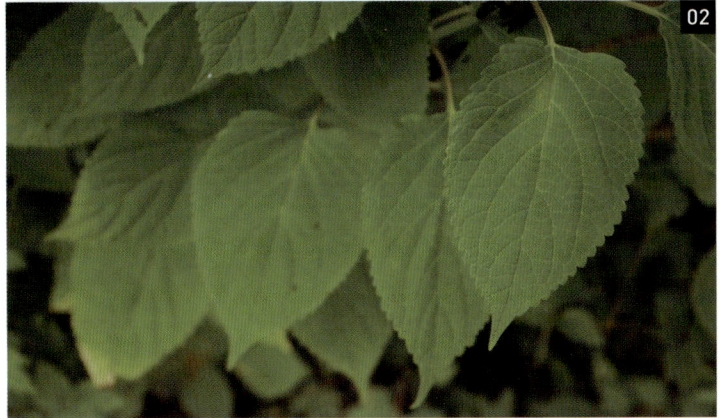

01 잎이 마주 난다. 7월 10일
02 잎 끝이 뾰족하다. 7월 10일
03 줄기가 곧게 올라온다. 7월 10일
04 줄기에 모가 나 있다. 7월 10일
05 꽃이 핀 것은 쓴맛이 더 강하다. 8월 21일
06 푸른보라색 꽃이 핀다. 9월 14일

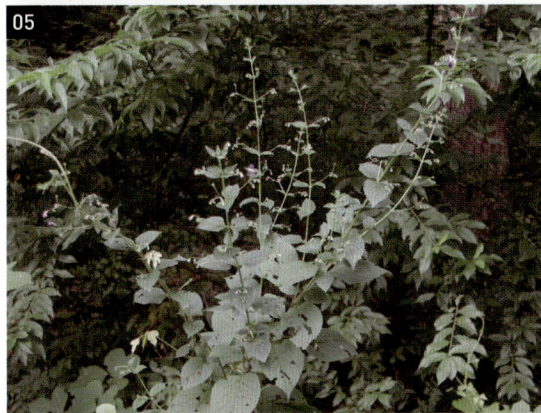

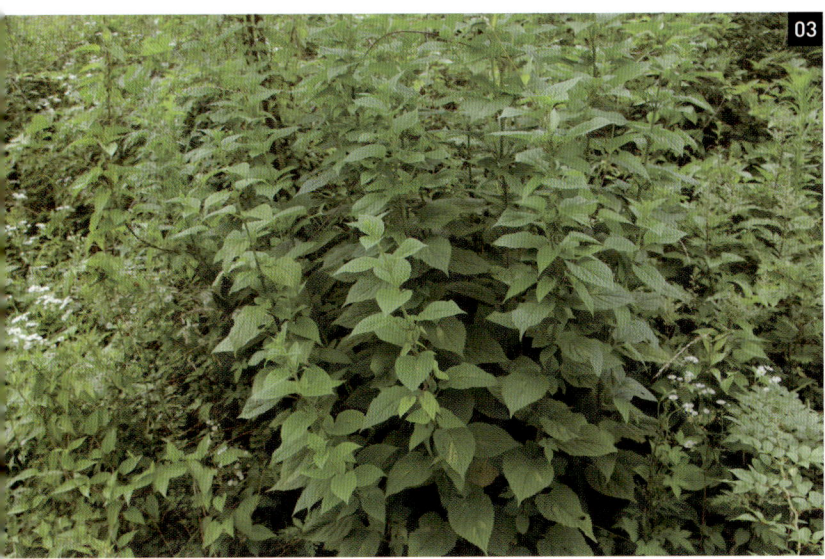

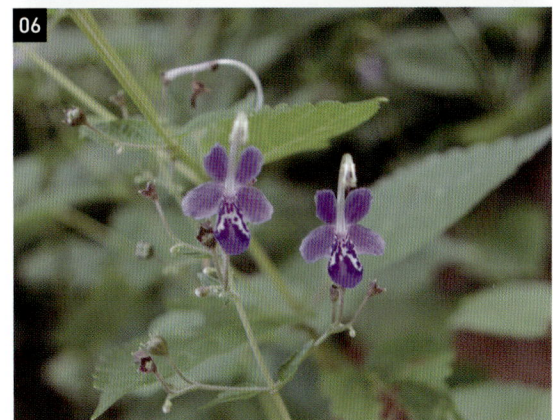

누린내풀

013 도깨비부채

Rodgersia podophylla A. Gray

 평한 약성 | 관절염, 열 내리는 데 효과

새순 잎 줄기 꽃 열매 씨앗 뿌리

범의귀과
여러해살이풀

다른 이름
수레부채

생약명
반룡칠(盤龍七)

성분
베르게닌(소염작용)
타닌(수렴작용)

특징
독성이 없으며
신맛과 떫은맛이 있다.

체질
체질에 관계없이 복용

서식지
깊은 산이나
해발 500m 이상의
높은 산 나무그늘 밑
축축한 땅에서
무리지어 난다.

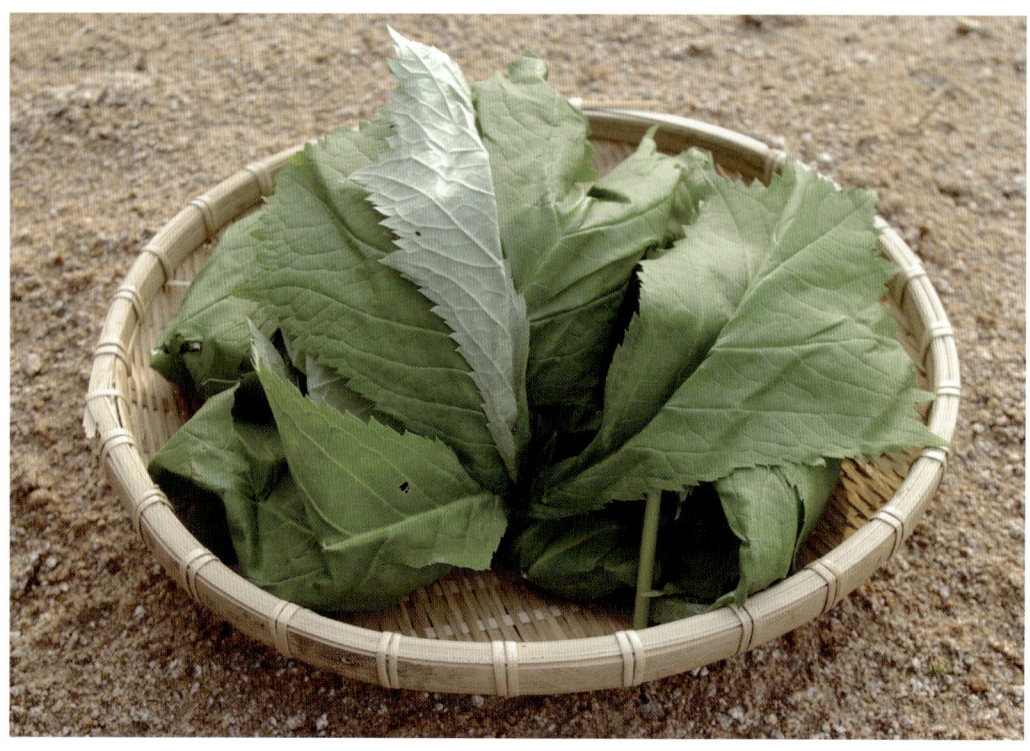

채취한 잎. 5월 24일

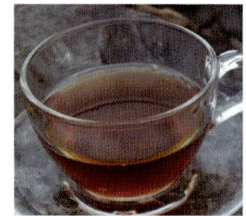

걸러낸 잎 효소액.

효소액 담그기

- **사용 부위** 잎
- **채취 기간** 3~6월
- **채취 방법** 꽃이나 열매가 달리지 않은 것을 골라 싱싱할 때 딴다.
- **채취시 주의사항** 줄기를 함께 채취해 넣어도 되나 개체를 남기기 위해 조금만 채취하고, 뿌리와 줄기는 자연에 남겨둔다.
- **다듬기** 잎이 크거나 뻣뻣할 경우 적당한 크기로 썰어주고, 줄기도 담글 때 붕 뜨지 않도록 작게 썬다.
- **배합 비율** 발효될 때 물이 적게 나오므로 재료 : 설탕의 비율을 1 : 1 정도로 한다.
- **발효와 숙성 기간** 1차 발효는 100일, 2차 발효와 숙성은 100일 이상 한다.

키 1m 정도. **잎**은 길이가 15~35㎝이고, 큰 것은 지름이 50㎝까지 자란다. 모양이 오리발 같고, 여러 장이 빙 둘러 달리는데, 밑동 잎은 5장, 윗동 잎은 1~4장이 달린다. 잎 가장자리는 3~5개로 갈라지고, 불규칙한 톱니가 있으며, 잎자루가 있고, 잎 뒷면과 잎자루 윗부분에 잔털이 있다. **줄기**는 곧게 올라온다. **꽃**은 6월에 조금 노란빛을 띠는 흰색으로 피는데, 줄기 끝에 자잘하게 여러 송이가 원뿔모양으로 뭉쳐서 달린다. 꽃잎은 없고, 꽃받침이 5갈래로 갈라져 꽃잎처럼 보인다. 수술은 10개, 암술머리는 2개이다. **열매**는 8월에 달걀모양으로 여무는데 길이 5㎜이고, 끝이 2개로 갈라져 있다. **뿌리줄기**는 굵고 옆으로 뻗는다.

01 그늘지고 습한 곳에 많이 난다. 5월 24일
02 잎이 우산모양으로 달린다. 5월 24일

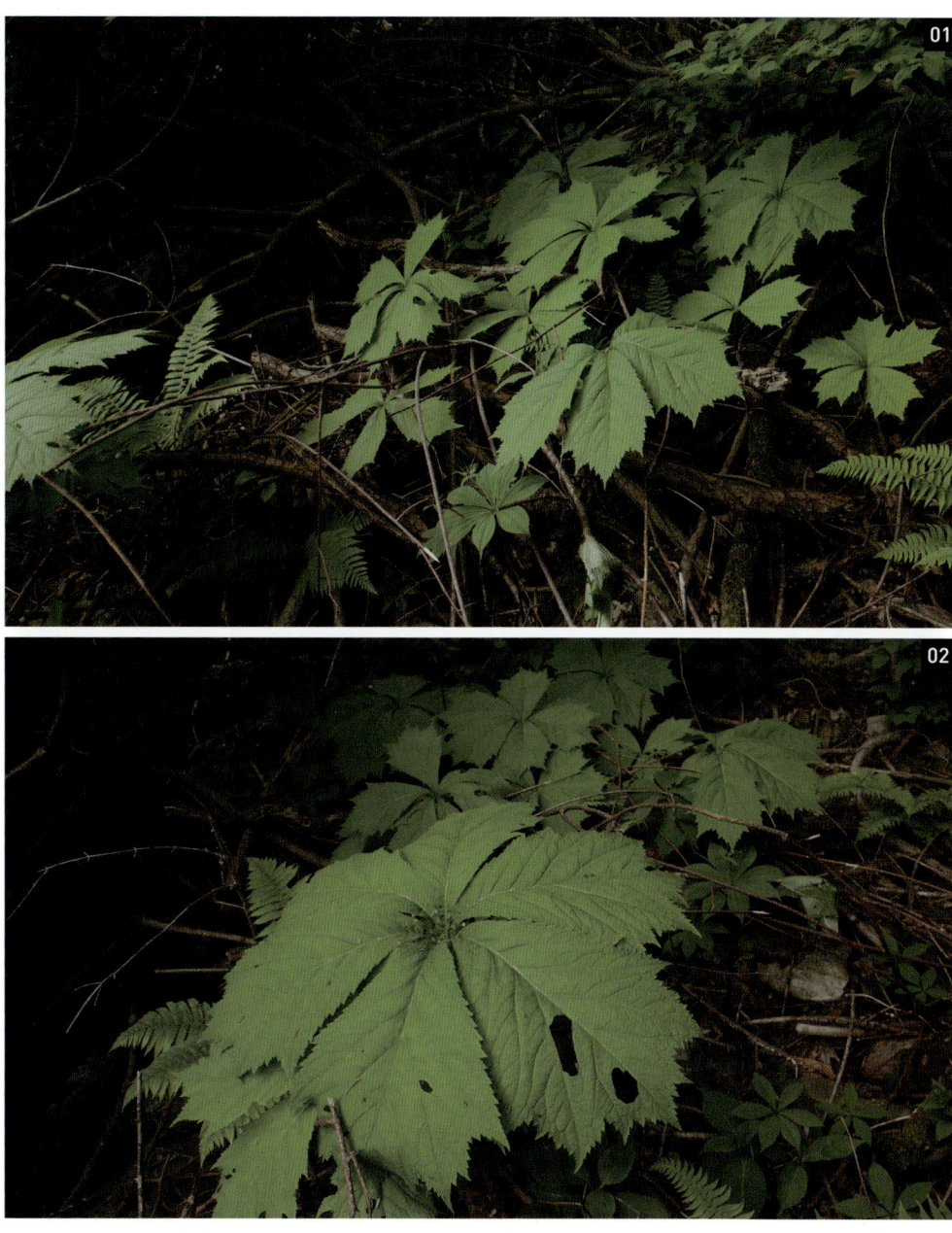

도깨비부채

014 도라지

Platycodon grandiflorum (Jacq.) A. DC.

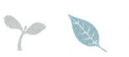 새순   잎 줄기 꽃 열매 씨앗 뿌리

 평한 약성 | 기침, 편도선염, 기관지염, 천식, 술독 등에 효과

초롱꽃과
여러해살이풀

다른 이름
약도라지

생약명
길경(桔梗)

성분
사포닌(면역력강화)
칼슘(뼈강화)
철분(빈혈개선)

특징
독성이 없으며
쓴맛과 매운맛이 있다.

체질
체질에 관계없이 복용

서식지
산과 들의 양지바른
풀밭에 난다.

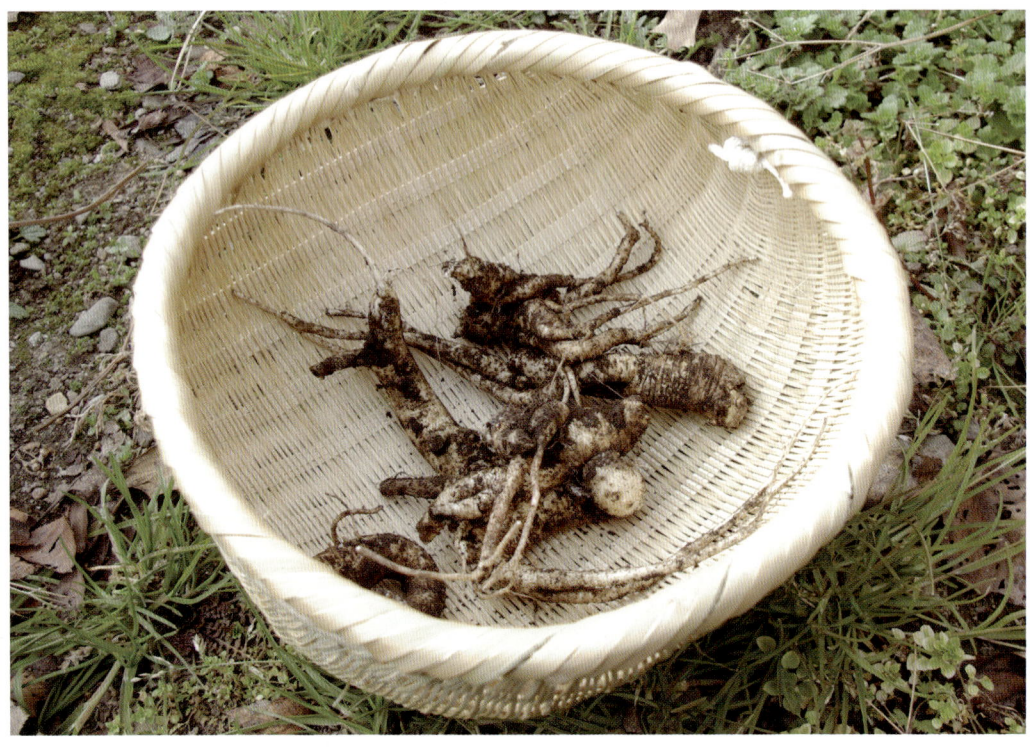

채취한 뿌리. 8월 28일

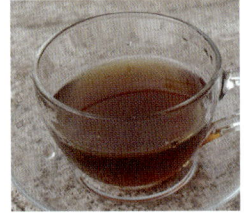

걸러낸 뿌리 효소액.

효소액 담그기

- **사용 부위** 잎, 잎+줄기, 뿌리
- **채취 기간** 3~10월
- **채취 방법** 잎과 줄기는 열매가 달리지 않은 것을 골라 싱싱할 때 딴다. 뿌리는 잘 여문 것을 골라 채취한다.
- **채취시 주의사항** 열매가 달린 것은 약성이 떨어지므로 좋지 않다.
- **다듬기** 줄기는 담글 때 붕 뜨지 않도록 작게 썰며, 뿌리는 껍질에 약성이 있으므로 벗기지 말고 물이 잘 나오도록 납작하게 썬다.
- **배합 비율** 잎과 줄기는 발효될 때 물이 많이 나오지 않으므로 재료 : 설탕의 비율을 1 : 1로 하고, 뿌리는 물이 좀 더 나오므로 설탕의 비율을 1 이상으로 늘린다.
- **발효와 숙성 기간** 1차 발효는 100일, 2차 발효와 숙성은 100일 이상 한다.
- **완성 상태** 유액이 들어 있어 효소액이 조금 불투명하며, 뿌리에 은은한 향이 있어서 발효와 숙성이 잘 되면 그윽한 맛이 난다.

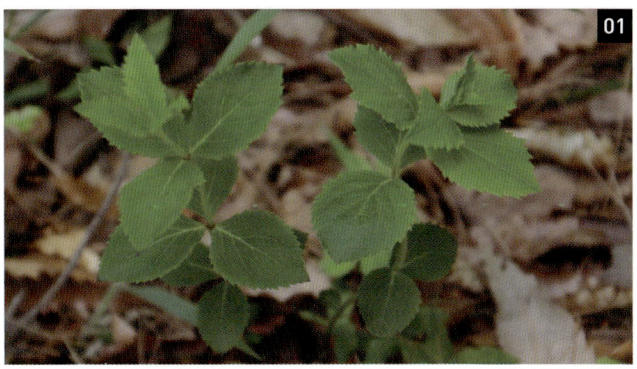

키 40~100cm. **잎**은 길이 4~7cm, 너비 1.5~4cm의 긴 달걀모양이고, 끝이 뾰족하며, 잎 가장자리에 날카로운 톱니가 있다. 줄기 밑동의 잎은 마주 달리고, 윗동의 잎은 어긋나거나 3장이 빙 둘러 달린다. **줄기**는 곧게 올라오고 가지가 갈라지지 않으며, 회색빛이 도는 녹색을 띤다. 줄기를 자르면 흰색 유액이 나온다. **꽃**은 7~9월 줄기 끝에 달리는데 자주색을 띠며, 재배하는 것은 흰색을 띤다. 꽃봉오리는 5각형이고, 꽃은 종모양이며 꽃부리가 5갈래로 갈라진다. 수술은 5개, 암술대는 5갈래로 갈라진다. **열매**는 10월에 여무는데 달걀모양이고, 꽃받침이 붙어 있다. **뿌리**는 굵고 곁뿌리가 갈라져 나온다.

01 윗동에서는 잎이 빙 둘러 난다. 5월 20일
02 줄기에 가지가 없다. 6월 20일
03 꽃봉오리가 5각형이다. 7월 9일
04 꽃잎이 5갈래이다. 6월 17일

05 줄기 끝에 꽃이 달린다. 7월 5일
06 열매가 달리기 전에 채취한다. 8월 11일
07 잎·줄기·뿌리 모두 효소액을 담글 수 있다. 5월 20일

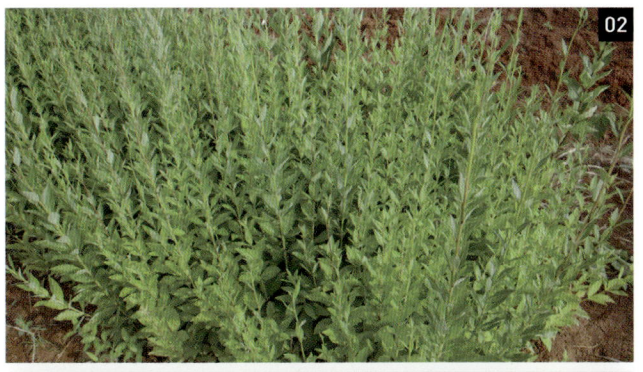

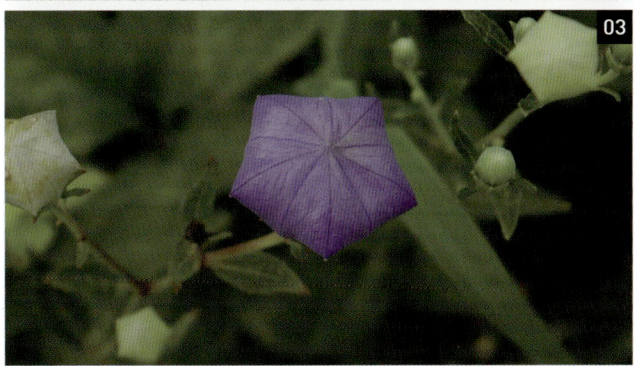

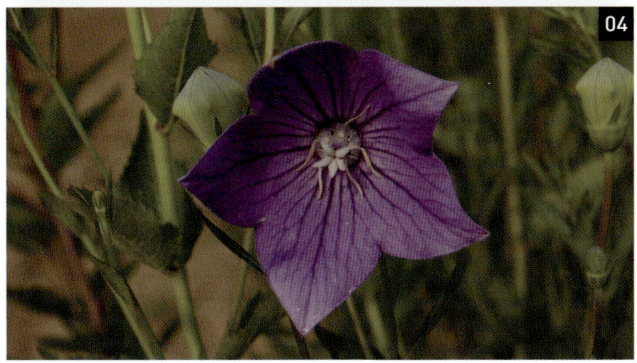

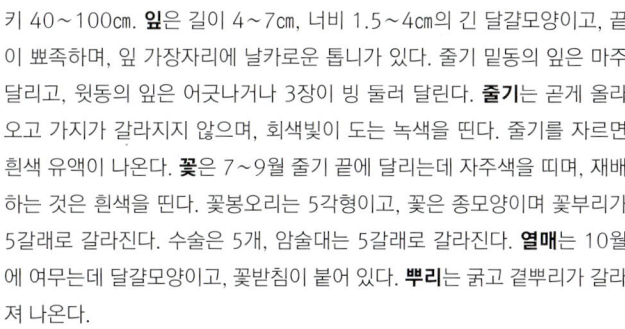

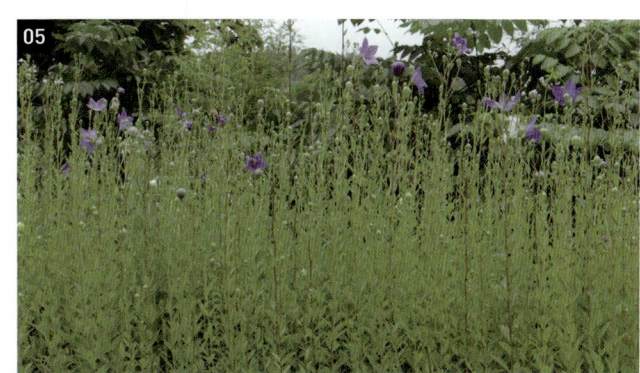

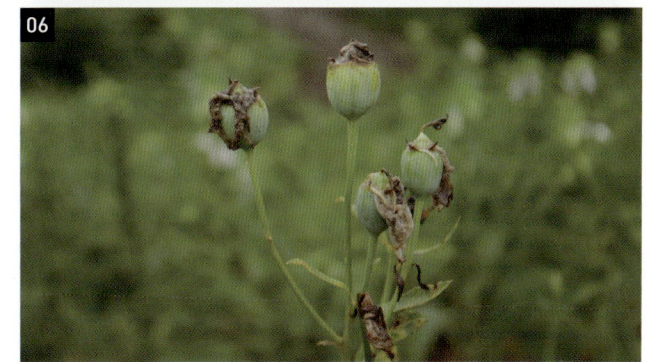

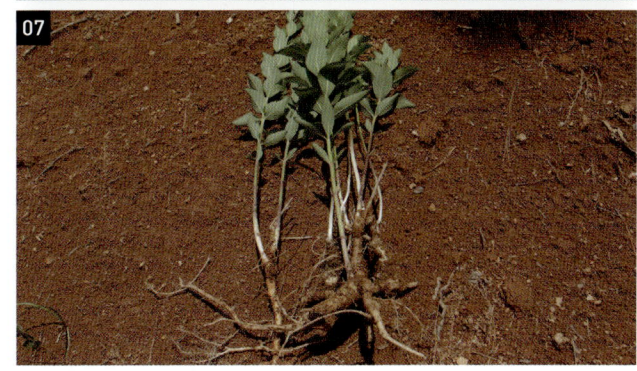

도라지

015 두릅나무

Aralia elata (Miq.) Seem.

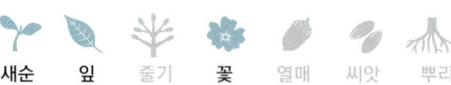

🌼 **평한 약성** | 자양강장, 위장병, 간염, 관절염 등에 효과

두릅나무과
잎지는 작은키나무

다른 이름
참두릅
나무두릅

생약명
총목(楤木)

성분
강심배당체(심장강화)
사포닌(면역력강화)

특징
독성이 없으며
쓴맛과 단맛이 있다.

체질
체질에 관계없이 복용

서식지
산속 양지바른 숲가,
계곡가 등에서 자란다.

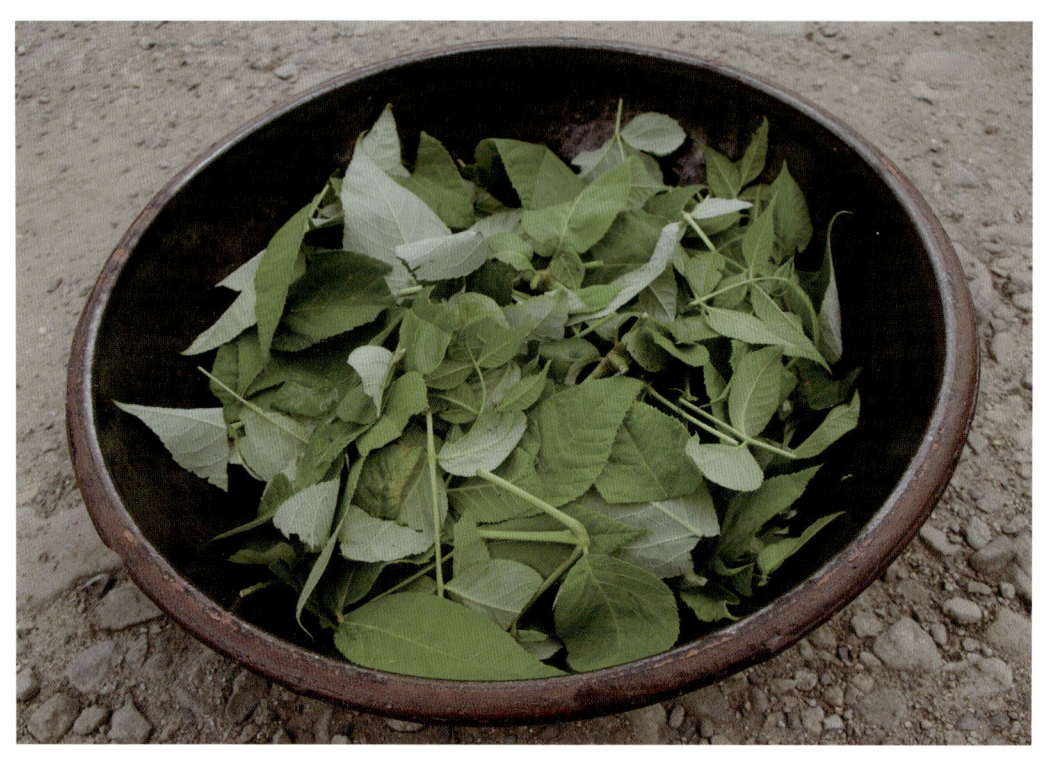

채취한 잎. 7월 31일

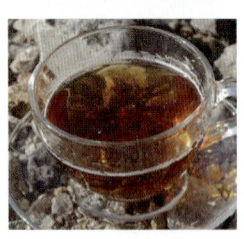

위 잎으로 효소액 담그는 모습.
아래 걸러낸 잎 효소액.

효소액 담그기

- **사용 부위** 새순, 잎, 잎+꽃, 꽃
- **채취 기간** 3~9월
- **채취 방법** 잎은 새순부터 다 자란 잎까지 너무 억세지 않은 것을, 꽃은 너무 활짝 피지 않은 것을 골라 싱싱할 때 딴다.
- **다듬기** 새순이 크고 굵은 것은 담글 때 붕 뜨지 않도록 작게 썬다.
- **배합 비율** 발효될 때 물이 많이 나오지 않으므로 재료 : 설탕의 비율을 1 : 1로 한다.
- **발효와 숙성 기간** 1차 발효는 100일, 2차 발효와 숙성은 100일 이상 한다.
- **완성 상태** 잎과 꽃에 은은한 향이 있어서 발효와 숙성이 잘 되면 그윽한 맛이 난다.

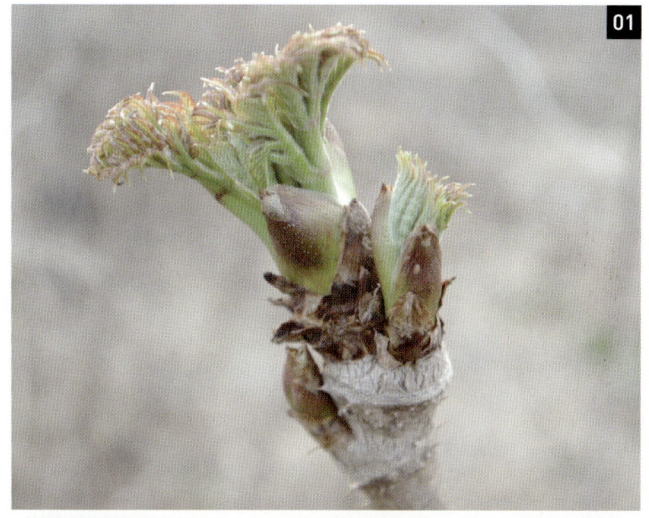

키 3~4m. **잎**은 길이 5~12㎝로 타원형이고, 끝이 뾰족하며, 가장자리에 크고 작은 톱니가 있다. 잎자루에 9~21장의 잎이 2~3겹 깃털모양으로 어긋나게 달리며, 가을에는 노랗고 붉게 물든다. **줄기**는 껍질이 회갈색을 띠고 가지가 적다. 줄기와 가지 모두 가시가 많다. **꽃**은 8~9월에 피는데 흰연녹색을 띠며, 크기가 자잘하고 여러 송이가 뭉쳐서 달린다. 꽃잎, 수술, 암술대는 각각 5개이다. **열매**는 10월에 여무는데 눌린 공모양 같으며, 지름이 3㎜ 정도이고, 익으면 검은색이다.

01 새순은 주로 나물로 먹는다. 4월 11일
02 새순으로도 효소액을 담근다. 4월 17일
03 잎이 깃털모양으로 달린다. 5월 8일
04 꽃과 꽃봉오리 달린 모습. 8월 25일
05 여름에는 꽃과 잎이 무성하다. 8월 2일
06 열매가 검게 익는다. 9월 11일
07 열매가 완전히 익은 모습. 10월 13일

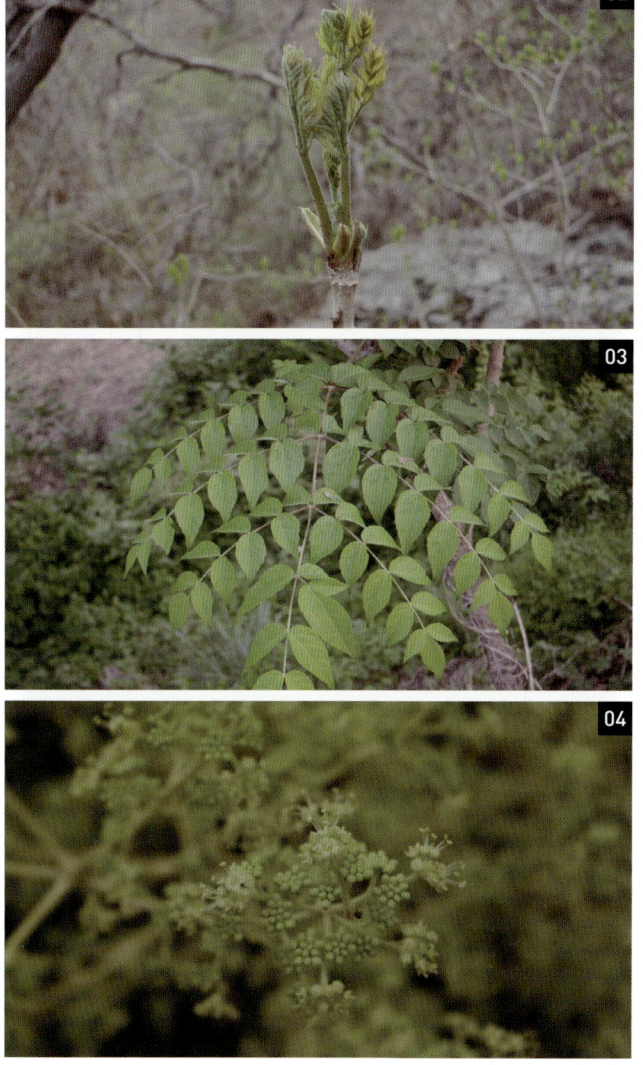

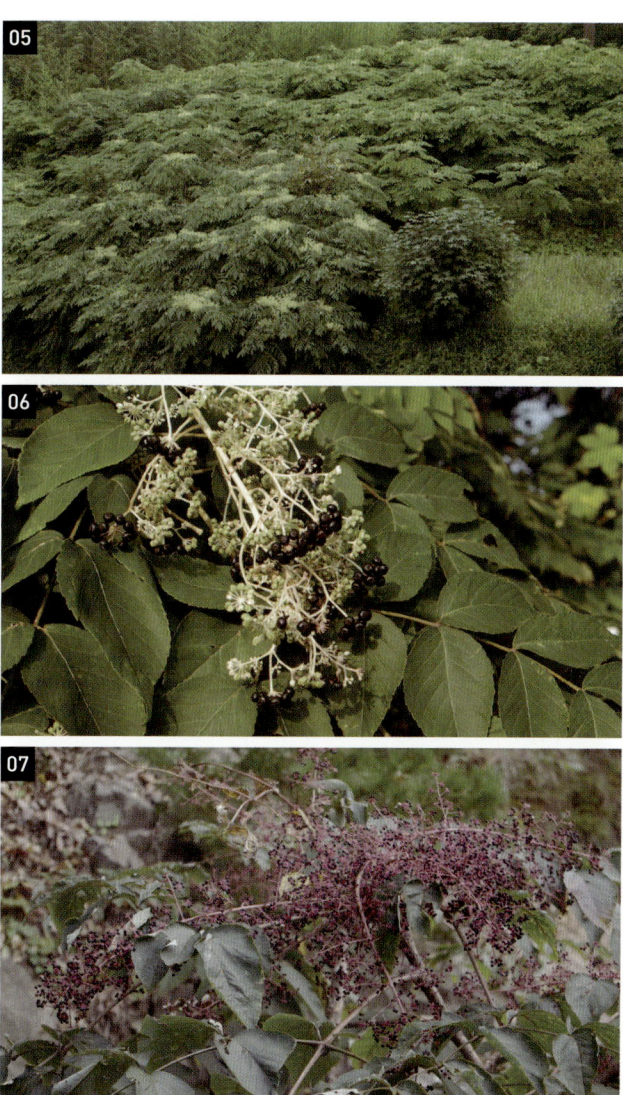

두릅나무

016 둥굴레

Polygonatum odoratum var. pluriflorum (Miq.) Ohwi

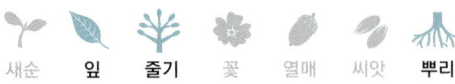

🌸 **평한 약성** | 강정, 심장쇠약, 허약체질 등에 효과

백합과
여러해살이풀

생약명
황정(黃精)

성분
사포닌(면역력강화)
아미노산(근육강화)
비타민A(시력유지)

특징
독성이 없고 단맛이 있다.

체질
체질에 관계없이 복용

서식지
산과 들의
기름진 땅에 난다.

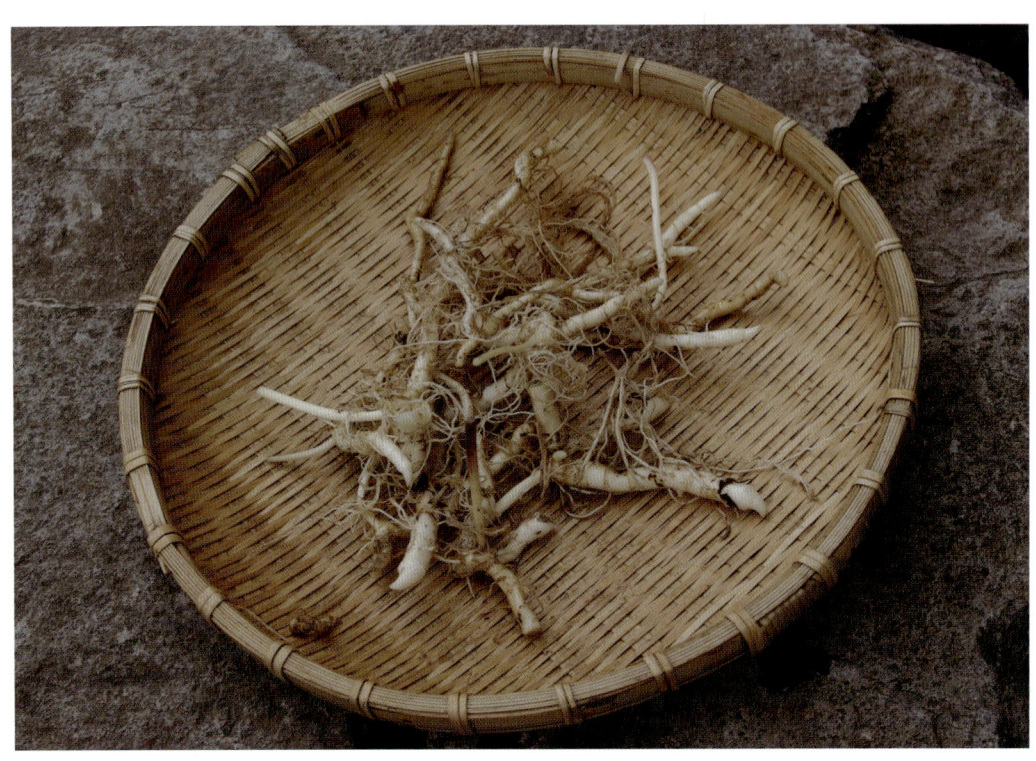

채취한 뿌리. 8월 2일

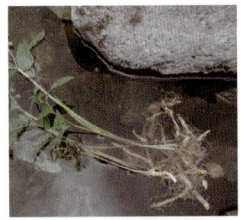
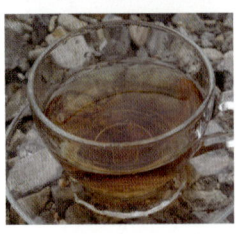

위 자연의 물로 씻는 것이 좋다.
아래 걸러낸 뿌리 효소액.

효소액 담그기

- **사용 부위** 잎, 잎+줄기, 잎+줄기+뿌리, 뿌리
- **채취 기간** 3~9월
- **채취 방법** 열매가 익지 않은 것을 골라 싱싱할 때 딴다.
- **채취시 주의 사항** 열매가 익은 것은 약성이 떨어져서 좋지 않다.
- **다듬기** 줄기는 담글 때 붕 뜨지 않도록 작게 썬다. 뿌리도 큰 것은 납작하게 써는 것이 좋다.
- **배합 비율** 잎과 줄기는 발효될 때 물이 많이 나오지 않으므로 재료 : 설탕의 비율을 1 : 1로 하고, 뿌리는 물이 좀 더 나오므로 설탕의 비율을 1 이상으로 늘린다.
- **발효와 숙성 기간** 1차 발효는 100일, 2차 발효와 숙성은 100일 이상 한다.
- **완성 상태** 뿌리에 은은한 향이 있어서 발효와 숙성이 잘 되면 그윽한 맛이 난다.

키 30~50cm. **잎**은 길이 5~10cm, 너비 2~5cm의 긴 타원형이고, 끝이 갸름하다. 잎 가장자리는 밋밋하고, 잎 앞면에 세로 잎맥이 있으며, 잎자루는 없다. 잎이 줄기에 어긋나게 달린다. **줄기**는 비스듬히 올라오고, 가지가 없다. **꽃**은 5~6월에 피는데 흰색을 띠고, 종모양이며, 꽃부리가 6갈래로 갈라진다. 꽃 길이는 1.5~2cm로 아래를 향해 줄지어 달린다. **열매**는 8~9월에 둥글게 여물고, 익으면 검은색이다. **뿌리**는 옆으로 뻗으며, 마디와 수염뿌리가 있다. **| 유사종 |** 퉁둥굴레. 꽃이 드문드문 달린다.

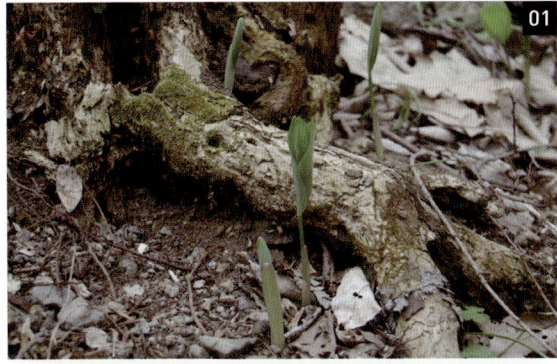
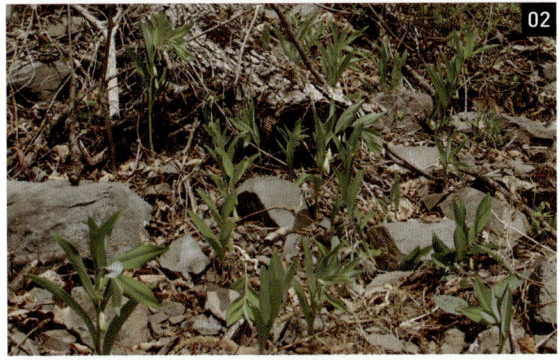
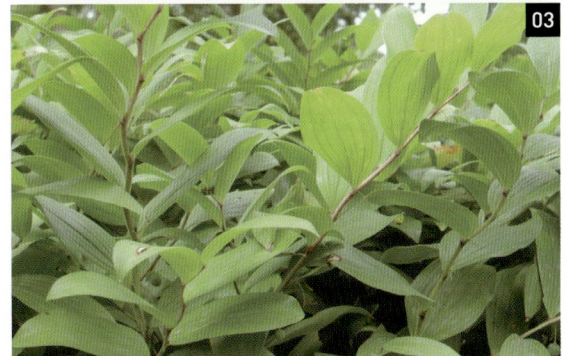
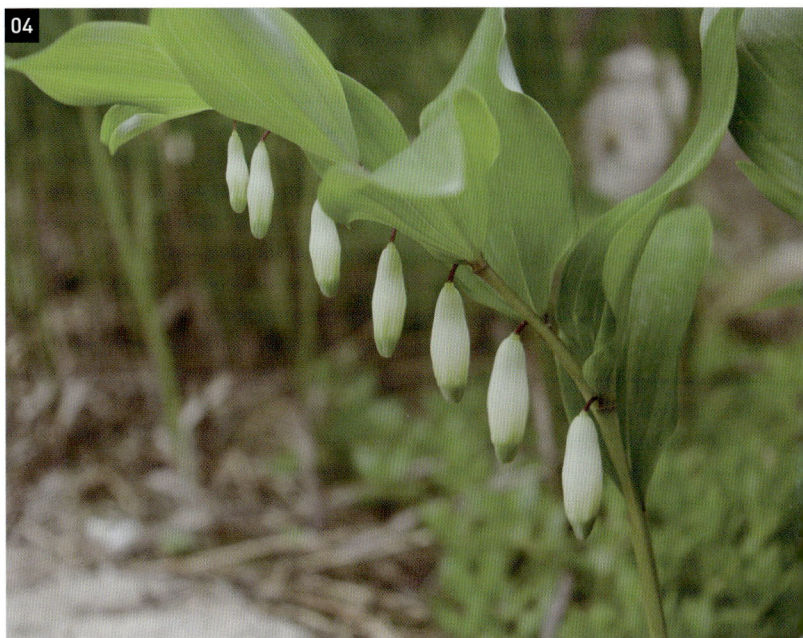

01 새순과 어린잎이 나오는 모습. 4월 10일
02 줄기가 비스듬히 굽는다. 4월 20일
03 잎이 줄기에 어긋난다. 7월 12일
04 꽃봉오리가 줄지어 달린다. 5월 4일
05 풋열매 달린 모습. 열매가 익기 전에 채취한다. 7월 19일
06 열매가 검게 익는다. 8월 21일

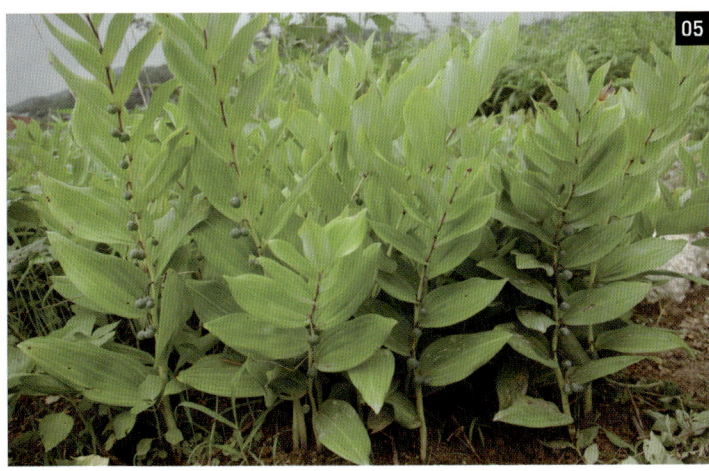
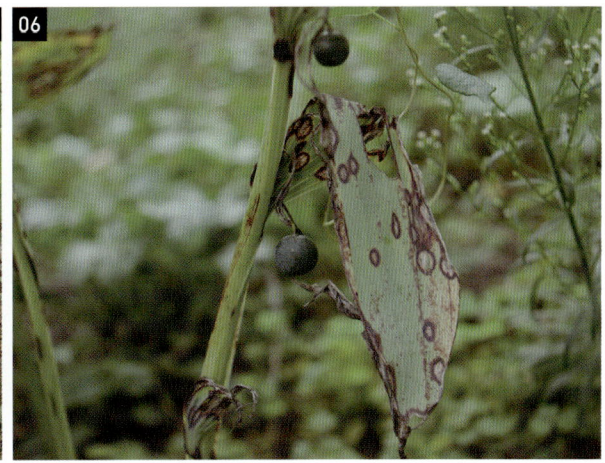

017 딱총나무

Sambucus williamsii var. *coreana* (Nakai) Nakai

🌸 평한 약성 | 골절, 산후빈혈 등에 효과

새순　잎　줄기　꽃　열매　씨앗　뿌리

인동과
잎지는 작은키나무

생약명
접골목(接骨木)

성분
트리테르페노이드
(면역력증진)
에스트론(여성호르몬과 유사)
사포닌(면역력강화)
타닌(수렴작용)

특징
독성이 없으며
쓴맛과 단맛이 있다.

체질
체질에 관계없이 복용.
『현대실용중약
(現代實用中藥)』에서는
약성이 차갑다고 기록

서식지
산골짜기, 개울가에서
자란다.

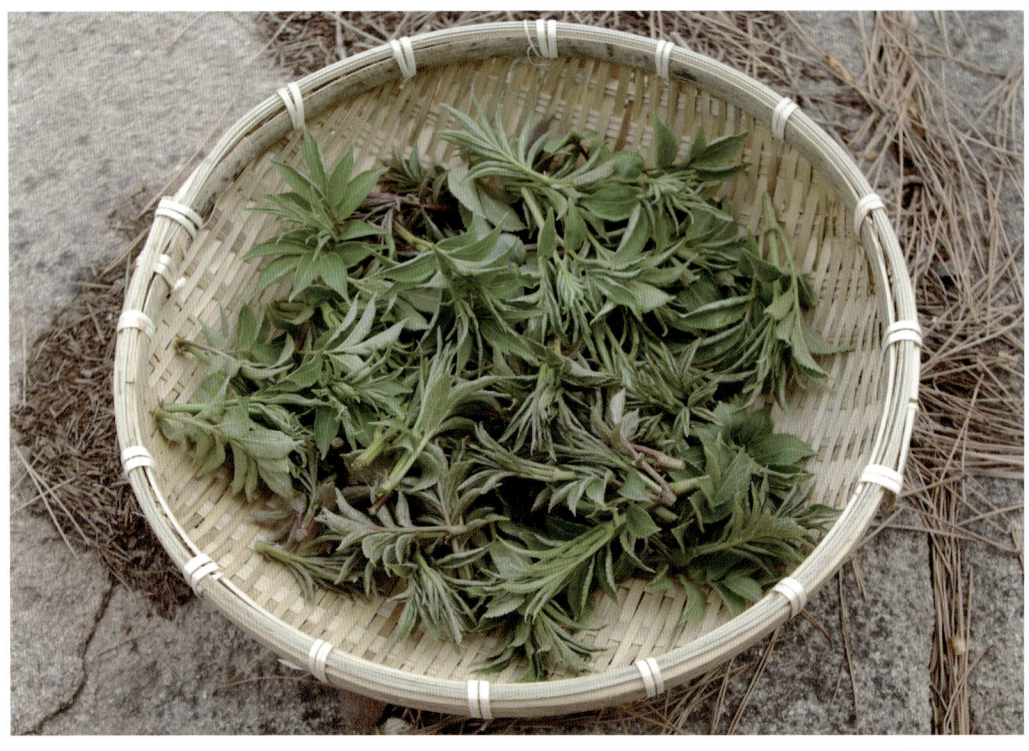

채취한 어린잎. 4월 2일

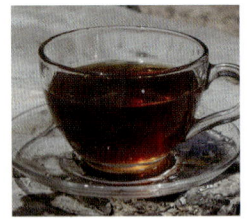

걸러낸 잎 효소액.

효소액 담그기

- **사용 부위** 잎, 열매
- **채취 기간** 3~9월
- **채취 방법** 잎은 어린잎부터 다 자란 잎까지 너무 억세지 않은 것을, 열매는 너무 익지 않은 것을 골라 싱싱할 때 딴다.
- **배합 비율** 발효될 때 물이 많이 나오지 않으므로 재료 : 설탕의 비율을 1 : 1로 한다. 물과 설탕을 1 : 1로 설탕시럽을 만들어서 재료가 푹 잠기게 부어 담그는 방법도 있다.
- **발효와 숙성 기간** 1차 발효는 100일, 2차 발효와 숙성은 100일 이상 한다.
- **복용시 주의사항** 너무 많이 먹으면 설사를 할 수 있으므로 소량씩 복용한다.

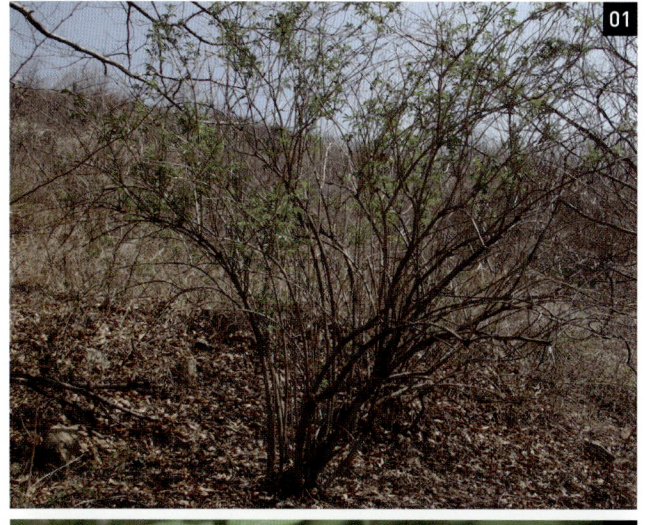

키 3m 정도. **잎**은 길이 5~14cm로 긴 타원형이고, 끝이 뾰족하며, 가장자리에 잔 톱니가 있다. 잎줄기에 2~3쌍의 잎이 깃털모양으로 달린다. **줄기**는 밝은 회갈색을 띠고, 점차 코르크질이 생기며, 가지가 덩굴처럼 옆으로 뻗는다. **꽃**은 5월에 피는데 노란녹색을 띠고, 자잘하게 여러 송이가 뭉쳐서 달린다. 꽃잎은 없고 5갈래의 꽃덮이가 꽃잎처럼 펴진다. **열매**는 7월에 타원형으로 여무는데 길이가 6㎜ 정도이고, 익으면 붉은색이다.

| **유사종** | 말오줌나무. 잎과 열매는 딱총나무와 비슷하나 꽃이 흰색이다.

01 가지가 덩굴처럼 뻗는다. 3월 28일
02 잎이 깃털처럼 달린다. 6월 4일
03 줄기에 코르크가 잘 생긴다. 1월 6일
04 꽃이 뭉쳐서 핀다. 4월 5일
05 풋열매 달린 모습. 5월 20일
06 익은 열매로도 효소액을 담근다. 6월 11일
07 가지에 겨울눈이 달린 모습. 1월 6일

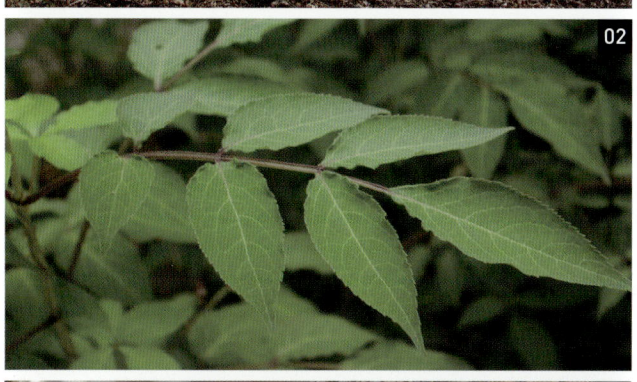

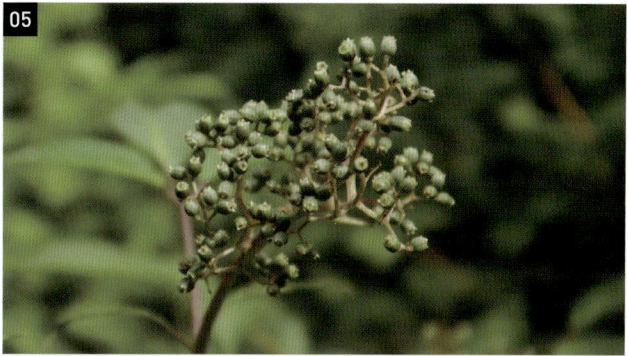

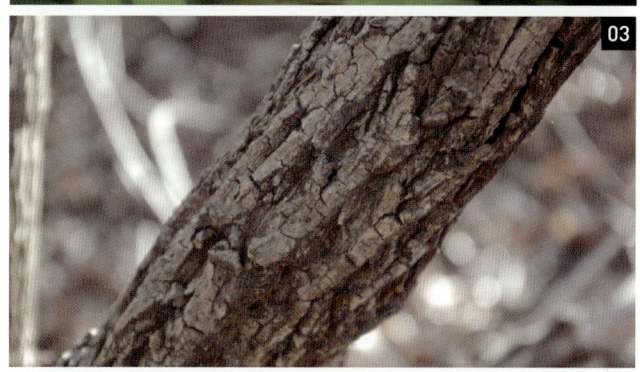

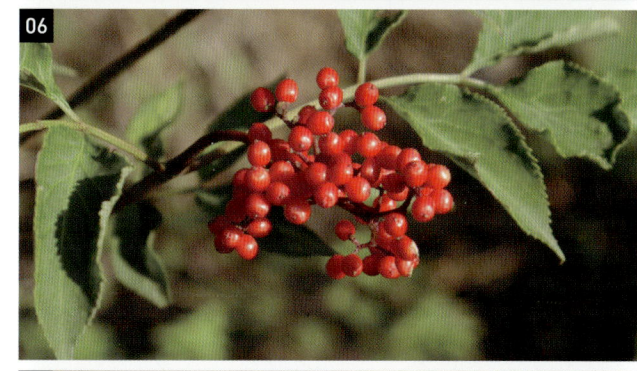

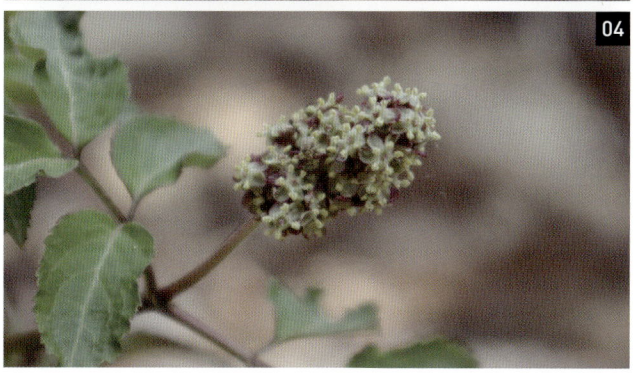

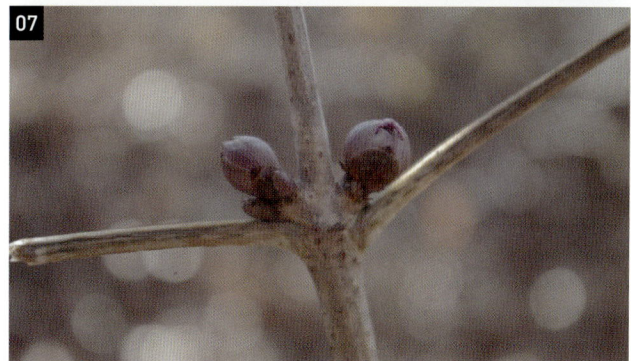

딱총나무

018 마(산약)

Dioscorea japonica Thunb.

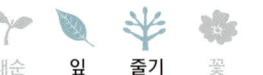

새순 잎 줄기 꽃 열매 씨앗 뿌리

 평한 약성 | 자양강장, 피로회복, 위장병 등에 효과

마과
덩굴성 여러해살이풀

생약명
산약(山藥)

성분
사포닌(면역력강화)
단백질(근육강화)
아미노산(근육강화)
전분(에너지보충)

체질
체질에 관계없이 복용

서식지
산과 들의 양지바른 곳에 나며, 농가에서도 재배한다.

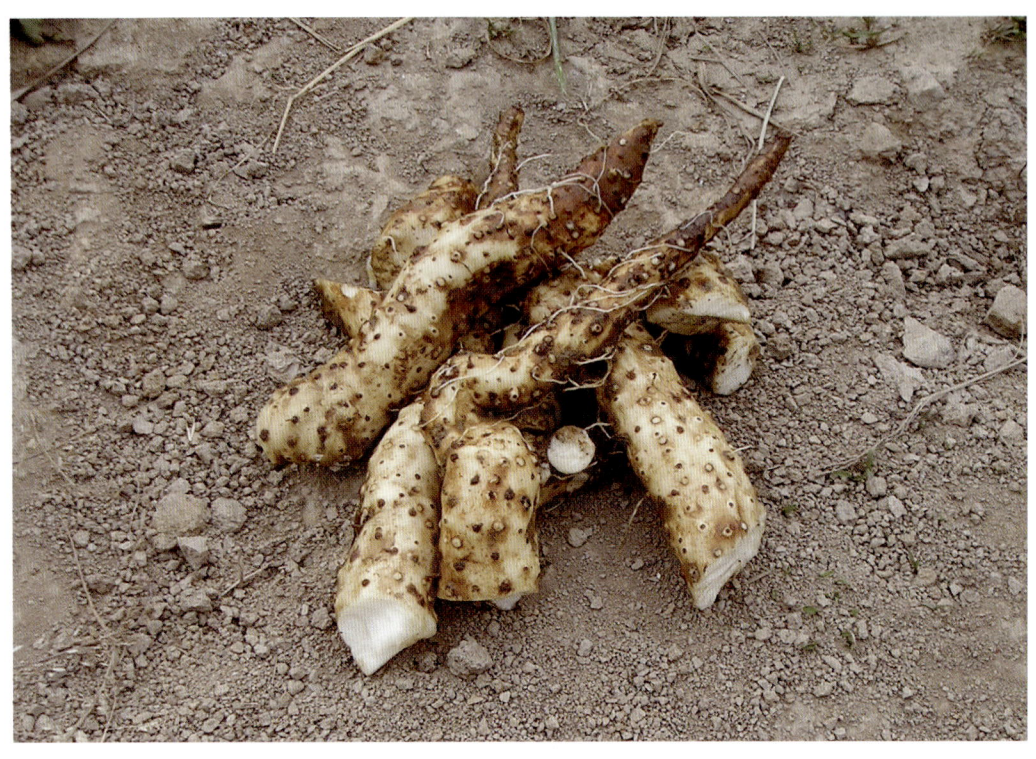

채취한 뿌리. 6월 5일

효소액 담그기

- **사용 부위** 잎, 잎+줄기, 뿌리
- **채취 기간** 3~10월
- **채취 방법** 잎과 줄기는 싱싱할 때 따고, 뿌리는 잎이 진 다음이 좋다.
- **채취시 주의사항** 뿌리를 채취할 경우, 뿌리 윗부분을 잘라 제자리에 다시 묻어놓아야 멸종되지 않는다.
- **다듬기** 줄기는 덩굴성이므로 작게 써는 것이 좋고, 뿌리는 물이 잘 나오도록 납작하게 썬다.
- **배합 비율** 잎과 줄기는 발효될 때 물이 많이 나오지 않으므로 재료 : 설탕의 비율을 1 : 1로 하고, 뿌리는 물이 많이 나오므로 설탕의 비율을 1 이상으로 늘린다.
- **발효와 숙성 기간** 1차 발효는 100일, 2차 발효와 숙성은 100일 이상 한다.
- **완성 상태** 뿌리에 전분이 들어 있어 효소액이 조금 불투명하다.

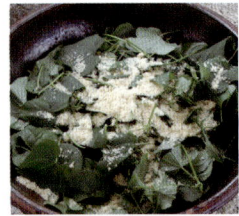
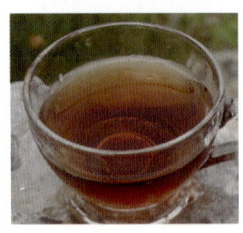

위 잎·줄기로 효소액 담그는 모습.
아래 걸러낸 잎·줄기 효소액.

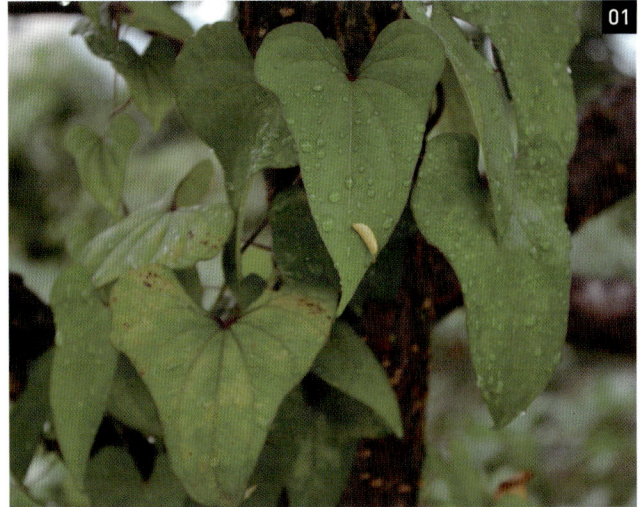

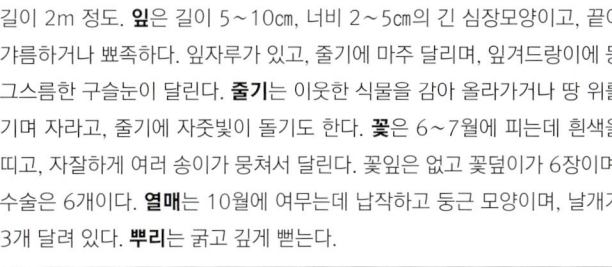

길이 2m 정도. **잎**은 길이 5~10㎝, 너비 2~5㎝의 긴 심장모양이고, 끝이 갸름하거나 뾰족하다. 잎자루가 있고, 줄기에 마주 달리며, 잎겨드랑이에 둥그스름한 구슬눈이 달린다. **줄기**는 이웃한 식물을 감아 올라가거나 땅 위를 기며 자라고, 줄기에 자줏빛이 돌기도 한다. **꽃**은 6~7월에 피는데 흰색을 띠고, 자잘하게 여러 송이가 뭉쳐서 달린다. 꽃잎은 없고 꽃덮이가 6장이며, 수술은 6개이다. **열매**는 10월에 여무는데 납작하고 둥근 모양이며, 날개가 3개 달려 있다. **뿌리**는 굵고 깊게 뻗는다.

01 잎이 긴 심장모양이다. 8월 11일
02 다른 나무를 감아 올라간 모습. 8월 11일
03 잎겨드랑이에 구슬눈이 달린다. 8월 11일
04 꽃봉오리 달린 모습. 8월 2일
05 열매에 3개의 날개가 있다. 8월 18일
06 잎이 누르스름해질 무렵 뿌리를 채취한다. 10월 9일
07 잎·줄기 채취한 모습. 7월 2일

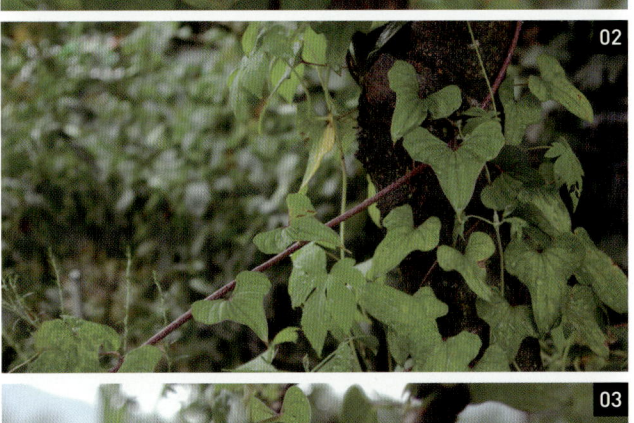

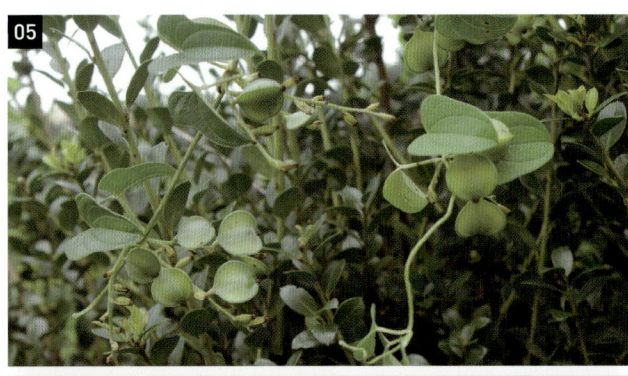

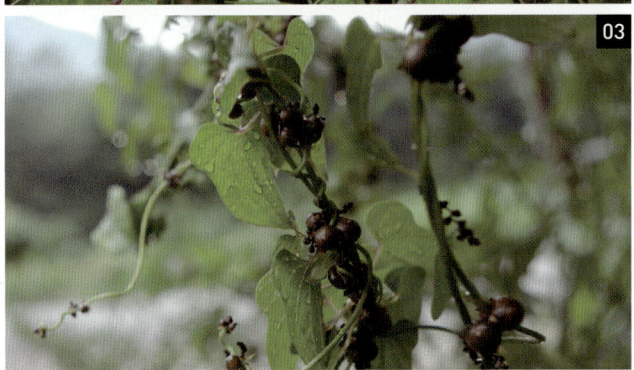

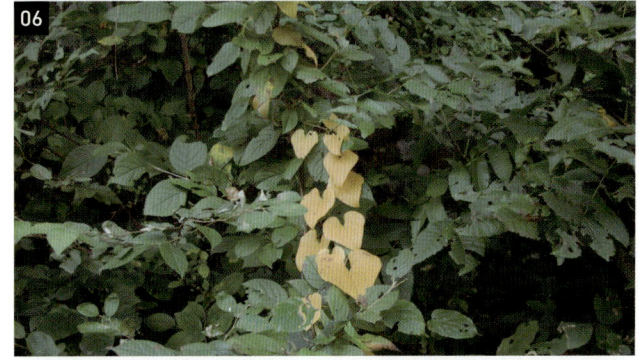

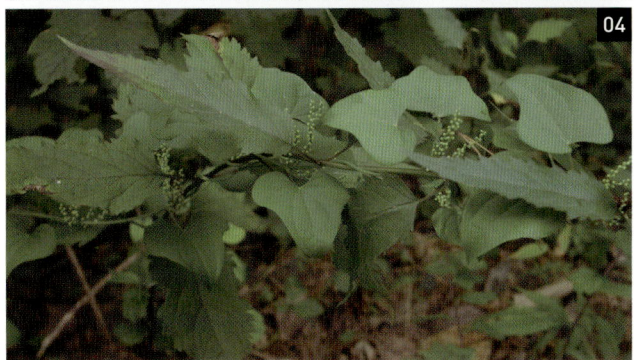

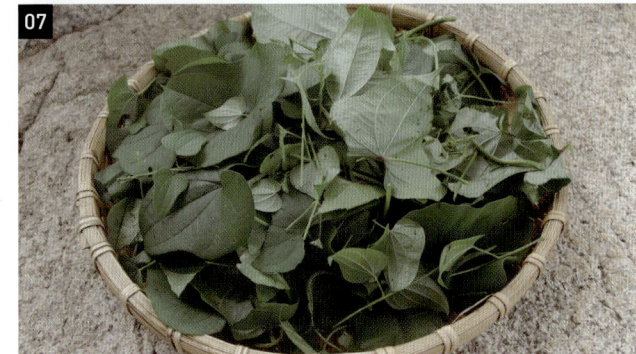

마 (산 약)

019 마가목

Sorbus commixta Hedl.

새순　잎　줄기　꽃　열매　씨앗　뿌리

🌸 **평한 약성** | 기침, 결핵, 위염, 허약체질 등에 효과

장미과 / 잎지는 작은큰키나무

생약명
마가자(馬加子)

성분
카로틴(종양억제)
플라보노이드(산화방지)
카테킨(체지방분해)
베타 카로틴(항산화작용)
타닌(수렴작용)
아미노산(근육강화)
철분(빈혈개선)
말산(피로회복)
시트르산(에너지보충)
호박산(피로회복)
포도당(에너지공급)

특징
독성이 없으며
쓴맛과 단맛이 있다.

체질
체질에 관계없이 복용.
단, 줄기는 약성이 차다.

서식지
높은 산 바위 근처나
계곡가에서 자란다.

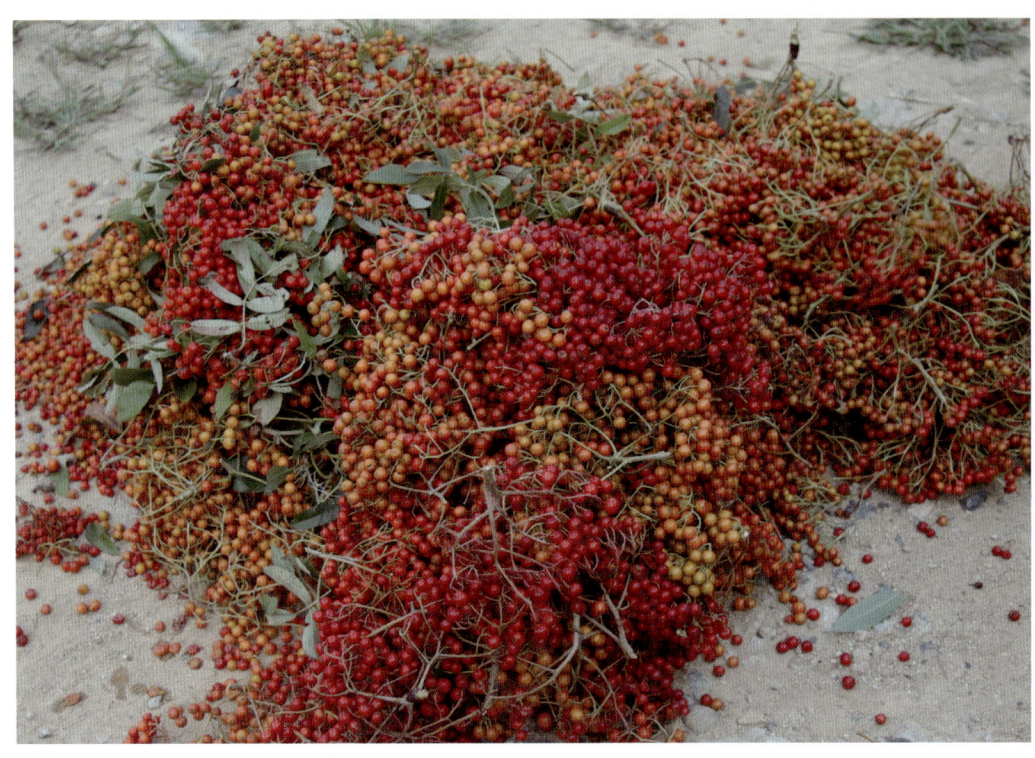

채취한 잎·열매. 9월 12일

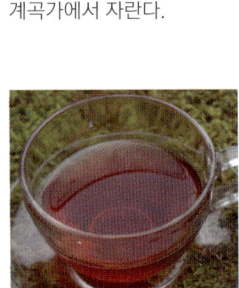

걸러낸 잎·열매 효소액.

효소액 담그기

- **사용 부위** 잎, 잎+열매, 열매
- **채취 기간** 9~10월
- **채취 방법** 풋열매부터 익은 열매까지 너무 익지 않은 것을 골라 싱싱할 때 딴다.
- **배합 비율** 발효될 때 물이 많이 나오지 않으므로 재료 : 설탕의 비율을 1 : 1로 하고, 설탕이 잘 녹지 않으므로 발효 중에 가끔씩 저어준다.
- **발효와 숙성 기간** 1차 발효는 100일, 2차 발효와 숙성은 100일 이상 한다.
- **완성 상태** 열매에 달콤 쌉싸름한 맛이 있어 발효와 숙성이 잘 되면 오묘한 맛이다.
- **담그기와 복용시 주의사항** 철분이 들어 있어 장기 복용하면 몸이 무거워질 수 있으므로 소량씩 복용하는 것이 좋다. 또, 열매에 산이 많아 위장이 약한 사람은 속이 쓰릴 수 있으므로 생수를 많이 타서 마신다.

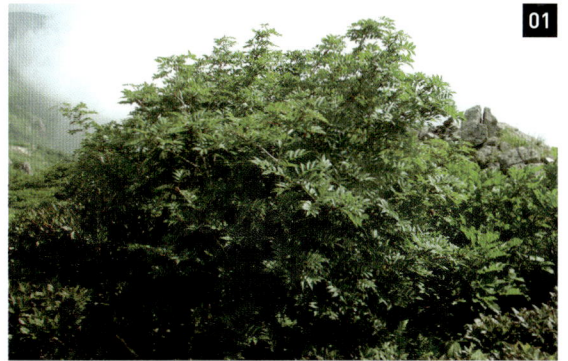

키 6~10m. **잎**은 길이 1.5~8㎝의 길고 좁은 달걀모양이고, 끝이 뾰족하며, 잎줄기에 9~13장이 깃털모양으로 달린다. 잎 가장자리에 깊게 파인 톱니가 있고, 잎줄기는 가지에 어긋나게 달린다. 잎이 가을에 노랗고 붉게 물든다. **줄기**는 껍질이 회갈색에서 노란갈색이 되며, 불규칙하게 갈라진다. **꽃**은 5~6월에 피는데 흰색을 띠며, 꽃 지름이 8~10㎜이고, 여러 송이가 쟁반모양으로 뭉쳐서 달린다. 꽃잎은 5장이고, 수술은 20개 정도이며, 암술은 3~4개이다. **열매**는 9~10월에 둥글게 여무는데 지름이 5~8㎜이고, 다 익으면 붉은색이다.

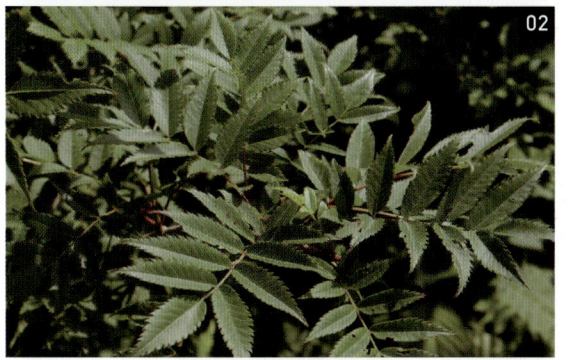

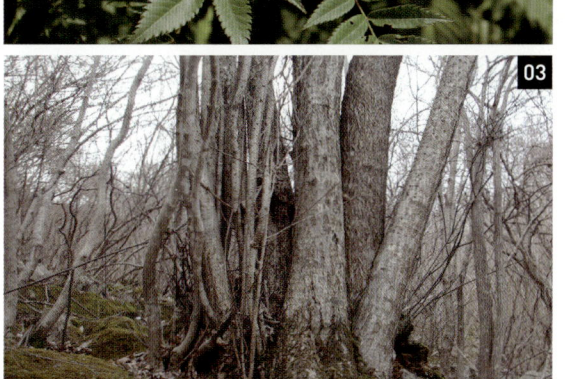

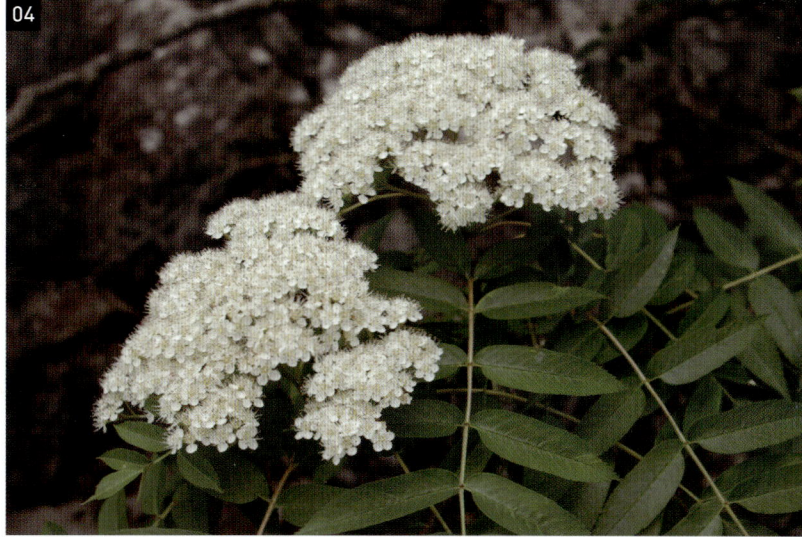

01 높은 산에서 자라는 모습. 7월 27일.
02 잎이 깃털모양으로 달린다. 7월 27일
03 큰 나무의 밑동. 2월 29일
04 작은 꽃들이 뭉쳐서 핀다. 5월 15일
05 열매가 붉게 익는다. 9월 4일
06 겨울에도 열매가 달려 있다. 12월 28일

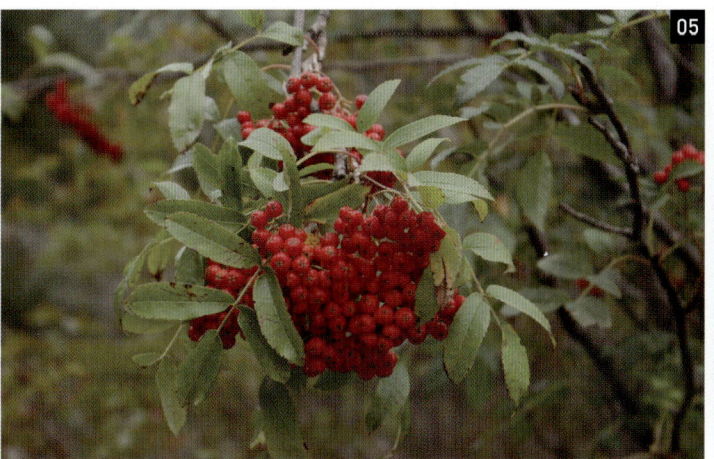

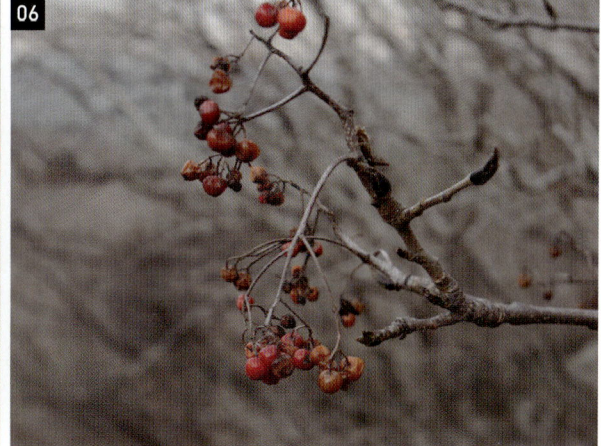

마 가 목

020 말오줌나무
Sambucus sieboldiana var. pendula

새순 · 잎 · 줄기 · 꽃 · 열매 · 씨앗 · 뿌리

 평한 약성 | 골절, 산후빈혈 등에 효과

인동과
잎지는 작은키나무

다른 이름
울릉딱총나무

생약명
무경접골목(無梗接骨木)

성분
트리테르페노이드
(면역력증진)
세카모린(탈모방지)
이소케르세틴
(플라보노이드 유도체)

특징
독성이 없으며
쓴맛과 단맛이 있다.

체질
체질에 관계없이 복용.
『현대실용중약
(現代實用中藥)』에서는
약성이 차다고 기록

서식지
산골짜기나 남쪽
섬지방에서 자란다.

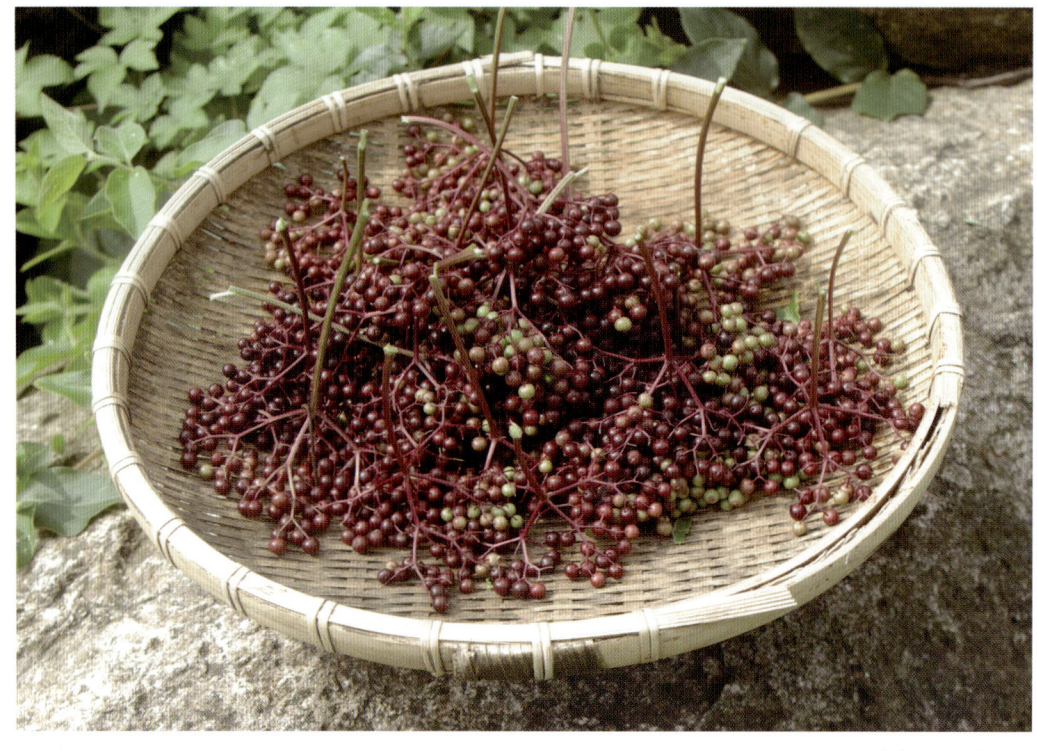

채취한 열매. 7월 12일

효소액 담그기

- **사용 부위** 잎, 열매
- **채취 기간** 3~9월
- **채취 방법** 잎은 어린잎부터 다 자란 잎까지 너무 억세지 않은 것을, 열매는 너무 익지 않은 것을 골라 싱싱할 때 딴다.
- **채취시 주의사항** 흔치 않은 약초이므로 조금만 채취하고, 나머지 개체와 열매는 자연에 남겨두는 것이 바람직하다.
- **배합 비율** 발효될 때 물이 많이 나오지 않으므로 재료 : 설탕의 비율을 1 : 1로 한다. 물 1에 설탕 1로 설탕시럽을 만들어서 재료가 푹 잠기게 붓는 방법도 있다.
- **발효와 숙성 기간** 1차 발효는 100일, 2차 발효와 숙성은 100일 이상 한다.

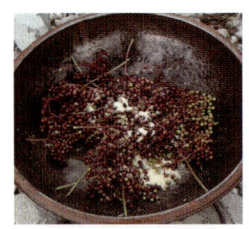
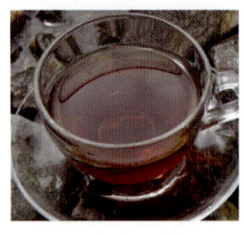

위 열매로 효소액 담그는 모습.
아래 걸러낸 열매 효소액.

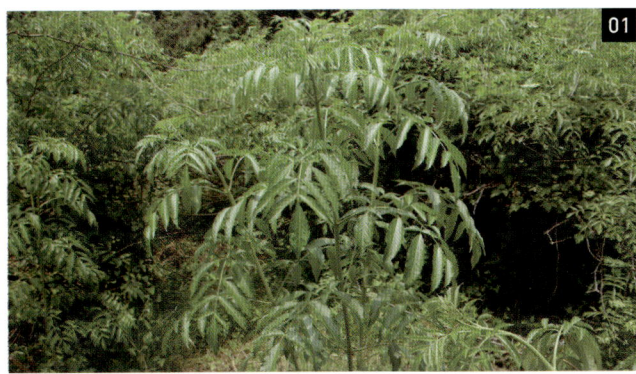

키 5m. **잎**은 길이 10~15㎝, 너비 5~6㎝의 길고 좁은 타원형이고, 끝이 갸름하거나 뾰족하며, 홀수로 여러 장이 달려 깃털모양이다. 잎 앞면에 윤기가 있고, 잎 가장자리에는 불규칙한 톱니가 있다. 잎자루는 길이 13㎝ 정도이며, 잎줄기는 가지에 마주 달린다. **줄기**는 껍질이 회갈색을 띠고 껍질눈이 있다. 어린 줄기와 가지는 녹색을 띠고, 가지를 꺾으면 지린내가 난다. **꽃**은 5~6월에 피는데 흰색을 띠며, 자잘하게 여러 송이가 겹우산모양으로 뭉쳐서 달리고, 꽃차례에 털이 없다. 꽃부리는 5갈래로 갈라지고, 수술은 5개이며 노란색을 띤다. **열매**는 7~9월에 둥글게 여무는데 지름이 3㎜ 정도이고, 익으면 붉은색이다. | **유사종** | 딱총나무. 잎과 열매는 말오줌나무와 비슷하나, 꽃이 노란녹색을 띠는 것이 다르다.

01 어린 나무는 줄기가 푸르다. 6월 15일
02 잎 앞면에 윤기가 있다. 6월 15일
03 줄기에 껍질눈이 있다. 6월 15일
04 꽃이 흰색을 띤다. 6월 17일

05 꽃 피고 열매 맺는모습. 6월 17일
06 열매가 너무 익기 전에 채취한다. 7월 12일
07 잎 채취한 모습. 6월 15일

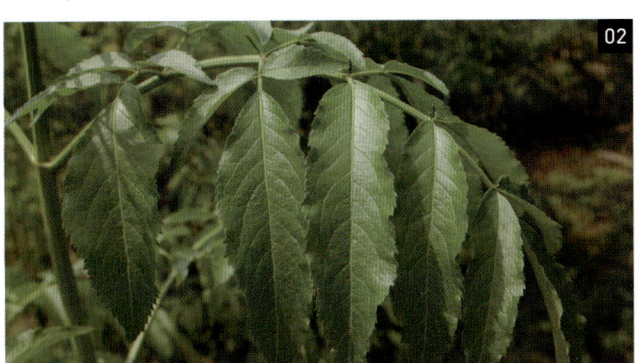

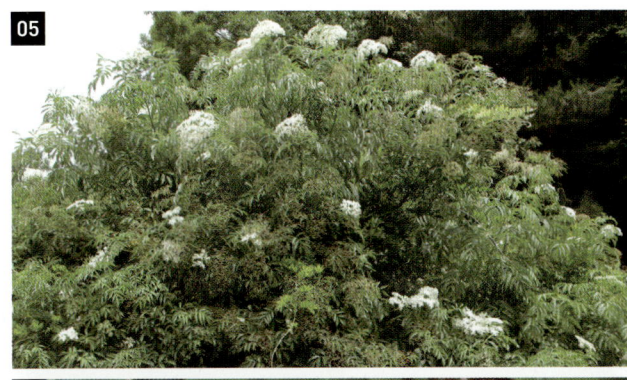

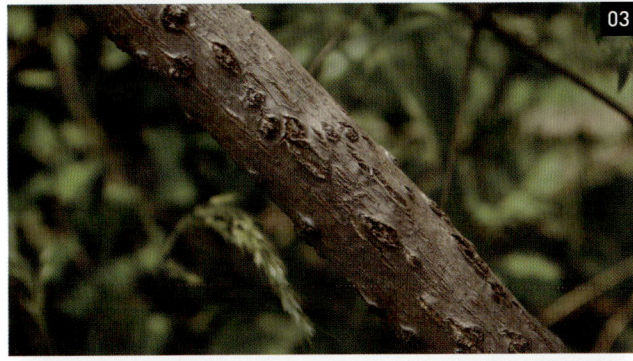

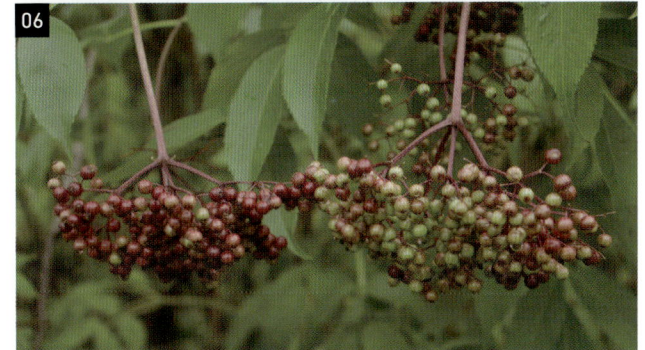

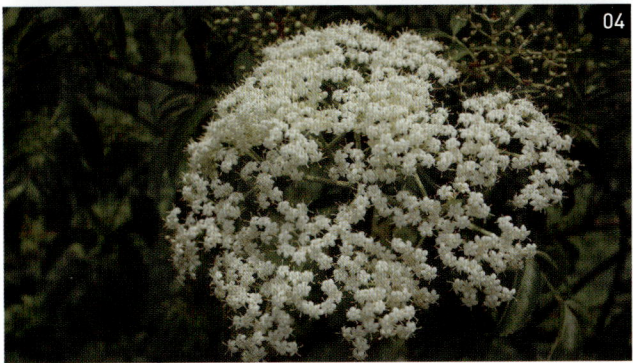

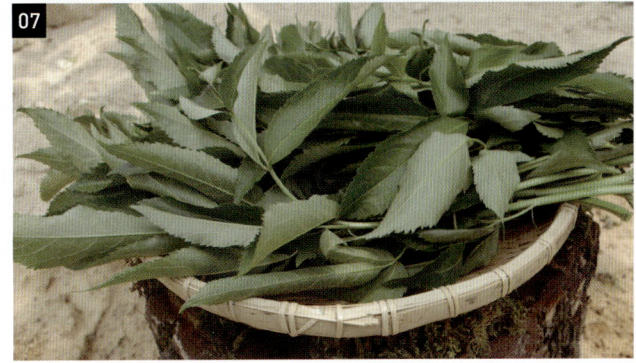

말오줌나무

021 말채나무

Cornus walteri Wanger.

   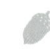
새순 / 잎 / 줄기 / 꽃 / 열매 / 씨앗 / 뿌리

 평한 약성 | 신장염, 설사, 변비, 비만 등에 효과

층층나무과
잎지는 큰키나무

다른 이름
빼빼목

생약명
모래지엽(毛徠枝葉)

성분
타닌(수렴작용)
플라보노이드(산화방지)

특징
독성이 없고 쓴맛이 있다.

체질
체질에 관계없이 복용

서식지
산속 계곡가에서 자란다.

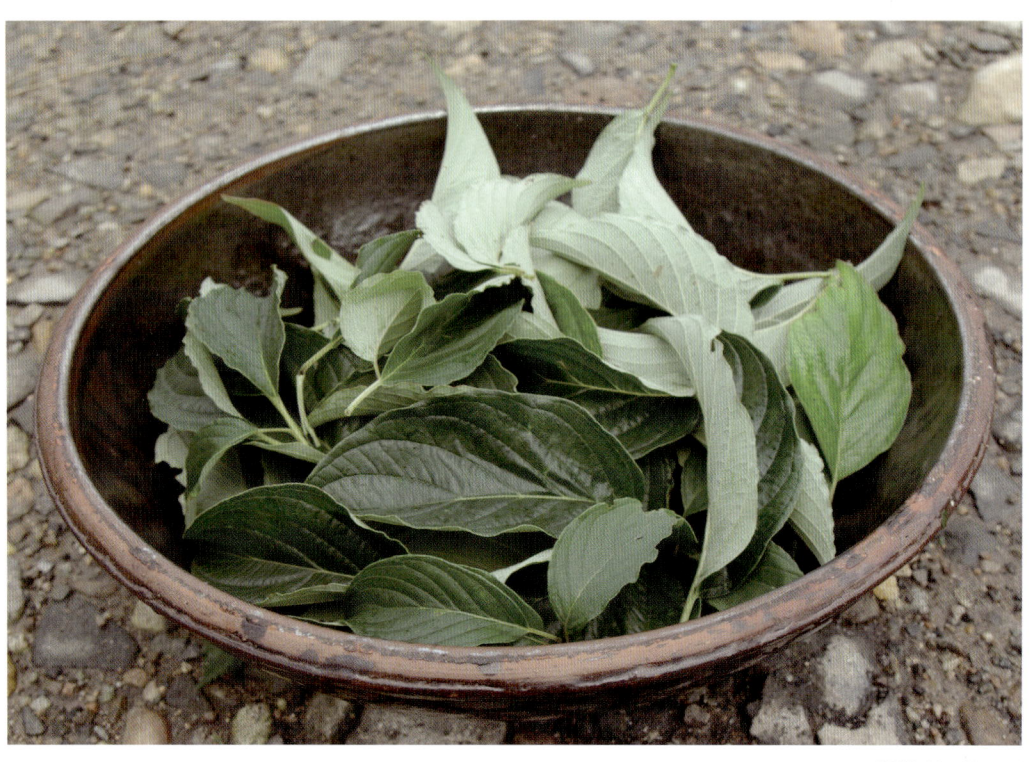

채취한 잎. 7월 22일

효소액 담그기

- **사용 부위** 잎
- **채취 기간** 3~9월
- **채취 방법** 어린잎부터 다 자란 잎까지 너무 억세지 않은 것을 골라 싱싱할 때 딴다.
- **채취시 주의사항** 잎이 광합성작용을 해야 꽃이나 열매가 양분을 얻으므로 너무 많이 채취하지 않는다.
- **배합 비율** 발효될 때 물이 적게 나오므로 재료 : 설탕의 비율을 1 : 1로 한다.
- **발효와 숙성 기간** 1차 발효는 100일, 2차 발효와 숙성은 100일 이상 한다.

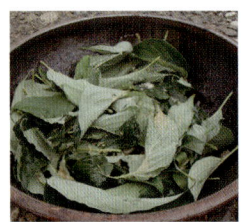
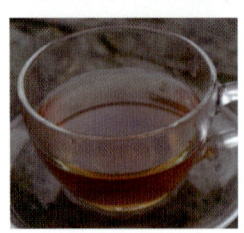

위 잎으로 효소액 담그는 모습.
아래 걸러낸 잎 효소액.

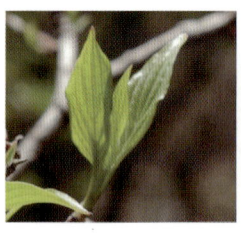 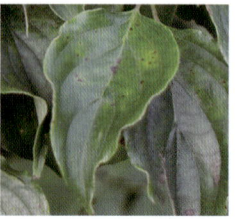

어린잎 / 다 자란 잎

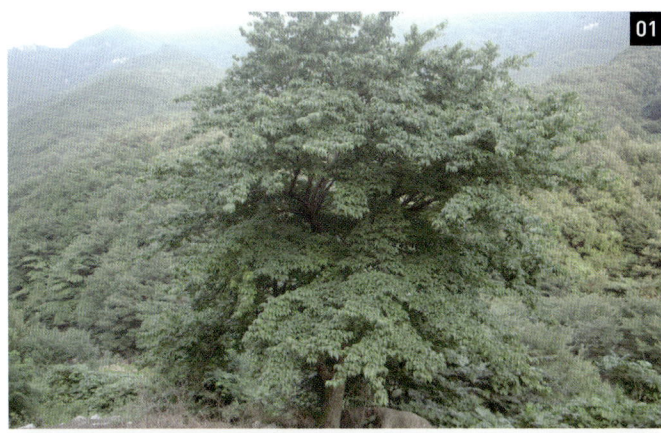

키 10m 정도. **잎**은 길이 5~8㎝의 타원형이며, 끝이 길고 뾰족하다. 잎 가장자리가 밋밋하고 물결처럼 구불거리기도 하며, 잎 뒷면에 흰색 잔털이 있고, 가지에 잎이 어긋나게 달린다. **줄기**는 껍질이 어두운 갈색을 띠고, 그물처럼 갈라진다. **꽃**은 5~6월에 피는데 흰색을 띠고, 자잘하게 여러 송이가 뭉쳐서 달린다. 꽃잎은 5장, 암술은 1개, 수술은 4개이다. **열매**는 10월에 둥글게 여무는데 지름 6~7㎜이고, 익으면 검은색이다.

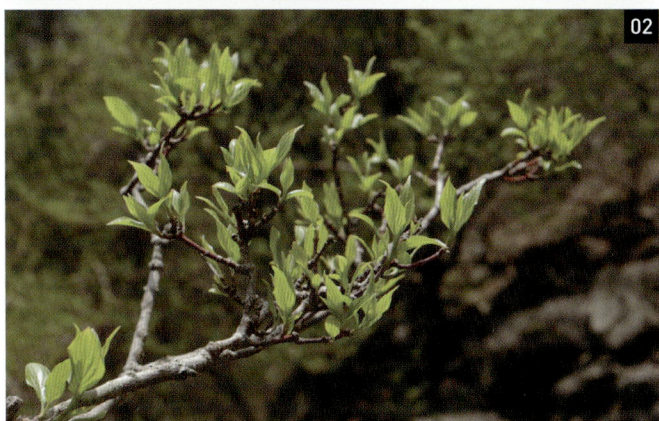

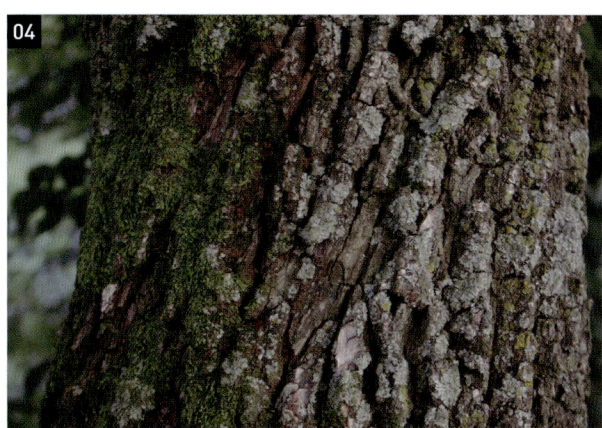

01 나무모양이 둥그스름하다. 7월 24일
02 어린잎은 연녹색을 띤다. 4월 18일
03 잎 가장자리가 구불거리기도 한다. 7월 24일
04 줄기껍질이 그물처럼 갈라진다. 7월 24일
05 작은 꽃이 뭉쳐서 핀다. 5월 26일
06 열매가 검고 많이 맺힌다. 10월 20일

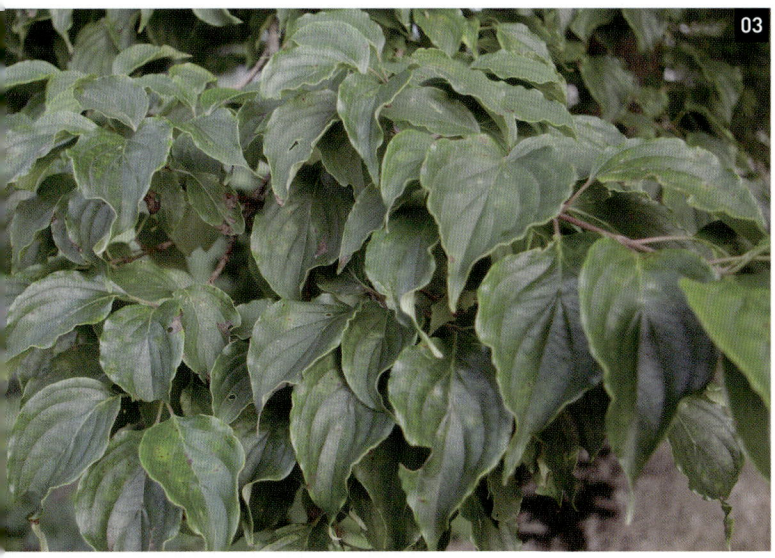

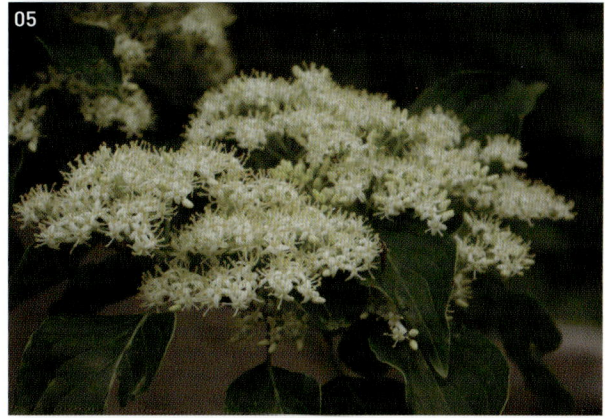

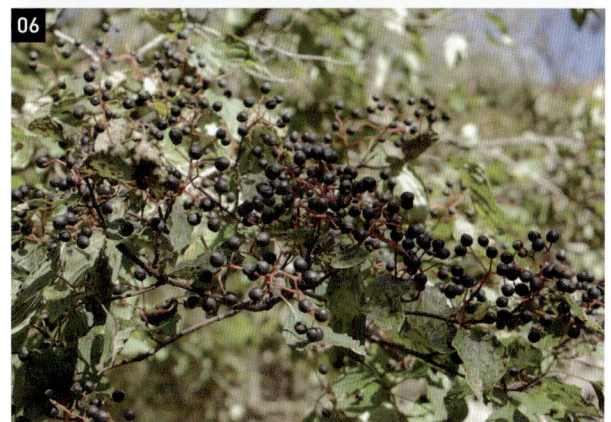

말채나무

022 매실나무
Prunus mume S. et Z.

매실나무

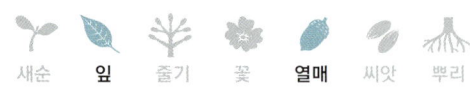

평한 약성 | 기침가래, 식중독, 숙취해소, 피로, 생리불순, 화병 등에 효과

장미과
잎지는 작은키나무

다른 이름
매화나무

생약명
매실(梅實)

성분
폴리페놀(혈압상승억제)
리오니레시놀(산화방지)
플라보노이드(산화방지)
카로틴(종양억제)
비타민C(산화방지)
칼슘(뼈강화)
칼륨
(신경세포와 근육기능강화)
인(혈중콜레스테롤 개선)
시트르산(에너지보충)
말산(피로회복)

특징
씨앗에 독성이 조금 있으며
쓴맛과 약간의 단맛과
신맛이 있다.

체질
체질에 관계없이 복용.
단, 열매를 불에
그을려서 말린
오매(烏梅)는
약성이 따뜻하다.

서식지
산과 들의 양지바른
곳에서 자라며,
농가에서도 재배한다.

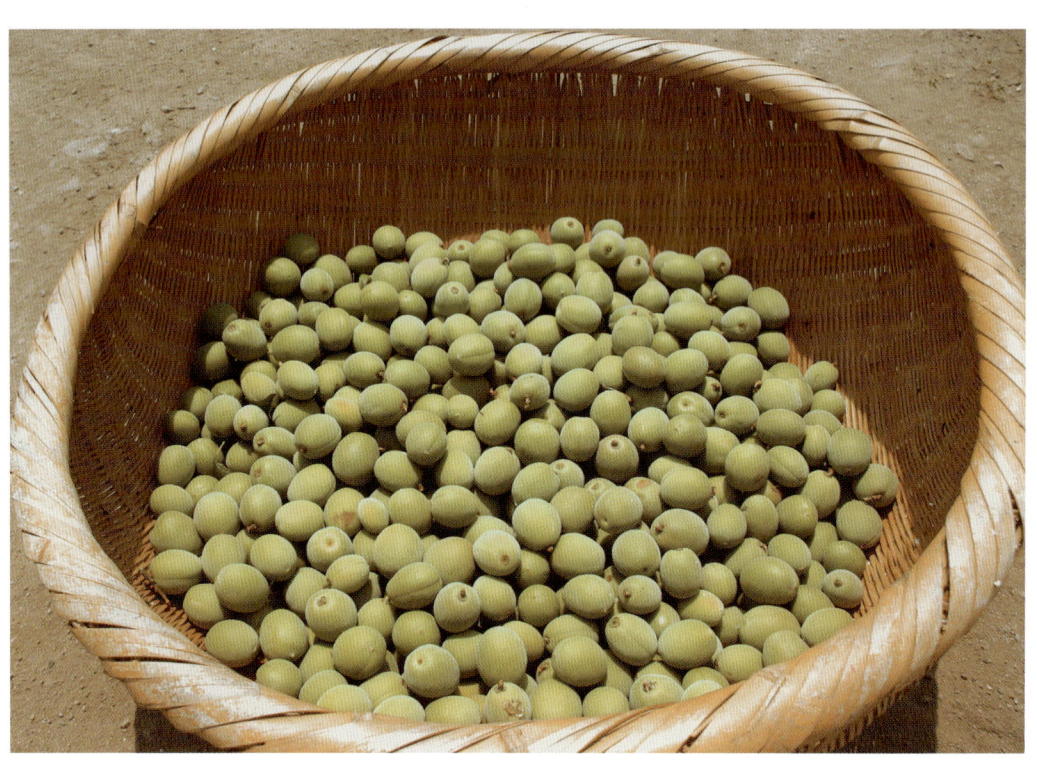

채취한 열매. 5월 24일

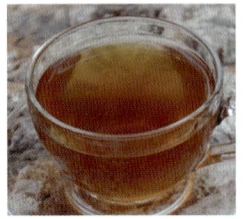

걸러낸 열매 효소액.

효소액 담그기

- **사용 부위** 잎, 열매 **채취 기간** 3~7월
- **채취 방법** 잎은 어린잎부터 다 자란 잎까지 너무 억세지 않은 것을, 열매는 너무 익지 않고 씨앗이 잘 여문 것을 골라 싱싱할 때 딴다.
- **채취시 주의사항** 열매는 음력 5월에 채취한 것이 약성이 가장 좋다.
- **배합 비율** 잎은 발효될 때 물이 적게 나오므로 재료 : 설탕의 비율을 1 : 1로 한다. 열매는 물이 많이 나오므로 설탕의 비율을 1 이상으로 늘리고, 발효 중에 설탕이 부족한 듯하면 가끔씩 덧넣는다.
- **발효와 숙성 기간** 1차 발효는 100일, 2차 발효와 숙성은 100일 이상 한다.
- **담그기와 발효시 주의사항** 씨앗에 시안화수소산(청산)이라는 독성이 조금 있으므로 발라내는 것이 좋다. 그냥 담글 경우에는 발효 가스와 함께 배출될 수 있도록 숨 쉬는 항아리에 담그고, 1차 발효가 끝나면 재료를 걸러낸다.
- **완성 상태** 열매에 새콤한 맛이 있어 발효와 숙성이 잘 되면 상큼한 맛이 난다.
- **복용시 주의사항** 둥굴레와 맞지 않으므로 함께 먹지 않는다.

키 5~10m. **꽃**은 2~4월에 잎보다 먼저 피는데 흰분홍색, 붉은색, 흰푸른색, 흰색을 띤다. 지름은 2㎝ 정도이고, 꽃잎이 5장이며, 그윽한 향이 있다. **잎**은 길이 4~10㎝의 타원형으로 끝이 뾰족하며, 잎 가장자리에 날카로운 잔 톱니가 있고, 앞뒷면에는 잔털이 있다. 잎이 가지에 어긋나게 달린다. **줄기**는 껍질이 붉거나 노란갈색을 띤다. **열매**는 7월에 둥근 타원형으로 여무는데, 지름이 2~3㎝이고 잔털이 있으며, 익으면 노르스름해진다.

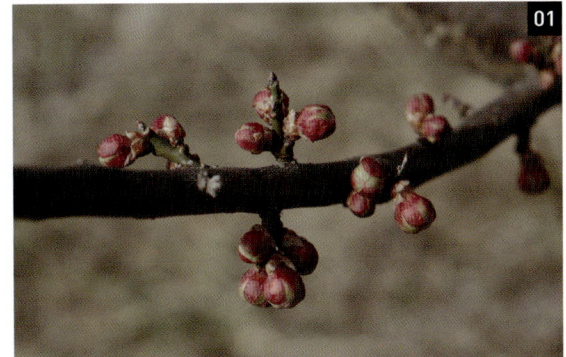
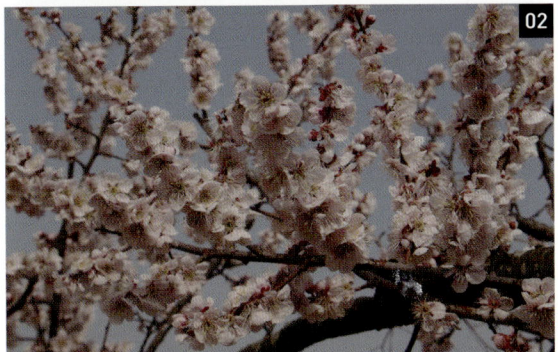
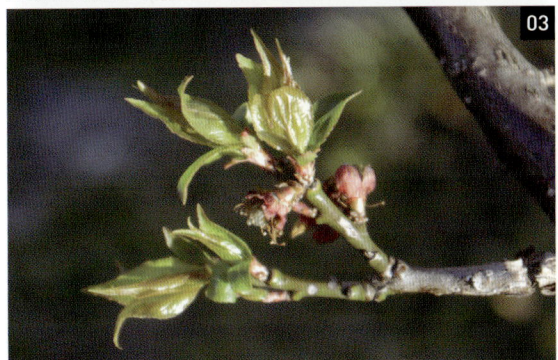
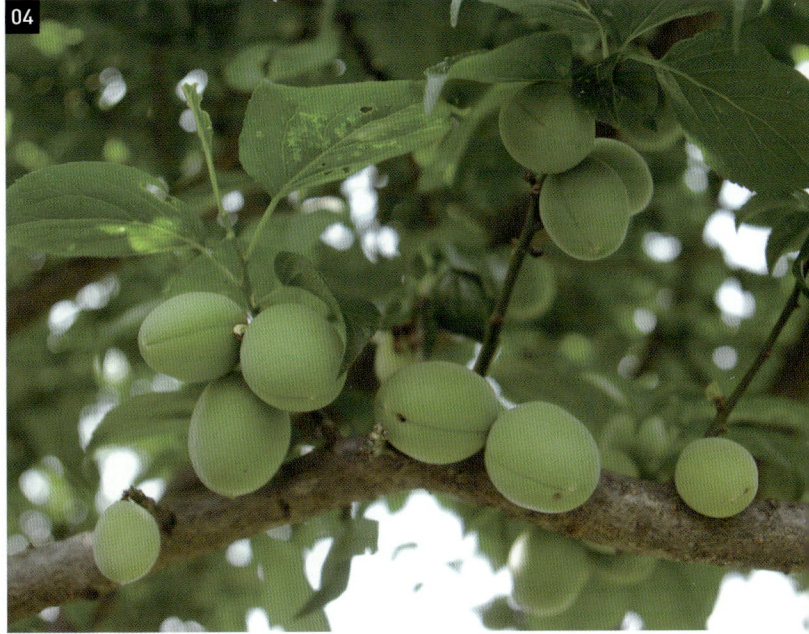

01 잎보다 먼저 꽃봉오리가 달린다. 5월 26일
02 꽃이 많이 달린다. 3월 19일
03 꽃이 질 무렵 어린잎이 올라온다. 4월 12일
04 열매 달린 모습. 5월 24일
05 큰 나무의 밑동. 3월 19일
06 큰 나무의 줄기껍질이 갈라진 모습. 3월 19일

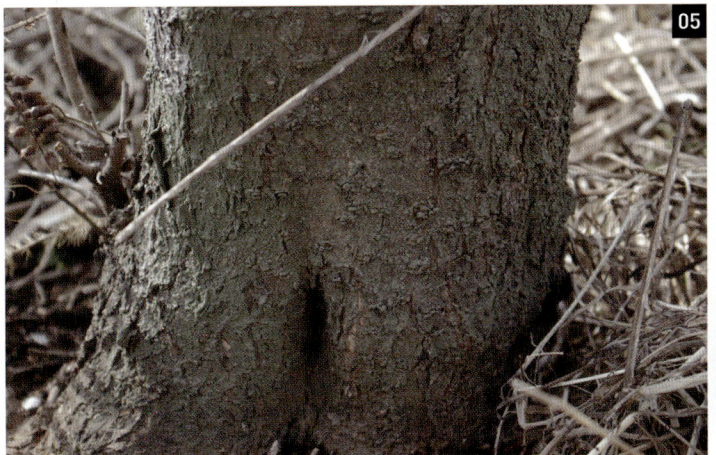
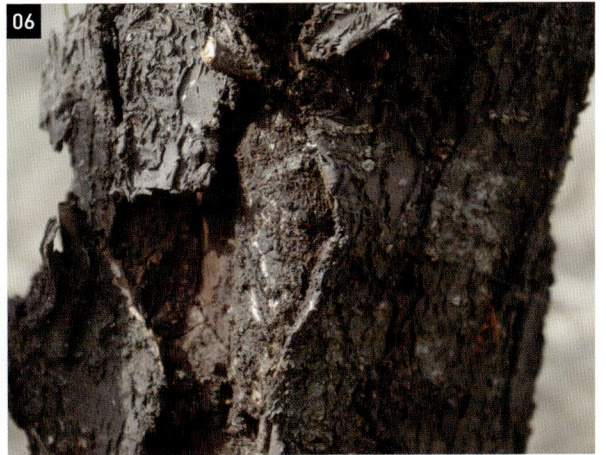

매실나무

023 며느리밑씻개

Persicaria senticosa (Meisn.) H. Gross ex Nakai var. *senticosa*

새순　잎　줄기　꽃　열매　씨앗　뿌리

평한 약성 | 피부가려움증, 치질, 어혈제거, 신경통 등에 효과

마디풀과
덩굴성 한해살이풀

다른 이름
사광이아재비

생약명
낭인(廊茵)

성분
이소케르세틴
(플라보노이드 유도체)

특징
독성이 없으며
쓴맛과 신맛과
조금 매운맛이 있다.

체질
체질에 관계없이 복용

서식지
산과 들의 양지바른
풀밭에 난다.

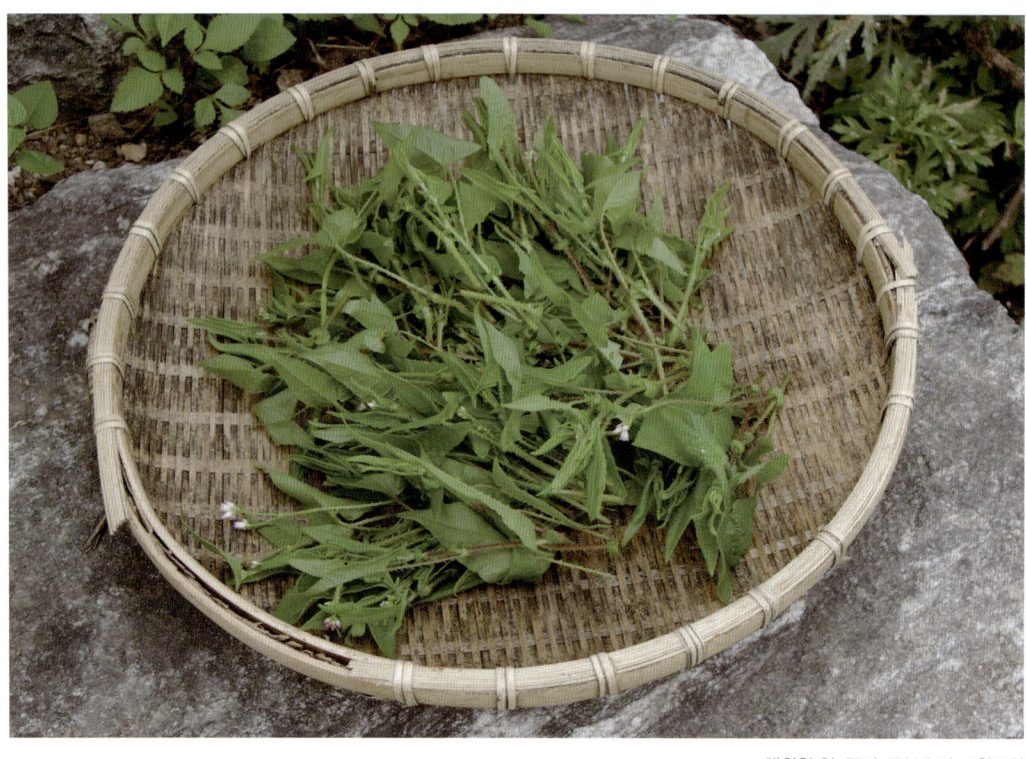

채취한 잎·줄기·꽃봉오리. 7월 9일

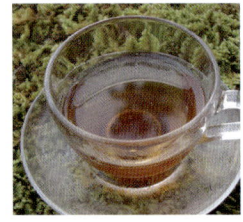

걸러낸 잎·줄기·꽃봉오리 효소액.

효소액 담그기

- **사용 부위** 잎, 잎+줄기, 잎+줄기+꽃봉오리
- **채취 기간** 3~8월
- **채취 방법** 꽃이 너무 활짝 피거나 열매가 달리지 않은 것을 골라 싱싱할 때 딴다.
- **채취시 주의사항** 줄기에 가시가 많으므로 채취하고 다듬을 때 장갑을 낀다.
- **다듬기** 줄기가 덩굴성이므로 담글 때 붕 뜨지 않도록 작게 써는 것이 좋다.
- **배합 비율** 발효될 때 물이 많이 나오지 않으므로 재료 : 설탕의 비율을 1 : 1로 한다.
- **발효와 숙성 기간** 1차 발효는 100일, 2차 발효와 숙성은 100일 이상 한다.
- **완성 상태** 신맛과 매운맛이 있어 발효와 숙성이 잘 되면 개운한 맛이 난다.

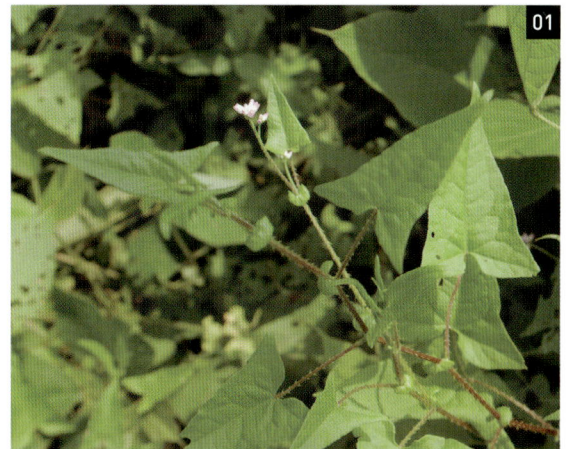

길이 1~2m. **잎**은 길이 4~8㎝의 긴 삼각형이며, 끝이 뾰족하고, 잎자루 달린 자리가 오목하게 파여 있다. 잎 가장자리가 밋밋하고, 잎 앞뒷면에 잔털이 있으며, 잎 뒷면과 잎맥에 잔가시가 있다. 잎자루는 길고 붉은빛을 띠며, 날카로운 가시가 있다. 잎이 줄기에 어긋나게 달린다. **줄기**는 네모지고 붉은빛이 돌며, 가지가 많이 갈라져 나온다. 가시가 있어 이웃 식물에 달라붙거나 바닥을 기며 자란다. **꽃**은 7~8월에 피는데 연보라색을 띠며, 크기가 자잘하고 줄기나 가지 끝에 여러 송이가 뭉쳐서 달린다. 꽃잎은 없고, 꽃받침 5장이 꽃잎처럼 보인다. 수술은 8개, 암술은 3개이다. **열매**는 8~9월에 여무는데 세모진 공모양이고 윤나는 검은색이며, 익으면 열매껍질이 갈라져 씨앗이 나온다. **뿌리**는 길고 통통하며, 잔뿌리가 많다.

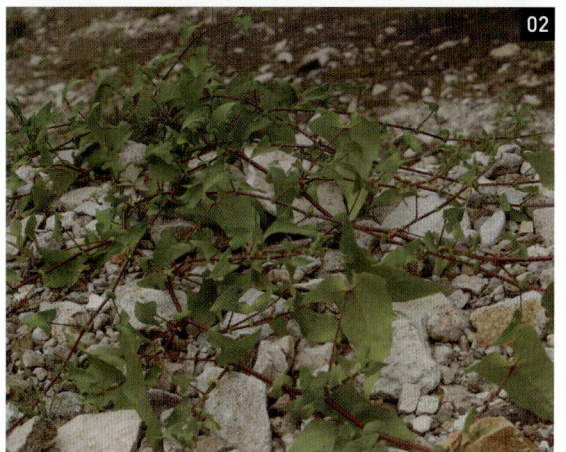

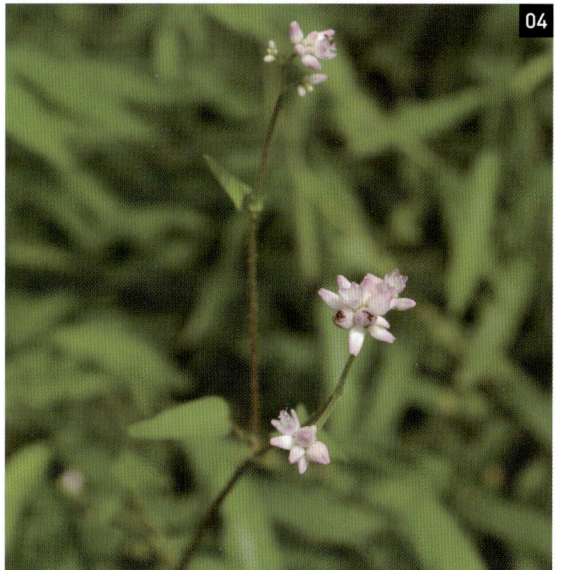

01 줄기에 가시가 많다. 7월 9일
02 줄기가 땅 위를 기며 자라는 모습. 8월 12일
03 다른 식물에 기대어 자라는 모습. 9월 7일

04 꽃이 작고 뭉쳐서 핀다. 9월 7일
05 꽃이 너무 활짝 피기 전에 채취한다. 8월 15일

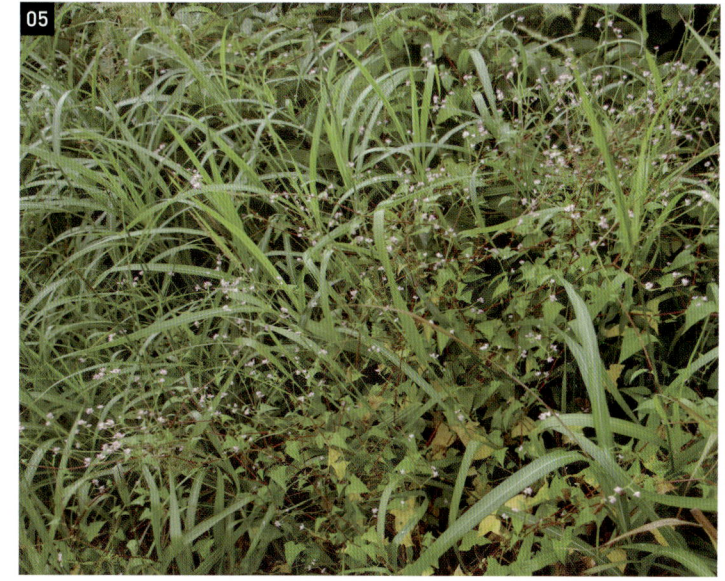

며느리밑씻개

024 며느리배꼽

Persicaria perfoliata (L.) H. Gross

 새순   잎 줄기 꽃   열매   씨앗 뿌리

🌸 **평한 약성** | 붓기, 간염, 설사, 열내림 등에 효과

마디풀과
덩굴성 한해살이풀

다른 이름
사광이풀

생약명
강판귀(扛板歸)

성분
수산(신맛)
플라보노이드(산화방지)
타닌(수렴작용)
에모딘(위장기능강화)
당류
유기산

특징
독성이 없으며
신맛과 조금 떫은맛이 있다.

체질
체질에 관계없이 복용

서식지
산과 들의 풀밭에 난다.

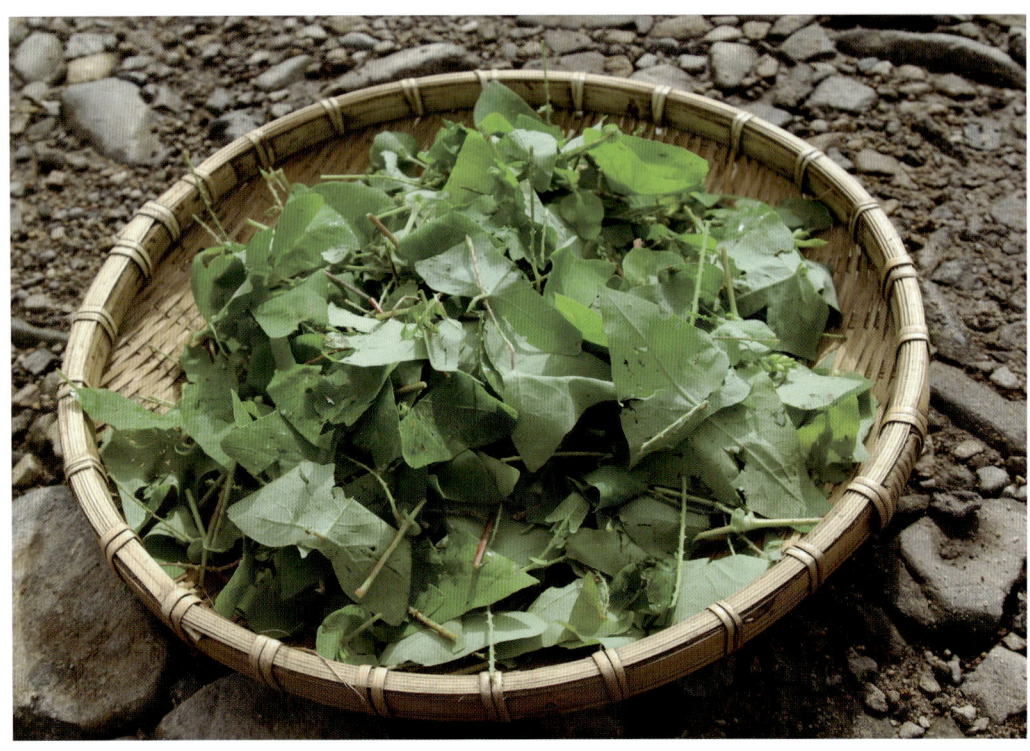

채취한 잎·줄기. 8월 18일

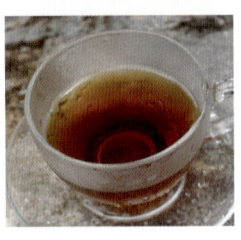

위 잎·줄기로 효소액 담그는 모습.
아래 걸러낸 잎·줄기 효소액.

효소액 담그기

- **사용 부위** 잎, 잎+줄기
- **채취 기간** 3~9월
- **채취 방법** 꽃봉오리나 열매가 달리지 않은 것을 골라 싱싱할 때 딴다.
- **채취시 주의사항** 줄기에 가시가 많으므로 채취하고 다듬을 때 장갑을 낀다.
- **다듬기** 줄기가 덩굴성이므로 담글 때 붕 뜨지 않도록 작게 썬다.
- **배합 비율** 발효될 때 물이 많이 나오지 않으므로 재료 : 설탕의 비율을 1 : 1로 한다.
- **발효와 숙성 기간** 1차 발효는 100일, 2차 발효와 숙성은 100일 이상 한다.
- **복용시 주의사항** 피를 세게 돌게 하는 약재이므로 몸이 허약한 사람은 먹지 않는 것이 좋다.

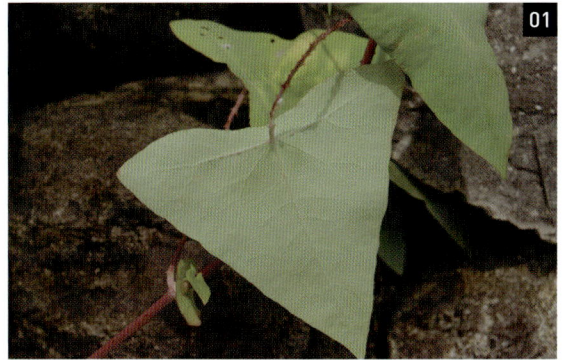

길이 2m 정도. **잎**은 길이 3~6cm, 너비 3~8cm로 삼각형이고 끝이 뾰족하다. 잎자루는 길고 잎 아랫면 중간에 붙어 있어 잎 한가운데가 배꼽처럼 오목하다. 잎 가장자리는 밋밋하고 물결모양이며, 잎 뒷면은 조금 희끗하고 잎맥에 잔가시가 조금 있다. 잎이 줄기에 어긋나게 달린다. **줄기**는 붉은빛이 돌고, 가지가 갈라져 나오며, 가시가 있어 이웃한 식물에 달라붙거나 비스듬히 퍼져 자란다. **꽃**은 7~9월에 피는데 흰빛이 도는 녹색을 띠며, 크기가 자잘하고 여러 송이가 뭉쳐서 달린다. 꽃잎은 없고, 5갈래의 꽃덮이가 꽃잎처럼 펴진다. 수술이 8개, 암술대가 3개이다. **열매**는 10월에 여무는데 둥그스름하고 지름이 3㎜ 정도이며, 익으면 윤이 나는 짙은 청색이다. **뿌리**는 가늘고 길며, 잔뿌리가 있다.

01 잎 중간에 잎자루가 달린다. 8월 20일
02 다른 식물에 달라붙어 자라는 모습. 8월 18일
03 덩굴이 담장을 덮은 모습. 8월 20일
04 가지가 갈라진 모습. 8월 18일
05 꽃봉오리 달린 모습. 8월 18일
06 꽃은 아침에 잠깐 피어서 보기 힘들다. 8월 20일

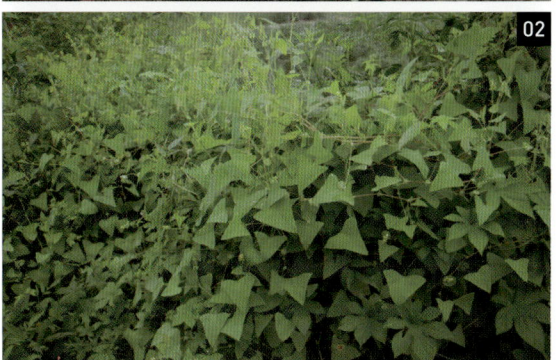

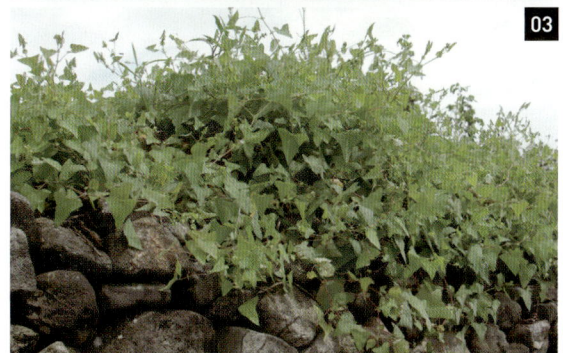

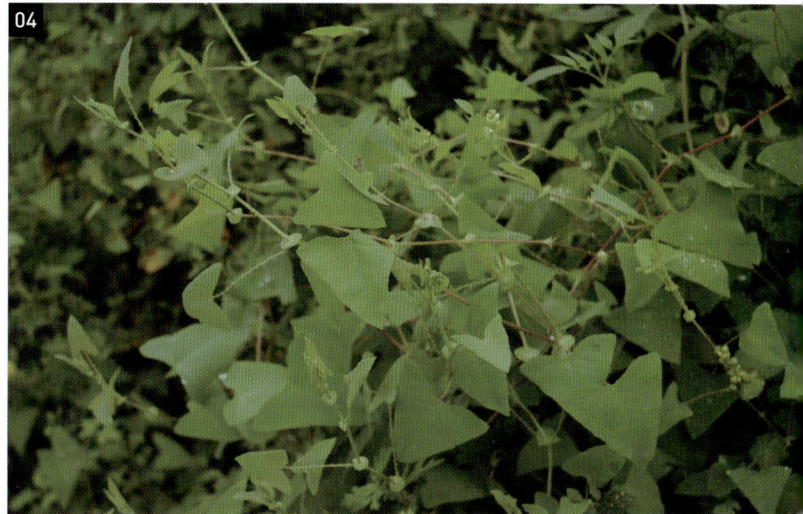

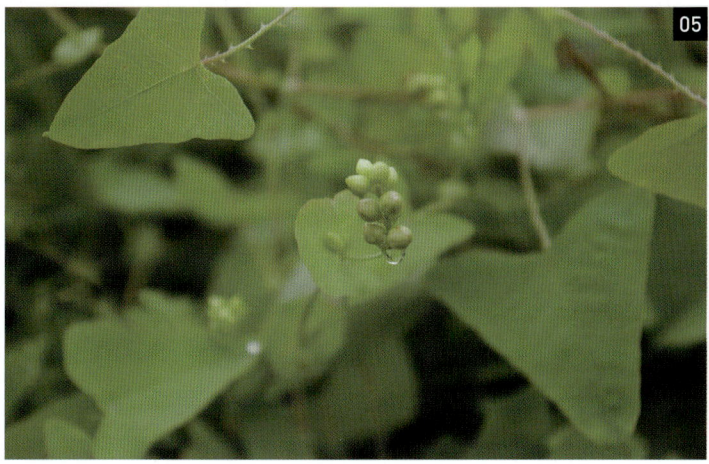

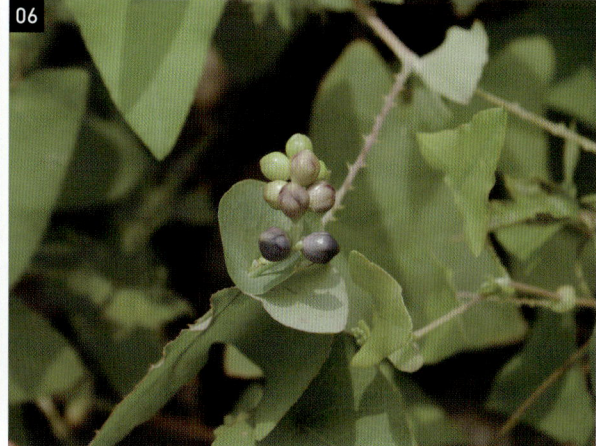

며느리배꼽

025 명아주

Chenopodium album var. centrorubrum Makino

새순 · 잎 · 줄기 · 꽃 · 열매 · 씨앗 · 뿌리

❁ 평한 약성 | 열내림, 복통설사, 천식 등에 효과

명아주과
한해살이풀

다른 이름
개비름

생약명
여(藜)

성분
팔미트산(담즙분비촉진)
올레인산(동맥경화예방)
시토스테롤
(콜레스테롤 흡수방지)
올레일알코올
(불포화지방산 알코올)
비타민A(시력유지)
비타민C(산화방지)
아미노산(단백질합성)
지방산

특징
단맛이 있다.

체질
체질에 관계없이 복용

서식지
낮은 산이나 들판에 난다.

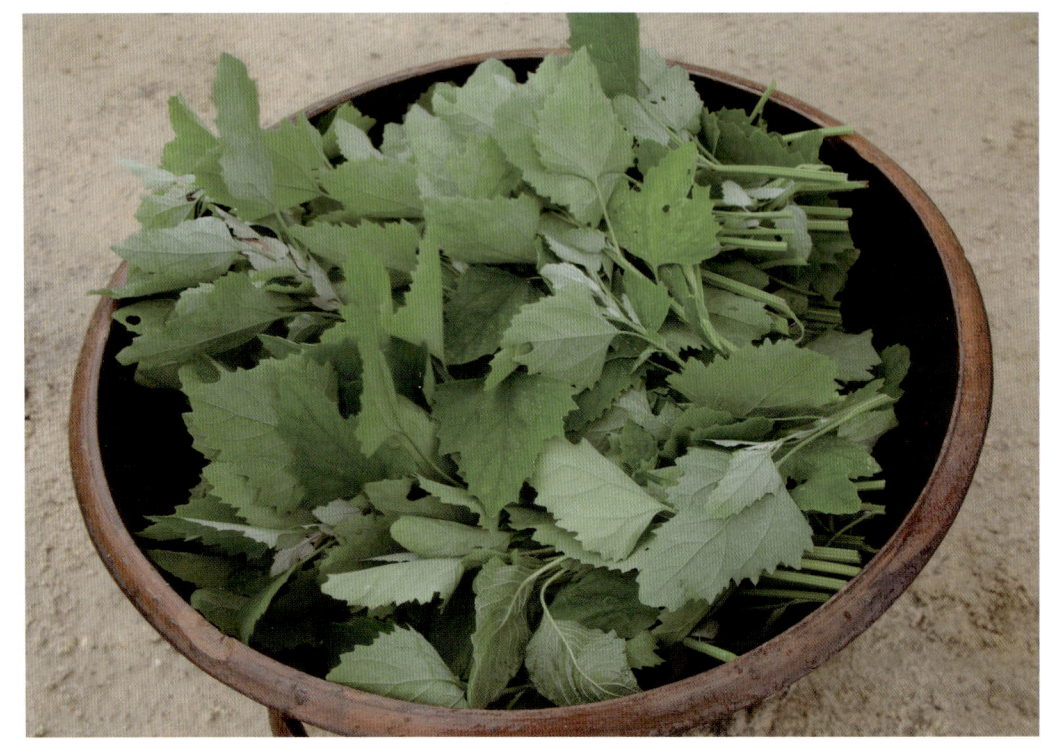

채취한 잎·줄기. 6월 20일

효소액 담그기

- **사용 부위** 잎, 잎+줄기
- **채취 기간** 3~7월
- **채취 방법** 꽃이나 열매가 달리지 않고 너무 억세지 않은 어린 것을 골라 싱싱할 때 딴다.
- **채취시 주의사항** 꽃이나 열매를 맺은 것은 약성이 떨어지므로 좋지 않다.
- **다듬기** 줄기는 담글 때 붕 뜨지 않도록 작게 썬다.
- **배합 비율** 발효될 때 물이 많이 나오지 않으므로 재료 : 설탕의 비율을 1 : 1로 한다.
- **발효와 숙성 기간** 1차 발효는 100일, 2차 발효와 숙성은 100일 이상 충분히 한다.
- **담그기와 복용시 주의사항** 독성이 조금 있으므로 발효 가스와 함께 배출될 수 있도록 숨 쉬는 항아리에 담그는 것이 좋고, 잘 숙성시켜서 소량씩 복용한다. 효소액의 약성이 강하므로 생수를 10배 이상 타서 마시고 장기 복용하지 않는다.

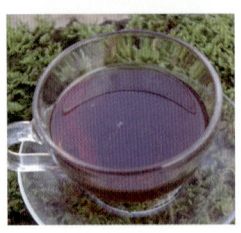

위 잎·줄기로 효소액 담그는 모습.
아래 걸러낸 잎·줄기 효소액.

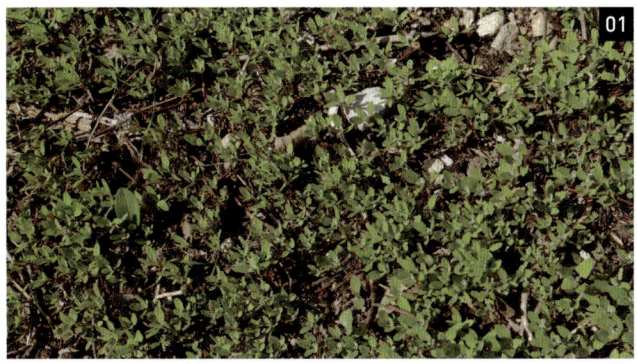

키 1~2m. **잎**은 길이 5~7cm, 너비 3~5cm의 둥근 마름모꼴 또는 둥근 세모모양이고, 끝이 뾰족하거나 뭉툭하다. 잎 가장자리에 물결 같은 톱니가 있고, 어린잎은 붉고 허연 가루 같은 것으로 덮여 있다. 잎이 줄기에 어긋나게 달린다. **줄기**는 세로로 긴 홈이 있고, 곧게 올라온다. **꽃**은 6~7월에 피는데 노란빛이 도는 녹색을 띠며, 크기가 자잘하고 여러 송이가 이삭처럼 뭉쳐서 달린다. 꽃잎은 없고, 꽃받침이 5갈래로 갈라져 있으며, 수술은 5개, 암술대는 2개이다. **열매**는 8~9월에 여무는데 모양이 납작하면서 둥글고, 꽃받침이 붙어 있다. 씨앗은 윤나는 검은색이다. **뿌리**는 길게 뻗으며, 잔뿌리가 조금 있다.

01 새순은 주걱모양으로 올라온다. 4월 26일
02 어린잎을 채취하는 것이 좋다. 4월 21일
03 잎에 허연 가루가 남아 있는 모습. 5월 20일
04 잎이 둥근 세모모양이다. 5월 20일
05 줄기 올라오는 모습. 6월 20일
06 줄기에 홈이 파여 있다. 5월 20일
07 이삭 같은 꽃이 달린다. 9월 14일

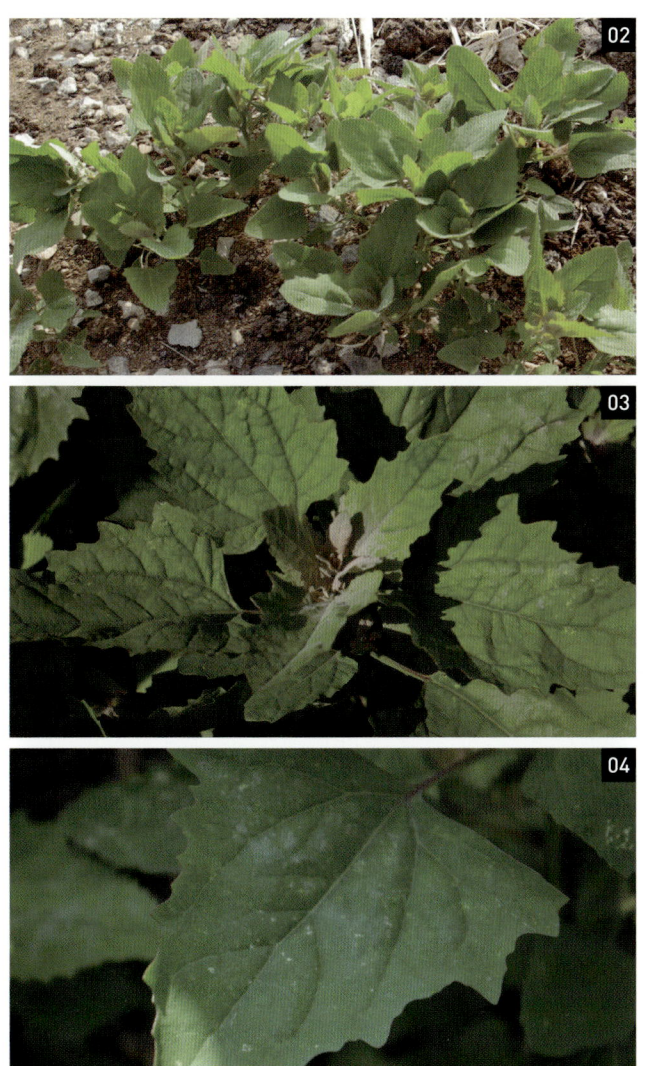

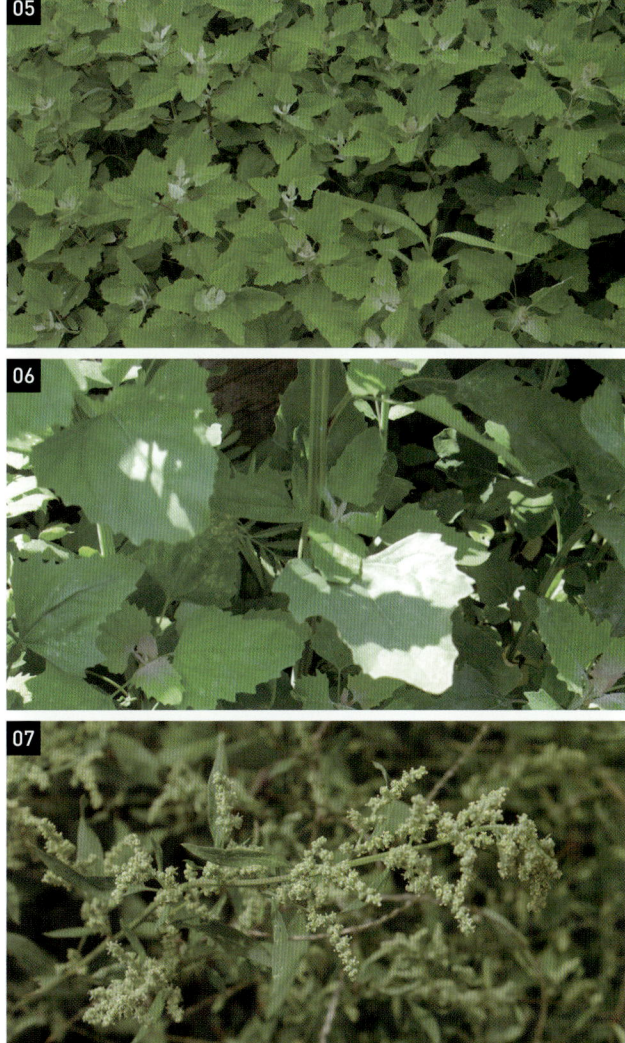

명아주

026 무화과나무
Ficus carica L.

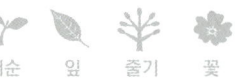

🌸 **평한 약성** | 소화불량, 장염, 설사, 변비, 치질, 빈혈, 자궁출혈, 황달, 피부염 등에 효과

뽕나무과
잎지는 작은키나무

다른 이름
은화과(隱花果)

생약명
무화과(無花果)

성분
벤즈알데히드(종양억제)
피신(소화촉진)
비타민C(산화방지)
단백질(근육강화)
칼슘(뼈강화)
인(혈중콜레스테롤 개선)
나트륨(수분유지)
과당(숙취해소)
시트르산(에너지보충)
말산(피로회복)
호박산(피로회복)
퀴닌산(미생물억제)
섬유소(장개선)
옥신(식물생장호르몬)
당류

특징
독성이 없고 단맛이 있다.

체질
체질에 관계없이 복용

서식지
남부지방의 들판
양지바른 곳에서 자라며,
농가에서도 재배한다.

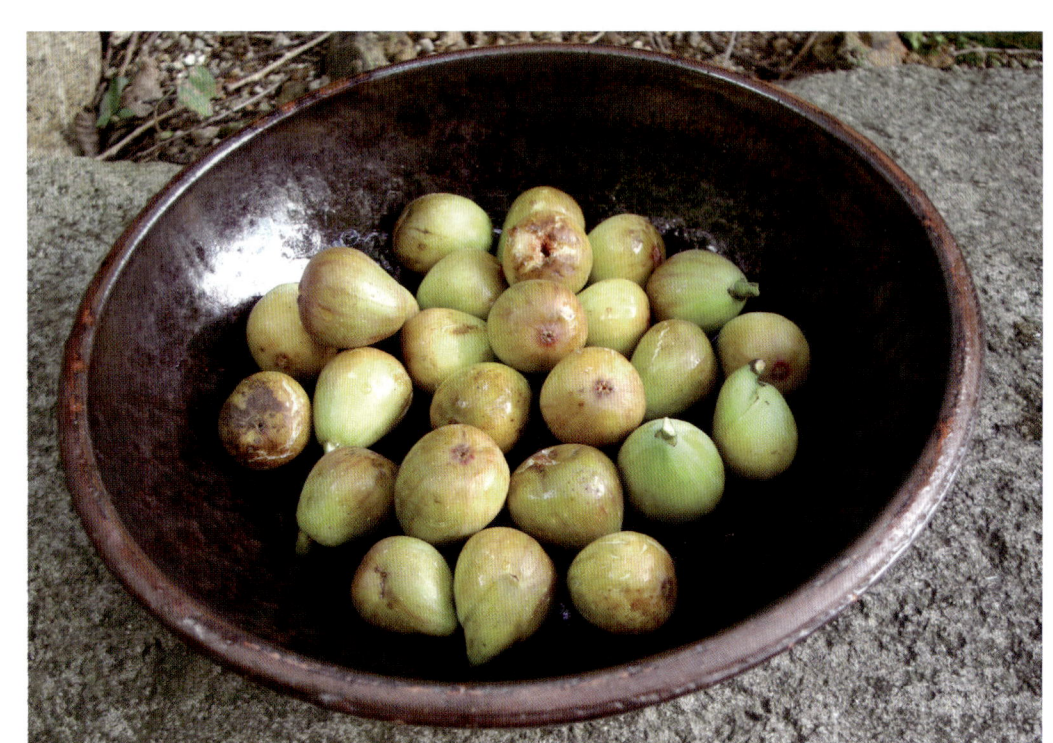

채취한 열매. 9월 12일

효소액 담그기

- **사용 부위** 열매
- **채취 기간** 8~10월
- **채취 방법** 너무 익지 않은 것을 골라 싱싱할 때 딴다.
- **다듬기** 작은 것은 그대로 담그고, 큰 것은 껍질째 작게 썬다.
- **배합 비율** 열매는 물이 많이 나오므로 설탕의 비율을 1 이상으로 늘리고, 발효 중에 설탕이 부족한 듯하면 가끔씩 덧넣는다.
- **발효와 숙성 기간** 1차 발효는 100일, 2차 발효와 숙성은 100일 이상 한다.
- **완성 상태** 열매에 단맛이 있어 발효와 숙성이 잘 되면 그윽한 맛이 난다.

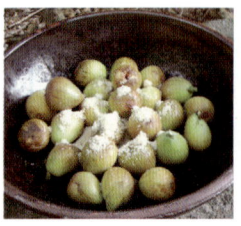 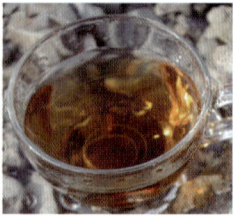

왼쪽 열매로 효소액 담그는 모습.
오른쪽 걸러낸 열매 효소액.

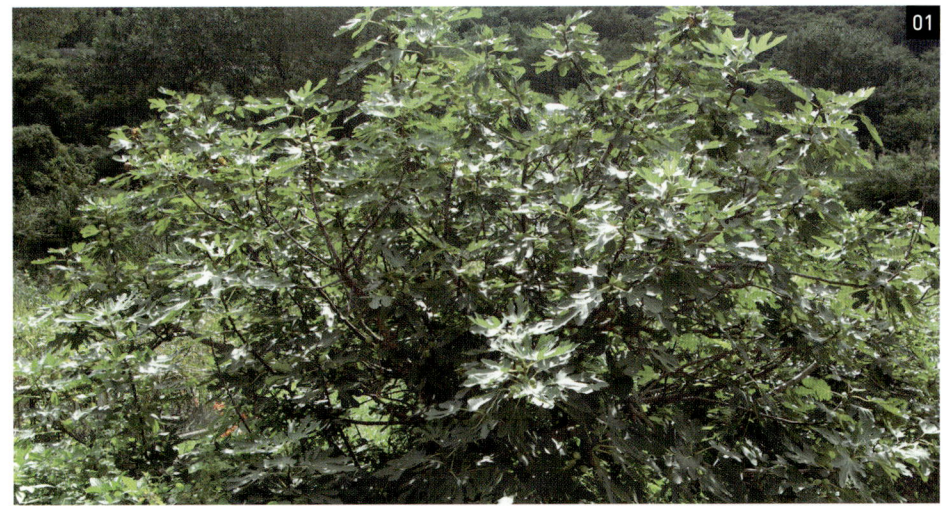

키 2~4m. **잎**은 길이 10~20cm이며, 3~5갈래로 깊게 갈라진 손가락모양이고 두껍다. 잎 가장자리에 둔하고 큰 톱니가 있으며, 앞면은 거칠고 뒷면에는 잔털이 있다. 잎이 가지에 어긋나게 달리며, 상처가 나면 흰색 유액이 나온다. **줄기**는 껍질이 짙은 회갈색을 띤다. **꽃**은 6~7월에 피는데 녹색을 띠며, 지름이 1cm 정도이고 둥근 주머니모양이다. 꽃잎이 없고, 작은 구멍으로 꽃가루받이를 한다. **열매**는 8~10월에 달걀모양으로 여무는데 길이가 5~8cm이고, 익으면 노란녹색이나 검은자주색이다.

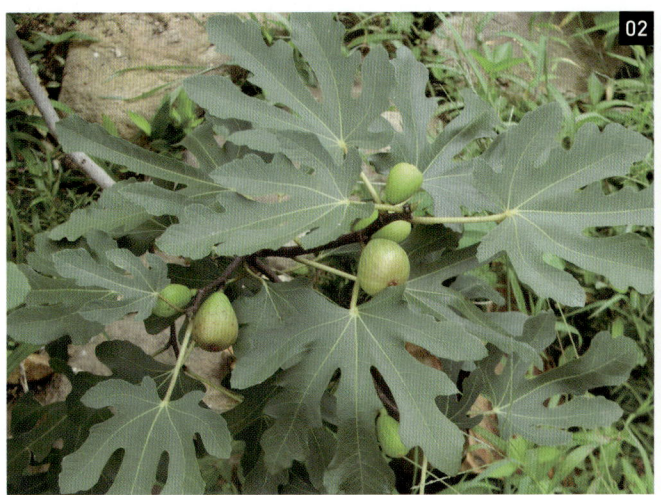

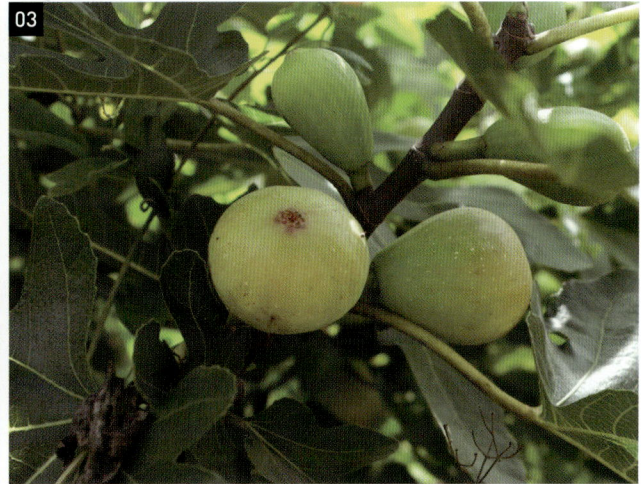

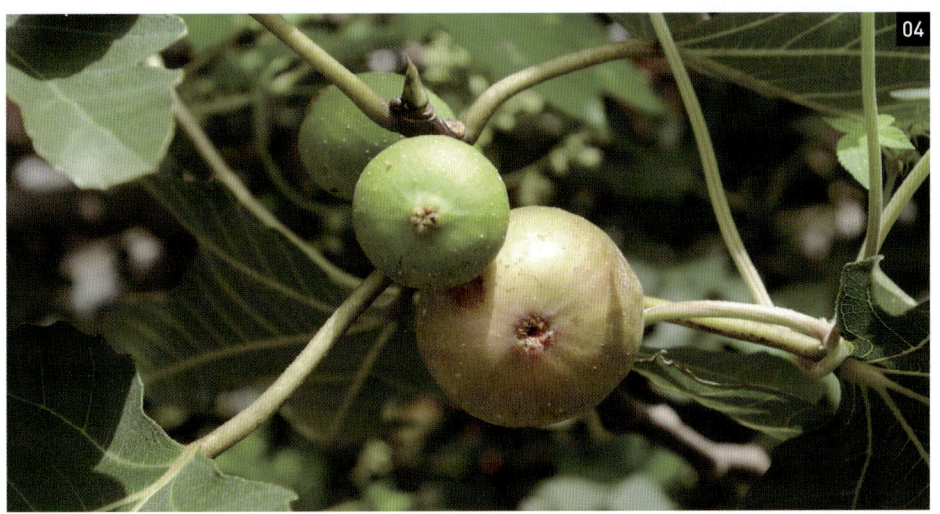

01 잎이 크고 무성하게 달린다. 9월 12일
02 꽃주머니(발달한 꽃턱)가 부풀어 열매가 된다. 9월 12일
03 풋열매와 익은 열매. 9월 12일
04 열매에 구멍이 있다. 9월 12일

무화과나무

027 미나리냉이

Cardamine leucantha (Tausch) O. E. Schulz var. *leucantha*

 새순   잎   줄기   꽃   열매   씨앗 뿌리

 평한 약성 | 백일해, 기관지염 등에 효과

십자화과
여러해살이풀

다른 이름
승마냉이

생약명
채자칠(菜子七)

성분
단백질(근육강화)
칼슘(뼈강화)
철분(빈혈개선)

특징
독성이 없으며
신맛과 단맛이 있다.

체질
체질에 관계없이 복용

서식지
산과 들의 그늘진 곳,
계곡가에 난다.

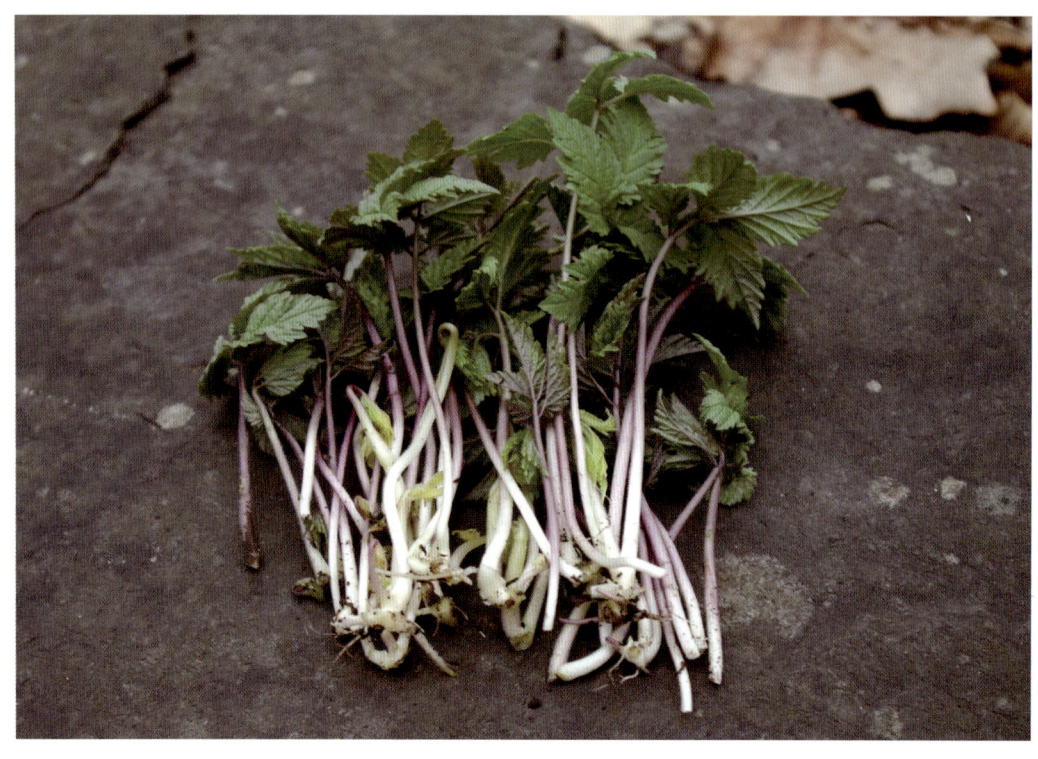

채취한 잎·줄기. 3월 8일

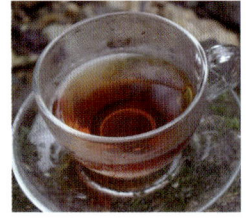

걸러낸 잎 효소액.

효소액 담그기

- **사용 부위** 잎, 잎+줄기
- **채취 기간** 3~7월
- **채취 방법** 꽃이나 열매가 달리지 않은 것을 골라 싱싱할 때 딴다.
- **다듬기** 줄기는 담글 때 붕 뜨지 않도록 작게 썬다.
- **배합 비율** 발효될 때 물이 많이 나오지 않으므로 재료 : 설탕의 비율을 1 : 1로 한다.
- **발효와 숙성 기간** 1차 발효는 100일, 2차 발효와 숙성은 100일 이상 한다.
- **완성 상태** 신맛과 단맛이 있어서 발효와 숙성이 잘 되면 개운한 맛이 난다.

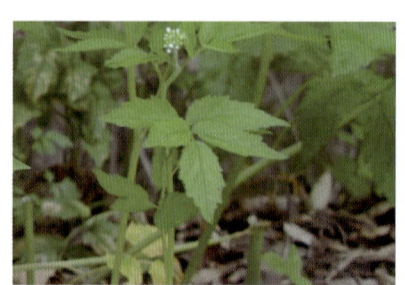

줄기 끝에 달린 잎

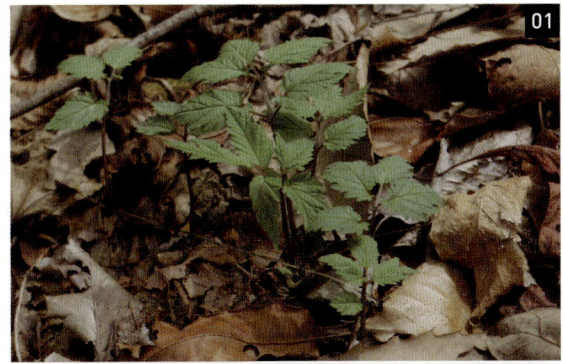

키 50cm 정도. **잎**은 길이 4~8cm, 너비 1~3cm의 긴 타원형이고, 끝이 뾰족하며, 5~7장이 깃털모양으로 달린다. 잎 가장자리에 뾰족한 톱니가 있고, 잎자루가 길다. 어릴 때는 잎에 주름이 많다. **줄기**는 겉면에 짧은 흰색 잔털이 있으며, 곧게 올라와 윗동에서 가지가 조금 갈라져 나온다. **꽃**은 6~7월에 피는데 흰색을 띠며, 꽃잎 길이가 8~10mm이고, 여러 송이가 뭉쳐서 달린다. 수술은 6개, 암술은 1개이다. **열매**는 7~8월에 달걀모양으로 여무는데 길이가 2~3cm, 너비 1.1~5mm이며, 익으면 갈색이다. **뿌리줄기**는 옆으로 길게 뻗으며, 잔뿌리가 있다.

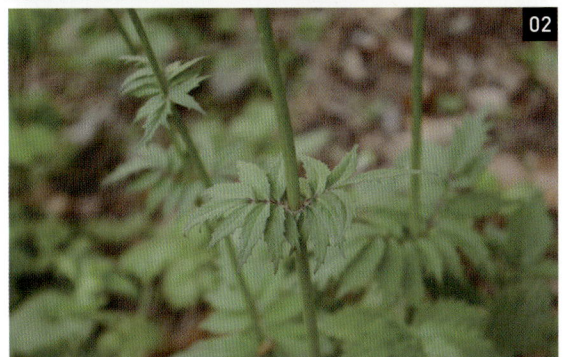

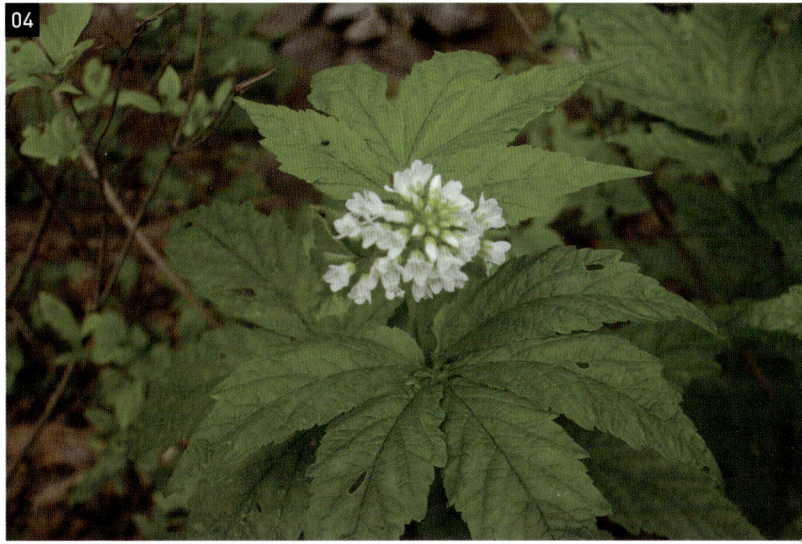

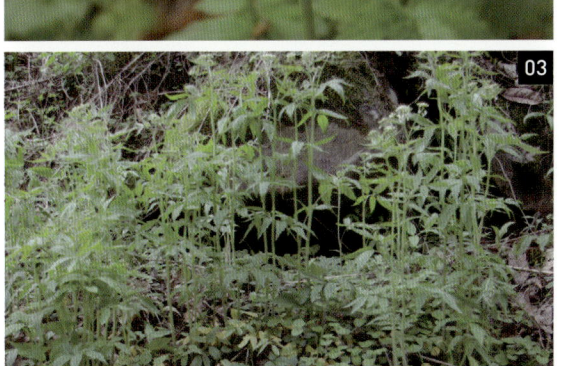

01 어린잎은 주름이 많다. 3월 13일
02 작은 잎이 깃털모양으로 모여 달린다. 5월 8일
03 줄기가 곧게 올라온다. 4월 30일
04 줄기 끝에 잎과 꽃이 달린 모습. 5월 24일
05 흰색 꽃이 핀다. 5월 26일
06 꽃이 피기 전에 채취한다. 5월 26일

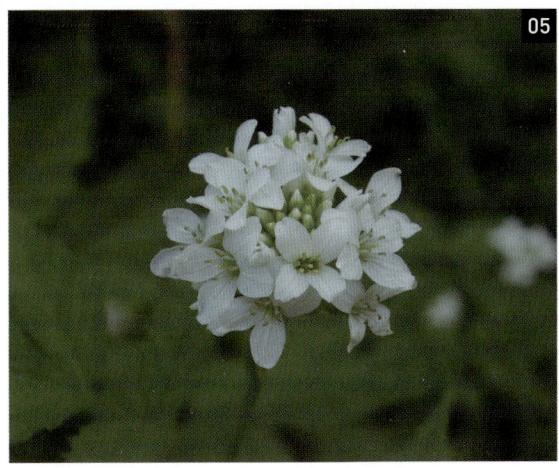

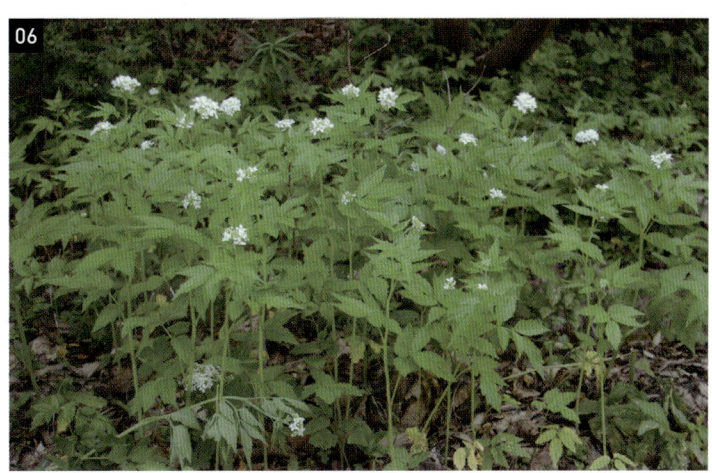

미나리냉이

028 미역취

Solidago virgaurea subsp. *asiatica* Kitam. ex Hara var. *asiatica*

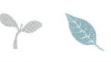
새순 / 잎 / 줄기 / 꽃 / 열매 / 씨앗 / 뿌리

 평한 약성 | 신장병, 방광염, 편도선염, 황달 등에 효과

국화과
여러해살이풀

다른 이름
돼지나물

생약명
일지황화(一枝黃花)

성분
비타민A(시력유지)
카페인산(산화방지)
루틴(모세혈관강화)
케르세틴(알러지예방)
클로로겐산(담즙분비촉진)

특징
독성이 없고
조금 쓴맛이 있다.

체질
체질에 관계없이 복용

서식지
산과 들의 양지바른 곳에 난다.

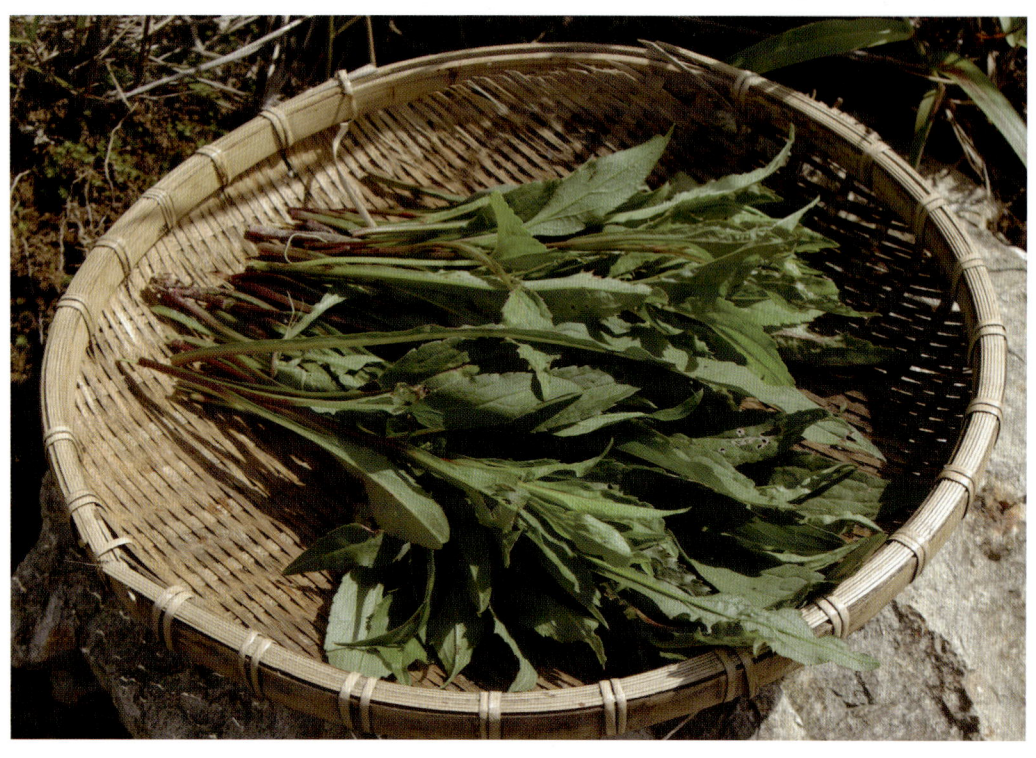

채취한 잎. 7월 27일

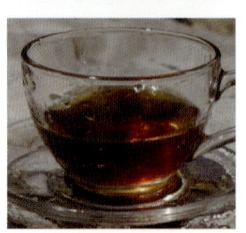

위 잎으로 효소액 담그는 모습.
아래 걸러낸 잎 효소액.

효소액 담그기

- **사용 부위** 잎, 잎+줄기
- **채취 기간** 3~10월. 여름에도 새순이 올라와 계속 채취할 수 있다.
- **채취 방법** 꽃이나 열매가 달리지 않은 것을 골라 싱싱할 때 딴다.
- **다듬기** 줄기는 담글 때 붕 뜨지 않도록 작게 썬다.
- **배합 비율** 발효될 때 물이 많이 나오지 않으므로 재료 : 설탕의 비율을 1 : 1로 한다.
- **발효와 숙성 기간** 1차 발효는 100일, 2차 발효와 숙성은 100일 이상 한다.

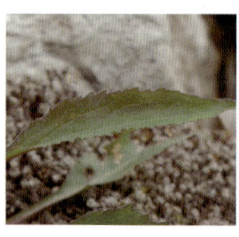 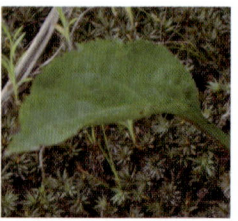

어린잎 / 여름에 나온 어린잎

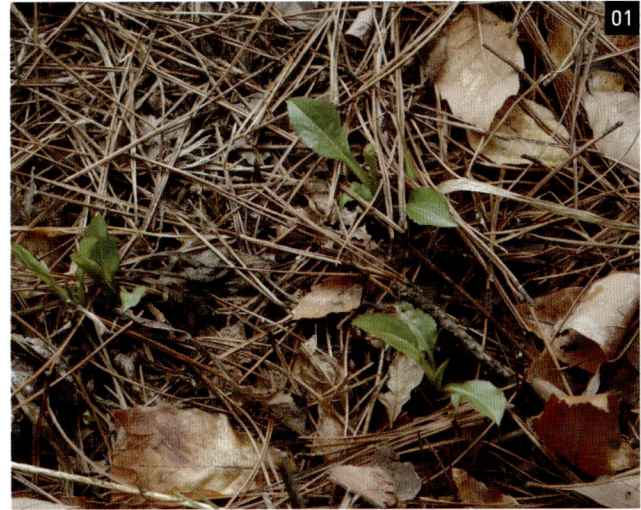

키 35~85cm. **잎**은 길이 7~9cm, 너비 1~1.5cm의 좁은 타원형이고, 끝이 갸름하거나 뾰족하다. 잎 가장자리에 날카로운 톱니가 있고, 줄기 윗동으로 갈수록 잎 크기가 작고 너비가 좁아지며, 잎자루에 날개가 있다. 뿌리 잎은 뭉쳐서 나고, 줄기 잎은 어긋나게 달린다. **줄기**는 곧게 올라오고, 윗동에서 가지가 갈라져 나온다. **꽃**은 7~10월에 피는데 노란색을 띠고, 들국화모양이며, 지름이 12~14mm이다. **열매**는 10월에 원통모양으로 여물고, 씨앗은 갓털이 있으며 바람에 날려간다. **뿌리**는 가늘고 사방으로 뻗는다.

01 이른 봄에 새순이 올라온다. 3월 25일
02 뿌리 잎은 뭉쳐서 난다. 5월 24일
03 여름에도 새순이 올라온다. 7월 27일
04 잎이 길쭉한 편이다. 5월 20일
05 줄기가 곧게 올라온다. 8월 15일
06 작고 노란 꽃이 뭉쳐서 핀다. 10월 10일
07 꽃 핀 모습. 꽃이 피기 전에 채취한다. 10월 2일

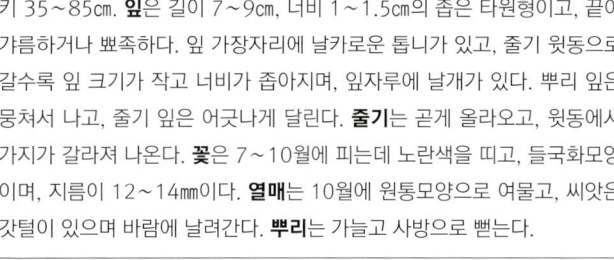
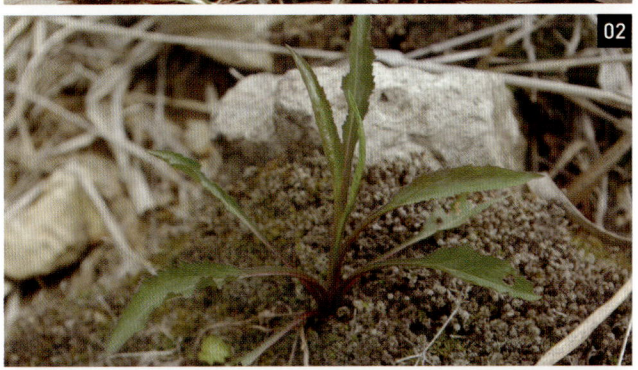
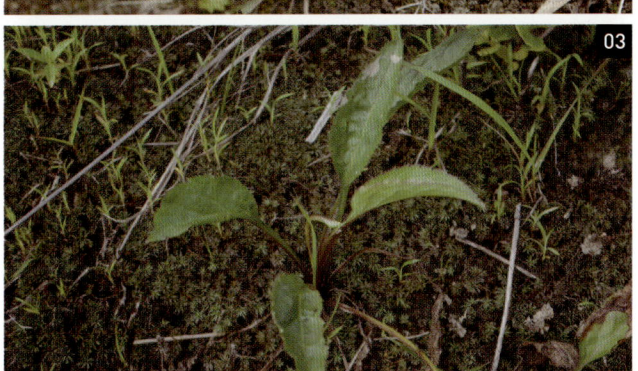
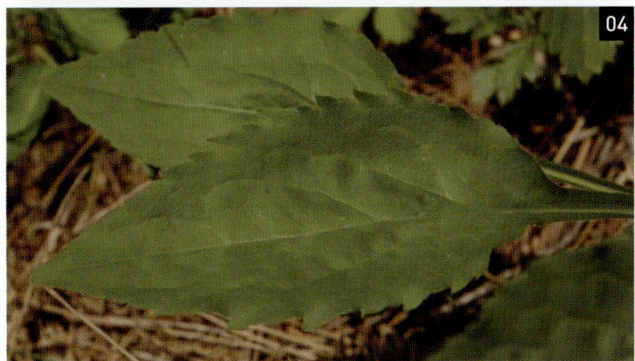
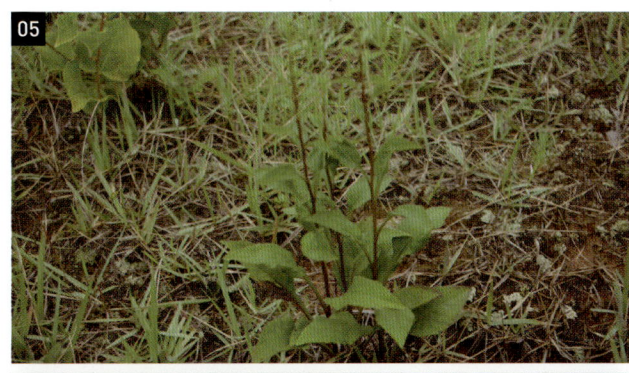
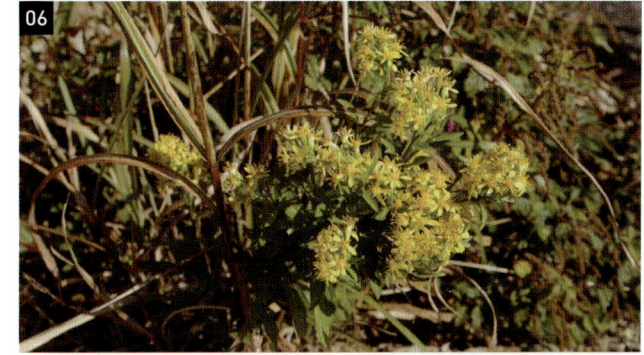
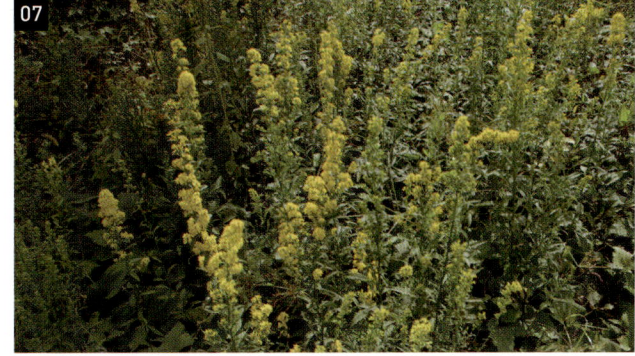

미역취

029 밀나물

Smilax riparia var. *ussuriensis* (Regel) Hara & T. Koyama

 평한 약성 | 이뇨, 강장, 혈액순환 등에 효과

 새순   잎   줄기   꽃   열매   씨앗 뿌리

백합과
덩굴성 여러해살이풀

다른 이름
멜순

생약명
중요채(中尿菜)

성분
비타민
무기질

특징
독성이 없으며
단맛과 쓴맛이 있다.

체질
체질에 관계없이 복용

서식지
산과 들의 양지바른 풀밭,
강기슭에 난다.

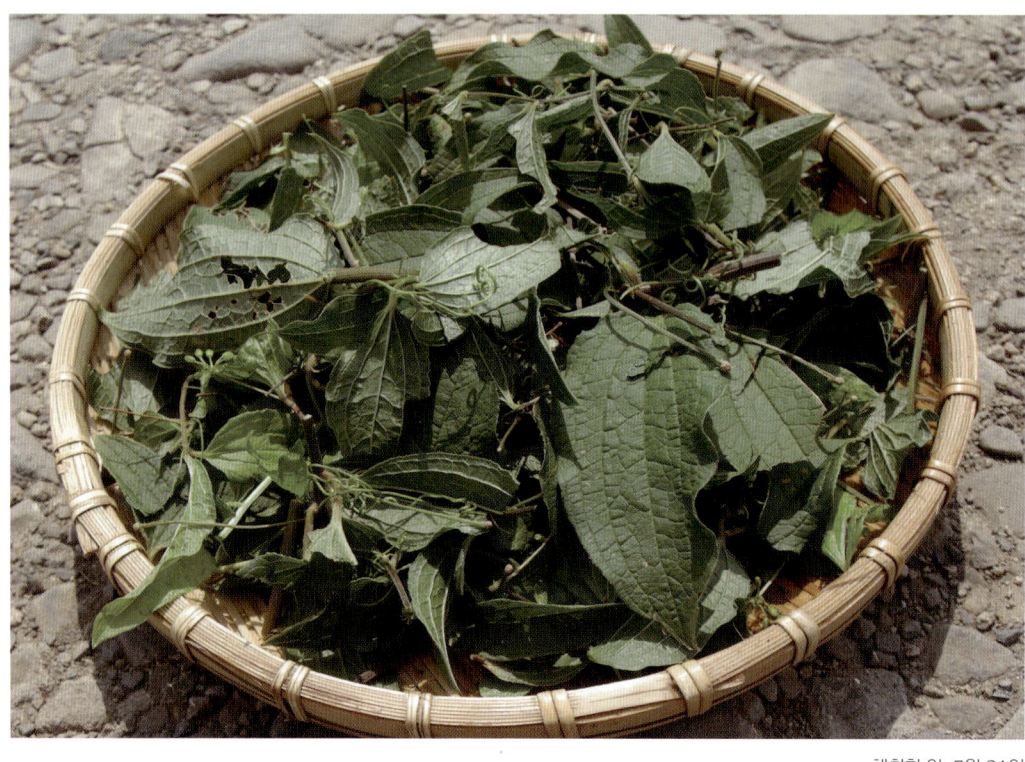

채취한 잎. 7월 31일

효소액 담그기

- **사용 부위** 잎
- **채취 기간** 3~7월
- **채취 방법** 꽃이나 열매가 달리지 않은 것을 골라 싱싱할 때 딴다.
- **채취시 주의사항** 꽃이 핀 것은 쓴맛이 더 강해서 좋지 않다. 줄기를 함께 채취해 넣어도 되나 개체를 남기기 위해 조금만 채취하고, 뿌리와 줄기를 자연에 남겨두는 것이 바람직하다.
- **다듬기** 줄기는 담글 때 붕 뜨지 않도록 작게 썬다.
- **배합 비율** 발효될 때 물이 적게 나오므로 재료 : 설탕의 비율을 1 : 1로 한다.
- **발효와 숙성 기간** 1차 발효는 100일, 2차 발효와 숙성은 100일 이상 한다.

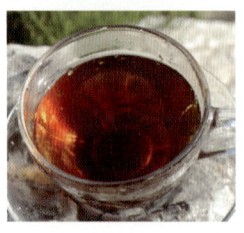

위 잎으로 효소액 담그는 모습.
아래 걸러낸 잎 효소액.

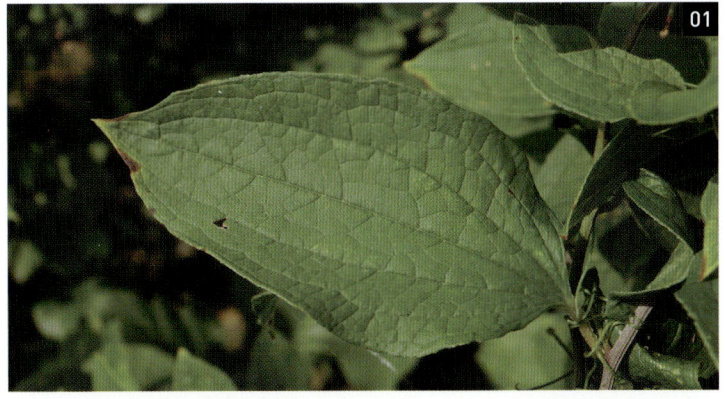

길이 1.5~2m. **잎**은 길이 5~15cm, 너비 2.5~7cm의 긴 달걀모양이고, 끝이 뾰족하다. 잎맥이 5~7개가 선명하고, 잎 뒷면에는 잎맥이 튀어나와 있다. 잎 가장자리는 밋밋하고, 잎자루 길이가 5~30mm이며, 줄기에 잎이 어긋나게 달린다. **줄기**는 얕은 홈이 파여 있고, 밑동이 붉은빛을 띠며, 가지가 많고 덩굴손이 있어 이웃한 식물을 감아 올라가거나 땅 위를 기며 자란다. **꽃**은 5~7월에 피는데 노란빛이 도는 연녹색을 띠며, 크기가 자잘하고 여러 송이가 우산모양으로 뭉쳐서 달린다. 꽃잎은 없고, 6갈래의 꽃덮이가 꽃잎처럼 펴진다. 암꽃과 수꽃이 따로 있고, 수꽃에는 수술이 6개, 암꽃에는 암술대가 3개 있다. **열매**는 8~9월에 둥글게 여무는데, 익으면 검은색이다.

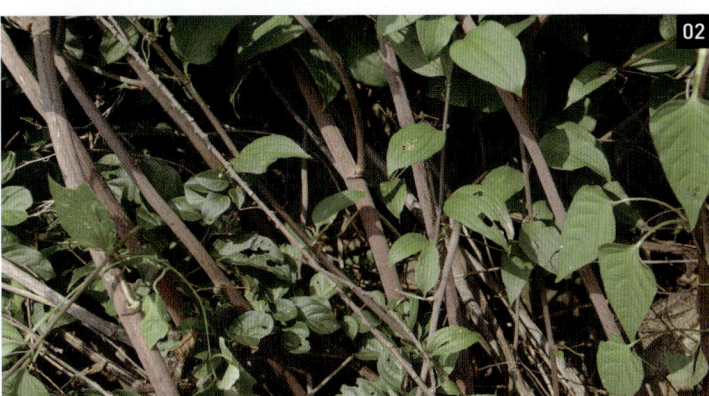

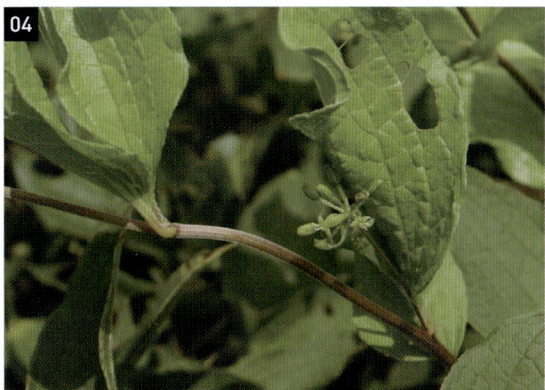

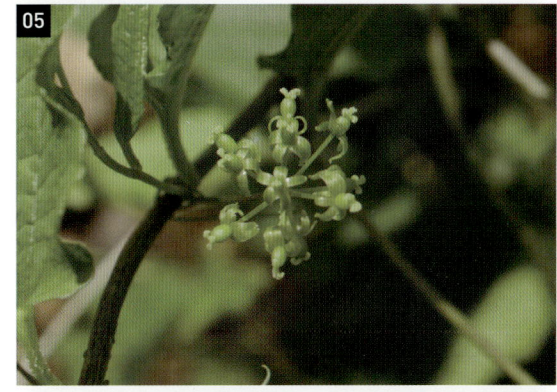

01 잎과 덩굴손. 7월 31일
02 줄기 밑동이 붉은빛을 띤다. 7월 31일
03 줄기가 땅 위를 기며 자란다. 6월 16일
04 꽃이 핀 것은 쓴맛이 더 강하다. 7월 31일
05 암꽃에 암술대가 달린 모습. 6월 10일
06 수꽃에 수술이 달린 모습. 7월 31일

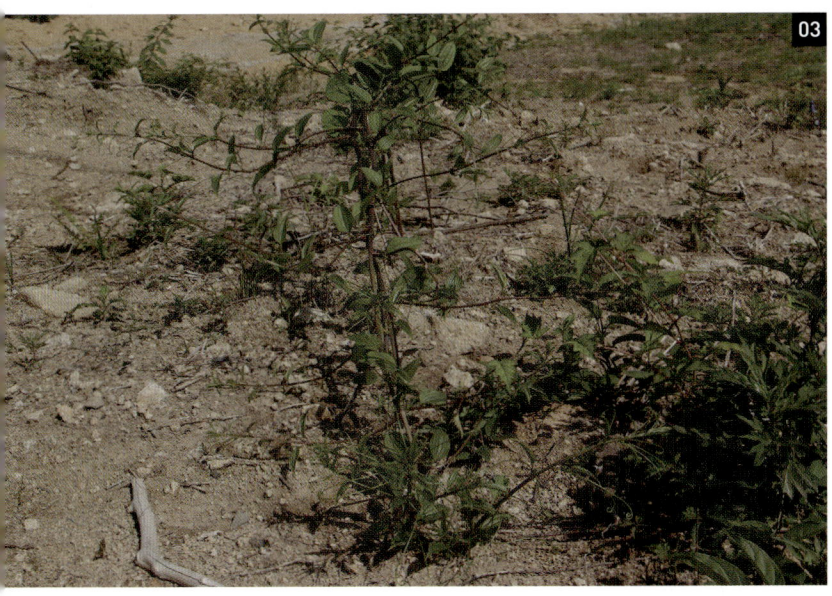

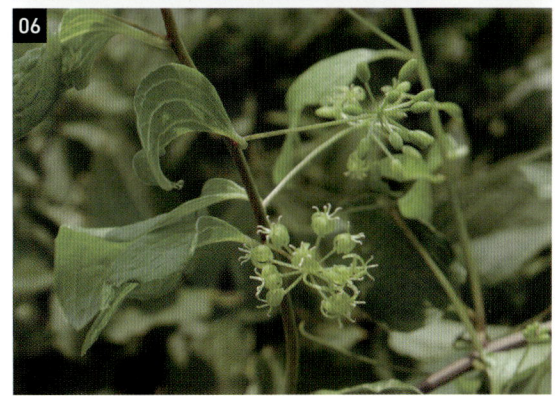

밀나물

030 버들분취

Saussurea maximowiczii Herd.

평한 약성 | 간염, 폐렴, 고혈압, 붓기 등에 효과

새순 잎 줄기 꽃 열매 씨앗 뿌리

국화과
여러해살이풀

다른 이름
바늘분취

생약명
유엽풍모국(柳葉風毛菊)

성분
비타민
무기질

특징
독성이 없으며
조금 쓴맛이 있다.

체질
체질에 관계없이 복용

서식지
산과 들의 풀밭에 난다.

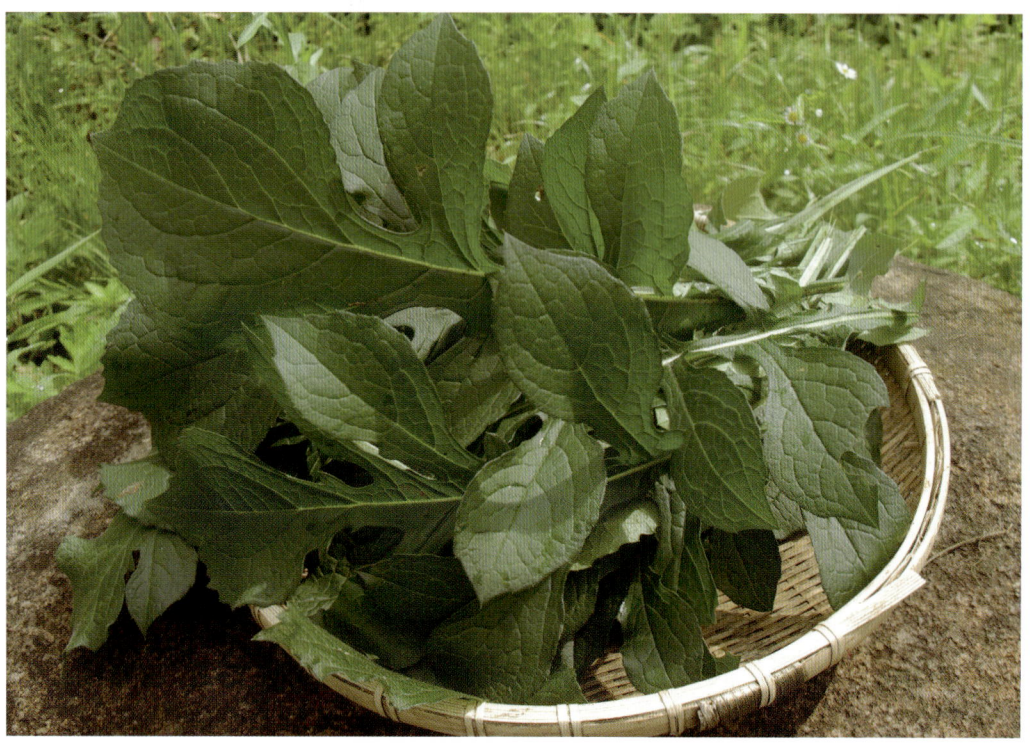

채취한 잎. 7월 12일

효소액 담그기

- **사용 부위** 잎
- **채취 기간** 3~9월
- **채취 방법** 꽃이나 열매가 달리지 않은 것을 골라 싱싱할 때 딴다.
- **채취시 주의사항** 꽃이 핀 것은 쓴맛이 더 강해서 좋지 않다. 개체를 남기기 위해 조금만 채취하고, 뿌리와 줄기를 자연에 남겨두는 것이 바람직하다.
- **다듬기** 잎이 크거나 뻣뻣할 경우 적당한 크기로 썬다.
- **배합 비율** 발효될 때 물이 적게 나오므로 재료 : 설탕의 비율을 1 : 1로 한다.
- **발효와 숙성 기간** 1차 발효는 100일, 2차 발효와 숙성은 100일 이상 한다.

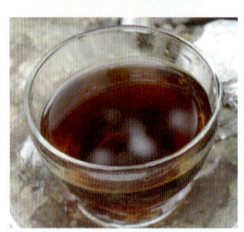

위 잎으로 효소액 담그는 모습.
아래 걸러낸 잎 효소액.

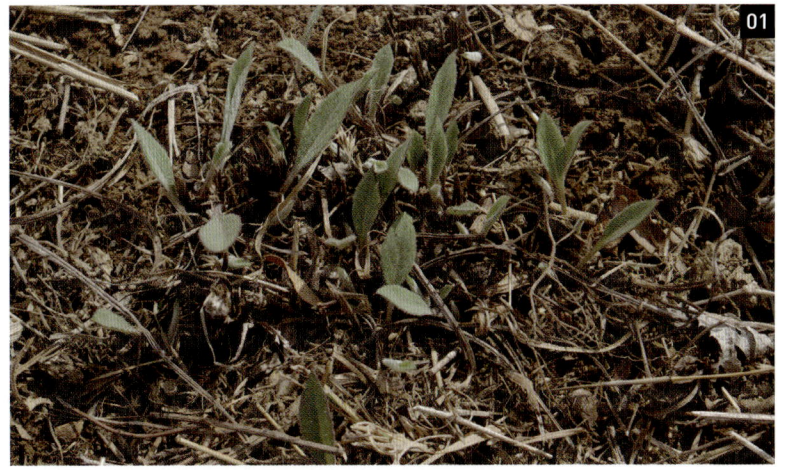

키 50~150㎝. **잎**은 긴 달걀모양이고, 끝이 갸름하거나 뾰족하다. 줄기 밑동의 잎은 잎자루가 길고 제멋대로 갈라져 깃털모양이며, 윗동의 잎은 작고 좁으며 갈라짐이 없다. 줄기 중간의 잎은 길이가 10~30㎝이다. 잎 가장자리는 밋밋하거나 조금 톱니가 있고, 잎 뒷면에는 흰 잔털과 기름점이 있다. 뿌리와 줄기 밑동의 잎은 잎자루가 5~22㎝로 길다. 뿌리 잎은 뭉쳐서 나고, 줄기 잎은 어긋나게 달린다. **줄기**는 모가 나 있고, 하얀 잔털과 기름점이 있으며, 곧게 올라오고 가지가 갈라져 나온다. **꽃**은 7~9월에 피는데 보라색을 띠며, 크기가 자잘하고 통모양으로 여러 송이가 뭉쳐서 달린다. 꽃부리는 길이가 11~13㎜이다. **열매**는 10월에 여물며, 씨앗에 흰색 갓털이 붙어 있다. **뿌리**는 사방으로 길게 뻗는다.

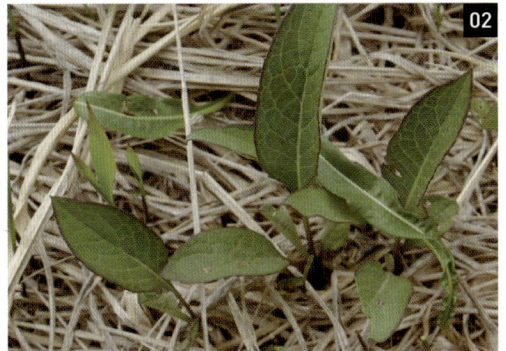
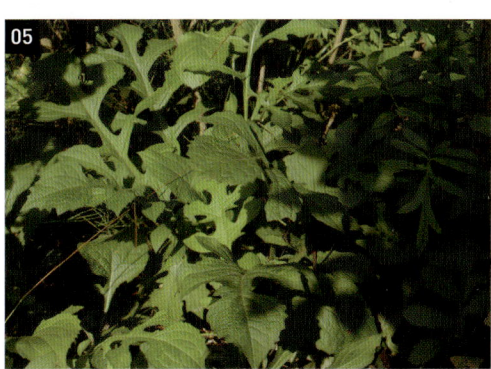

01 새순 올라오는 모습. 3월 28일
02 어린잎 자라는 모습. 5월 24일
03 뿌리 잎은 뭉쳐서 난다. 4월 21일
04 제멋대로 갈라진 잎도 있다. 5월 24일
05 자랄수록 잎이 심하게 갈라진다. 7월 12일
06 꽃이 피면 쓴맛이 더 강하다. 8월 15일
07 꽃이 보라색을 띤다. 8월 15일

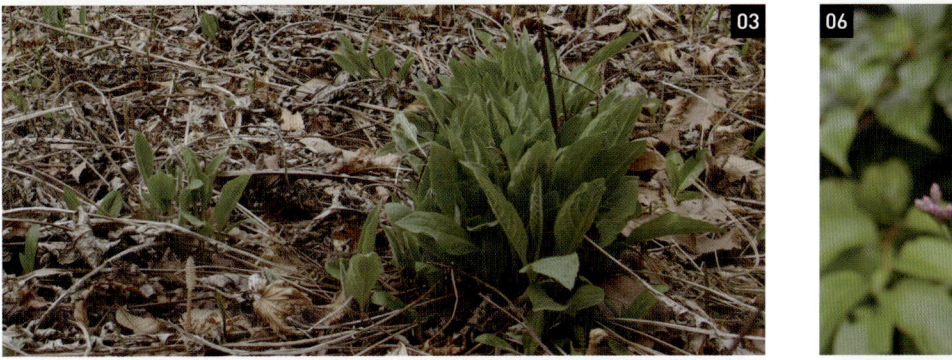
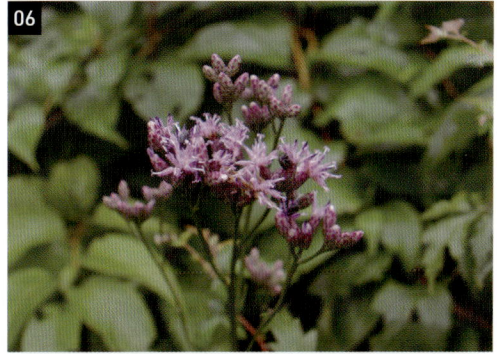
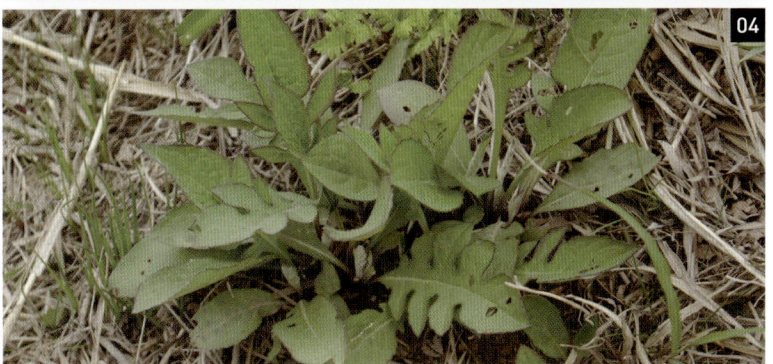
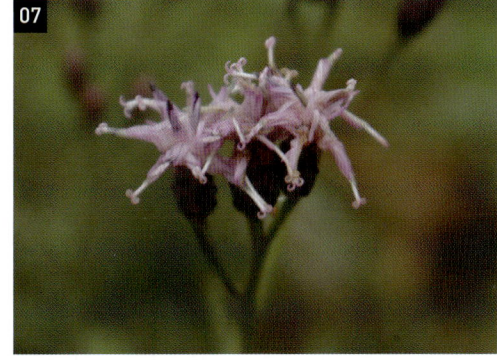

버들분취

031 보리수나무

Elaeagnus umbellata Thunb.

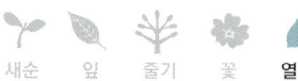

평한 약성 | 중풍, 숙취해소, 산후붓기, 천식, 설사, 장출혈 등에 효과

보리수나무과
잎지는 작은키나무

다른 이름
보리똥

생약명
우내자(牛奶子,
인도의 보리수나무와
우리나라의 보리수나무는
다른 종)

성분
타닌(수렴작용)
아미노산(근육강화)
아스파라긴산(숙취해소)
비타민A(시력유지)
비타민C(산화방지)
칼슘(뼈강화)
단백질(근육강화)
인(혈중콜레스테롤 개선)
유기산

특징
독성이 없고 신맛이 있다.

체질
체질에 관계없이 복용

서식지
산과 들이나
하천가에서 자란다.

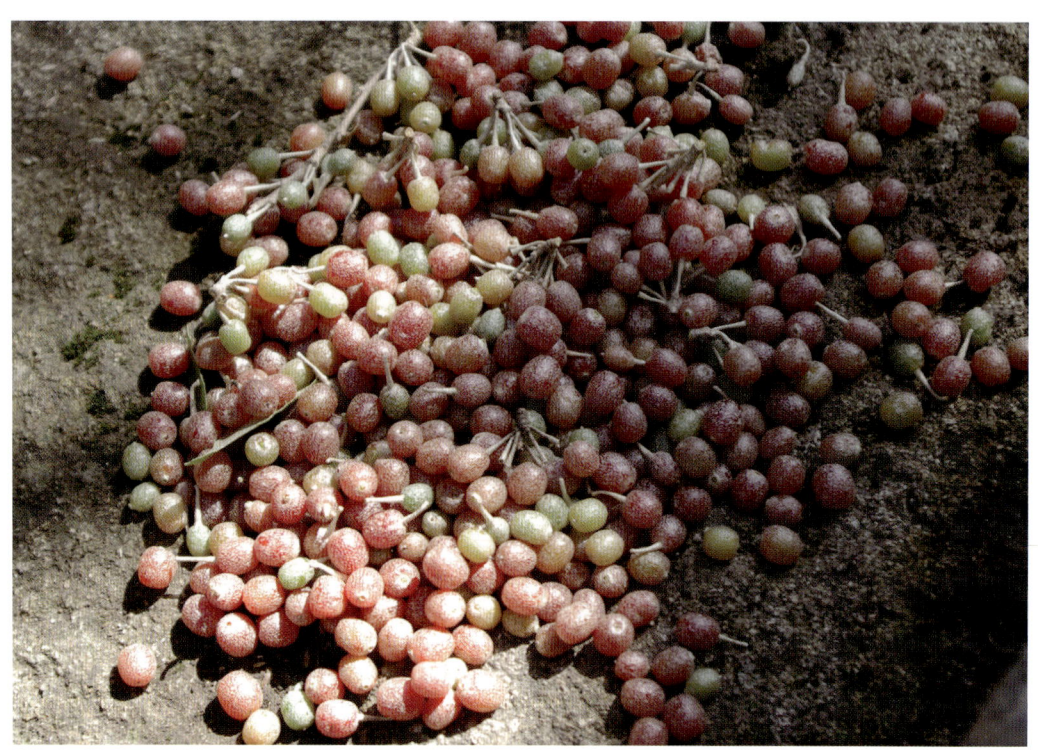

채취한 열매. 8월 24일

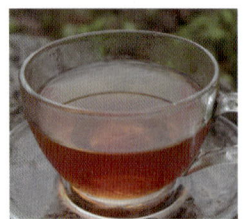

걸러낸 열매 효소액.

효소액 담그기

- **사용 부위** 열매
- **채취 기간** 10~11월
- **채취 방법** 풋열매부터 익은 열매까지 너무 익지 않은 열매를 골라 싱싱할 때 딴다.
- **다듬기** 열매꼭지를 떼어내고, 살이 연하므로 물에 씻을 때 조심해서 살살 다룬다.
- **배합 비율** 발효될 때 물이 많이 나오므로 재료 : 설탕의 비율을 1 : 1~1.5로 하고, 발효 중에 설탕이 부족한 듯하면 가끔씩 덧넣는다.
- **발효와 숙성 기간** 1차 발효는 100일, 2차 발효와 숙성은 100일 이상 한다.
- **담그기와 발효시 주의사항** 씨앗에 독성이 조금 있으므로 발효 가스와 함께 배출될 수 있도록 숨 쉬는 항아리에 담그고, 1차 발효가 끝나면 재료를 걸러낸다.
- **완성 상태** 열매가 새콤한 맛이라 발효와 숙성이 잘 되면 상큼한 맛이다.

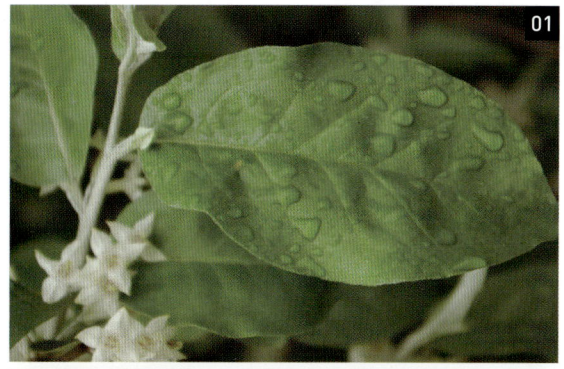

키 3~5m. **잎**은 길이 3~7cm의 긴 타원형이고, 끝이 갸름하며, 2~3장씩 뭉쳐서 달린다. 잎 가장자리는 밋밋하고, 잎 뒷면에 비늘 같은 은회색 잔털이 많다. 잎이 가지에 어긋나게 달리며, 가을에 노랗게 물든다. **줄기**는 껍질이 황회갈색에서 황갈색이 되며, 세로로 갈라진다. 어린 가지에는 은회색 잔털이 있고, 줄기에 가지가 퇴화하여 생긴 긴 가시가 있다. **꽃**은 5~6월에 피는데 흰색에서 흰노란색이 되고, 지름이 1.2cm 정도이다. 꽃잎은 없고, 4갈래로 갈라진 꽃받침잎이 꽃잎처럼 펴지며, 향기가 있다. **열매**는 10~11월에 타원형으로 여물며, 은회색 잔털이 있어 얼룩덜룩하다. 열매 지름은 7mm, 열매꼭지는 길이 8~12mm이며, 열매가 익으면 붉은색이다.

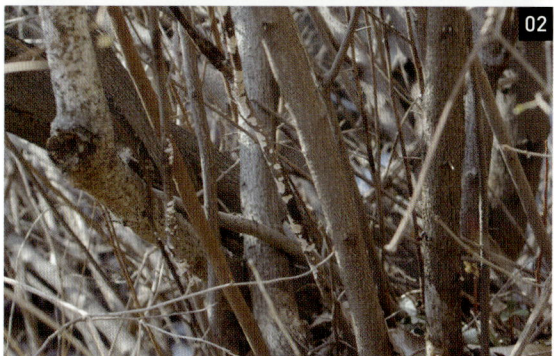

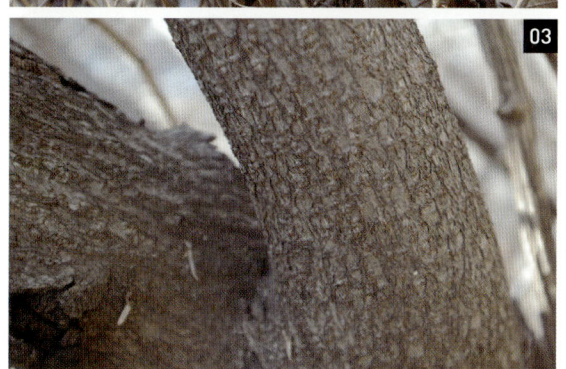

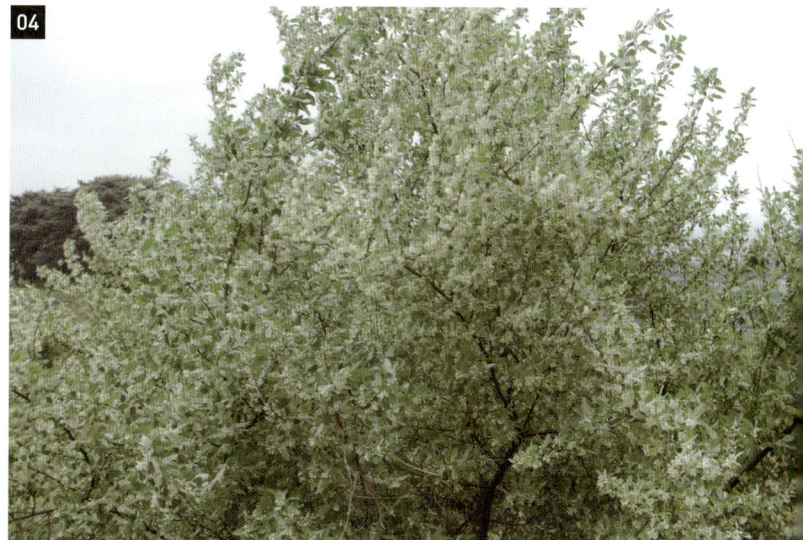

01 어린 가지는 희끗희끗하다. 4월 25일
02 밑동에서 줄기가 무더기로 올라온다. 1월 2일
03 줄기껍질이 세로로 갈라진다. 1월 2일
04 꽃이 아주 많이 달린다. 5월 26일
05 꽃에 향기가 있다. 5월 26일
06 열매가 얼룩덜룩하다. 9월 30일

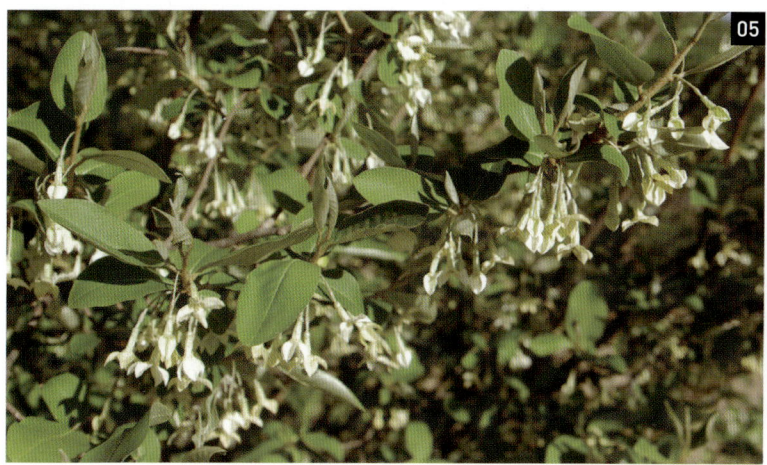

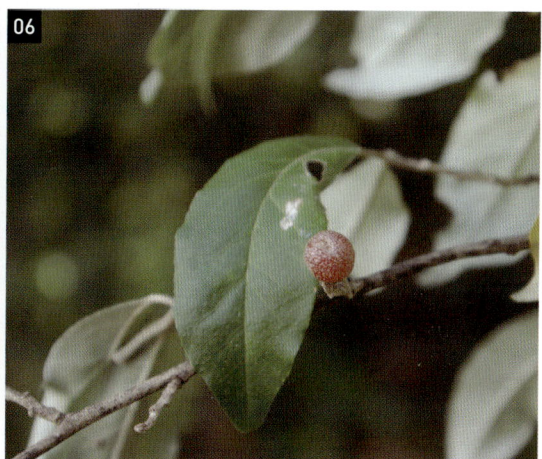

보리수나무

032 부처손
Selaginella tamariscina (P. Beauv.) Spring

 새순   잎   가지 꽃 열매 씨앗 뿌리

🌼 **평한 약성** | 생리불순, 하혈, 천식에 효과

부처손과
늘푸른 여러해살이풀

다른 이름
석상백(石上柏)

생약명
권백(卷柏)

성분
사포닌(면역력강화)
플라보노이드(산화방지)
아미노산(단백질합성)
타닌(수렴작용)
다당류

특징
독성이 없으며
매운맛과 단맛이 있다.

체질
체질에 관계없이 복용

서식지
높은 산 바위 위에 난다.

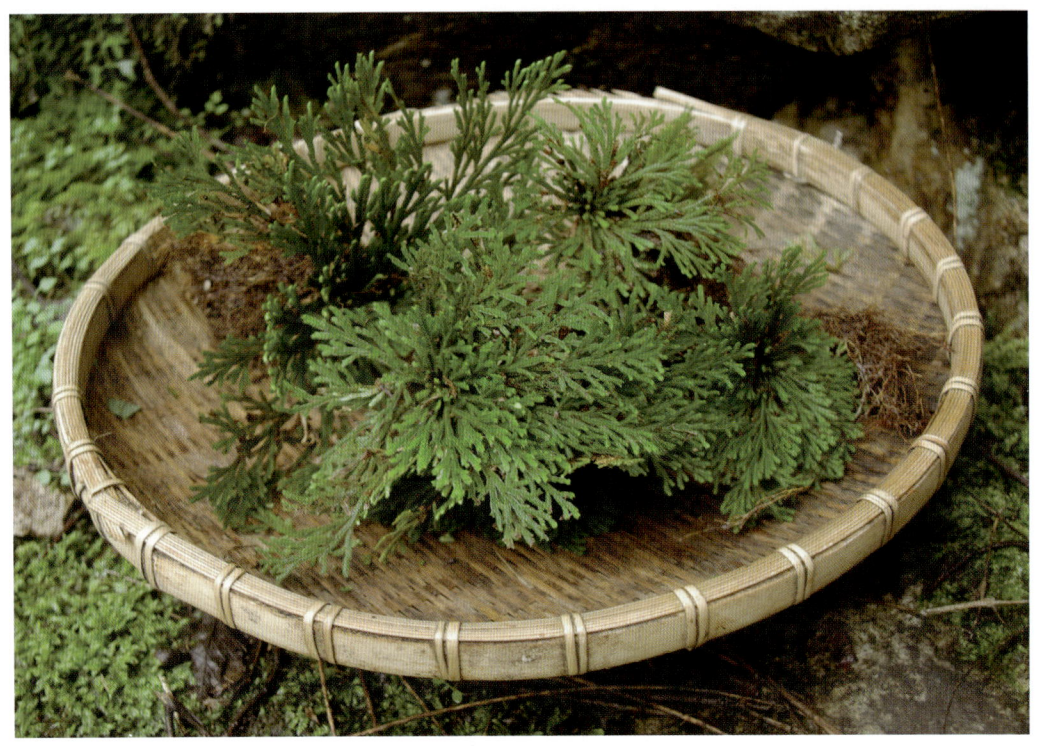

채취한 잎·가지. 7월 19일

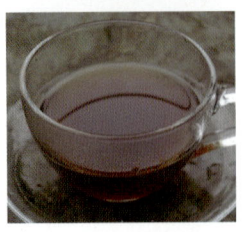

위 잎·가지로 효소액 담그는 모습.
아래 걸러낸 잎·가지 효소액.

효소액 담그기

- **사용 부위** 잎+가지
- **채취 기간** 3~10월
- **채취 방법** 마르지 않고 선명한 녹색을 띠는 것을 딴다. 메마른 것은 효소액을 담그기에 적합하지 않으므로 채취하지 않는다.
- **채취시 주의사항** 흔치 않은 약초이므로 개체를 남기기 위해 채취할 때 뿌리를 훼손하지 않으며, 바위에 붙어 있으므로 채취할 때 발을 헛디디지 않도록 조심한다.
- **다듬기** 잎과 가지를 적당한 크기로 썬다.
- **배합 비율** 발효될 때 물이 적게 나오므로 재료 : 설탕의 비율을 1 : 1로 한다. 물과 설탕을 1 : 1로 설탕시럽을 만들어서 재료가 푹 잠기게 붓는 방법도 있다.
- **발효와 숙성 기간** 발효가 더디므로 1차 발효는 200일, 2차 발효와 숙성은 100일 이상 한다.
- **복용시 주의사항** 어혈을 풀어주는 약초이므로 임산부나 몸이 쇠약한 사람은 복용하지 않는다.

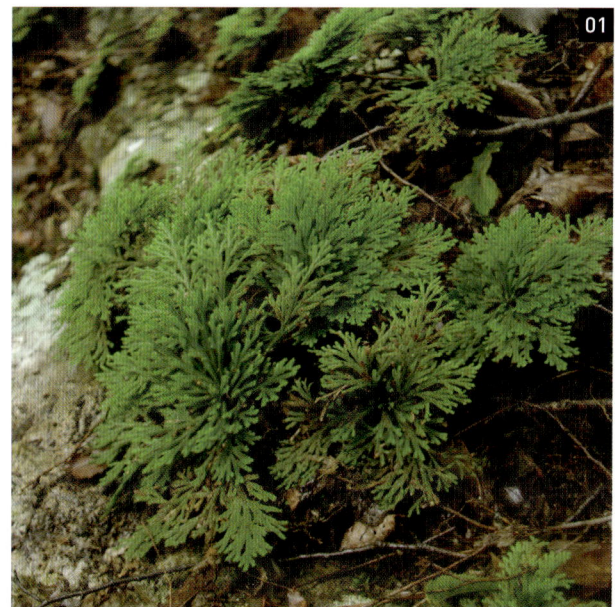

키 20㎝. **잎**은 작은 비늘 같고, 빽빽이 달려서 측백나무 잎처럼 보인다. 잎 가장자리에 잔 톱니가 있고, 가지에 잎이 4줄로 달린다. **가지**가 뿌리에서 나와 사방으로 갈라지고, 모양이 편평하다. 가지 앞면은 녹색을 띠고 뒷면은 조금 희끗하며, 마르면 오므라들고 습기가 있으면 사방으로 퍼진다. 꽃이나 **열매**는 없고, 가지 끝에 포자주머니가 있어 포자로 번식한다. **뿌리**는 수염 같고 뒤엉켜 자란다.

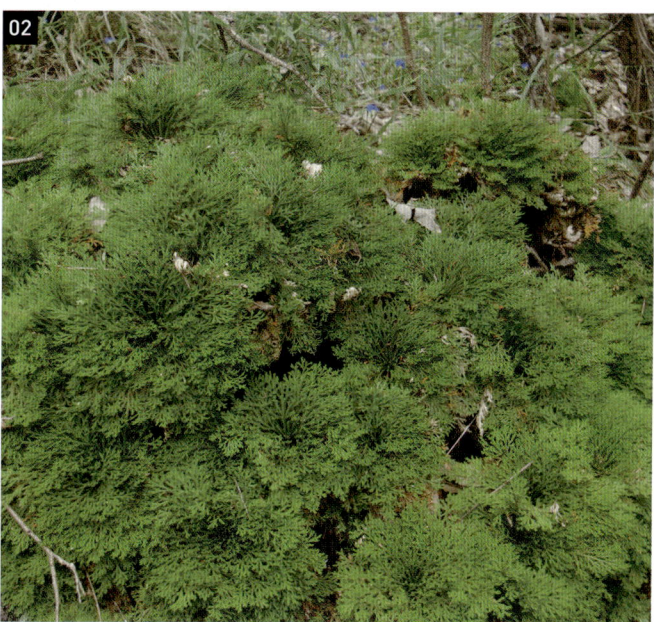

01 습기가 있으면 가지가 펴진다. 7월 19일
02 바위를 뒤덮은 모습. 9월 24일
03 잎이 마르기 전에 채취한다. 10월 28일

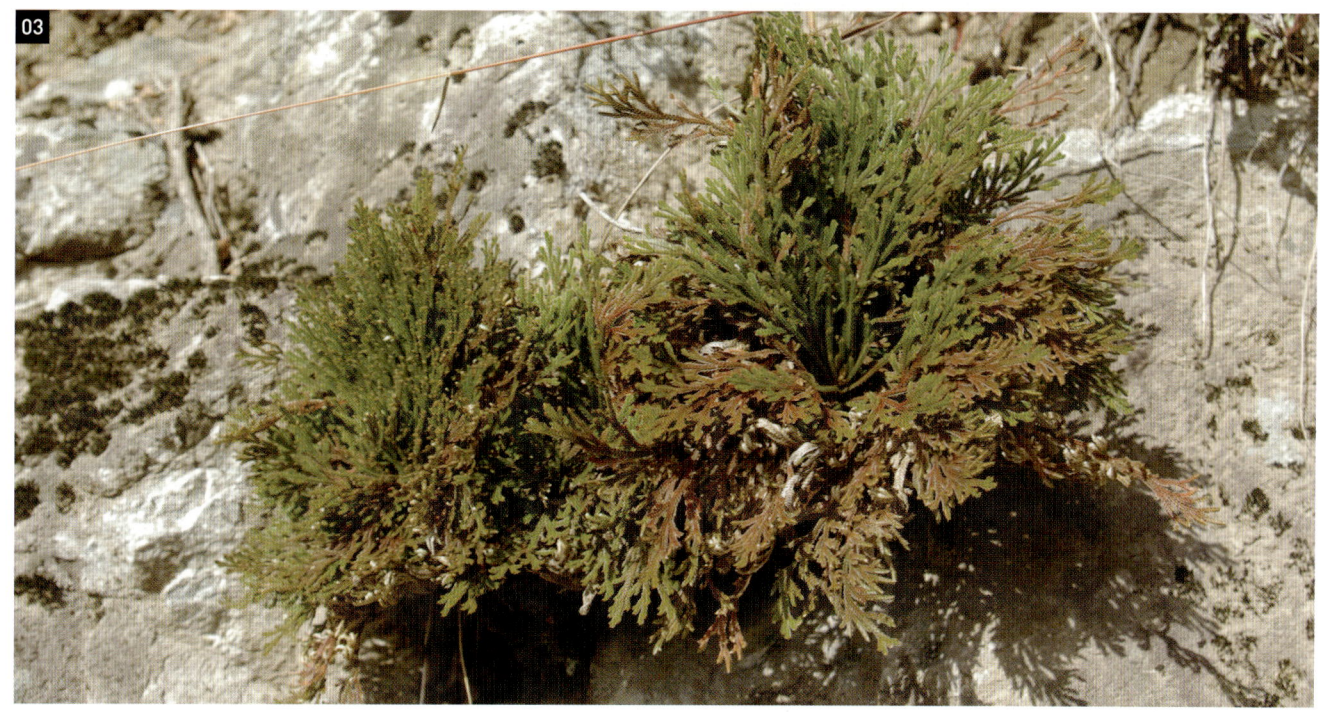

부처손

033 비비추

Hosta longipes (Franch. & Sav.) Matsum.

새순 잎 줄기 꽃 열매 씨앗 뿌리

 평한 약성 | 자양, 두통, 기관지염 등에 효과

백합과
여러해살이풀

다른 이름
비비취

생약명
자옥잠(紫玉簪)

성분
사포닌(면역력강화)
쿠마린(항혈전제)

특징
독성이 조금 있으며
단맛과 신맛과 쓴맛이 있다.

체질
체질에 관계없이 복용

서식지
산과 들의 반그늘인 곳,
냇가에 난다.

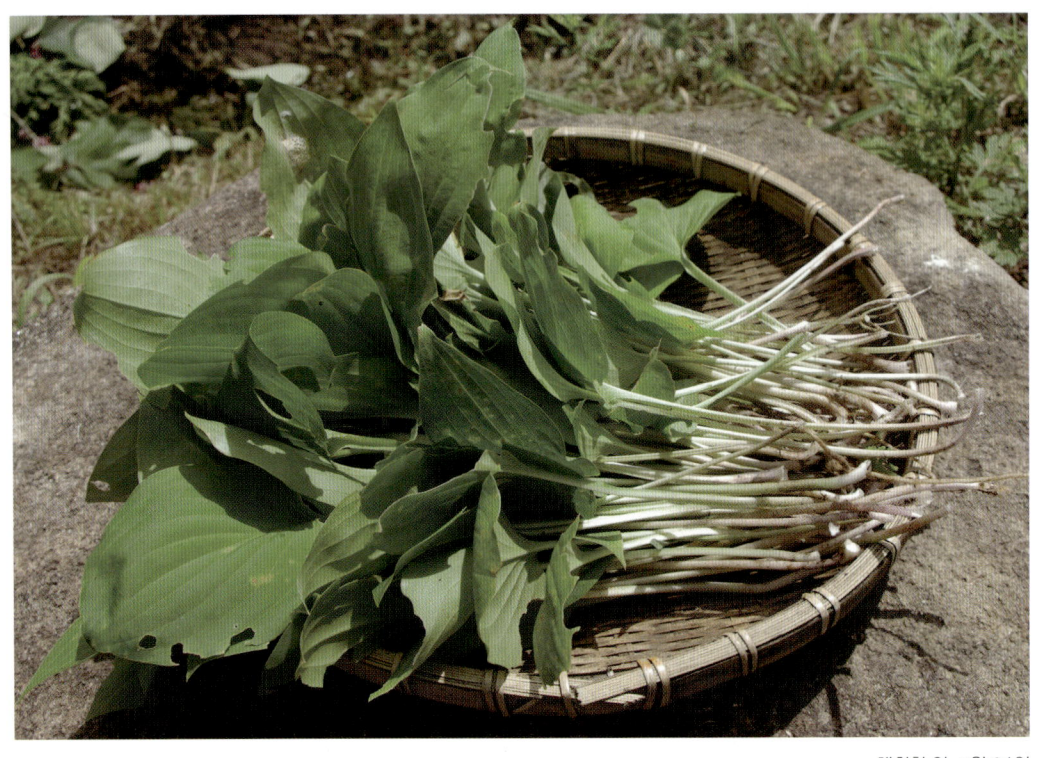

채취한 잎. 7월 24일

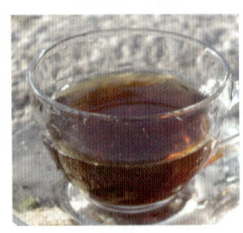

위 잎으로 효소액 담그는 모습.
아래 걸러낸 잎 효소액.

효소액 담그기

- **사용 부위** 잎
- **채취 기간** 3~10월. 여름에도 새순이 올라와 계속 채취할 수 있다.
- **채취 방법** 꽃이나 열매가 달리지 않고 너무 억세지 않은 어린 것을 골라 싱싱할 때 딴다.
- **채취시 주의사항** 꽃이나 열매를 맺은 것은 약성이 떨어지므로 좋지 않다.
- **다듬기** 잎이 크거나 뻣뻣할 경우 적당한 크기로 썬다.
- **배합 비율** 발효될 때 물이 적게 나오므로 재료 : 설탕의 비율을 1 : 1로 한다.
- **발효와 숙성 기간** 1차 발효는 100일, 2차 발효와 숙성은 100일 이상 한다.
- **담그기와 복용시 주의사항** 독성이 조금 있으므로 발효 가스와 함께 배출될 수 있도록 숨 쉬는 항아리에 담그며, 잘 숙성시켜서 소량씩 복용한다.

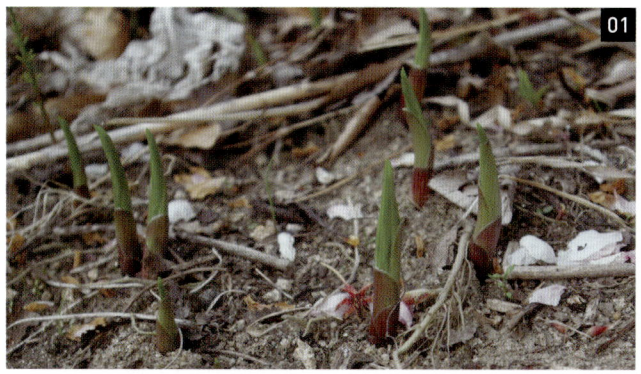

키 30~40㎝. **잎**은 길이 12~13㎝, 너비 8~9㎝로 얕은 심장모양이고, 끝이 뾰족하다. 잎에는 8~9개의 세로 잎맥이 있으며, 가장자리가 밋밋하고 물결처럼 조금 구불거린다. 잎자루가 길고, 잎이 뿌리에 뭉쳐서 나며 질기다. **꽃**은 7~8월에 피는데, 30~40㎝ 길이의 꽃줄기에 연한 자주색을 띠는 종모양으로 달린다. 꽃부리가 6개로 갈라지며, 수술은 6개, 암술은 1개이다. **열매**는 9~10월에 여무는데 모양이 긴 타원형이고, 익으면 열매껍질이 3갈래로 갈라져 씨앗이 나온다. **뿌리**는 무성하게 나온다.

01 새순이 뾰족하게 올라온다. 4월 22일
02 어린잎은 돌돌 말려 있다. 4월 22일
03 어린잎이 펴져서 자라는 모습. 5월 24일
04 잎이 어릴 때 채취하는 것이 좋다. 5월 24일

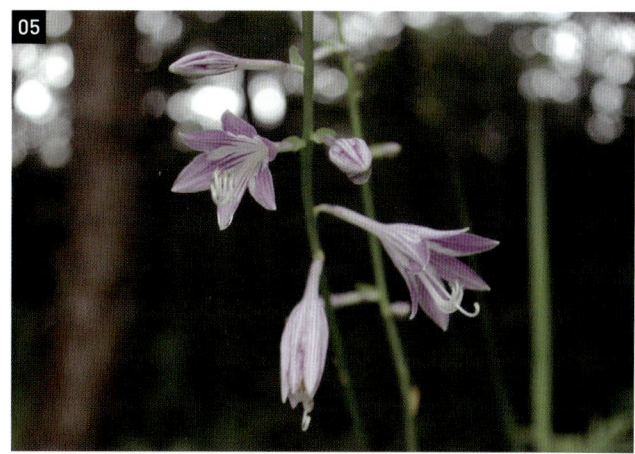

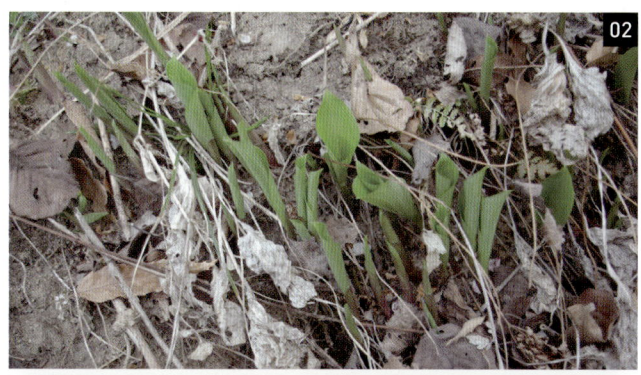

05 꽃이 종모양으로 핀다. 7월 12일
06 여름에도 새순이 올라와 자란다. 8월 1일
07 가을에 잎이 노랗게 된다. 10월 20일

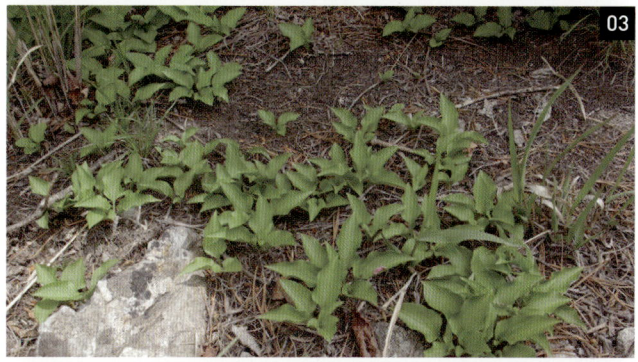

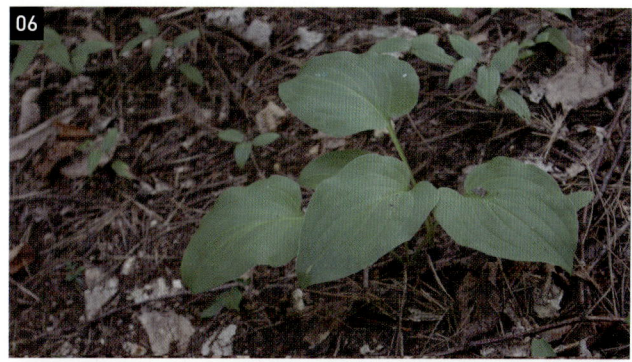

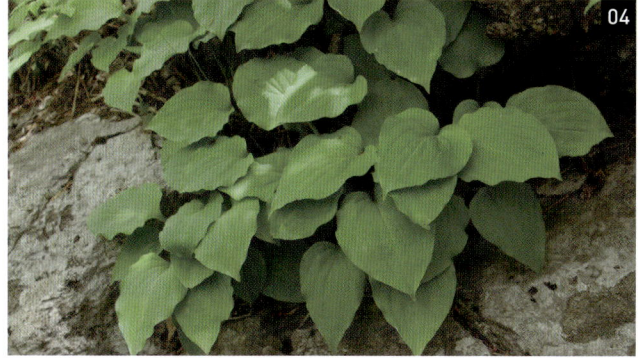

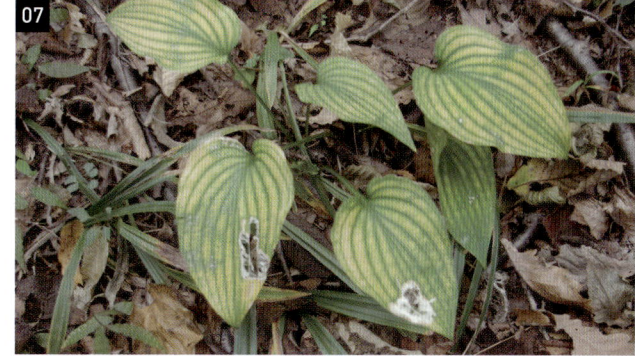

034 비수리

Lespedeza cuneata G. Don

새순 잎 줄기 꽃 열매 씨앗 뿌리

✿ 평한 약성 | 기력회복, 천식, 위장병, 황달성간염 등에 효과

콩과
여러해살이풀

다른 이름
꾀꼬질

생약명
야관문(夜關門)

성분
플라보노이드(산화방지)
타닌(수렴작용)
시토스테롤
(콜레스테롤 흡수방지)
피니톨(혈당조절)

특징
독성이 없으며
조금 쓴맛과 단맛이 있다.

체질
체질에 관계없이 복용

서식지
산기슭과 들의
양지바른 곳에 난다.

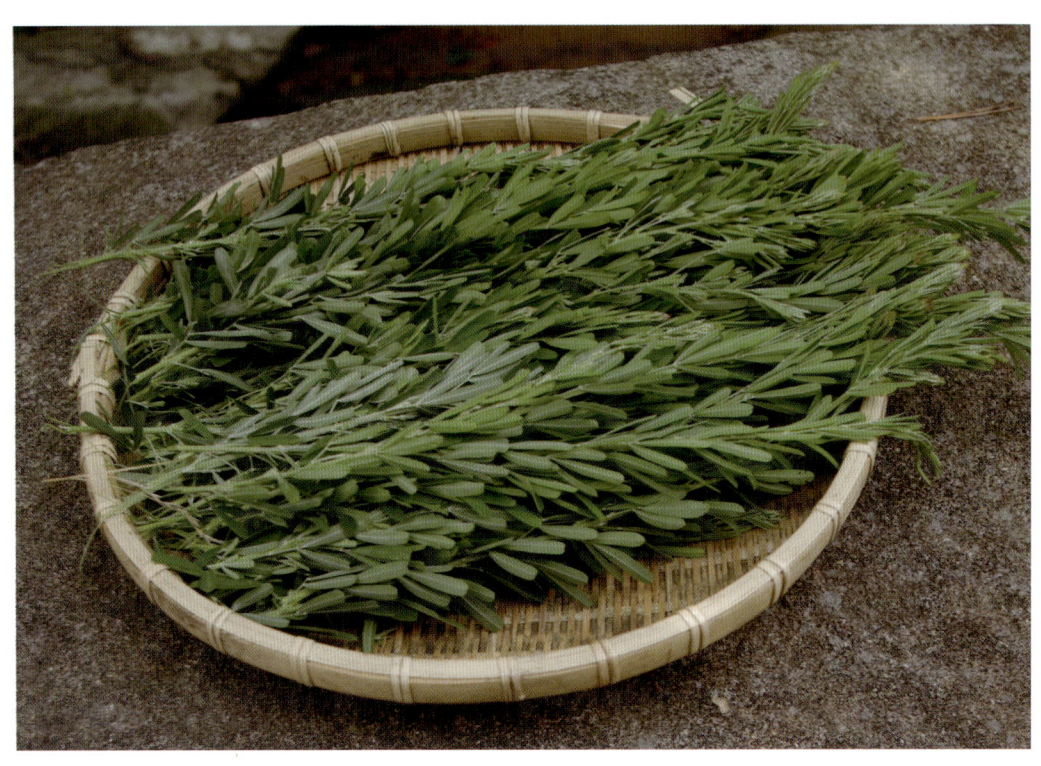

채취한 잎·줄기. 7월 9일

효소액 담그기

- **사용 부위** 잎+줄기
- **채취 기간** 3~9월
- **채취 방법** 꽃이나 열매가 달리지 않은 것을 골라 싱싱할 때 딴다.
- **채취시 주의사항** 열매가 달린 것은 약성이 떨어지므로 좋지 않다.
- **다듬기** 줄기는 담글 때 붕 뜨지 않도록 작게 썬다.
- **배합 비율** 발효될 때 물이 많이 나오지 않으므로 재료 : 설탕의 비율을 1 : 1로 한다.
- **발효와 숙성 기간** 1차 발효는 100일, 2차 발효와 숙성은 100일 이상 한다.

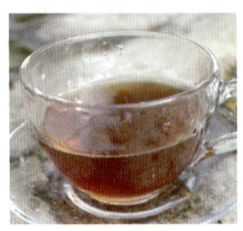

위 잎·줄기로 효소액 담그는 모습.
아래 걸러낸 잎·줄기 효소액.

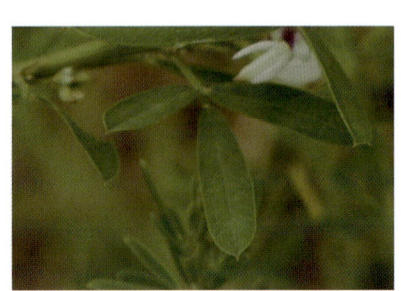

3장이 붙어서 난 잎

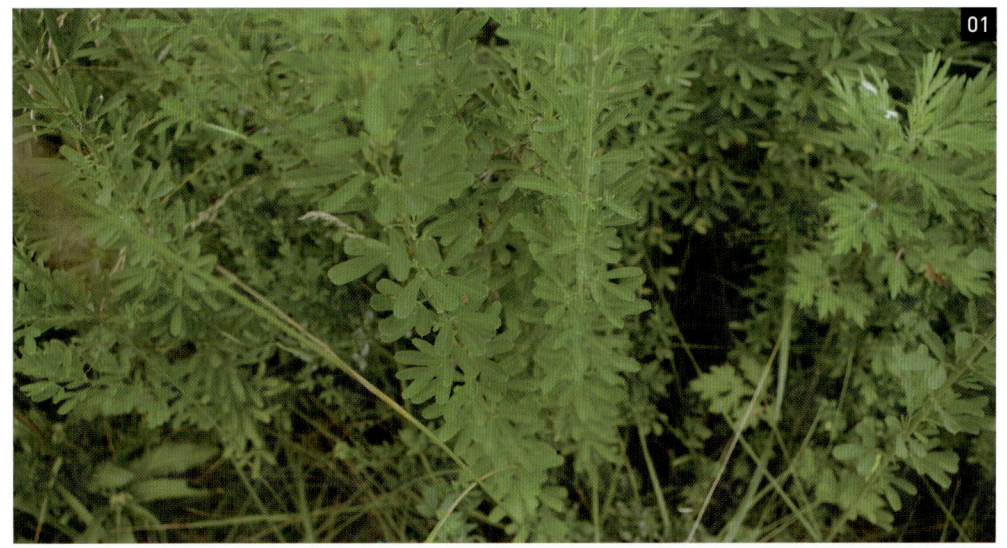

키 50~100cm. **잎**은 길이 1~2cm, 너비 2~4mm의 아주 긴 타원형이고, 3장씩 층층이 붙어 난다. 잎 가장자리는 밋밋하고, 잎 뒷면에 잔털이 있다. **줄기**는 잔털이 있고, 가늘고 곧게 올라오며, 가지가 짧게 갈라져 나온다. **꽃**은 8~9월에 피는데, 흰색을 띠고 안쪽에 붉은자주색 줄무늬가 있다. 크기는 자잘하고, 꽃잎이 나비모양으로 갈라진다. **열매**는 10월에 여무는데 타원형이고, 익으면 짙은 갈색이다. **뿌리**는 가늘고 길게 뻗는다.

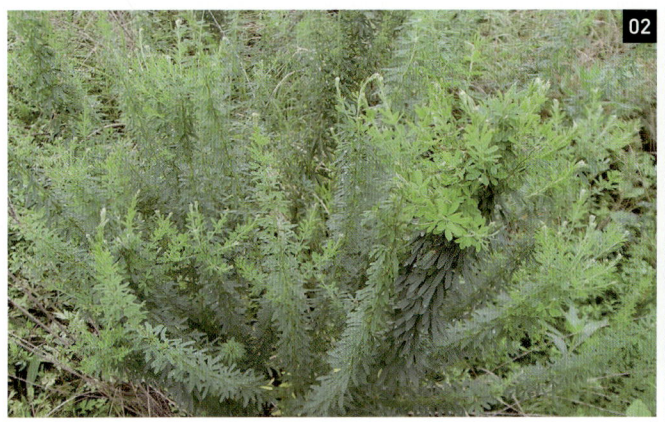
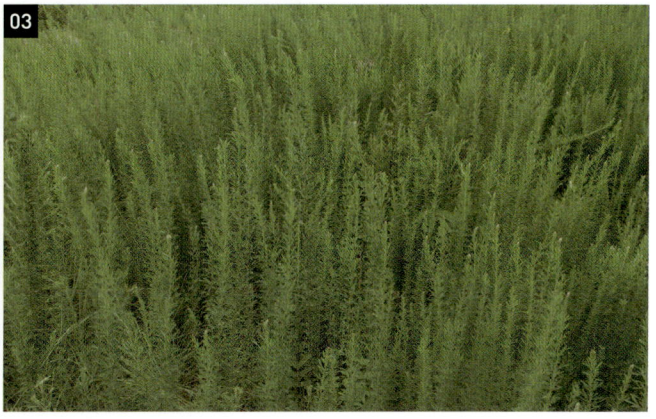

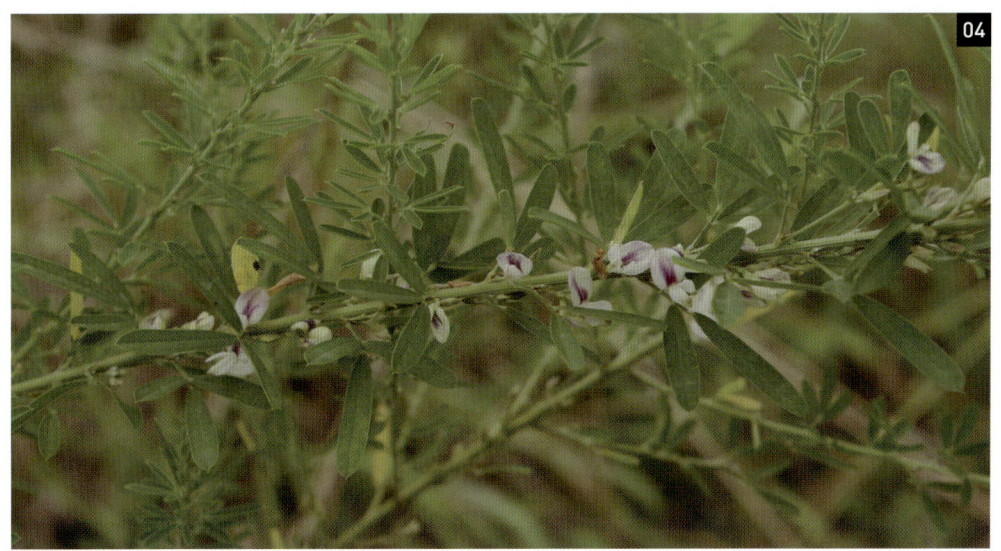

01 잎이 3장씩 층층이 달린다. 7월 9일
02 가지가 짧게 갈라져 나온다. 7월 23일
03 군락을 이뤄 자라는 모습. 7월 19일
04 꽃에 붉은자주색 줄무늬가 있다. 8월 11일

비수리

035 산딸나무

Cornus kousa Buerg.

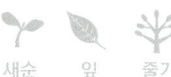
새순　잎　줄기　꽃　**열매**　씨앗　뿌리

 평한 약성 | 골절, 이질설사, 외상출혈 등에 효과

층층나무과
잎지는 큰키나무

다른 이름
딸나무

생약명
야여지(野荔枝)

성분
비타민C(산화방지)
단백질(근육강화)
아미노산(근육강화)
당류(에너지공급)

특징
독성이 없으며
떫은맛과 조금 단맛이 있다.

체질
체질에 관계없이 복용

서식지
산속 촉촉한 땅에서 자란다.

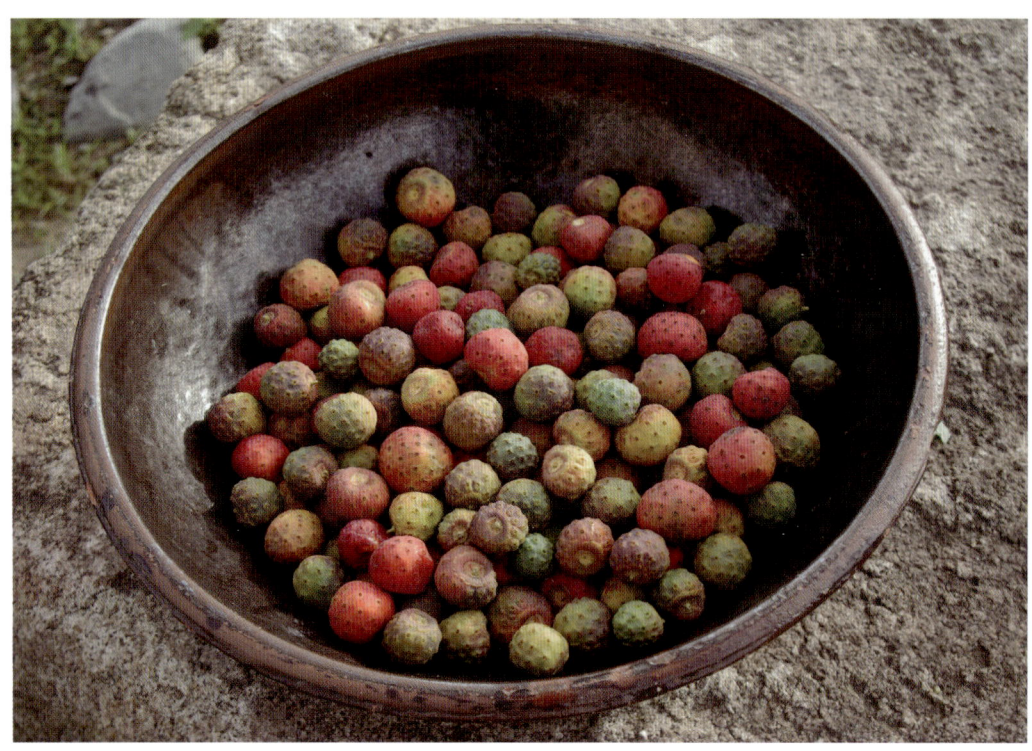

채취한 열매. 9월 24일

효소액 담그기

- **사용 부위** 열매
- **채취 기간** 9~10월
- **채취 방법** 열매는 풋열매부터 익은 열매까지 너무 익지 않은 것을 골라 싱싱할 때 딴다.
- **배합 비율** 발효될 때 물이 적당히 나오므로 설탕의 비율을 1 이상 넣고, 발효 중에 설탕이 부족한 듯하면 가끔씩 덧넣는다.
- **발효와 숙성 기간** 1차 발효는 100일, 2차 발효와 숙성은 100일 이상 한다.
- **완성 상태** 열매에 단맛이 있어서 발효와 숙성이 잘 되면 그윽한 맛이 난다.

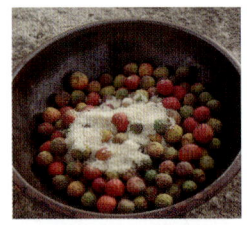
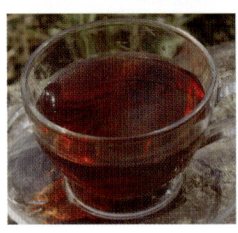

위 열매로 효소액 담그는 모습.
아래 걸러낸 열매 효소액.

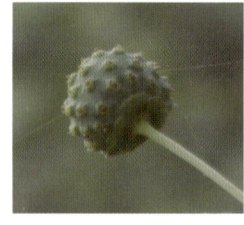 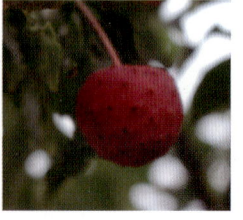

풋열매 / 익은 열매

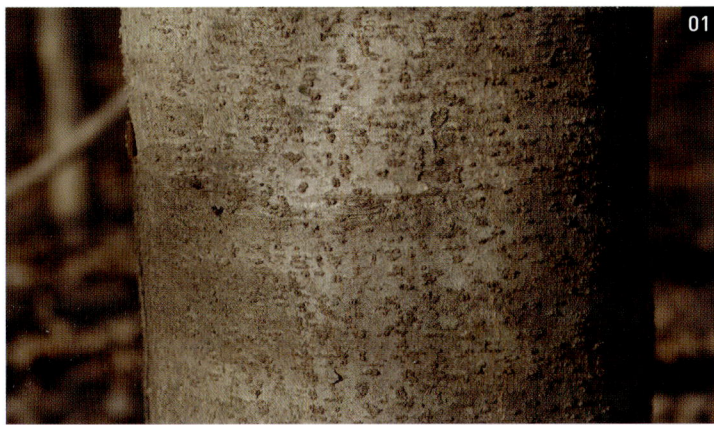

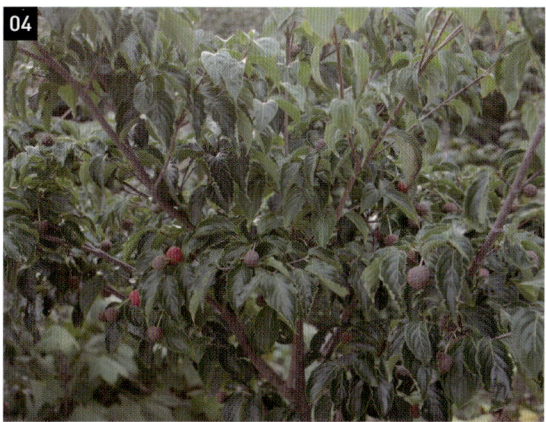

키 7~12m. **잎**은 길이 5~12㎝, 너비 3.5~7㎝의 긴 타원형이고, 끝이 뾰족하며, 잎 가장자리가 물결처럼 구불거린다. 잎 앞면에는 잔털이 조금 있고, 뒷면은 흰녹색 잔털이 빽빽하다. 잎이 가지에 마주 달린다. **줄기**는 껍질이 회갈색을 띠고, 껍질눈이 많아 거칠며, 점차 비늘처럼 얇게 벗겨진다. **꽃**은 6~7월에 피는데 흰색을 띠며, 꽃잎은 없고 4갈래의 큰 꽃받침잎이 꽃잎처럼 펴진다. **열매**는 10월에 여무는데 둥글고 울퉁불퉁하며, 지름 15~25㎜이고 익으면 붉은색이다.

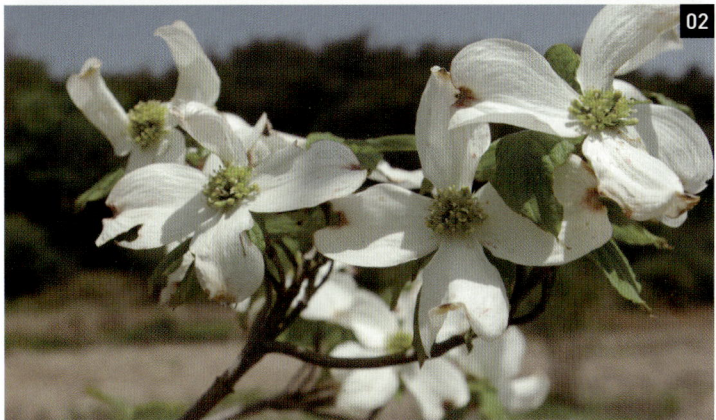

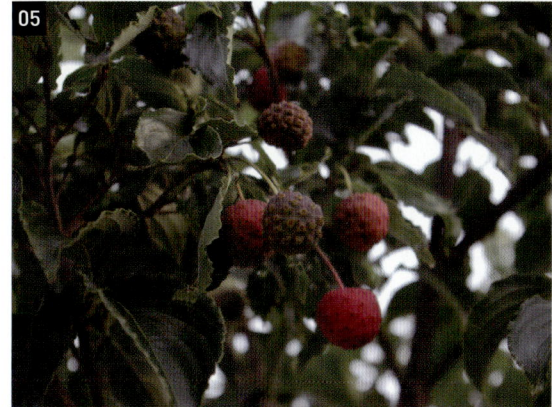

01 줄기껍질에 껍질눈이 많다. 1월 2일
02 꽃모양이 바람개비 같다. 5월 26일
03 풋열매가 하늘을 향해 달려 있다. 8월 1일
04 열매가 너무 익기 전에 채취한다. 9월 14일
05 열매가 붉게 익는다. 9월 14일
06 겨울에도 열매가 달려 있다. 1월 2일

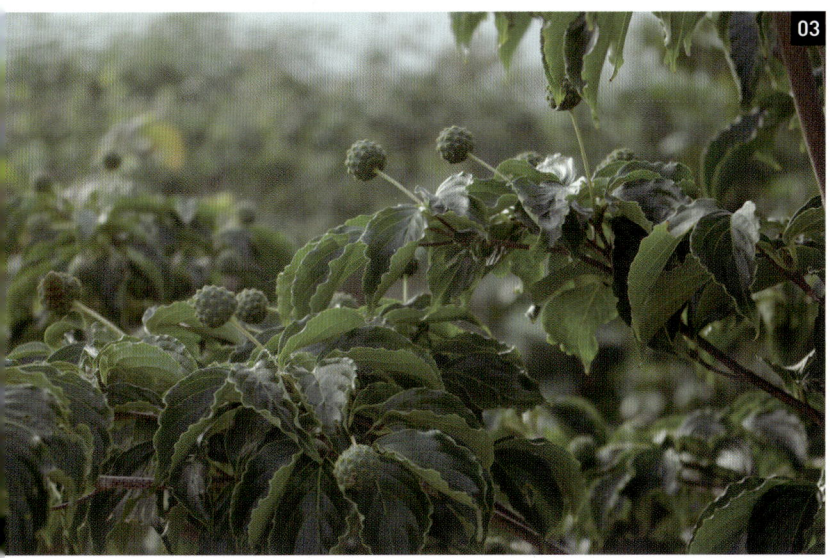

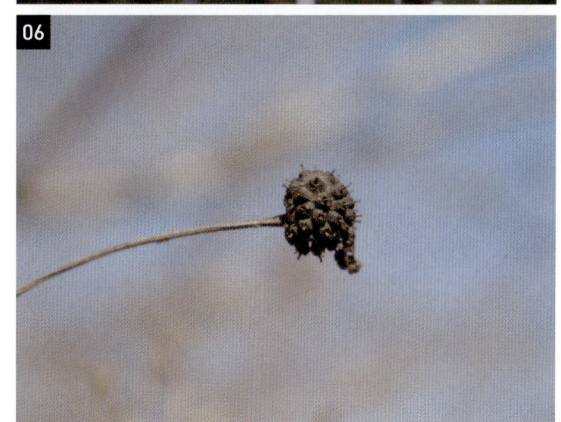

036

Cuscuta japonica Choisy

새삼

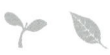
새순　잎　줄기　꽃　열매　씨앗　뿌리

 평한 약성 | 황달, 간염, 장염 등에 효과

메꽃과
덩굴성 한해살이풀

생약명
토사(菟絲)

성분
비타민B₁
(에너지대사 관여)
비타민B₂(빈혈개선)
칼슘(뼈강화)
마그네슘(체내기능유지)
철분(빈혈개선)
알칼로이드(염증과 통증완화)
당류

특징
독성이 없으며
단맛과 매운맛이 있다.

체질
체질에 관계없이 복용

서식지
산과 들의 양지바른
풀밭에 난다.

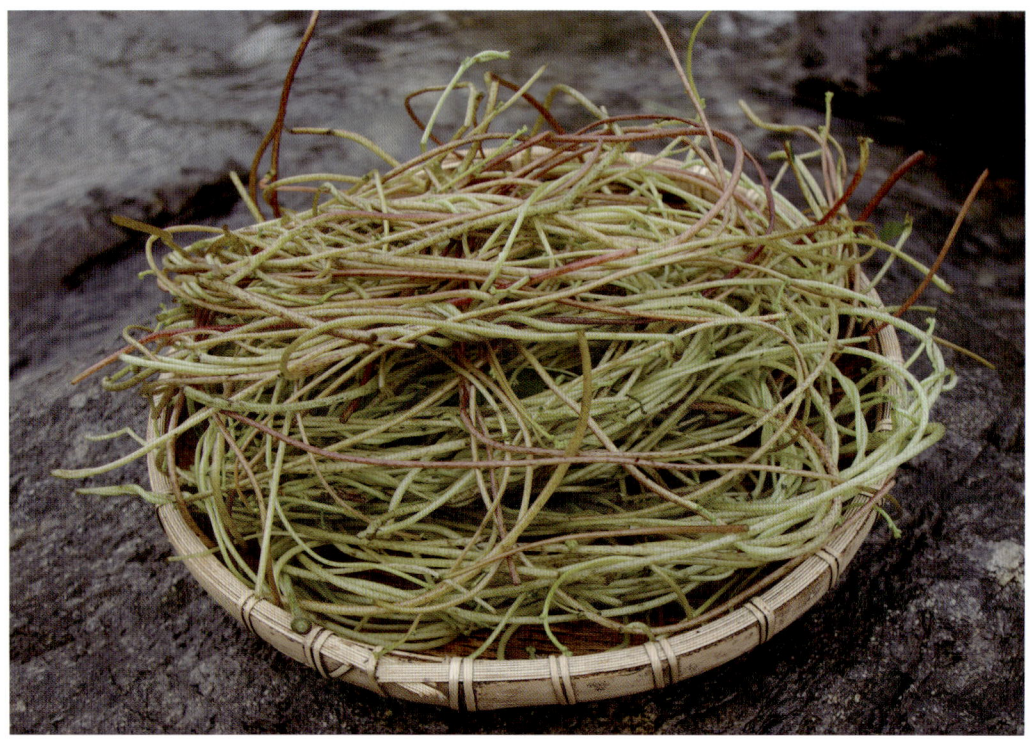

채취한 줄기. 7월 10일

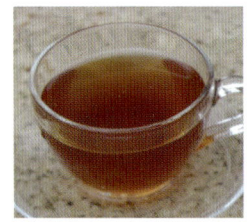

걸러낸 줄기 효소액.

효소액 담그기

- **사용 부위** 줄기
- **채취 기간** 3~10월
- **채취 방법** 꽃이 활짝 피거나 열매가 달리지 않은 것을 골라 싱싱할 때 딴다. 잎은 퇴화되어 거의 보이지 않는다.
- **채취시 주의사항** 줄기가 뒤엉켜 있을 때는 낫을 사용한다.
- **다듬기** 줄기가 덩굴성이므로 담글 때 붕 뜨지 않도록 작게 썬다.
- **배합 비율** 발효될 때 물이 많이 나오지 않으므로 재료 : 설탕의 비율을 1 : 1로 한다.
- **발효와 숙성 기간** 1차 발효는 100일, 2차 발효와 숙성은 100일 이상 한다.
- **완성 상태** 단맛과 매운맛이 있어 발효와 숙성이 잘 되면 개운한 맛이 난다.

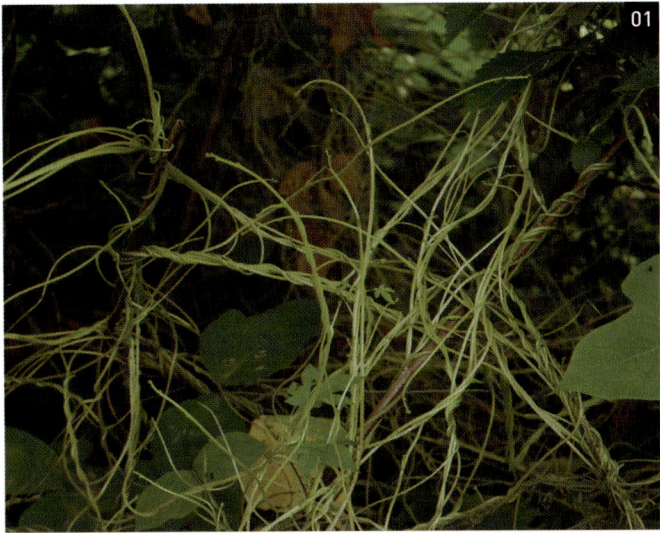

길이 4~5m. **잎**은 작은 비늘 같은 삼각형이고, 퇴화하여 흔적만 남아 있다. 뿌리 대신 잎에 물과 영양분이 저장된다. **줄기**는 이웃한 식물을 감아 올라가 양분을 빨아들이는데, 지름이 2㎜ 정도이다. 껍질이 매끄럽고 질기며, 붉은빛이 도는 갈색을 띤다. **꽃**은 8~9월에 피는데 흰색을 띠며, 자잘하게 여러 송이가 뭉쳐서 달린다. 종모양이고, 꽃부리가 5갈래로 갈라지며, 수술은 5개, 암술은 1개이다. **열매**는 9~10월에 여무는데 찌그러진 타원형이고, 지름 4㎜ 정도이다. **뿌리**는 줄기가 자라면서 없어진다.

01 다른 식물을 감아 올라간다. 7월 10일
02 잎은 퇴화하여 흔적만 있다. 7월 10일
03 줄기를 길게 뻗는다. 7월 19일
04 줄기들이 뒤엉켜 자라는 모습. 8월 11일
05 꽃봉오리 생기는 모습. 8월 11일
06 꽃이 활짝 피기 전에 채취한다. 8월 13일

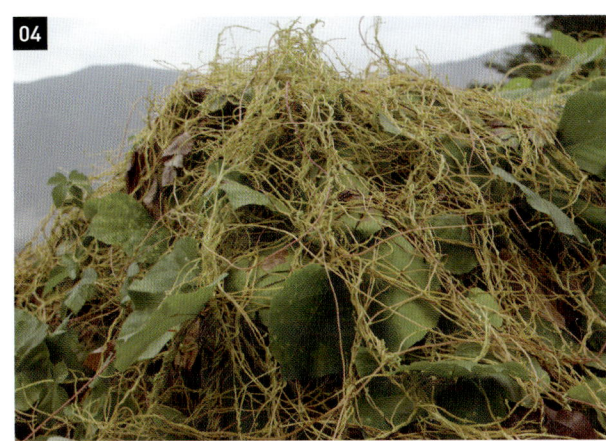

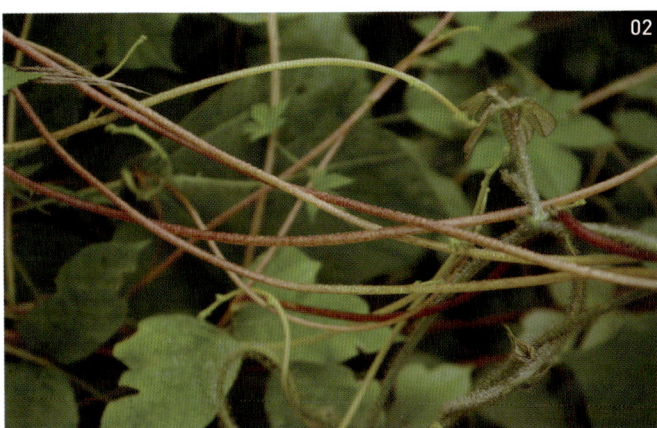

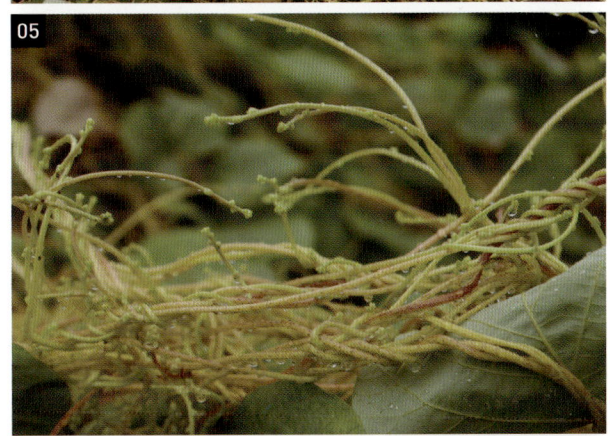

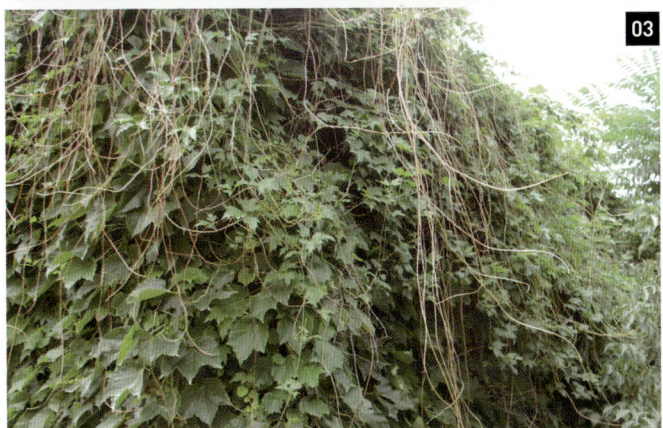

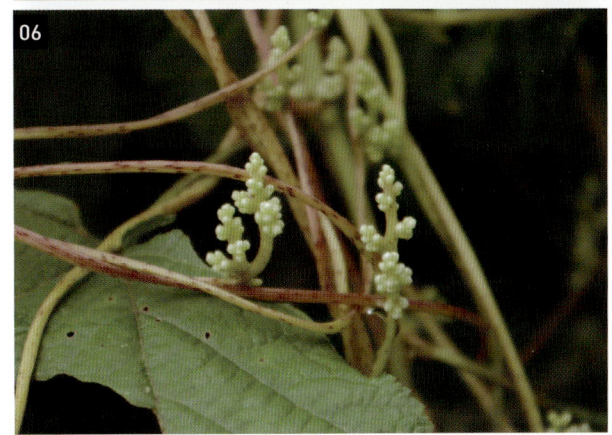

새삼

037 선밀나물

Smilax nipponica Miq.

 평한 약성 | 관절통, 근육통, 팔다리마비, 붓기 등에 효과

새순 잎 줄기 꽃 열매 씨앗 뿌리

백합과
여러해살이풀

다른 이름
멜순

생약명
우미채(牛尾菜)

성분
비타민
무기질

특징
독성이 없으며
단맛과 쓴맛이 있다.

체질
체질에 관계없이 복용

서식지
산과 들의 자갈밭에 난다.

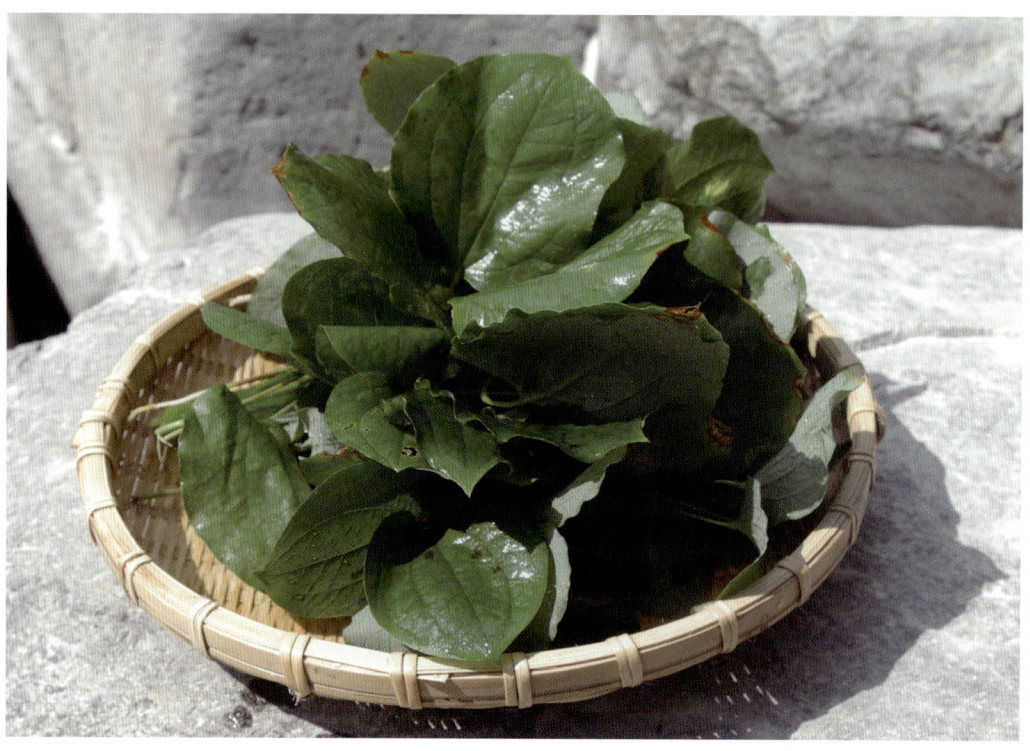

채취한 잎. 7월 29일

효소액 담그기

- **사용 부위** 잎
- **채취 기간** 3~9월
- **채취 방법** 열매가 달리지 않은 것을 골라 싱싱할 때 딴다. 열매가 달린 것은 약성이 떨어진다.
- **채취시 주의사항** 줄기를 함께 채취해서 넣어도 되지만 개체를 남기기 위해 조금만 채취하고, 뿌리와 줄기를 자연에 남겨두는 것이 바람직하다.
- **다듬기** 줄기는 담글 때 붕 뜨지 않도록 작게 썬다.
- **배합 비율** 발효될 때 물이 적게 나오므로 재료 : 설탕의 비율을 1 : 1로 한다.
- **발효와 숙성 기간** 1차 발효는 100일, 2차 발효와 숙성은 100일 이상 한다.
- **완성 상태** 잎에 은은한 향이 있어서 발효와 숙성이 잘 되면 그윽한 맛이 난다.

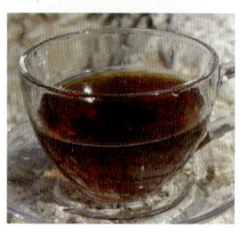

위 잎으로 효소액 담그는 모습.
아래 걸러낸 잎 효소액.

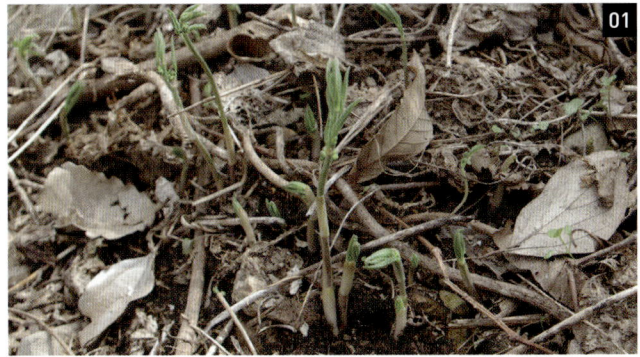

키 1m 정도. **잎**은 길이 5~15cm의 넓은 타원형이고, 끝이 살짝 뾰족하거나 무디며, 잎맥이 5~7개 있다. 잎 가장자리는 밋밋하고, 잎자루는 길이 5~30mm이며, 잎자루에 1쌍의 덩굴손이 달려 있어 다른 물체를 감는다. 잎이 줄기에 어긋나게 달린다. **줄기**는 곧게 올라오고, 가지가 많이 갈라져 나온다. **꽃**은 5~6월에 피는데 녹색이 도는 연노란색을 띠며, 자잘하게 여러 송이가 우산모양으로 뭉쳐서 달린다. 꽃잎은 없고 5갈래의 꽃덮이가 꽃잎처럼 펴지며, 암꽃과 수꽃이 따로 있다. 수술은 6개, 암술은 3갈래이다. **열매**는 8~9월에 여무는데 둥글고 지름이 6~11mm이며, 익으면 검은색이고 흰 가루가 있다. **뿌리줄기**는 옆으로 뻗는다.

01 새순이 올라온 모습. 4월 21일
02 꽃이 작게 달린다. 5월 31일
03 잎이 둥그스름하다. 7월 29일
04 여러 개가 모여 자라는 모습. 7월 29일

05 줄기가 곧게 올라온다. 8월 12일
06 열매가 달리기 전에 채취한다. 7월 29일
07 열매가 검게 익는다. 10월 14일

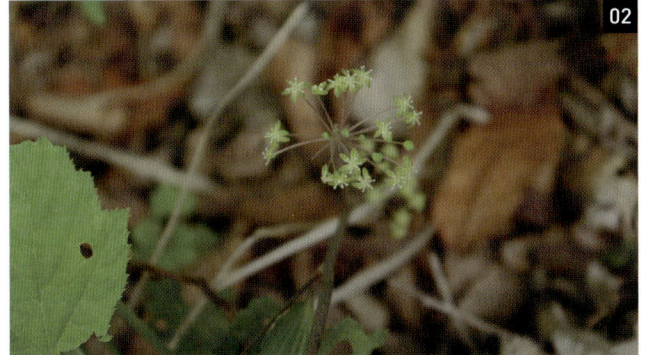

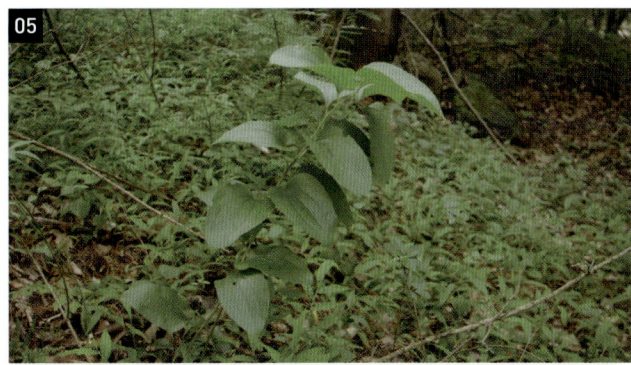

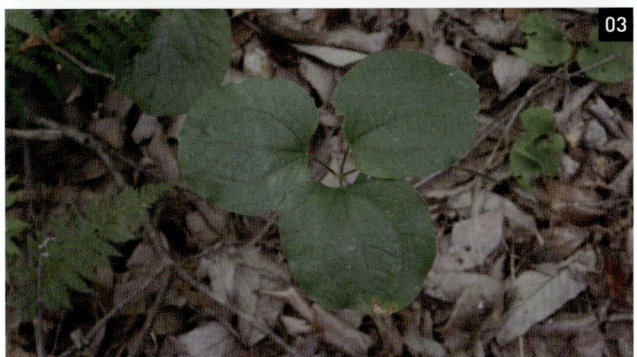

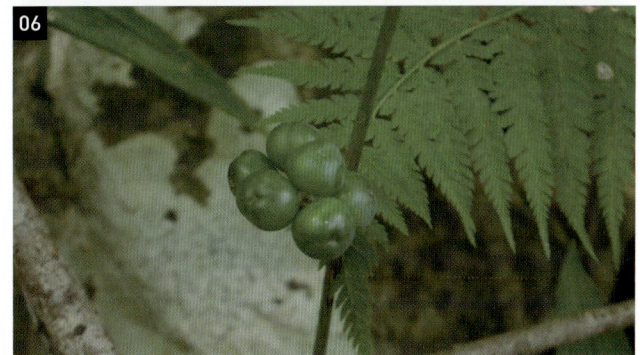

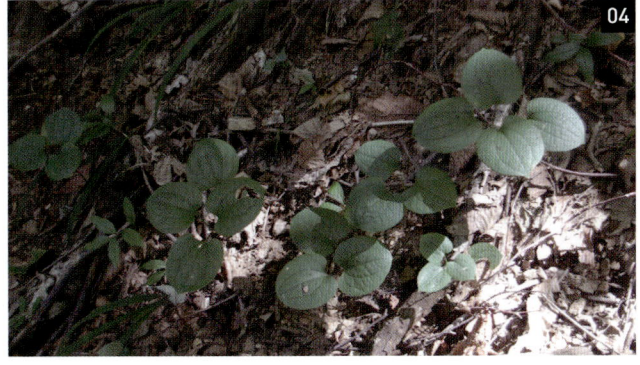

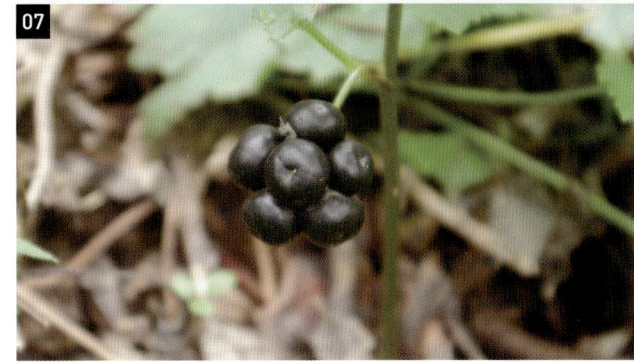

선밀나물

038 쇠무릎

Achyranthes japonica (Miq.) Nakai

새순 잎 줄기 꽃 열매 씨앗 뿌리

🌸 **평한 약성** | 관절통, 신경통, 흰머리, 혈액순환개선 등에 효과

비름과
여러해살이풀

다른 이름
쇠무릎풀

생약명
우슬(牛膝)

성분
사포닌(면역력강화)

특징
독성이 없으며
쓴맛과 신맛이 있다.

체질
체질에 관계없이 복용

서식지
산과 들의 양지바른 풀밭,
냇가에 난다.

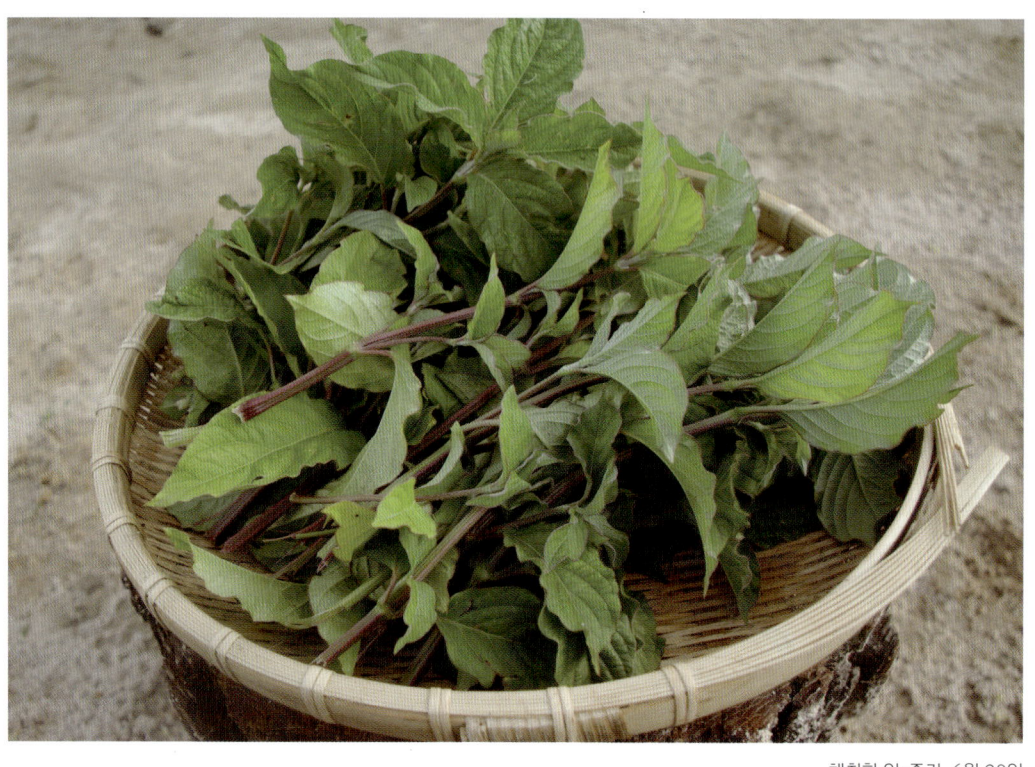

채취한 잎·줄기. 6월 20일

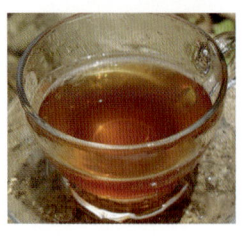

위 잎·줄기로 효소액 담그는 모습.
아래 걸러낸 잎·줄기 효소액.

효소액 담그기

- **사용 부위** 잎, 잎+줄기
- **채취 기간** 10월. 여름에도 새순이 올라와 계속 채취할 수 있다.
- **채취 방법** 꽃이나 열매가 달리지 않은 것을 골라 싱싱할 때 딴다.
- **채취시 주의사항** 꽃이 핀 것은 쓴맛이 더 강해지므로 좋지 않다.
- **다듬기** 잎이 크거나 뻣뻣할 경우 적당한 크기로 썬다. 줄기도 담글 때 붕 뜨지 않도록 작게 써는 것이 좋다.
- **배합 비율** 발효될 때 물이 많이 나오지 않으므로 재료 : 설탕의 비율을 1 : 1로 한다.
- **발효와 숙성 기간** 1차 발효는 100일, 2차 발효와 숙성은 100일 이상 한다.
- **복용시 주의사항** 생리혈이 나오게 하는 성질이 있으므로 임산부는 먹으면 안 된다.

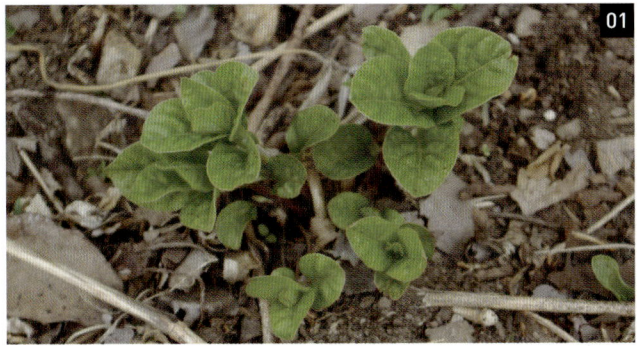

키 50~100cm. **잎**은 길이 10~20cm, 너비 4~10cm의 긴 타원형이고, 끝이 갸름하거나 뾰족하다. 잎 가장자리는 밋밋하고, 물결처럼 구불거리기도 한다. 잎 앞뒷면에 잔털이 조금 있고, 잎자루가 있으며, 잎이 줄기에 마주 달린다. 줄기는 곧게 올라오고, 가지가 많이 갈라져 나온다. 모양은 네모지고 깊은 홈이 있으며, 붉은빛이 돌기도 하고, 불룩한 마디모양의 벌레집이 잘 생긴다. **꽃**은 8~9월에 피는데 녹색을 띠고, 지름 3mm 정도이며, 여러 송이가 이삭처럼 뭉쳐서 달린다. 꽃잎은 없고 암술대 1개, 수술 5개이다. **열매**는 9~10월에 여무는데 긴 타원형이고, 씨앗에 갈고리가 있어 잘 달라붙는다. **뿌리**는 굵고 길게 뻗는다.

01 새순 올라온 모습. 4월 21일
02 잎이 긴 타원형이다. 6월 20일
03 줄기에 붉은빛이 돌기도 한다. 6월 20일
04 꽃이 이삭모양이다. 7월 30일

05 꽃이 피기 전에 채취한다. 8월 22일
06 열매 달린 모습. 10월 10일
07 묵은 줄기에 벌레집이 생겨 불룩하다. 1월 26일

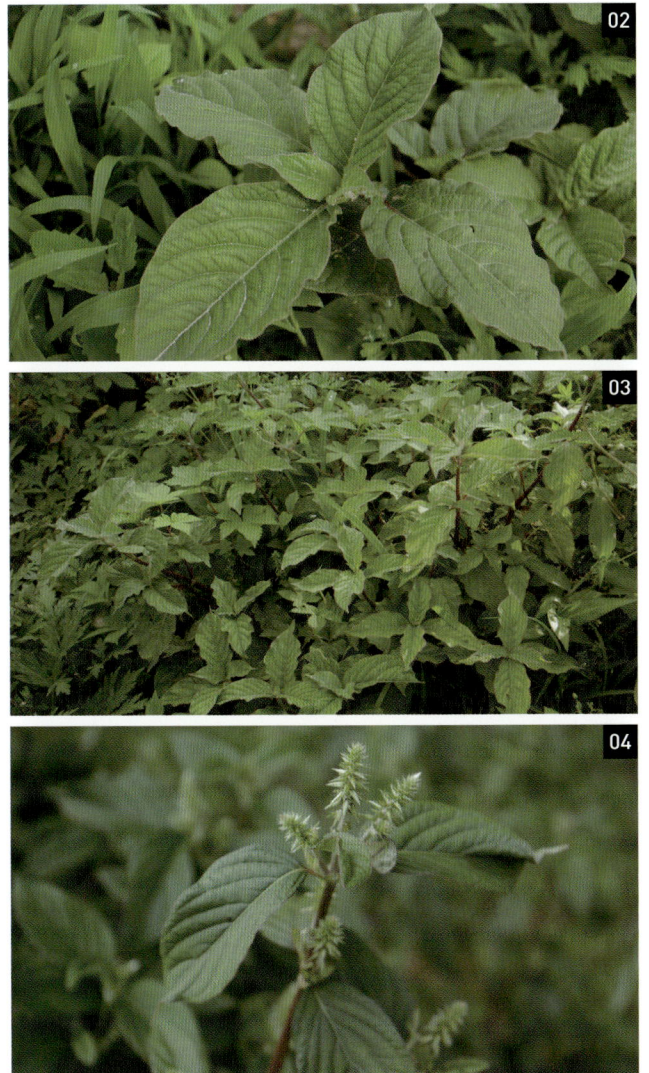

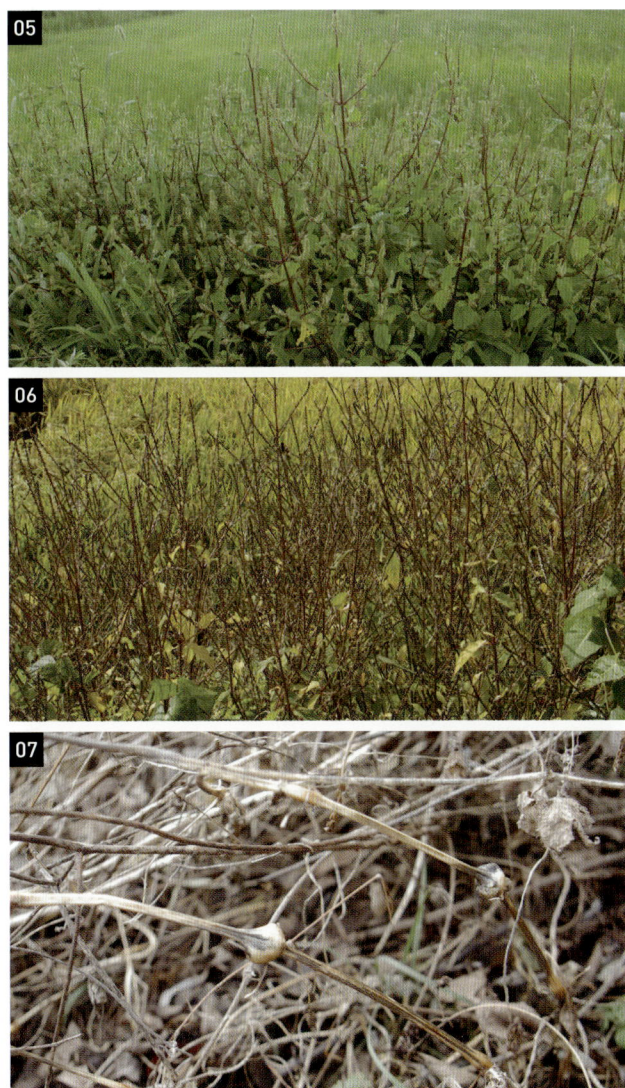

쇠무릎

039

Lespedeza bicolor Turcz.

싸리

새순　잎　줄기　꽃　열매　씨앗　뿌리

평한 약성 | 고열, 고혈압, 신장병, 습진 등에 효과

콩과
잎지는 작은키나무

다른 이름
싸리나무

생약명
호지자(胡枝子)

성분
플라보노이드(산화방지),
레스페딘
(혈중콜레스테롤 개선)

특징
독성이 없으며
조금 쓴맛과 단맛이 있다.

체질
체질에 관계없이 복용

서식지
산속 양지바른 곳에서 자란다.

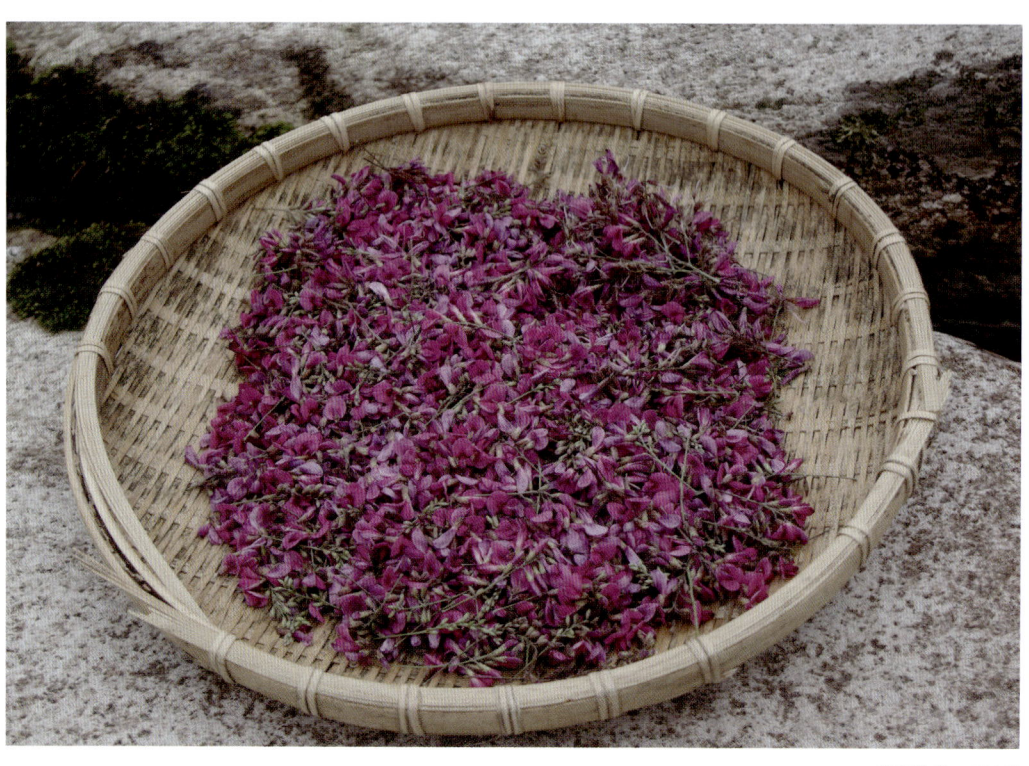

채취한 꽃. 7월 9일

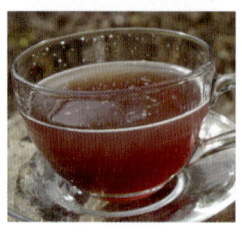

위 꽃으로 효소액 담그는 모습.
아래 걸러낸 꽃 효소액.

효소액 담그기

- **사용 부위** 잎, 잎+꽃, 꽃
- **채취 기간** 3~10월
- **채취 방법** 잎은 어린잎부터 다 자란 잎까지 너무 억세지 않은 것을, 꽃은 너무 활짝 피지 않은 것을 골라 싱싱할 때 딴다.
- **배합 비율** 발효될 때 물이 적게 나오므로 재료 : 설탕의 비율을 1 : 1로 한다.
- **발효와 숙성 기간** 1차 발효는 100일, 2차 발효와 숙성은 100일 이상 한다.
- **완성 상태** 꽃에 은은한 향기가 있어 발효와 숙성이 잘 되면 그윽한 맛이 난다.

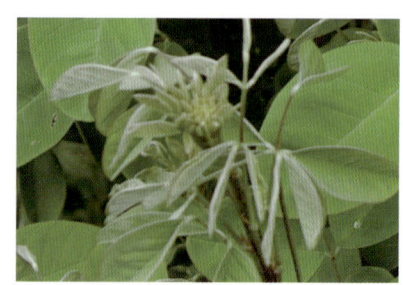

희끗해 보이는 잎 뒷면.

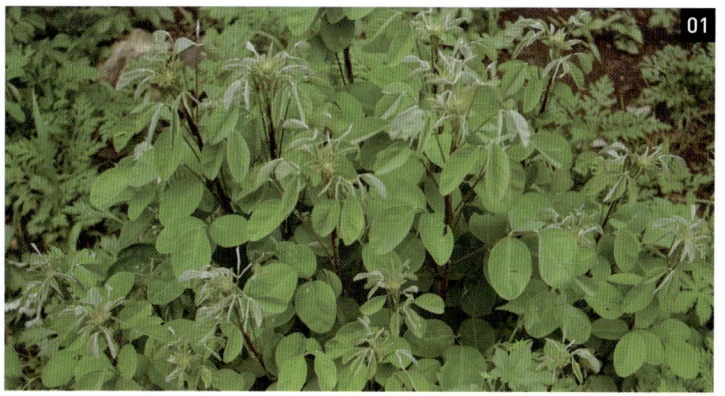

키 3m. **잎**은 길이 2~5㎝의 달걀모양이고, 끝이 갸름하거나 둥글며, 잎줄기 맨 위에 3장씩, 그 아래쪽에는 2장씩 붙는다. 잎 뒷면이 조금 희끗하고 잔털이 조금 있으며, 잎자루는 길이 5㎜ 정도이다. **줄기**는 뭉쳐서 나오며, 가늘고 곧게 자란다. 가지가 많이 갈라져 나오고, 겨울에는 가지 위쪽이 말라 죽는다. 껍질은 연녹색에서 짙은 황갈색이 되며, 밋밋하다가 점차 마름모꼴로 얕게 갈라진다. **꽃**은 7~8월에 피는데 붉은자주색을 띠며, 자잘하게 여러 송이가 꽃자루에 뭉쳐서 달린다. 모양은 나비 같고 꽃잎이 5장이다. **열매**는 10월에 여무는데 납작한 타원형이고, 끝이 뾰족하며, 길이가 7~8㎜이다. 익으면 열매껍질이 갈라져 씨앗이 나온다.

01 잎으로도 효소액을 담근다. 5월 12일
02 잎줄기 맨 위에는 잎이 3장씩 붙는다. 5월 8일
03 꽃이 너무 활짝 피기 전에 채취한다. 7월 9일
04 꽃이 나비모양이다. 6월 26일
05 납작한 열매가 맺힌다. 10월 4일
06 큰 나무는 줄기껍질이 얕게 갈라진다. 1월 3일

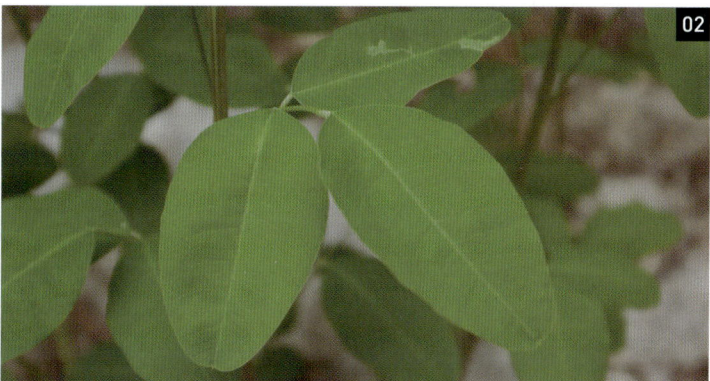

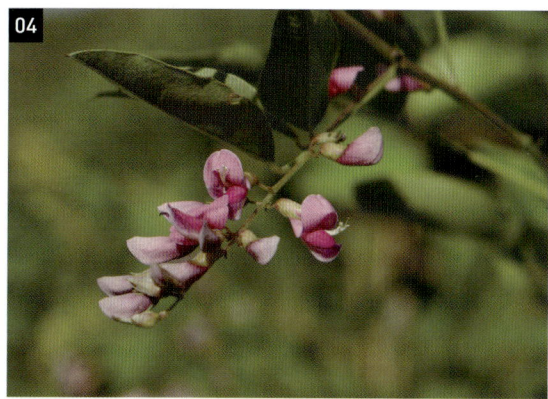

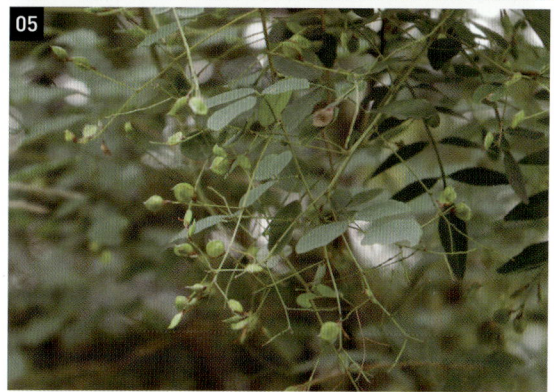

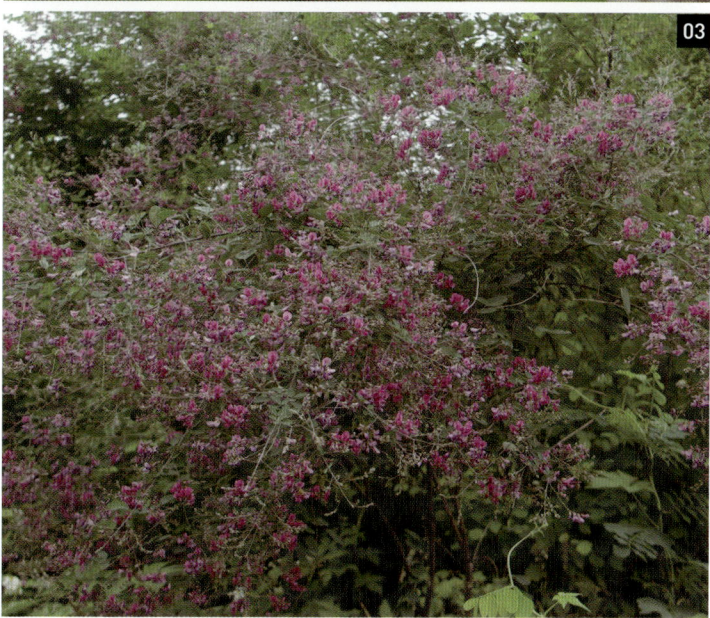

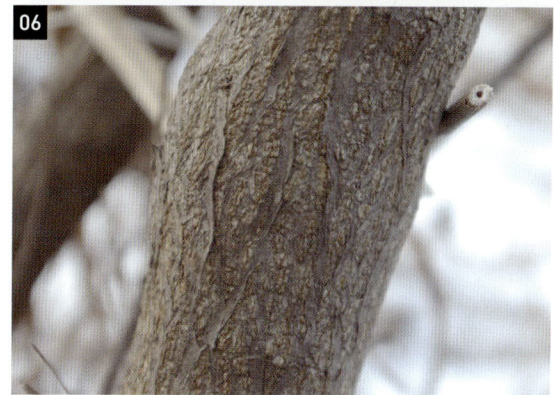

싸리

040 아까시나무

Robinia pseudoacacia L.

평한 약성 | 임산부의 붓기, 변비, 중이염, 여드름 등에 효과

콩과
잎지는 큰키나무

다른 이름
아카시아

생약명
자괴화(刺槐花)

성분
아카세틴(이뇨작용)
로비닌(해독작용)
아미노산(근육강화)
리친(살균작용)

특징
독성이 없으며 단맛이 있다.

체질
체질에 관계없이 복용

서식지
산과 들의 척박한 땅에서 자란다.

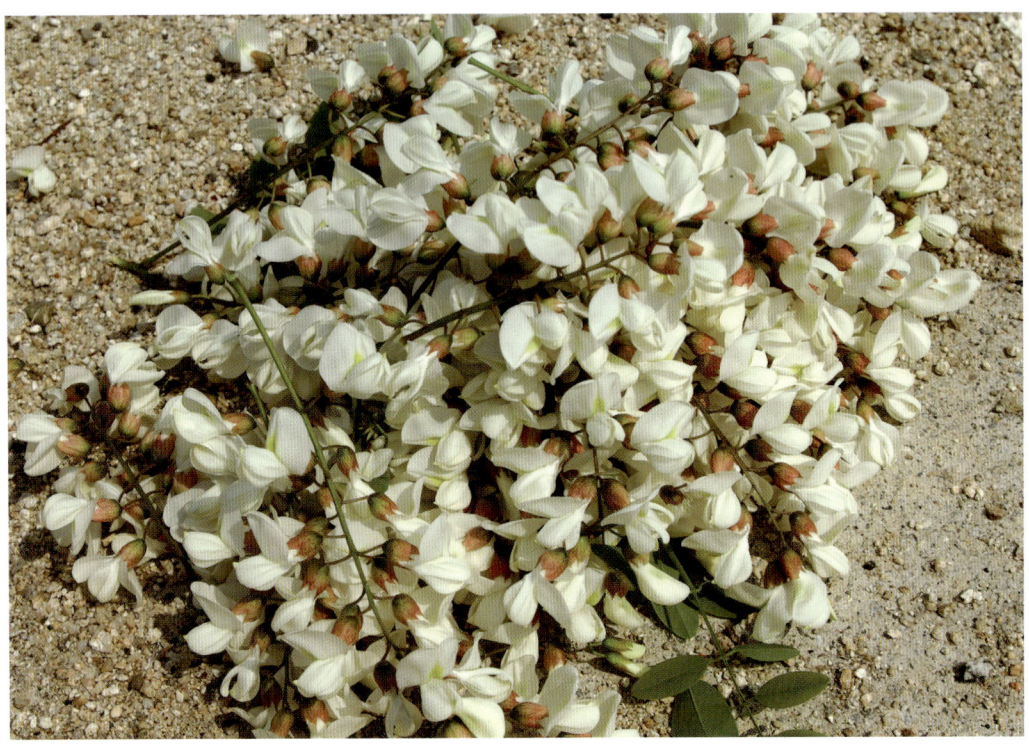

채취한 꽃. 5월 24일

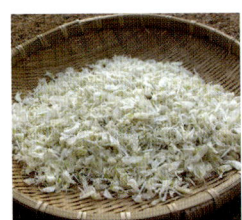
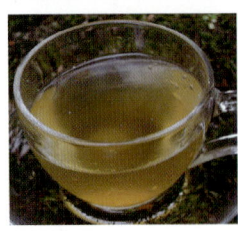

위 꽃 다듬은 모습.
아래 걸러낸 꽃 효소액.

효소액 담그기

- **사용 부위** 잎, 잎+꽃, 꽃
- **채취 기간** 3~9월
- **채취 방법** 잎은 어린잎부터 다 자란 잎까지 너무 억세지 않은 것을, 꽃은 너무 활짝 피지 않은 것을 골라 싱싱할 때 딴다.
- **채취시 주의사항** 가지에 가시가 많으므로 채취할 때 장갑을 낀다.
- **다듬기** 꽃을 다듬을 때 꽃받침과 꽃줄기를 떼어내면 효소액이 깔끔하다.
- **배합 비율** 발효될 때 물이 적게 나오므로 재료 : 설탕의 비율을 1 : 1로 한다.
- **발효와 숙성 기간** 1차 발효는 100일, 2차 발효와 숙성은 100일 이상 한다.
- **완성 상태** 꽃에 은은한 향기가 있어 발효와 숙성이 잘 되면 그윽한 맛이 난다.

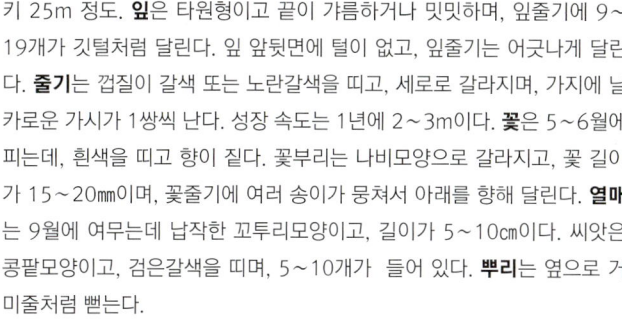

키 25m 정도. **잎**은 타원형이고 끝이 갸름하거나 밋밋하며, 잎줄기에 9~19개가 깃털처럼 달린다. 잎 앞뒷면에 털이 없고, 잎줄기는 어긋나게 달린다. **줄기**는 껍질이 갈색 또는 노란갈색을 띠고, 세로로 갈라지며, 가지에 날카로운 가시가 1쌍씩 난다. 성장 속도는 1년에 2~3m이다. **꽃**은 5~6월에 피는데, 흰색을 띠고 향이 짙다. 꽃부리는 나비모양으로 갈라지고, 꽃 길이가 15~20㎜이며, 꽃줄기에 여러 송이가 뭉쳐서 아래를 향해 달린다. **열매**는 9월에 여무는데 납작한 꼬투리모양이고, 길이가 5~10㎝이다. 씨앗은 콩팥모양이고, 검은갈색을 띠며, 5~10개가 들어 있다. **뿌리**는 옆으로 거미줄처럼 뻗는다.

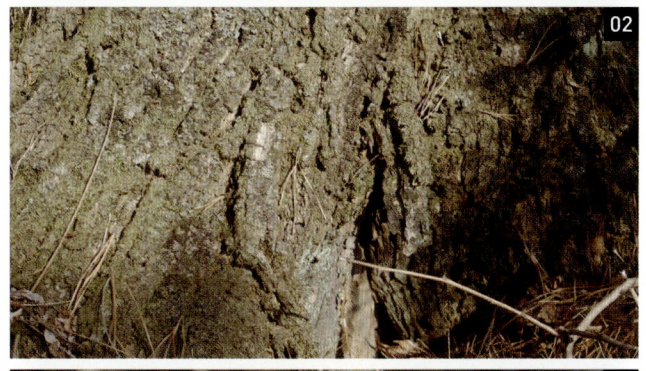

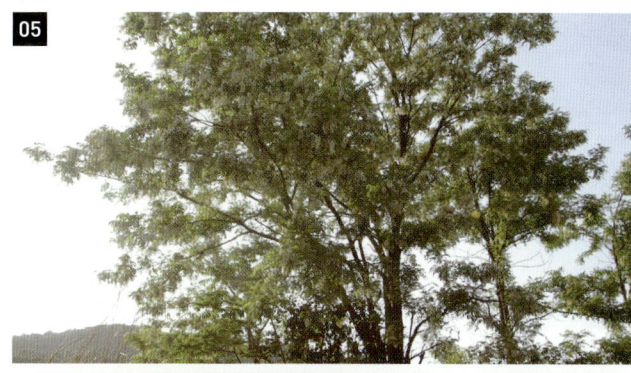

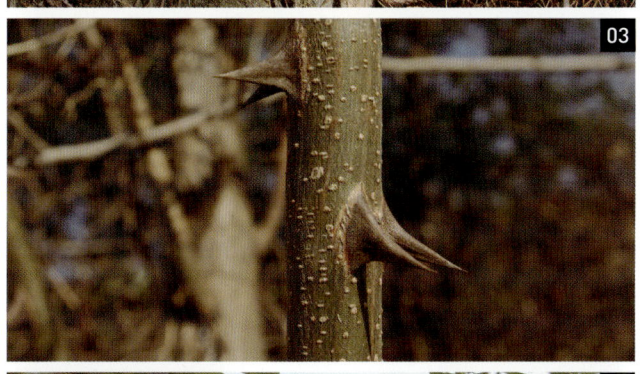

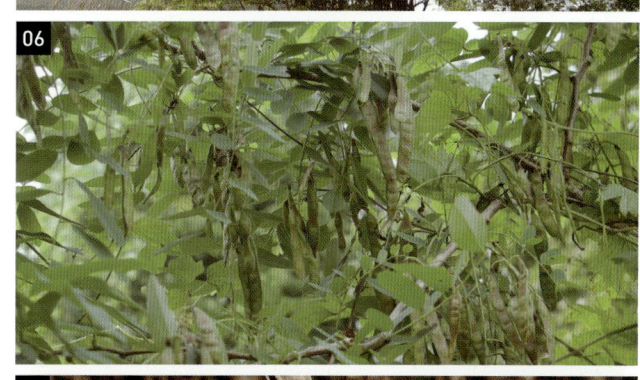

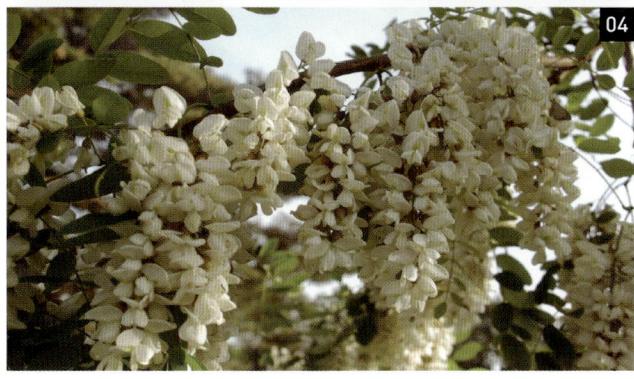

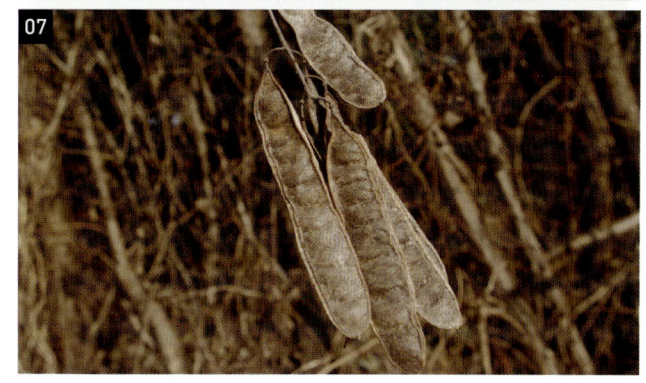

01 잎으로도 효소액을 담근다. 8월 2일
02 줄기껍질이 세로로 갈라진다. 12월 30일
03 가시가 쌍으로 난다. 1월 12일
04 꽃이 아래를 향한다. 5월 24일

05 꽃이 너무 활짝 피기 전에 채취한다. 5월 24일
06 콩꼬투리 같은 열매가 달린다. 7월 9일
07 겨울에도 열매가 남아 있다. 1월 12일

아 까 시 나 무

041 아피오스
Apios american Medikus

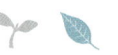
새순 잎 줄기 꽃 열매 씨앗 뿌리

❀ 평한 약성 | 기침감기, 백일해 등에 효과

콩과
덩굴성 여러해살이풀

다른 이름
인디언감자

생약명
토란아(土卵兒)

성분
단백질(근육강화)
칼슘(뼈강화)
칼륨
(신경세포와 근육기능강화)
인(고지혈증개선)
철분(빈혈개선)
나트륨(수분유지)
비타민E(노화방지)
비타민C(산화방지)

특징
독성이 없으며
조금 쓴맛과 단맛이 있다.

체질
체질에 관계없이 복용

서식지
산과 들의 비옥한 땅에 나며, 농가에서도 재배한다.

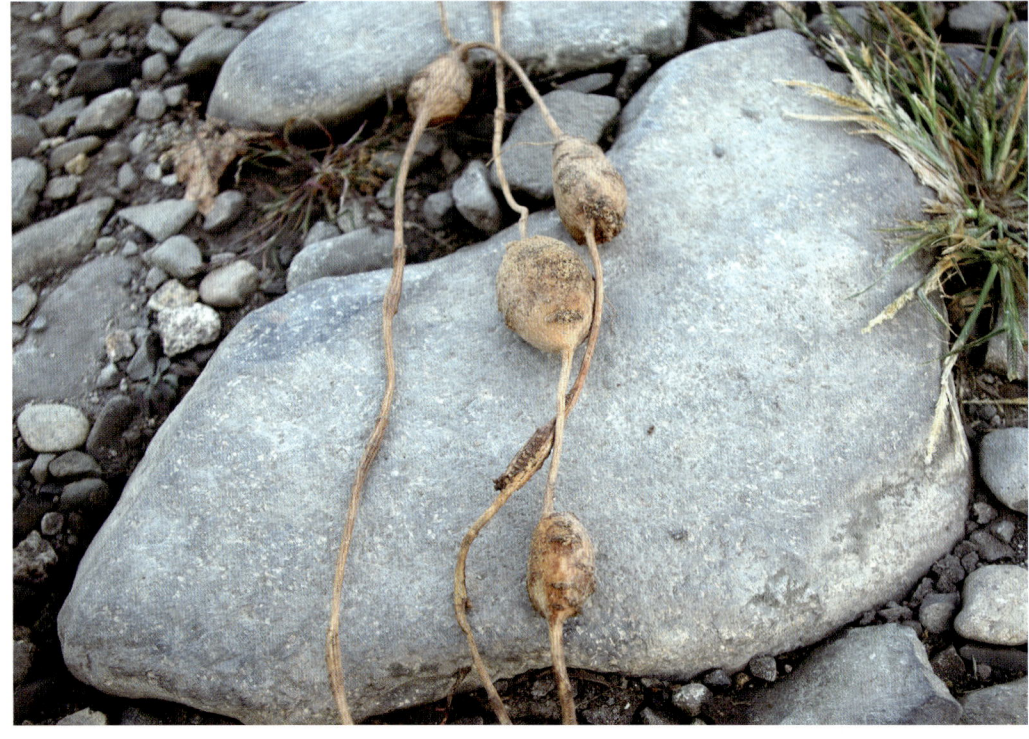

채취한 뿌리. 10월 12일

효소액 담그기

- **사용 부위** 잎, 잎+줄기, 잎+줄기+꽃, 뿌리
- **채취 기간** 3~9월
- **채취 방법** 열매가 달리지 않은 것을 골라 싱싱할 때 딴다.
- **다듬기** 줄기가 덩굴성이므로 담글 때 붕 뜨지 않도록 작게 썬다. 뿌리도 물이 잘 나오도록 납작하게 썬다.
- **배합 비율** 잎과 줄기와 꽃으로 담글 경우, 발효될 때 물이 많이 나오지 않으므로 재료 : 설탕의 비율을 1 : 1로 한다. 뿌리는 물이 좀 더 나오므로 설탕의 비율을 1 이상으로 늘린다.
- **발효와 숙성 기간** 1차 발효는 100일, 2차 발효와 숙성은 100일 이상 한다.
- **완성 상태** 뿌리에 구수한 맛이 있어서 발효와 숙성이 잘 되면 그윽한 맛이 난다.

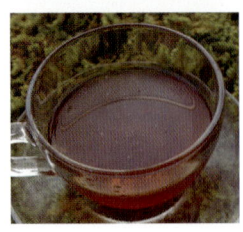

위 잎·줄기·꽃 으로 효소액 담그는 모습. **아래** 걸러낸 잎·줄기·꽃 효소액.

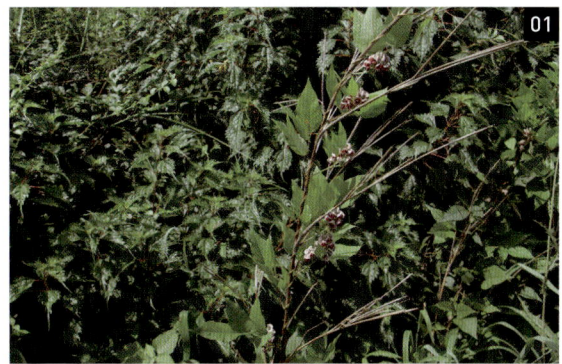

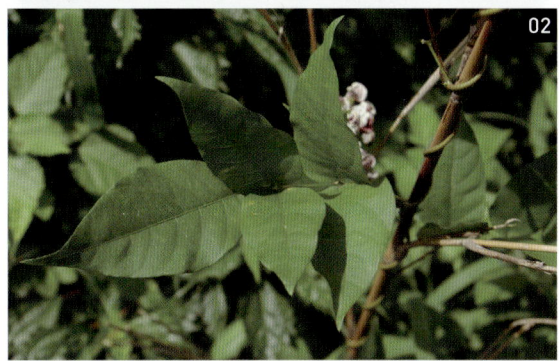

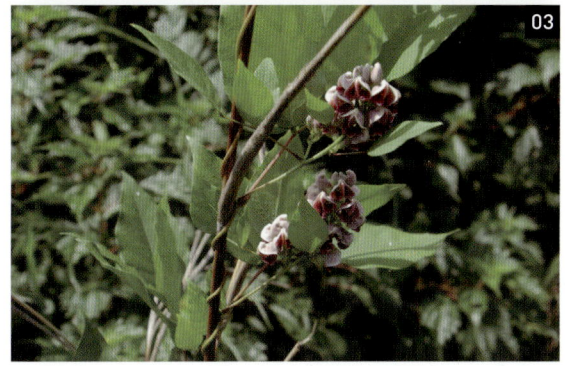

길이 1~6m. **잎**은 길이 8~15㎝의 긴 타원형이고, 5~7장이 깃털처럼 붙어 난다. 잎 끝은 꼬리처럼 길고, 가장자리는 밋밋하다. **줄기**는 이웃한 식물을 감아 올라가며 자란다. **꽃**은 7~10월에 피는데 흰분홍색, 붉은자주색을 띠고 안쪽이 짙다. 꽃부리는 나비모양으로 갈라지며, 꽃 길이가 10~13㎜이고, 여러 송이가 뭉쳐서 달린다. **열매**는 9~10월에 길이 5~13㎝의 좁은 콩꼬투리 모양으로 열리고, 타원형의 갈색 씨앗이 들어 있다. **뿌리줄기**는 길게 뻗으며, 지름 1~20㎝의 덩이뿌리가 생긴다.

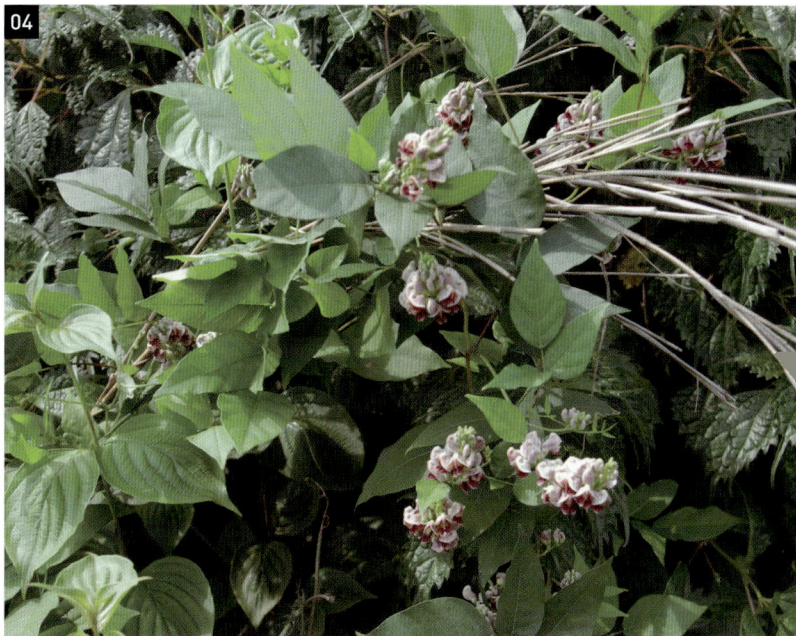

01 이웃 식물을 감아 올라간다. 7월 30일
02 여러 장의 잎이 깃털처럼 달린다. 7월 30일
03 덩굴이 감아 올라간 모습. 7월 30일
04 꽃도 채취하여 효소액을 담근다. 7월 30일
05 꽃부리가 나비모양으로 벌어진다. 7월 30일
06 잎·줄기·꽃을 채취한 모습. 7월 30일

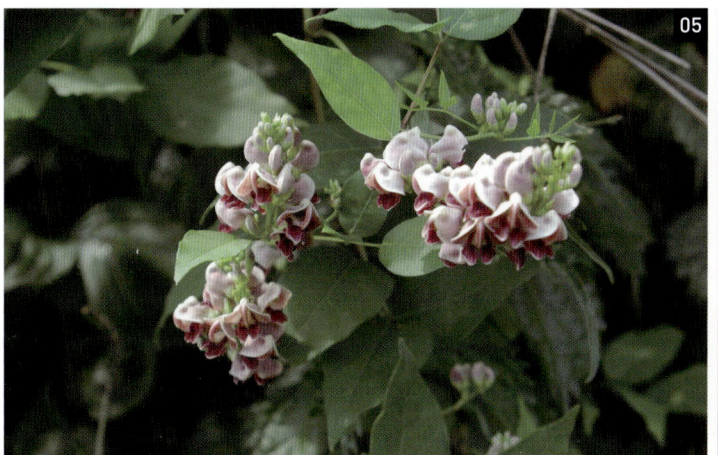

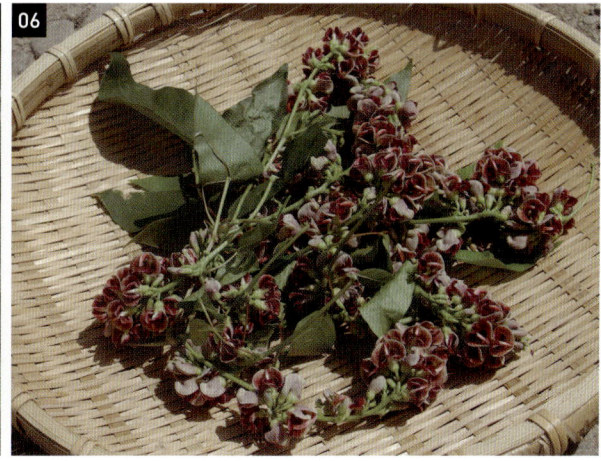

아피오스

042 애기땅빈대

Euphorbia supina Rafin.

 새순 잎 줄기 꽃 열매 씨앗 뿌리

🌸 **평한 약성** | 산모의 젖이 안 나올 때, 장염, 전염성간염 등에 효과

대극과
한해살이풀

다른 이름
애기점박이풀

생약명
반지금(斑地錦)

성분
몰식자산(종양억제)
미오이노시톨
(중성지방억제)
트리테르페노이드
(면역력증진)

특징
독성이 없고 쓴맛이 있다.

체질
체질에 관계없이 복용

서식지
들판의 양지바른 곳에 난다.

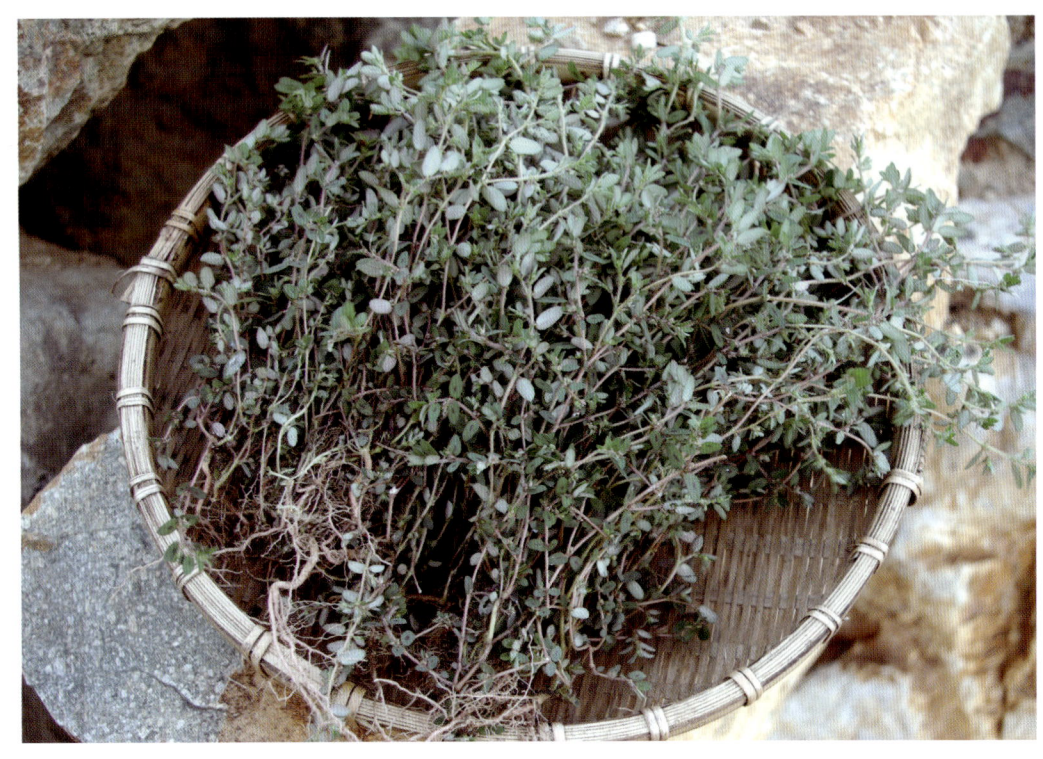

채취한 잎·줄기·뿌리. 9월 7일

효소액 담그기

- **사용 부위** 잎+줄기, 잎+줄기+뿌리
- **채취 기간** 3~9월
- **채취 방법** 꽃이나 열매가 달리지 않은 것을 골라 싱싱할 때 딴다.
- **배합 비율** 발효될 때 물이 많이 나오지 않으므로 재료 : 설탕의 비율을 1 : 1로 한다.
- **발효와 숙성 기간** 1차 발효는 100일, 2차 발효와 숙성은 100일 이상 한다.

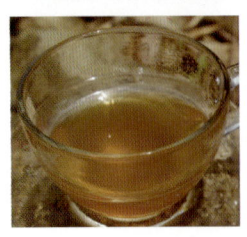

위 잎·줄기·뿌리로 효소액 담그는 모습. 아래 걸러낸 잎·줄기·뿌리 효소액.

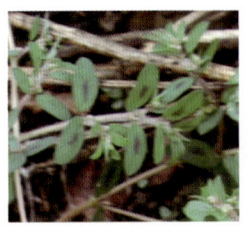 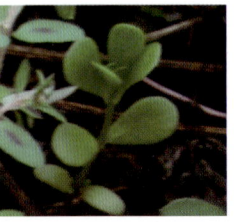

잎과 줄기 / 잎 뒷면

길이 10~20㎝. **잎**은 길이 5~10㎜의 긴 타원형이고, 끝이 둥그스름하며, 잎 앞면에 붉은갈색 반점이 있다. 잎자루는 짧고, 잎이 줄기에 마주 달린다. **줄기**는 붉은녹색을 띠고, 땅 위를 기며 자라고, 밑동에서 가지가 갈라진다. **꽃**은 6~8월에 피는데 노란빛이 도는 붉은색을 띠며, 자잘하게 여러 송이가 뭉쳐서 달린다. **열매**는 7~9월에 세모진 타원형으로 여물고, 꼬부라진 잔털이 있으며, 지름 1.8㎜ 정도이다. **뿌리**는 짧고 잔뿌리가 있다.

01 잎에 점무늬가 있다. 9월 7일
02 땅 위를 기며 자란다. 9월 7일

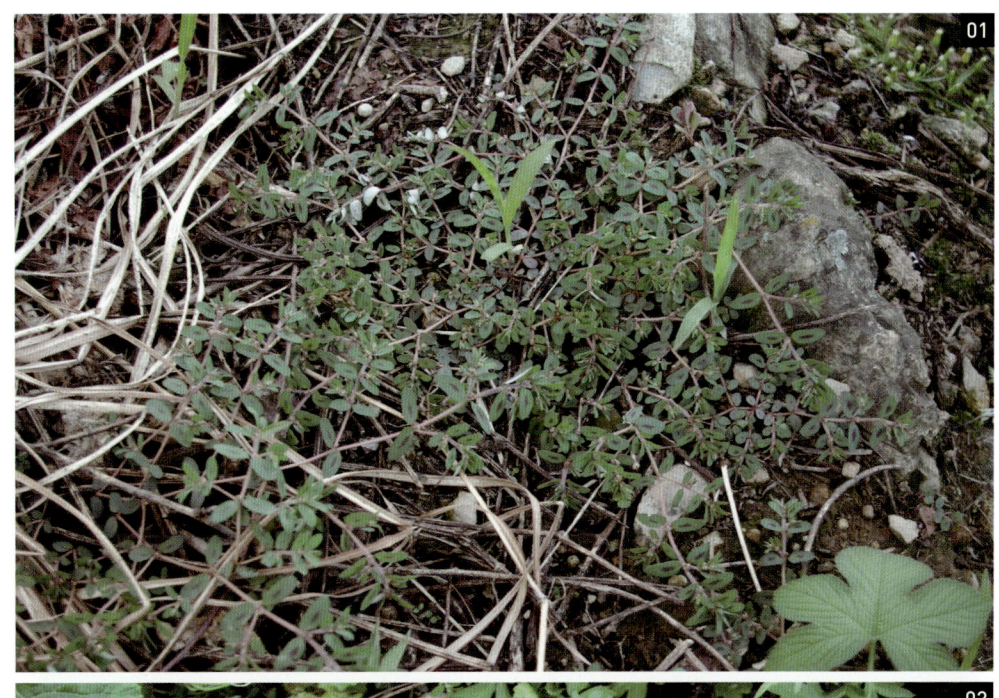

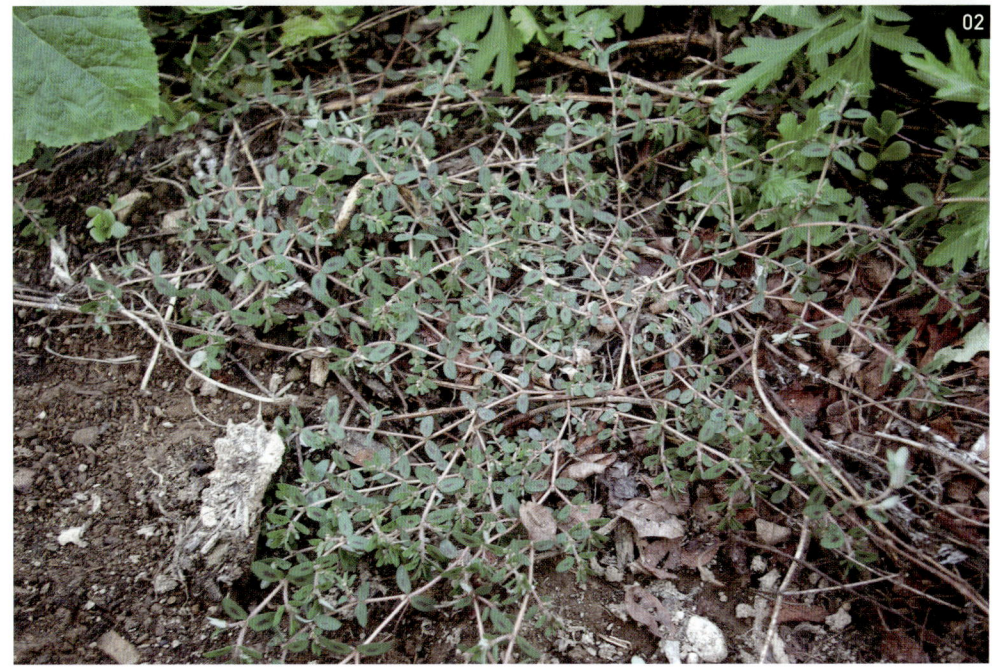

043

Asyneuma japonicum (Miq.) Briq.

영아자

새순　잎　줄기　꽃　열매　씨앗　뿌리

 평한 약성 | 몸이 허할 때, 춥고 열이 날 때, 천식 등에 효과

초롱꽃과
여러해살이풀

다른 이름
미나리싹

생약명
목근초(木根草)

성분
사포닌(면역력강화)
비타민A(시력유지)
비타민U(위궤양치료)
칼슘(뼈강화)
인(고지혈증개선)
철분(빈혈개선)
마그네슘(체내기능유지)

특징
독성이 없고 단맛이 난다.

체질
체질에 관계없이 복용

서식지
산골짜기와 들의 촉촉하고 반그늘인 곳에 난다.

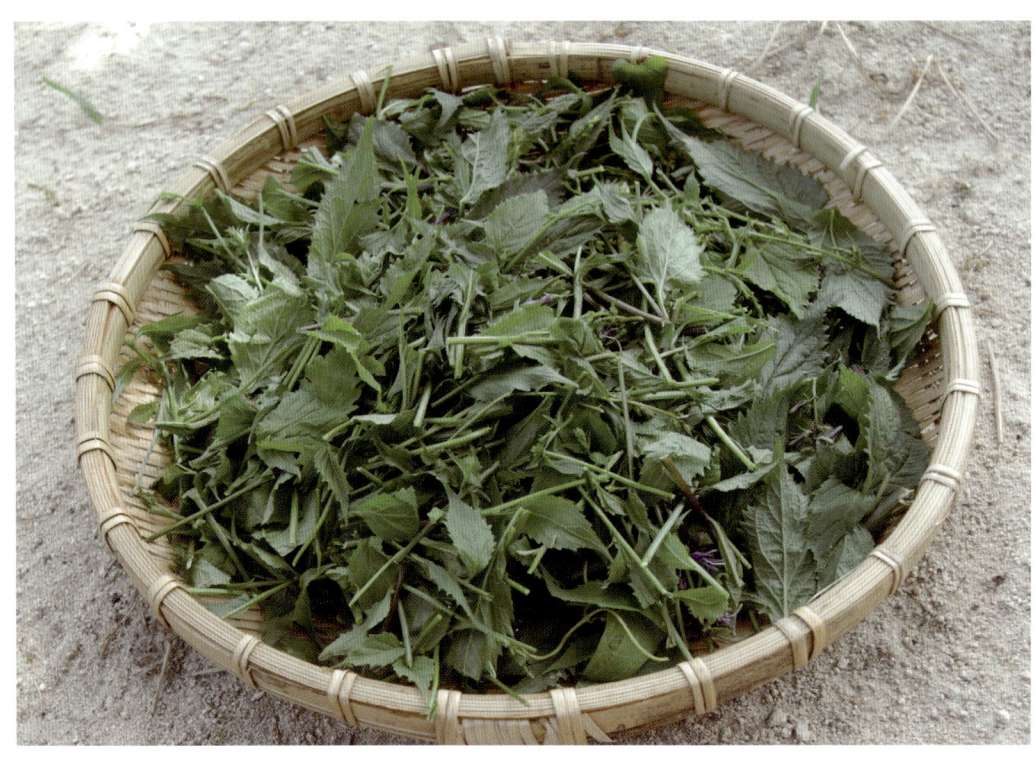

채취한 잎·줄기·꽃. 8월 1일

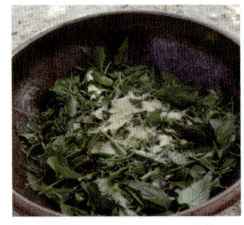
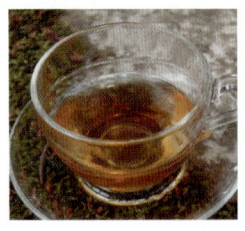

위 잎·줄기·꽃으로 효소액 담그는 모습. **아래** 걸러낸 잎·줄기·꽃 효소액.

효소액 담그기

- **사용 부위** 잎, 잎+줄기, 잎+줄기+꽃
- **채취 기간** 3~9월
- **채취 방법** 꽃이 너무 활짝 피거나 열매가 달리지 않은 것을 골라 싱싱할 때 딴다.
- **다듬기** 줄기는 담글 때 붕 뜨지 않도록 작게 썬다.
- **배합 비율** 발효될 때 물이 많이 나오지 않으므로 재료 : 설탕의 비율을 1 : 1로 한다.
- **발효와 숙성 기간** 1차 발효는 100일, 2차 발효와 숙성은 100일 이상 한다.
- **완성 상태** 줄기에 유액이 들어 있어 효소액이 조금 불투명하며, 잎에 향이 있어서 발효와 숙성이 잘 되면 그윽한 맛이 난다.

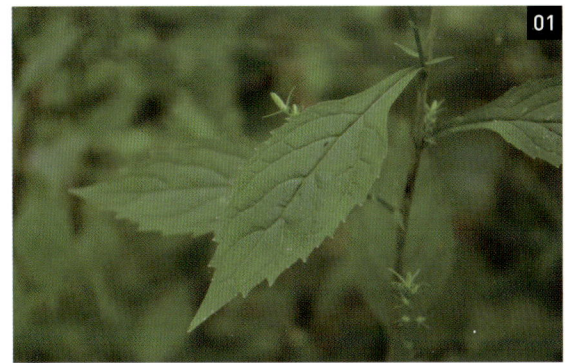

키 50~100cm. **잎**은 길이 5~12cm, 너비 2.5~4cm의 긴 타원형이고, 끝이 뾰족하다. 잎 가장자리에 불규칙한 톱니가 있고, 앞면에는 잔털이 조금 있다. 잎이 줄기에 어긋나게 달린다. **줄기**는 홈이 있고 잔털이 조금 있으며, 곧거나 비스듬히 올라온다. 줄기를 자르면 하얀 유액이 나온다. **꽃**은 7~9월에 피는데, 꽃줄기가 올라와 여러 송이가 모여 달린다. 색은 푸른빛이 도는 자주색을 띠며, 꽃잎이 5장으로 가늘게 갈라져서 뒤로 말린다. 수술은 5개, 암술은 1개이다. **열매**는 10월에 납작하고 둥글게 여문다. **뿌리**는 굵고 길게 뻗는다.

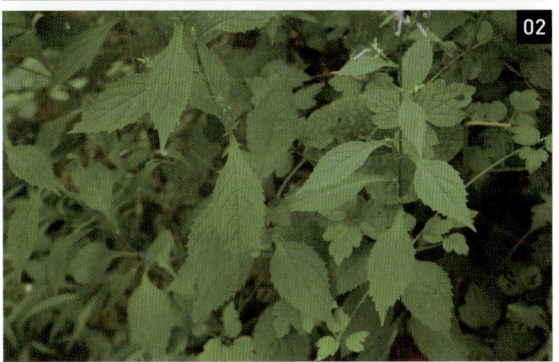

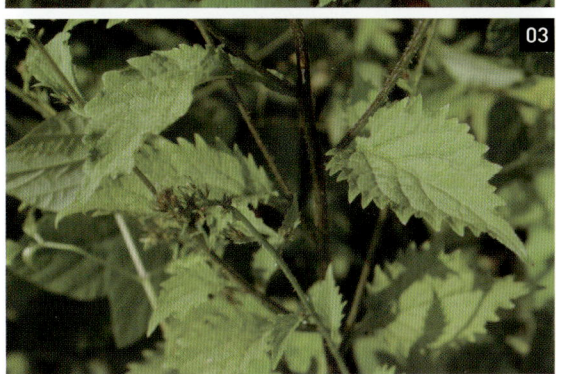

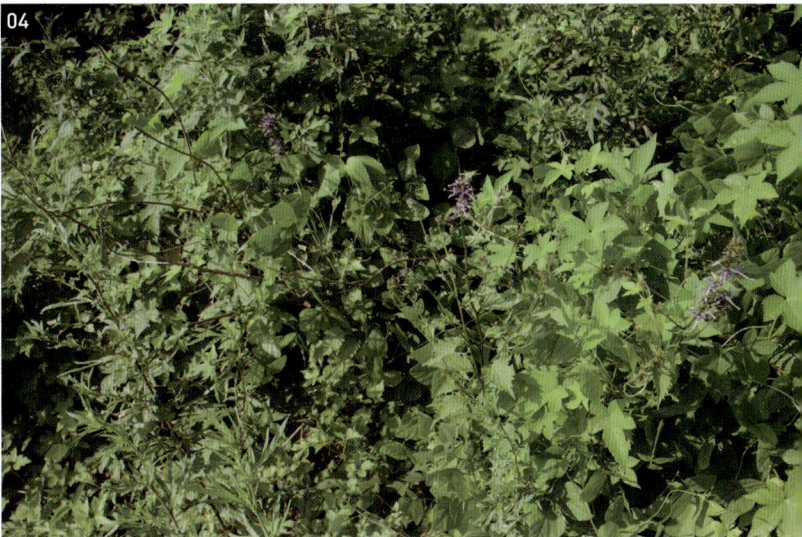

01 잎이 갸름하다. 8월 2일
02 잎이 어긋나게 달린다. 8월 2일
03 줄기에 잔털이 조금 있다. 8월 1일
04 꽃줄기가 길게 올라와 꽃이 달린다. 8월 1일
05 꽃잎이 길게 갈라진다. 8월 1일
06 꽃이 너무 활짝 피기 전에 채취한다. 8월 2일

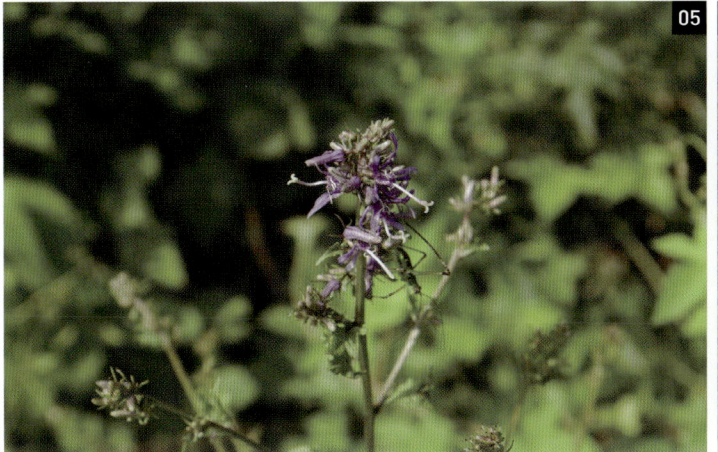

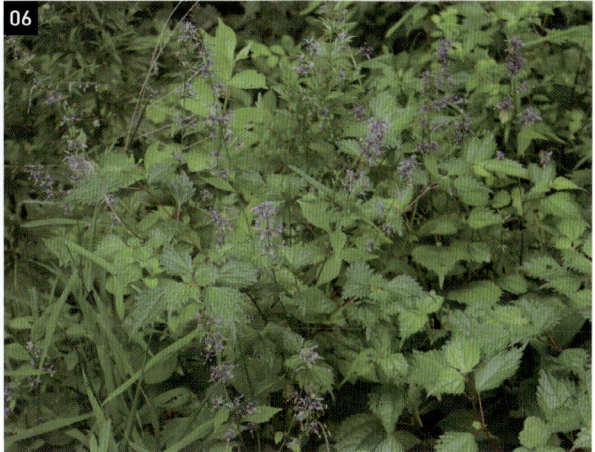

영 아 자

044
Zea Mays L.

옥수수

새순 잎 줄기 꽃 열매 씨앗 뿌리

 평한 약성 | 고혈압, 알레르기, 붓기, 신장병 등에 효과

벼과
한해살이풀

다른 이름
옥수꾸
옥뎅기
옥쑤기
옥쪼시
옥시기
옹수깽이
옥쉬
옥수끼
개수끼
강내미
강냉이

생약명
옥미수(玉米鬚)

성분
메이신(종양억제)

특징
독성이 없고 단맛이 있다.

체질
체질에 관계없이 복용

서식지
밭에서 재배한다.

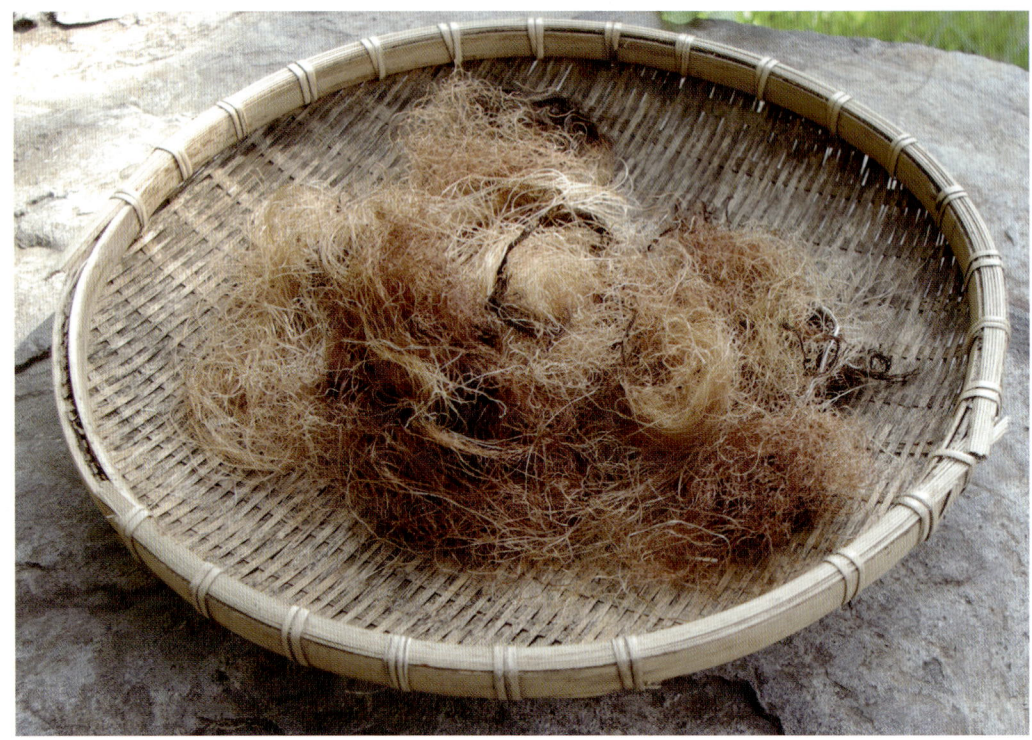

채취한 암술(수염). 7월 9일

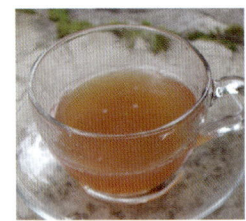

걸러낸 암술(수염) 효소액.

효소액 담그기

- **사용 부위** 암술(수염)
- **채취 기간** 7~9월
- **채취 방법** 열매가 완전히 익지 않은 것을 골라 싱싱할 때 딴다.
- **채취시 주의사항** 열매가 완전히 익은 것은 암술의 양이 적어서 좋지 않다.
- **배합 비율** 발효될 때 물이 적게 나오므로 재료 : 설탕의 비율을 1 : 1로 한다. 물 1에 설탕 1로 설탕시럽을 만들어서 재료가 푹 잠기게 붓는 방법도 있다.
- **발효와 숙성 기간** 1차 발효는 100일, 2차 발효와 숙성은 100일 이상 한다. 발효되는 기간이 긴 편이므로 발효상태를 잘 확인한다.
- **완성 상태** 단맛이 있어서 발효와 숙성이 잘 되면 그윽한 맛이 난다.

키 1.5~2m. **잎**은 길이 1m 정도로 매우 길고, 넓은 대나무잎 같으며, 끝이 뾰족하다. 줄기를 감싸듯이 어긋나게 달린다. **줄기**는 곧게 올라오고, 가지가 갈라지지 않는다. **꽃**은 7~8월에 피는데, 수꽃은 줄기 끝에 벼이삭모양으로 달리고, 암꽃은 줄기 마디에 수염모양으로 달린다. **열매**는 9~10월에 여무는데 꽃자루가 부풀어 열매가 되고, 수염 같은 암술이 붙어 있다. 열매 길이 20~30㎝이다. **뿌리**는 길고 수염뿌리가 많으며, 줄기 밑동에 굵은 공기뿌리가 있다.

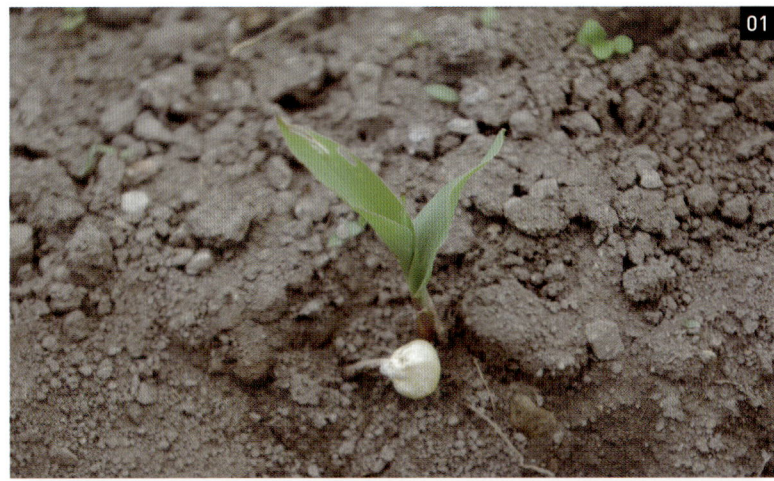
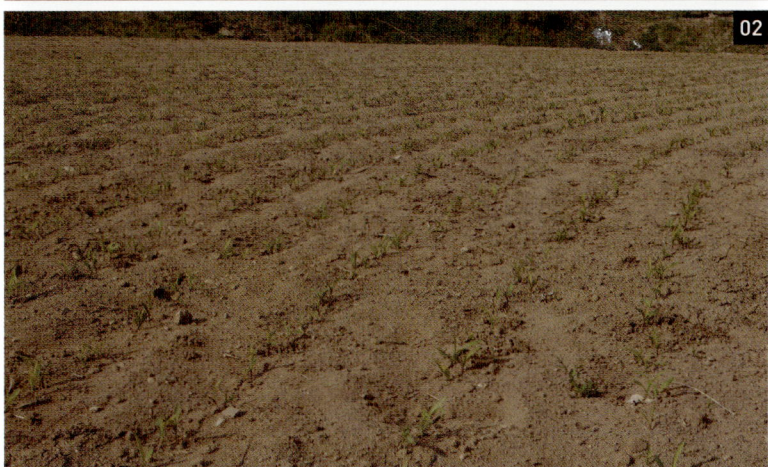
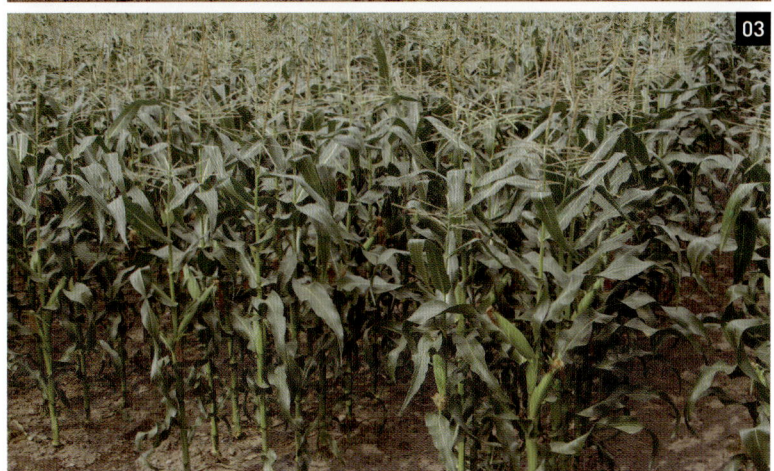
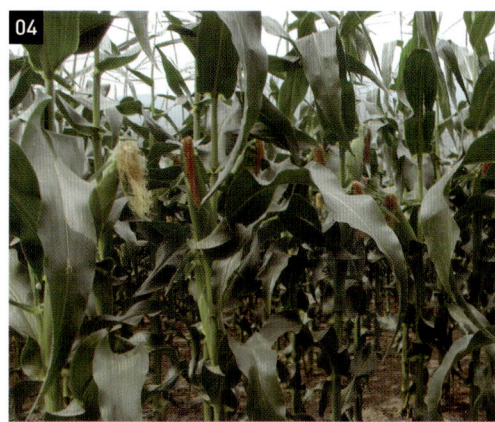
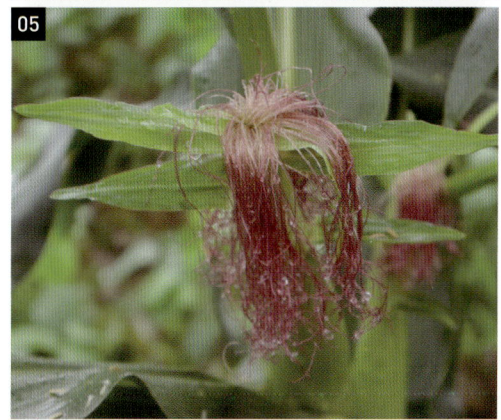
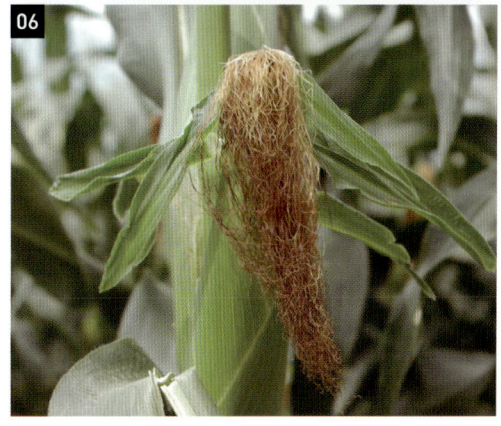

01 씨앗(옥수수알)에서 새순이 올라온 모습. 5월 13일
02 새순이 돋은 옥수수밭 모습. 4월 21일
03 줄기 위쪽에 벼이삭 같은 수꽃이 달려 있다. 7월 9일
04 암술(수염)이 달려 있는 모습. 7월 9일
05 열매가 익기 전에 채취한다. 7월 11일
06 암술대가 부풀어 열매가 생긴다. 7월 9일

045 왕벚나무
Prunus yedoensis Matsum

평한 약성 | 천식, 습진, 피부가려움증, 통풍 등에 효과

장미과
잎지는 큰키나무

다른 이름
버찌나무

생약명
야앵화(野櫻花)

성분
사쿠라닌(기침억제)
아미그달린(폐기능강화)
케르세틴(알러지예방)
비타민A(시력유지)
비타민E(항산화물질생성)
포도당(에너지공급)
자당(혈당조절)
과당(피로회복)
시트르산(에너지보충)
말산(피로회복)

특징
독성이 없으며
단맛과 신맛과
약간의 쓴맛이 있다.

체질
체질에 관계없이 복용

서식지
야산과 들판, 마을 근처의 양지바른 곳에서 자란다.

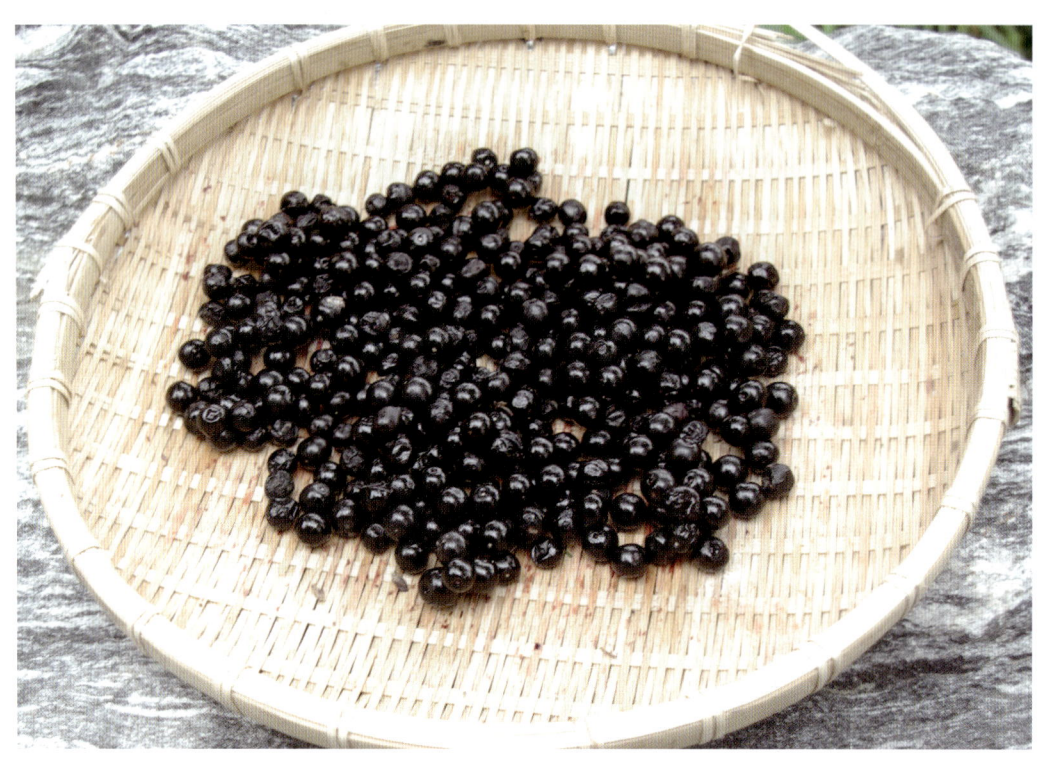

채취한 열매. 6월 17일

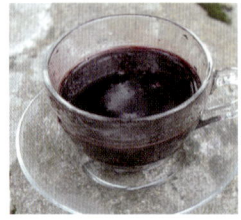

걸러낸 열매 효소액.

효소액 담그기

- **사용 부위** 열매
- **채취 기간** 4월
- **채취 방법** 풋열매부터 익은 열매까지 너무 익지 않은 것을 골라 싱싱할 때 딴다. 다른 벚나무 종류도 열매로 효소액을 담글 수 있다.
- **채취시 주의사항** 도롯가에 있는 것은 매연에 오염되어 있으므로 채취하지 않는다.
- **배합 비율** 발효될 때 물이 적당히 나오므로 설탕의 비율을 1 이상으로 늘리고, 발효 중에 설탕이 부족한 듯하면 가끔씩 덧넣는다.
- **발효와 숙성 기간** 1차 발효는 100일, 2차 발효와 숙성은 100일 이상 한다.
- **담그기와 발효시 주의사항** 씨앗에 독성이 조금 있으므로 발효 가스와 함께 배출될 수 있도록 숨 쉬는 항아리에 담그고, 1차 발효가 끝나면 재료를 걸러내는 것이 좋다.
- **완성 상태** 열매에 달콤 쌉싸름한 맛이 있어서 발효와 숙성이 잘 되면 오묘한 맛이다.

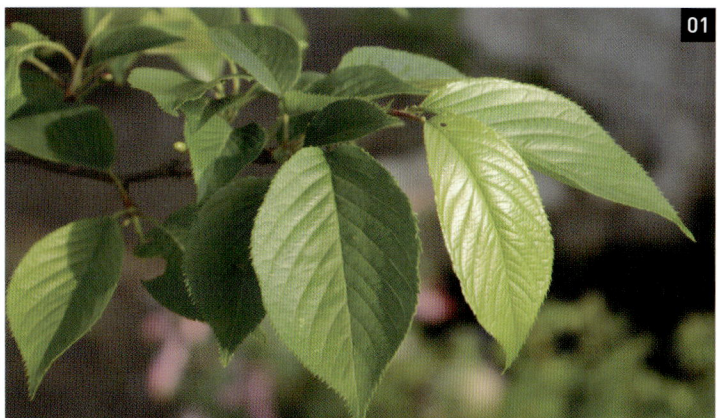
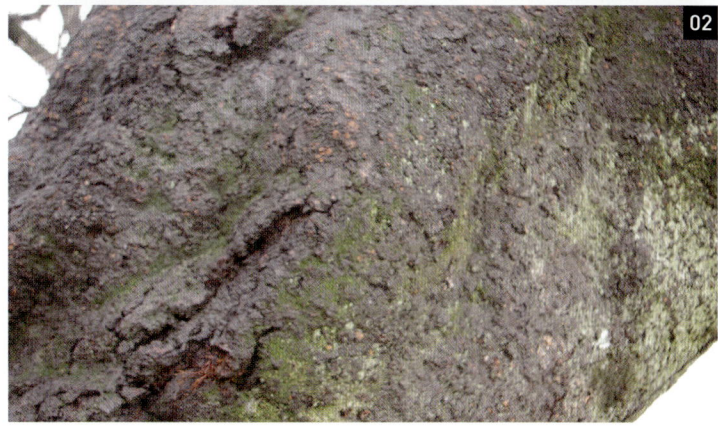

키 15m. **꽃**은 4월에 잎보다 먼저 피는데, 흰색 또는 홍색을 띠며, 3~6송이가 뭉쳐서 달린다. 꽃잎은 5장이고, 길이 12~20㎜이며, 꽃자루와 꽃받침과 암술대에 털이 있다. **잎**은 길이 6~12㎝의 달걀모양으로 끝이 뾰족하고, 잎 가장자리에 날카로운 겹톱니가 있다. 잎자루는 길이 1~2㎝이고, 아래쪽에 꿀샘이 2개 있다. **줄기**는 껍질이 짙은 회갈색을 띠고, 껍질눈이 있으며, 거칠고 얕게 갈라진다. 어린 가지에는 갈색 잔털이 있다. **열매**는 6~7월에 여무는데 둥글고 지름이 7~8㎜이다. 익으면 붉다가 검은색이 된다.

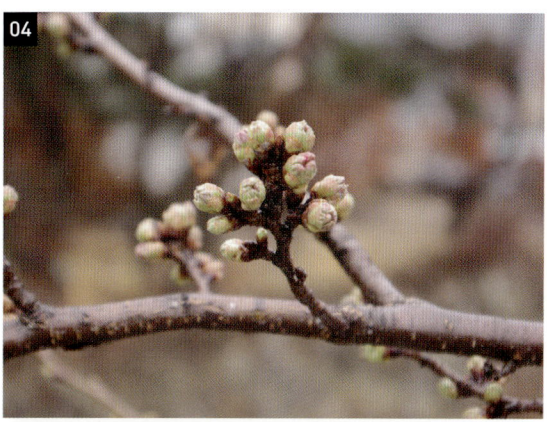
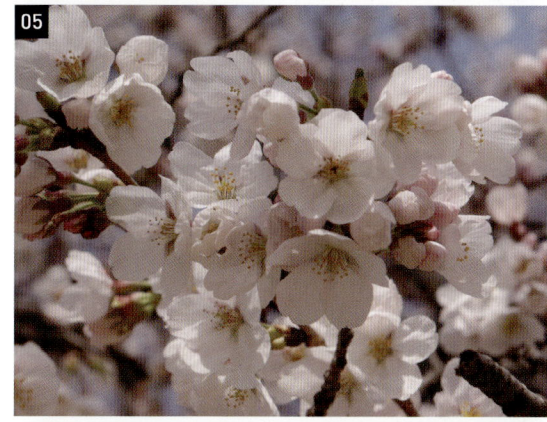

01 잎에 겹톱니가 있다. 4월 26일
02 고목의 줄기껍질이 갈라진 모습. 3월 23일
03 꽃이 핀 가지가 길게 뻗어 있다. 4월 3일
04 꽃봉오리에 붉은빛이 돈다. 3월 23일
05 꽃이 아주 많이 달린다. 4월 2일
06 열매가 빨갛다가 검게 익는다. 6월 1일

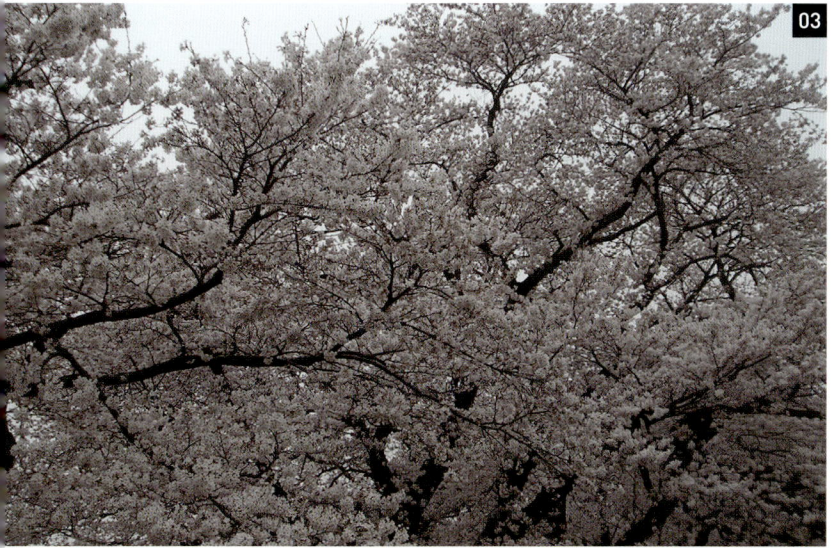
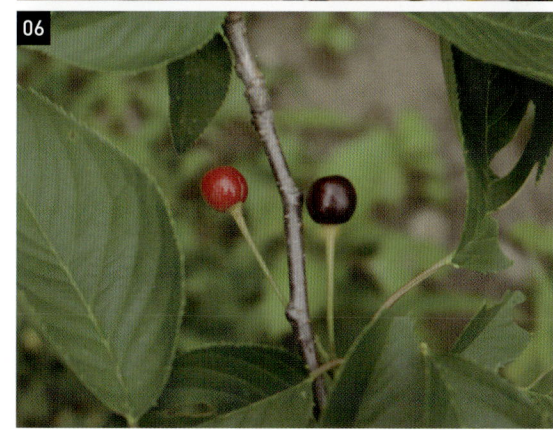

왕벚나무

046 윤판나물

Disporum uniflorum Baker

 새순   잎   줄기   꽃   열매 씨앗   뿌리

❁ 평한 약성 | 천식, 기침, 장염 등에 효과

백합과
여러해살이풀

다른 이름
대애기나리

생약명
석죽(石竹)

특징
독성이 없고 단맛이 있다.

체질
체질에 관계없이 복용

서식지
산과 들의 그늘진 곳에 난다.

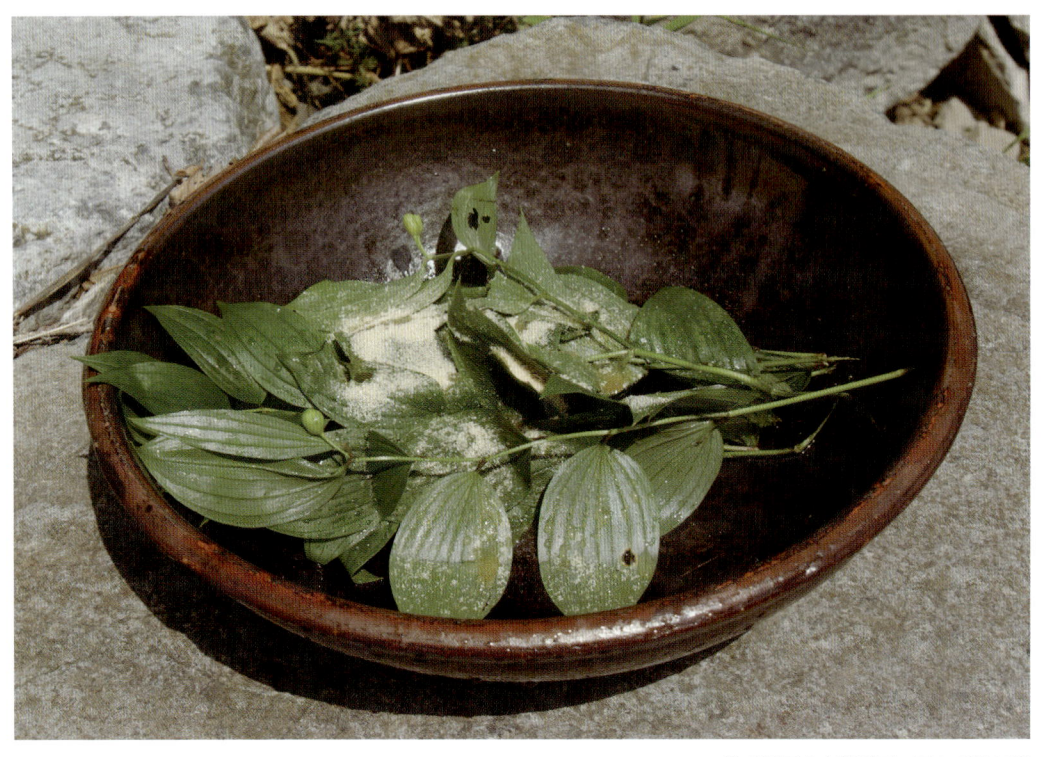

잎·줄기로 효소액 담그는 모습. 7월 29일

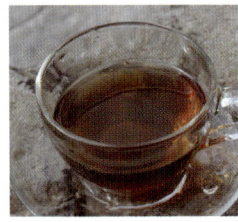

걸러낸 잎·줄기 효소액.

효소액 담그기

- **사용 부위** 잎, 잎+줄기
- **채취 기간** 3~6월
- **채취 방법** 꽃이 피거나 열매가 익지 않은 것을 골라 싱싱할 때 딴다.
- **다듬기** 줄기는 담글 때 붕 뜨지 않도록 작게 썬다.
- **배합 비율** 발효될 때 물이 많이 나오지 않으므로 재료 : 설탕의 비율을 1 : 1로 한다.
- **발효와 숙성 기간** 1차 발효는 100일, 2차 발효와 숙성은 100일 이상 한다.
- **완성 상태** 단맛이 있어서 발효와 숙성이 잘 되면 그윽한 맛이 난다.

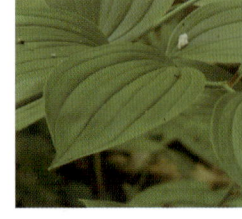 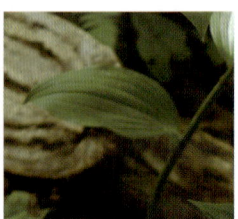

다 자란 잎 / 잎과 줄기

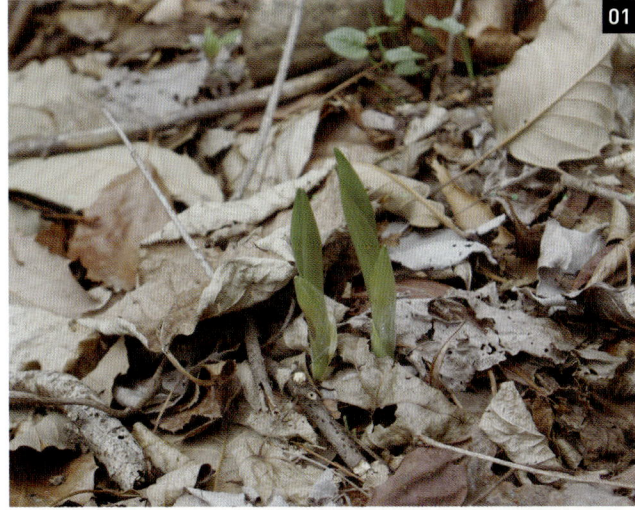

키 30~60cm. **잎**은 길이 5~15cm, 너비 1.5~4cm의 긴 타원형이고, 끝이 뾰족하다. 잎 앞면에 윤기가 있고, 잎맥이 세로로 3~5개 있으며, 잎 가장자리가 밋밋하다. 잎이 줄기에 어긋나게 달린다. **줄기**는 곧게 올라오고, 윗동에서 가지가 갈라져 나온다. **꽃**은 4~6월에 피는데, 가지 끝에 1~3송이가 아래를 향해 달린다. 색은 노란색을 띠며, 길이가 2cm 정도이다. **열매**는 10월에 둥근 타원형으로 여물고, 지름이 1cm 정도이다. 익으면 윤이 나는 검은색이다. **뿌리줄기**는 짧고 옆으로 뻗는다.

01 새순은 뾰족하게 올라온다. 4월 7일
02 줄기가 올라오면서 꽃이 핀다. 4월 21일
03 꽃봉오리 나오는 모습. 4월 20일
04 꽃이 아래를 향해 핀다. 4월 26일
05 꽃이 피지 않은 것을 채취한다. 4월 24일
06 잎에 세로 주름이 있다. 7월 29일
07 가지가 벌어진 모습. 7월 29일

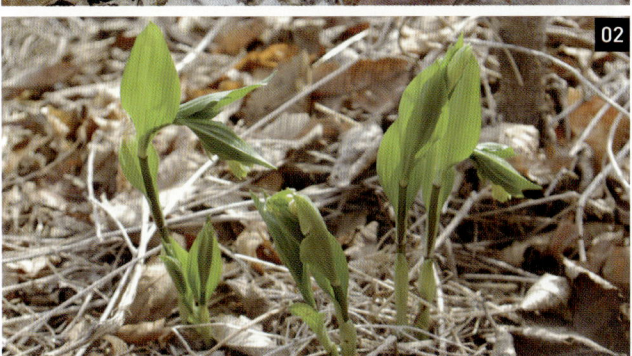

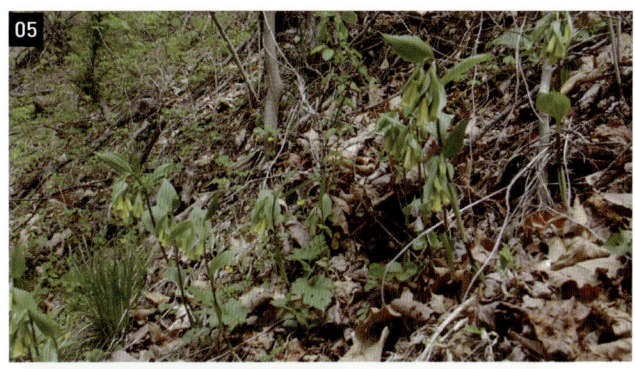

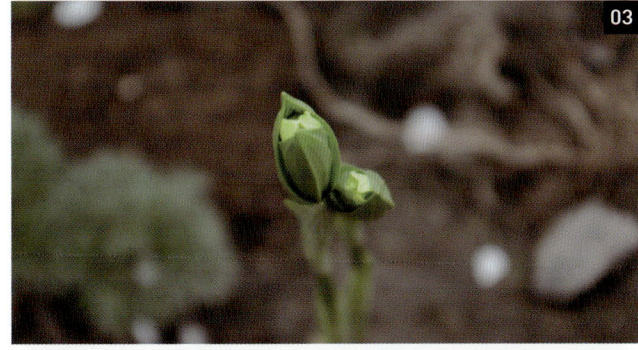

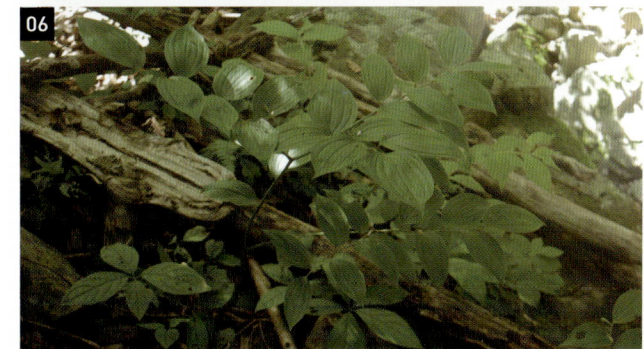

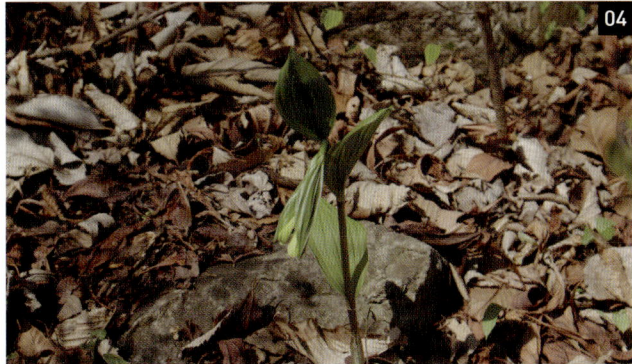

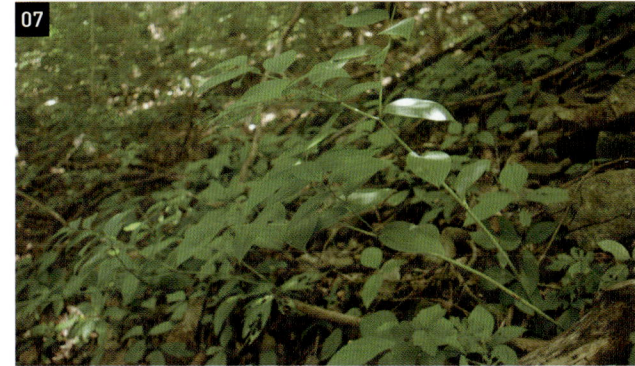

윤판나물

047 음나무

Kalopanax septemlobus (Thunb.) Koidz.

새순　잎　줄기　꽃　열매　씨앗　뿌리

 평한 약성 | 신장병, 비염, 위염 등에 효과

두릅나무과
잎지는 큰키나무

다른 이름
엄나무
응개나무

생약명
해동수(海桐樹)

성분
사포닌(면역력강화)
타닌(수렴작용)
루틴(모세혈관강화)

특징
독성이 조금 있고
신맛이 있다.

체질
체질에 관계없이 복용

서식지
산속 양지바른 기슭이나
바위 근처에서 자란다.

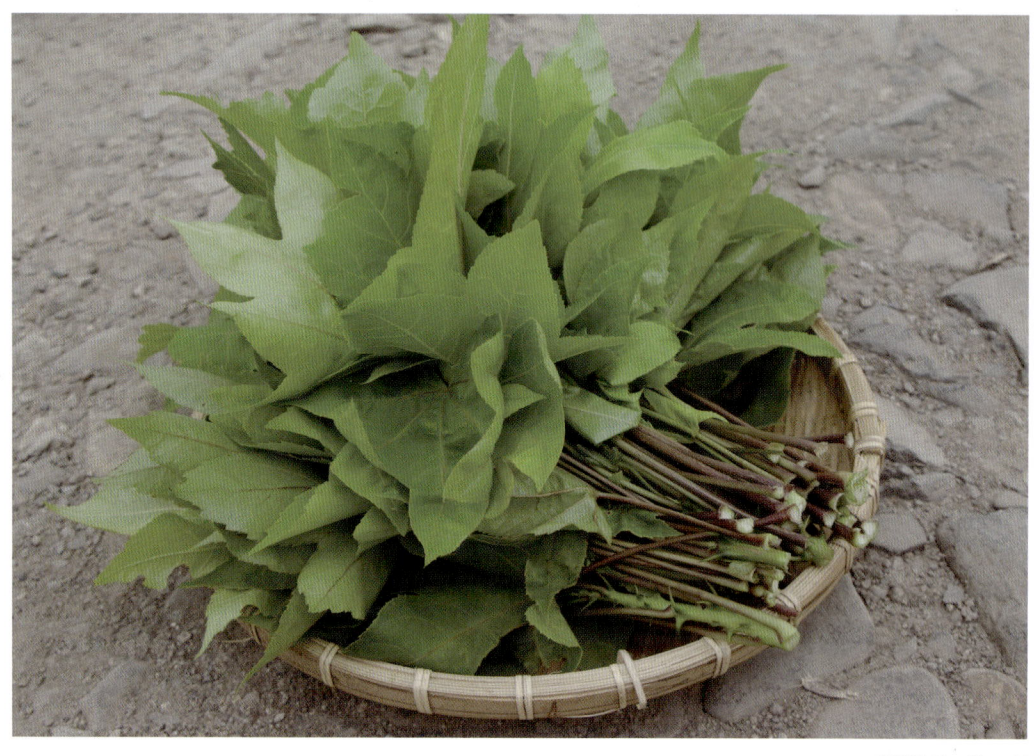

채취한 잎. 7월 31일

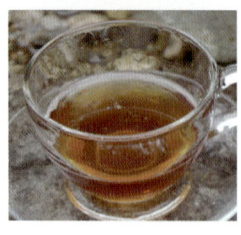

위 잎으로 효소액 담그는 모습.
아래 걸러낸 잎 효소액.

효소액 담그기

- **사용 부위** 새순, 잎
- **채취 기간** 3~9월
- **채취 방법** 새순부터 다 자란 잎까지 너무 억세지 않은 것을 골라 싱싱할 때 딴다.
- **채취시 주의사항** 열매가 달린 것은 약성이 떨어지므로 좋지 않다.
- **다듬기** 잎이 크거나 뻣뻣할 경우 적당한 크기로 썬다.
- **배합 비율** 발효될 때 물이 많이 나오지 않으므로 재료 : 설탕의 비율을 1 : 1로 한다.
- **발효와 숙성 기간** 1차 발효는 100일, 2차 발효와 숙성은 100일 이상 한다.
- **완성 상태** 잎에 은은한 향이 있어서 발효와 숙성이 잘 되면 그윽한 맛이 난다.

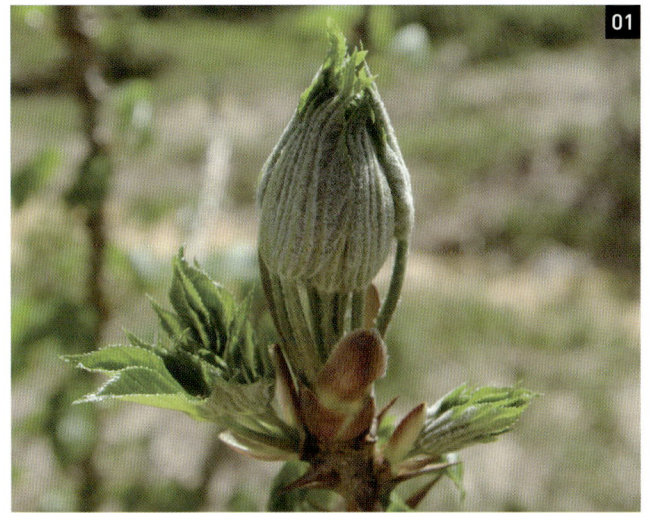

키 25m. **잎**은 길이 10~30cm로 둥글고, 5~9갈래로 갈라져 손바닥모양이며, 잎 가장자리에 불규칙한 톱니가 있다. 잎자루는 길이 10~30cm인데, 긴 것은 50cm가 되는 것도 있다. 잎이 가지에 어긋나게 달린다. **줄기**는 껍질이 회갈색을 띠고, 코르크처럼 되며, 세로로 갈라진다. **꽃**은 7~8월에 피는데 연노란색을 띠고, 지름이 5mm 정도이며, 여러 송이가 공모양으로 뭉쳐서 달린다. 꽃잎과 수술은 4~5개이다. **열매**는 9~11월에 둥글게 여물며, 지름이 6mm 정도이고, 익으면 검은색이다.

01 새순에 잔털이 있다. 5월 26일
02 잎이 크고 손바닥 같다. 7월 31일
03 어린나무는 가시가 많다. 10월 31일.
04 고목은 줄기껍질이 코르크처럼 된다. 7월 31일
05 꽃이 공모양으로 뭉쳐서 핀다. 7월 27일
06 열매가 많이 달린다. 9월 10일
07 늦가을 잎은 채취하지 않는 것이 좋다. 10월 31일

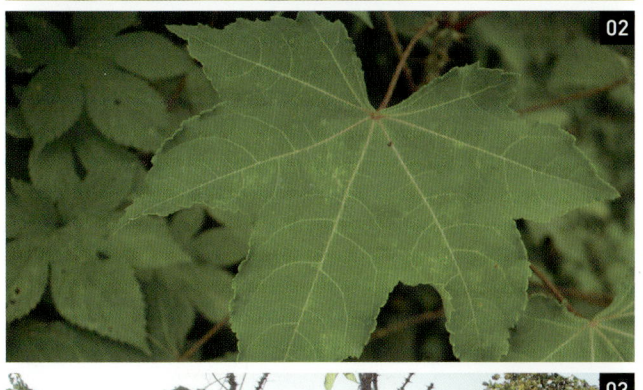
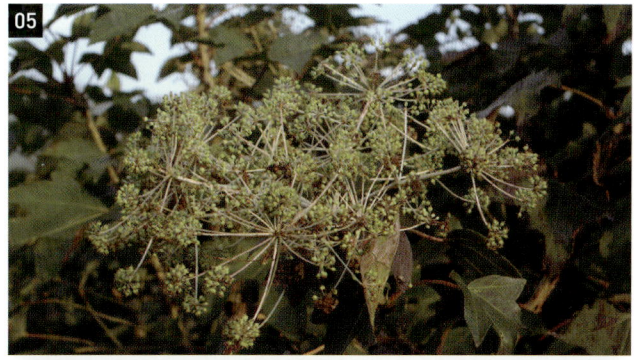
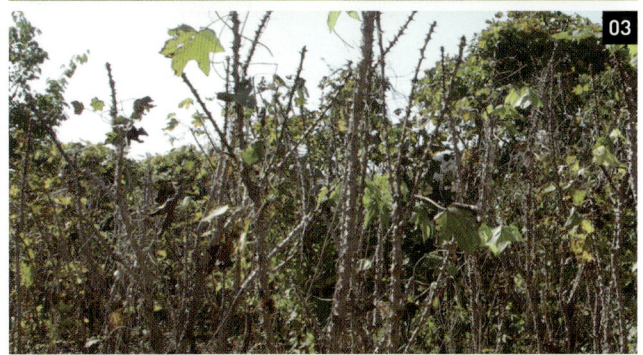
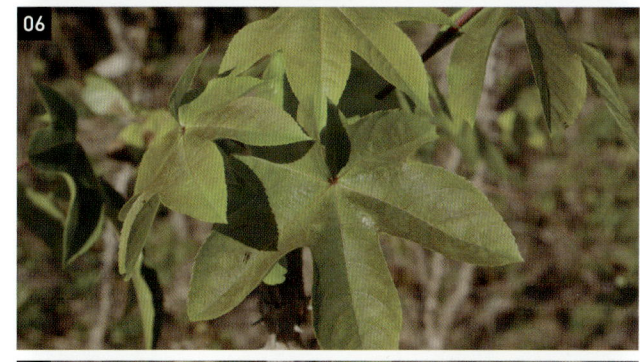
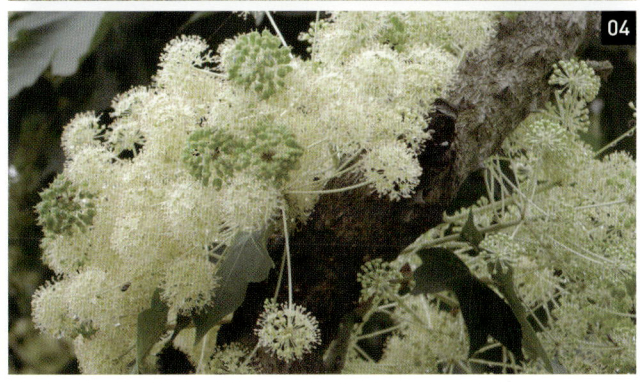
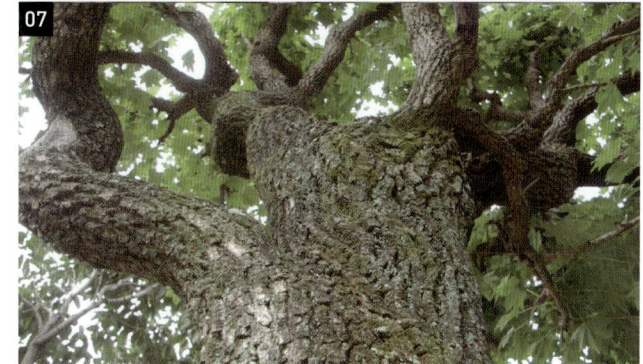

음나무

048 이질풀
Geranium thunbergii Siebold & Zucc.

 새순 잎 줄기 꽃 열매 씨앗 뿌리

🌼 **평한 약성** | 설사, 근육통, 팔다리마비 등에 효과

쥐손이풀과
여러해살이풀

다른 이름
광지풀

생약명
현초(玄草)

성분
타닌(수렴작용)
케르세틴(알러지예방)

특징
독성이 없으며
쓴맛과 신맛이 있다.

체질
체질에 관계없이 복용

서식지
산과 들의 양지바른
곳에 난다.

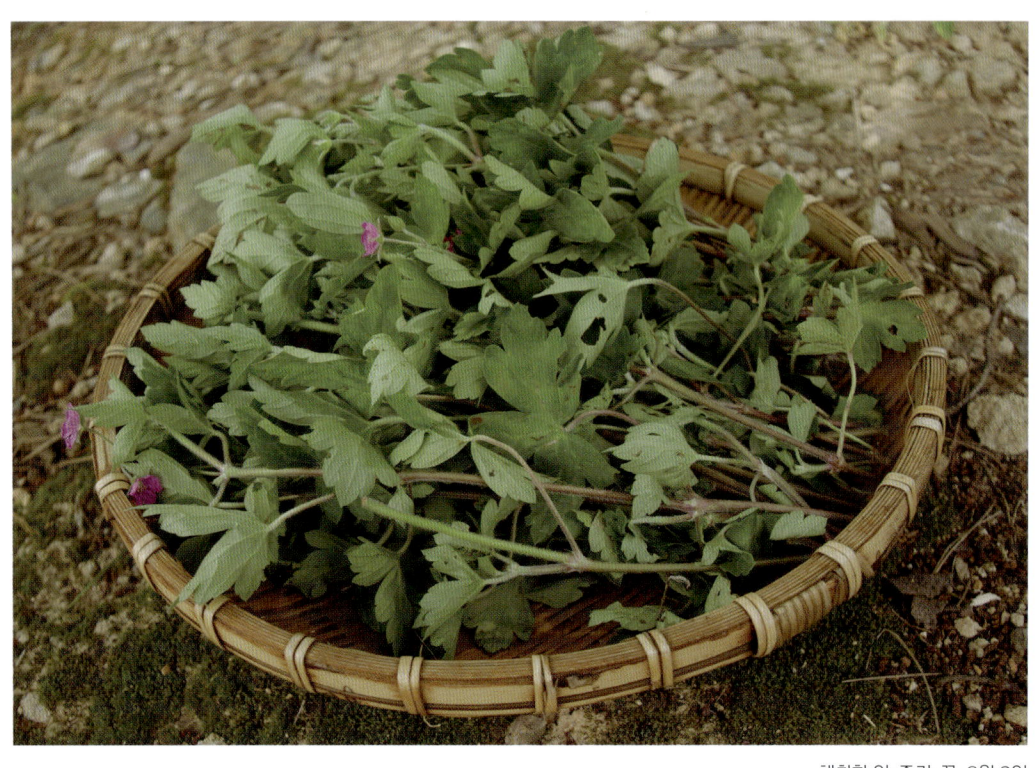

채취한 잎·줄기·꽃. 8월 3일

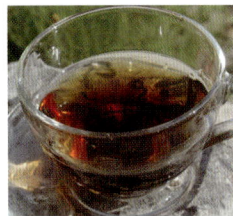

걸러낸 잎·줄기·꽃 효소액.

효소액 담그기

- **사용 부위** 잎, 잎+줄기, 잎+줄기+꽃
- **채취 기간** 3~10월
- **채취 방법** 열매가 달리지 않은 것을 골라 싱싱할 때 딴다.
- **채취시 주의사항** 열매가 달린 것은 약성이 떨어지므로 좋지 않다.
- **다듬기** 줄기는 담글 때 붕 뜨지 않도록 작게 썬다.
- **배합 비율** 발효될 때 물이 많이 나오지 않으므로 재료 : 설탕의 비율을 1 : 1로 한다.
- **발효와 숙성 기간** 1차 발효는 100일, 2차 발효와 숙성은 100일 이상 한다.

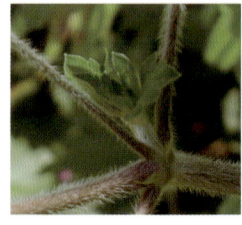 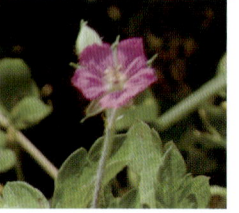

새로 나온 잎과 줄기 / 진분홍색 꽃

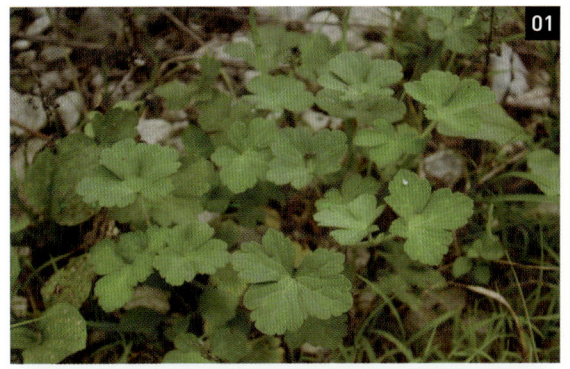

키 50㎝ 정도. **잎**은 너비 3~7㎝이고, 3~5장으로 갈라져 손바닥모양이다. 잎 가장자리에 톱니가 있고, 잎자루가 길며, 잎이 줄기에 마주 달린다. **줄기**는 잔털이 빽빽하고, 비스듬하거나 땅 위를 기듯이 자라며, 가지가 갈라져 나온다. **꽃**은 8~9월에 피는데 진분홍색, 연분홍색, 흰색을 띠며, 지름은 1~1.5㎝이고, 꽃잎이 5장이다. 꽃줄기와 꽃받침에 잔털이 있다. **열매**는 10월에 여무는데 가늘고 긴 모양이며, 잔털이 있다. 열매 길이는 1~1.2㎝이고, 익으면 열매껍질이 5갈래로 갈라져 씨앗이 나온다. **뿌리**는 굵고 여러 갈래로 갈라진다.

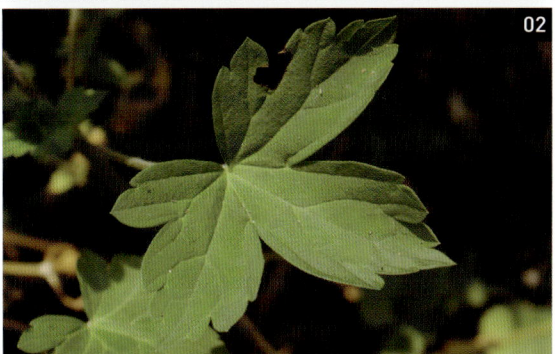

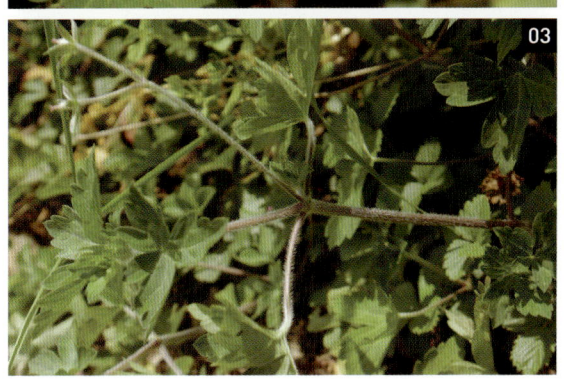

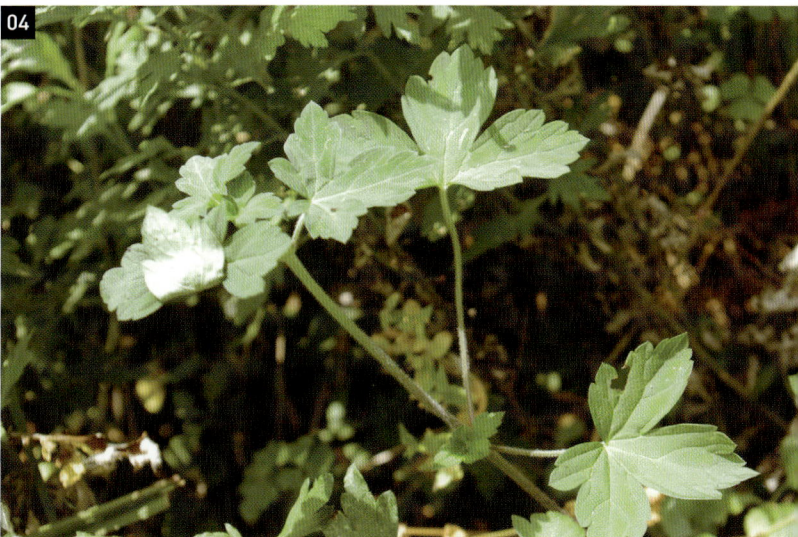

01 잎이 손바닥모양이다. 8월 3일
02 잎이 3~5장으로 갈라진다. 8월 3일
03 줄기에 잔털이 많다. 8월 3일
04 줄기가 비스듬히 자란다. 8월 3일
05 꽃잎이 5장이다. 8월 3일
06 꽃 핀 모습. 8월 3일

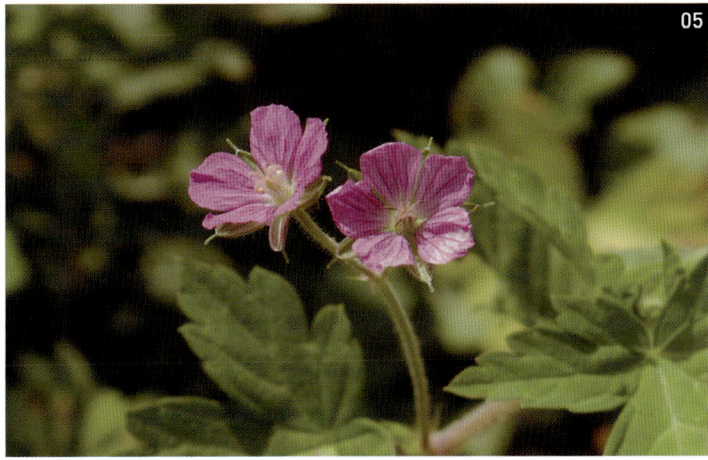

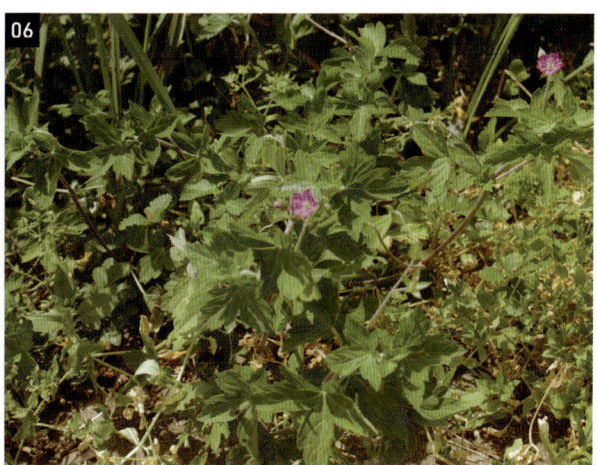

이질풀

049 일엽초

Lepisorus thunbergianus (Kaulf.) Ching

새순 · 잎 · 줄기 · 꽃 · 열매 · 씨앗 · 뿌리

 평한 약성 | 요로감염, 이질설사, 간염, 잇몸병 등에 효과

잔고사리과
늘푸른 여러해살이풀

다른 이름
칠성초(七星草)

생약명
석위(石韋)

성분
디스테론(곤충변태호르몬)

특징
독성이 없고 쓴맛이 있다.

체질
체질에 관계없이 복용

서식지
산의 바위나
고목나무 위에 난다.

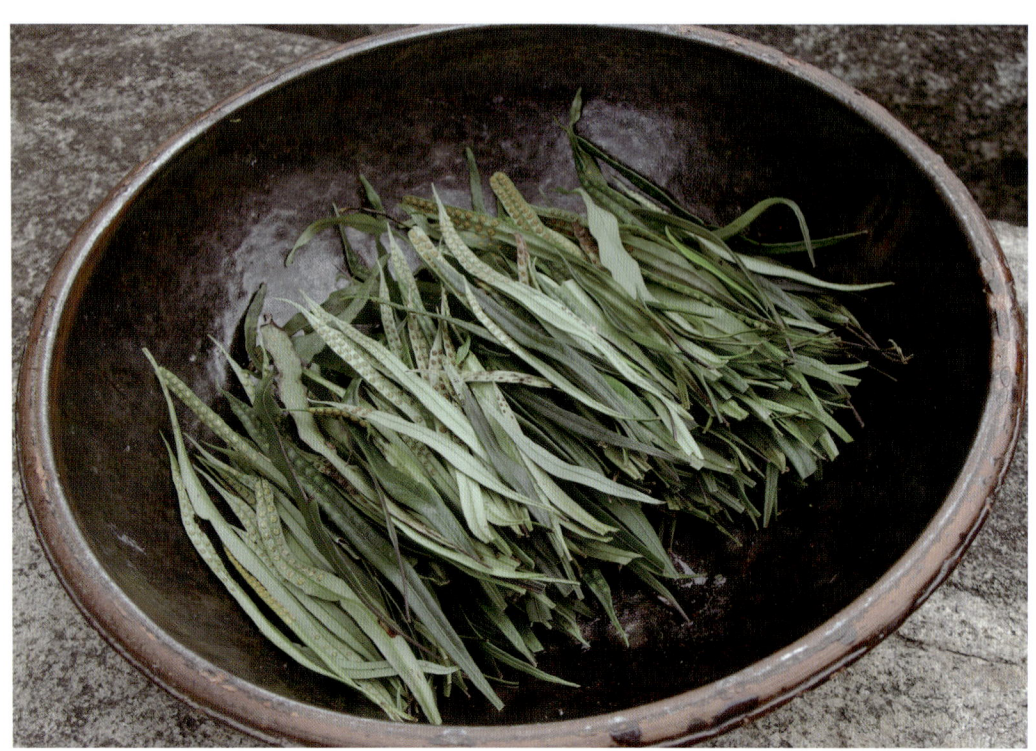

채취한 잎. 9월 14일

효소액 담그기

- **사용 부위** 잎
- **채취 기간** 1년 내내
- **채취 방법** 싱싱한 것을 딴다.
- **채취시 주의사항** 흔치 않은 약초이므로 개체를 남기기 위해서 조금만 채취하고, 뿌리는 훼손하지 않는다.
- **다듬기** 잎에 붙은 포자에 약성이 있으므로 털어내지 말고 그대로 담근다.
- **배합 비율** 발효될 때 물이 적게 나오므로 재료 : 설탕의 비율을 1 : 1로 한다. 물 1에 설탕 1로 설탕시럽을 만들어서 재료가 푹 잠기게 붓는 방법도 있다.
- **발효와 숙성 기간** 발효가 더디므로 1차 발효는 150일, 2차 발효와 숙성은 100일 이상 한다.
- **완성 상태** 잎에 포자가 붙어 있어서 효소액이 조금 불투명하다.

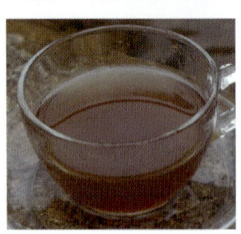

위 잎으로 효소액 담그는 모습.
아래 걸러낸 잎 효소액.

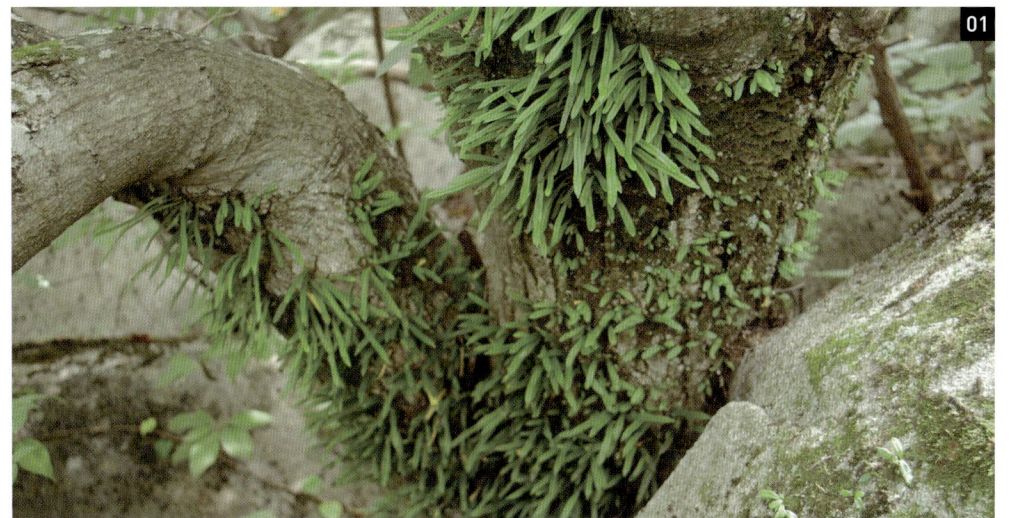

키 10~30cm. **잎**은 길이 10~30cm로 가늘고 길며, 끝이 뾰족하다. 잎이 질기고 가장자리가 밋밋하며, 잎 앞면에 점 같은 돌기가 있고, 뒷면에는 노란갈색의 포자낭이 있다. 잎이 뿌리에 뭉쳐서 난다. **줄기**가 없다. 꽃이나 **열매** 없이 포자낭으로 번식한다. **뿌리**는 가늘고 옆으로 뻗는다.

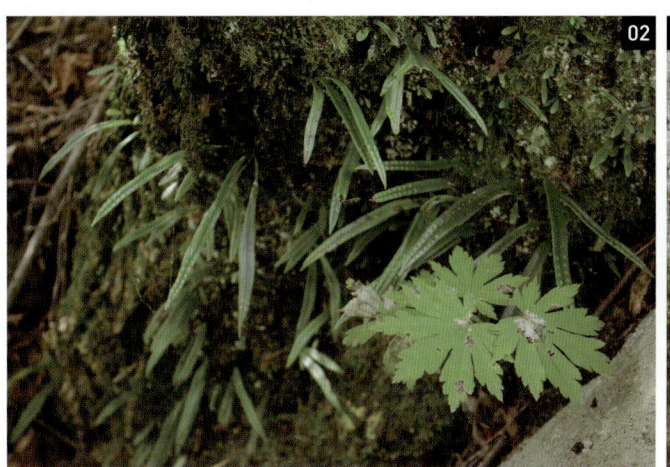
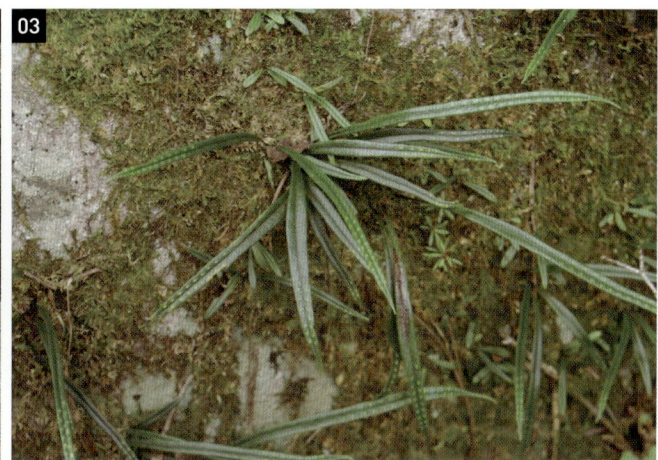

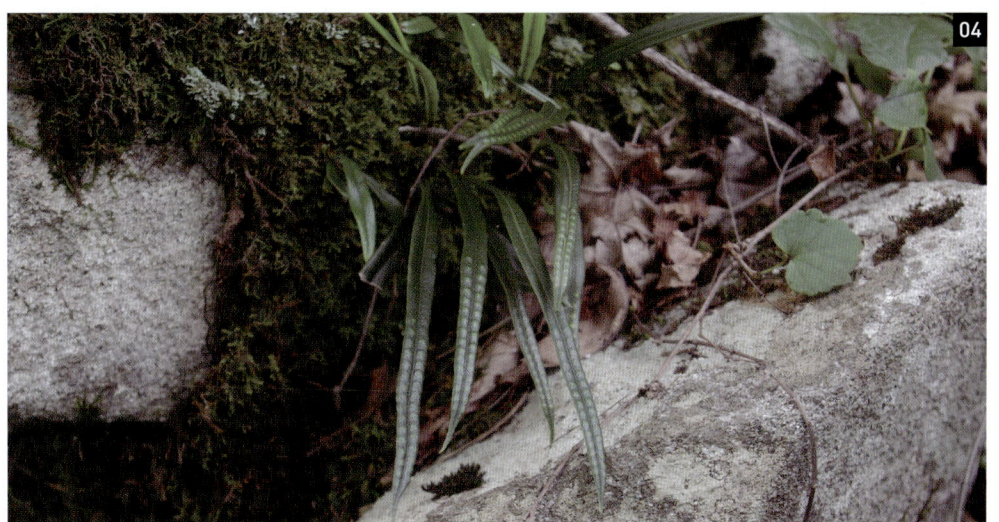

01 고목에 뭉쳐서 난 모습.
9월 14일
02 줄기가 없이 잎만 자란다.
9월 14일
03 바위에 붙어서도 자란다.
9월 14일
04 잎에 점무늬가 있다.
9월 14일

050

Albizia julibrissin Durazz.

자귀나무

 새순 잎 줄기 꽃 열매 씨앗 뿌리

 평한 약성 | 불면증, 불안증, 건망증, 가슴두근거림 등에 효과

콩과
잎지는 작은큰키나무

다른 이름
부채나무

생약명
합환화(合歡花)

성분
비타민C(산화방지)
사포닌(면역력강화)
타닌(수렴작용)
아미노산(근육강화)

특징
독성이 없고 단맛이 있다.

체질
체질에 관계없이 복용.
단, 줄기껍질은 약성이
따듯하거나 평하다.

서식지
산의 기슭이나
계곡가에 난다.

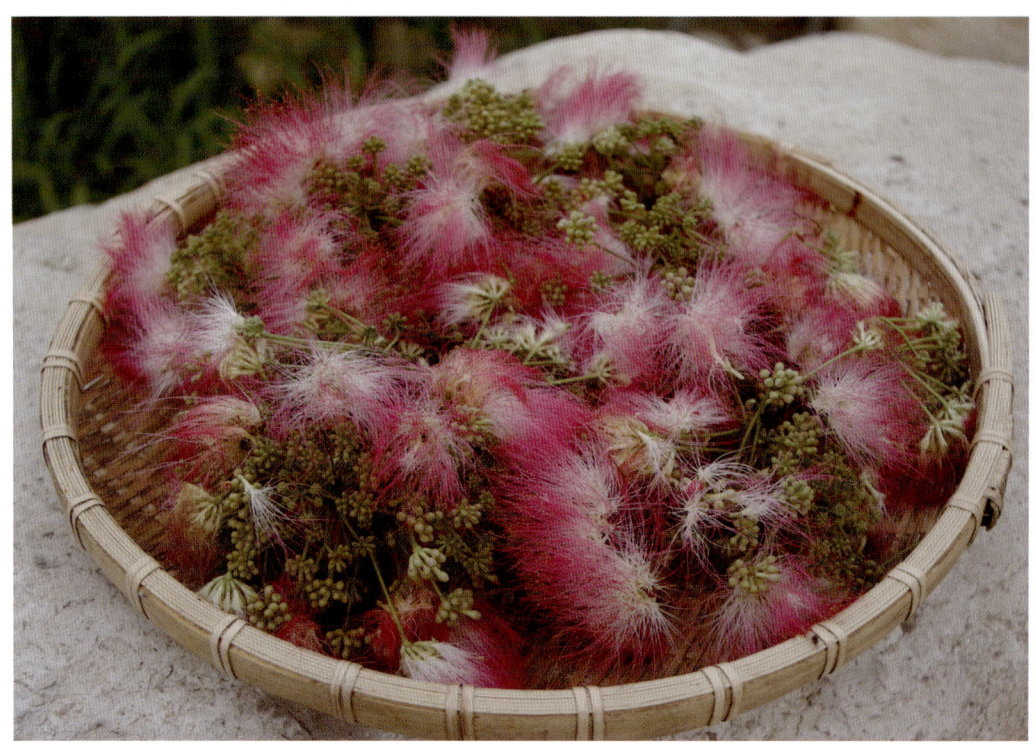

채취한 꽃봉오리·꽃. 7월 9일

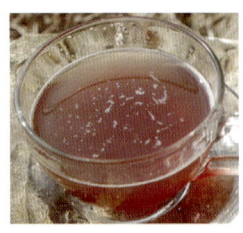

위 꽃봉오리·꽃으로 효소액 담그는 모습. **아래** 걸러낸 꽃봉오리·꽃 효소액.

효소액 담그기

- **사용 부위** 잎, 잎+꽃봉오리+꽃, 꽃봉오리+꽃
- **채취 기간** 3~9월
- **채취 방법** 잎은 어린잎부터 다 자란 잎까지 너무 억세지 않은 것을, 꽃은 꽃봉오리부터 꽃까지 싱싱할 때 꽃줄기째 딴다.
- **배합 비율** 발효될 때 물이 적게 나오므로 재료 : 설탕의 비율을 1 : 1로 한다. 물 1에 설탕 1로 설탕시럽을 만들어서 재료가 푹 잠기게 붓는 방법도 있다.
- **발효와 숙성 기간** 1차 발효는 100일, 2차 발효와 숙성은 100일 이상 한다.
- **완성 상태** 꽃에 은은한 향이 있어 발효와 숙성이 잘 되면 그윽한 맛이 난다.
- **복용시 주의사항** 경락을 활성화시키는 약초이므로 풍기가 있어 몸에 열이 많은 사람은 복용하지 않는다.

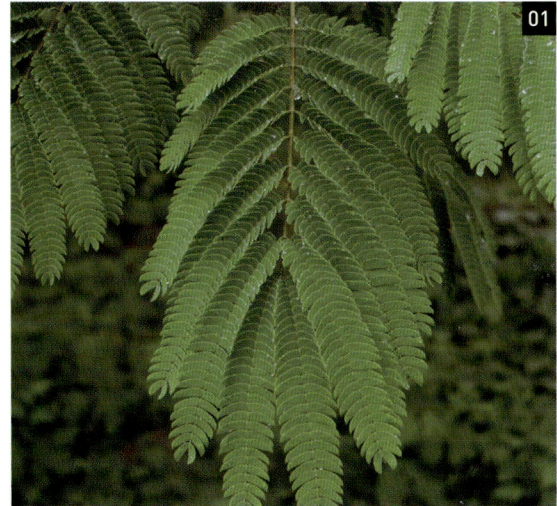

키 3~8m. **잎**은 작은 것이 길이 6~15㎜, 너비 2.5~4㎜로 낫이나 비늘모양이고, 잎줄기에 2겹으로 나서 깃털모양처럼 된다. 밤에는 오므리고 낮에는 펴지며, 잎줄기가 가지에 어긋나게 달린다. **줄기**는 껍질이 회갈색을 띠고 껍질눈이 많아 거칠며, 가지가 옆으로 넓게 퍼진다. **꽃**은 6~7월에 피는데 연붉은자주색을 띠고, 펴진 공작꼬리 모양 같으며, 꽃자루에 여러 송이가 뭉쳐 달린다. 수술은 25개 정도로 길이 약 3㎝이며, 암술은 1개이고 수술보다 길다. 꽃이 한 번 피면 1개월 정도 간다. **열매**는 9~10월에 여무는데 납작한 콩꼬투리 같고, 길이가 15㎝ 정도이며, 익으면 열매껍질이 갈라져 5~6개의 씨앗이 나온다. 겨울에도 가지에 열매껍질이 붙어 있다.

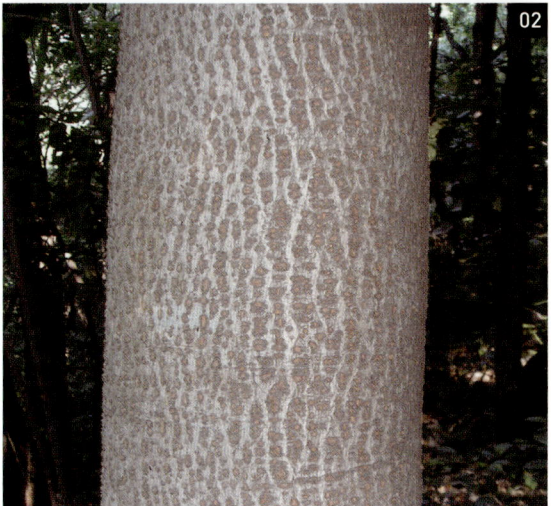

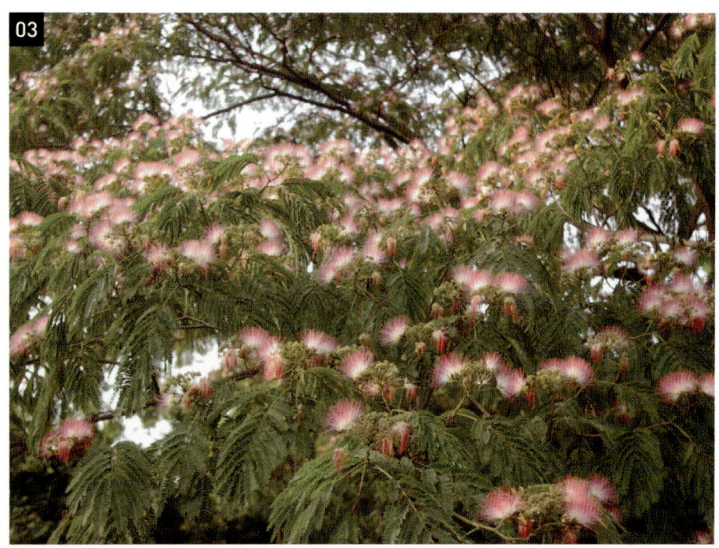

01 밤에는 잎을 오므린다. 6월 21일
02 줄기에 껍질눈이 많다. 8월 3일
03 꽃이 너무 활짝 피지 않은 것을 채취한다. 7월 9일
04 꽃은 여러 송이가 뭉쳐 있어 하나처럼 보인다. 6월 17일
05 열매가 납작한 꼬투리모양이다. 8월 29일

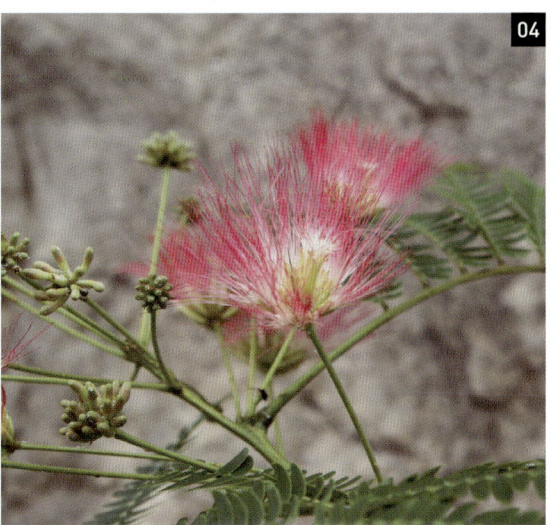

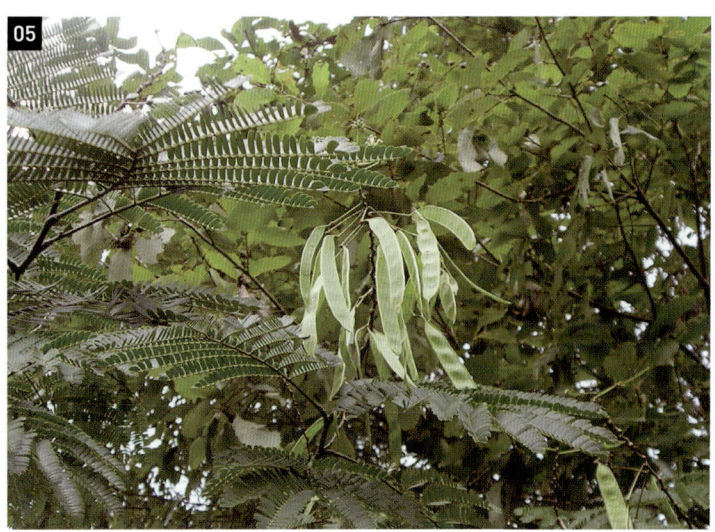

자귀나무

051 자두나무

Prunus salicina Lindl.

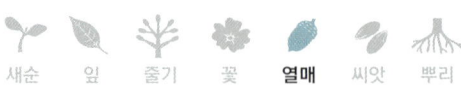

❊ **평한 약성** | 간질환, 열독, 치통, 어혈 등에 효과

장미과 / 잎지는 큰키나무

다른 이름
오얏나무

생약명
이자(李子)

성분
폴리페놀(혈압상승억제)
안토시아닌(산화방지)
카로티노이드
(활성산소제거)
마그네슘(체내기능유지)
망간(골밀도유지)
철분(빈혈개선)
칼륨
(신경세포와 근육기능강화)
인(혈중콜레스테롤 개선)
칼슘(뼈강화)
비타민C(산화방지)

특징
독성이 없으며
신맛과 단맛이 있다.

체질
체질에 관계없이 복용.
단, 뿌리와 줄기는
약성이 차갑다.

서식지
야산과 들판의
양지바른 곳에서 자라고,
농가에서도 재배한다.

걸러낸 열매 효소액.

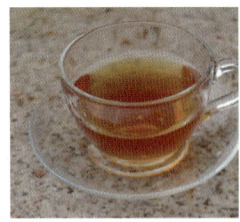

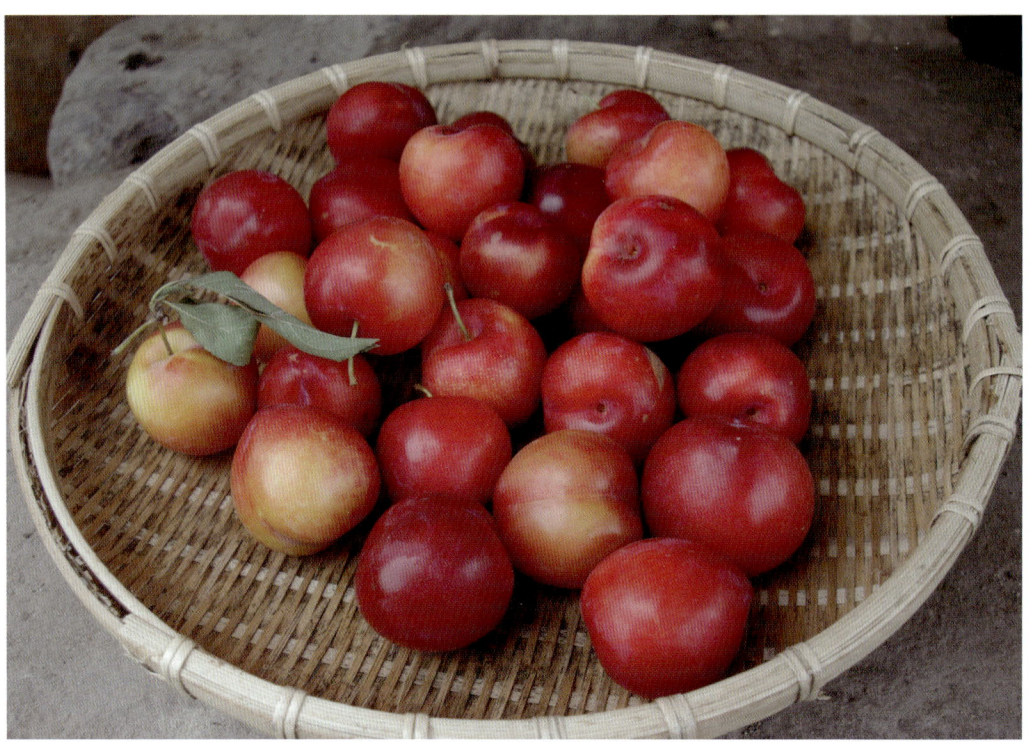

채취한 열매. 7월 9일

효소액 담그기

- **사용 부위** 열매
- **채취 기간** 7월
- **채취 방법** 풋열매부터 익은 열매까지 너무 익지 않은 것을 골라 싱싱할 때 딴다.
- **배합 비율** 발효될 때 물이 많이 나오므로 설탕의 비율을 1 이상으로 늘리고, 발효 중에 설탕이 부족한 듯하면 가끔씩 덧넣는다. 꿀과는 상극이므로 사용하지 않는다.
- **발효와 숙성 기간** 1차 발효는 100일, 2차 발효와 숙성은 100일 이상 한다.
- **담그기와 발효시 주의사항** 씨앗에 독성이 조금 있으므로 발효 가스와 함께 배출될 수 있도록 숨 쉬는 항아리에 담그고, 1차 발효가 끝나면 재료를 걸러내는 것이 좋다.
- **완성 상태** 열매에 새콤달콤한 맛이 있어 발효와 숙성이 잘 되면 상큼한 맛이 난다.

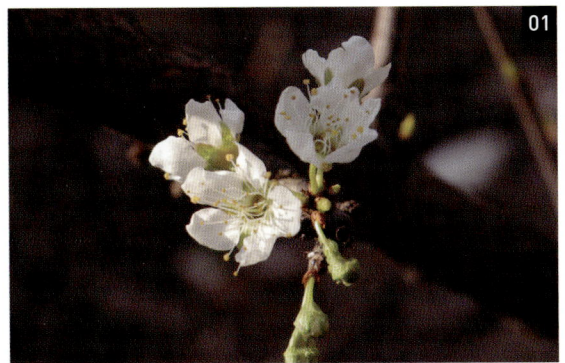
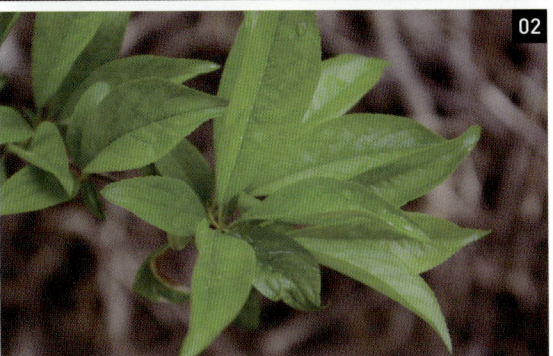
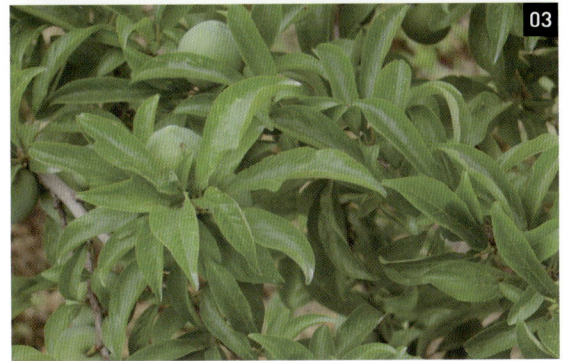

키 5m 정도. **꽃**은 4월에 잎보다 먼저 피고, 3송이 정도 뭉쳐서 달린다. 꽃봉오리는 푸르고, 꽃은 푸른빛이 도는 흰색을 띠는데, 꽃잎이 5장이고 꽃잎 길이는 1㎝ 정도이다. **잎**은 길이 5~7㎝의 긴 타원형이고, 끝이 뾰족하며, 좌우 비대칭이다. 잎 가장자리에 잔 톱니가 있으며, 가지에 어긋난다. **줄기**는 껍질이 회색빛이 도는 붉은갈색을 띠며, 어릴 때는 밋밋하다가 세로로 불규칙하게 갈라져 얇게 벗겨진다. **열매**는 7월에 둥글게 여물고, 한쪽에 홈이 있으며, 지름이 2~7㎝이다. 익으면 노랗고 붉은색이다.

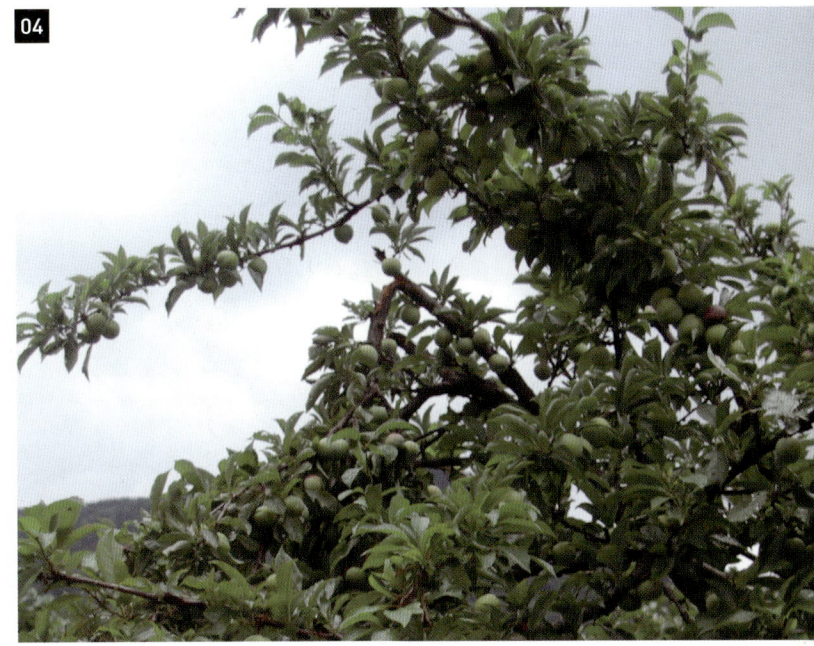

01 꽃이 잎보다 먼저 핀다. 3월 26일
02 어린잎이 커가는 모습. 4월 29일
03 잎과 풋열매. 6월 11일
04 풋열매 달린 모습. 7월 3일
05 열매 익은 모습. 6월 27일
06 줄기껍질이 불규칙하게 갈라진다. 7월 9일

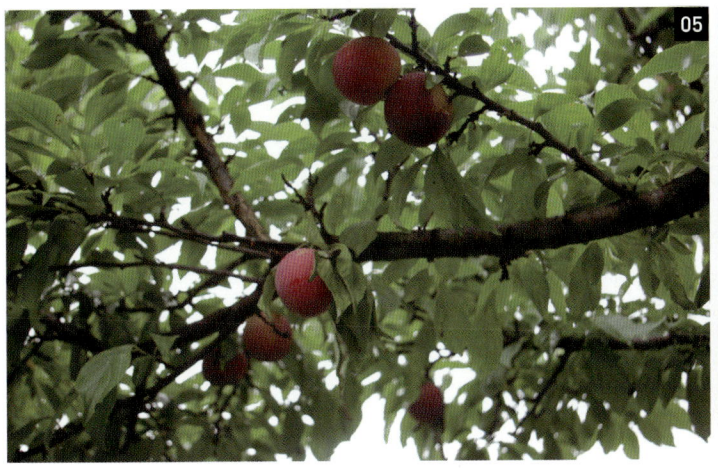
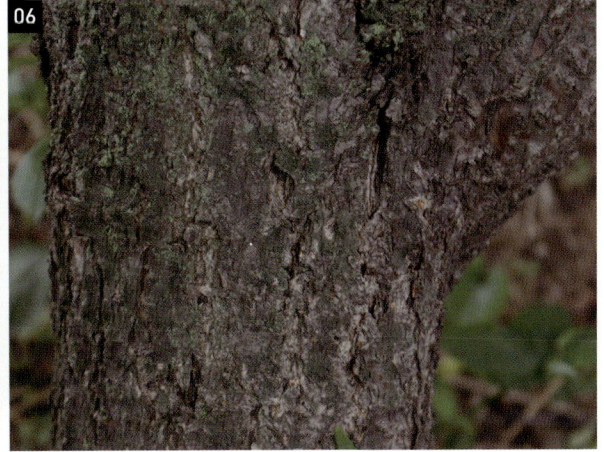

052 장구채
Silene firma Siebold & Zucc.

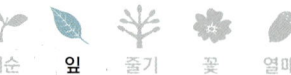

평한 약성 | 생리불순, 아토피, 중이염, 변비 등에 효과

석죽과
두해살이풀

다른 이름
전금화(翦金花)

생약명
여루채(女婁菜)

성분
플라보노이드(산화방지)
사포닌(면역력강화)
락토신(항균활성)

특징
독성이 없고 쓴맛이 있다.

체질
체질에 관계없이 복용

서식지
산과 들의 비탈진 숲속에 난다.

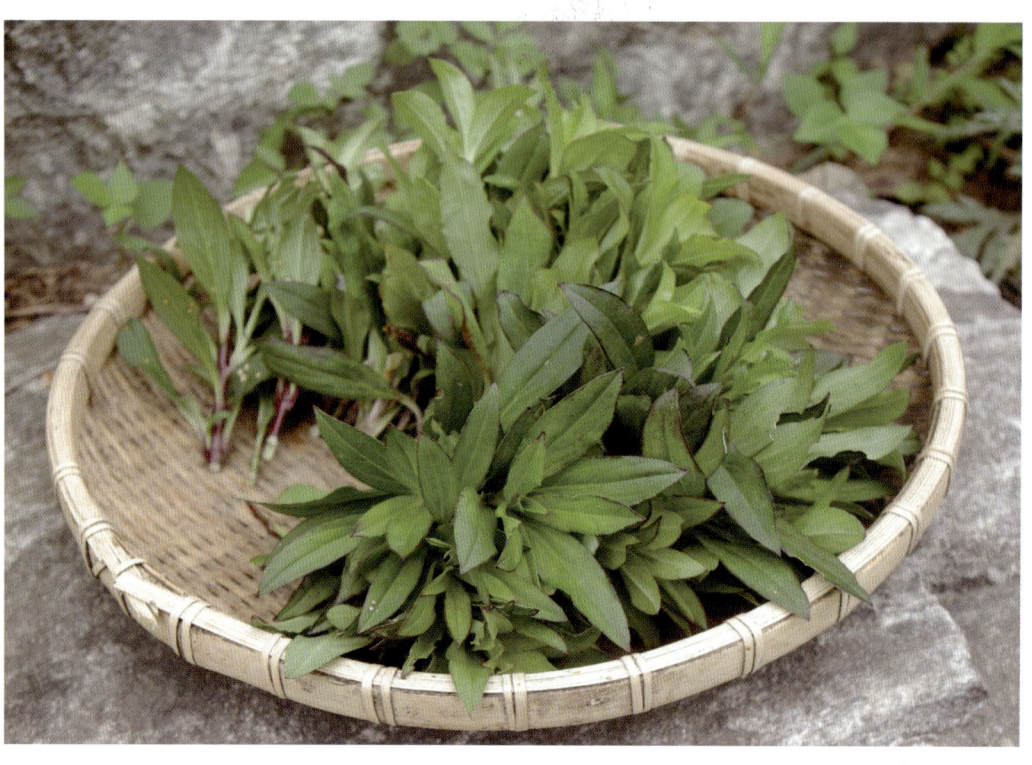

채취한 잎. 7월 10일

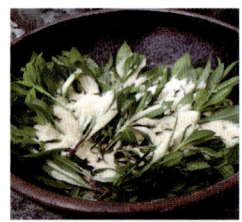
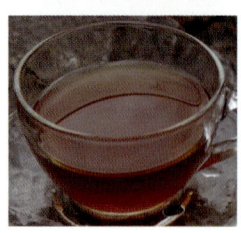

위 잎으로 효소액 담그는 모습.
아래 걸러낸 잎 효소액.

효소액 담그기

- **사용 부위** 잎
- **채취 기간** 3~7월
- **채취 방법** 꽃이나 열매가 달리지 않은 것을 골라 싱싱할 때 딴다.
- **채취시 주의사항** 줄기를 함께 채취해 넣어도 되나 개체를 남기기 위해 뿌리와 줄기를 자연에 남겨둔다. 꽃이 핀 것은 쓴맛이 더 강해서 좋지 않다.
- **배합 비율** 발효될 때 물이 많이 나오지 않으므로 재료 : 설탕의 비율을 1 : 1로 한다.
- **발효와 숙성 기간** 1차 발효는 100일, 2차 발효와 숙성은 100일 이상 한다.
- **완성 상태** 잎에 은은한 향이 있어서 발효와 숙성이 잘 되면 그윽한 맛이 난다.
- **복용시 주의사항** 생리혈이 나오게 하는 성질이 있으므로 임산부는 먹지 않는다.

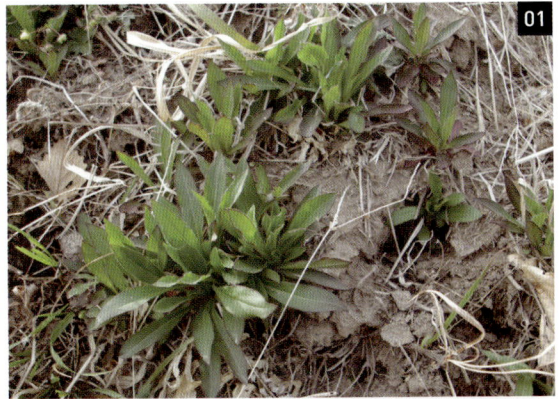

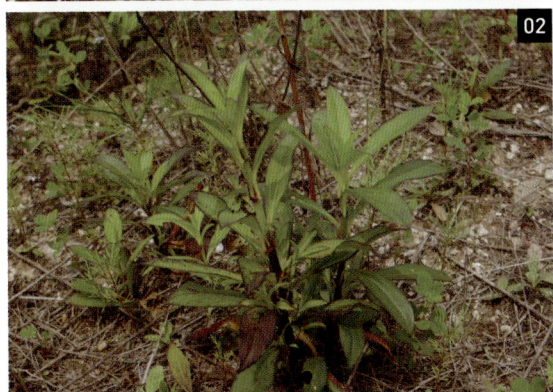

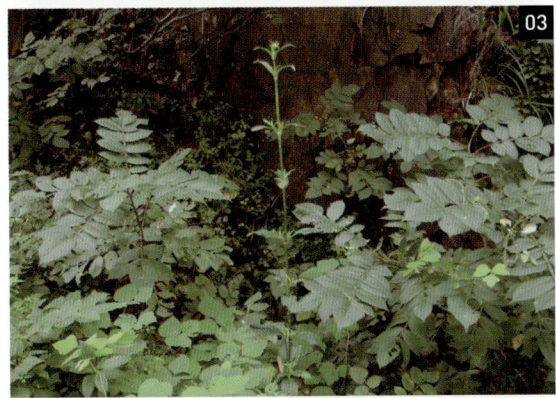

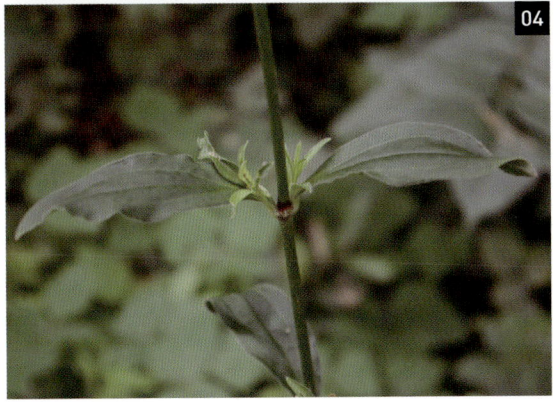

키 30~80㎝. **잎**은 길이 3~20㎝, 너비 1~3㎝의 긴 타원형이고, 끝이 뾰족하거나 무디며, 잎 가장자리는 밋밋하다. 어릴 때는 솜털로 덮여 있다 점차 없어지며, 잎자루는 없다. 뿌리 잎은 뭉쳐서 나고, 줄기 잎은 마주 달린다. **줄기**는 자줏빛이 도는 녹색을 띠며, 잎이 난 자리에 마디가 있고 검은자줏빛을 띤다. 줄기가 곧게 올라오고, 가지가 갈라져 나오지 않는다. **꽃**은 7월에 피는데, 잎이 난 자리와 줄기 끝에 꽃이 달린다. 색은 흰색을 띠며, 꽃잎은 5장이고 끝이 2갈래로 갈라진다. 수술은 10개, 암술대는 3개이며, 꽃받침은 원통모양이다. **열매**는 8~9월에 여무는데 둥근 주머니 같고, 길이가 7~8㎜이다. **뿌리**는 굵고 길게 뻗는다.

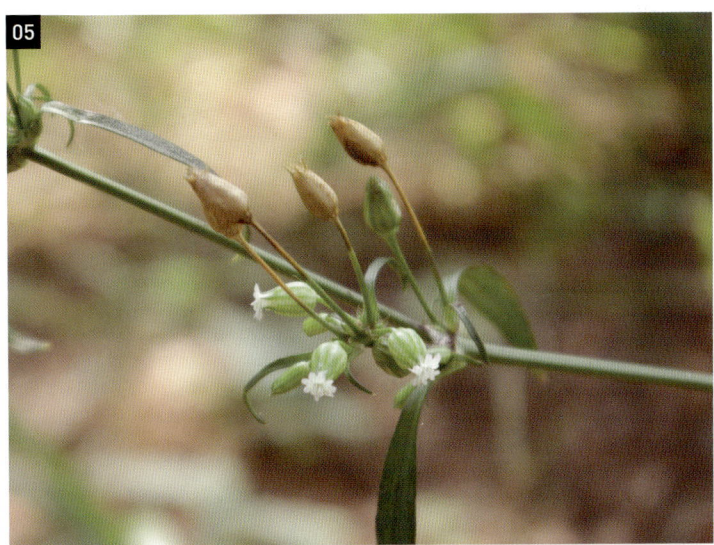

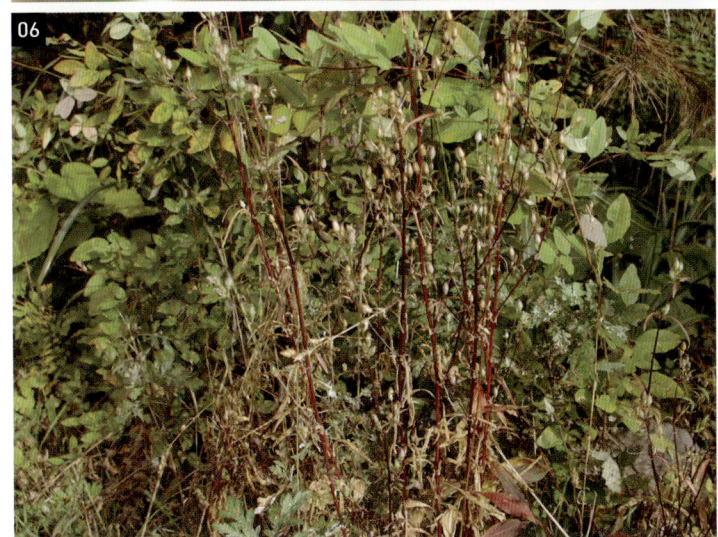

01 뿌리 잎은 뭉쳐서 난다. 4월 25일
02 줄기가 곧게 올라온다. 7월 10일
03 가지가 없다. 8월 13일
04 줄기에 마디가 있다. 8월 13일
05 꽃과 열매. 꽃이 핀 것은 맛이 더 쓰다. 9월 12일
06 열매 익은 모습. 10월 18일

053 좀목형

Vitex negundo var. incisa (Lam.) C. B. Clarke

새순 잎 줄기 꽃 열매 씨앗 뿌리

🌸 평한 약성 | 감기, 류머티즘통증, 천식 등에 효과

마편초과
잎지는 작은키나무

생약명
모형(牡荊)

성분
베타 캐리오필렌(방향성분)

특징
독성이 없으며
약간 쓴맛이 있다.

체질
체질에 관계없이 복용

서식지
낮은 산 양지바른
계곡가에 난다.

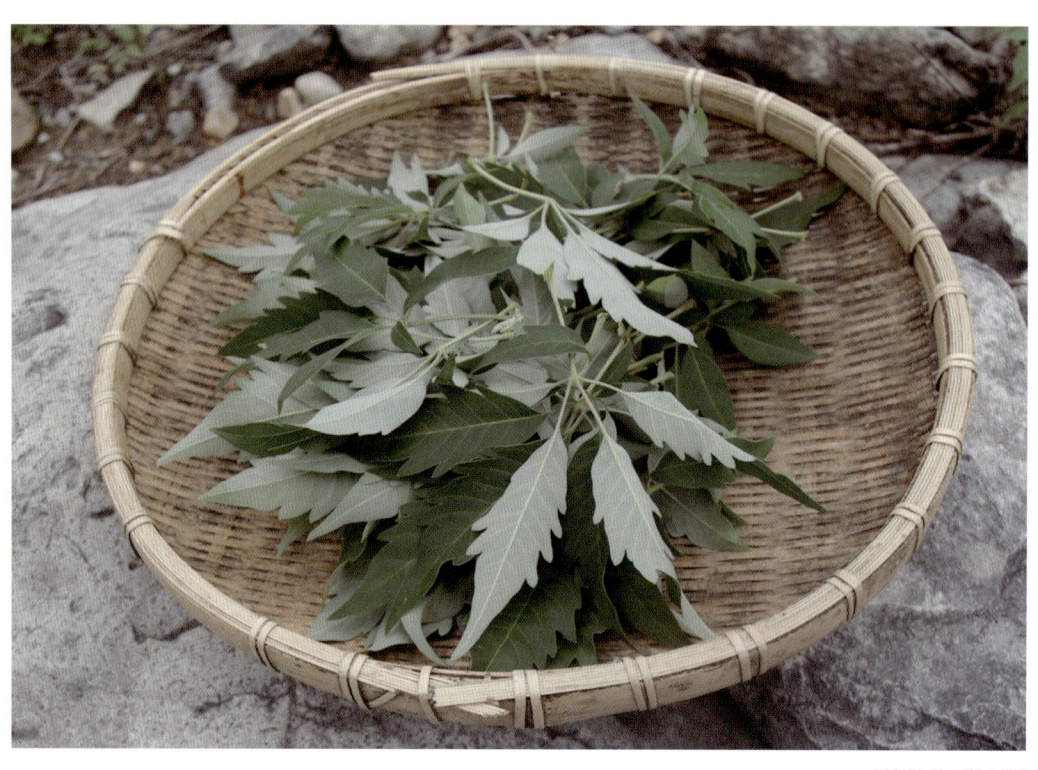

채취한 잎. 7월 19일

효소액 담그기

- **사용 부위** 잎, 잎+꽃, 꽃
- **채취 기간** 3~9월
- **채취 방법** 잎은 어린잎부터 다 자란 잎까지 너무 억세지 않은 것을, 꽃은 너무 활짝 피지 않은 것을 골라 싱싱할 때 딴다.
- **배합 비율** 발효될 때 물이 적게 나오므로 재료 : 설탕의 비율을 1 : 1로 한다.
- **발효와 숙성 기간** 1차 발효는 100일, 2차 발효와 숙성은 100일 이상 한다.
- **완성 상태** 잎과 꽃에 은은한 향이 있어서 발효와 숙성이 잘 되면 그윽한 맛이 난다.

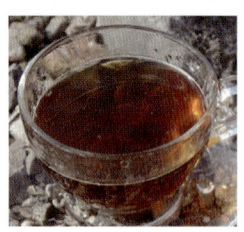

위 잎으로 효소액 담그는 모습.
아래 걸러낸 잎 효소액.

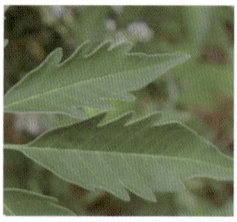 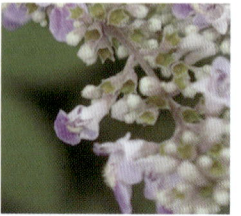

잎 / 꽃과 꽃봉오리

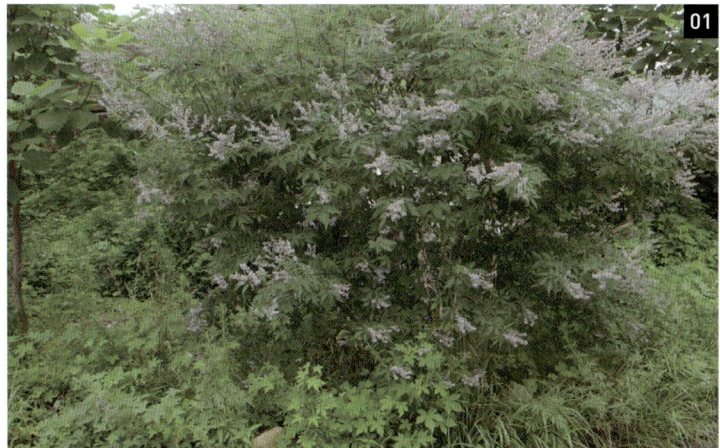

키 1~2m. **잎**은 길이 2~8㎝의 좁고 긴 타원형이고, 끝이 꼬리처럼 뾰족하며, 잎줄기에 3~5장이 둥글게 붙어 손바닥모양이 된다. 잎 가장자리가 밋밋하거나 큰 톱니가 있고, 잎 뒷면에는 잔털과 기름점이 있으며, 잎자루가 있거나 없다. 잎줄기는 가지에 마주 달린다. **줄기**는 밑동에서 여러 개가 올라오는데, 껍질이 회갈색을 띠고 밋밋하며 세로로 얕게 갈라진다. 새 가지는 모가 나 있다. **꽃**은 7~9월에 피는데 자주색을 띠고, 자잘하게 여러 송이가 뭉쳐서 달린다. 꽃부리는 나비모양으로 갈라진다. **열매**는 9~10월에 여무는데 둥글고 지름이 2㎜ 정도이며, 익으면 검은색이다.

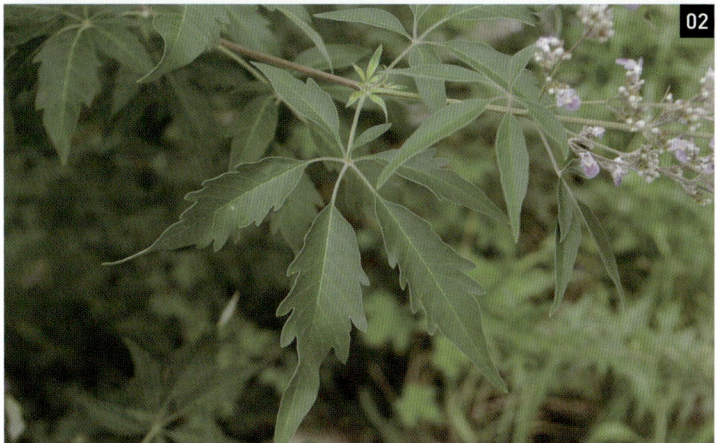

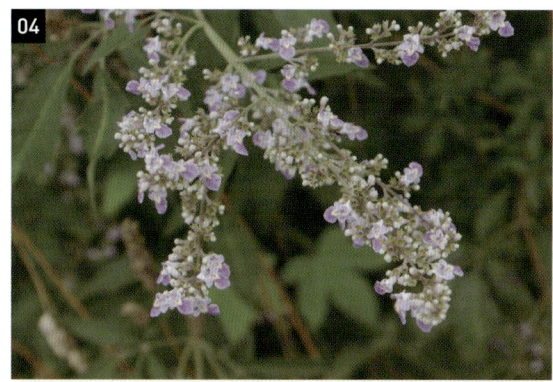

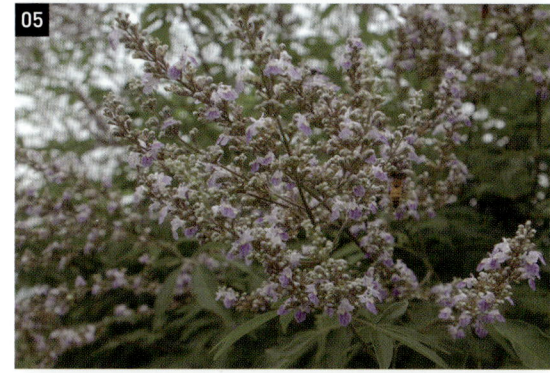

01 줄기가 여러 개 올라온다. 7월 19일
02 잎이 손바닥모양으로 붙어 난다. 7월 19일
03 잎줄기가 마주 난다. 7월 19일

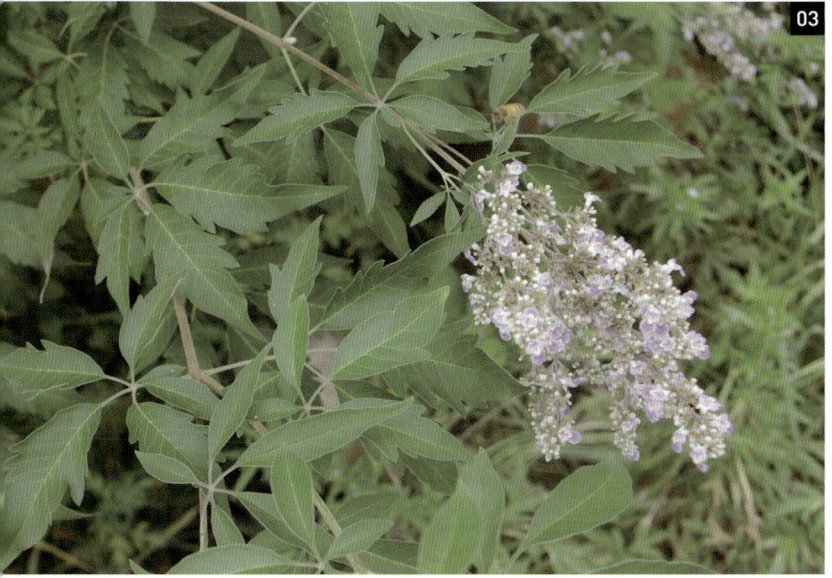

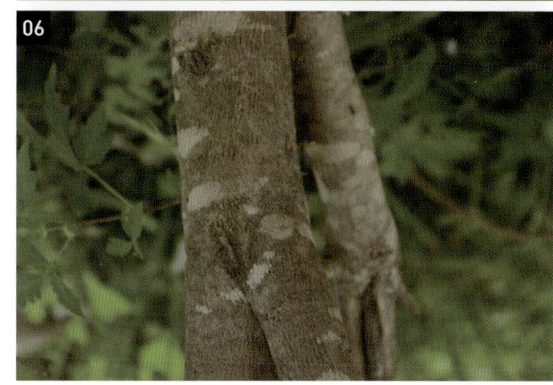

04 꽃부리가 나비모양이다. 7월 19일
05 꽃으로도 효소액을 담근다. 7월 19일
06 줄기껍질이 밋밋하다. 7월 19일

054 종가시나무

Quercus glauca Thunb.

종가시나무

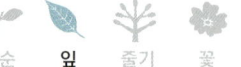

평한 약성 | 숙취해소, 설사, 결석 등에 효과

참나무과
늘푸른 큰키나무

생약명
저자(櫧子)

성분
루틴(모세혈관강화)

특징
독성이 없으며
단맛과 쓴맛과
떫은맛이 있다.

체질
체질에 관계없이 복용

서식지
남부지방의 낮은
산과 들에서 자란다.

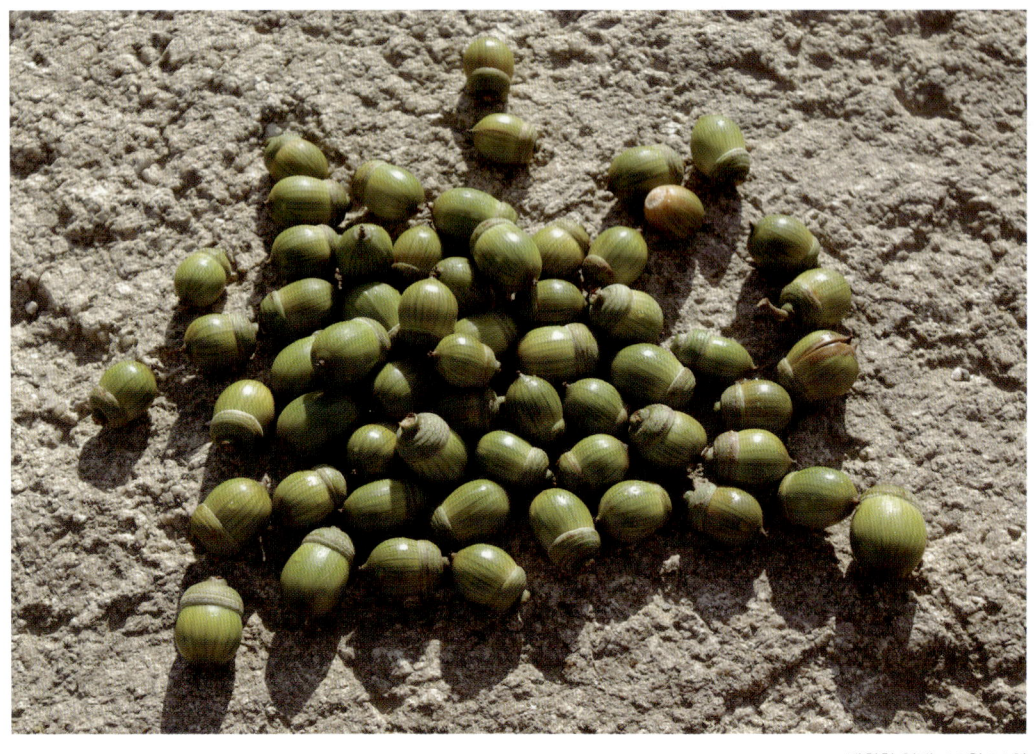

채취한 열매. 10월 31일

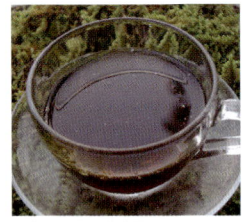

걸러낸 열매 효소액.

효소액 담그기

- **사용 부위** 잎, 열매
- **채취 기간** 잎은 1년 내내, 열매는 10월
- **채취 방법** 잎은 어린잎부터 다 자란 잎까지 너무 억세지 않은 것을, 열매는 풋열매부터 익은 열매까지 싱싱할 때 딴다.
- **채취시 주의사항** 잎이 광합성작용을 해야 꽃이나 열매가 양분을 얻으므로 너무 많이 채취하지는 않는다.
- **다듬기** 열매는 깍지를 떼어내고, 열매껍질을 벗겨서 담가도 된다.
- **배합 비율** 발효될 때 물이 적게 나오므로 재료 : 설탕의 비율을 1 : 1로 한다. 물 1에 설탕 1로 설탕시럽을 만들어서 재료가 푹 잠기게 붓는 방법도 있다.
- **발효와 숙성 기간** 잎은 1차 발효는 100일, 2차 발효와 숙성은 100일 이상 한다. 열매는 발효가 더디므로 1차 발효는 200일, 2차 발효와 숙성은 100일 이상 한다.

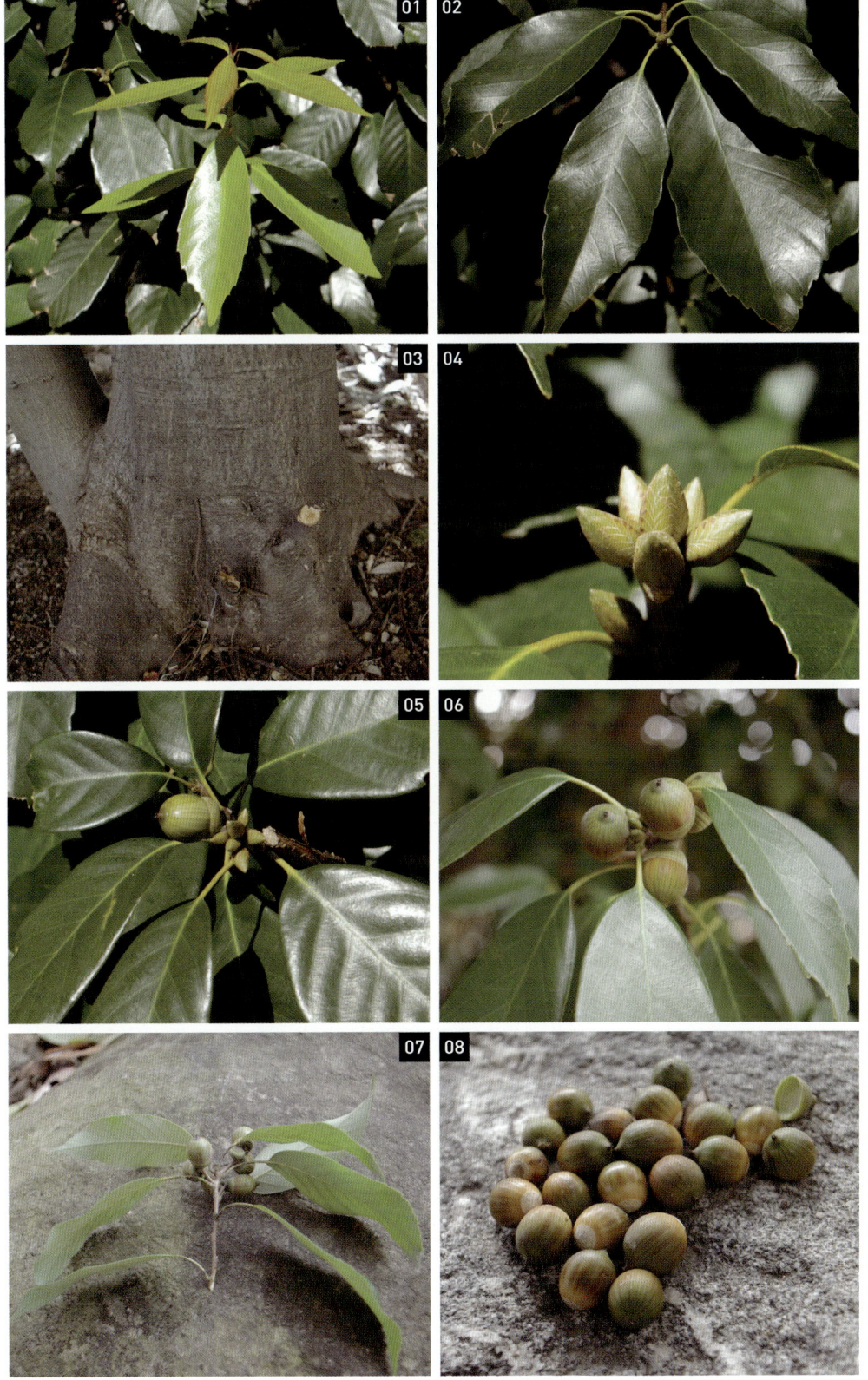

키 15m. **잎**은 길이 7~12cm의 넓은 타원형이고, 끝이 뾰족하며, 잎 위쪽 가장자리에 잎 끝을 향하는 톱니가 있다. 잎이 가죽처럼 두껍다. 잎 앞면은 윤기가 나고 잎맥이 9~12쌍 있으며, 뒷면은 흰회색 잔털이 빽빽하다. 잎자루는 길이 15~25mm이다. 잎이 가지에 어긋나게 달리고, 가지 끝에는 2~4장이 뭉쳐서 달리며, 겨울에도 푸르다. **줄기**는 지름 60cm 정도이고, 껍질이 짙은 회갈색을 띠며, 껍질눈이 많아 거칠고 잘 갈라지지 않는다. 어린 가지에는 연한 갈색 잔털이 있다. **꽃**은 4~5월에 피는데 연노란색을 띠고, 암꽃과 수꽃이 한 그루에 난다. 수꽃은 깨알같이 작고, 늘어진 꽃줄기에 벼이삭모양으로 뭉쳐서 달린다. 암꽃은 모가 난 화살촉모양으로 5~7개의 비늘층이 있고, 암술대가 3개이며, 2~3송이가 위쪽을 향해 달린다. **열매**는 10월에 여무는데 달걀모양이고 세로줄무늬가 있다. 열매깍지는 5~7개의 가로주름이 있고, 열매를 1/3 정도 덮고 있다. 익으면 붉은갈색이다.

---

01 어린잎은 연녹색을 띤다.
　　10월 31일
02 잎이 넓고 두껍다.
　　10월 31일
03 밑동에서도 굵은 가지가 나온다.
　　10월 31일
04 암꽃은 화살촉모양이다.
　　10월 31일
05 암꽃 옆에 풋열매 달린 모습.
　　10월 31일
06 열매가 붉은갈색으로 익어간다.
　　11월 4일
07 잎 뒷면이 희끗하다.
　　11월 4일
08 열매깍지를 벗겨낸 열매.
　　11월 4일

055 죽대

polygonatum lasianthum var. coreanum Nakai

🌸 **평한 약성** | 강정, 심장쇠약, 허약체질 등에 효과

새순　잎　줄기　꽃　열매　씨앗　뿌리

백합과
여러해살이풀

다른 이름
홀둥굴레

생약명
황정(黃精, 둥굴레 대용)

성분
포도당(에너지공급)
아미노산(근육강화)
트리테르페노이드
(면역력증진)

특징
독성이 없으며
단맛이 있다.

체질
체질에 관계없이 복용

서식지
깊은 산 양지바르거나
반그늘인 숲속에 난다.

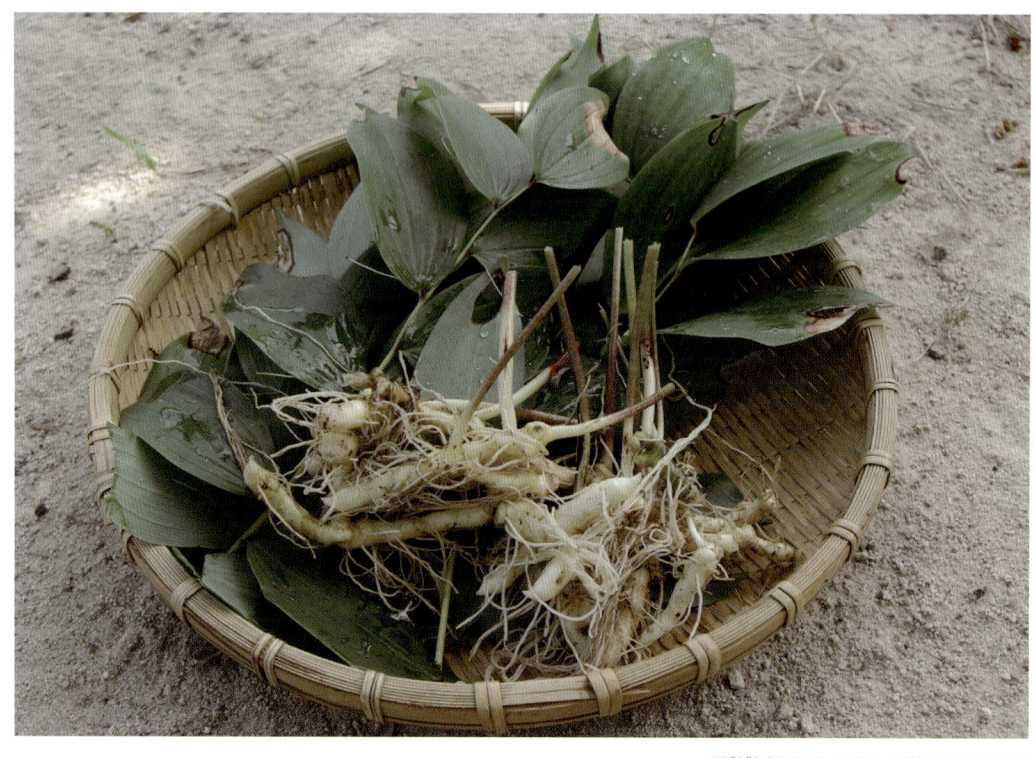

채취한 잎·줄기·뿌리를 씻은 모습. 7월 1일

효소액 담그기

- **사용 부위** 잎, 잎+줄기, 잎+줄기+뿌리, 뿌리
- **채취 기간** 3~9월
- **채취 방법** 열매가 익지 않은 것을 골라 싱싱할 때 딴다.
- **채취시 주의 사항** 열매가 익은 것은 약성이 떨어져 좋지 않다.
- **다듬기** 줄기는 담글 때 붕 뜨지 않도록 작게 썰고, 뿌리는 클 경우 납작하게 써는 것이 좋다.
- **배합 비율** 잎과 줄기는 발효될 때 물이 적게 나오므로 재료 : 설탕의 비율을 1 : 1로 하고, 뿌리는 물이 좀 더 나오므로 설탕의 비율을 1 이상으로 늘린다.
- **발효와 숙성 기간** 1차 발효는 100일, 2차 발효와 숙성은 100일 이상 한다.

왼쪽 자연의 물로 씻는 것이 좋다.
오른쪽 잎·줄기·뿌리로 효소액 담그는 모습.

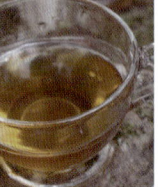

걸러낸 잎·줄기·뿌리 효소액.

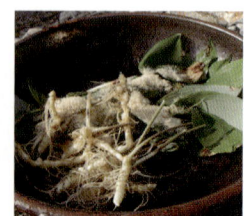

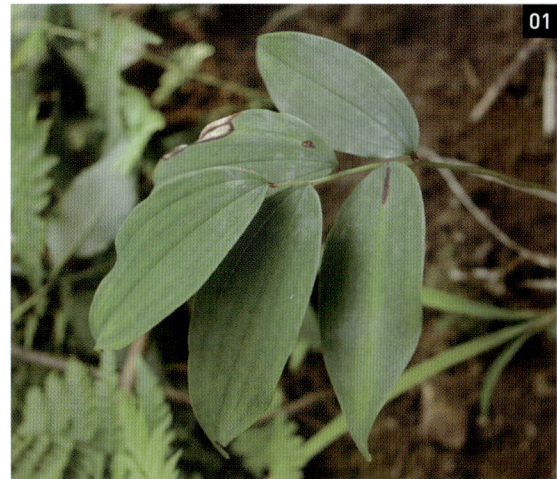

키 30~70㎝. **잎**은 길이 5~13㎝, 너비 2~5.5㎝의 긴 타원형이고, 끝이 갸름하다. 잎 가장자리는 밋밋하고, 잎 뒷면은 조금 희끗하다. 줄기 윗동에 나는 잎은 크기가 작고 잎이 줄기에 어긋나게 달린다. **줄기**는 둥글고, 곧거나 비스듬히 올라온다. **꽃**은 5~6월에 피는데 흰녹색을 띠고 길이가 15~20㎜이며, 종모양이고 꽃부리가 6갈래로 갈라진다. 잎겨드랑이에 1~2개씩 때로는 4개까지 달리며, 수술이 6개, 암술이 1개이다. **열매**는 8~9월에 둥글게 여물고, 익으면 검은색이다. **뿌리줄기**는 옆으로 뻗으며, 잔뿌리가 많다. | **유사종** | 둥굴레. 줄기가 조금 모가 나 있는 것이 죽대와 다르다.

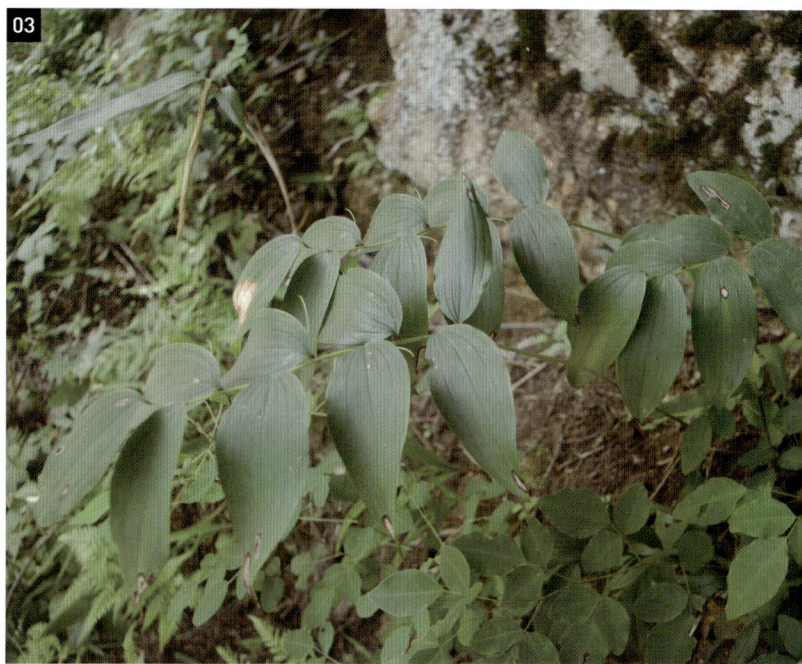

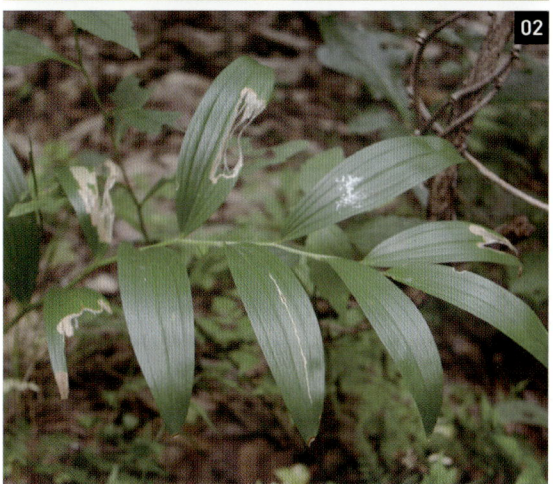

01 잎이 어긋나게 달린다. 7월 1일
02 길쭉한 잎도 있다. 8월 12일
03 줄기가 둥그스름하다. 7월 1일

04 열매가 검게 익는다. 8월 11일
05 여름에 무성해진 모습. 8월 11일

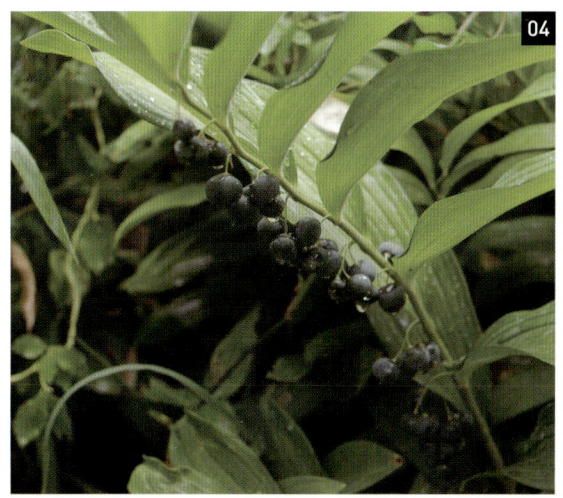

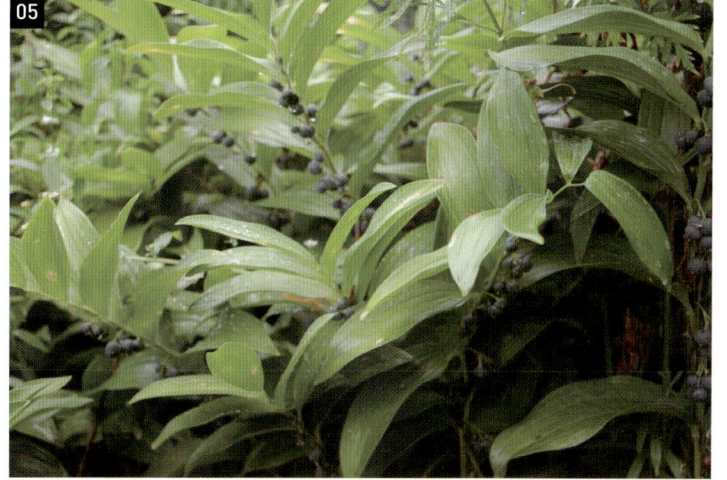

056 진달래

Rhododendron mucronulatum Turcz. var. *mucronulatum*

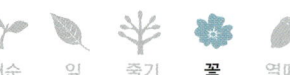

평한 약성 | 고혈압, 관절염, 기관지염 등에 효과

진달래과
잎지는 작은키나무

다른 이름
두견화

생약명
만산홍(萬山紅)

성분
플라보노이드(산화방지)
타닌(수렴작용)
정유(방향성분)
철분(빈혈개선)
칼슘(뼈강화)
인(혈중콜레스테롤 개선)
페놀산(뇌졸중예방)

특징
꽃술에 독성이 조금 있으며 쓴맛과 단맛이 있다.

체질
체질에 관계없이 복용

서식지
산속 양지바른 곳에서 자란다.

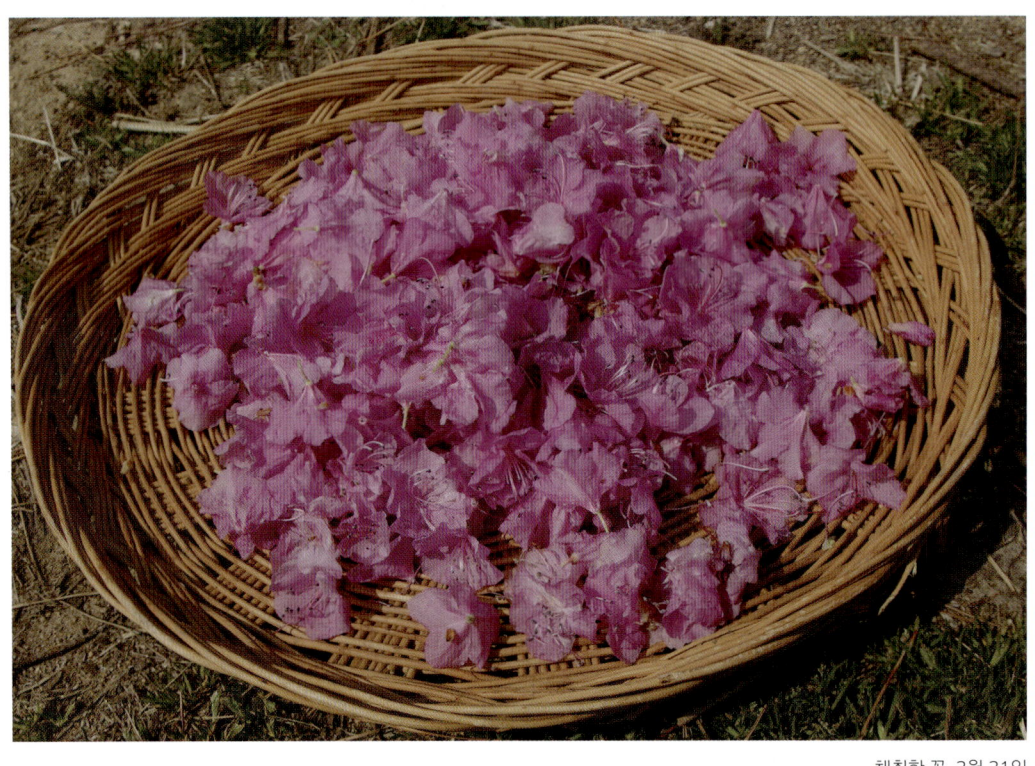

채취한 꽃. 3월 31일

효소액 담그기

- **사용 부위** 꽃
- **채취 기간** 3~4월
- **채취 방법** 꽃은 너무 활짝 피지 않은 것을 골라 싱싱할 때 딴다.
- **다듬기** 꽃술에 독성이 조금 있으므로 떼어낸다. 꽃술을 안 떼고 그냥 담그는 경우, 발효 가스와 함께 독성이 배출될 수 있도록 숨 쉬는 항아리에 담그는 것이 좋다.
- **배합 비율** 발효될 때 물이 적게 나오므로 재료 : 설탕의 비율을 1 : 1로 한다.
- **발효와 숙성 기간** 1차 발효는 100일, 2차 발효와 숙성은 100일 이상 한다.
- **완성 상태** 꽃에 은은한 향이 있어서 발효와 숙성이 잘 되면 그윽한 맛이 난다.
- **복용시 주의사항** 한꺼번에 많이 먹으면 눈이 침침해질 수 있다.

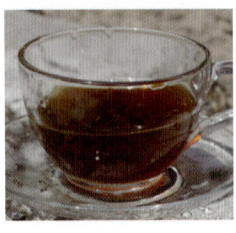

위 꽃으로 효소액 담그는 모습.
아래 걸러낸 꽃 효소액.

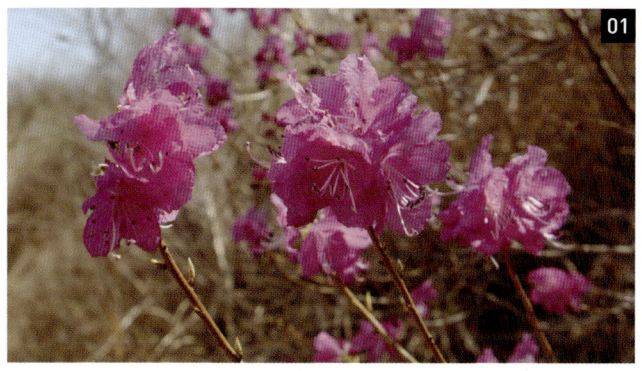

키 2~3m. **꽃**은 3~4월에 잎보다 먼저 피는데, 연자주색 또는 연분홍색을 띤다. 오목한 접시모양이고, 꽃부리가 5갈래로 갈라지며, 지름이 3~4.5cm이다. 암술은 1개, 수술은 10개이다. **잎**은 길이 4~7cm의 타원형이고, 끝이 뾰족하다. 잎 가장자리는 밋밋하고, 잎 뒷면에 비늘조각이 있으며, 잎자루 길이가 6~10mm이다. 잎이 가지에 어긋나게 달리며, 가을에 붉게 물든다. **줄기**는 밑동에서 여러 개가 올라오며, 윗동에서 가지가 많이 갈라진다. 줄기껍질은 밝은 갈색에서 회색이 되며 밋밋한 편이다. **열매**는 10월에 여무는데 원통모양이고, 암술대가 꼬리처럼 달려 있다. 열매 길이는 2cm 정도이고, 익으면 열매껍질이 갈라져 씨앗이 나온다. 겨울에도 가지에 열매가 붙어 있다.

01 꽃술은 떼어내고 담근다. 5월 26일
02 꽃이 너무 활짝 피기 전에 채취한다. 5월 26일
03 꽃이 진 뒤 잎이 달린다. 6월 25일
04 가을에 잎이 붉게 물든다. 10월 27일
05 열매가 갈라져 씨앗이 나온다. 12월 28일
06 밑동에서 줄기가 많이 올라온다. 1월 3일
07 줄기가 밋밋한 편이다. 1월 3일

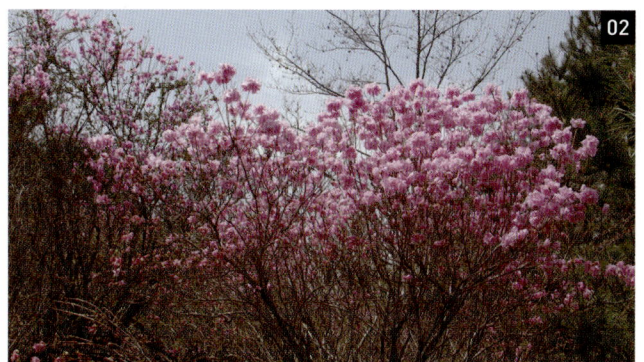
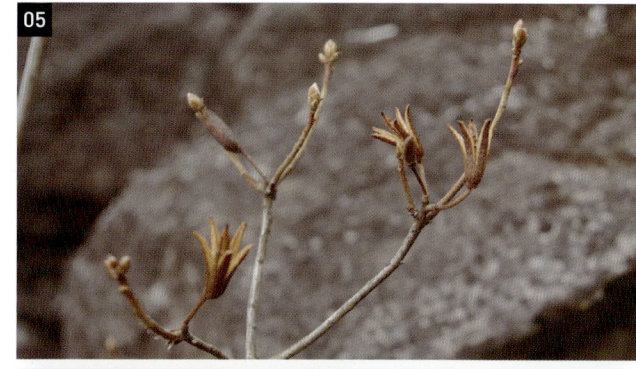
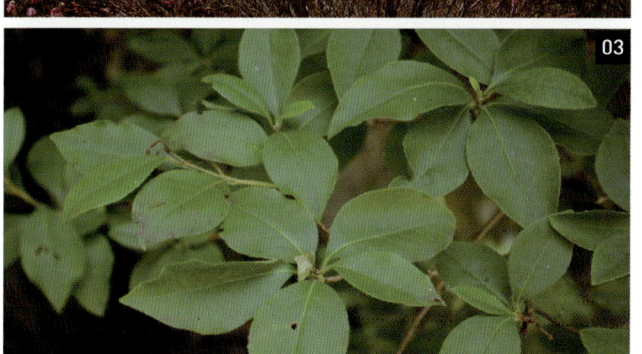
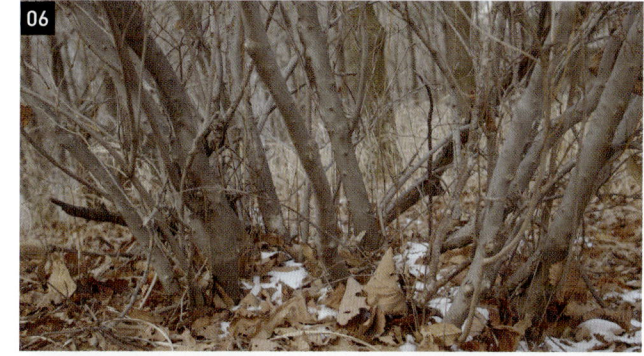
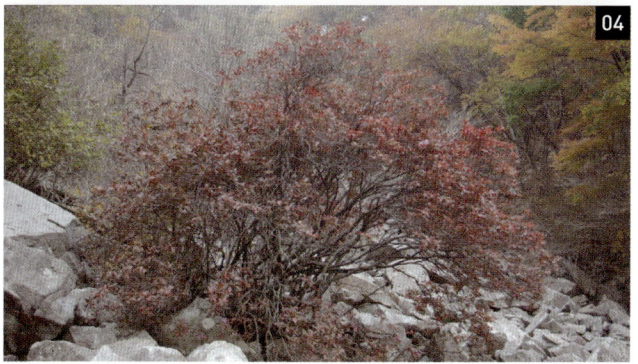
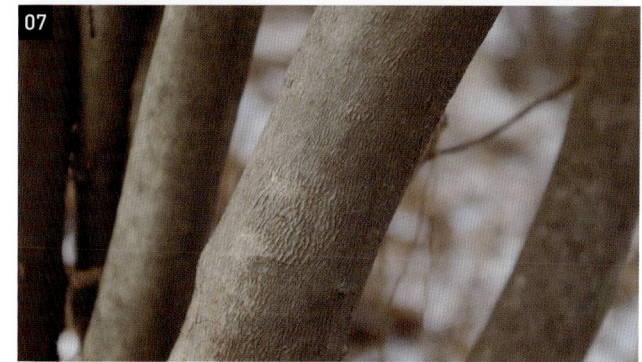

057 짚신나물

Agrimonia pilosa Ledeb.

 새순 잎 줄기 꽃 열매 씨앗 뿌리

❀ 평한 약성 | 자궁출혈, 고혈압 등에 효과

장미과
여러해살이풀

다른 이름
등골짚신나물

생약명
선학초(仙鶴草)

성분
사포닌(면역력강화)

특징
독성이 거의 없으며 쓴맛이 있다.

체질
체질에 관계없이 복용

서식지
산과 들의 양지바른 곳에 난다.

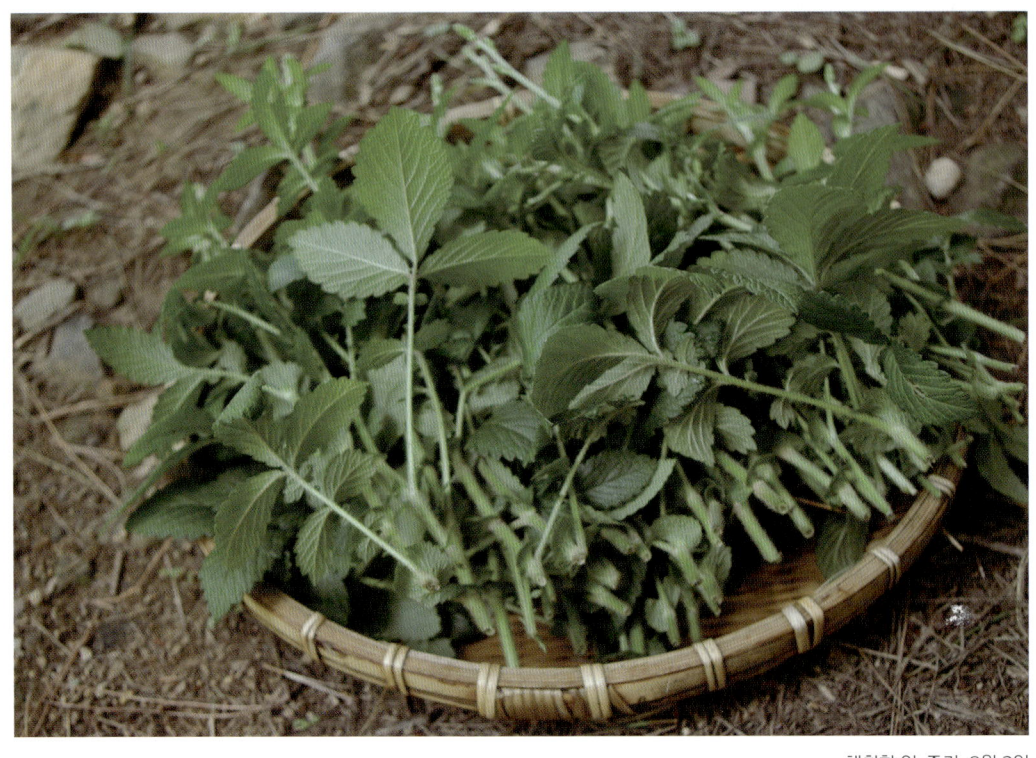

채취한 잎·줄기. 8월 3일

효소액 담그기

- **사용 부위** 잎, 잎+줄기
- **채취 기간** 3~8월
- **채취 방법** 꽃이나 열매가 달리지 않은 것을 골라 싱싱할 때 딴다.
- **채취시 주의사항** 열매가 달린 것은 약성이 떨어지므로 좋지 않다.
- **다듬기** 줄기는 담글 때 붕 뜨지 않도록 작게 썬다.
- **배합 비율** 발효될 때 물이 많이 나오지 않으므로 재료 : 설탕의 비율을 1 : 1로 한다.
- **발효와 숙성 기간** 1차 발효는 100일, 2차 발효와 숙성은 100일 이상 한다.

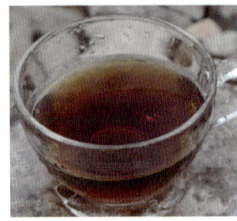

걸러낸 잎·줄기 효소액.

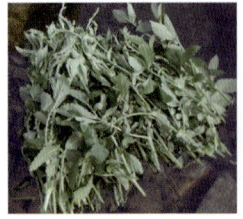 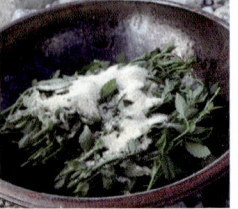

왼쪽 자연의 물로 씻는 것이 좋다.
오른쪽 잎·줄기로 효소액 담그는 모습.

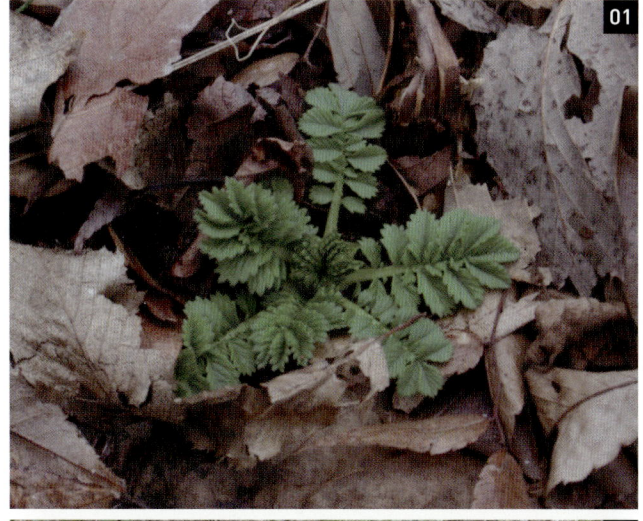

키 30~100㎝. **잎**은 길이 3~6㎝, 너비 1.5~3.5㎝의 긴 타원형이고, 5~7개의 작은 잎이 깃털모양으로 달린다. 잎 가장자리에 큰 톱니가 있고, 잎 앞뒷면에는 잔털이 있다. 잎이 줄기에 어긋나게 달린다. **줄기**는 잔털이 있고, 곧거나 비스듬히 올라오며, 가지가 갈라져 나온다. **꽃**은 6~8월에 피는데 노란색을 띠며, 자잘하게 여러 송이가 벼이삭모양으로 뭉쳐서 달린다. 꽃잎은 5장이고, 수술이 12개이다. **열매**는 8~9월에 여무는데 주름진 고깔모양이고, 끝에 작은 갈고리가 있다. 열매 길이는 3㎜ 정도이다.

01 어린잎은 쭈글쭈글하다. 3월 8일
02 잎이 무성한 모습. 4월 20일
03 잎이 깃털모양으로 달린다. 8월 3일
04 줄기가 곧게 올라온다. 8월 3일
05 꽃이 피기 전에 채취한다. 8월 11일
06 꽃이 노란색을 띤다. 8월 11일
07 풋열매 달린 모습. 10월 28일

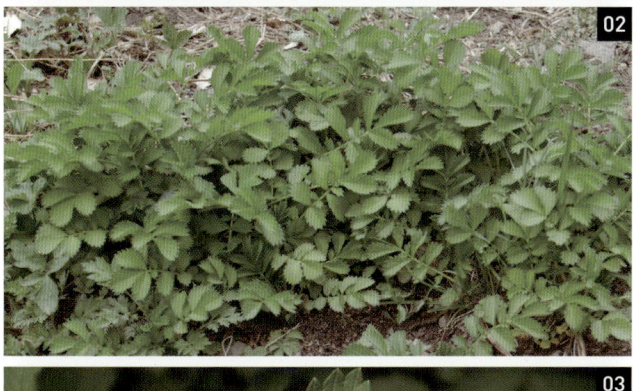
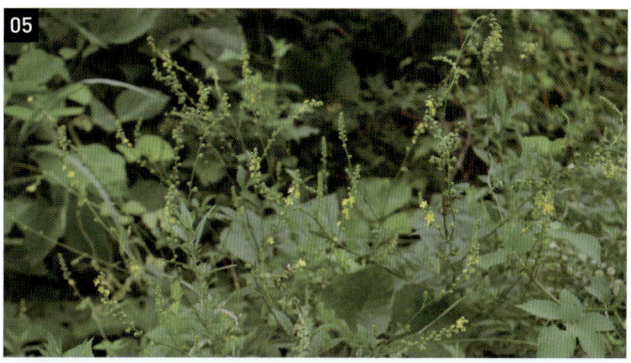
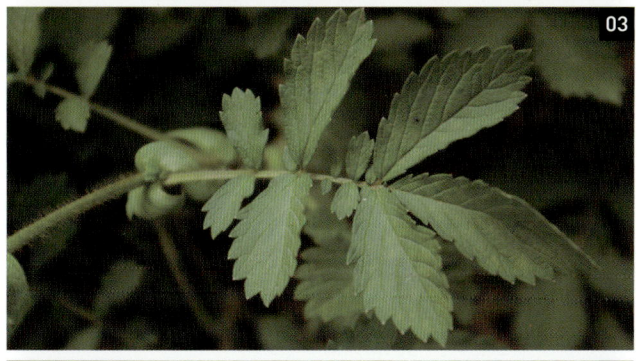
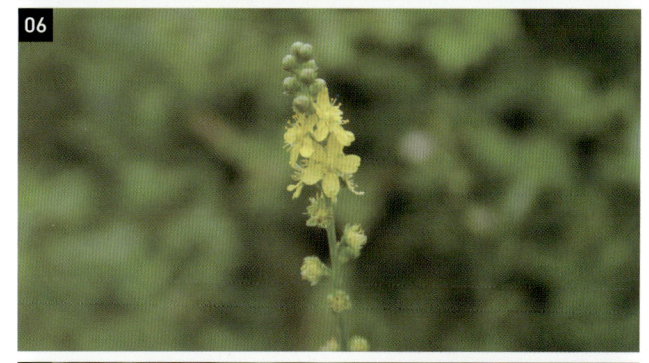
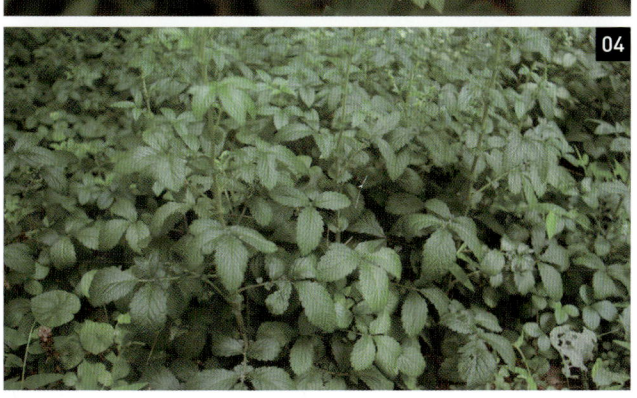
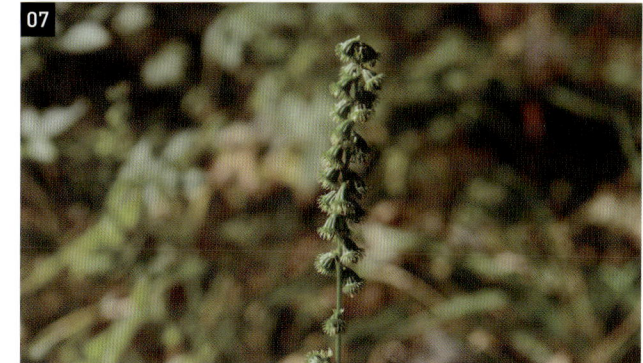

짚신나물

058 참반디

Sanicula chinensis Bunge

 새순 잎 줄기 꽃 열매 씨앗 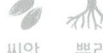 뿌리

 평한 약성 | 기침감기, 천식, 해열 등에 효과

미나리과
여러해살이풀

다른 이름
참반디

생약명
대폐근초(大肺筋草)

성분
사포닌(면역력강화)
쿠마린(항혈전제)
팔미트산(담즙분비촉진)
정유(방향성분)
칼슘(뼈강화)
인(혈중콜레스테롤 개선)
철분(빈혈개선)
나트륨(수분유지)
칼륨
(신경세포와 근육기능강화)

특징
독성이 없으며 단맛이 있다.

체질
체질에 관계없이 복용

서식지
산속의 조금
그늘진 곳에 난다.

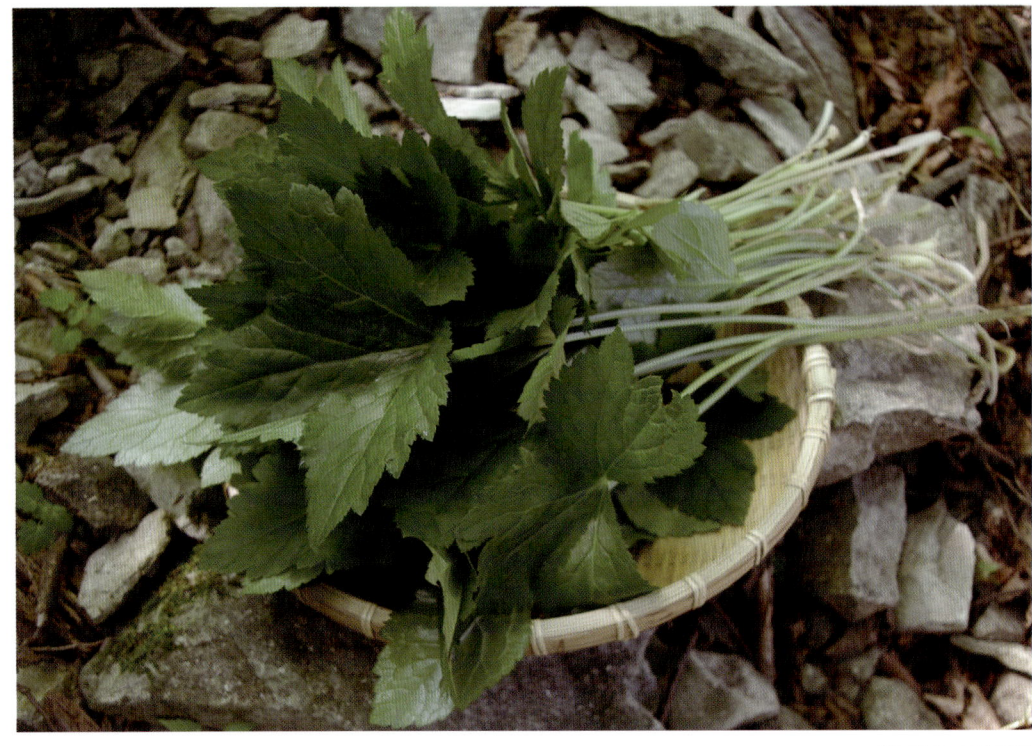

채취한 잎. 7월 28일

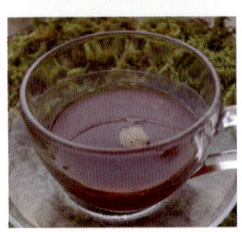

위 잎으로 효소액 담그는 모습.
아래 걸러낸 잎 효소액.

효소액 담그기

- **사용 부위** 잎, 줄기
- **채취 기간** 3~9월경. 가을에도 새순이 올라와 계속 채취할 수 있다.
- **채취 방법** 꽃이나 열매가 달리지 않은 것을 골라 싱싱할 때 딴다.
- **채취시 주의사항** 줄기를 함께 채취해 넣어도 되나 개체를 남기기 위해 조금만 채취하고, 뿌리와 줄기를 자연에 남겨두는 것이 바람직하다.
- **다듬기** 잎이 크거나 뻣뻣할 경우 적당한 크기로 썰고, 줄기는 담글 때 붕 뜨지 않도록 작게 썬다.
- **배합 비율** 발효될 때 물이 많이 나오지 않으므로 재료 : 설탕의 비율을 1 : 1로 한다.
- **발효와 숙성 기간** 1차 발효는 100일, 2차 발효와 숙성은 100일 이상 한다.

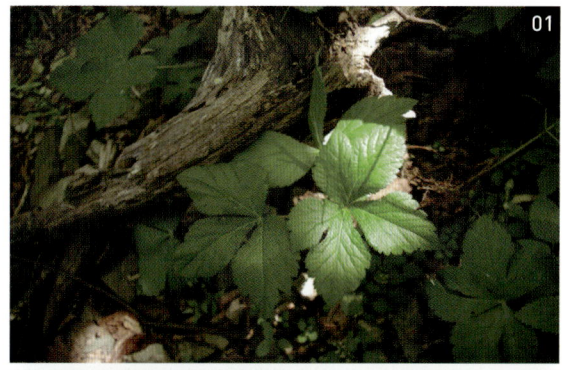

키 15~100cm. **잎**은 길이 5~10cm이고 크게 3장으로 깊게 갈라진다. 뿌리 잎은 다시 갈라져 전체가 손바닥모양이 되고, 줄기 잎은 다시 갈라지지 않는다. 잎 가장자리에는 불규칙한 톱니가 있다. 뿌리 잎은 잎자루가 10~20cm인데, 줄기 잎은 잎자루가 짧다. 잎이 줄기에 어긋나게 달린다. **줄기**는 곧게 또는 비스듬히 올라오고, 윗동에서 가지가 갈라져 나온다. **꽃**은 7월에 피는데 흰색을 띠며, 가지나 줄기 끝에 자잘하게 여러 송이가 뭉쳐서 달린다. **열매**는 8월에 여무는데 전체 길이 5~6mm의 타원형이며, 2~4개가 뭉쳐서 달린다. 꽃받침이 남아 있고, 길이 1.5mm 정도의 갈고리 가시가 붙어 있다. **뿌리**는 굵고 짧다.

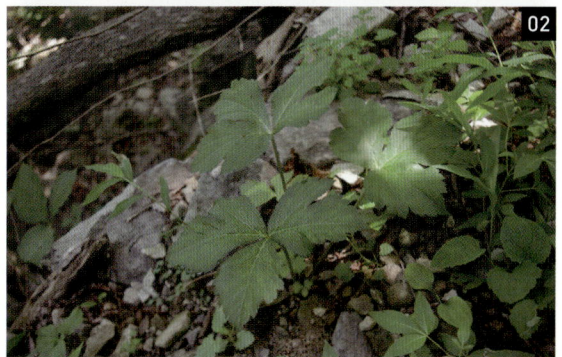

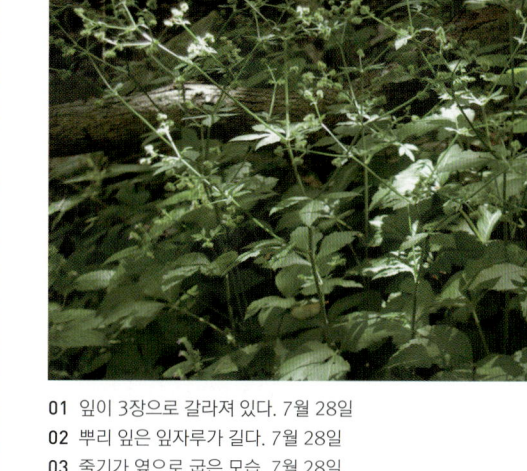

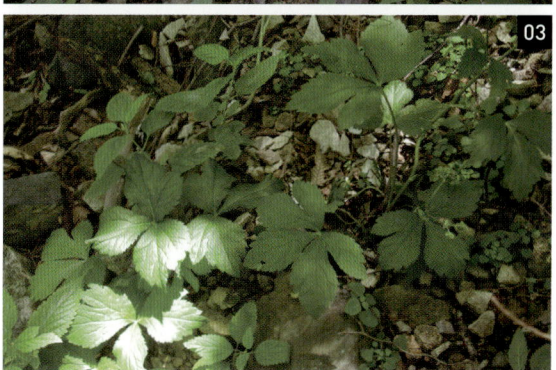

01 잎이 3장으로 갈라져 있다. 7월 28일
02 뿌리 잎은 잎자루가 길다. 7월 28일
03 줄기가 옆으로 굽은 모습. 7월 28일
04 벌어진 가지에 풋열매가 달린 모습. 7월 28일
05 열매에 갈고리가 있다. 7월 28일
06 가을에 올라온 잎. 10월 19일

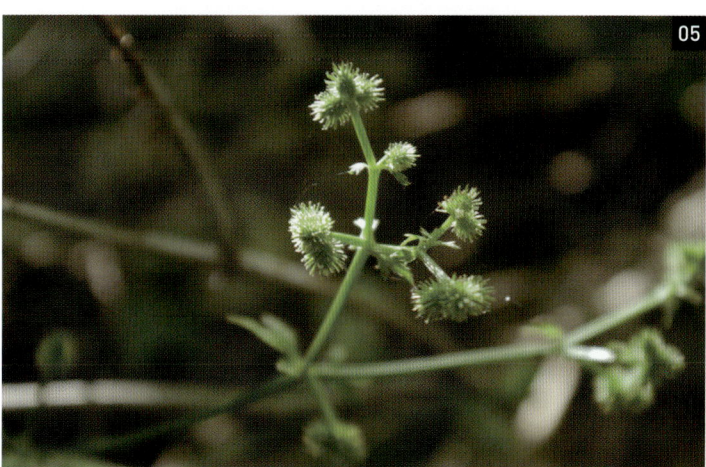

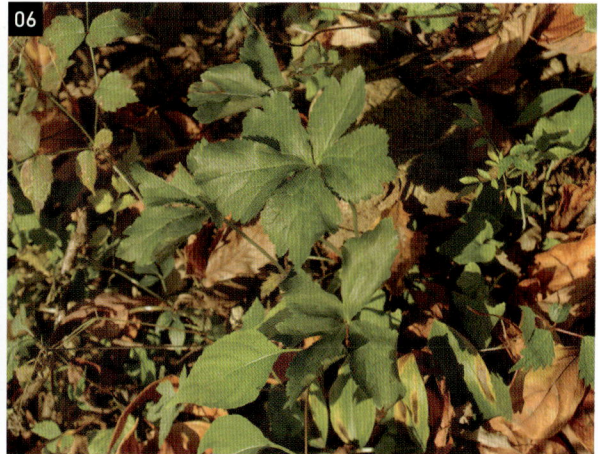

참반디

059 청미래덩굴
smilax china L.

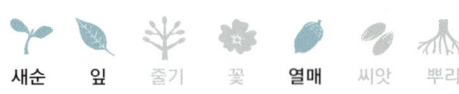

❀ **평한 약성** | 중풍, 허약체질, 간질환, 신장병, 아토피, 소화불량, 수은중독, 감기, 신경통 등에 효과

백합과
덩굴성 잎지는 작은키나무

다른 이름
망개나무

생약명
발계(菝葜)

성분
사포닌(면역력강화)
플라보노이드(산화방지)
아미노산(근육강화)
루틴(모세혈관강화)
리놀레산(체지방감소)
리놀렌산
(혈중콜레스테롤 개선)
정유(방향성분)

특징
독성이 없으며
신맛과 단맛이 있다.

체질
체질에 관계없이 복용

서식지
높은 산 양지바른 곳에서 자란다.

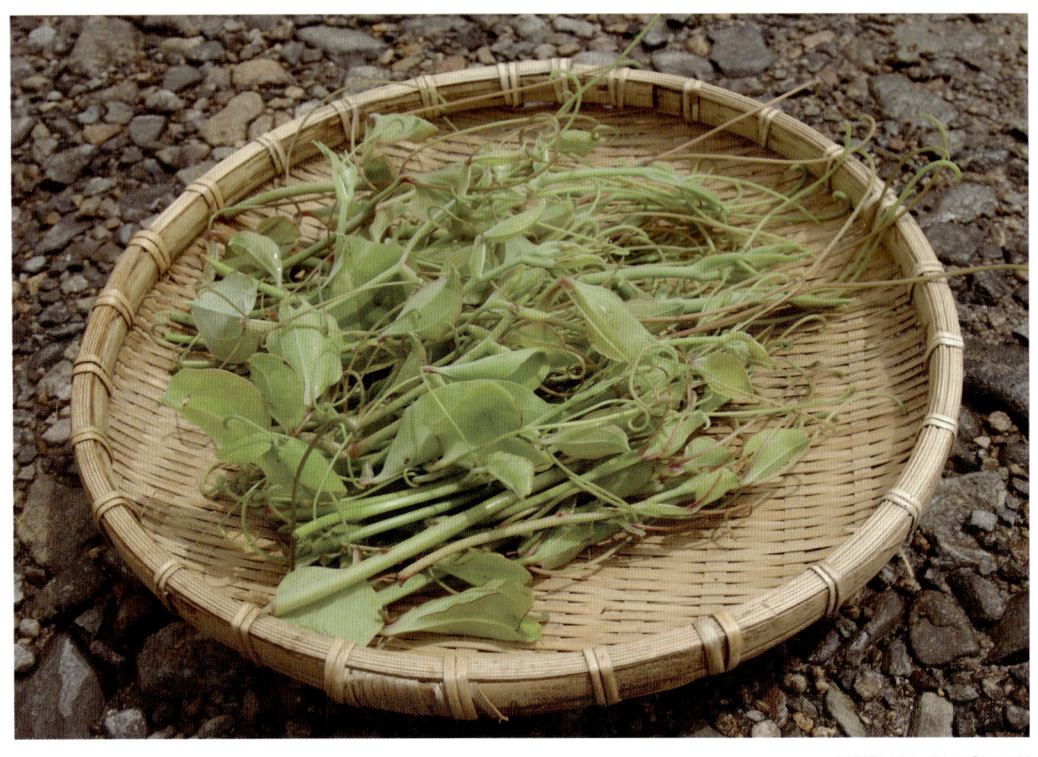

채취한 새순·잎. 8월 14일

효소액 담그기

- **사용 부위** 새순+잎, 잎, 잎+열매
- **채취 기간** 3~9월
- **채취 방법** 새순부터 다 자란 잎까지 채취하고, 열매는 너무 익지 않은 것을 골라 싱싱할 때 딴다.
- **채취시 주의사항** 줄기에 가시가 많으므로 채취하고 다듬을 때 장갑을 낀다. 또, 잎이 광합성작용을 해야 꽃이나 열매가 양분을 얻으므로 너무 많이 채취하지 않는다.
- **배합 비율** 새순과 잎은 발효될 때 물이 적게 나오므로 재료 : 설탕의 비율을 1 : 1로 한다. 열매는 물이 더 나오므로 설탕의 비율을 1~1.5로 하고, 발효 중 설탕이 부족한 듯하면 가끔씩 덧넣는다.
- **발효와 숙성 기간** 1차 발효는 100일, 2차 발효와 숙성은 100일 이상 한다.
- **완성 상태** 잎과 열매에 은은한 향이 있고 열매가 새콤달콤해서 발효와 숙성이 잘 되면 그윽한 맛이 난다.
- **복용시 주의사항** 장기간 복용하면 변비가 올 수 있으므로 소량씩 복용하는 것이 좋다. 차와 함께 먹으면 탈모가 될 수 있으므로 주의한다.

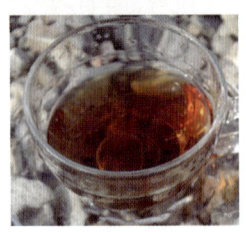

위 새순·잎으로 효소액 담그는 모습. **아래** 걸러낸 새순·잎 효소액.

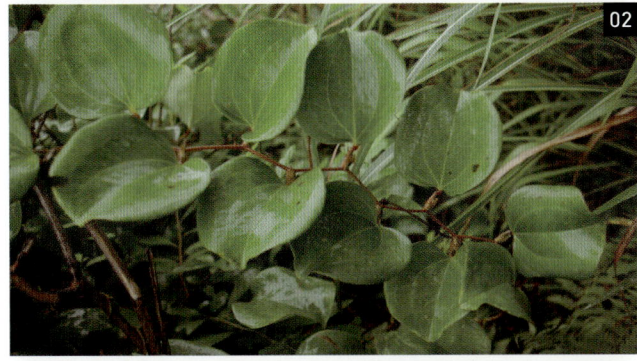

길이 3m 정도. **잎**은 길이 3~12cm로 두껍고 둥글며, 끝이 조금 뾰족하다. 잎 가장자리는 밋밋하며, 잎 앞면에는 윤기가 나고 5~7개의 잎맥이 있다. 잎자루가 있고 잎자루 밑에 덩굴손이 있다. 잎이 가지에 어긋나게 달리고, 가을에 노랗고 붉게 물든다. **줄기**는 끝에 덩굴손이 있어 이웃한 식물을 감아 올라가거나 기대어 자라며, 껍질이 붉은갈색을 띠고, 마디와 날카로운 가시가 있다. **꽃**은 5월에 피는데 노란연녹색을 띠고, 암꽃과 수꽃이 다른 나무에 피며, 지름 1.5cm 정도이다. 꽃잎은 없고, 6갈래의 꽃덮이가 꽃잎처럼 펴진다. 암술은 1개, 수술은 6개이다. **열매**는 9~10월에 여무는데 둥글고 지름 1cm 정도이며, 익으면 붉은색이다.

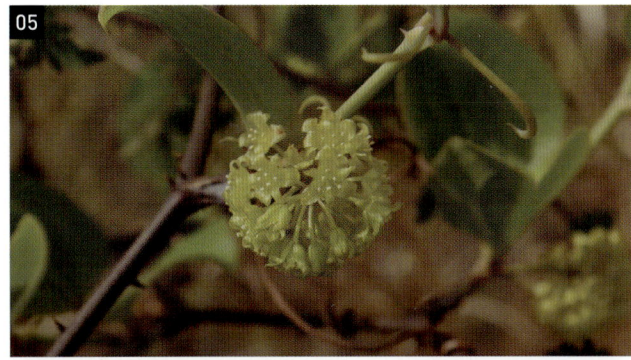

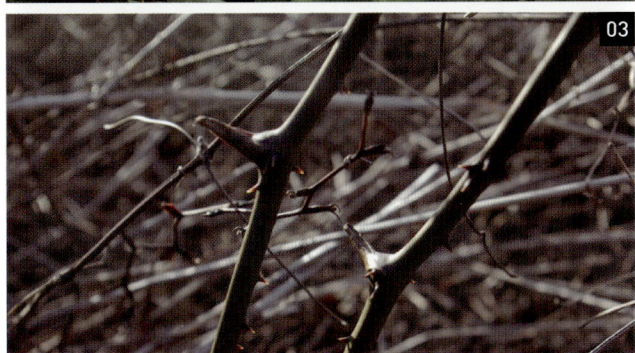

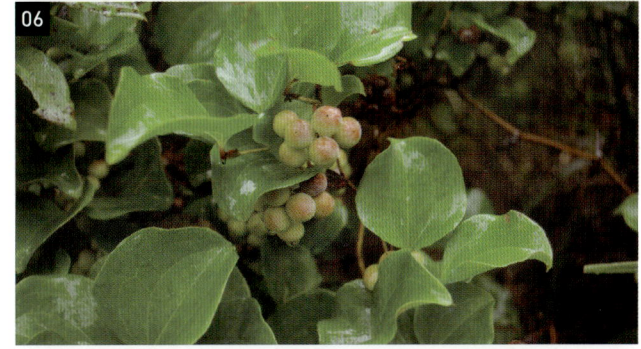

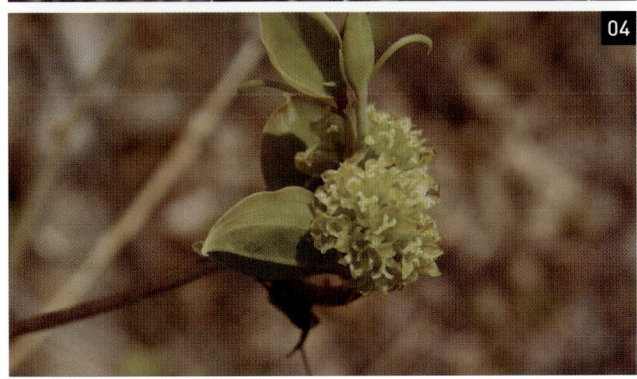

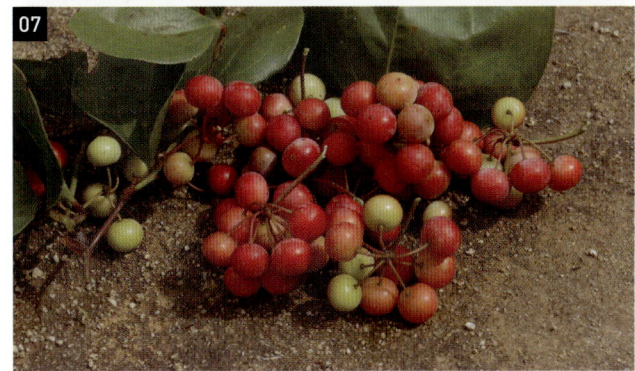

01 덩굴을 길게 뻗는다. 8월 14일
02 잎이 둥그렇다. 8월 14일
03 줄기에 뾰족한 가시가 있다. 1월 4일
04 암꽃에는 암술대가 있다. 4월 9일

05 수꽃은 암꽃과 다른 나무에 핀다. 4월 13일
06 열매가 익어가고 있다. 8월 14일
07 잎과 열매를 채취한 모습. 9월 12일

청미래덩굴

060 큰뱀무

Geum aleppicum Jacq.

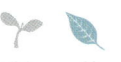 새순 잎 줄기 꽃 열매 씨앗 뿌리

평한 약성 | 허리나 다리 아픈 데, 인후염, 자궁출혈 등에 효과

장미과
여러해살이풀

생약명
오기조양초(五氣朝陽草)

성분
타닌(수렴작용)
플라보노이드(산화방지)
비타민C(산화방지)

특징
독성이 없으며
단맛과 매운맛이 있다.

체질
체질에 관계없이 복용

서식지
산과 들의 풀밭이나
물가에 난다.

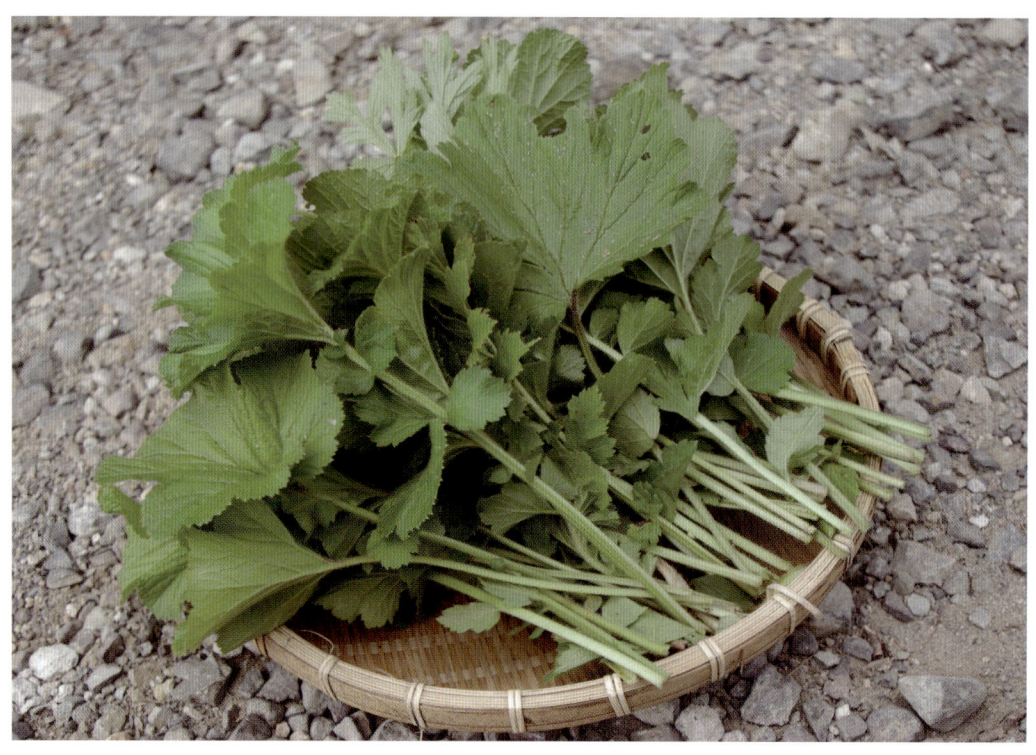

채취한 잎·줄기. 8월 3일

효소액 담그기

- **사용 부위** 잎, 잎+줄기
- **채취 기간** 3~9월. 여름에도 새순이 올라와 계속 채취할 수 있다.
- **채취 방법** 꽃이나 열매가 달리지 않은 것을 골라 싱싱할 때 딴다.
- **채취시 주의사항** 열매가 달린 것은 약성이 떨어지므로 좋지 않다.
- **다듬기** 잎이 크거나 뻣뻣할 경우 적당한 크기로 썰고, 줄기도 담글 때 붕 뜨지 않도록 작게 썬다.
- **배합 비율** 발효될 때 물이 많이 나오지 않으므로 재료 : 설탕의 비율을 1 : 1로 한다.
- **발효와 숙성 기간** 1차 발효는 100일, 2차 발효와 숙성은 100일 이상 한다.

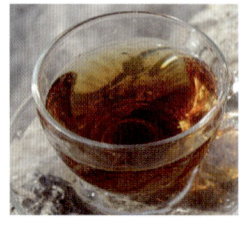

걸러낸 잎·줄기 효소액.

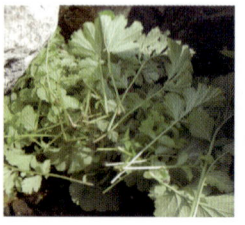 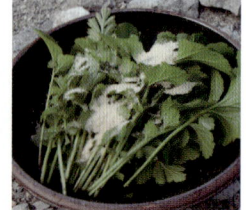

왼쪽 자연의 물로 씻는 것이 좋다.
오른쪽 잎·줄기로 효소액 담그는 모습.

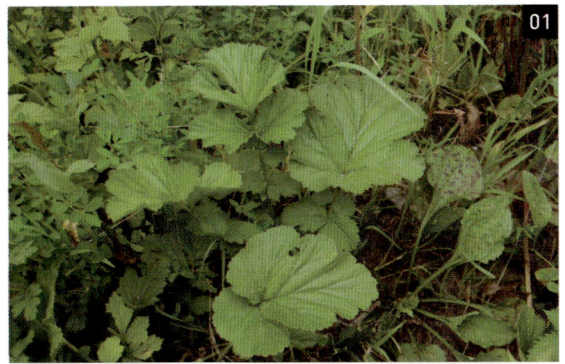

키 30~100㎝. **잎**은 길이 5~10㎝, 너비 3~10㎝의 둥글거나 네모난 달걀모양이며, 잎 가장자리에 불규칙한 톱니가 있다. 뿌리 잎은 잎자루가 길고 2~5쌍의 잎이 깃털처럼 달리며, 줄기 잎은 잎자루가 짧고 3~5장이 깃털처럼 달린다. **줄기**는 잔털이 있고, 곧게 올라오며, 가지가 갈라져 나온다. **꽃**은 6~7월에 피는데 노란색을 띠고, 지름이 1.5~2㎝이며, 3~10송이가 뭉쳐서 달린다. 꽃잎은 5장이다. **열매**는 8~9월에 타원형으로 여물고, 잔털이 있으며, 암술머리가 남아 있다. 열매 너비는 5~20㎜이다.

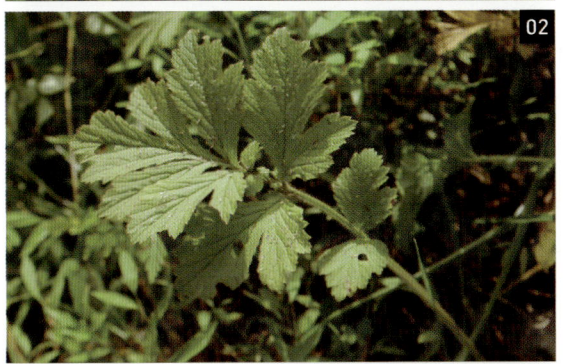

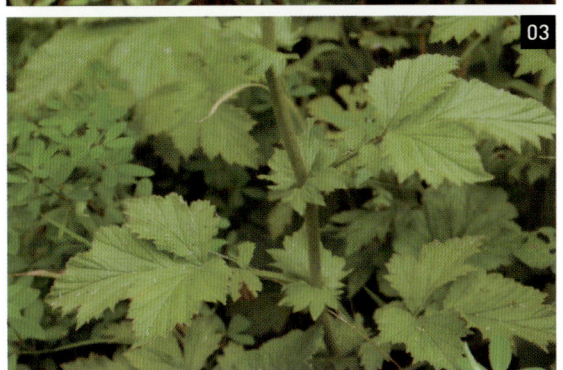

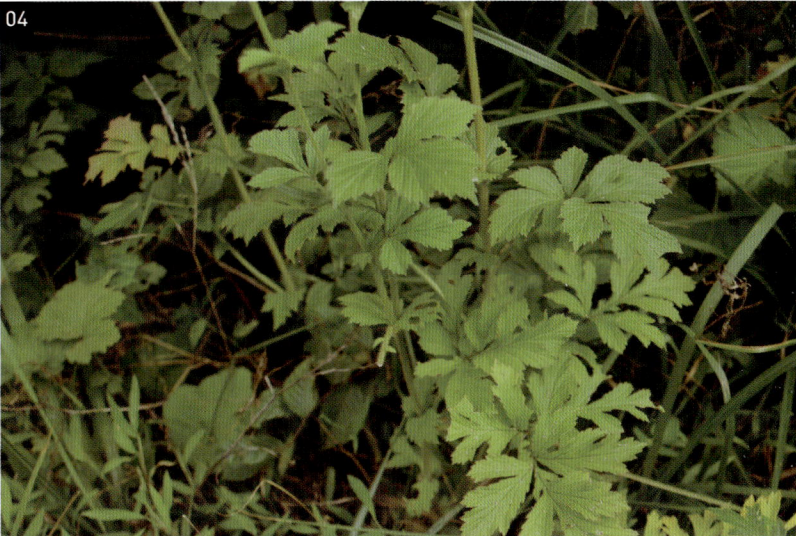

01 뿌리 잎은 잎자루가 길다. 8월 3일
02 잎이 깃털처럼 달린다. 8월 3일
03 줄기에 잔털이 있다. 8월 3일
04 줄기가 자라는 모습. 8월 3일
05 열매가 달리기 전에 채취한다. 8월 3일
06 열매에 잔털과 암술대가 있다. 8월 3일

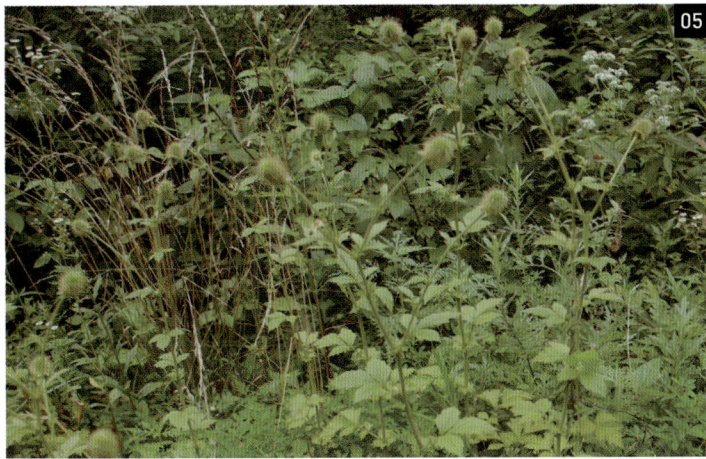

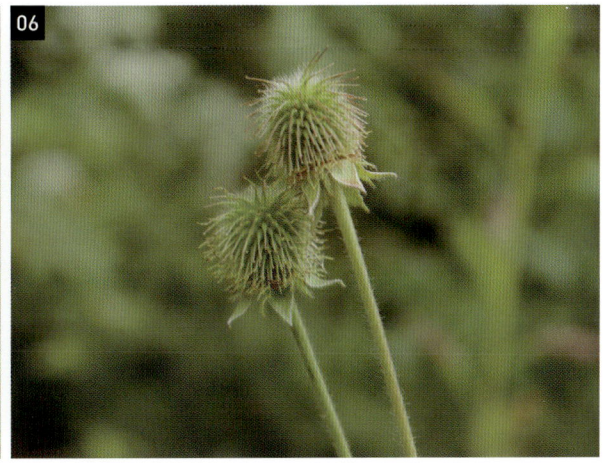

큰 뱀무

061 톱풀

Achillea alpina L.

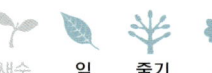
새순　잎　줄기　꽃　열매　씨앗　뿌리

 평한 약성 | 위염, 관절염, 장염, 출혈 등에 효과

국화과
여러해살이풀

다른 이름
가새풀

생약명
시초(蓍草)

성분
플라보노이드(산화방지)

특징
독성이 조금 있으며
신맛과 쓴맛이 있다.

체질
체질에 관계없이 복용

서식지
산과 들의 양지바른
곳에 난다.

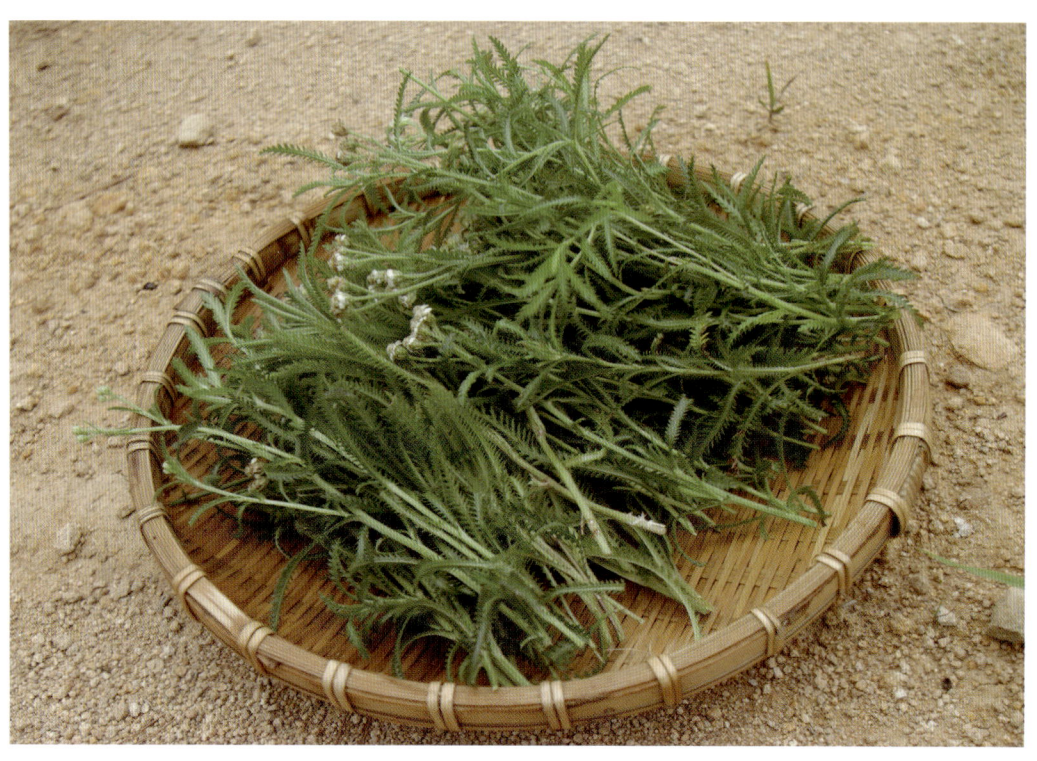

채취한 잎·줄기·꽃. 8월 3일

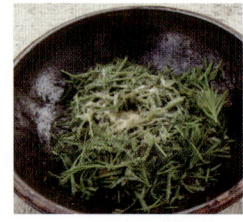
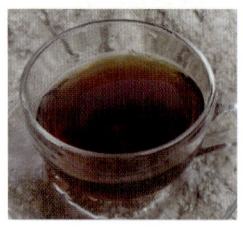

위 잎·줄기·꽃으로 효소액 담그는 모습. **아래** 걸러낸 잎·줄기·꽃 효소액.

효소액 담그기

- **사용 부위** 잎+줄기, 잎+줄기+꽃
- **채취 기간** 3~10월
- **채취 방법** 열매가 달리지 않고 너무 억세지 않은 어린 것을 골라 싱싱할 때 딴다.
- **채취시 주의사항** 꽃이나 열매를 맺은 것은 약성이 떨어지므로 좋지 않다.
- **다듬기** 줄기는 담글 때 붕 뜨지 않도록 작게 썬다.
- **배합 비율** 발효될 때 물이 많이 나오지 않으므로 재료 : 설탕의 비율을 1 : 1로 한다.
- **발효와 숙성 기간** 1차 발효는 100일, 2차 발효와 숙성은 100일 이상 한다.
- **담그기와 복용시 주의사항** 독성이 조금 있으므로 발효 가스와 함께 배출될 수 있도록 숨 쉬는 항아리에 담그며, 잘 숙성시켜서 소량씩 복용한다.

키 50~110cm. **잎**은 길이 6~10cm, 너비 7~15mm로 가늘고 길며, 양쪽이 톱니처럼 갈라져 있다. 잎 가장자리에 뾰족한 톱니가 있고, 잎자루는 없으며, 잎이 줄기에 어긋나게 달린다. **줄기**는 곧게 올라오며, 모가 나 있고, 세로로 홈이 있다. **꽃**은 7~10월에 피는데 연홍색 또는 흰색을 띠며, 지름 7~9mm이고, 여러 송이가 뭉쳐서 달린다. **열매**는 10월에 길고 납작한 모양으로 여물며, 길이 3mm 정도이다. **뿌리줄기**는 옆으로 뻗고, 잔뿌리가 많다.

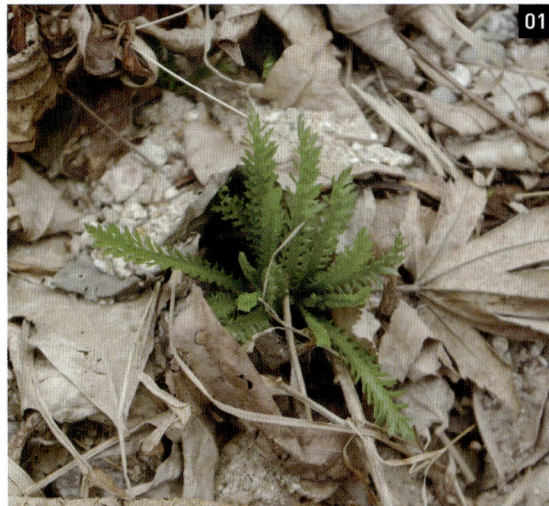
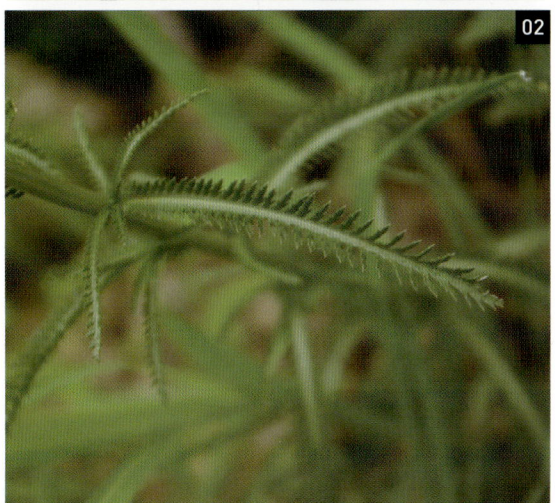
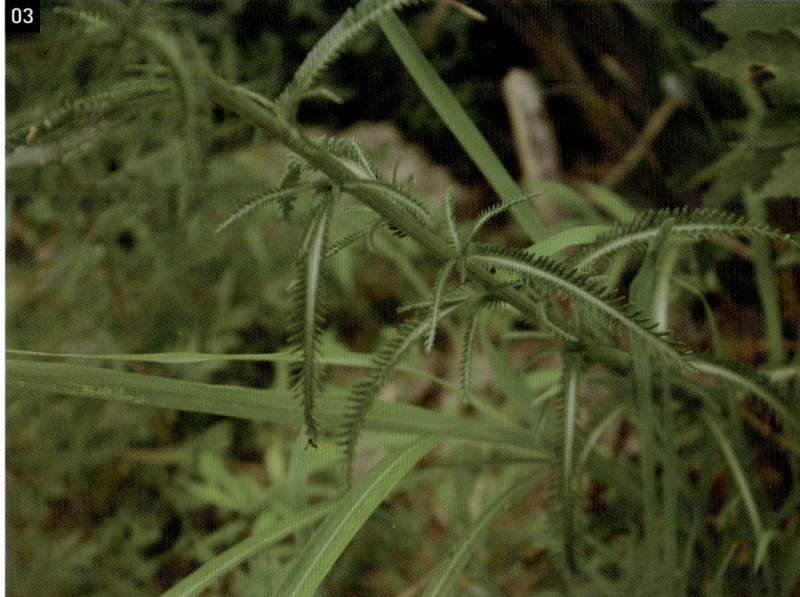

01 뿌리 잎은 뭉쳐서 난다. 4월 16일
02 잎이 톱날처럼 갈라진다. 8월 3일
03 줄기와 잎 달린 모습. 8월 3일
04 꽃이 피는 모습. 8월 3일
05 꽃이 뭉쳐서 달린다. 8월 3일

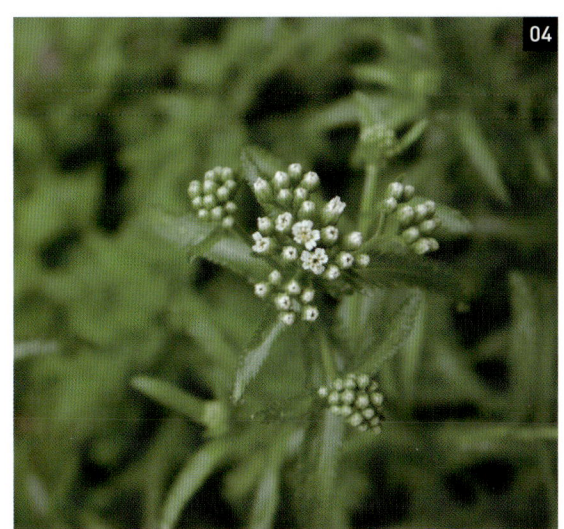
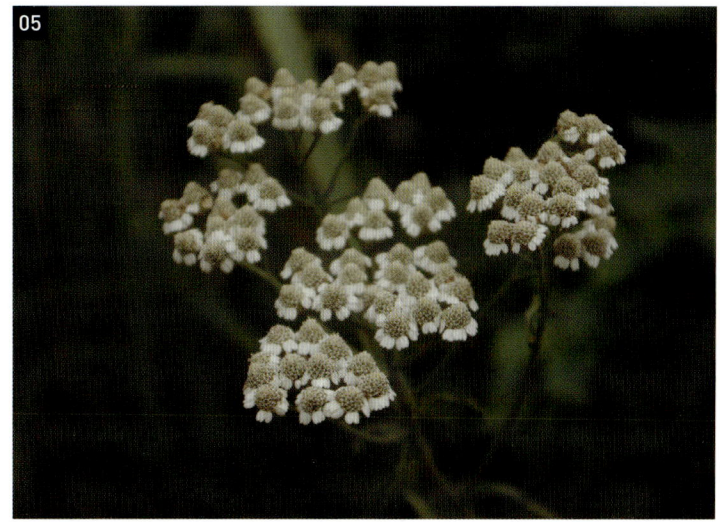

062 퉁둥굴레

polygonatum inflatum Kom.

🌸 **평한 약성** | 두근거림, 열나고 입 마른 데, 기침가래 등에 효과

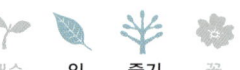

백합과
여러해살이풀

다른 이름
옥죽(玉竹)

생약명
모통옥죽(毛筒玉竹)

성분
콘발라마린(심장강화)
비타민A(시력유지)

특징
독성이 없고 단맛이 있다.

체질
체질에 관계없이 복용

서식지
산과 들의 각지에 난다.

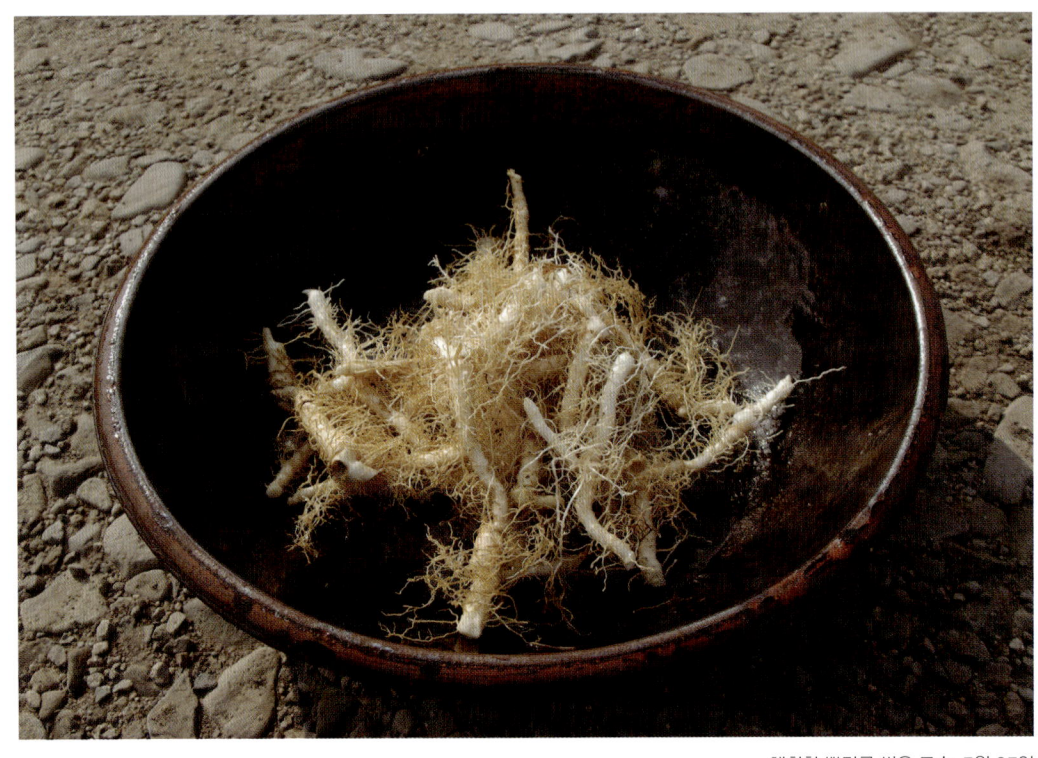

채취한 뿌리를 씻은 모습. 7월 27일

효소액 담그기

- **사용 부위** 잎, 잎+줄기, 잎+줄기+뿌리, 뿌리
- **채취 기간** 3~9월
- **채취 방법** 열매가 익지 않은 것을 골라 싱싱할 때 딴다.
- **채취시 주의 사항** 열매가 익은 것은 약성이 떨어지므로 좋지 않다.
- **다듬기** 줄기는 담글 때 붕 뜨지 않도록 작게 썰고, 뿌리도 큰 것은 납작하게 써는 것이 좋다.
- **배합 비율** 잎과 줄기는 발효될 때 물이 많이 나오지 않으므로 재료 : 설탕의 비율을 1 : 1로 하고, 뿌리는 물이 좀 더 나오므로 설탕의 비율을 1 이상으로 늘린다.
- **발효와 숙성 기간** 1차 발효는 100일, 2차 발효와 숙성은 100일 이상 한다.
- **완성 상태** 뿌리에 은은한 향이 있어 발효와 숙성이 잘 되면 그윽한 맛이다.

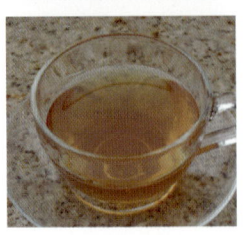

위 뿌리로 효소액 담그는 모습.
아래 걸러낸 뿌리 효소액.

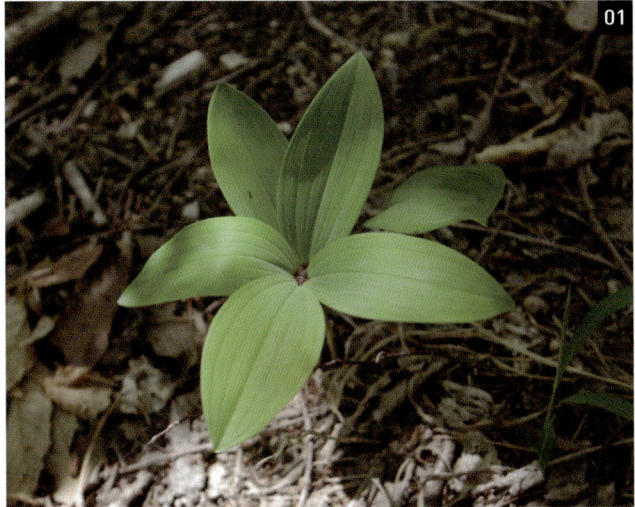

키 30~80cm. **잎**은 길이 10~15cm, 너비 4~7cm의 긴 타원형이고, 끝이 갸름하며, 잎 뒷면은 조금 희끗하다. 잎이 줄기에 어긋나게 달린다. **줄기**는 비스듬히 올라온다. **꽃**은 5~6월에 피는데 흰녹색을 띠며, 종모양이고, 아래를 향해 드문드문 달린다. 꽃부리가 6갈래로 갈라지며, 수술이 6개이고, 수술대에 잔털이 있다. **열매**는 8~9월에 여무는데 타원형이고, 익으면 검은색이다. **뿌리줄기**는 굵고 옆으로 뻗는다.

| **유사종** | 둥굴레. 꽃이 줄지어 달린다.

01 어린잎 달린 모습. 5월 7일
02 잎에 세로 잎맥이 있다. 5월 19일
03 줄기가 비스듬히 뻗는다. 7월 27일
04 꽃봉오리 달린 모습. 5월 19일
05 꽃이 드문드문 달린다. 5월 29일
06 열매가 익기 전에 채취한다. 7월 27일
07 뿌리째 채취한 모습. 7월 27일

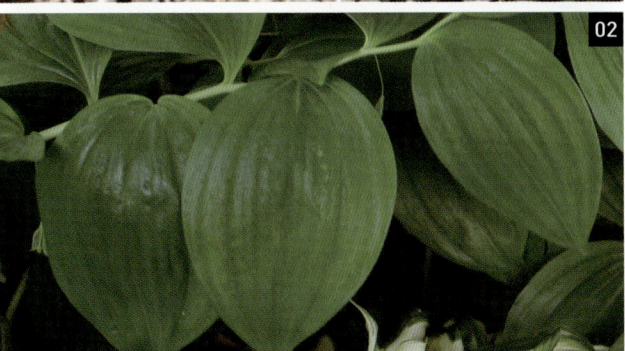

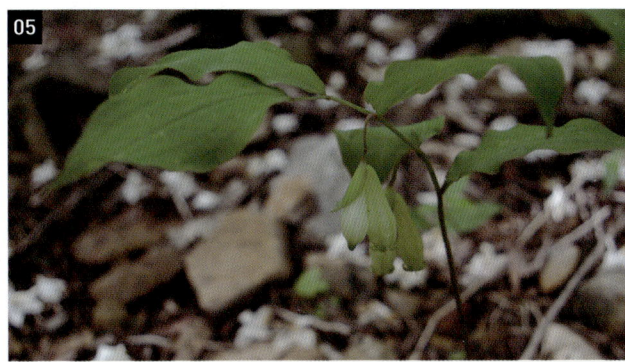

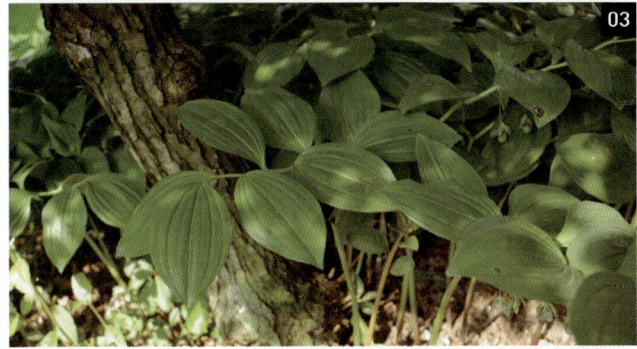

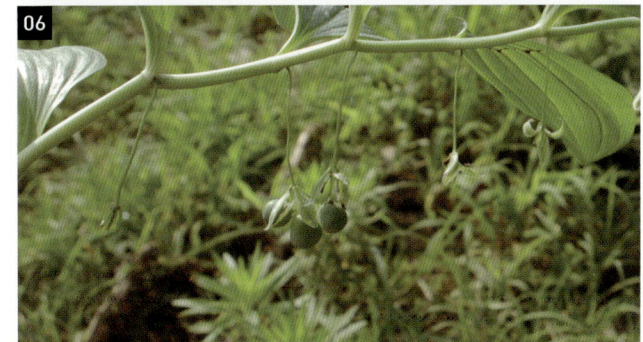

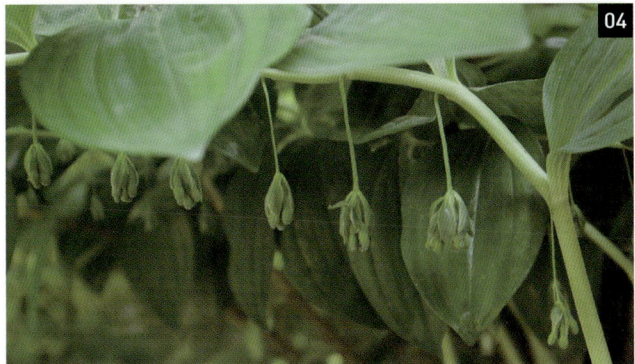

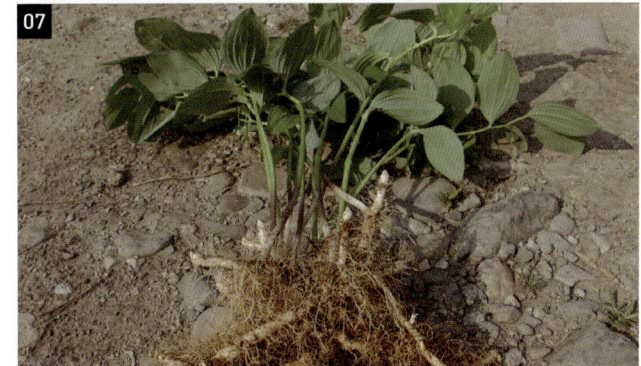

063 팽나무

Celtis sinensis Pers.

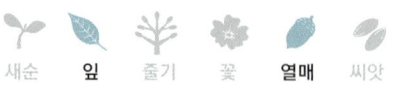

평한 약성 | 생리불순, 급성폐렴, 옻오른 데, 두드러기, 기침감기 등에 효과

느릅나무과
잎지는 큰키나무

다른 이름
폭나무

생약명
박수(朴樹)

성분
사포닌(면역력강화)
에피프리에델라놀
(세포노화억제)
리그난(종양억제)
스테로이드
(소염, 진통, 해열작용)

특징
독성이 없으며
쓴맛과 떫은맛이 있다.

체질
체질에 관계없이 복용

서식지
산기슭이나 들판, 물가,
마을 근처에서 자란다.

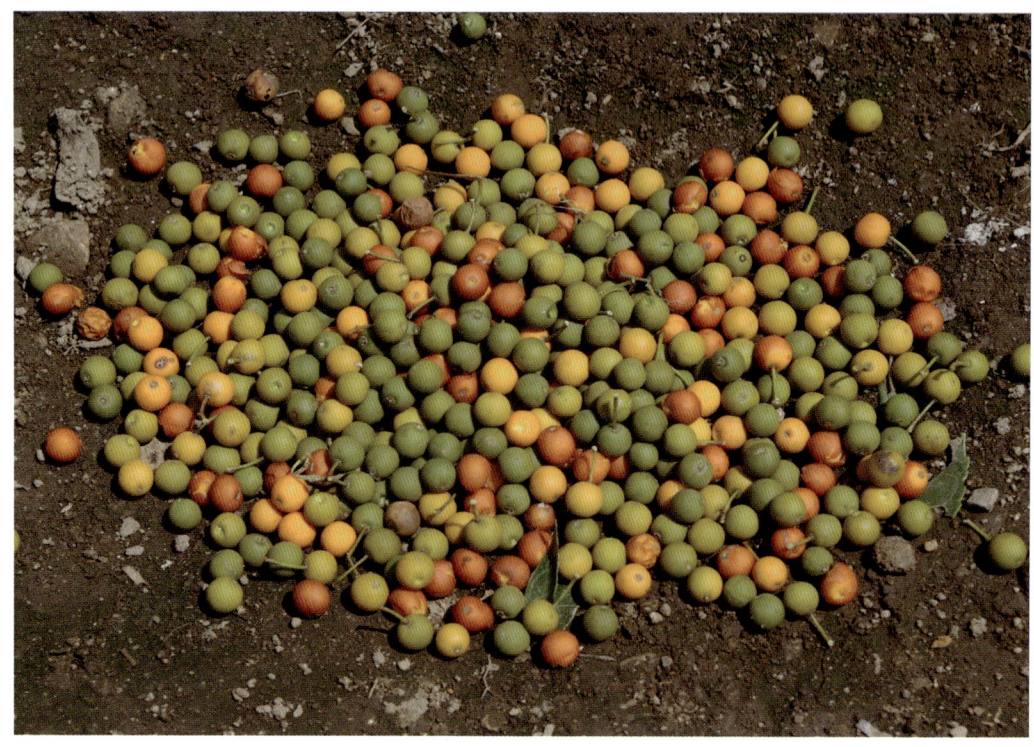

채취한 열매. 8월 24일

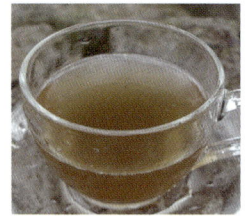

걸러낸 열매 효소액.

효소액 담그기

- **사용 부위** 잎, 열매
- **채취 기간** 4~10월
- **채취 방법** 잎은 어린잎부터 다 자란 잎까지 너무 억세지 않은 것을, 열매는 풋열매부터 익은 열매까지 너무 익지 않은 것을 골라 싱싱할 때 딴다.
- **채취시 주의사항** 도롯가에 나는 것은 매연에 오염되어 있으므로 채취하지 않는다. 또, 큰 나무는 매우 높고 당산나무인 경우가 많으므로 잎을 딸 때 손이 닿을 만한 작은 나무에서 조금만 채취한다. 열매는 땅에 떨어지므로 가을에 큰 나무 밑에서 모을 수 있다.
- **배합 비율** 발효될 때 물이 적게 나오므로 재료 : 설탕의 비율을 1 : 1로 한다. 물과 설탕을 1 : 1 비율로 설탕시럽을 만들어서 재료가 푹 잠기게 붓는 방법도 있다.
- **발효와 숙성 기간** 1차 발효는 100일, 2차 발효와 숙성은 100일 이상 한다.
- **완성 상태** 잎과 열매가 쓰고 떫으나 발효와 숙성이 잘 되면 오묘한 맛이다.

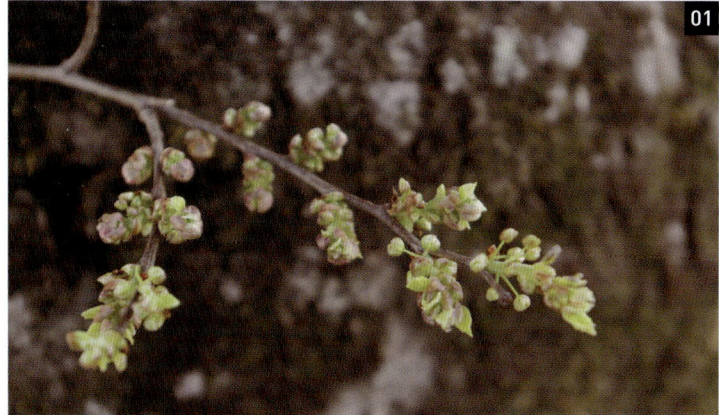

키 20m 정도. **잎**은 길이 4~11㎝의 타원형이고, 끝이 뾰족하며, 잎 가장자리에 톱니가 있다. 잎이 가죽처럼 두껍고, 앞면에 윤기가 있으며, 어릴 때는 잎 앞뒷면에 잔털이 있다. 잎이 가지에 어긋나게 달리며, 가을에 노랗게 물든다. **줄기**는 껍질이 회갈색에서 회색이 되며, 잘 갈라지지 않으나 거칠다. **꽃**은 4~5월에 잎과 함께 피는데, 붉은연노란색을 띠고 자잘하게 여러 송이가 뭉쳐서 달린다. **열매**는 10월에 여무는데 둥글고 지름이 7㎜ 정도이며, 익으면 노란색에서 붉은색 또는 붉은갈색이 된다.

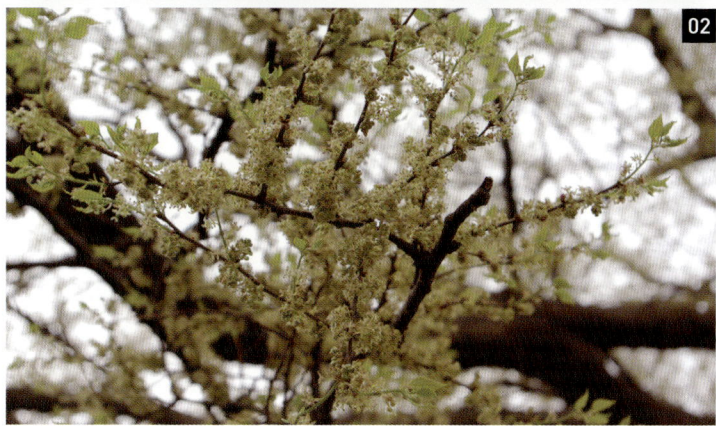

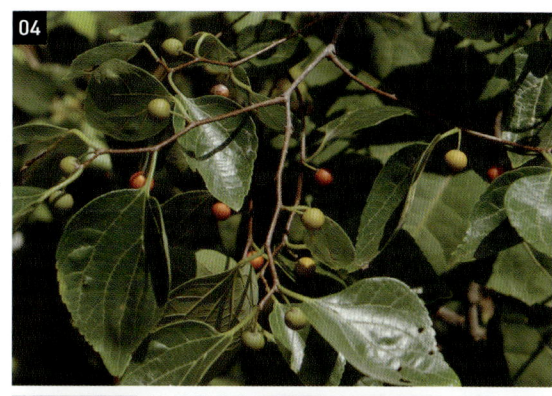

01 꽃봉오리와 잎이 함께 나온다. 4월 10일
02 꽃이 핀 모습. 4월 15일
03 어린잎은 붉은빛을 띤다. 5월 26일

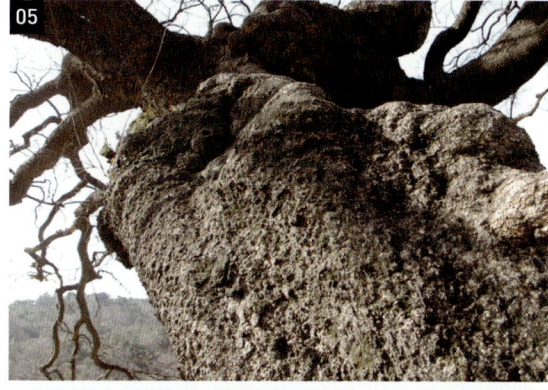

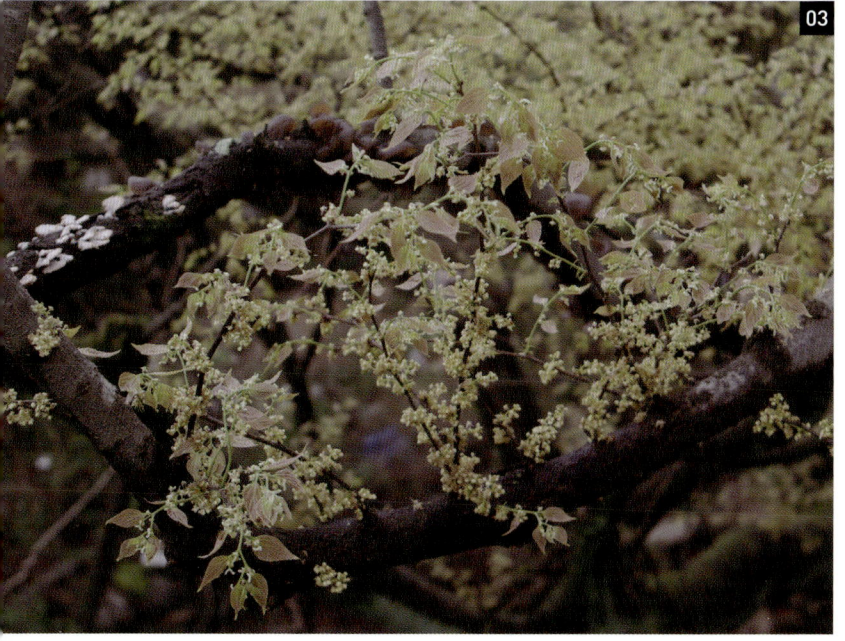

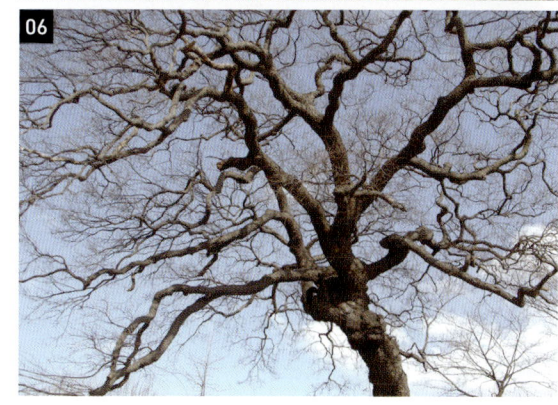

04 잎과 열매 달린 모습. 8월 24일
05 밑동이 굵고 우람하다. 12월 30일
06 고목의 겨울 모습. 12월 28일

팽나무

064 헛개나무

Hovenia dulcis Thunb. ex Murray

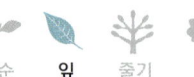
새순 잎 줄기 꽃 열매 씨앗 뿌리

🌸 **평한 약성** | 숙취해소, 관절염, 간질환, 위장병 등에 효과

갈매나무과
잎지는 큰키나무

다른 이름
호깨나무

생약명
지구(枳椇)

성분
암페롭신(간보호)
호베니틴스(알코올분해)
카탈라제(알코올분해)
사포닌(면역력강화)
루틴(모세혈관강화)
칼슘(뼈강화)
칼륨
(신경세포와 근육기능강화)
철분(빈혈개선)
갈락토오스(뇌구성성분)
말산(피로회복)
포도당(에너지공급)

특징
독성이 없으며
단맛과 신맛과
떫은맛이 있다.
줄기 속껍질은
독성이 강하다.

체질
체질에 관계없이 복용

서식지
높은 산 계곡가,
비탈지에서 자라며,
농가에서도 재배한다.

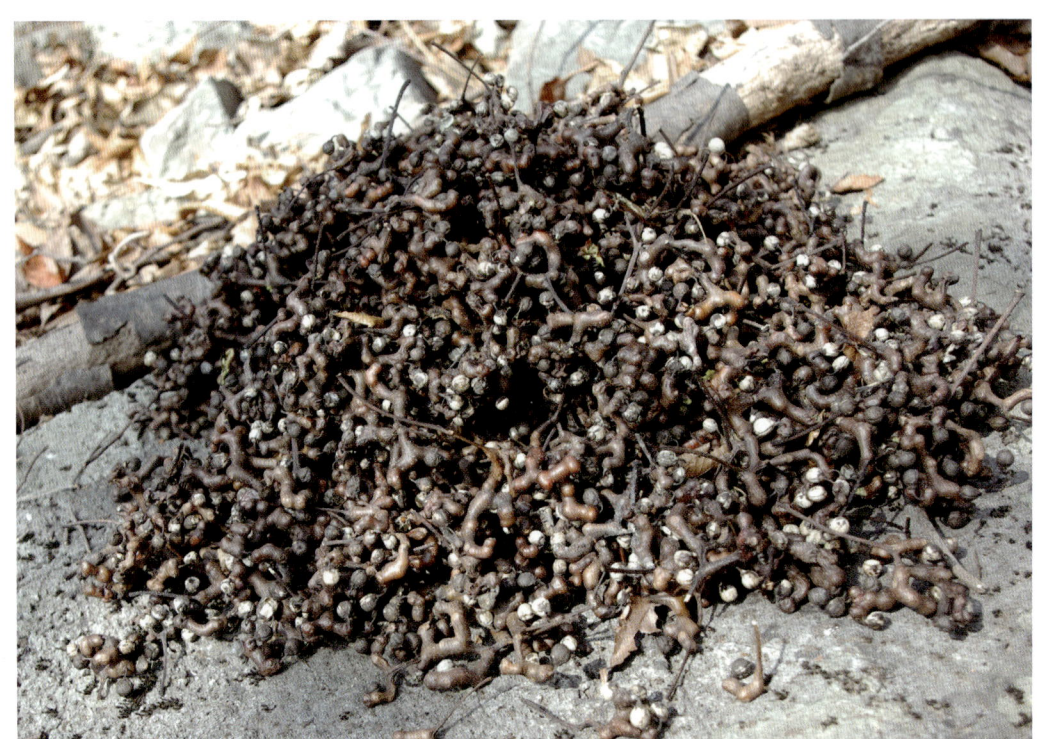

채취한 열매. 10월 31일

효소액 담그기

- **사용 부위** 잎, 열매 **채취 기간** 3~9월
- **채취 방법** 잎은 어린잎부터 다 자란 잎까지 너무 억세지 않은 것을, 열매는 풋열매부터 익은 열매까지 너무 익지 않은 것을 골라 싱싱할 때 딴다.
- **채취시 주의사항** 잎이 광합성작용을 해야 꽃과 열매가 양분을 얻으므로 너무 많이 채취하지 않는다.
- **배합 비율** 발효될 때 물이 적게 나오므로 물과 설탕을 1 : 1 비율로 설탕시럽을 만들어서 재료가 푹 잠기게 붓는다.
- **발효와 숙성 기간** 1차 발효는 100일, 2차 발효와 숙성은 100일 이상 한다.
- **완성 상태** 열매에 달착지근한 맛이 있어서 발효와 숙성이 잘 되면 그윽한 맛이 난다.

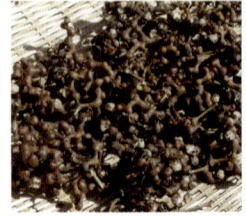 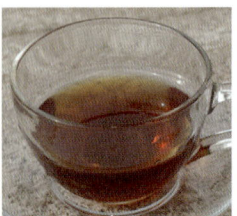

왼쪽 열매 다듬은 모습.
오른쪽 걸러낸 열매 효소액.

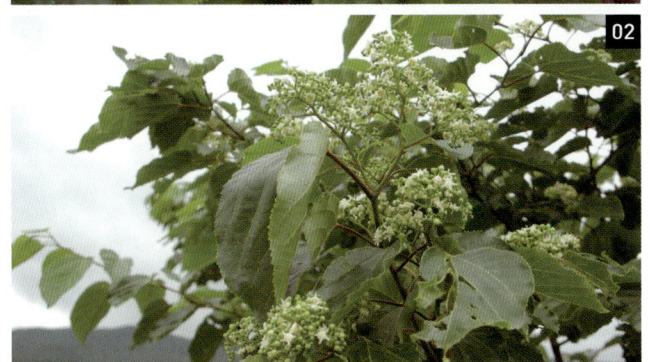

키 10m 정도. **잎**은 길이 8~15cm, 너비 6~12cm의 타원형이고, 끝이 뾰족하며, 잎 가장자리에 둔한 톱니가 있다. 잎이 가지에 어긋나게 달리며, 가을에 노랗게 물든다. **줄기**는 껍질이 갈색에서 어두운 갈색이 되며, 직사각형의 비늘처럼 갈라진다. **꽃**은 7월에 피는데 흰녹색을 띠며, 지름이 7mm 정도이고, 여러 송이가 우산모양으로 뭉쳐서 달린다. 꽃잎은 5장이다. **열매**는 9~10월에 여무는데 울룩불룩한 단지모양으로, 여러 개가 이어져 있다. 열매 지름은 8mm 정도이며, 익으면 검붉은색이고 윤기가 난다. 해걸이를 하므로 열매가 많이 달린 다음해에는 적게 열린다.

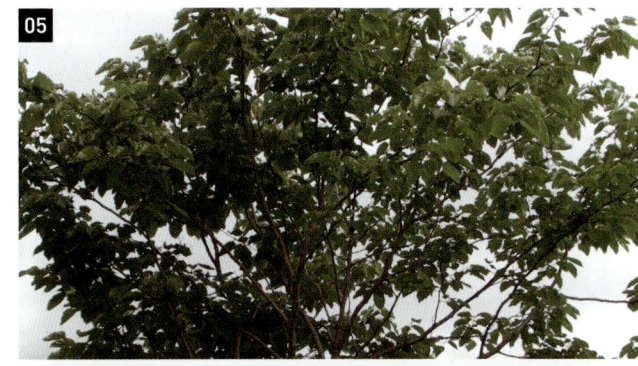

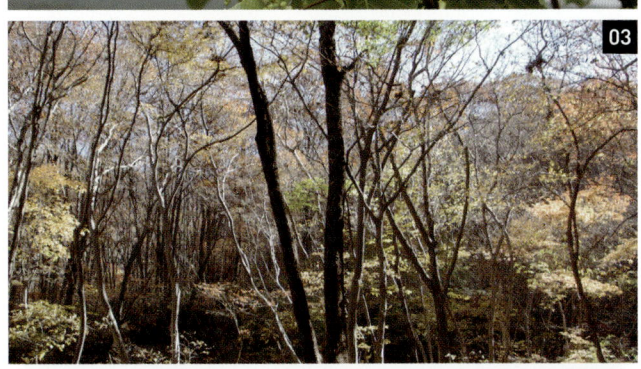

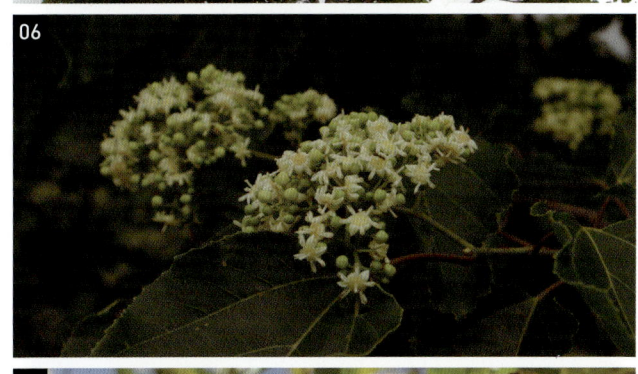

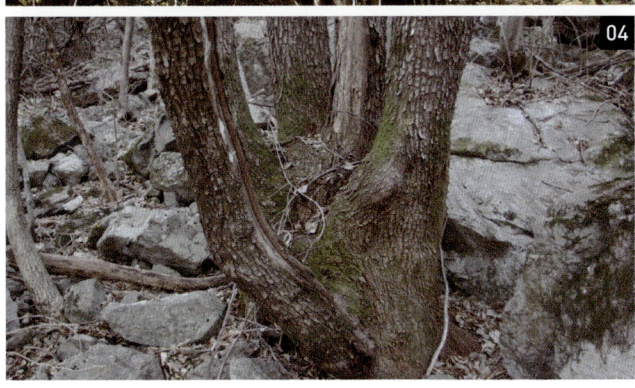

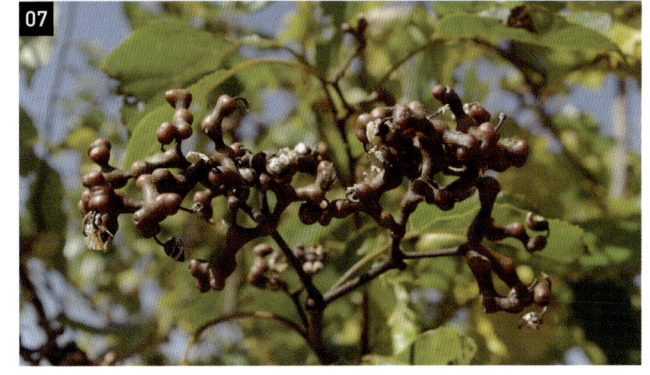

01 어린잎은 조금 희끗하다. 5월 12일
02 햇가지는 푸른빛이다. 6월 17일
03 줄기가 시커멓게 보인다. 11월 22일
04 밑동에서 굵은 가지가 갈라진다. 4월 5일.

05 여름에 잎이 무성해진 모습. 6월 17일.
06 꽃이 뭉쳐서 핀다. 6월 17일
07 열매가 울룩불룩한 모양이다. 10월 31일

헛개나무

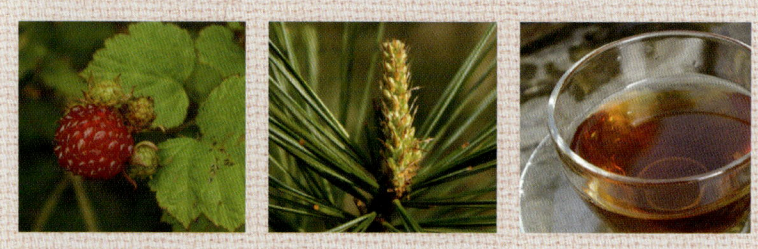

CHAP. 02

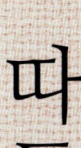

따 듯 한 약 성

차가운 것을 물리치는 성질.
몸이 찬 체질, 쌀쌀하기나 추울 때 복용하면 좋다. 약성의 정도에 따라
약간 따듯한 약성, 따듯한 약성, 더운 약성으로 나뉜다.

065 갈퀴나물

Vicia amoena Fisch. ex DC.

 새순   잎   줄기   꽃   열매   씨앗 뿌리

 따듯한 약성 | 혈액순환개선, 관절통, 근육통 등에 효과

콩과
덩굴성 여러해살이풀

다른 이름
산완두

생약명
산야완두(山野豌豆)

성분
카페인산(산화방지)
스코폴레틴(간보호)
시아니딘(항산화효과)
델피니딘(항산화효과)

특징
독성이 없고 단맛이 있다.

체질
약성이 따듯하므로 몸이 찬 체질이나 추울 때 복용하면 좋다.

서식지
산과 들의 촉촉한 땅에 난다.

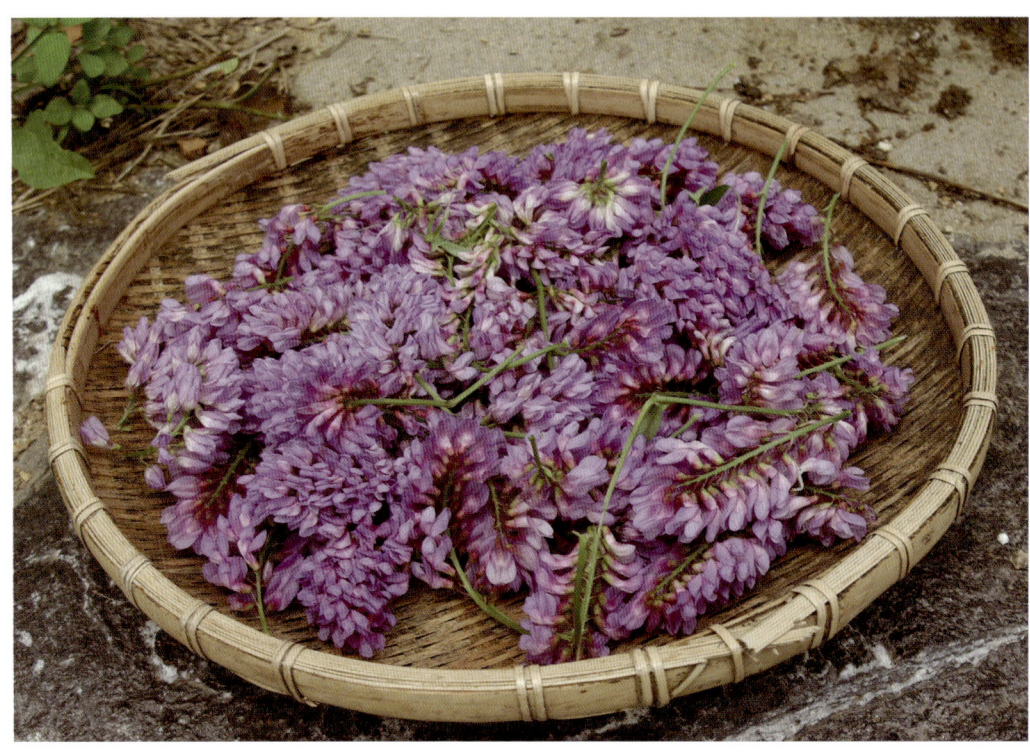

채취한 꽃·줄기. 7월 9일

효소액 담그기

- **사용 부위** 잎, 잎+줄기, 줄기+꽃
- **채취 기간** 3~10월
- **채취 방법** 열매가 달리지 않은 것을 골라 싱싱할 때 딴다.
- **다듬기** 잎줄기가 크거나 뻣뻣할 경우 적당한 크기로 썰고, 줄기는 덩굴성이므로 담글 때 붕 뜨지 않도록 작게 써는 것이 좋다.
- **배합 비율** 발효될 때 물이 적게 나오므로 재료 : 설탕의 비율을 1 : 1로 한다.
- **발효와 숙성 기간** 1차 발효는 100일, 2차 발효와 숙성은 100일 이상 한다.
- **완성 상태** 꽃에 은은한 향이 있어서 발효와 숙성이 잘 되면 그윽한 맛이다.

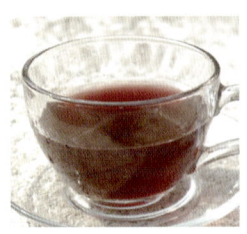

위 꽃·줄기로 효소액 담그는 모습.
아래 꽃·줄기 효소액.

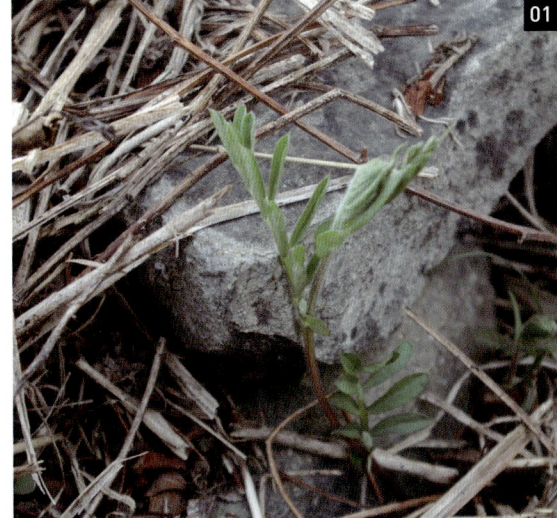
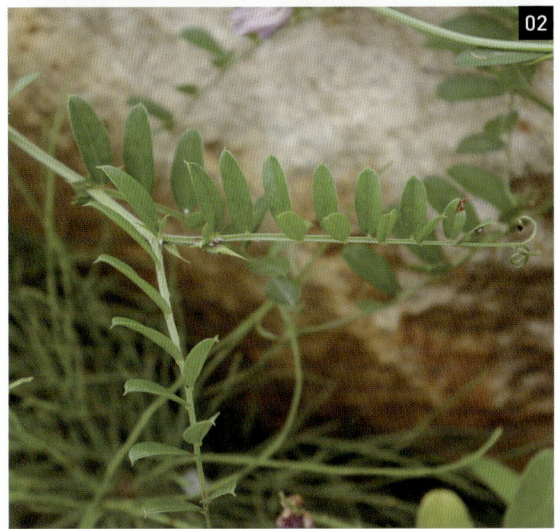
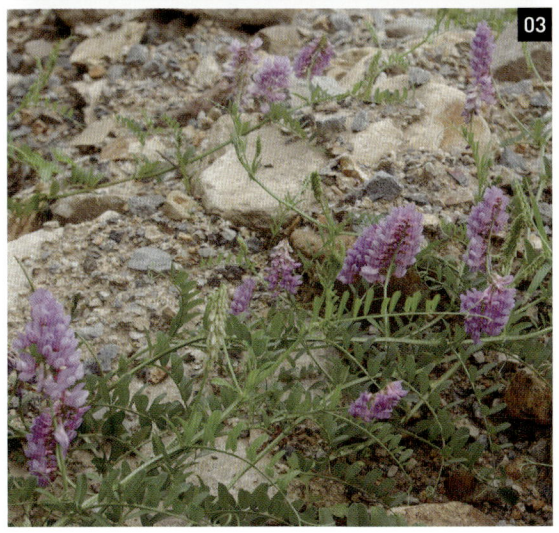

길이 80~180㎝. **잎**은 10~16개의 작은 잎으로 이루어진 깃털모양이다. 작은 잎은 길이 1.5~3㎝, 너비 4~10㎜의 긴 타원형이고, 끝이 뾰족하거나 둔하며, 잎 앞뒷면에 잔털이 조금 있거나 없다. 잎줄기 끝에 덩굴손이 있으며, 잎이 줄기에 어긋나게 달린다. **줄기**는 네모지고 세로로 홈이 있으며, 이웃한 식물에 기대거나 땅 위를 기며 자란다. **꽃**은 6~9월에 피는데 붉은자주색을 띠며, 길이가 12~15㎜로 자잘하고 여러 송이가 뭉쳐서 달린다. **열매**는 8~10월에 여무는데 짧은 콩꼬투리 모양이고, 길이가 2~2.5㎝이다. 익으면 열매껍질이 갈라져 납작한 타원형 씨앗이 나온다. **뿌리줄기**는 길게 뻗으며, 뿌리혹이 있다.

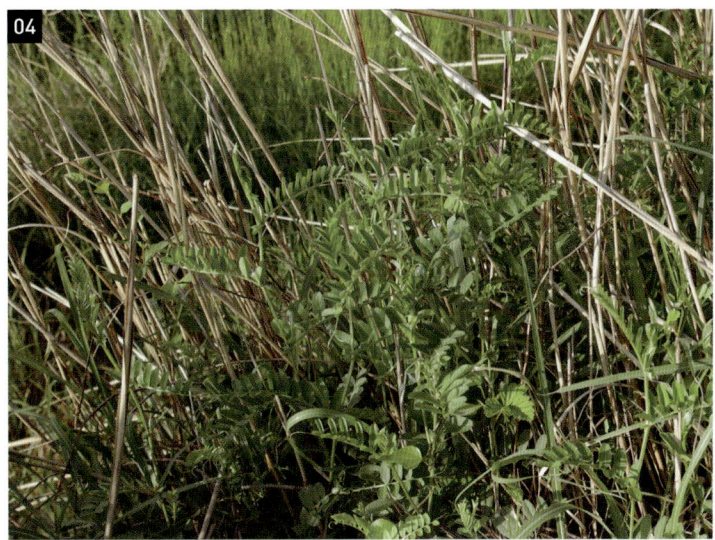

01 어릴 때는 잎에 잔털이 있다. 4월 6일
02 줄기가 네모지고 홈이 있다. 7월 9일
03 땅 위를 기며 자라는 모습. 7월 9일
04 이웃한 물체에 기대어 자라는 모습. 5월 21일
05 꽃이 뭉쳐서 달린다. 7월 9일

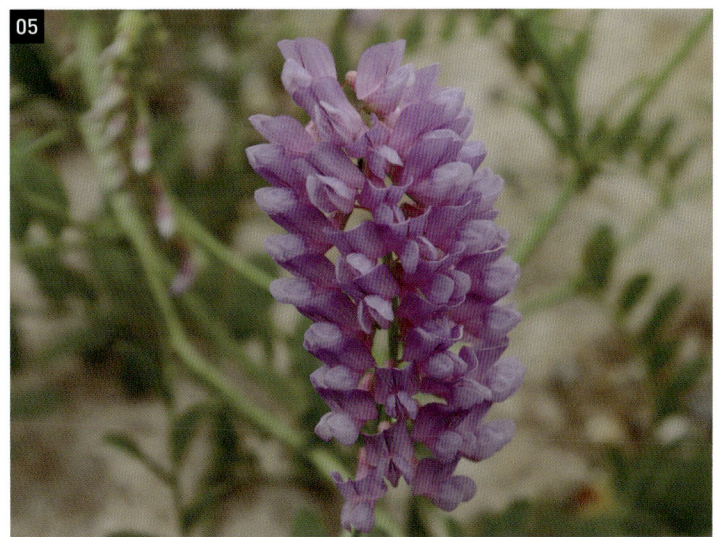

갈퀴나물

066 개다래

Actinidia Polygama (S. et Z.) Max.

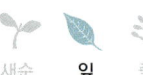
새순 · 잎 · 줄기 · 꽃 · 열매 · 씨앗 · 뿌리

 약간 더운 약성 | 중풍안면마비, 관절염, 통풍, 혈액순환장애 등에 효과

다래나무과
잎지는 덩굴나무

다른 이름
충영(蟲癭)

생약명
목천료(木天蓼)

성분
마타타비락톤(고양잇과 동물을 흥분시키는 성분)
알칼로이드(염증과 통증완화)
쿠마린(항혈전제)
아라키돈산
(콜레스테롤 생성억제)
올레인산(동맥경화예방)
팔미트산(담즙분비촉진)
리놀렌산
(혈중콜레스테롤 개선)
폴리가몰(심장강화)
비타민C(산화방지)

특징
생열매에 독성이 조금 있으며, 쓴맛과 매운맛과 떫은맛이 있다.

체질
약성이 약간 더우므로 몸이 찬 체질이나 추울 때 복용하면 좋다.

서식지
깊은 산 그늘진 골짜기나 계곡가에서 자란다.

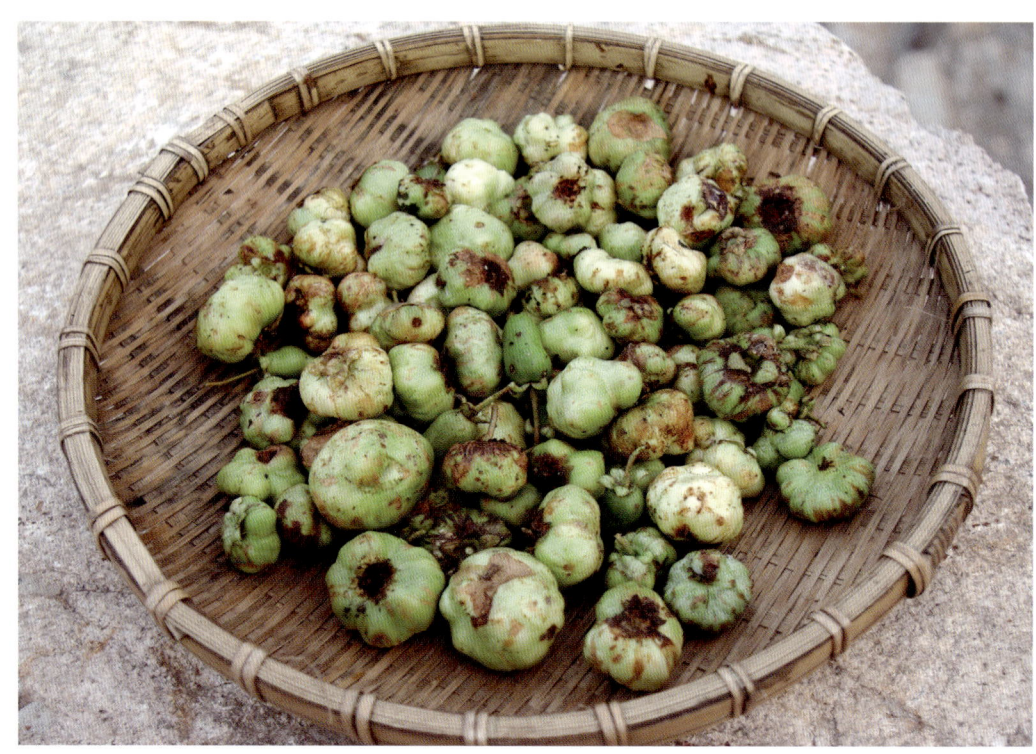
채취한 열매(벌레혹). 8월 21일

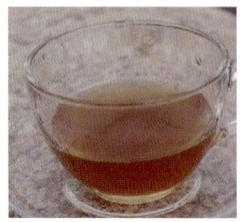
걸러낸 열매(벌레혹) 효소액.

효소액 담그기

- **사용 부위** 잎, 열매(벌레혹) ■ **채취 기간** 3~10월
- **채취 방법** 잎은 어린잎부터 다 자란 잎까지 너무 억세지 않은 것을, 열매는 벌레혹이 생긴 풋열매를 골라 싱싱할 때 딴다.
- **채취시 주의사항** 흔치 않은 약초이므로 조금만 채취하고, 열매 일부는 자연에 남겨둔다.
- **다듬기** 열매를 그냥 먹으면 입천장에 물집이 생길 수 있고 벌레집이 생긴 것을 사용하므로, 살균할 겸 약성이 부드러워지게 살짝 찌거나 끓는 물에 담갔다 바로 꺼내 채반에서 물기를 빼고 사용한다.
- **배합 비율** 잎은 물이 적게 나오므로 재료 : 설탕 비율을 1 : 1로 한다. 열매는 물이 많이 나오므로 설탕 비율을 1 이상으로 늘리고, 설탕이 잘 녹지 않으므로 발효 중 가끔씩 위아래를 저어 섞는다.
- **발효와 숙성 기간** 1차 발효는 100일, 2차 발효와 숙성은 100일 이상 한다.
- **담그기와 발효시 주의사항** 생열매에 독성이 조금 있으므로 발효 가스와 함께 배출될 수 있도록 숨 쉬는 항아리에 담그고, 1차 발효가 끝나면 재료를 걸러낸다.
- **완성 상태** 생열매는 쓰고 떫고 매운맛이 강하나 발효와 숙성이 잘 되면 오묘한 맛이다.

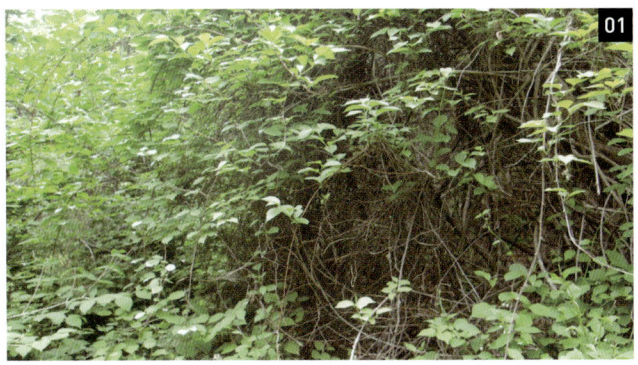

길이 5~10m. **잎**은 길이 6~13㎝, 너비 4~9㎝의 넓은 타원형이고, 끝이 꼬리처럼 뾰족하며, 앞면에 흰색 얼룩이 잘 생긴다. 잎 가장자리에 잔 톱니가 있으며, 잎이 가지에 어긋나게 달린다. **줄기**는 껍질이 붉은갈색을 띠고 세로로 불규칙하게 갈라지며, 가지가 많이 갈라져 나온다. 줄기와 가지 끝에 덩굴손이 있어 이웃 식물에 기대거나 땅 위를 기며 자란다. **꽃**은 6~7월에 피는데 흰색을 띠며, 지름 1.5㎝ 정도이고, 꽃잎은 5장이다. 암꽃과 수꽃이 한 나무에 피는데, 수꽃에는 수술이 많이 달리고, 암꽃에는 암술이 1개이다. **열매**는 9~10월에 긴 타원형으로 여무는데 길이 3㎝, 너비 1.3㎝이다. 벌레혹이 생겨 울퉁불퉁한 단지모양이 되기도 하며, 익으면 노란색이다.

01 덩굴로 뒤덮인 모습. 5월 24일
02 잎에 흰 얼룩이 생긴다. 5월 24일
03 흰색 꽃이 핀다. 7월 9일
04 풋열매 달린 모습. 8월 21일

05 열매에 벌레혹이 생긴 모습. 7월 27일
06 열매가 익은 모습. 9월 5일
07 잎 채취한 모습. 7월 9일

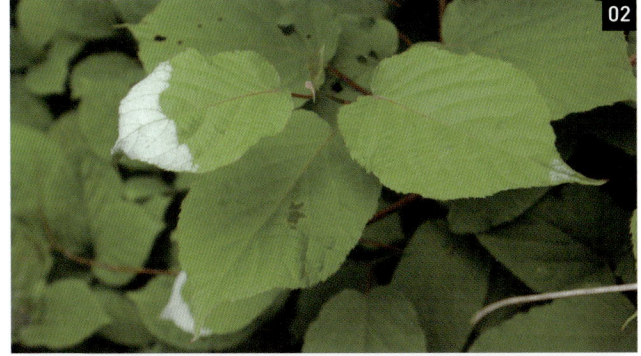

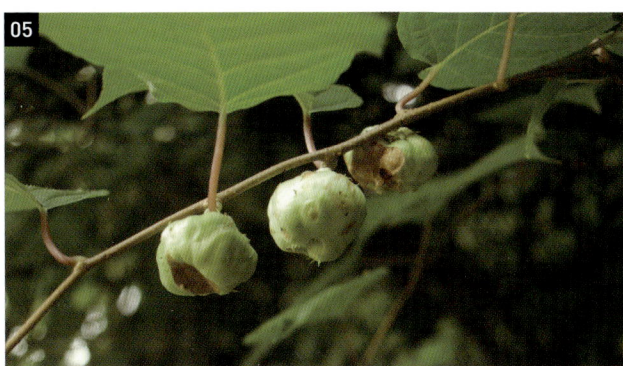

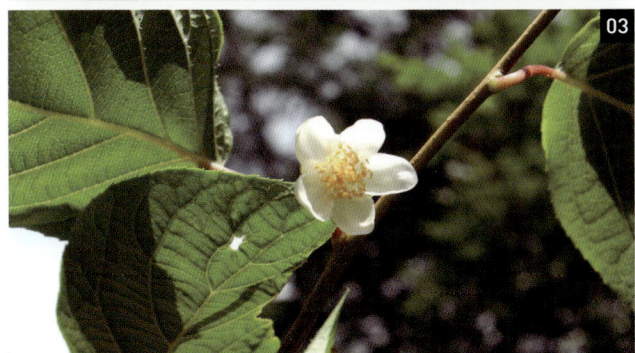

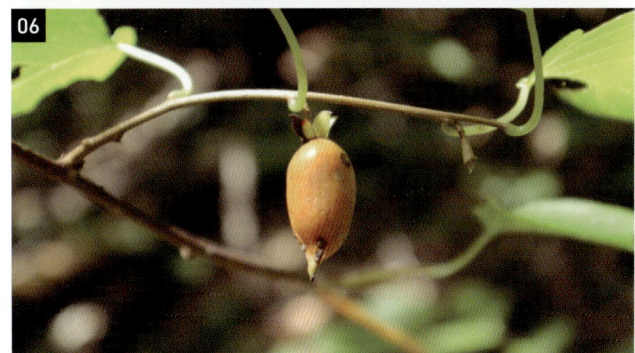

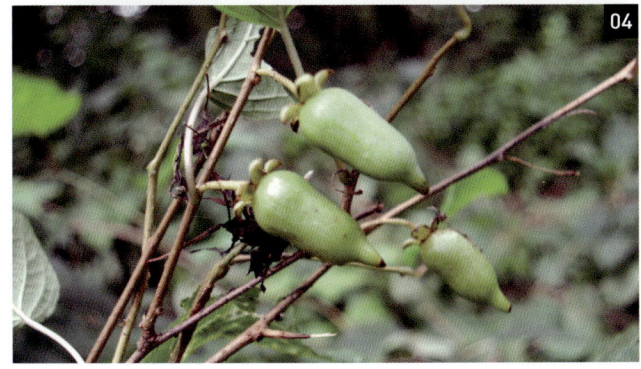

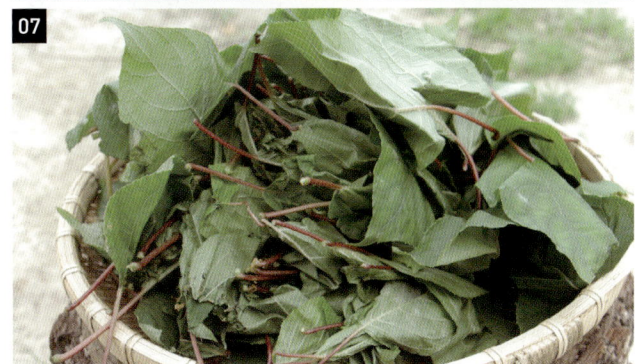

개 다 래

067 개비자나무

Cephalotaxus koreana Nakai

약간 따뜻한 약성 | 마른기침, 변비, 침침한 눈, 치질, 탈모 등에 효과

주목과
늘푸른 작은키나무

다른 이름
좀비자나무

생약명
토향비(土香榧)

성분
타닌(수렴작용)
올레인산(동맥경화예방)
팔미트산(담즙분비촉진)
택솔(종양억제)
정유(방향성분)
다당류

특징
독성이 조금 있으며
단맛과 조금 떫은맛이 있다.

체질
약성이 약간 따뜻하므로
몸이 찬 체질, 쌀쌀하거나
추울 때 복용하면 좋다.

서식지
깊은 산 골짜기, 계곡가,
자갈 있는 곳에서 자란다.

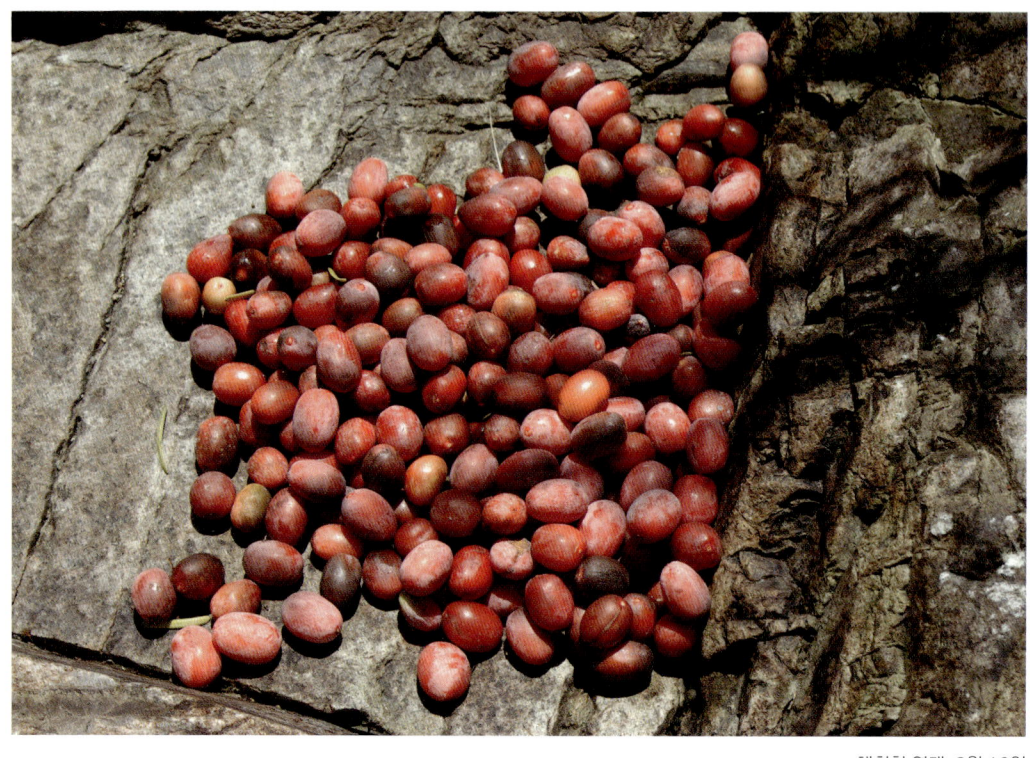

채취한 열매. 8월 12일

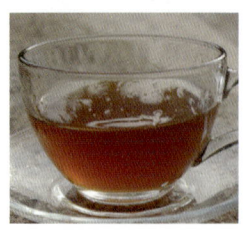

위 풋열매로 효소액 담그는 모습.
아래 걸러낸 풋열매 효소액.

효소액 담그기

- **사용 부위** 열매
- **채취 기간** 8~9월
- **채취 방법** 풋열매부터 익은 열매까지 너무 익지 않은 것을 골라 싱싱할 때 딴다.
- **배합 비율** 발효될 때 물이 적당히 나오므로 설탕의 비율을 1 이상으로 늘리고, 발효 중에 설탕이 부족한 듯하면 가끔씩 덧넣는다.
- **발효와 숙성 기간** 1차 발효는 100일, 2차 발효와 숙성은 100일 이상 한다.
- **담그기와 발효시 주의사항** 씨앗에 독성이 조금 있으므로 발라내는 것이 좋다. 그냥 담글 경우에는 발효 가스와 함께 배출될 수 있도록 숨 쉬는 항아리에 담가 잘 숙성시키고, 1차 발효가 끝나면 재료를 걸러낸다.
- **완성 상태** 열매에 떫떠름한 맛이 있으나 발효와 숙성이 잘 되면 오묘한 맛이다.
- **복용시 주의사항** 열매에 산이 있어 위장이 약한 사람은 속이 쓰릴 수 있으며, 보통 체질도 많이 먹으면 설사를 하므로 소량씩 복용하는 것이 좋다. 자궁을 수축시키므로 임산부는 먹지 않는다.

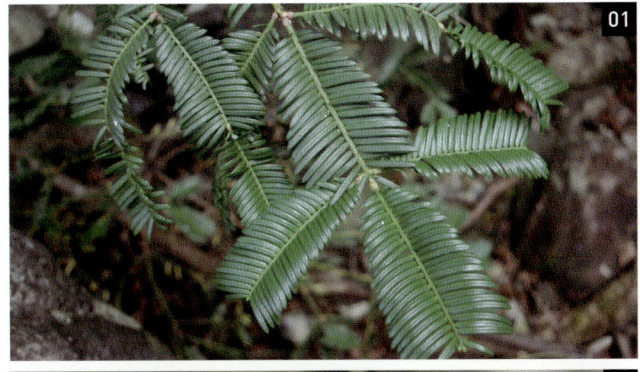

키 3~6m. **잎**은 납작한 바늘모양이고, 끝이 뾰족하며, 2줄로 달려 깃털모양처럼 된다. 잎이 부드러워 찔리지 않으며, 잎 뒷면에 2줄의 숨구멍이 있다. 길이가 3~4cm이나 긴 것은 7.5cm까지 자라며, 잎이 가지에 어긋나게 달리고, 겨울에도 푸르다. **줄기**는 껍질이 노란갈색을 띠고, 세로로 불규칙하게 갈라진다. **꽃**은 4월에 피는데, 노란갈색을 띤다. 암꽃과 수꽃이 다른 나무에 달리는데, 암꽃은 2송이씩 달리고, 수꽃은 서로 20~30송이씩 뭉쳐서 달린다. 꽃잎은 없다. **열매**는 8~9월에 타원형으로 여물고, 지름이 17~18mm이며, 익으면 붉은색이다.

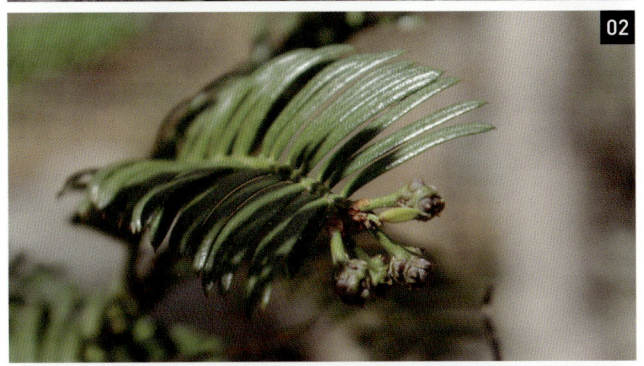

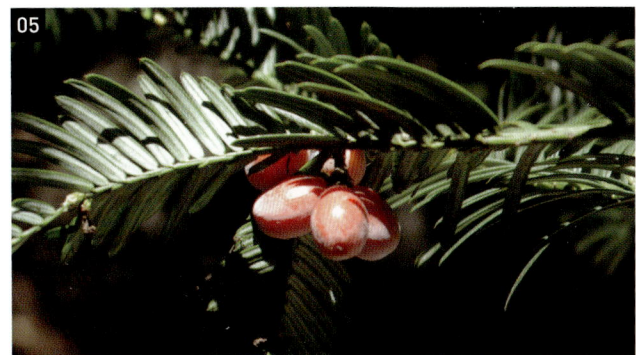

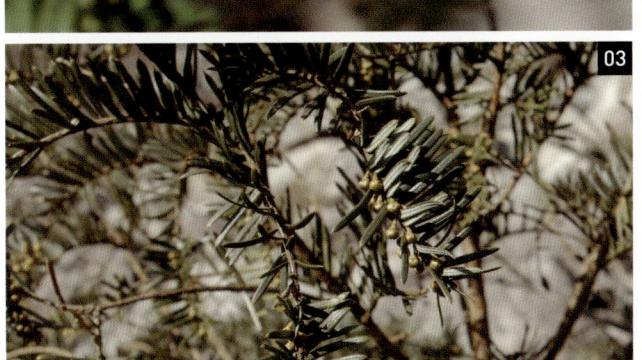

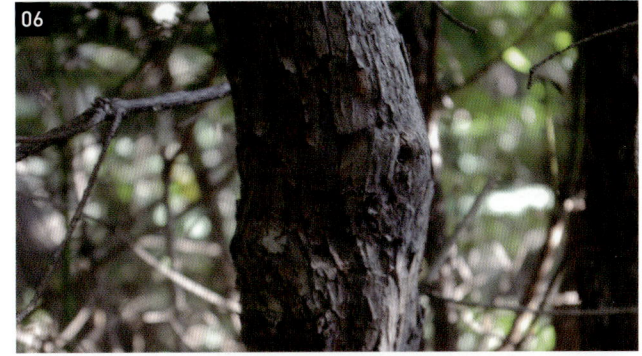

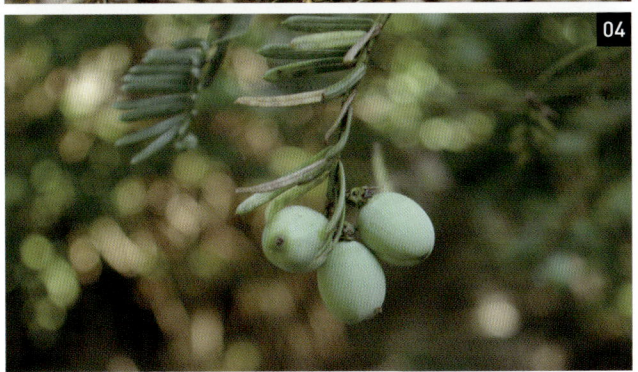

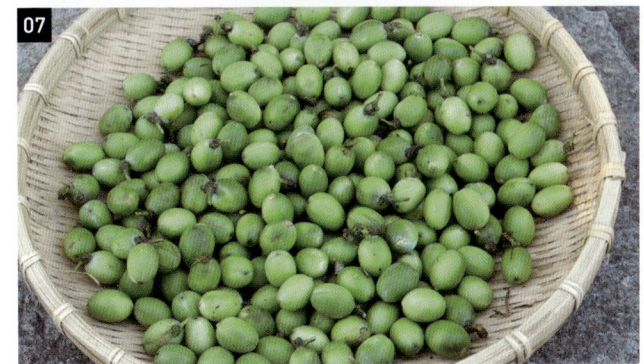

01 잎이 부드럽다. 7월 29일
02 암꽃봉오리 달린 모습. 3월 28일
03 수꽃봉오리 달린 모습. 1월 2일
04 풋열매도 효소액을 담근다. 7월 29일

05 열매가 붉게 익는다. 8월 12일
06 줄기껍질이 불규칙하게 갈라진다. 7월 29일
07 풋열매 채취한 모습. 7월 29일

개비자나무

068 개살구

Prunus mandshurica var. glabra

새순 　잎　 줄기　 꽃　 열매　 씨앗　 뿌리

 약간 따뜻한 약성 | 기침가래, 기관지염, 급성폐렴, 변비 등에 효과

장미과
잎지는 큰키나무

다른 이름
산살구

생약명
고행인(苦杏仁)

성분
아미그달린(폐기능강화)
루틴(모세혈관강화)
리코펜(산화방지)
플라보노이드(산화방지)
클로로겐산(종양억제)
베타 카로틴(항산화작용)
아미노산(근육강화)
단백질(근육강화)
정유(방향성분)

특징
독성이 조금 있으며
쓴맛과 신맛과
떫은맛이 있다.

체질
약성이 약간 따뜻하므로
몸이 찬 체질, 쌀쌀하거나
추울 때 복용하면 좋다.

서식지
산과 들의 양지바른
곳에서 자란다.

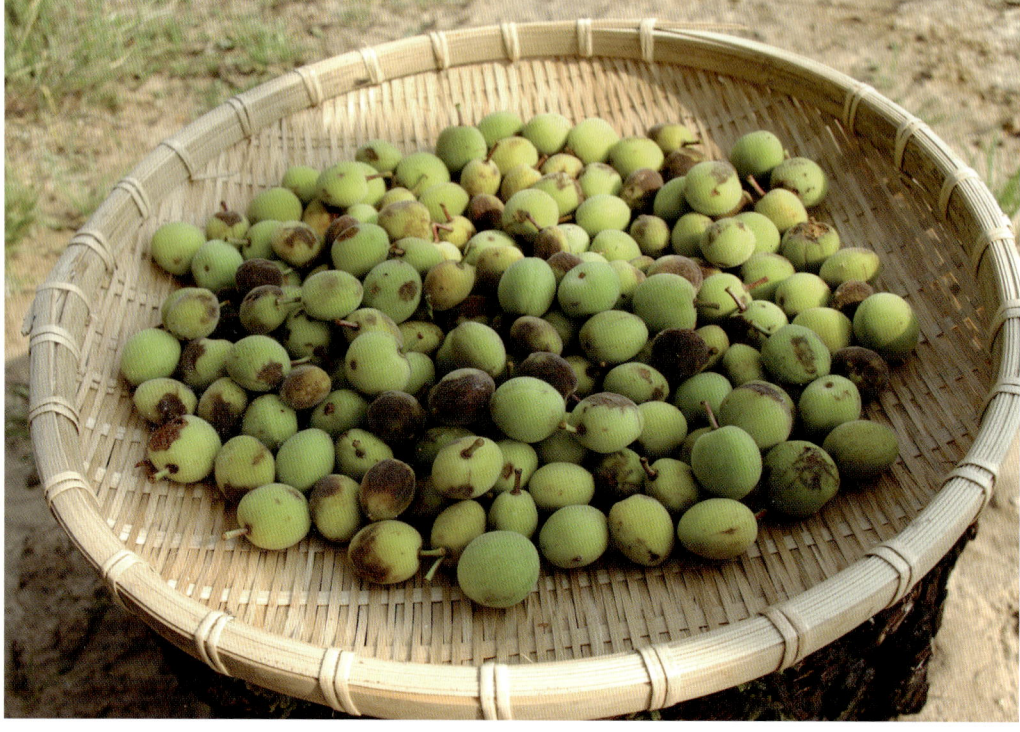

채취한 열매. 6월 15일

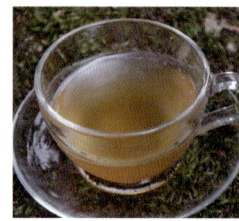

걸러낸 열매 효소액.

효소액 담그기

- **사용 부위** 잎, 열매　**채취 기간** 3~8월
- **채취 방법** 잎은 어린잎부터 다 자란 잎까지 너무 억세지 않은 것을, 열매는 너무 익지 않은 것을 골라 싱싱할 때 딴다.
- **채취시 주의사항** 잎이 광합성작용을 해야 꽃이나 열매가 양분을 얻으므로 너무 많이 채취하지 않도록 한다.
- **다듬기** 열매에 잔털이 있으므로 깨끗이 잘 씻는다.
- **배합 비율** 잎은 발효될 때 물이 적게 나오므로 재료 : 설탕의 비율을 1 : 1로 한다. 열매는 물이 많이 나오므로 설탕의 비율을 1 이상으로 늘리며, 발효 중에 설탕이 부족한 듯하면 가끔씩 덧넣는다.
- **발효와 숙성 기간** 1차 발효는 100일, 2차 발효와 숙성은 100일 이상 한다.
- **담그기와 발효시 주의사항** 씨앗에 독성이 조금 있으므로 발라낸다. 그냥 담글 경우에는 발효 가스와 함께 배출될 수 있도록 숨 쉬는 항아리에 담그고, 1차 발효가 끝나면 재료를 걸러낸다.
- **완성 상태** 열매에 시고 떫은맛이 있으나 발효와 숙성이 잘 되면 상큼한 맛이다.

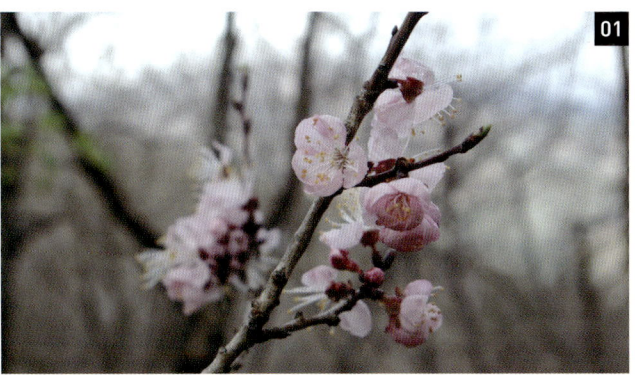

키 5~10m. **꽃**은 4~5월에 잎보다 먼저 피는데, 분홍색 또는 흰색을 띤다. 꽃이 1~2송이씩 달리며, 꽃자루는 길이 8㎜, 꽃 지름은 2.5~3㎝이다. 꽃잎은 5장이고, 수술은 많으나 암술은 1개이다. 씨방에 털이 있다. **잎**은 길이 5~12㎝, 너비 3~6㎝의 넓은 달걀모양이고, 끝이 꼬리처럼 뾰족하다. 잎 가장자리에 불규칙한 겹톱니가 있고, 잎 뒷면은 잎맥에 잔털이 있다. 잎자루는 길이 2~3㎝이며, 잎이 가지에 어긋나게 달린다. **줄기**는 껍질이 붉은회갈색을 띠며, 점차 코르크처럼 된다. **열매**는 7~8월에 여무는데, 달걀모양이고 잔털이 많다. 열매 지름은 2~2.5㎝이며, 익으면 노란색이고 떫은맛이 강하다. | 유사종 | 살구나무. 꽃과 열매가 개살구와 비슷하나, 꽃자루가 거의 없고 줄기껍질이 코르크처럼 되지 않는다.

01 꽃이 잎보다 먼저 핀다. 5월 26일
02 꽃에 수술이 많다. 5월 26일
03 큰 나무에 꽃 핀 모습. 5월 26일
04 어린잎 올라온 모습. 6월 15일

05 줄기껍질이 코르크처럼 된다. 1월 26일
06 초가을에 잎이 무성한 모습. 10월 5일
07 살구보다 열매가 작다. 6월 15일

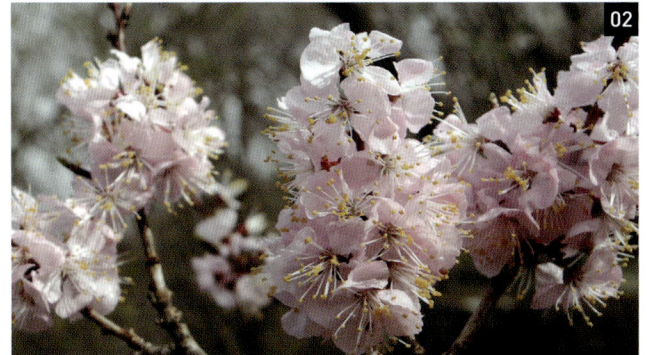

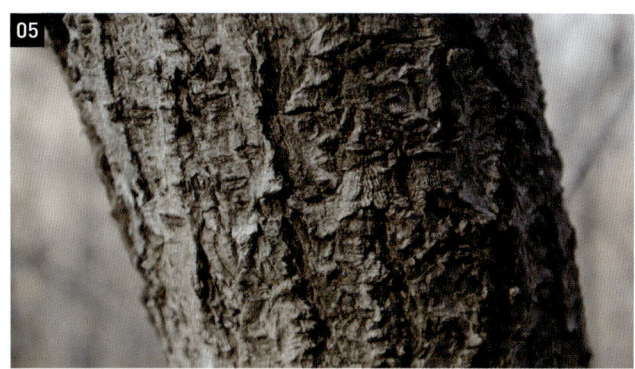

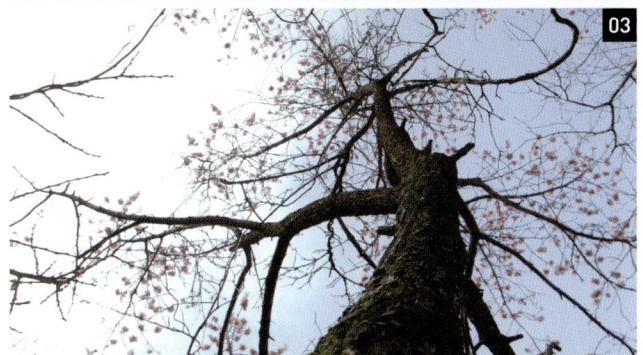

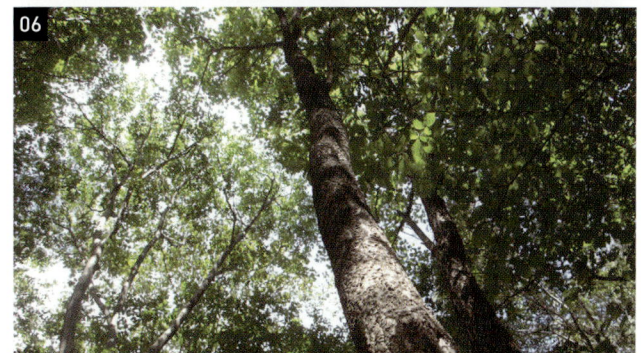

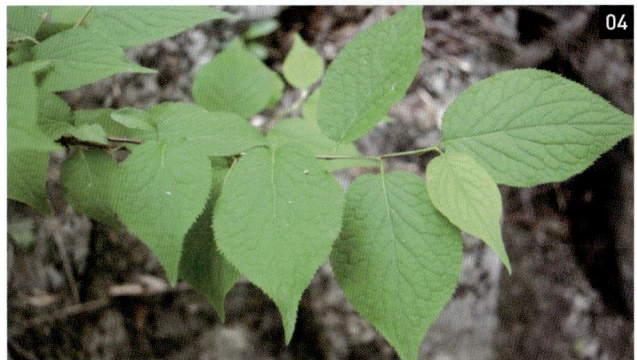

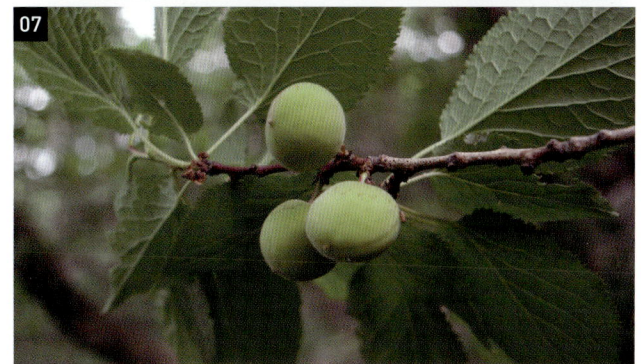

개 살 구

069

Angelica tenuissima Nakai

고본

새순 잎 줄기 꽃 열매 씨앗 뿌리

 따듯한 약성 | 두통감기, 편두통, 치통, 관절염 등에 효과

미나리과
여러해살이풀

생약명
고본(藁本)

성분
스테로이드
(소염, 진통, 해열작용)
페룰산(산화방지)
데커신(뇌손상예방)
자당(혈당조절)
지방산
크니딜라이드

특징
독성이 없고
매운맛이 있다.

체질
약성이 따듯하므로
몸이 찬 체질이나
추울 때 복용하면 좋다.

서식지
주로 깊은 산의
산기슭에 난다.

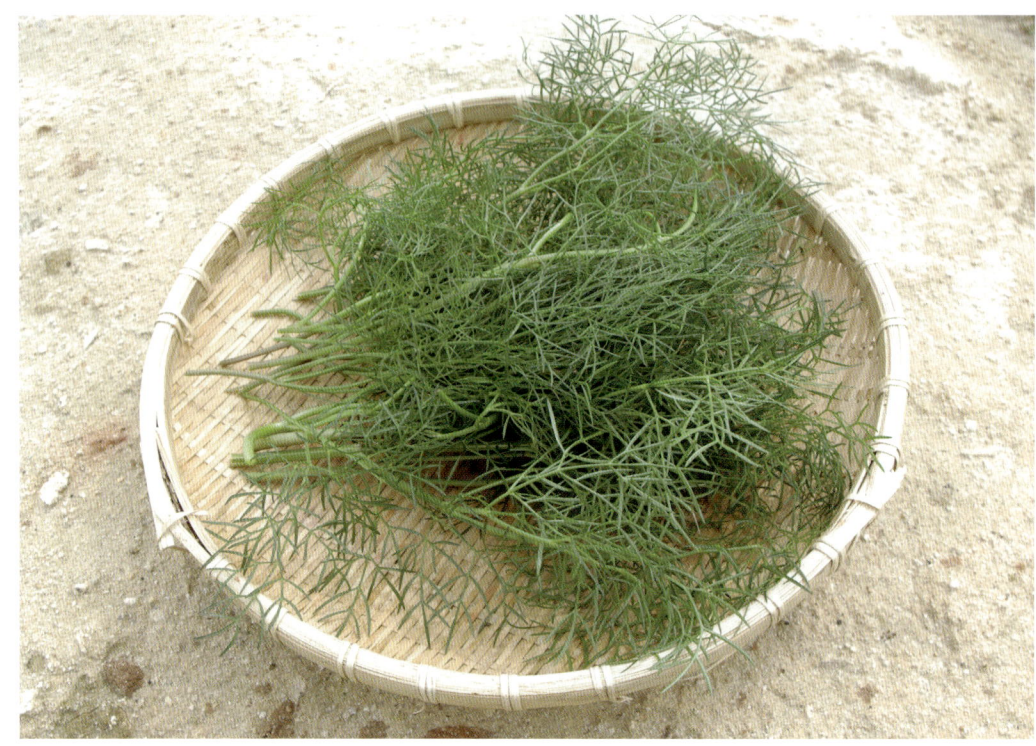

채취한 잎·줄기. 6월 17일

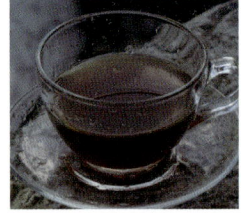

걸러낸 잎·줄기 효소액.

효소액 담그기

- **사용 부위** 잎+줄기
- **채취 기간** 3~10월
- **채취 방법** 잎과 줄기는 쇠거나 너무 억세지 않은 것을 골라 싱싱할 때 딴다.
- **채취시 주의사항** 꽃이나 열매가 달리기 전에 채취하는 것이 좋다. 흔치 않은 약초이므로 조금만 채취하고, 나머지 개체와 뿌리는 자연에 남겨두는 것이 바람직하다.
- **다듬기** 줄기가 길고 뻣뻣할 경우 담글 때 붕 뜨지 않도록 작게 썰며, 잎이 실 같으므로 물에 씻을 때 조심해서 살살 다루어야 한다.
- **배합 비율** 잎과 줄기는 발효될 때 물이 적게 나오므로 재료 : 설탕의 비율을 1 : 1로 한다.
- **발효와 숙성 기간** 1차 발효는 100일, 2차 발효와 숙성은 100일 이상 한다.
- **완성 상태** 잎과 줄기에 독특한 향이 있어서 발효와 숙성이 잘 되면 그윽한 맛이다.

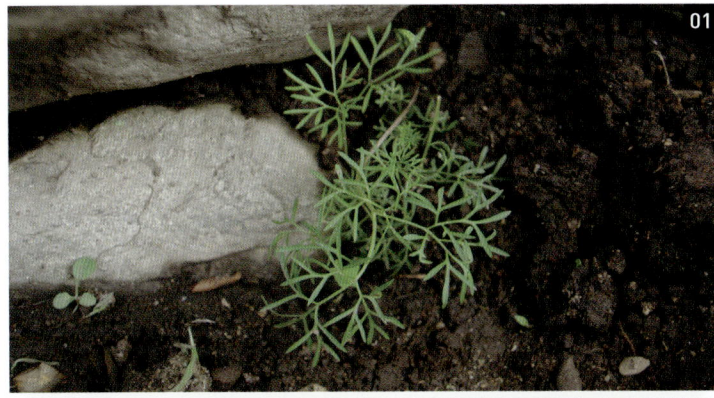

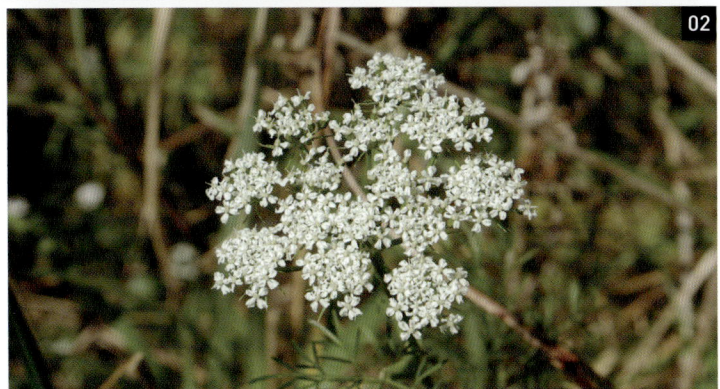

키 30~50㎝. **잎**은 실 같고 3갈래로 갈라져 깃털처럼 된다. 잎자루는 굵고 줄기를 감싸며, 잎에서 강한 향이 난다. 잎이 줄기에 어긋나게 달린다. **줄기**는 여러 개가 함께 올라온다. **꽃**은 8~9월에 피는데 흰색을 띠며, 크기가 아주 작고 여러 송이가 뭉쳐서 우산모양으로 달린다. 꽃잎은 5장, 수술은 5개이다. **열매**는 10~11월에 여무는데, 납작한 타원형이고 날개가 있다. 길이는 4㎜ 정도이며, 익으면 바람에 날려간다. **뿌리**는 굵고 단단하며 잘 꺾인다.

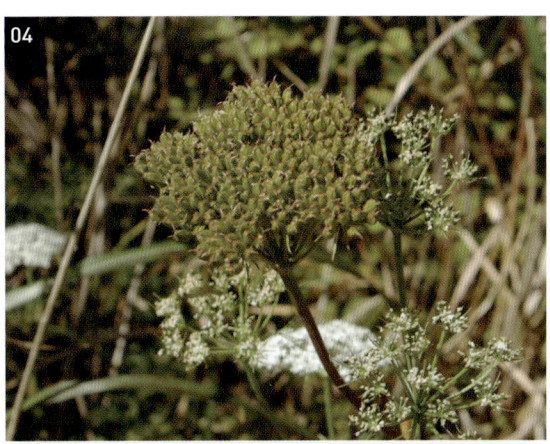

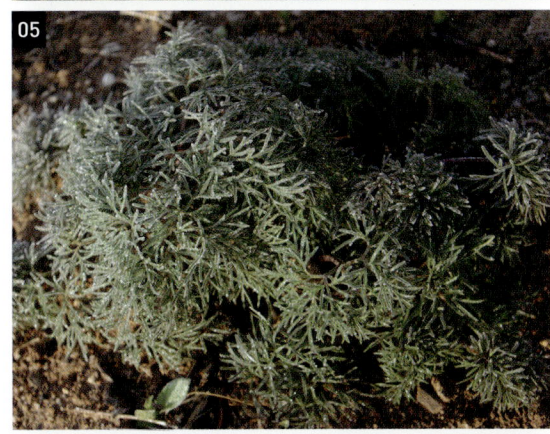

01 잎이 3갈래로 갈라지며 실 같다. 3월 17일
02 꽃이 작고 뭉쳐서 핀다. 10월 10일
03 꽃이 피기 전에 채취한다. 10월 8일
04 열매가 많이 달린다. 10월 10일
05 봄에 늦서리를 맞은 모습. 4월 12일
06 가을에는 잎이 누르스름해진다. 10월 10일

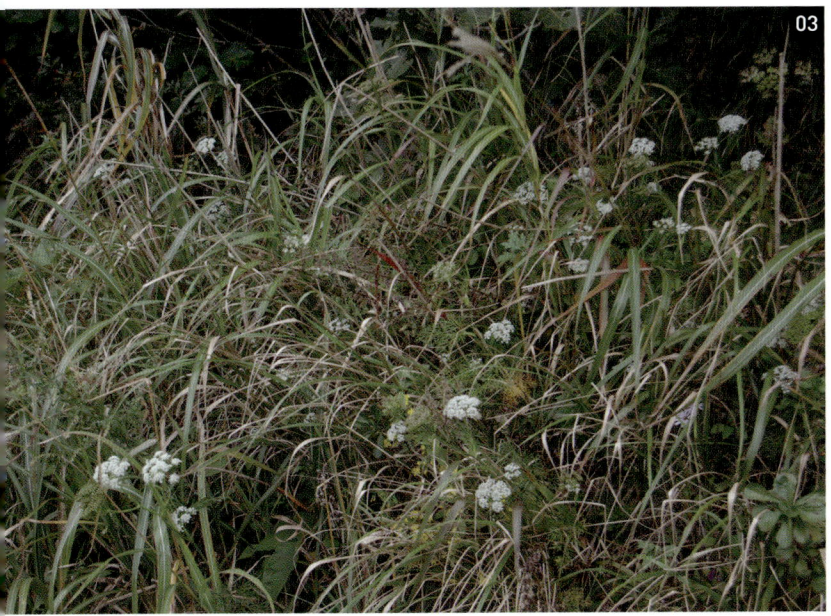

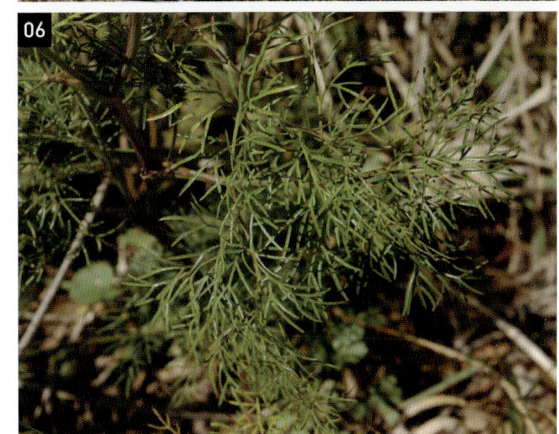

고본

070 곰딸기

Rubus phoenicolasius Maxim. for. phoenicolasius

새순 　잎 　줄기 　꽃 　열매 　씨앗 　뿌리

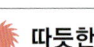 따뜻한 약성 | 간질환, 숙취해소, 갱년기장애, 자양강장 등에 효과

장미과 / 잎지는 작은키나무

다른 이름
붉은가시딸기

생약명
현구자(懸鉤子)
공통포(空筒泡)

성분
플라보노이드(산화방지)
라이신(면역력강화)
아스파라긴산(숙취해소)
살리실산(해열, 진통)
베타 카로틴(산화방지)
펙틴(정장작용)
안토시아닌(산화방지)
비타민C(산화방지)
비타민E(항산화물질생성)
칼슘(뼈강화)
칼륨(신경세포와 근육기능강화)
말산(피로회복)
시트르산(에너지보충)
포도당(에너지공급)
과당(피로회복)

특징
독성이 없으며
신맛과 단맛이 있다.

체질
약성이 따뜻하므로
몸이 찬 체질이나
추울 때 복용하면 좋다.

서식지
산속 그늘지고 촉촉한
땅에서 자란다.

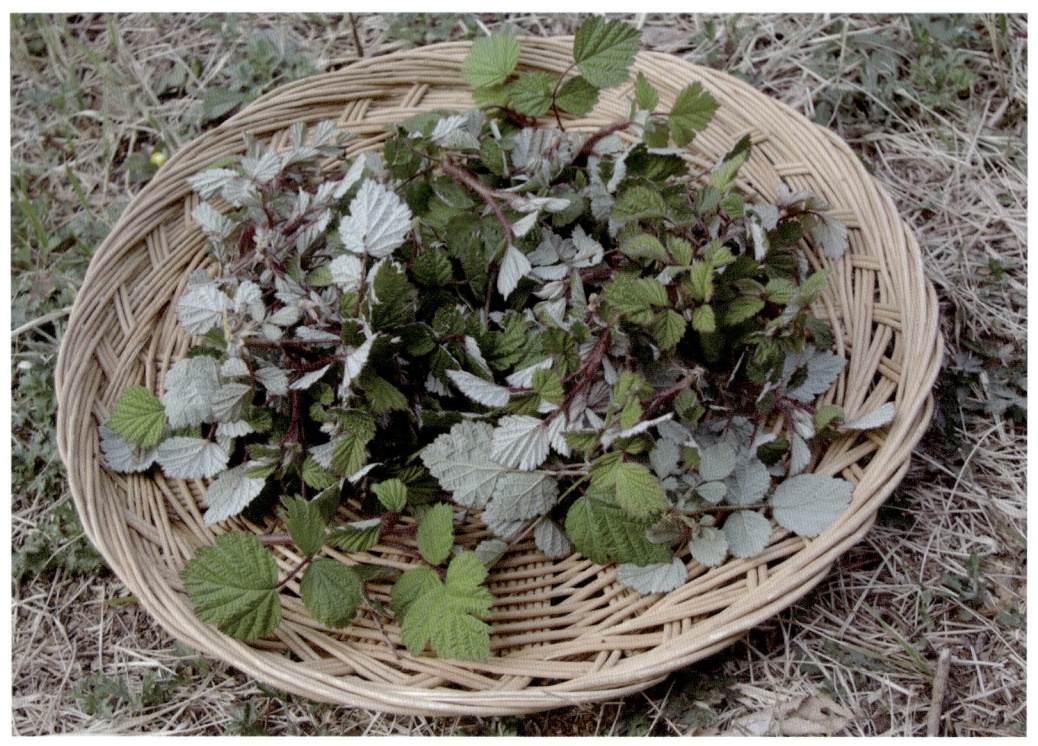

채취한 잎. 4월 13일

걸러낸 열매 효소액.

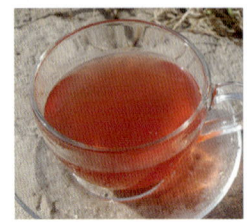

효소액 담그기

- **사용 부위** 잎, 열매　■ **채취 기간** 3~7월
- **채취 방법** 잎은 어린잎부터 다 자란 잎까지 너무 억세지 않은 것을, 열매는 너무 익지 않은 것을 골라 싱싱할 때 딴다.
- **채취시 주의사항** 잎이 광합성작용을 해야 꽃이나 열매가 양분을 얻으므로 너무 많이 채취하지 않는다. 또, 줄기에 가시가 많으므로 채취하고 다듬을 때 장갑을 낀다.
- **다듬기** 열매살이 연하므로 물에 씻을 때 조심해서 살살 다루어야 한다.
- **배합 비율** 잎은 물이 적게 나오므로 재료 : 설탕의 비율을 1 : 1로 한다. 열매는 물이 많이 나오므로 설탕의 비율을 1 이상으로 늘리고, 발효 중에 설탕이 부족한 듯하면 가끔씩 덧넣는다.
- **발효와 숙성 기간** 1차 발효는 100일, 2차 발효와 숙성은 100일 이상 한다.
- **완성 상태** 열매에 새콤달콤한 맛이 있어 발효와 숙성이 잘 되면 상큼한 맛이다.
- **건더기 활용** 걸러내고 남은 열매는 설탕을 넣고 졸여서 잼처럼 먹어도 된다.

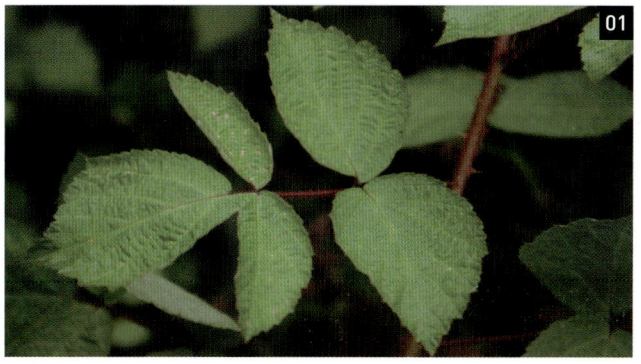

키 2~3m. **잎**은 길이 4~10cm의 둥근 타원형이고, 끝이 뾰족하며, 3~5장이 깃털모양으로 달린다. 잎 가장자리에 날카로운 겹톱니가 있으며, 잎 앞면에 부드러운 잔털이 있고, 뒷면에는 흰색 잔털이 빽빽하다. 잎자루는 붉은자주색을 띠고, 잔털과 꿀샘이 있다. 잎줄기는 가지에 어긋나게 달린다. **줄기**는 갈고리 같은 가시와 끈끈한 잔털이 있으며, 껍질이 붉은자주색에서 짙은 회갈색이 되고 점차 얇게 벗겨진다. **꽃**은 5~6월에 피는데 연분홍색을 띠고, 꽃잎과 꽃받침이 5장이며, 꽃받침이 꽃잎보다 길고 털이 있다. **열매**는 7~8월에 여무는데 둥글고 작은 알갱이가 뭉쳐져 있다. 열매 지름은 1.5cm 정도이고, 익으면 붉은색이다.

01 잎이 깃털처럼 달린다. 7월 1일
02 줄기와 가지에 붉은빛이 돈다. 7월 9일
03 줄기와 가지에 가시와 붉은 잔털이 있다. 7월 9일
04 줄기가 여러 개 올라온다. 1월 30일
05 꽃과 꽃봉오리에 붉은 잔털이 있다. 5월 23일
06 가지에 열매가 달린 모습. 7월 9일
07 열매가 익어가는 모습. 7월 9일

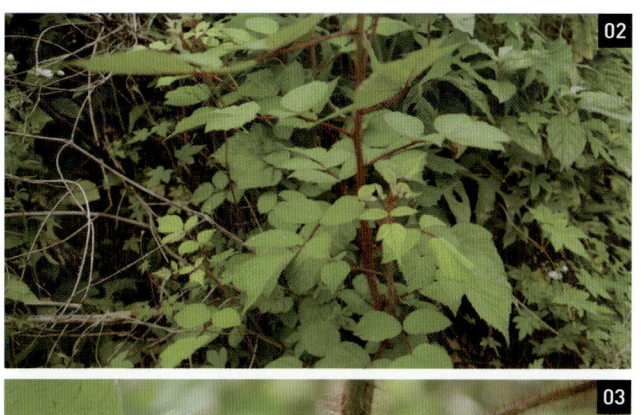
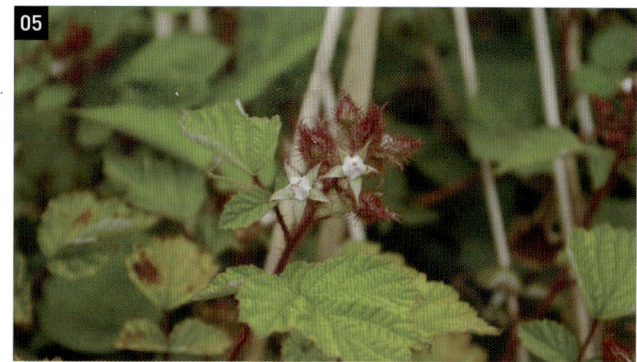
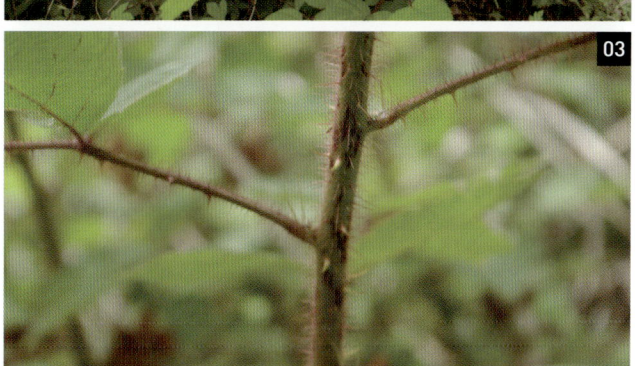
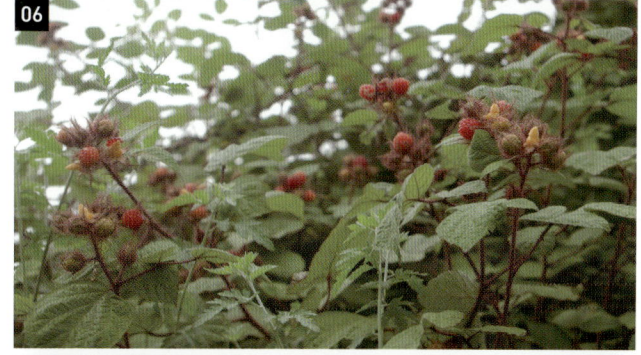
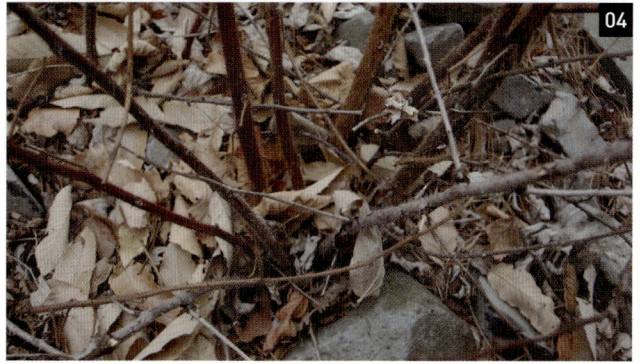
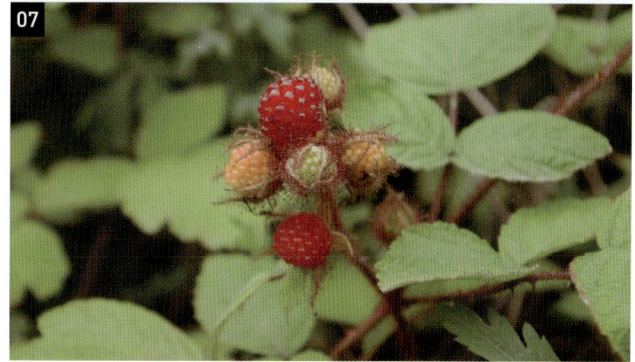

곰딸기

071
Angelica polymorpha Maxim.

궁궁이

 새순   잎   줄기   꽃   열매   씨앗 뿌리

 따뜻한 약성 | 생리불순, 산후회복, 위통 등에 효과

미나리과
여러해살이풀

다른 이름
제주사약채

생약명
천궁(川芎)

성분
쿠마린(혈전개선)
페룰산(산화방지)
비타민E(항산화물질생성)
정유(방향성분)

특징
독성이 없고
매운맛이 있다.

체질
약성이 따뜻하므로
몸이 찬 체질이나
추울 때 복용하면 좋다.

서식지
산속 골짜기나
계곡가에 난다.

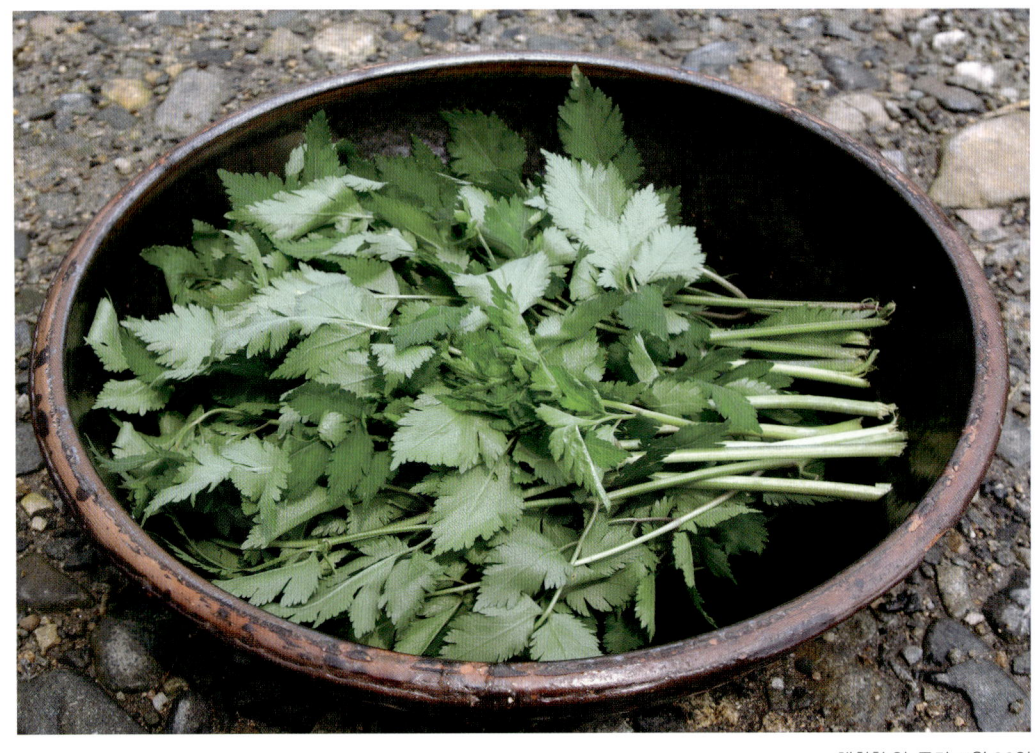

채취한 잎·줄기. 7월 22일

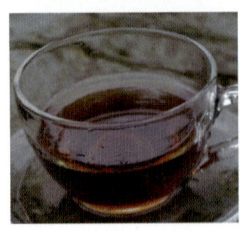

위 잎·줄기로 효소액 담그는 모습.
아래 걸러낸 잎·줄기 효소액.

효소액 담그기

- **사용 부위** 잎+줄기
- **채취 기간** 3~9월
- **채취 방법** 꽃이나 열매가 달리지 않고 너무 억세지 않은 것을 골라 싱싱할 때 딴다.
- **다듬기** 줄기가 굵고 클 경우 담글 때 붕 뜨지 않도록 작게 썬다.
- **배합 비율** 발효될 때 물이 많이 나오지 않으므로 재료 : 설탕의 비율을 1 : 1로 한다.
- **발효와 숙성 기간** 1차 발효는 100일, 2차 발효와 숙성은 100일 이상 한다.
- **완성 상태** 잎에 정유가 들어 있어 효소액이 조금 불투명하며, 매운맛이 있어 발효와 숙성이 잘 되면 개운한 맛이다.

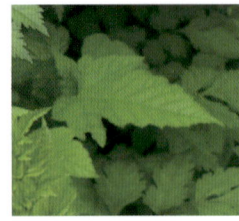 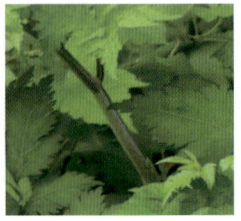

잎 / 줄기

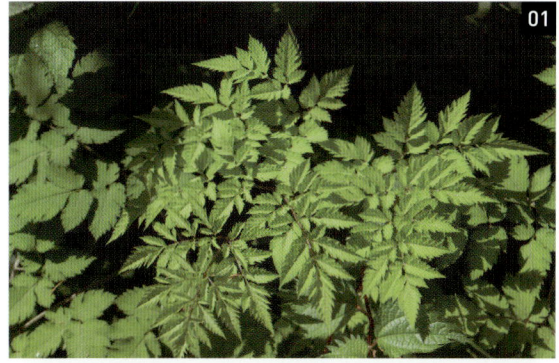

키 80~150cm. **잎**은 뿌리와 줄기 밑동에서 나는 경우 둥근 삼각형이고, 끝이 뾰족하며, 3개씩 3~4개로 갈라져 깃털모양이다. 잎 가장자리에 톱니가 있고, 잎자루가 길며, 작은 잎의 경우 길이가 3~6cm이다. 줄기 윗동에서 나는 잎은 긴 타원형이고, 크기가 작으며, 잎자루가 짧다. **줄기**는 껍질에 자줏빛이 돌며, 곧게 올라오고 가지가 갈라져 나온다. **꽃**은 8~9월에 피는데 흰색을 띠고, 자잘하게 여러 송이가 겹우산모양으로 뭉쳐서 달린다. 꽃잎은 5장이고, 수술은 5개, 씨방은 1개이다. **열매**는 10월에 여무는데 납작한 타원형이고, 날개가 달려 있다. 열매 길이는 4~5mm이다. **뿌리**는 굵고 길게 뻗는다.

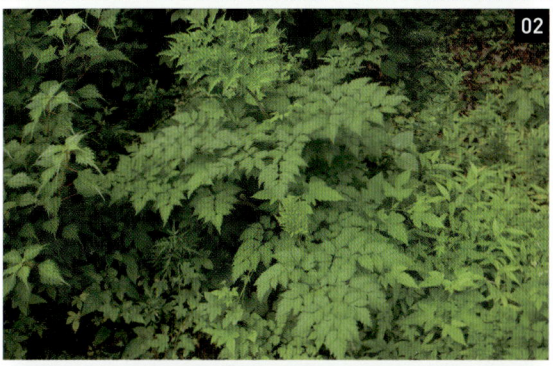

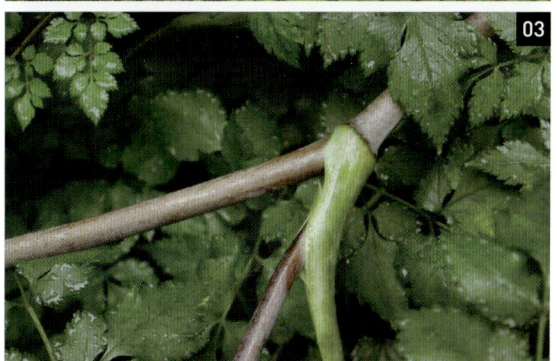

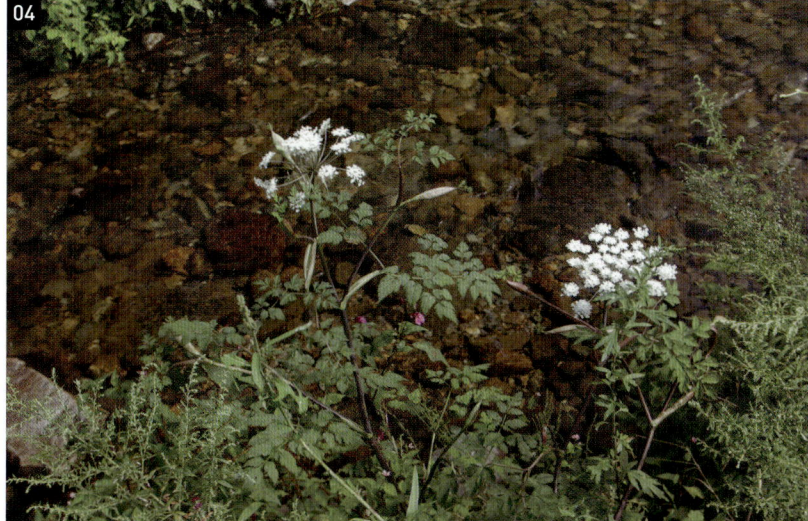

01 안쪽은 어린잎, 주변은 다 자란 잎. 7월 9일
02 줄기 자라는 모습. 7월 22일
03 줄기에 자줏빛이 돈다. 9월 14일
04 꽃이 피기 전에 채취한다. 9월 7일
05 꽃이 작고 많이 달린다. 10월 5일
06 풋열매와 익은 열매. 11월 22일

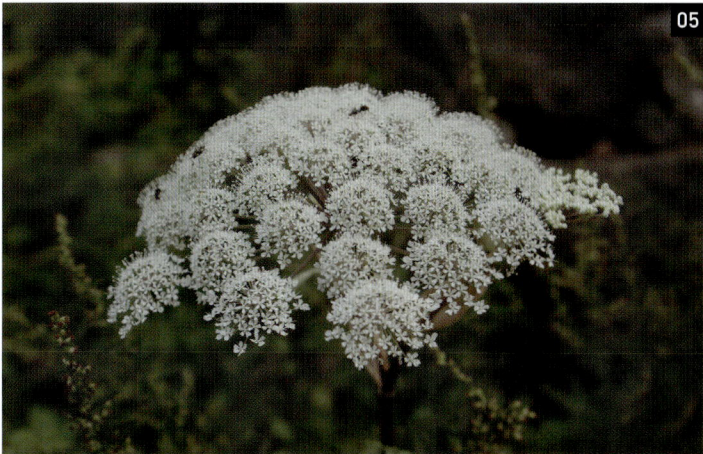
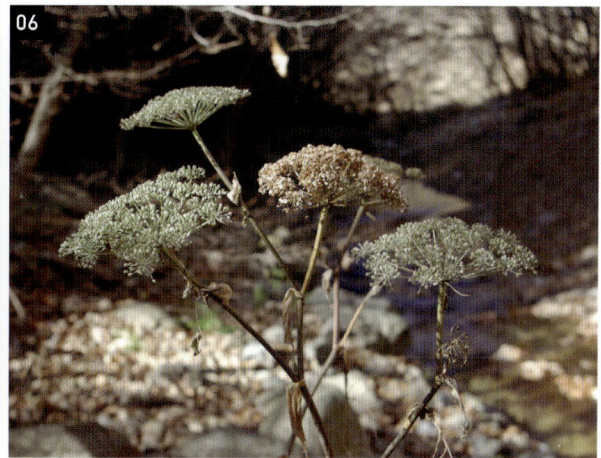

궁궁이

072 귀룽나무

Prunus padus L. for. *padus*

 새순 잎 줄기 꽃 열매 씨앗 뿌리

 따뜻한 약성 | 식욕부진, 설사, 근육통, 동상 등에 효과

장미과
잎지는 큰키나무

다른 이름
귀룽목

생약명
앵액(櫻額)

성분
타닌(수렴작용)
당류

특징
씨앗에 독성이 조금 있으며 단맛과 떫은맛이 있다.

체질
약성이 따뜻하므로 몸이 찬 체질이나 추울 때 복용하면 좋다. 단, 가지는 구룡목이라 하며 약성이 차다.

서식지
깊은 산 골짜기나 계곡가에서 자란다.

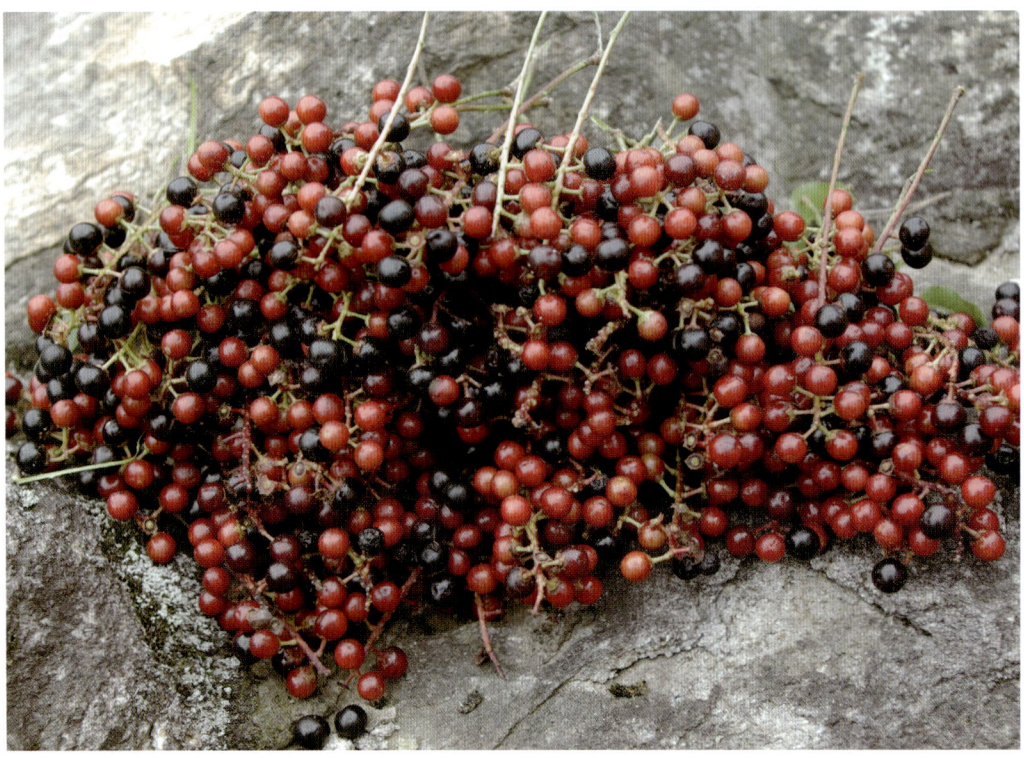

채취한 열매. 8월 30일

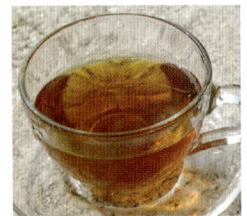

걸러낸 잎 효소액.

효소액 담그기

- **사용 부위** 잎, 열매
- **채취 기간** 3~8월
- **채취 방법** 잎은 어린잎부터 다 자란 잎까지 너무 억세지 않은 것을, 열매는 너무 익지 않은 것을 골라 싱싱할 때 딴다. 가지가 높으므로 채취할 때 발을 헛디디지 않도록 조심한다.
- **배합 비율** 발효될 때 물이 많이 나오지 않으므로 재료 : 설탕의 비율을 1 : 1로 한다.
- **발효와 숙성 기간** 1차 발효는 100일, 2차 발효와 숙성은 100일 이상 한다.
- **담그기와 발효시 주의사항** 씨앗에 독성이 조금 있으므로 발효 가스와 함께 배출될 수 있도록 숨 쉬는 항아리에 담고, 1차 발효가 끝나면 재료를 걸러낸다.
- **완성 상태** 열매에 떫은맛이 있지만 발효와 숙성이 잘 되면 그윽한 맛이다.

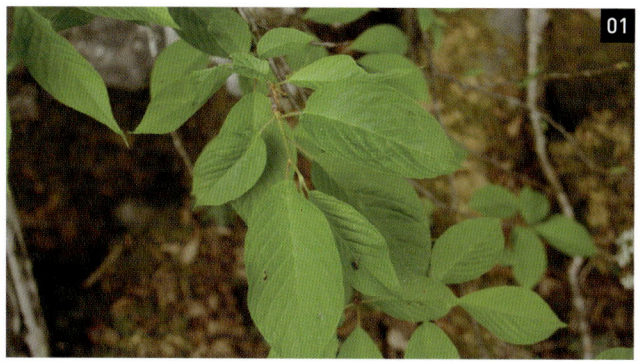

키 10~15m. **잎**은 길이 6~12cm, 너비 3~6cm의 달걀모양이고, 끝이 갸름하거나 뾰족하다. 잎 가장자리에 잔 톱니가 있고, 잎 뒷면에는 회갈색 잔털이 있어 조금 희끗하다. 잎자루는 길이가 1~1.5cm이고, 꿀샘이 있다. 잎이 가지에 어긋나게 달린다. **줄기**는 껍질이 어두운 갈색을 띠고, 얕게 갈라진다. 가지는 길게 뻗으며, 땅 위까지 휘어지기도 한다. 어린 가지를 꺾으면 독특한 냄새가 난다. **꽃**은 5월에 피는데 흰색을 띠며, 꽃 지름이 1~1.5cm이고, 여러 송이가 뭉쳐서 달린다. 꽃잎과 꽃받침잎은 5장이며, 향기가 있다. **열매**는 6~8월에 여무는데, 둥글고 지름이 7mm 정도이다. 익으면 붉다가 검은색이 된다.

01 잎으로도 효소액을 담근다. 5월 24일
02 가지가 수양버들처럼 휜다. 5월 26일
03 꽃잎이 5장이다. 5월 26일
04 여름에 잎이 무성해진 모습. 7월 9일
05 열매가 검게 익는다. 8월 30일
06 줄기껍질이 얕게 갈라진다. 12월 29일
07 잎 채취한 모습. 7월 9일

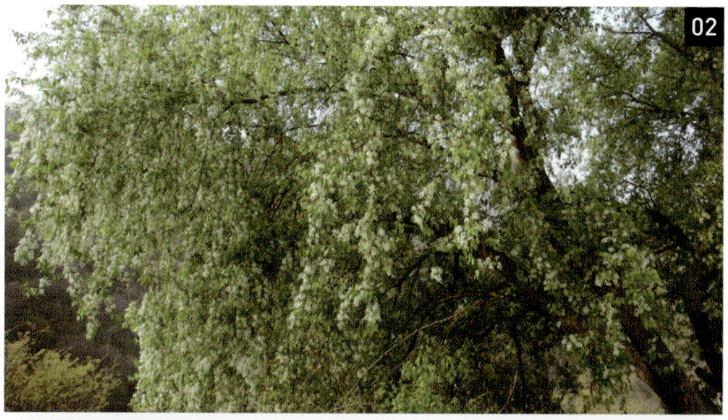

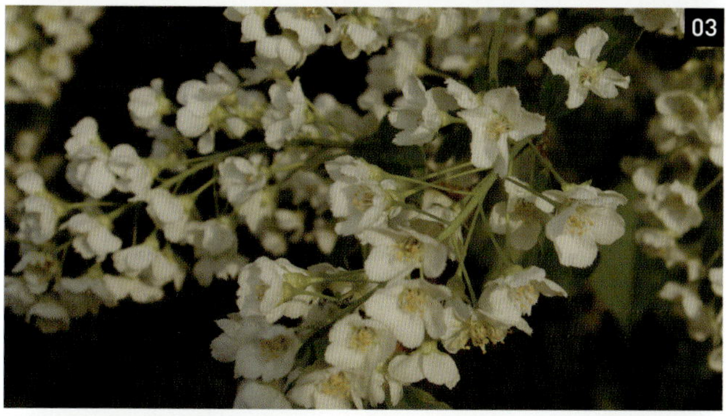

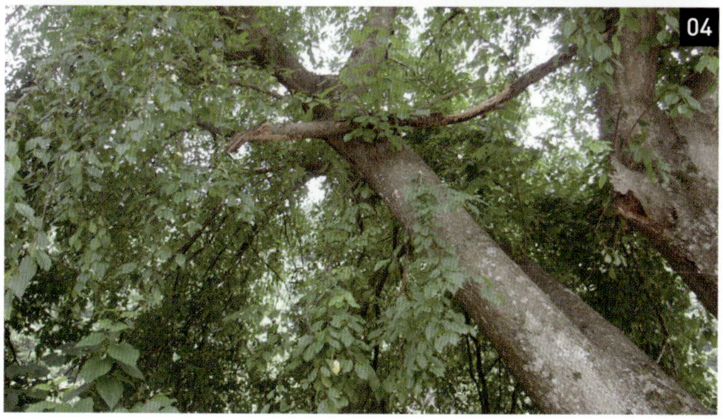

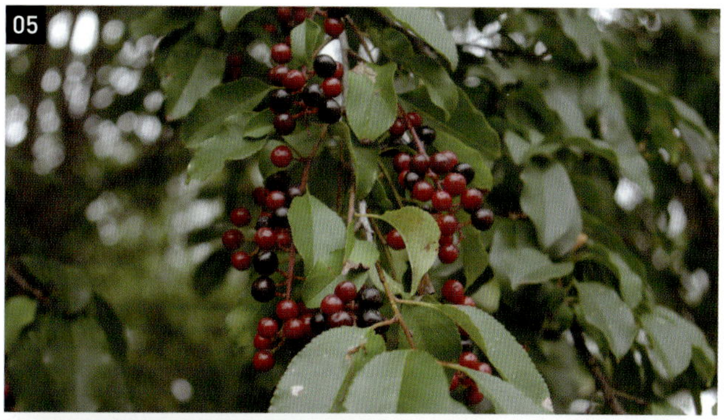

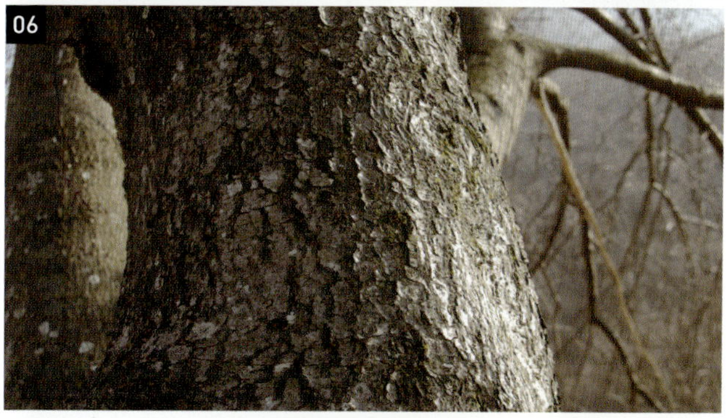

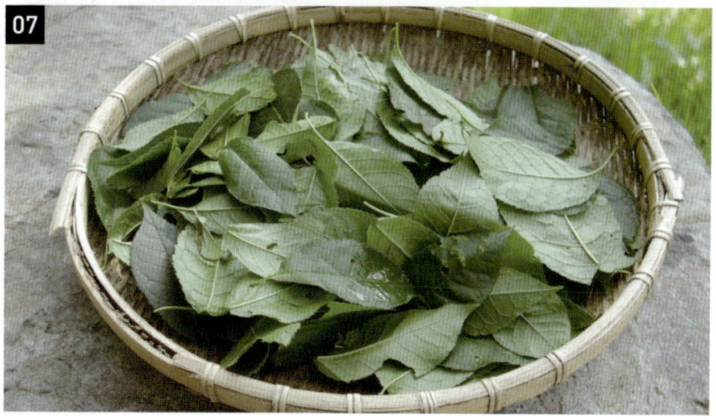

073 꽃향유

Elsholtzia splendens Nakai

 약간 따듯한 약성 | 붓기, 구토, 더위 먹은 경우, 배가 찬 경우, 여름감기 등에 효과

새순 잎 줄기 꽃 열매 씨앗 뿌리

꿀풀과
여러해살이풀

다른 이름
붉은향유

생약명
향유(香薷)

성분
플라보노이드(산화방지)
정유(방향성분)

특징
독성이 없으며
매운맛과 조금 떫은맛과
조금 쓴맛이 있다.

체질
약성이 약간 따듯하므로
몸이 찬 체질,
쌀쌀하거나 추울 때
복용하면 좋다.

서식지
산과 들의 양지바르거나
촉촉한 풀밭에 난다.

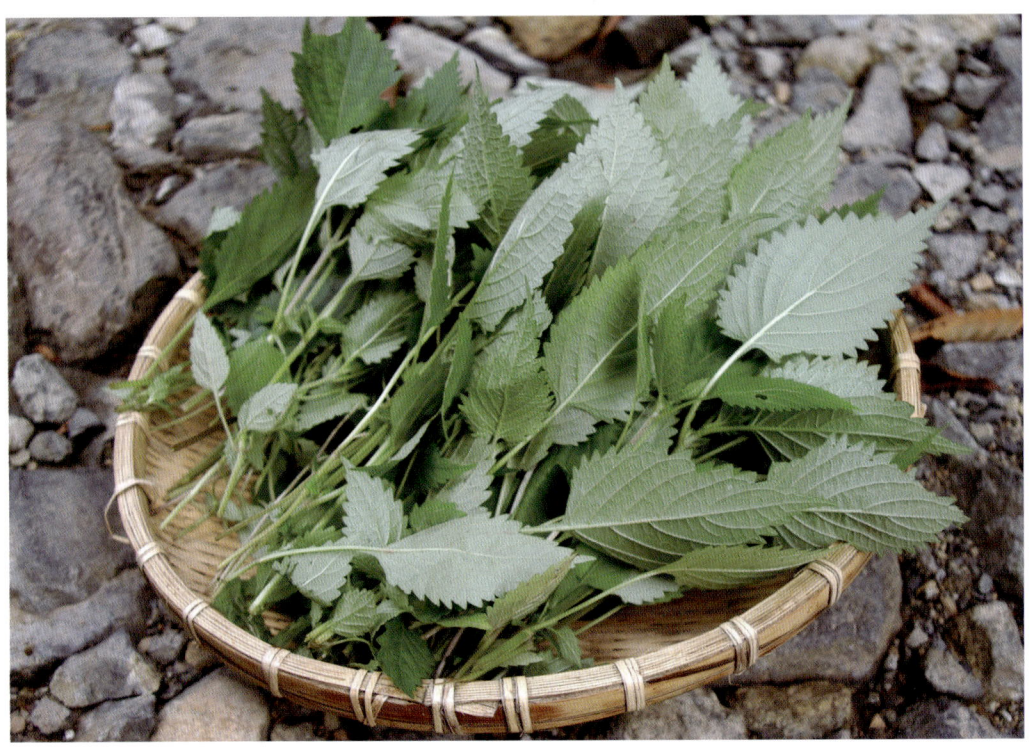

채취한 잎·줄기. 8월 3일

효소액 담그기

- **사용 부위** 잎, 잎+줄기, 잎+줄기+꽃, 꽃 ■ **채취 기간** 3~11월
- **채취 방법** 잎은 어린잎부터 다 자란 잎까지 너무 억세지 않은 것을, 꽃은 너무 활짝 피지 않은 것을 골라 싱싱할 때 딴다.
- **다듬기** 줄기는 담글 때 붕 뜨지 않도록 작게 썬다.
- **배합 비율** 발효될 때 물이 많이 나오지 않으므로 재료 : 설탕의 비율을 1 : 1로 한다.
- **발효와 숙성 기간** 1차 발효는 100일, 2차 발효와 숙성은 100일 이상 한다.
- **완성 상태** 잎에 향기가 있어서 발효와 숙성이 잘 되면 향긋한 맛이다.
- **복용시 주의사항** 강한 향기 성분이 들어 있어서 피부가 예민한 사람은 먹지 않는 것이 좋다.

왼쪽 자연의 물로 씻는 것이 좋다.
오른쪽 잎·줄기로 효소액 담그는 모습.

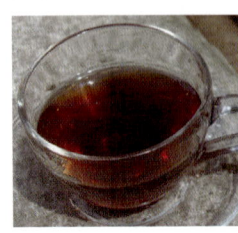

걸러낸 잎·줄기 효소액.

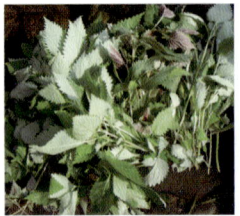 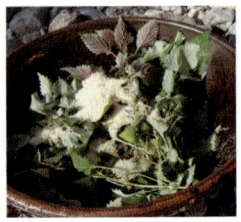

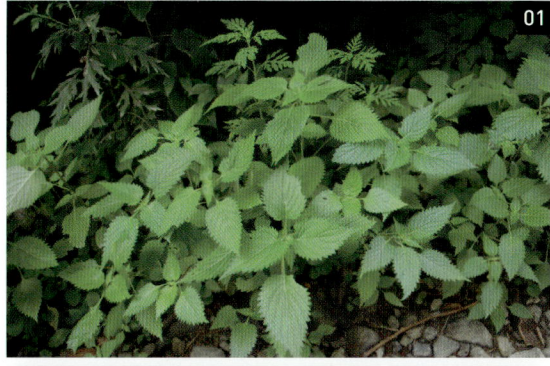

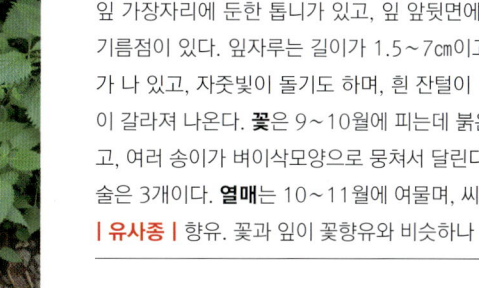

키 30~60cm. **잎**은 길이 8~12cm의 달걀모양으로 끝이 뾰족하고, 강한 향이 있다. 잎 가장자리에 둔한 톱니가 있고, 잎 앞뒷면에는 잔털이 드문드문 있으며, 잎 뒷면에 기름점이 있다. 잎자루는 길이가 1.5~7cm이고, 잎이 줄기에 마주 달린다. **줄기**는 모가 나 있고, 자줏빛이 돌기도 하며, 흰 잔털이 많다. 줄기가 곧게 올라오고, 가지가 많이 갈라져 나온다. **꽃**은 9~10월에 피는데 붉은자주색을 띠며, 꽃 길이가 6mm 정도이고, 여러 송이가 벼이삭모양으로 뭉쳐서 달린다. 꽃부리는 입술모양으로 갈라지고, 수술은 3개이다. **열매**는 10~11월에 여물며, 씨앗은 편평한 달걀모양이다.

| **유사종** | 향유. 꽃과 잎이 꽃향유와 비슷하나 꽃이 엉성하고, 꽃색이 좀 더 연하다.

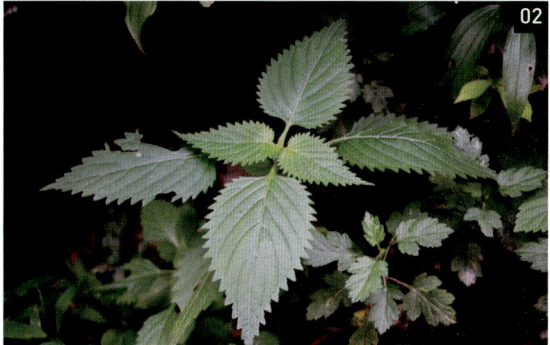

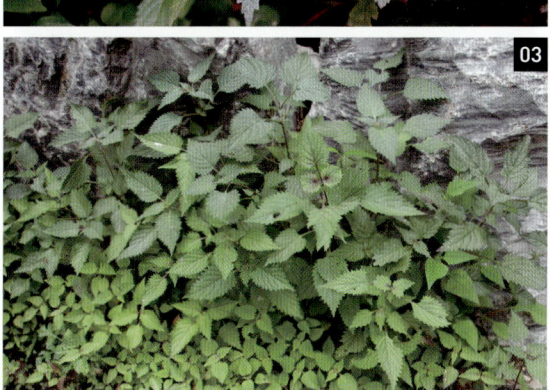

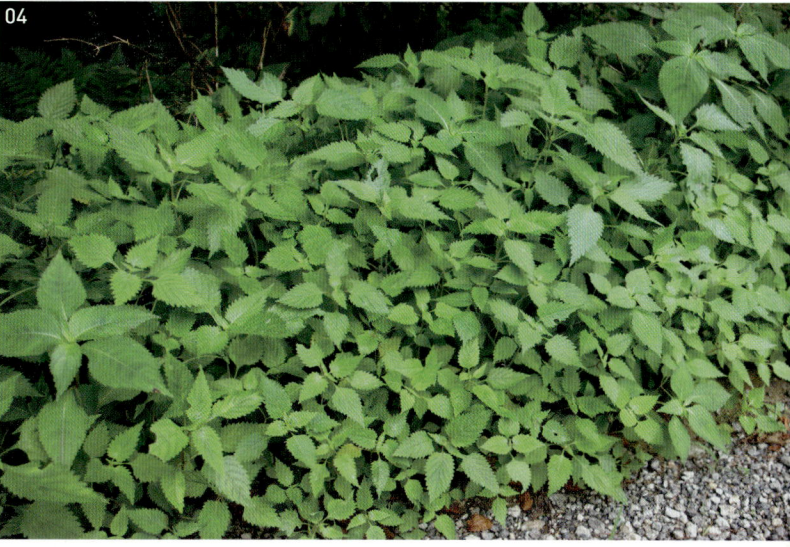

01 잎에서 강한 향이 난다. 8월 3일
02 잎이 마주 달린다. 8월 3일
03 줄기에 자줏빛이 돈다. 8월 3일
04 작은 군락의 줄기가 자라는 모습. 8월 3일
05 꽃이 많이 달린다. 10월 8일
06 꽃으로도 효소액을 담근다. 10월 12일

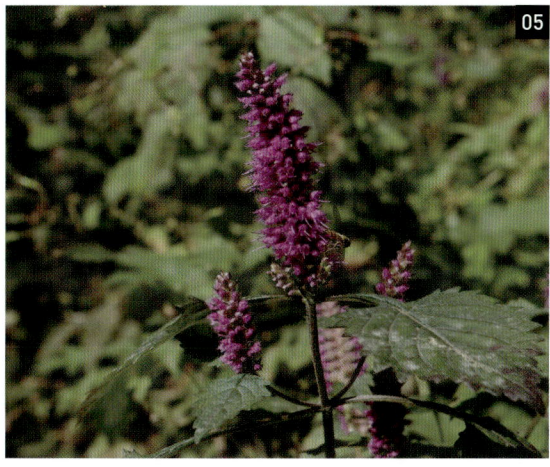

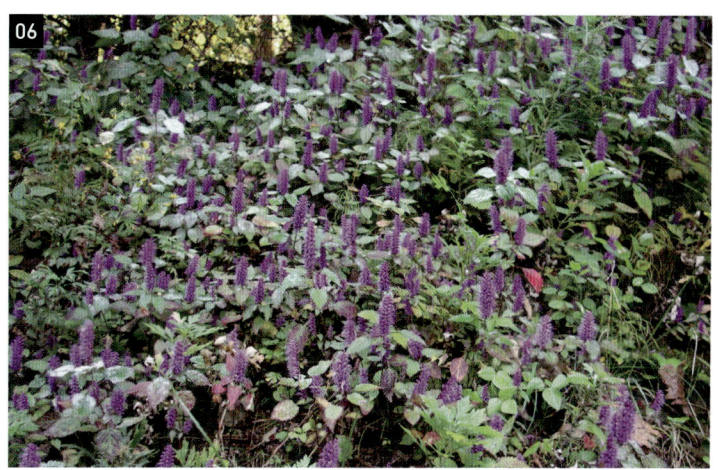

꽃향유

074 냉이

Capsella bursapastoris (L.) L. W. Medicus

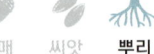
새순 · 잎 · 줄기 · 꽃 · 열매 · 씨앗 · 뿌리

 따듯한 약성 | 간질환, 시력저하, 고혈압 등에 효과

십자화과
두해살이풀

다른 이름
나숭개

생약명
제채(薺菜)

성분
콜린(숙취해소)
칼슘(뼈강화)
철분(빈혈개선)
비타민A(시력유지)
비타민C(산화방지)

특징
독성이 없고 단맛이 있다.

체질
약성이 따듯하므로 몸이 찬 체질이나 추울 때 복용하면 좋다. 『본초강목(本草綱目)』에서는 약성이 평하다고 기록

서식지
들의 양지바른 풀밭에 난다.

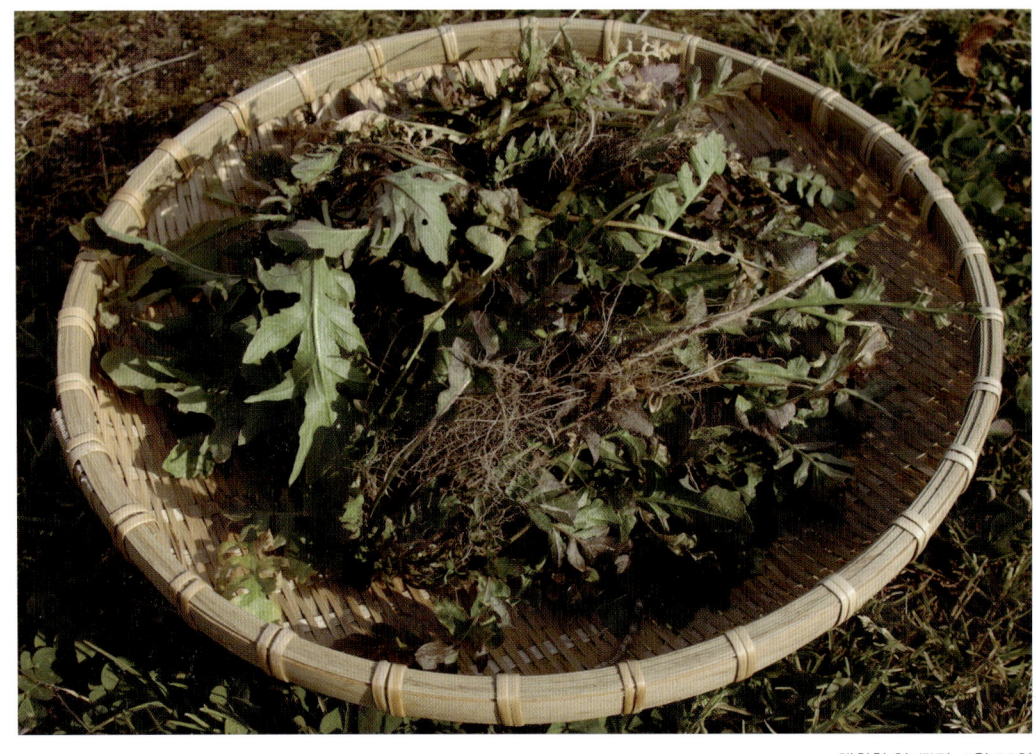

채취한 잎·뿌리. 3월 28일

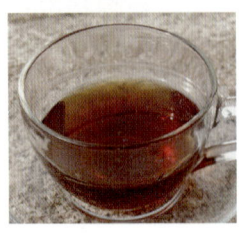

위 잎·뿌리를 씻어서 물기를 빼는 모습. **아래** 걸러낸 잎·뿌리 효소액.

효소액 담그기

- **사용 부위** 잎, 잎+뿌리
- **채취 기간** 3~10월. 가을에도 새순이 올라와 계속 채취할 수 있다.
- **채취 방법** 꽃이나 열매가 달리지 않은 것을 골라 싱싱할 때 딴다.
- **채취시 주의사항** 도롯가나 논가에 나는 것은 오염되어 있으므로 채취하지 않는다.
- **다듬기** 뿌리는 물이 잘 나오도록 납작하게 썬다.
- **배합 비율** 잎은 발효될 때 물이 많이 나오지 않으므로 재료 : 설탕의 비율을 1 : 1로 한다. 뿌리는 물이 좀 더 나오므로 설탕의 비율을 1 이상으로 늘린다.
- **발효와 숙성 기간** 1차 발효는 100일, 2차 발효와 숙성은 100일 이상 한다.
- **완성 상태** 잎에 은은한 향이 있어서 발효와 숙성이 잘 되면 그윽한 맛이다.

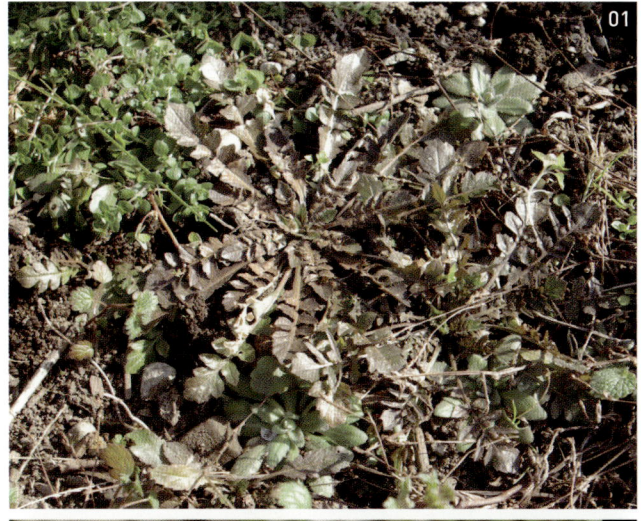

키 10~50㎝. **잎**은 뿌리에서 나는 경우 깃털모양이고, 잎자루가 있으며, 길이 10㎝ 이상 자란다. 줄기에서 나는 잎은 갈라짐이 적거나 좁고, 잎 가장자리에 톱니가 있으며, 잎자루가 없고, 크기가 작다. 뿌리 잎은 뭉쳐서 나고, 줄기 잎은 어긋나게 달린다. **줄기**는 곧게 올라오고, 윗동에서 가지가 많이 갈라져 나온다. **꽃**은 5~6월에 피는데 흰색을 띠며, 크기가 자잘하고 여러 송이가 뭉쳐서 달린다. 꽃잎은 4장이다. **열매**는 6~8월에 여무는데 납작한 심장모양이고, 길이 6~7㎜, 너비 5~6㎜이다. **뿌리**는 굵고 아래로 뻗는다.

01 추울 때 나는 것은 잎이 불그스름하다. 3월 28일
02 꽃이 아주 작다. 3월 16일
03 꽃이 피기 전에 채취한다. 3월 16일
04 줄기가 길게 올라와 꽃이 핀다. 5월 26일
05 열매가 심장모양이다. 5월 11일
06 씨앗이 많이 맺혀 큰 군락을 이루기도 한다. 4월 11일
07 가을에 올라온 어린잎. 10월 24일

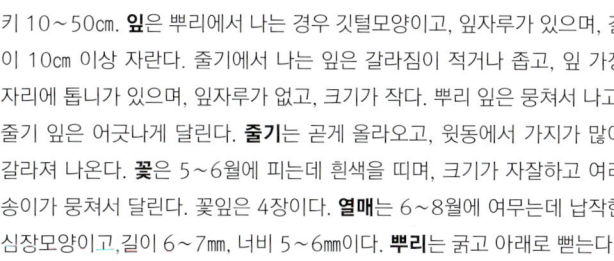

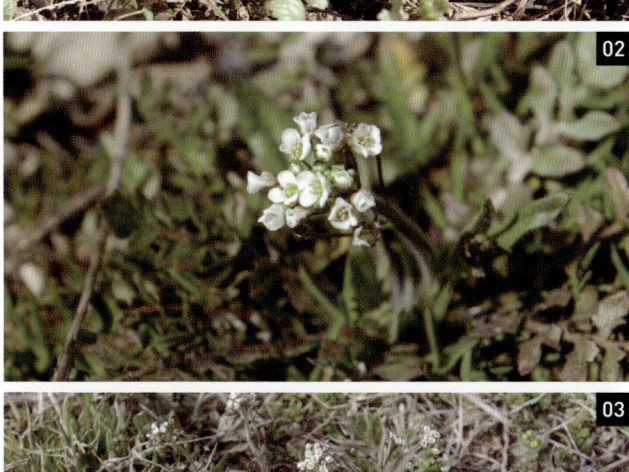

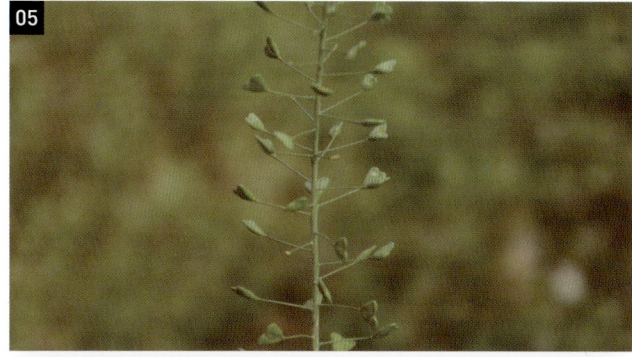

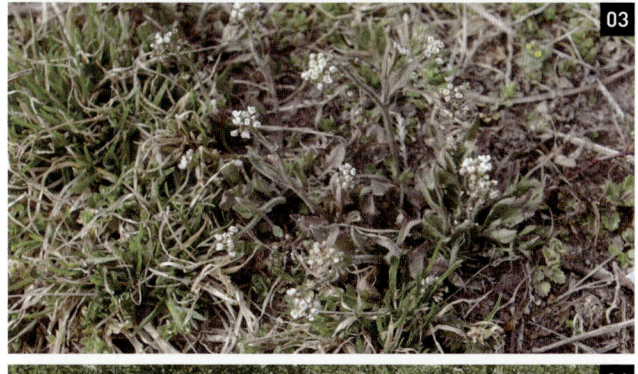

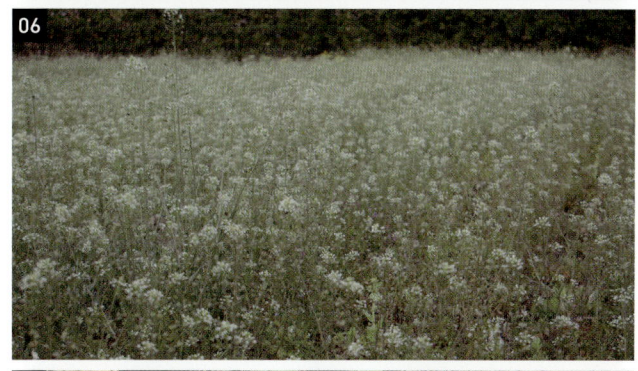

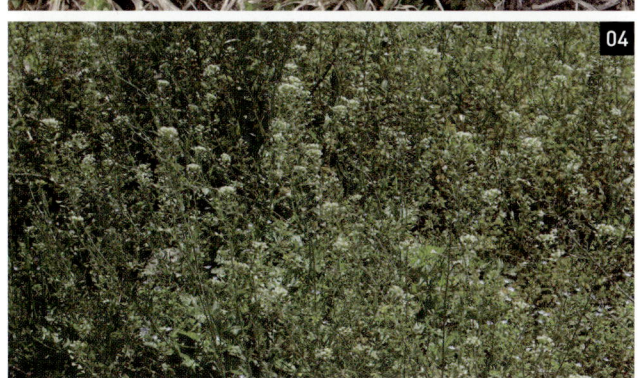

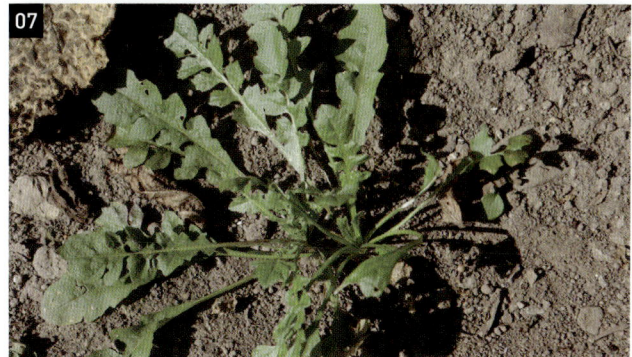

냉이

075 넓은잎외잎쑥

Artemisia stolonifera (Max.) Kom.

새순 · 잎 · 줄기 · 꽃 · 열매 · 씨앗 · 뿌리

따뜻한 약성 | 코피, 혈변, 생리불순, 설사, 습진, 치질 등에 효과

국화과
여러해살이풀

생약명
관엽산호(寬葉山蒿)

성분
쿠마린(항혈전제)

특징
독성이 없으며
쓴맛과 매운맛이 있다.

체질
약성이 따뜻하므로
몸이 찬 체질이나
추울 때 복용하면 좋다.

서식지
산과 들에 난다.

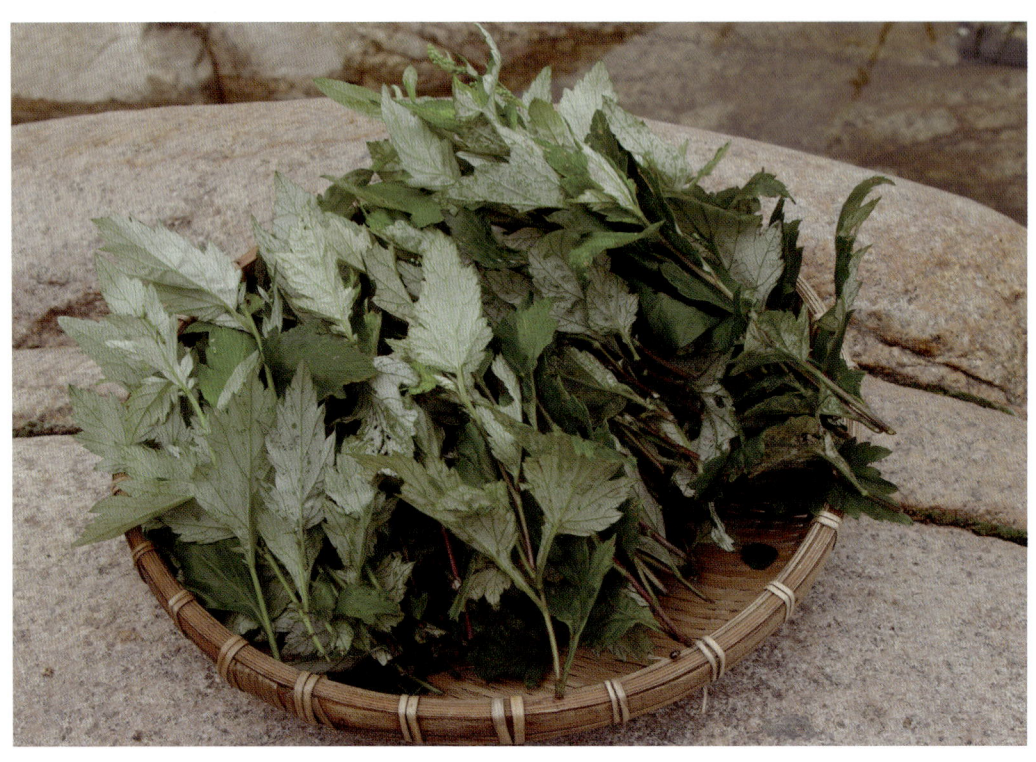

채취한 잎. 8월 15일

효소액 담그기

- **사용 부위** 잎
- **채취 기간** 3~10월
- **채취 방법** 꽃이 활짝 피거나 열매가 달리지 않고 너무 억세지 않은 것을 골라 싱싱할 때 딴다.
- **채취시 주의사항** 꽃이나 열매를 맺은 것은 약성이 떨어지므로 좋지 않다.
- **배합 비율** 물이 적게 나오므로 재료 : 설탕의 비율을 1 : 1로 한다.
- **발효와 숙성 기간** 1차 발효는 100일, 2차 발효와 숙성은 100일 이상 한다.
- **완성 상태** 잎에 쌉쌀한 맛이 있어 발효와 숙성이 잘 되면 개운한 맛이다.

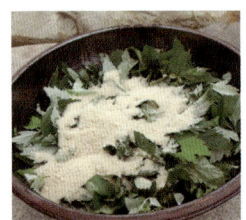
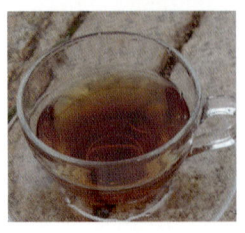

위 잎으로 효소액 담그는 모습.
아래 걸러낸 잎 효소액.

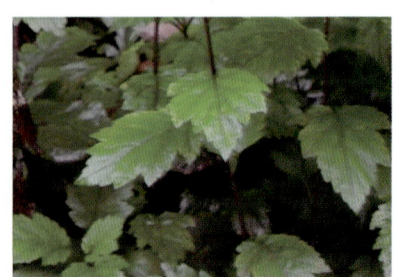

잎과 줄기

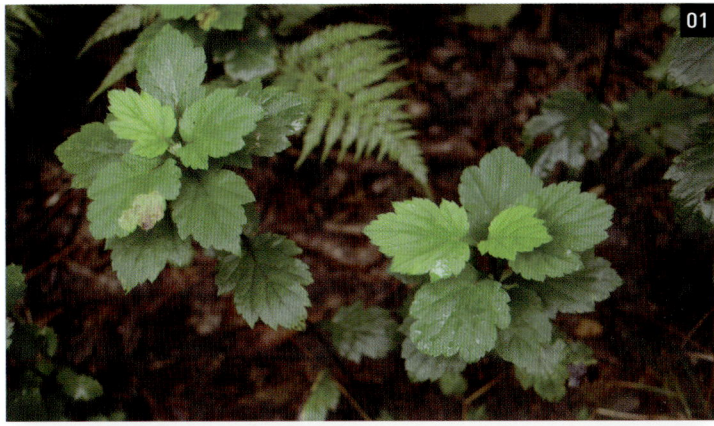

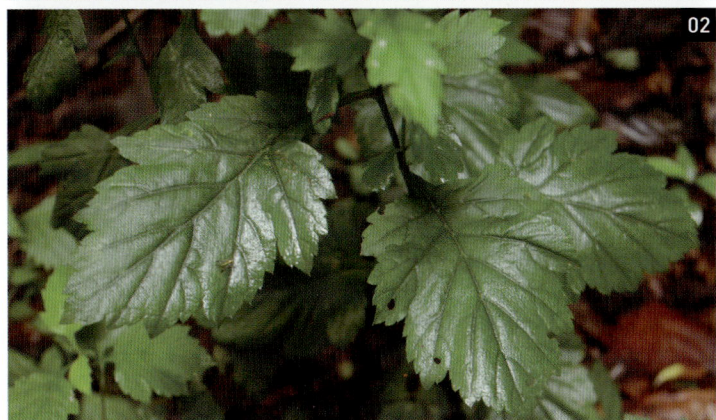

키 50~100cm. **잎**은 길이 7~14cm, 너비 4.5~8cm의 타원형이고, 얕거나 길게 갈라지며, 끝이 갸름하거나 뾰족하다. 잎 가장자리에 불규칙한 톱니가 있고, 거미줄 같은 잔털이 잎 앞면에는 성기게 있고 뒷면에는 빽빽하다. 잎이 줄기에 어긋나게 달리며, 줄기 윗동의 잎은 작고 좁다. **줄기**는 자줏빛을 띠며 곧게 올라오는데, 어릴 때 거미줄 같은 잔털로 덮여 있다가 점차 없어진다. **꽃**은 8~9월에 피는데 노란색을 띠며, 크기가 자잘하다. **열매**는 9~10월에 여물며, 익으면 어두운 갈색이다. **뿌리줄기**는 사방으로 뻗는다.

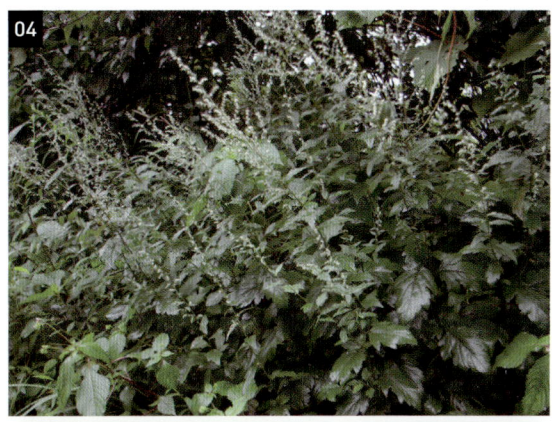

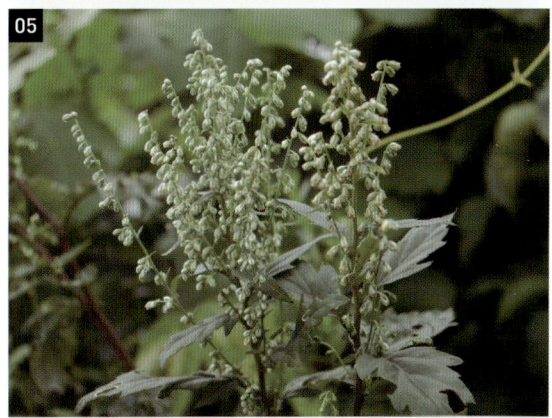

01 잎이 넓은 편이다. 8월 15일
02 잎 가장자리가 얕게 갈라진다. 8월 15일
03 꽃봉오리 달린 모습. 8월 15일
04 꽃이 피기 전에 채취한다. 8월 15일
05 꽃과 꽃봉오리. 8월 15일
06 줄기 윗동의 잎은 작다. 8월 15일

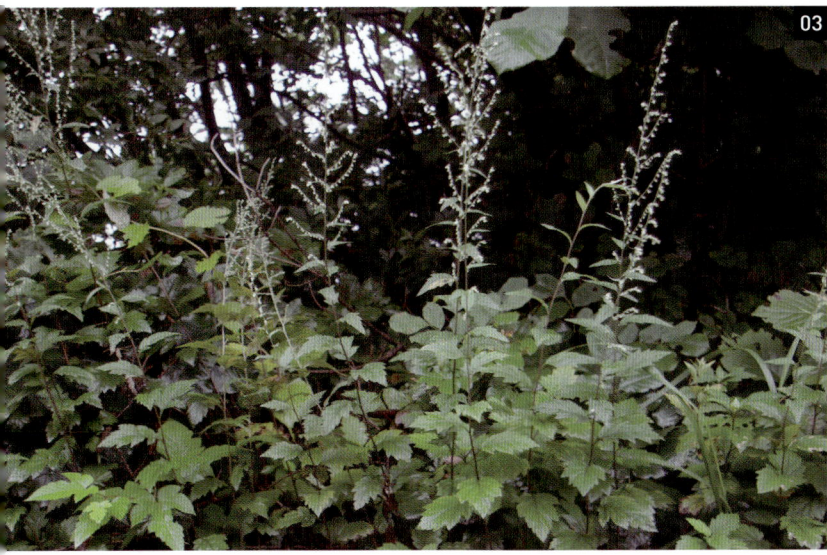

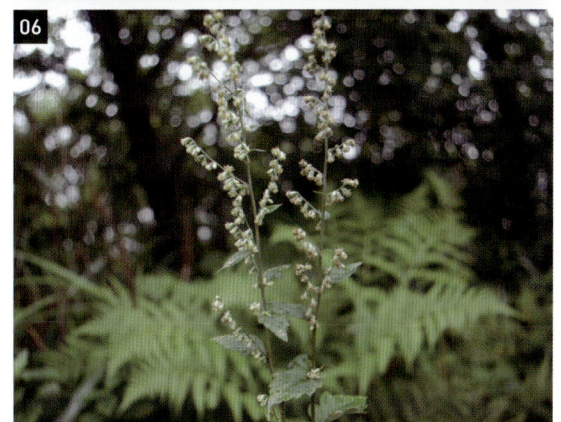

넓은잎외잎쑥

076 대추나무

Zizyphus jujuba var. *inermis* Rehder

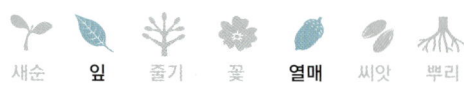

🌺 따뜻한 약성 | 가슴두근거림, 위장병, 간질환, 허약하고 마른체질(열매), 비만(잎) 등에 효과

갈매나무과
잎지는 큰키나무

생약명
대조(大棗)

성분
사포닌(면역력강화)
루틴(모세혈관강화)
비타민A(시력유지)
비타민B1(에너지대사 관여)
비타민B2(빈혈개선)
비타민B6
(체내생화학반응 촉진)
비타민C(산화방지)
비타민K(출혈방지)
비타민T(빈혈개선)
베타 카로틴(산화방지)
단백질(근육강화)
칼슘(뼈강화)
타닌(수렴작용)
플라보노이드(산화방지)
말산(피로회복)
라세미산(피로회복)
지방

특징
독성이 없으며 단맛이 있다.

체질
약성이 따뜻하므로
몸이 찬 체질이나
추울 때 복용하면 좋다.

서식지
들의 양지바른 곳에서
자라며, 농가에서도
재배한다.

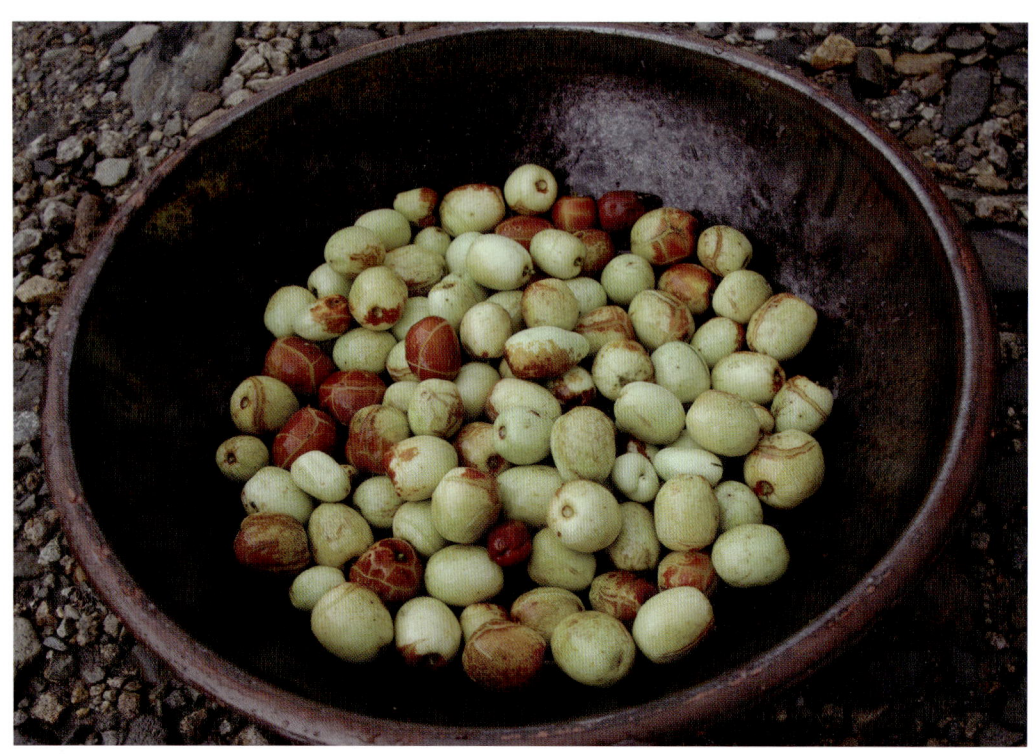

채취한 열매. 9월 24일

걸러낸 열매 효소액.

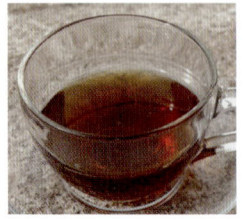

효소액 담그기

- **사용 부위** 잎, 열매
- **채취 기간** 3~10월
- **채취 방법** 잎은 억세지 않은 어린잎을, 열매는 너무 익지 않은 것을 골라 싱싱할 때 딴다.
- **채취시 주의사항** 잎이 광합성작용을 해야 꽃이나 열매가 양분을 얻으므로 너무 많이 채취하지 않는다.
- **다듬기** 열매는 물이 잘 나오도록 얇게 썰고, 씨앗을 빼내기도 한다.
- **배합 비율** 잎은 발효될 때 물이 적게 나오므로 재료 : 설탕의 비율을 1 : 1로 한다. 열매는 물이 많이 나오므로 설탕의 비율을 1 이상으로 늘리고, 발효 중에 설탕이 부족한 듯하면 가끔씩 덧넣는다. 물 1에 설탕 1로 설탕시럽을 만들어서 재료가 푹 잠기게 붓는 방법도 있다.
- **발효와 숙성 기간** 1차 발효는 100일, 2차 발효와 숙성은 100일 이상 한다.
- **완성 상태** 열매에 달콤한 맛이 있어 발효와 숙성이 잘 되면 그윽한 맛이다.
- **건더기 활용** 걸러내고 남은 건더기는 씨앗을 빼고 갈아서 설탕을 넣고 졸여 잼처럼 먹어도 된다.

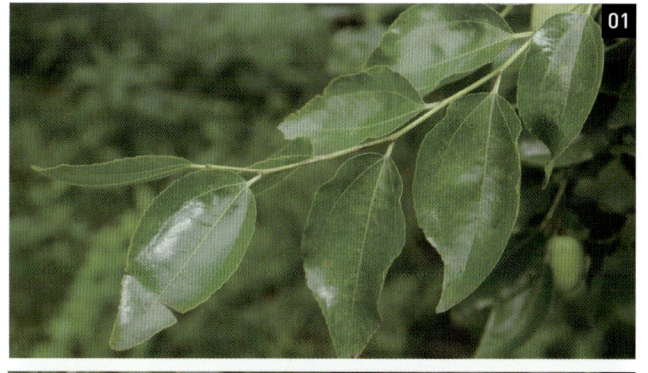

키 7~8m. **잎**은 길이 2.5~5㎝의 달걀모양이고, 끝이 둔하거나 갸름하다. 잎 가장자리에 희미한 잔 톱니가 있으며, 잎 앞면은 윤기가 있고 잎맥이 3줄 있다. 잎이 가지에 어긋나게 달린다. **줄기**는 껍질이 붉은회색을 띠며, 세로로 갈라진다. 가지는 약간 뒤틀려 자라며, 작은 가시가 있다. **꽃**은 6~7월에 피는데 노란빛이 도는 연녹색을 띠고, 지름이 5~6㎜이며, 10여 송이가 우산모양으로 뭉쳐서 달린다. 꽃잎은 5장이다. **열매**는 9~10월에 여무는데 타원형이며, 길이가 2~3㎝이다. 익으면 녹색에서 검붉은색이 된다. 해걸이를 해서 열매가 많이 달린 다음해에는 적게 달린다.

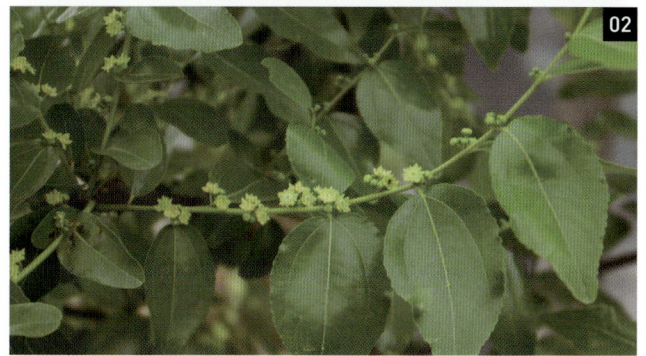

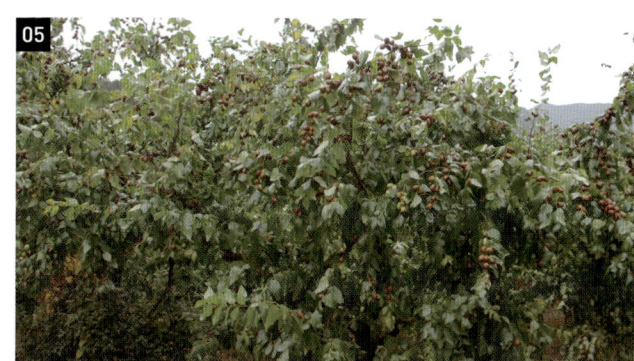

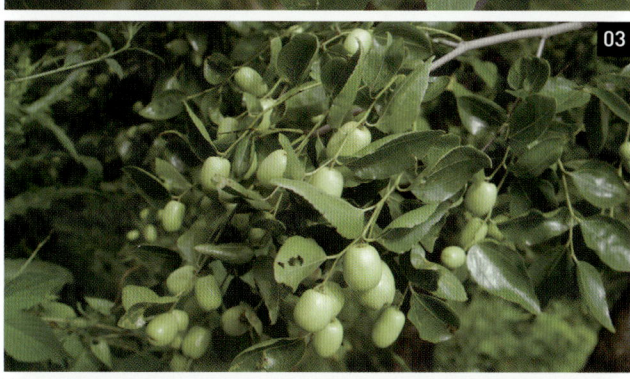

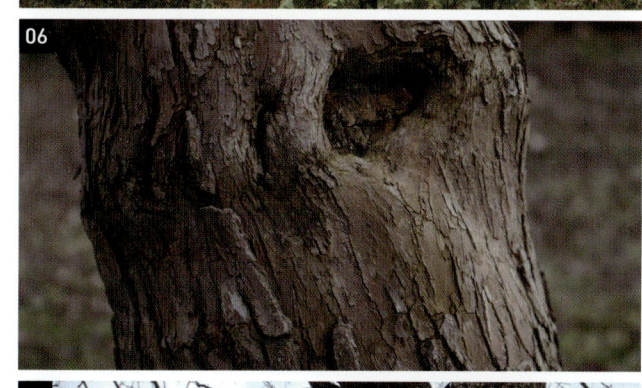

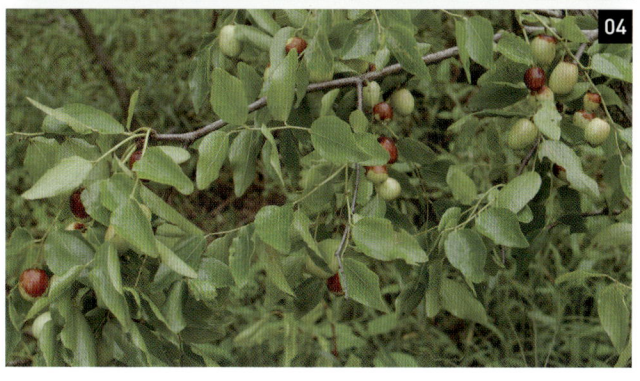

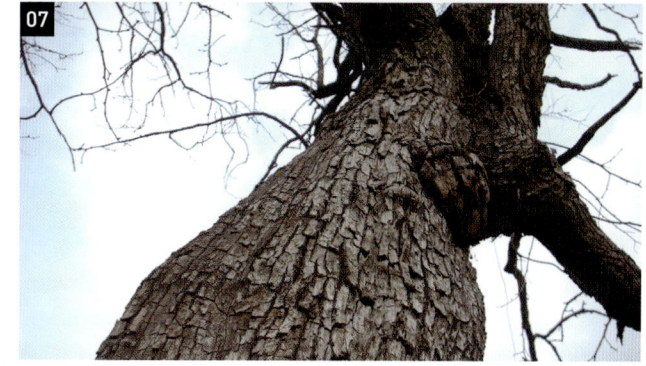

01 어린잎도 효소액을 담근다. 8월 21일
02 꽃이 아주 작게 핀다. 6월 15일
03 풋열매도 효소액을 담근다. 8월 21일
04 열매가 익어가는 모습. 9월 10일
05 열매 달린 모습. 10월 13일
06 줄기껍질이 세로로 갈라진다. 12월 29일
07 고목의 줄기와 가지. 1월 26일

077 더덕

Codonopsis lanceolata (Siebold & Zucc.) Trautv.

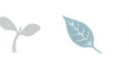
새순 잎 줄기 꽃 열매 씨앗 뿌리

 약간 따뜻한 약성 | 고혈압, 신장염, 소화불량, 천식, 기침, 빈혈, 원기부족 등에 효과

초롱꽃과
덩굴성 여러해살이풀

다른 이름
참더덕

생약명
양유(羊乳)

성분
사포닌(면역력강화)
니코틴산(숙취해소)
비타민B_1(에너지대사 관여)
비타민B_2(빈혈개선)
칼슘(뼈강화)
인(혈중콜레스테롤 개선)
철분(빈혈개선)
단백질(근육강화)
당질 / 회분

특징
독성이 없고 단맛이 있다.

체질
약성이 약간 따뜻하므로 몸이 찬 체질, 쌀쌀하거나 추울 때 복용하면 좋다.

서식지
산속 반그늘인 곳에 난다.

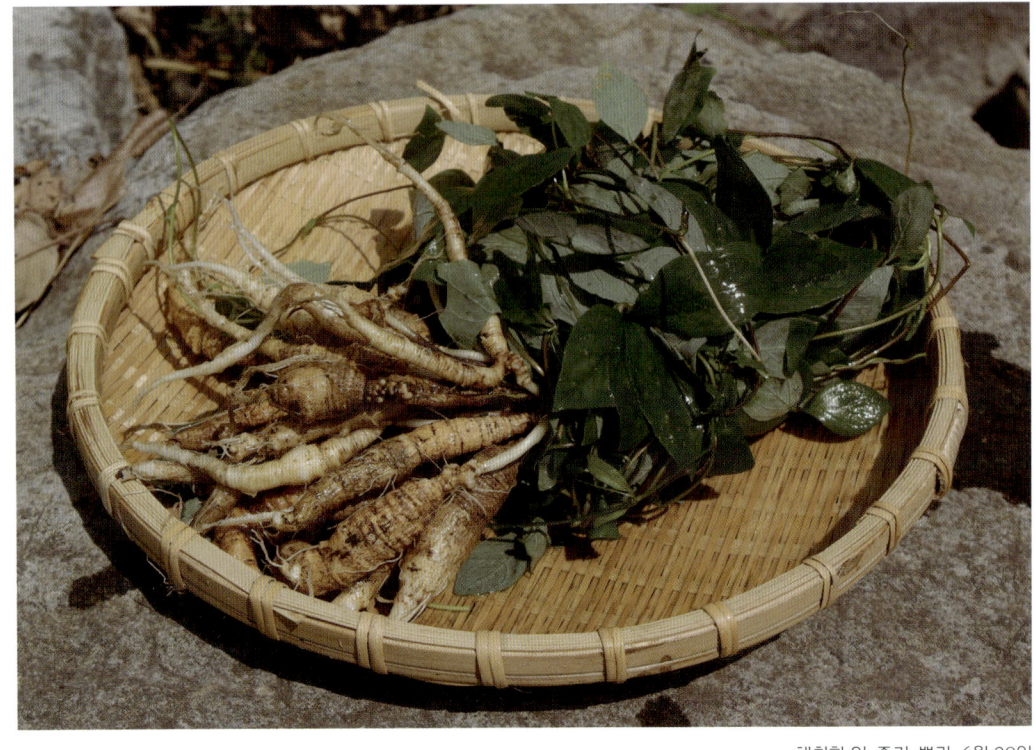

채취한 잎·줄기·뿌리. 6월 29일

효소액 담그기

- **사용 부위** 잎+줄기, 잎+줄기+뿌리, 뿌리
- **채취 기간** 3~9월
- **채취 방법** 잎과 줄기는 꽃이나 열매가 달리지 않은 것을, 뿌리는 굵고 튼실한 것을 골라 채취한다.
- **다듬기** 줄기가 길면 담글 때 붕 뜨지 않도록 작게 썰고, 뿌리는 뇌두를 잘라내고 물이 잘 나오도록 납작하게 썬다. 뿌리를 맨손으로 손질하면 시커먼 물이 들므로 장갑을 낀다.
- **배합 비율** 발효될 때 물이 많이 나오지 않으므로 재료 : 설탕의 비율을 1 : 1로 한다. 뿌리에서 물이 잘 나오도록 배를 껍질째 썰어 넣어 함께 담가도 된다.
- **발효와 숙성 기간** 1차 발효는 100일, 2차 발효와 숙성은 100일 이상 한다.
- **완성 상태** 뿌리에 유액이 들어 있어 효소액이 조금 불투명하며, 향기가 있어 발효와 숙성이 잘 되면 그윽한 맛이다.

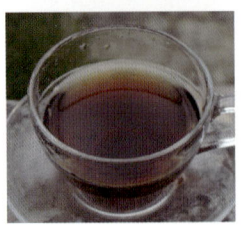

위 잎·줄기·뿌리로 효소액 담그는 모습. **아래** 걸러낸 잎·줄기·뿌리 효소액.

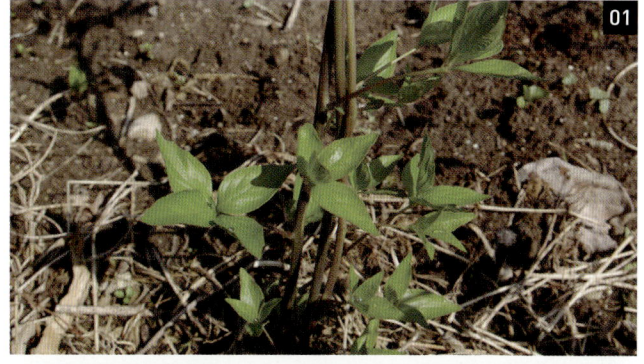

길이 2m. **잎**은 길이 3~10㎝, 너비 1.5~4㎝의 긴 타원형이고, 끝이 갸름하다. 잎 가장자리는 밋밋하고, 잎 뒷면은 조금 희끗하다. 잎이 줄기에 어긋나게 달리는데, 가지 끝에는 4장이 모여 달린다. **줄기**는 이웃한 식물을 감아 올라가고, 상처가 나면 향이 있는 흰색 유액이 나온다. **꽃**은 8~9월에 피는데 연한 녹색을 띠고, 안쪽에 짙은 자주색 반점이 있으며, 초롱모양이다. 꽃부리는 길이가 27~35㎜이고, 5갈래로 갈라진다. **열매**는 9월에 여무는데 원뿔모양이고, 꽃받침이 붙어 있다. 익으면 껍질이 갈라지고 씨앗이 나온다. **뿌리**는 굵게 자란다.

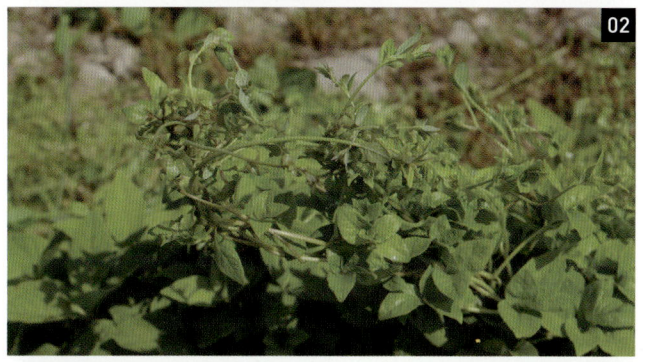

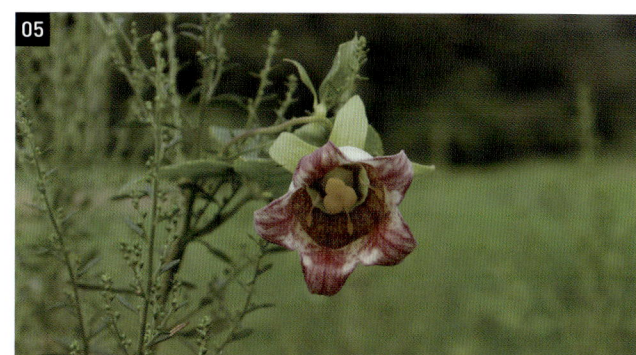

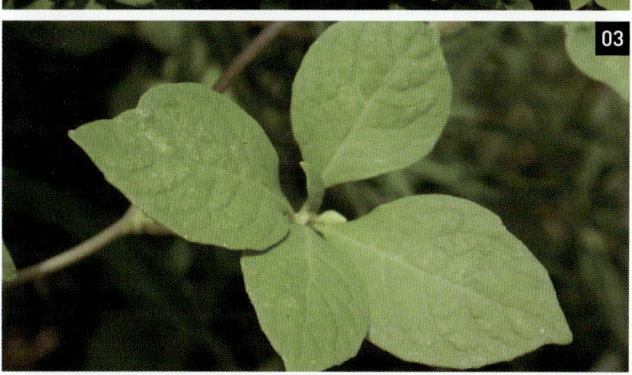

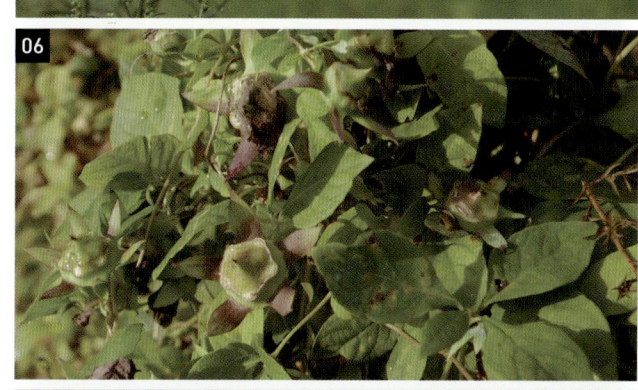

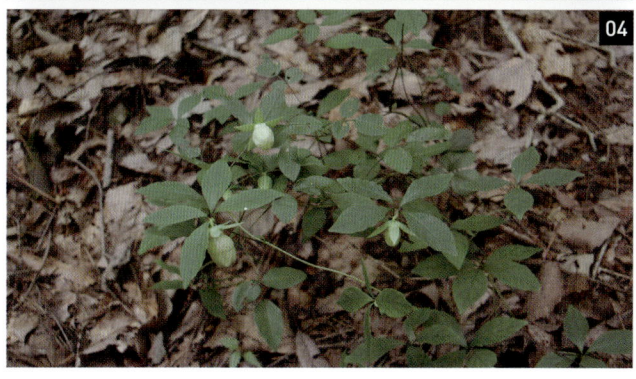

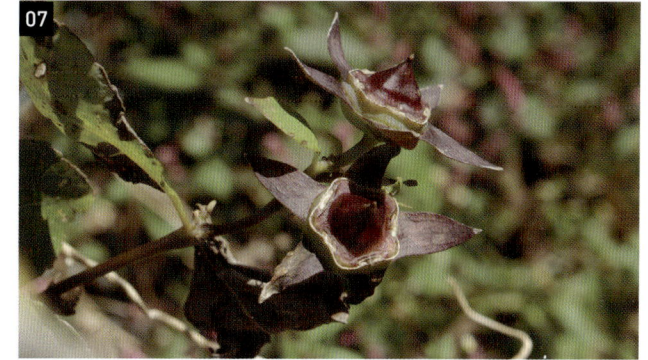

01 어린잎 펴지는 모습. 4월 12일
02 덩굴까지 뒤엉켜 뻗어 나가는 모습. 6월 4일
03 가지 끝에는 잎이 모여 달린다. 7월 30일
04 꽃봉오리는 연녹색을 띤다. 8월 12일
05 꽃 안쪽에 짙은 자주색 반점이 있다. 8월 5일
06 풋열매 생기는 모습. 9월 16일
07 열매에 꽃받침이 붙어 있다. 9월 24일

078 돌복숭

Prunus persica Batsch var. *davidiana* MAX.

새순 잎 줄기 꽃 열매 씨앗 뿌리

 따듯한 약성 | 기침, 천식, 아토피, 중풍, 위장병, 생리통 등에 효과

장미과 / 잎지는 작은큰키나무

다른 이름
개복숭 / 야생복숭아

생약명
도엽(桃葉, 복숭아 잎)
도실(桃實, 복숭아 열매)

성분
사포닌(면역력강화)
플라보노이드(산화방지)
아미노산(근육강화) / 다당류

특징
씨앗에 독성이 조금 있으며
쓴맛과 단맛과 신맛이 있다.

체질
약성이 따듯하므로
몸이 찬 체질이나 추울 때
복용하면 좋다.
단, 꽃과 씨앗은 약성이 평하다.

서식지
산속 계곡가나 기름진 토질의
둔덕에서 자란다.
복숭아나무를 관리하지 않고
방치하면 야생화 되어
돌복숭이 된다.

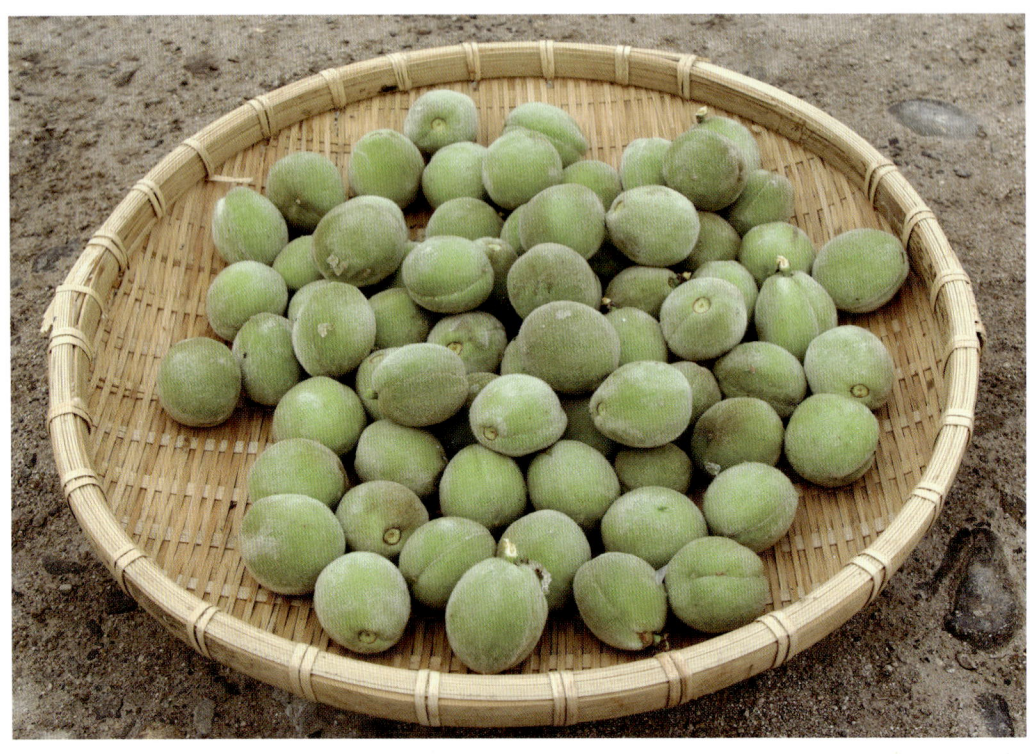

채취한 풋열매. 6월 17일

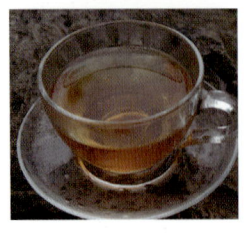

위 풋열매 씻은 모습.
아래 걸러낸 풋열매 효소액.

효소액 담그기

- **사용 부위** 잎, 잎+꽃, 잎+열매, 열매 ■ **채취 기간** 3~9월
- **채취 방법** 잎은 어린잎부터 다 자란 잎까지 너무 억세지 않은 것을, 꽃은 너무 활짝 피지 않은 것을, 열매는 풋열매부터 익을 무렵의 열매를 골라 싱싱할 때 딴다.
- **채취시 주의사항** 잎이 광합성작용을 해야 나무가 양분을 얻고, 꽃이 달려야 열매를 맺으므로 너무 많이 채취하지 않는다. 열매는 익을 무렵에 벌레가 많이 생기므로 너무 익기 전에 채취한다.
- **다듬기** 열매에 잔털이 있으므로 양파망에 넣어 고무장갑을 끼고 문질러 씻은 뒤 여러 번 헹군다.
- **배합 비율** 잎과 꽃은 물이 적게 나오므로 재료 : 설탕의 비율을 1 : 1로 한다. 열매는 물이 많이 나오므로 설탕의 비율을 1 이상으로 늘리고, 발효 중 설탕이 부족한 듯하면 가끔씩 덧넣는다.
- **발효와 숙성 기간** 1차 발효는 100일, 2차 발효와 숙성은 100일 이상 한다.
- **담그기와 발효시 주의사항** 씨앗에 독성이 조금 있으므로 발효 가스와 함께 배출될 수 있도록 숨 쉬는 항아리에 담그고, 1차 발효가 끝나면 재료를 걸러내는 것이 좋다.
- **완성 상태** 열매에 새콤달콤한 맛이 있어 발효와 숙성이 잘 되면 상큼한 맛이다.

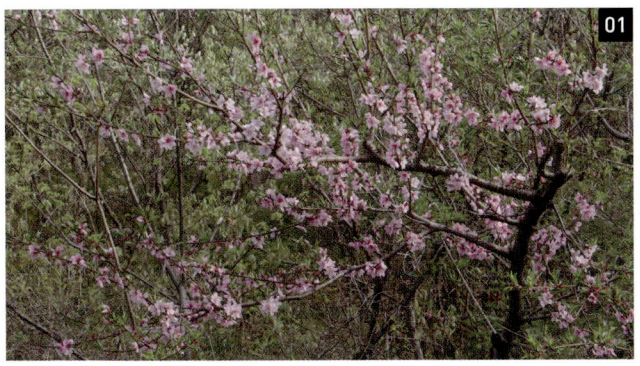

키 6m. **꽃**은 4~5월에 잎보다 먼저 피는데, 연분홍색을 띠고, 지름이 25~33㎜이며, 꽃잎은 5장이다. 꽃받침잎(꽃받침 전체를 가리킴)에 잔털이 많다. **잎**은 좁고 긴 타원형이고, 끝이 꼬리처럼 뾰족하며, 가장자리에 둔한 잔톱니가 있다. 잎자루에는 꿀샘이 있으며, 어릴 때 잔털이 붙어 있고, 잎이 가지에 어긋난다. **줄기**는 껍질이 노란회갈색에서 붉은갈색이 되고, 껍질눈이 있어 거칠며, 세로로 불규칙하게 갈라진다. 상처가 나면 젤리 같은 진액이 나온다. **열매**는 8~9월에 둥글게 여물며, 잔털이 있다. 열매 지름은 4~5㎝이고, 익으면 붉고 노란녹색이 된다.

| **유사종** | 복숭아. 열매가 돌복숭과 비슷하나 크고 단맛이 나는 것이 다르다.

01 잎보다 꽃이 먼저 핀다. 5월 26일
02 꽃이 필 무렵 어린잎이 나온다. 5월 26일
03 잎으로도 효소액을 담근다. 5월 28일
04 열매가 너무 익기 전에 채취한다. 6월 17일
05 여름에 잎이 무성해진 모습. 7월 12일
06 줄기의 상처에서 진액이 나온다. 7월 4일
07 줄기에 껍질눈이 있다. 1월 2일

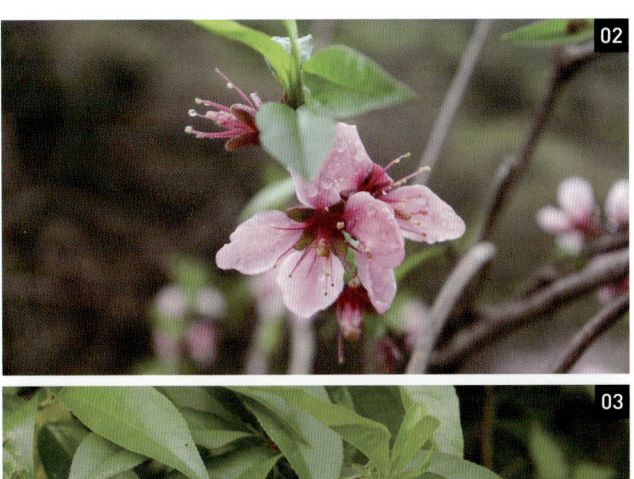

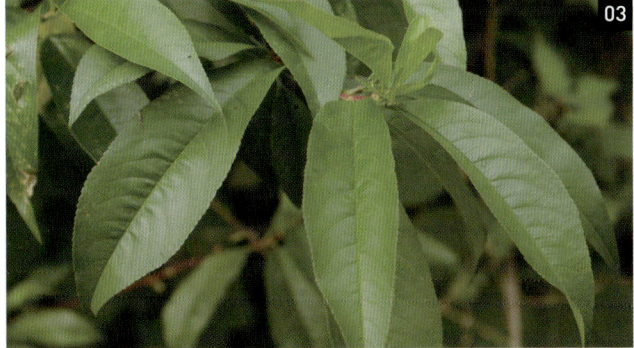

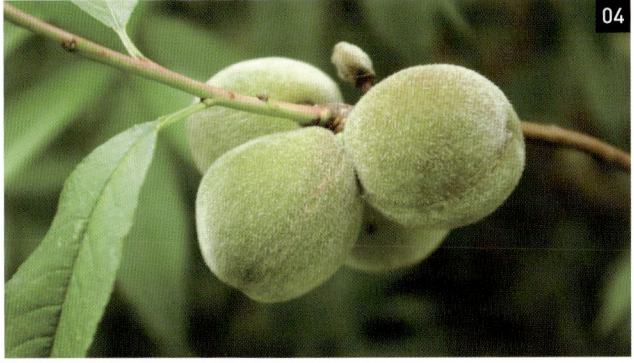

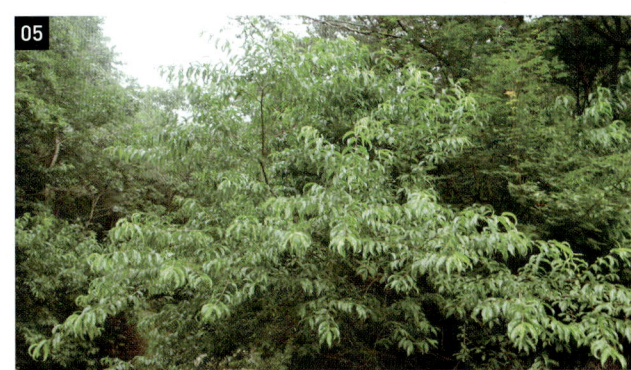

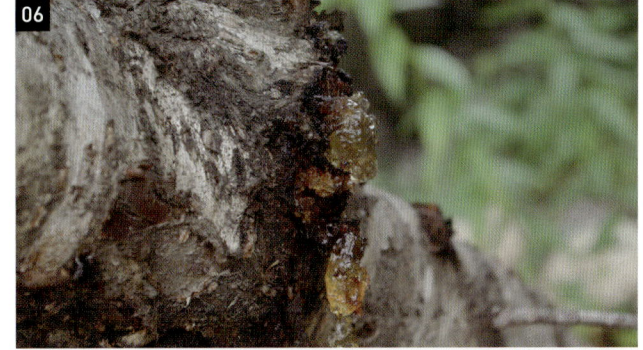

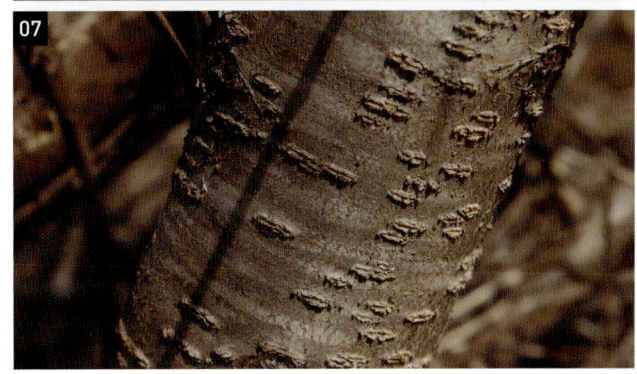

돌복숭

079 두충나무

Eucommia ulmoides Oliver

따듯한 약성 | 고혈압, 신경쇠약, 불면증, 류머티즘통증, 신경통 등에 효과

두충과
잎지는 큰키나무

생약명
두중(杜仲)

성분
사포닌(면역력강화)
클로로겐산(산화방지)
알칼로이드
(염증과 통증완화)
비타민C(산화방지)
구타페르카(고무유액)

특징
독성이 없고 단맛이 있다.

체질
약성이 따듯하므로
몸이 찬 체질이나
추울 때 복용하면 좋다.

서식지
산과 들의 양지바른
곳에서 자란다.

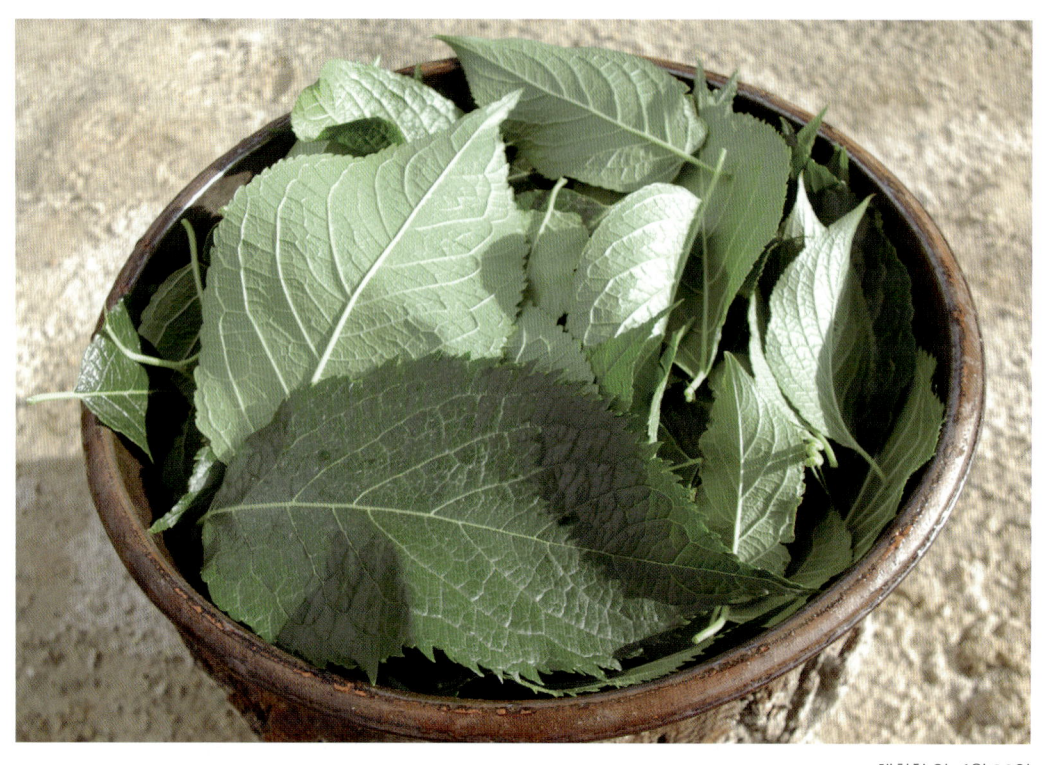

채취한 잎. 6월 20일

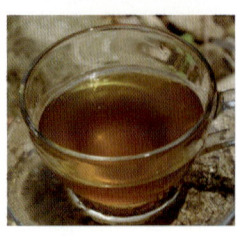

위 잎으로 효소액 담그는 모습.
아래 걸러낸 잎 효소액.

효소액 담그기

- **사용 부위** 잎
- **채취 기간** 3~10월
- **채취 방법** 열매가 달리지 않고 너무 억세지 않은 것을 골라 싱싱할 때 딴다.
- **채취시 주의사항** 잎이 광합성작용을 해야 꽃이나 열매가 양분을 얻으므로 너무 많이 채취하지 않는다.
- **다듬기** 잎이 크거나 뻣뻣할 경우 적당한 크기로 썬다.
- **배합 비율** 물이 적게 나오므로 재료 : 설탕의 비율을 1 : 1로 한다. 물 1에 설탕 1로 설탕시럽을 만들어 재료가 푹 잠기게 붓는 방법도 있다.
- **발효와 숙성 기간** 1차 발효는 100일, 2차 발효와 숙성은 100일 이상 한다.
- **완성 상태** 잎에 단맛이 있어 발효와 숙성이 잘 되면 그윽한 맛이다.

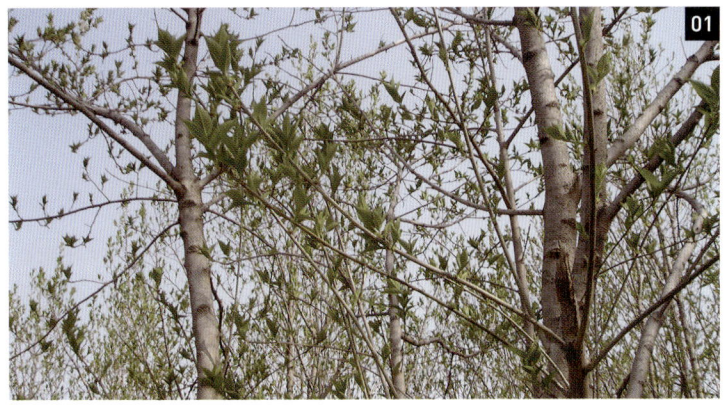

키 10~20m. **잎**은 길이 5~16㎝, 너비 2~7㎝의 타원형이고, 끝이 꼬리처럼 뾰족하다. 잎 가장자리에 날카로운 톱니가 있으며, 어릴 때는 잎 앞면에 잔털이 조금 있다가 점차 없어지고 윤기가 난다. 잎이 가지에 어긋나게 달린다. **줄기**는 껍질이 밝은 회색을 띠고 밋밋하나 점차 얕게 갈라진다. 가지를 꺾으면 유액이 나오고, 속살이 푸르스름해진다. **꽃**은 4월에 피는데 연녹색을 띠며, 암꽃과 수꽃이 다른 나무에 핀다. 꽃잎은 없으며, 수꽃에는 수술이 4~10개, 암꽃에는 2갈래의 암술이 있다. **열매**는 9~10월에 납작하고 긴 타원형으로 여물고, 날개가 있다. 열매 길이는 3~3.5㎝이다.

01 어린잎이 돋아난 모습. 4월 24일
02 잎에 점차 윤기가 돈다. 6월 20일
03 줄기와 가지 뻗은 모습. 1월 12일
04 어린 나무는 줄기껍질이 희끗하다. 6월 20일
05 뿌리가 드러난 고목의 밑동. 1월 12일
06 잎과 풋열매 달린 모습. 5월 26일

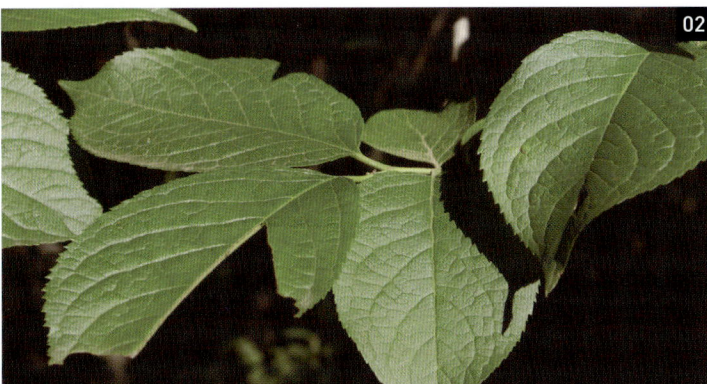

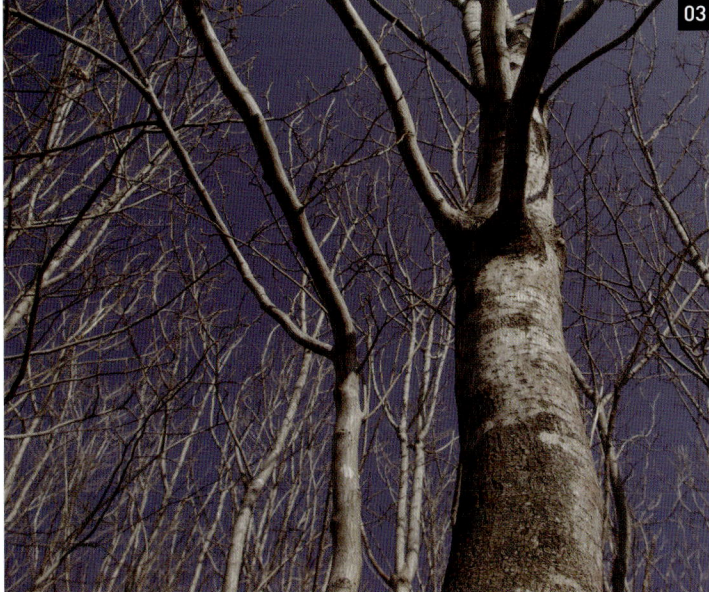

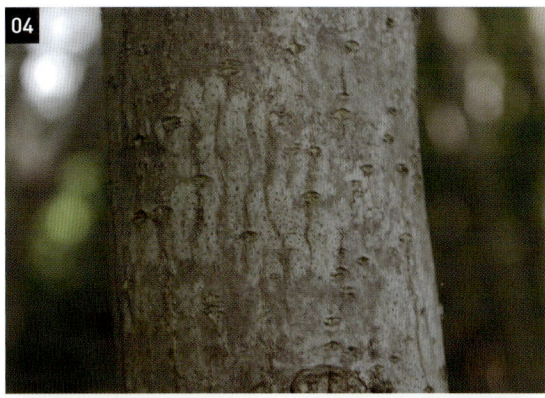

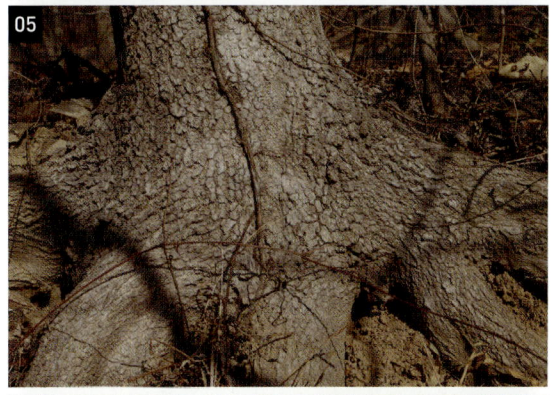

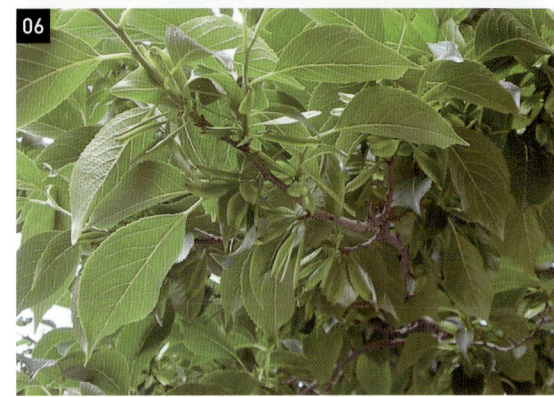

두충나무

080 등골나물
Eupatorium japonicum Thunb. ex Murray

새순 잎 줄기 꽃 열매 씨앗 뿌리

 약간 따뜻한 약성 | 어혈, 고혈압, 중풍, 황달에 효과

국화과
묵은뿌리가 있는 여러해살이풀

다른 이름
새등골나물

생약명
택란(澤蘭)

성분
타락사스테롤
(혈중콜레스테롤 개선)

특징
독성이 없고 매운맛이 있다.

체질
약성이 약간 따뜻하므로
몸이 찬 체질,
쌀쌀하거나 추울 때
복용하면 좋다.

서식지
산과 들의 촉촉한
땅에 난다.

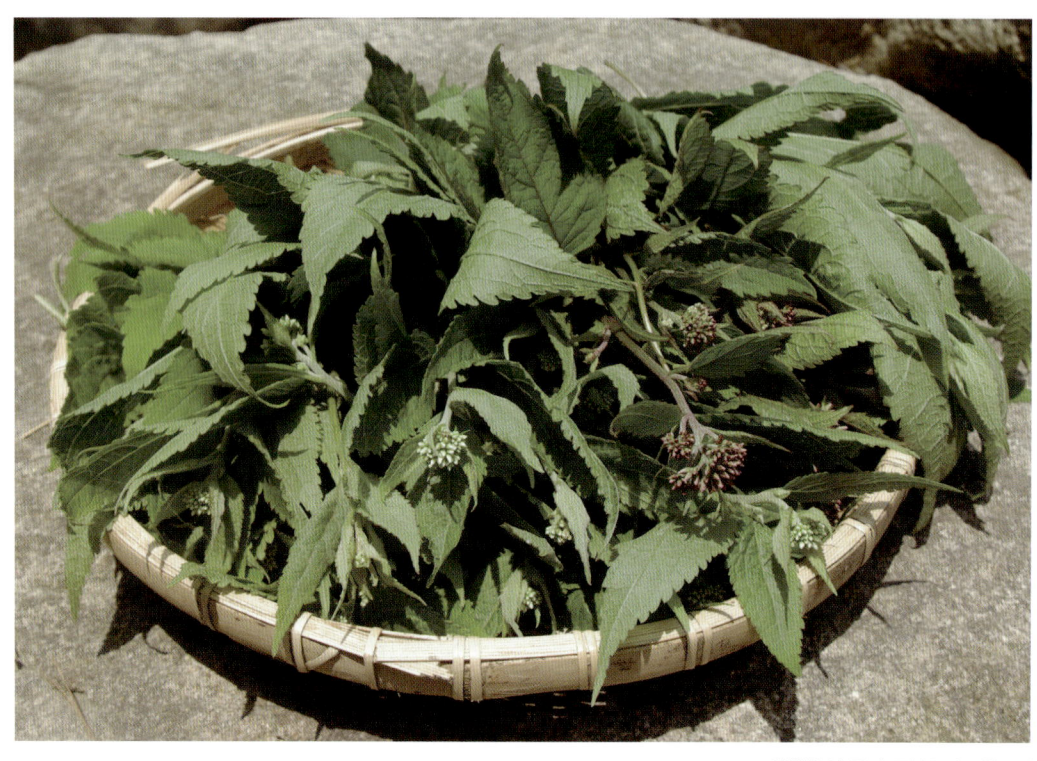

채취한 잎·줄기·꽃봉오리. 7월 9일

효소액 담그기

- **사용 부위** 잎, 잎+줄기, 잎+줄기+꽃봉오리
- **채취 기간** 3~10월
- **채취 방법** 꽃이 활짝 피거나 열매가 달리지 않은 것을 골라 싱싱할 때 딴다.
- **다듬기** 줄기는 담글 때 붕 뜨지 않도록 작게 썬다.
- **배합 비율** 발효될 때 물이 많이 나오지 않으므로 재료 : 설탕의 비율을 1 : 1로 한다.
- **발효와 숙성 기간** 1차 발효는 100일, 2차 발효와 숙성은 100일 이상 한다.
- **완성 상태** 꽃에 은은한 향이 있어서 발효와 숙성이 잘 되면 그윽한 맛이다.

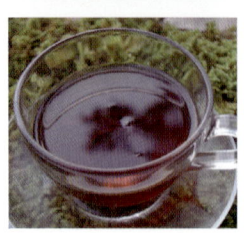

위 잎·줄기·꽃봉오리로 효소액 담그는 모습. **아래** 걸러낸 잎·줄기·꽃봉오리 효소액.

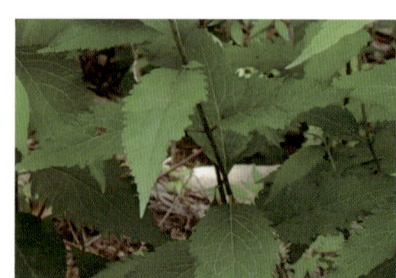

잎과 줄기

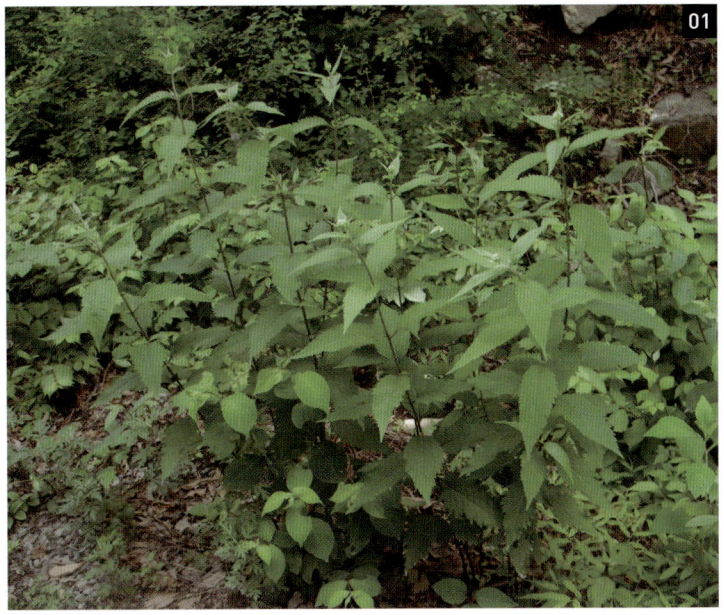

키 1~2m. **잎**은 길이 10~18㎝, 너비 3~8㎝의 넓거나 긴 타원형이고, 끝이 뾰족하며, 줄기 밑동에 나는 잎은 작다. 잎 가장자리에 조금 깊은 톱니가 있고, 잎 앞뒷면에는 잔털이 있으며, 뒷면에 기름점도 있다. 뿌리 잎은 뭉쳐서 나고, 줄기 잎은 마주 나며 간혹 갈라지기도 한다. **줄기**는 검붉은색 얼룩이 있고, 잔털이 있다. 줄기가 곧게 올라오고 단단하며, 가지가 조금 갈라져 나온다. **꽃**은 7~10월에 피는데 자줏빛이 도는 흰색을 띠며, 자잘하게 여러 송이가 뭉쳐서 달린다. **열매**는 11월에 여무는데 원통모양이다. 씨앗은 길이가 3㎜ 정도이고, 흰색 갓털이 있으며 바람에 날려간다. **뿌리줄기**는 옆으로 뻗고, 잔뿌리가 성글게 있다.

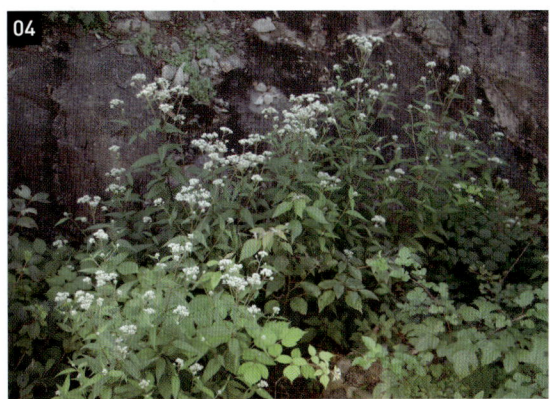

01 줄기가 곧고 단단하다. 7월 9일
02 꽃이 피기 전에 채취한다. 7월 9일
03 꽃봉오리와 잎. 7월 9일
04 꽃핀 모습. 7월 28일
05 작은 꽃들이 뭉쳐서 달린다. 9월 16일
06 열매 달린 모습. 10월 8일

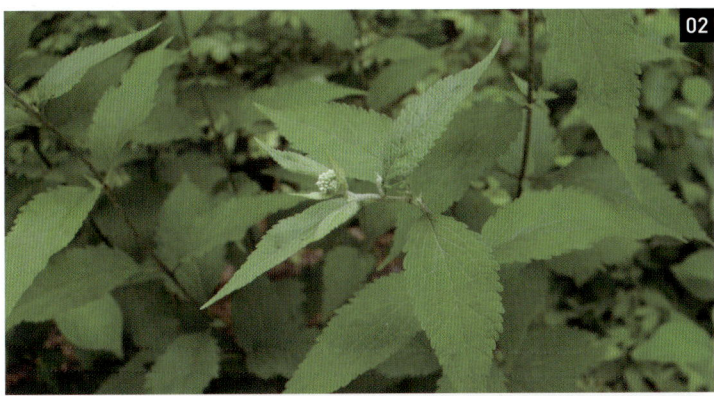

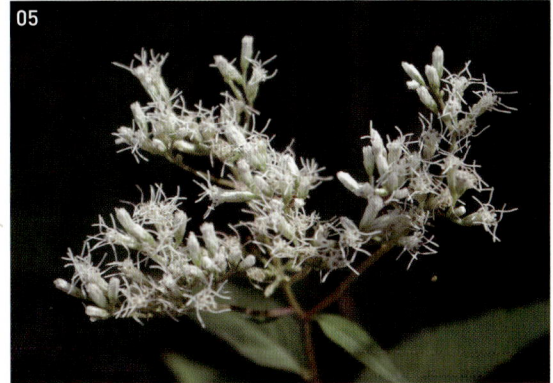

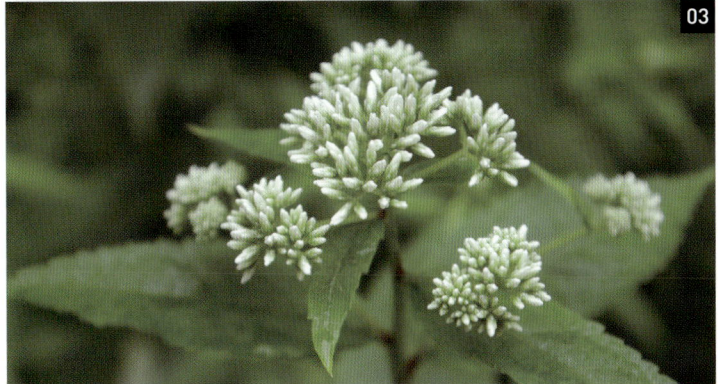

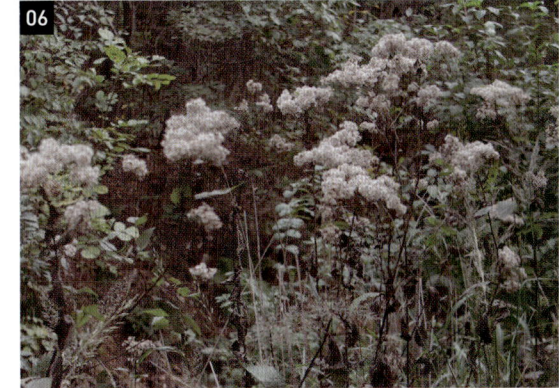

등골나물

081 땃두릅

Oplopanax elatus Nakai

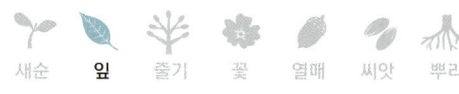

따뜻한 약성 | 신경쇠약, 자양강장, 고열, 기침, 고혈압, 중풍 등에 효과

두릅나무과
잎지는 작은키나무

생약명
자인삼(刺人蔘)

성분
사포닌(면역력강화)
알칼로이드
(염증과 통증완화)
플라보노이드(산화방지)
타닌(수렴작용)
강심배당체
(심장근육 수축강화)
안트라퀴논(병증완화)
정유(방향성분)
지방

특징
독성이 없고 단맛이 있다.

체질
약성이 따뜻하므로
몸이 찬 체질이나
추울 때 복용하면 좋다.

서식지
깊은 산 중턱이나
능선에서 자란다.

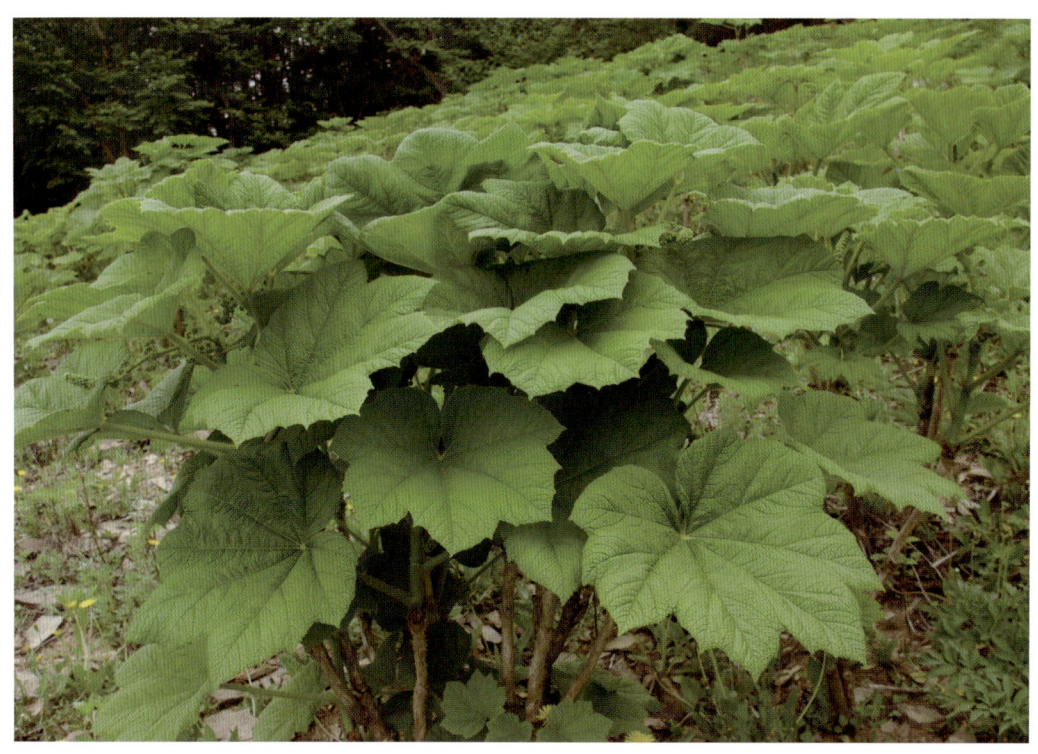

전체 모습. 5월 24일

효소액 담그기

- **사용 부위** 잎
- **채취 기간** 3~9월
- **채취 방법** 꽃이나 열매를 맺기 전에 너무 억세지 않은 것을 골라 싱싱할 때 딴다.
- **채취시 주의사항** 흔치 않은 약초이므로 조금만 채취하고, 나머지 개체와 뿌리는 자연에 남겨두는 것이 바람직하다. 전체에 가시가 많으므로 채취하고 다듬을 때 장갑을 낀다.
- **다듬기** 잎이 크거나 뻣뻣할 경우 적당한 크기로 썬다.
- **배합 비율** 발효될 때 물이 많이 나오지 않으므로 재료 : 설탕의 비율을 1 : 1로 한다.
- **발효와 숙성 기간** 1차 발효는 100일, 2차 발효와 숙성은 100일 이상 한다.
- **완성 상태** 잎에 향기가 있어 발효와 숙성이 잘 되면 향긋한 맛이다.

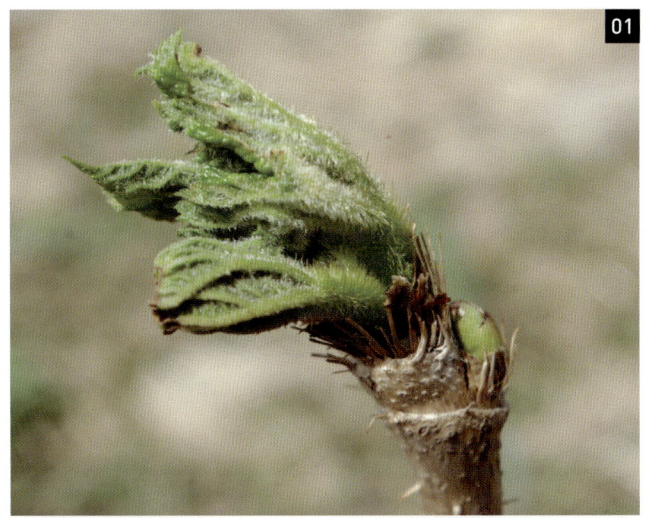

키 2~3m. **잎**은 넓고 끝이 5~7갈래로 얕게 갈라져 손바닥모양이 된다. 잎 가장자리에 작은 겹톱니가 있고, 잎 앞뒷면의 잎맥과 잎자루에 가시털이 있다. 잎은 가지에 어긋나게 달린다. **줄기**는 껍질이 녹색에서 갈색이 되고, 날카로운 가시가 빽빽하다. **꽃**은 7~8월에 피는데 연녹색을 띠고, 지름이 9~13mm이며, 여러 송이가 뭉쳐서 달린다. 꽃잎은 5장이고 빨리 떨어지며, 수술은 5개, 암술대는 2개이다. **열매**는 8~9월에 둥근 타원형으로 여물고, 지름이 7~12mm이며, 암술대가 붙어 있다. 익으면 붉은색이다.

01 잎 뒷면에 가시털이 빽빽하다. 5월 26일
02 어린 줄기에서 나온 어린잎. 5월 24일
03 잎이 손바닥모양이다. 5월 24일
04 줄기가 자라는 모습. 5월 24일
05 줄기에 가시가 있다. 5월 24일
06 묵은 줄기와 햇줄기. 1월 26일
07 꽃 피는 모습. 5월 24일

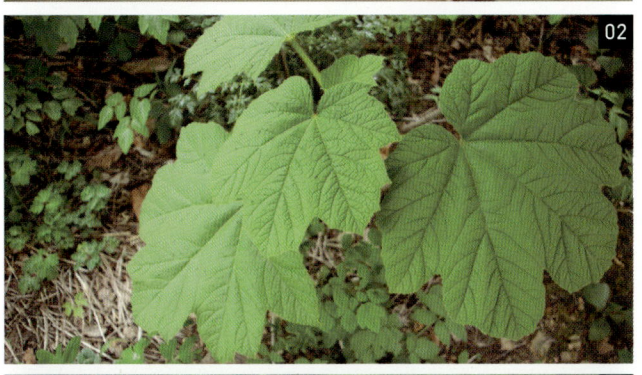

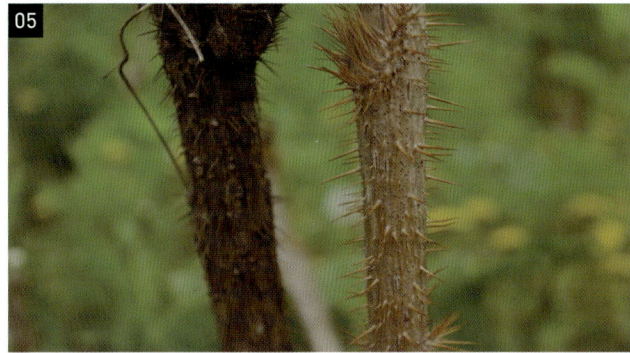

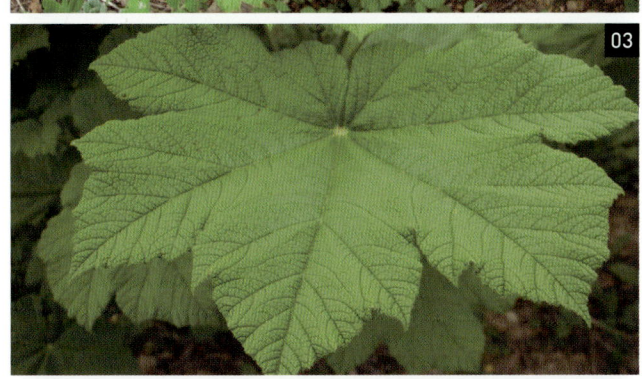

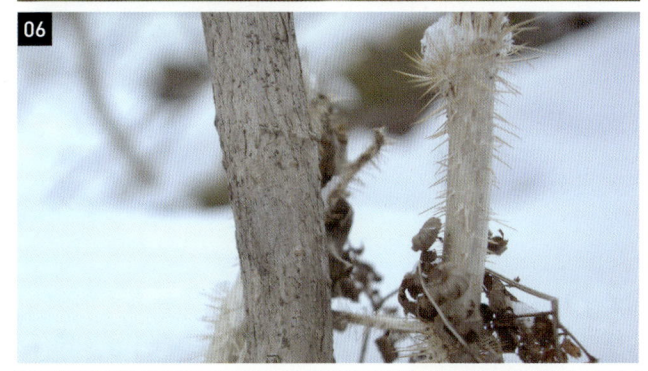

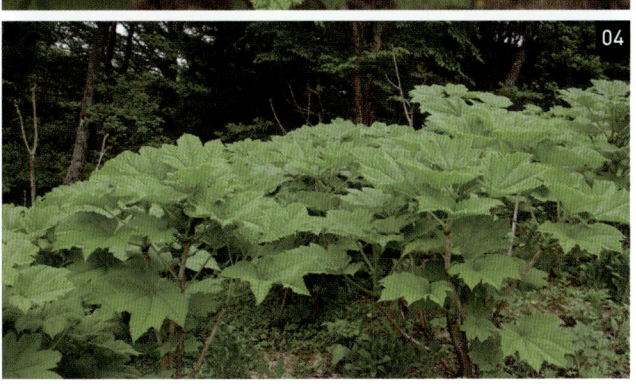

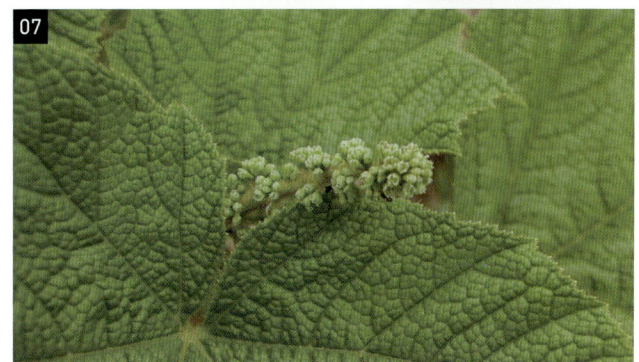

땃두릅

082 땅두릅

Aralia cordata Thunb.

새순 / 잎 / 줄기 / 꽃 / 열매 / 씨앗 / 뿌리

 따뜻한 약성 | 관절염, 근육통, 중풍마비 등에 효과

두릅나무과
여러해살이풀

생약명
독활(獨活)

성분
비타민C(산화방지)
정유(방향성분)
지방

특징
독성이 없으며
매운맛과 쓴맛이 난다.

체질
약성이 따뜻하므로
몸이 찬 체질이나
추울 때 복용하면 좋다.

서식지
양지바른 곳에서 자라며,
농가에서도 재배한다.

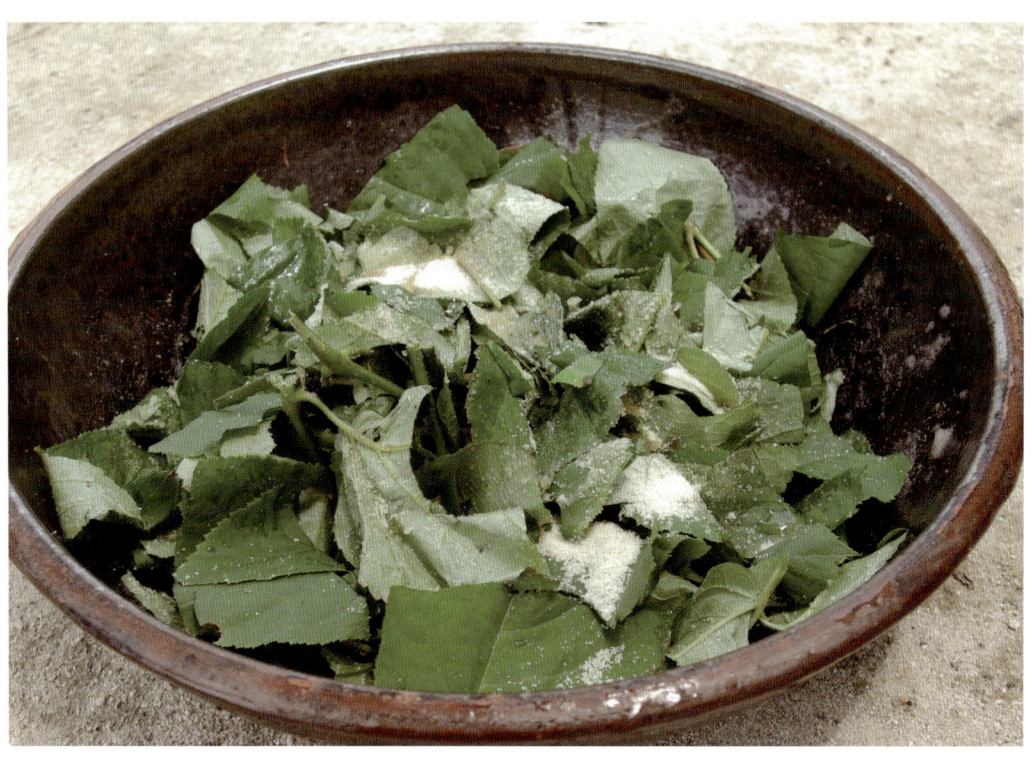

잎·줄기로 효소액 담그는 모습. 7월 9일

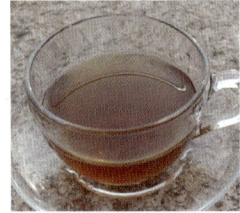

걸러낸 잎·줄기 효소액.

효소액 담그기

- **사용 부위** 잎, 잎+줄기, 잎+줄기+뿌리
- **채취 기간** 3~8월
- **채취 방법** 꽃이 피거나 열매가 달리지 않은 줄기를 골라 어린잎부터 다 자란 잎까지 싱싱한 것을 딴다. 열매가 달린 것은 약성이 떨어져 좋지 않다. 뿌리는 굵고 튼실한 것을 골라 채취한다.
- **다듬기** 잎이 크거나 뻣뻣할 경우 적당한 크기로 썰고, 뿌리는 물이 잘 나오도록 납작하게 썬다.
- **배합 비율** 잎과 줄기는 발효될 때 물이 많이 나오지 않으므로 재료 : 설탕을 1 : 1로 한다. 뿌리는 물이 좀 더 나오므로 설탕의 비율을 1 이상으로 늘린다.
- **발효와 숙성 기간** 1차 발효는 100일, 2차 발효와 숙성은 100일 이상 한다.
- **완성 상태** 잎에 향기가 있어 발효와 숙성이 잘 되면 그윽한 맛이다.

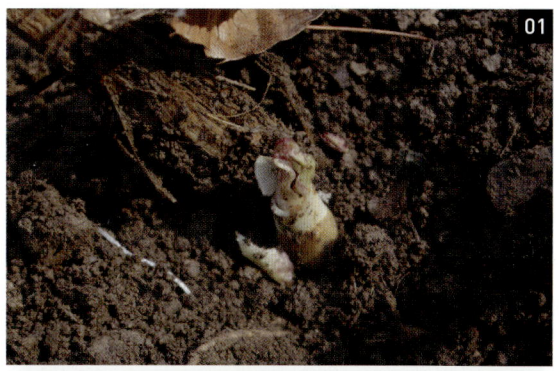

키 1~1.5m. **잎**은 길이 5~30cm, 너비 3~20cm의 넓은 타원형이고, 끝이 뾰족하다. 잎 가장자리에 뾰족한 톱니가 있고, 뒷면은 희끗하다. 잎줄기에 잎이 5~9장이 마주 달려 깃털모양이며, 잎자루가 있고 잎자루 양쪽에 작은 턱잎이 있다. 잎이 줄기에 어긋나게 달린다. **줄기**는 곧게 올라오는데, 잔털이 많고 속이 비어 있다. **꽃**은 7~8월에 피는데 노란빛이 도는 녹색을 띠며, 크기가 자잘하고, 여러 송이가 둥그렇게 뭉쳐서 달린다. 꽃잎 5장, 암술대 5개, 수술 5개. **열매**는 9~10월에 여무는데, 둥글고 공처럼 뭉쳐서 달리며, 익으면 검은색이다. **뿌리**는 굵다.

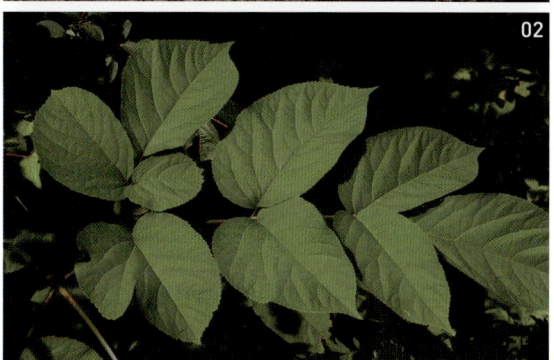

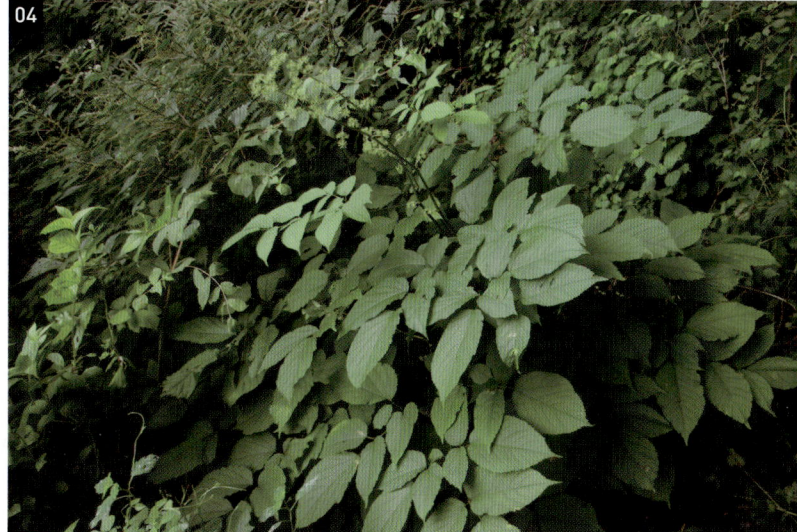

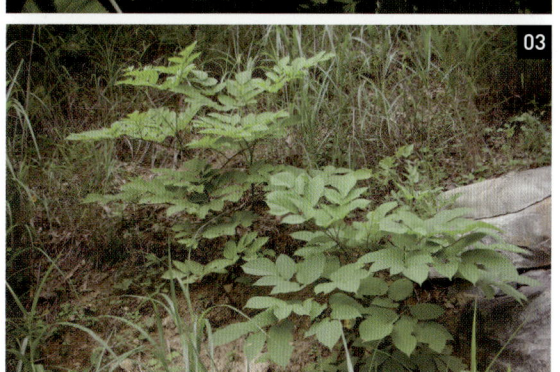

01 봄에 새순 올라오는 모습. 4월 4일
02 잎이 간혹 갈라지기도 한다. 7월 9일
03 줄기에서 가지가 갈라진다. 8월 2일
04 자잘한 꽃봉오리가 달린 모습. 8월 21일
05 꽃이 뭉쳐서 달린다. 9월 17일
06 열매가 달리면 약성이 떨어진다. 7월 19일

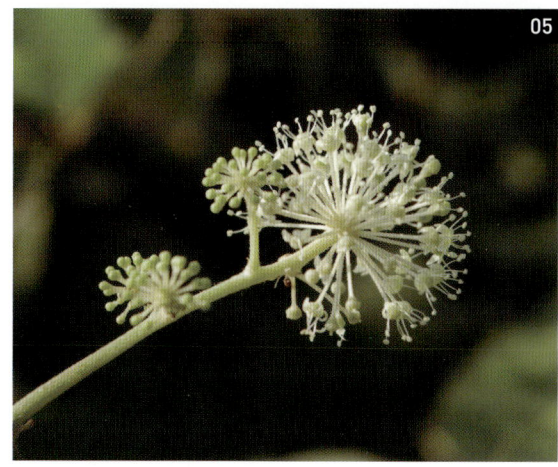

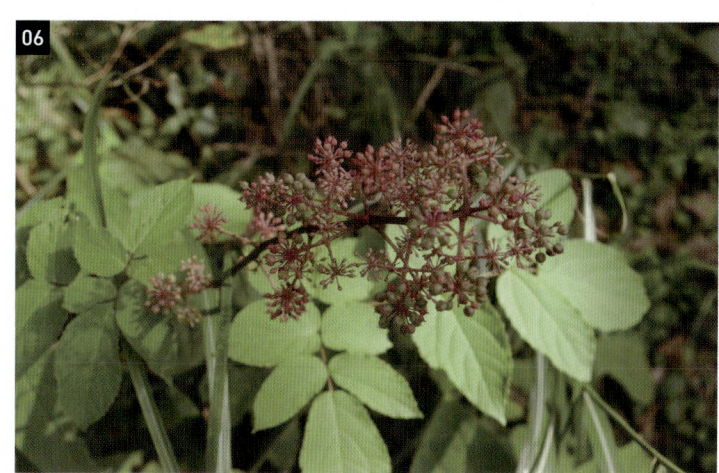

땅두릅

마르멜로

Cydonia oblonga Mill.

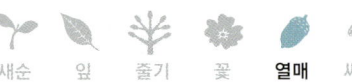

따뜻한 약성 | 더위 먹은 데, 기침감기, 설사, 소화불량, 관절통 등에 효과

장미과
잎지는 작은큰키나무

다른 이름
유럽모과

생약명
온발(榲桲)

성분
펙틴(정장작용)
나트륨(수분유지)
니아신(혈액순환촉진)
리보플라빈(장개선)
티아민(심혈관기능향상)
단백질(근육강화)
칼슘(뼈강화)
칼륨(신경세포와 근육기능강화)
철분(빈혈개선)
비타민B1(에너지대사 관여)
비타민B2(빈혈개선)
비타민C(산화방지)
탄수화물(에너지공급)
지방

특징
씨앗에 독성이 조금 있으며, 신맛과 단맛이 있다.

체질
약성이 따뜻하므로 몸이 찬 체질이나 추울 때 복용하면 좋다.

서식지
서남아시아가 원산지로 들판의 숲속에서 자란다.

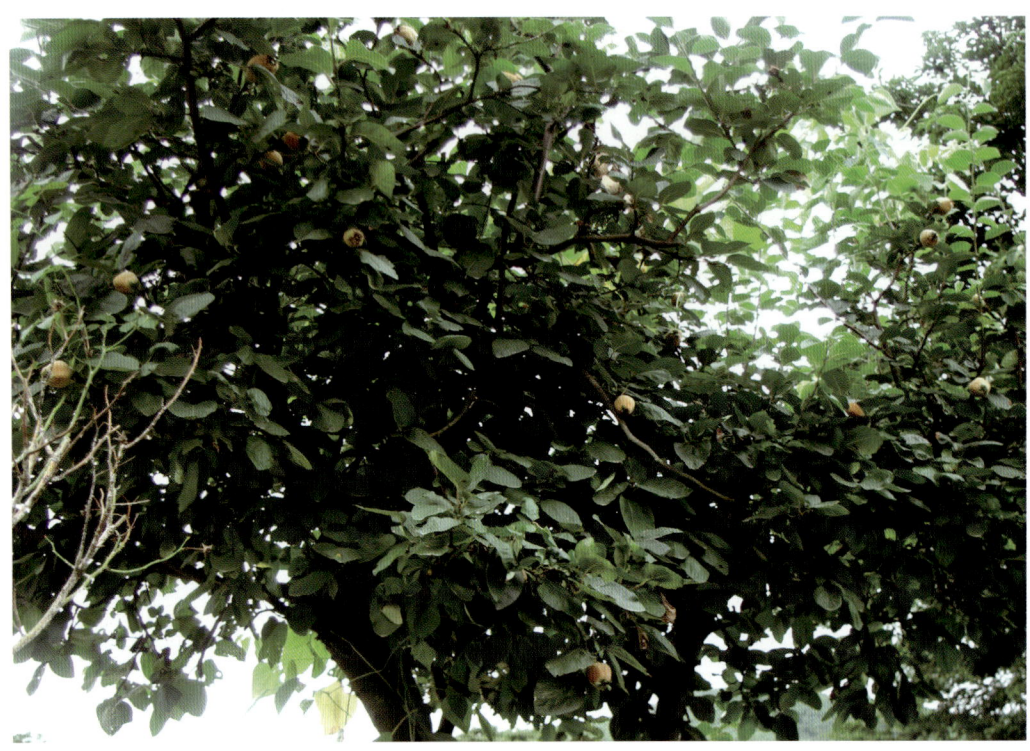

잎이 무성해진 모습. 8월 2일

효소액 담그기

- **사용 부위** 열매
- **채취 기간** 10~11월
- **채취 방법** 열매는 너무 익지 않은 것을 골라 싱싱할 때 딴다.
- **다듬기** 열매껍질에 쓴맛이 강하므로 벗겨내는 것이 좋고, 열매살이 단단하므로 물이 잘 나오도록 작게 썬다.
- **배합 비율** 발효될 때 물이 많이 나오므로 설탕의 비율을 1 이상으로 늘리고, 발효 중에 설탕이 부족한 듯하면 가끔씩 덧넣는다.
- **발효와 숙성 기간** 1차 발효는 100일, 2차 발효와 숙성은 100일 이상 한다.
- **담그기와 발효시 주의사항** 씨앗에 독성이 조금 있으므로 빼내지 않고 담그는 경우 발효 가스와 함께 배출될 수 있도록 숨 쉬는 항아리에 담그고, 1차 발효가 끝나면 재료를 걸러내는 것이 좋다.

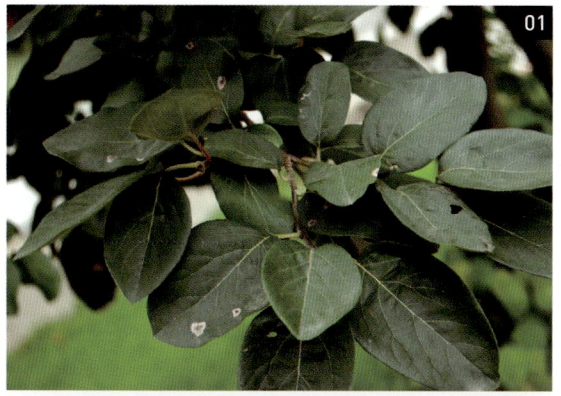

키 5~8m. **잎**은 길이 5~8㎝, 너비 4~6㎝의 타원형이고, 끝이 갸름하며 두껍다. 잎 가장자리가 밋밋하며, 앞면은 짙은 녹색을 띠고, 뒷면은 거미줄 같은 흰색 잔털로 덮여 있다. 잎이 가지에 어긋나게 달린다. **줄기**는 둥글고 밋밋하며, 점차 비늘처럼 갈라진다. **꽃**은 4~5월에 피는데 흰색, 연분홍색을 띠고 지름이 5㎝ 정도이다. 꽃잎과 암술대는 각 5개이며, 수술은 많다. **열매**는 10~11월에 둥글게 여물며, 길이 7~12㎝, 지름 6~9㎝이고, 꽃받침이 붙어 있다. 풋열매는 부드러운 흰회색 잔털로 덮여 있다가 점차 없어지고, 익으면 황금색이다. 열매에 강한 향이 있으며, 살에 석세포(배나 매실 등의 열매살에 들어 있는 까슬까슬한 세포)가 있어서 서걱서걱하다.

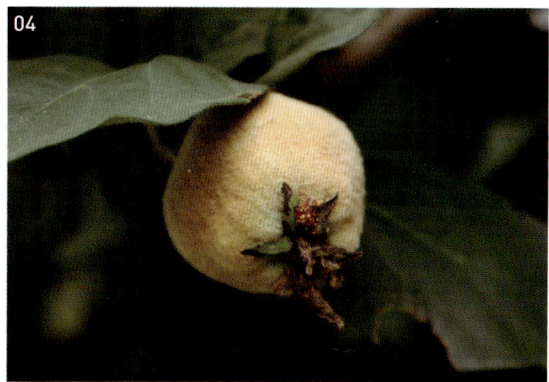

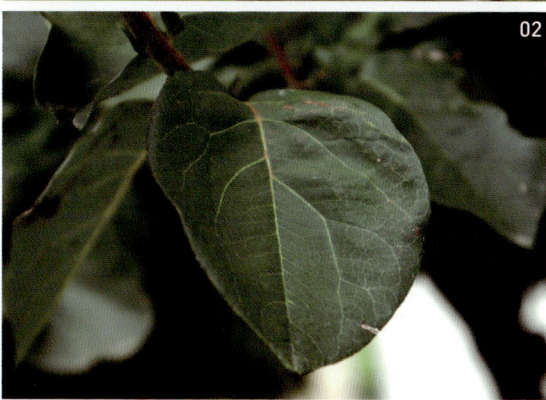

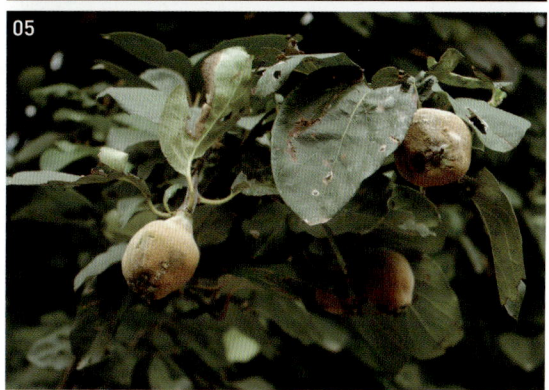

01 가지에 잎 달린 모습. 8월 2일
02 잎이 두껍고 짙은 녹색을 띤다. 8월 2일
03 풋열매 달린 모습. 8월 2일

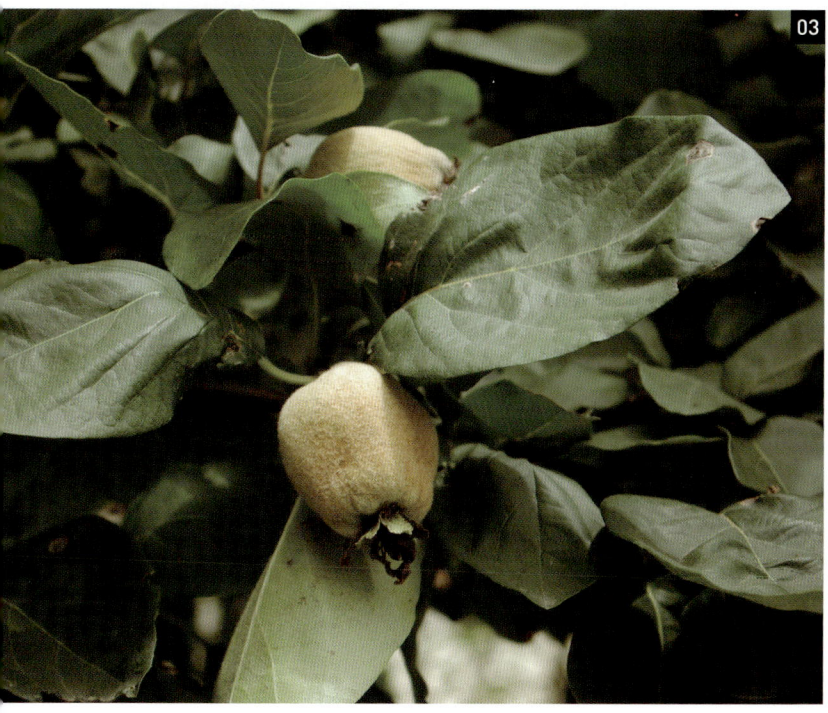

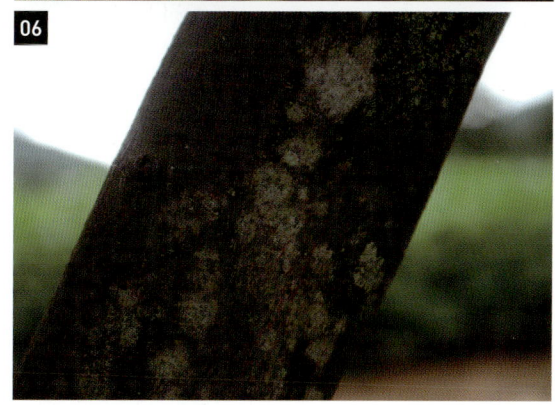

04 풋열매에 솜털이 빽빽하다. 8월 2일
05 열매가 익을수록 솜털이 없어진다. 8월 2일
06 줄기가 둥그스름하다. 8월 2일

084 말오줌때

Euscaphis japonica (Thunb.) Kanitz

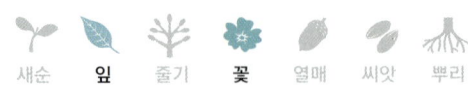

 따뜻한 약성 | 어지럼증, 두통, 신경통, 수두, 생리불순 등에 효과

고추나무과
잎지는 작은큰키나무

다른 이름
칠선주나무

생약명
야아춘(野鴉椿)

성분
이소케르세틴
(플라보노이드 유도체)
아스트라갈린(산화방지)
타닌(수렴작용)

특징
독성이 없고 매운맛이 있다.

체질
약성이 따뜻하므로
몸이 찬 체질이나
추울 때 복용하면 좋다.

서식지
남부지방의 산기슭이나
바닷가에서 자란다.

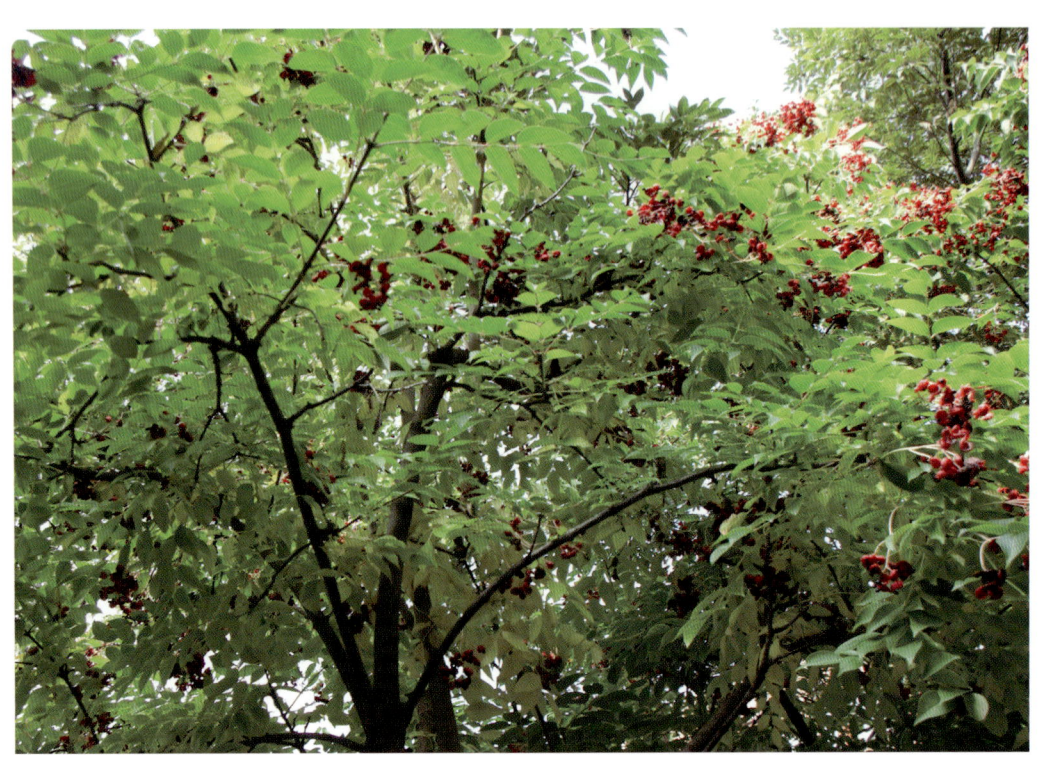

잎과 열매 달린 모습. 11월 4일

효소액 담그기

- **사용 부위** 잎, 잎+꽃, 꽃
- **채취 기간** 3~9월
- **채취 방법** 잎은 어린잎부터 다 자란 잎까지 너무 억세지 않은 것을, 꽃은 너무 활짝 피지 않은 것을 골라 싱싱할 때 딴다.
- **채취시 주의사항** 흔치 않은 약초이므로 조금만 채취하고, 개체를 자연에 남겨두는 것이 바람직하다.
- **배합 비율** 발효될 때 물이 많이 나오지 않으므로 재료 : 설탕의 비율을 1 : 1로 한다. 물이 잘 나오도록 배를 껍질째 썰어 넣어 함께 담가도 된다.
- **완성 상태** 잎에 매운맛이 있어서 발효와 숙성이 잘 되면 개운한 맛이다.

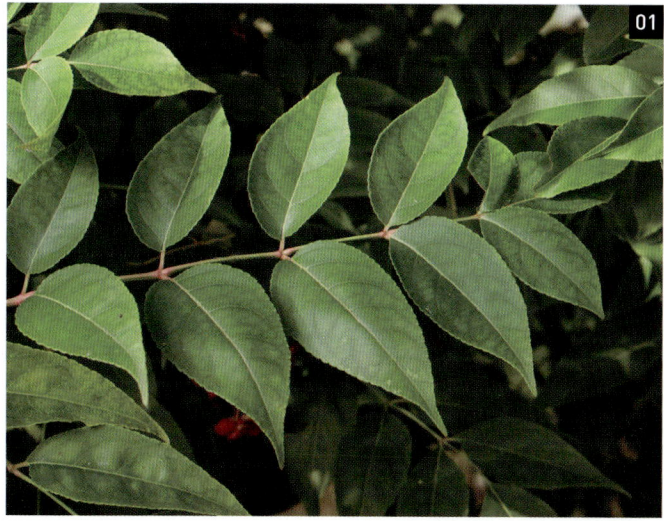

키 5~6m. **잎**은 길이 12~23㎝의 달걀모양이고, 끝이 꼬리처럼 뾰족하며, 5~11장이 깃털모양으로 달린다. 잎 가장자리에 잔 톱니가 있으며, 앞면은 윤기가 나고, 뒷면은 잎맥에 잔털이 있다. 잎줄기는 가지에 마주 달린다. **줄기**는 껍질이 어두운 회갈색을 띠고, 가지를 꺾으면 지린내가 난다. **꽃**은 4~5월에 피는데 노란녹색을 띠고, 지름이 5㎜ 정도이며, 여러 송이가 원뿔모양으로 뭉쳐서 달린다. 꽃잎은 5개, 수술과 암술대가 각 3개씩이다. **열매**는 8~9월에 납작한 타원형으로 여물며, 길이가 1.5~2㎝이다. 익으면 붉은색이고, 열매껍질이 갈라져 검은 씨앗이 나온다.

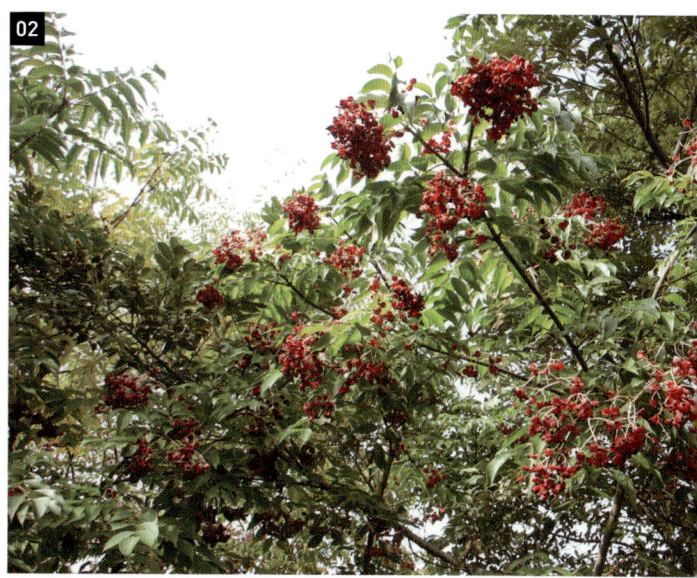

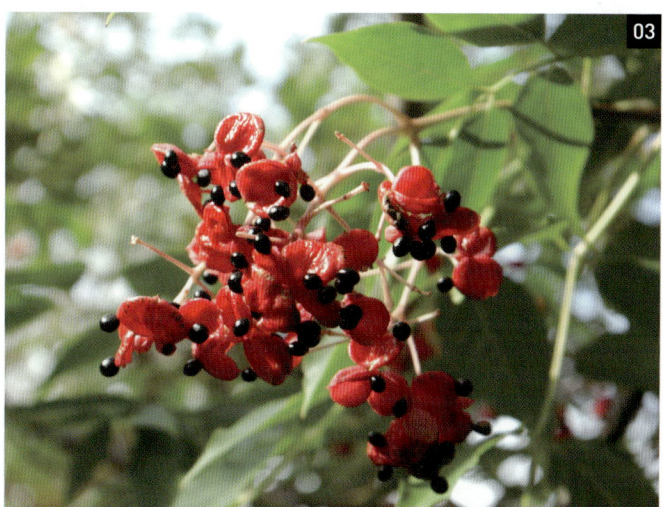

01 잎이 깃털모양으로 달린다. 11월 4일
02 가지에 열매 달린 모습. 11월 4일
03 열매가 벌어져 씨앗이 나온다. 11월 4일
04 꽃차례가 아래로 처진 모습. 11월 4일
05 밑동이 불룩해진 모습. 11월 4일

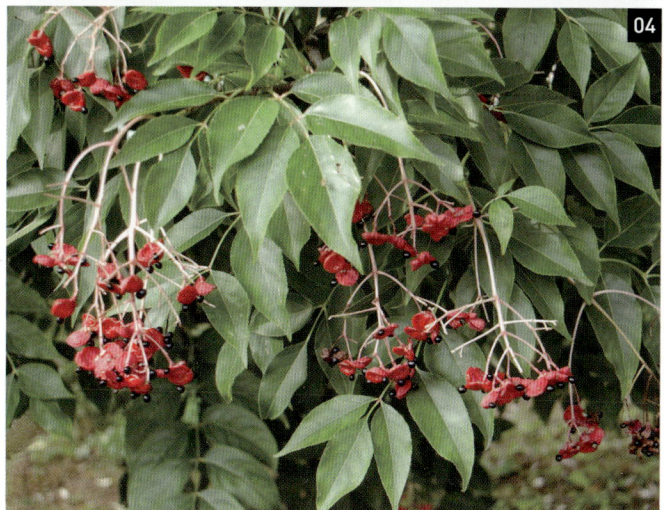

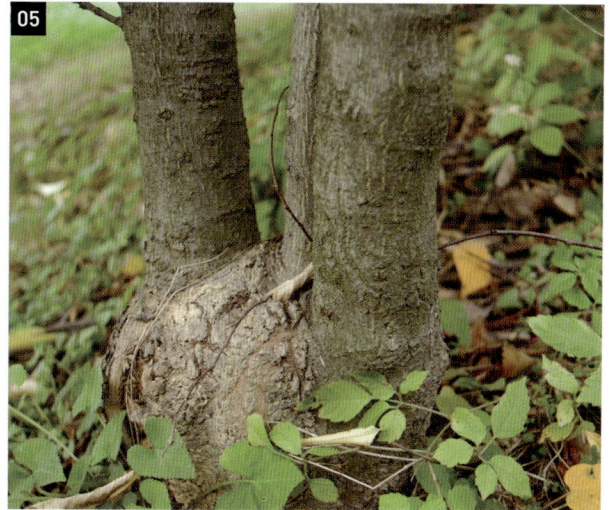

말오줌때

085 맑은대쑥

Artemisia keiskeana Miq.

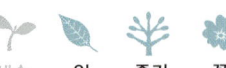 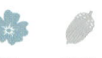

 따뜻한 약성 | 산후복통, 중풍마비, 관절통, 생리불순, 소화불량 등에 효과

국화과
여러해살이풀

다른 이름
개제비쑥

생약명
암려(菴藘)

성분
쿠마린(항혈전제)
베타 시스테롤(종양억제)
시토스테롤
(콜레스테롤 흡수방지)

특징
독성이 없으며
쓴맛과 매운맛이 있다.

체질
약성이 따뜻하므로
몸이 찬 체질이나
추울 때 복용하면 좋다.

서식지
산과 들의 양지바른 곳이나
반그늘인 곳에 난다.

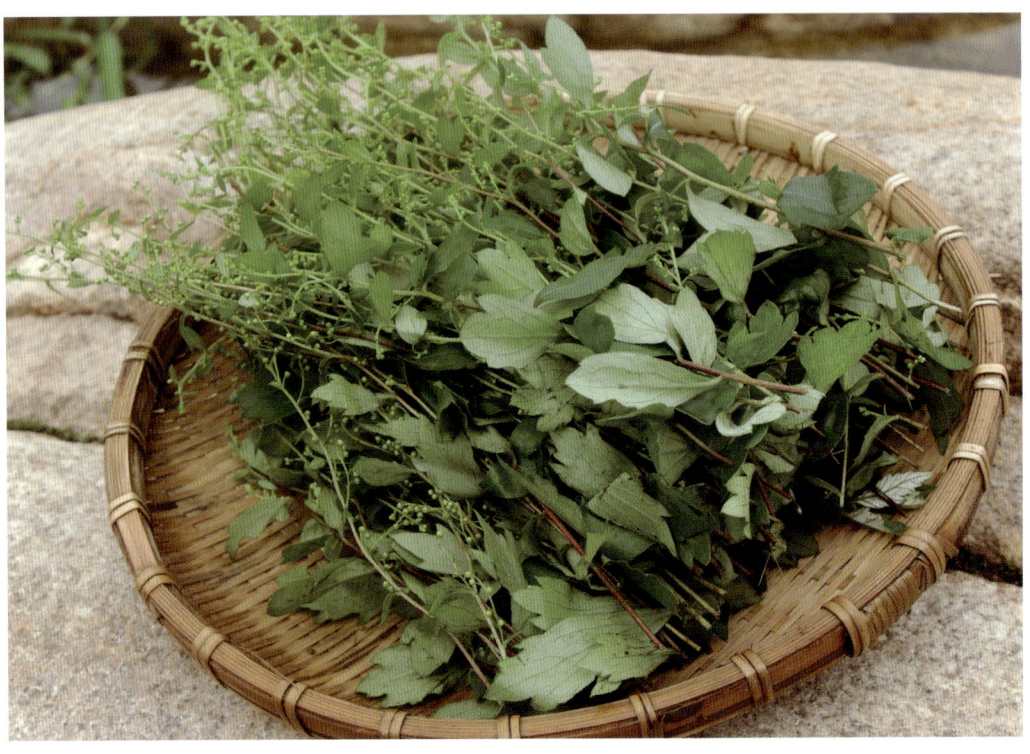

채취한 잎·줄기·꽃봉오리. 8월 15일

효소액 담그기

- **사용 부위** 잎, 잎+줄기, 잎+줄기+꽃봉오리
- **채취 기간** 3~9월
- **채취 방법** 꽃이 활짝 피거나 열매가 달리지 않은, 너무 억세지 않은 것을 골라 싱싱할 때 딴다.
- **채취시 주의사항** 꽃이나 열매가 달린 것은 약성이 떨어지므로 좋지 않다.
- **다듬기** 줄기는 담글 때 붕 뜨지 않도록 작게 썬다.
- **배합 비율** 발효될 때 물이 적게 나오므로 재료 : 설탕의 비율을 1 : 1로 한다.
- **발효와 숙성 기간** 1차 발효는 100일, 2차 발효와 숙성은 100일 이상 한다.
- **완성 상태** 잎에 쌉쌀한 맛이 있어 발효와 숙성이 잘 되면 개운한 맛이다.

왼쪽 자연의 물로 씻는 것이 좋다.
오른쪽 잎·줄기·꽃봉오리로 효소액 담그는 모습.

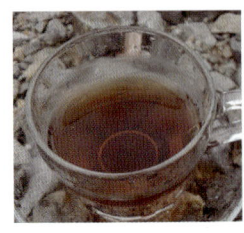

걸러낸 잎·줄기·꽃봉오리 효소액.

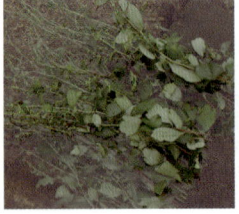 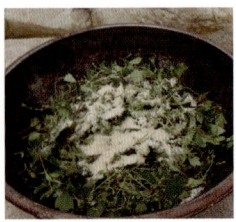

키 30~80㎝. **잎**은 주걱모양이고, 위쪽에 깊게 파인 톱니가 있으며, 뒷면은 잔털이 빽빽하고 기름점이 있다. 잎이 줄기에 어긋나게 달린다. **줄기**는 곧거나 비스듬히 올라오며, 갈색 잔털이 있고, 세로로 홈이 있다. **꽃**은 7~9월에 피는데 연노란색을 띠고, 머리모양이며, 크기가 자잘하다. **열매**는 10월에 타원형으로 여물며, 길이가 2㎜ 정도이다. **뿌리**는 길게 뻗고, 잔뿌리가 있다.

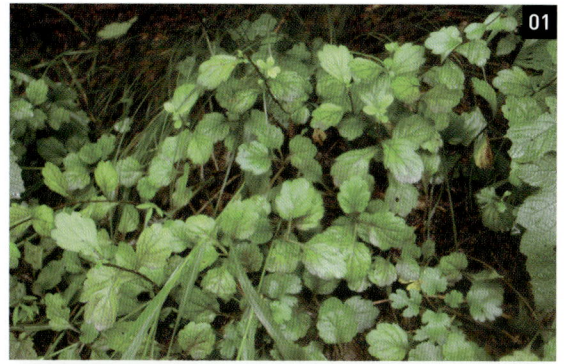
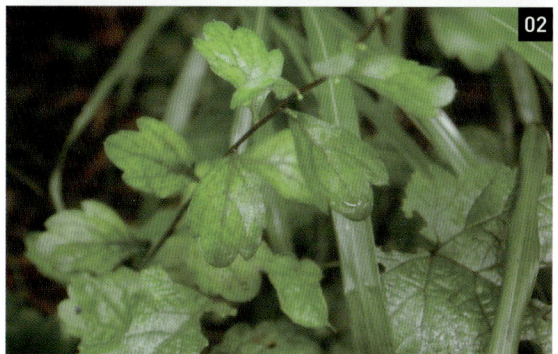
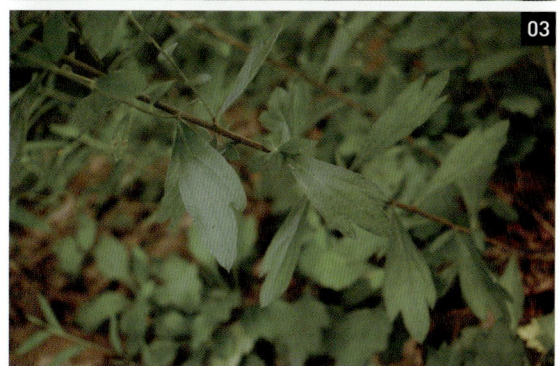
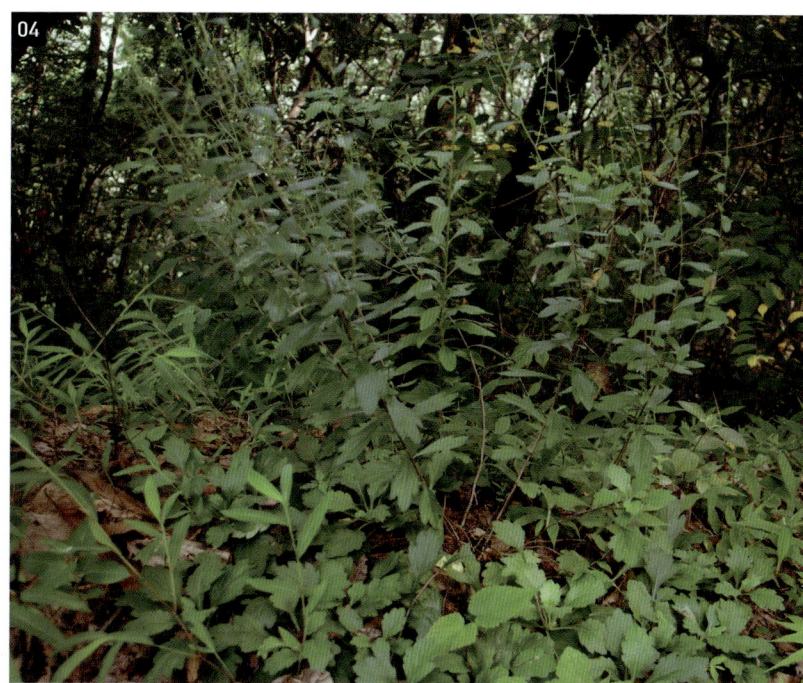

01 어린 줄기가 자라는 모습. 8월 15일
02 잎 끝에 깊게 파인 톱니가 있다. 8월 15일
03 잎이 주걱모양이다. 8월 21일
04 줄기가 가느다랗다. 8월 21일
05 줄기 끝에 꽃봉오리 달린 모습. 8월 15일
06 꽃은 크기가 아주 작다. 9월 7일

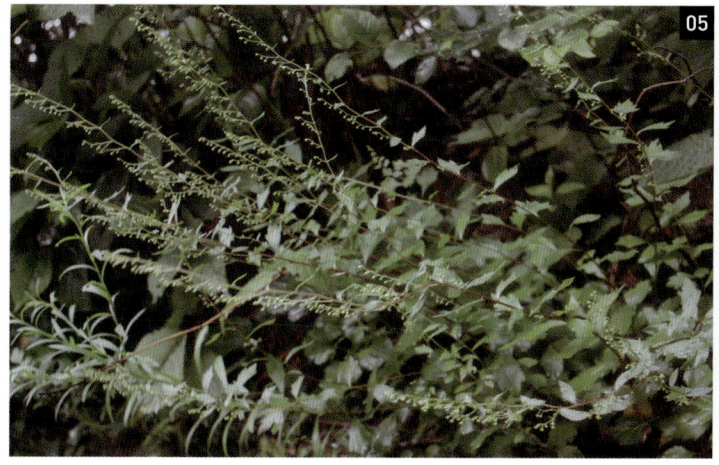
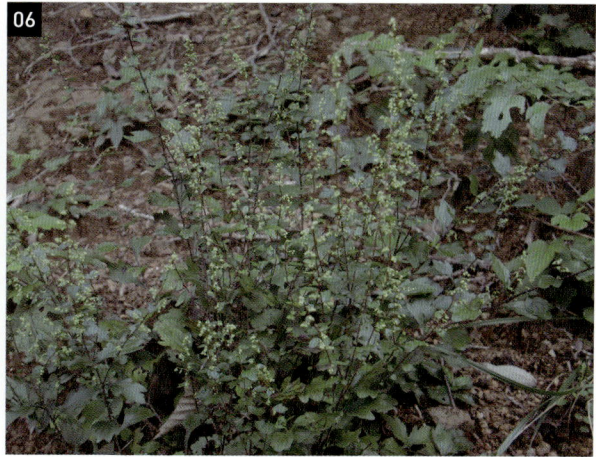

맑은대쑥

086 모과나무

Chaenomeles sinensis Koehne

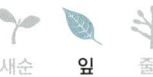
새순 잎 줄기 꽃 열매 씨앗 뿌리

 따듯한 약성 | 구토설사, 소화불량, 설사, 기침가래, 붓기, 근육통 등에 효과

장미과
잎지는 큰키나무

생약명
목과(木瓜)

성분
사포닌(면역력강화)
플라보노이드(산화방지)
타닌(수렴작용)
비타민C(산화방지)
철분(빈혈개선)
말산(피로회복)
당류

특징
씨앗에 독성이 조금 있으며
신맛과 떫은맛이 있다.

체질
약성이 따듯하므로
몸이 찬 체질이나
추울 때 복용하면 좋다.

서식지
산과 들의 양지바른
곳에서 자라며,
농가에서도 재배한다.

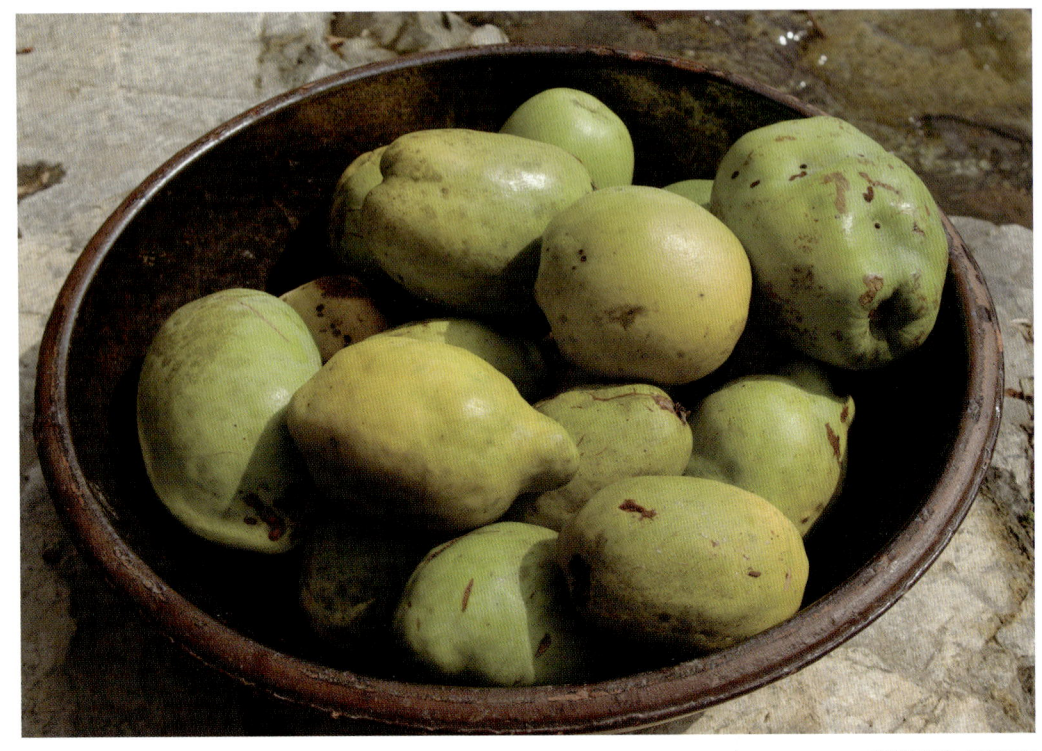

채취한 열매. 10월 8일

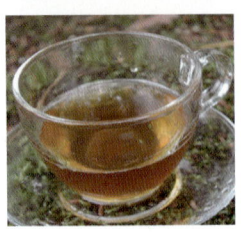

위 열매로 효소액 담그는 모습.
아래 걸러낸 열매 효소액.

효소액 담그기

- **사용 부위** 잎, 열매 **채취 기간** 3~9월
- **채취 방법** 잎은 어린잎부터 다 자란 잎까지 너무 억세지 않은 것을, 열매는 너무 익지 않은 것을 골라 싱싱할 때 딴다.
- **채취시 주의사항** 잎이 광합성작용을 해야 꽃이나 열매가 양분을 얻으므로 많이 채취하지 않는다.
- **다듬기** 열매 겉면의 끈적한 성분이 약이 되므로 물 대신 행주로 닦은 뒤 물이 잘 나오도록 작게 썬다. 씨앗에 독성이 있으므로 발라내는데, 쇠붙이와 상극이므로 구리칼이나 나무칼을 사용한다.
- **배합 비율** 잎은 발효될 때 물이 적게 나오므로 재료 : 설탕의 비율을 1 : 1로 한다. 열매는 물이 많이 나오므로 설탕의 비율을 1 이상으로 늘리고, 발효 중에 설탕이 부족한 듯하면 가끔씩 덧넣는다.
- **발효와 숙성 기간** 1차 발효는 100일, 2차 발효와 숙성은 100일 이상 한다.
- **담그기와 발효시 주의사항** 씨앗에 독성이 조금 있으므로 빼내지 않고 담그는 경우 발효 가스와 함께 배출될 수 있도록 숨 쉬는 항아리에 담그고, 1차 발효가 끝나면 재료를 걸러내는 것이 좋다.
- **완성 상태** 달콤한 향과 새콤한 맛이 있어서 발효와 숙성이 잘 되면 향긋한 맛이다.

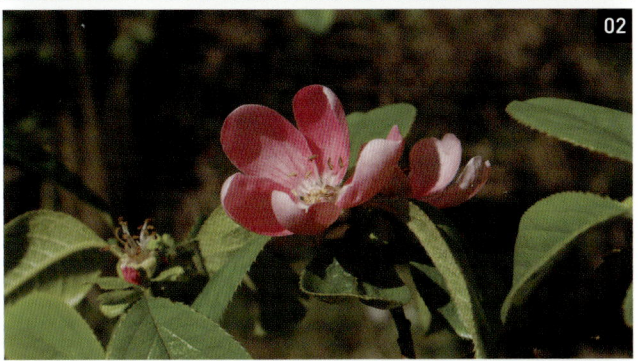

키 10m. **잎**은 길이 6~12㎝, 너비 3~6㎝의 긴 타원형이고, 끝이 갸름하다. 잎 가장자리에 바늘 같은 잔 톱니가 있으며, 잎이 가지에 어긋나게 달린다. **줄기**는 껍질이 짙은 회색을 띠며, 줄기껍질이 얇게 벗겨져 노란갈색, 녹갈색, 회갈색의 얼룩덜룩한 무늬가 생긴다. 어린 가지는 긴 가시모양으로 난다. **꽃**은 4~5월에 피는데 연분홍색을 띠며, 지름이 2.5~3㎝이고, 꽃잎 안쪽이 좀 더 진하다. 꽃잎과 꽃받침은 5장이며, 달콤한 향기가 있다. **열매**는 9월에 둥글고 길쭉하게 열리며, 길이 10~20㎝이고 지름은 8~15㎝이다. 익으면 노랗고 울퉁불퉁하다. 열매살은 코르크 같고 딱딱하며, 달콤한 향이 있다.

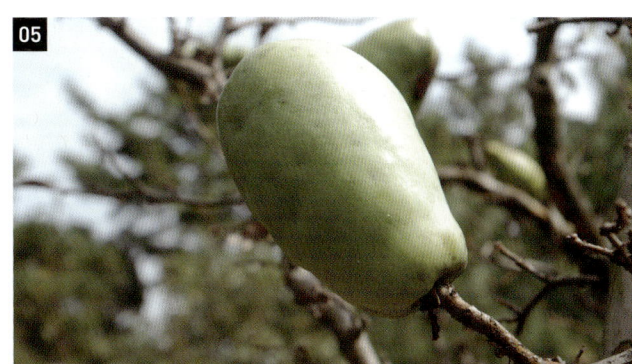

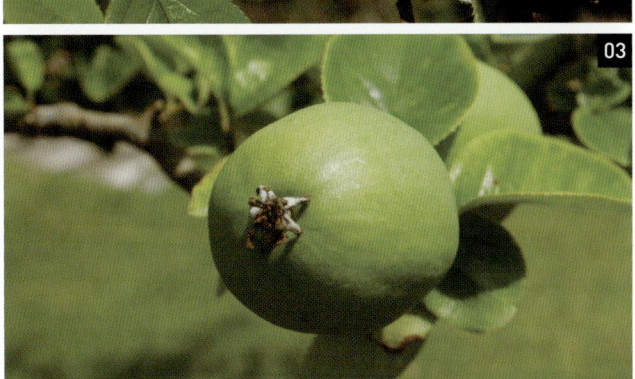

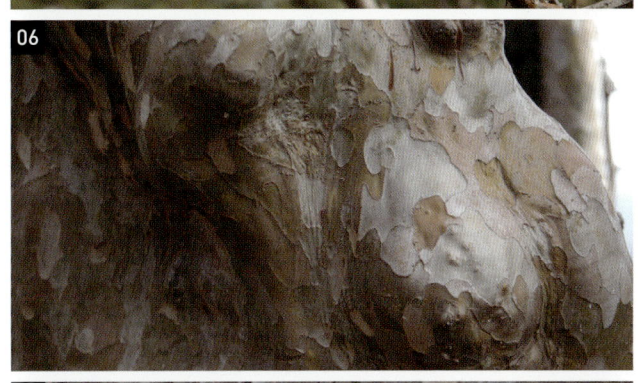

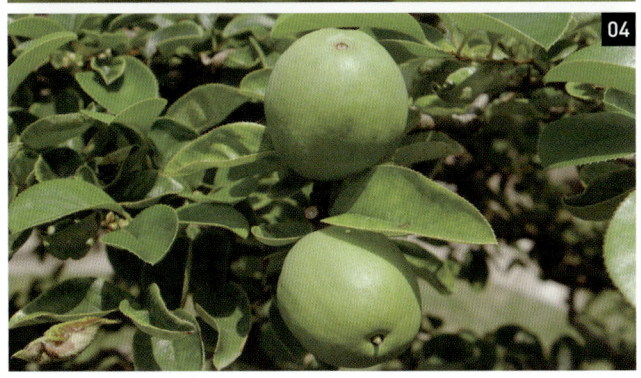

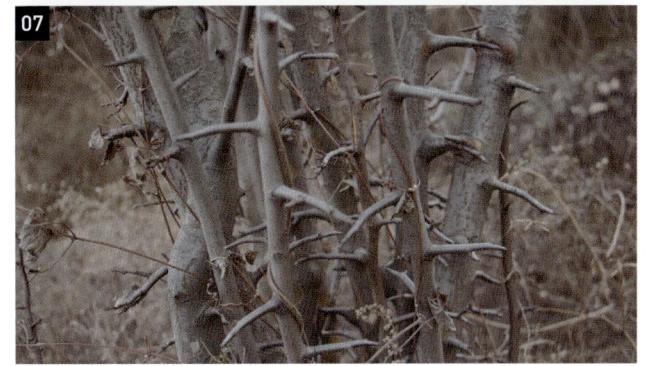

01 어린잎과 꽃봉오리가 같이 달린다. 5월 26일
02 꽃에 향기가 있다. 5월 26일
03 꽃받침이 남아 있는 풋열매. 7월 9일
04 꽃받침이 떨어진 풋열매. 7월 9일

05 익을수록 길어지고 울퉁불퉁해진다. 10월 8일
06 줄기껍질이 얼룩덜룩하다. 1월 26일
07 어린나무는 가지가 가시모양이다. 12월 30일

087 묏미나리

Ostericum sieboldii (Miq.) Nakai

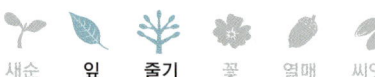

따듯한 약성 | 간질환, 황달, 숙취해소, 두통감기, 류머티즘통증, 신경통, 붓기 등에 효과

미나리과
여러해살이풀

다른 이름
돌미나리

생약명
산근(山芹)

성분
케르세틴(알러지예방)
캠페롤(산화방지)
칼슘(뼈강화)
칼륨(신경세포와
근육기능강화)
비타민A(시력유지)
비타민C(산화방지)
카로틴(종양억제)

특징
독성이 없으며
신맛과 단맛이 있다.

체질
약성이 따듯하므로
몸이 찬 체질이나
추울 때 복용하면 좋다.

서식지
산골짜기의
습한 곳에 난다.

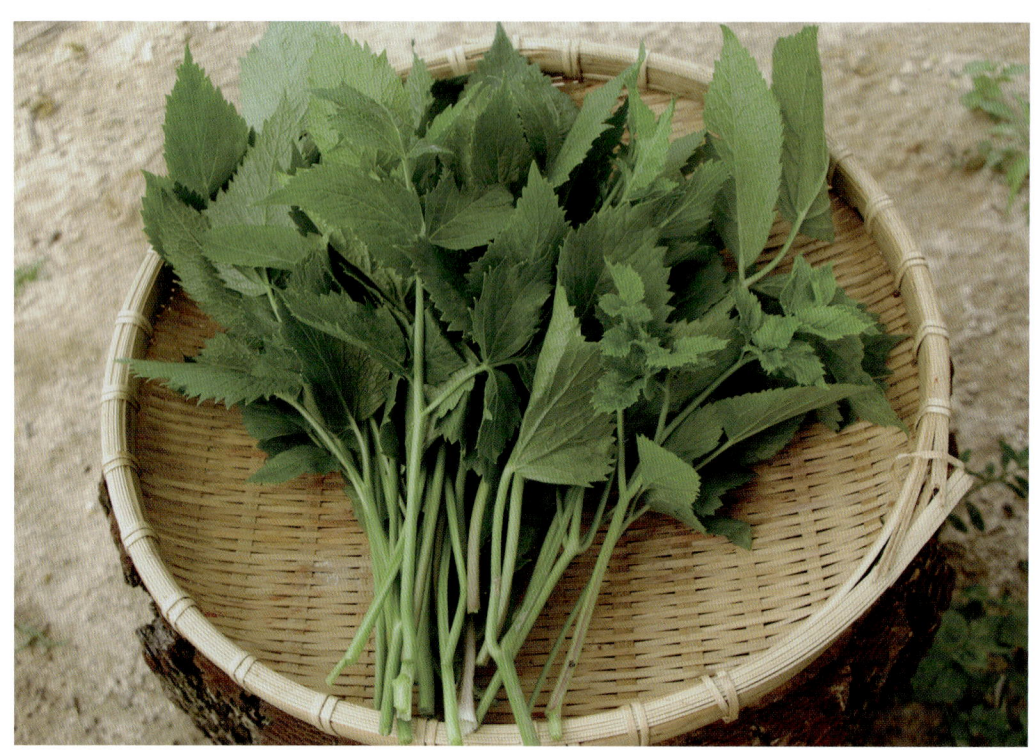

채취한 잎·줄기. 6월 17일

걸러낸 잎·줄기 효소액.

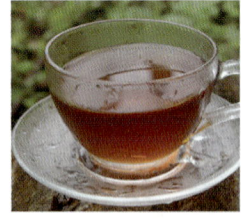

효소액 담그기

- **사용 부위** 잎+줄기
- **채취 기간** 3~9월
- **채취 방법** 꽃이나 열매가 달리지 않고 너무 억세지 않은 것을 골라 싱싱할 때 딴다. 뿌리를 남겨두면 여름에도 계속해서 새순이 올라온다.
- **채취시 주의사항** 흔치 않은 약초이므로 조금만 채취하고, 나머지 개체와 뿌리는 자연에 남겨둔다.
- **배합 비율** 발효될 때 물이 많이 나오지 않으므로 재료 : 설탕의 비율을 1 : 1로 한다.
- **발효와 숙성 기간** 1차 발효는 100일, 2차 발효와 숙성은 100일 이상 한다.
- **완성 상태** 은은한 향이 있어서 발효와 숙성이 잘 되면 그윽한 맛이다.

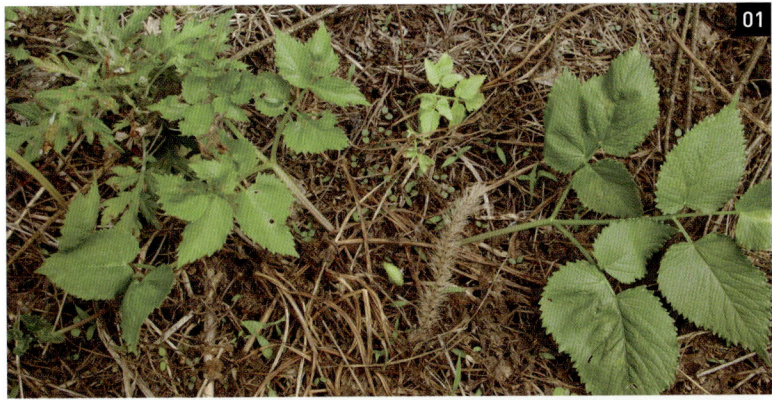
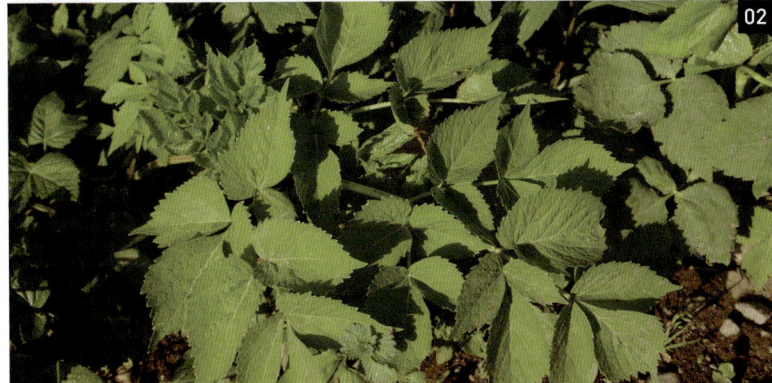
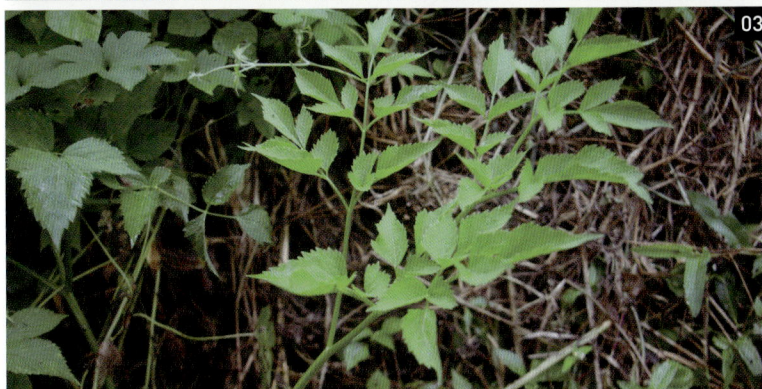
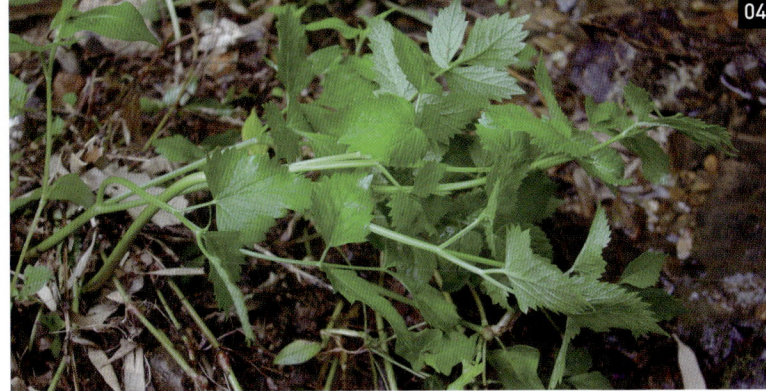

키 1m. **잎**은 길이 10~40㎝의 달걀모양이고, 끝이 뾰족하며, 2~3회 3장으로 갈라져 깃털모양이 된다. 잎 가장자리에 불규칙한 톱니가 있고, 잎이 줄기에 어긋난다. **줄기**는 곧거나 비스듬히 올라오고, 가지가 갈라져 나온다. 줄기에 붉은자줏빛이 돌기도 하며, 세로로 홈이 있다. **꽃**은 8~9월에 피는데 흰색을 띠며, 자잘하게 여러 송이가 겹우산모양으로 뭉쳐서 달린다. **열매**는 9~10월에 여물며, 씨앗이 편평한 타원형이다.

01 새순과 어린잎. 6월 17일
02 잎이 깃털처럼 달린다. 5월 15일
03 줄기 올라온 모습. 7월 30일
04 줄기가 옆으로 누운 모습. 7월 30일
05 꽃이 겹우산모양으로 달린다. 9월 30일
06 풋열매 달린 모습. 10월 10일

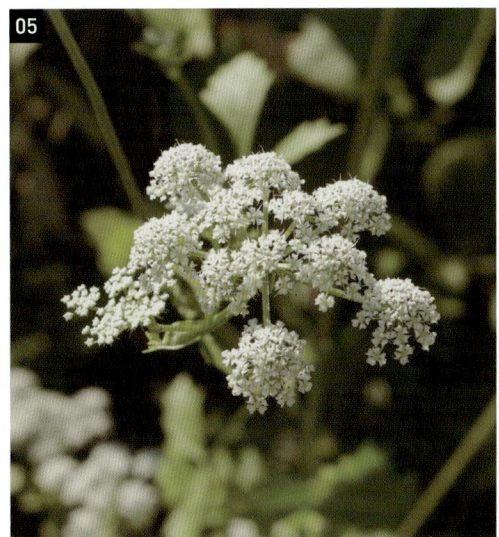
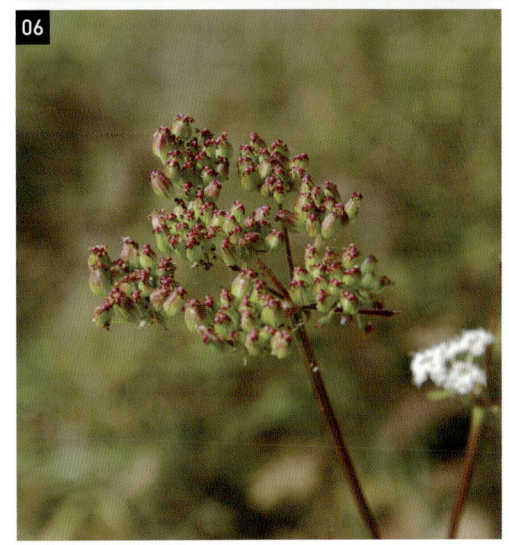

묏미나리

088 배초향

Agastache rugosa (Fisch. & Mey.) Kuntze

 새순 잎 줄기 꽃 열매 씨앗 뿌리

 따듯한 약성 | 더위 먹은 데, 소화불량, 장염, 두통 등에 효과

꿀풀과
여러해살이풀

다른 이름
방애

생약명
곽향(藿香)

성분
로즈마린산(산화방지)
아네톨(자율신경 균형유지)
메틸 차비콜(진균억제)
알파 피넨(방향성분)

특징
독성이 없고 매운맛이 있다.

체질
약성이 따듯하므로
몸이 찬 체질이나
추울 때 복용하면 좋다.

서식지
산과 들의 양지바른
곳에 난다.

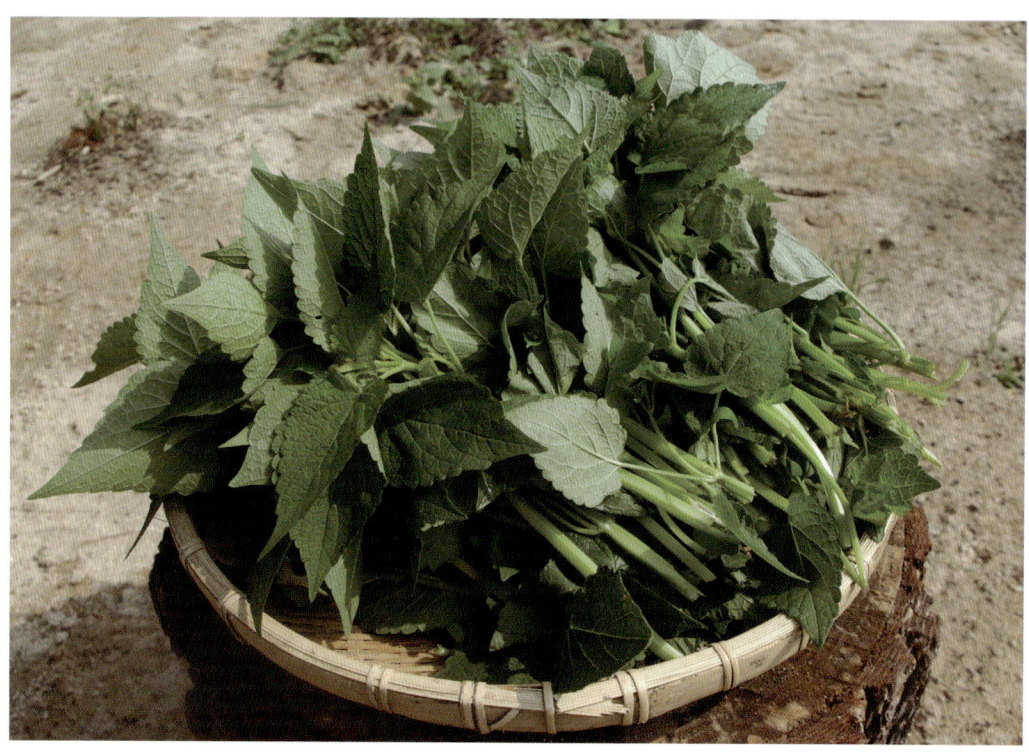

채취한 잎·줄기. 7월 9일

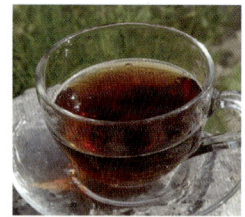

걸러낸 잎·줄기 효소액.

효소액 담그기

- **사용 부위** 잎, 잎+줄기, 잎+줄기+꽃, 꽃
- **채취 기간** 3~9월
- **채취 방법** 잎은 새순부터 다 자란 잎까지 너무 억세지 않은 것을, 꽃은 너무 활짝 피지 않은 것을 골라 싱싱할 때 딴다.
- **채취시 주의사항** 열매가 달린 것은 약성이 떨어져 좋지 않으며, 잎과 줄기는 칼이나 가위 등 쇠붙이를 사용하면 식물이 죽으므로 손으로 직접 따는 것이 좋다.
- **다듬기** 줄기는 담글 때 붕 뜨지 않도록 작게 썬다.
- **배합 비율** 발효될 때 물이 많이 나오지 않으므로 재료 : 설탕의 비율을 1 : 1로 한다.
- **발효와 숙성 기간** 1차 발효는 100일, 2차 발효와 숙성은 100일 이상 한다.
- **완성 상태** 잎에 노릿한 향이 있는데, 발효와 숙성이 잘 되면 오묘한 맛이 난다.

키 40~100㎝이고, 전체에서 노릿한 향이 난다. **잎**은 길이 5~10㎝, 너비 3~7㎝의 얇고 긴 심장모양이고, 끝이 뾰족하다. 잎 가장자리에 둔한 톱니가 있으며, 뒷면에는 잔털이 조금 있고 조금 희끗한 것도 있다. 잎자루는 길이 1~4㎝이고, 잎이 줄기에 마주 달린다. **줄기**는 곧게 올라오고 네모지며, 가지가 갈라져 나온다. **꽃**은 7~9월에 피는데 연보라색을 띠며, 꽃잎 길이가 8~10㎜이다. 여러 송이가 이삭모양으로 뭉쳐서 달리고, 꽃부리가 입술모양으로 갈라진다. **열매**는 10월에 납작한 세모모양의 타원형으로 열리며, 길이가 1.8㎜ 정도이다.

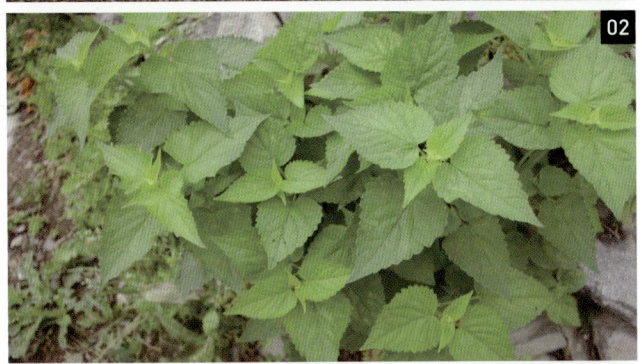
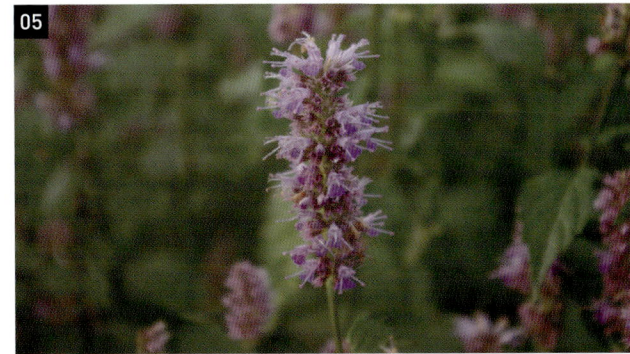
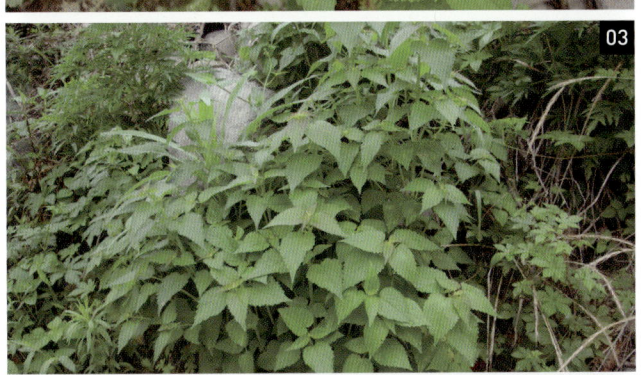
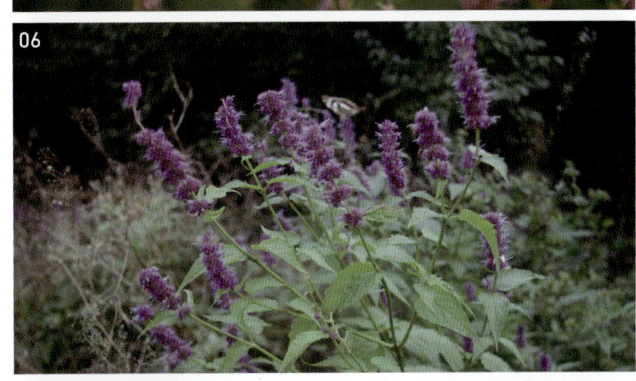
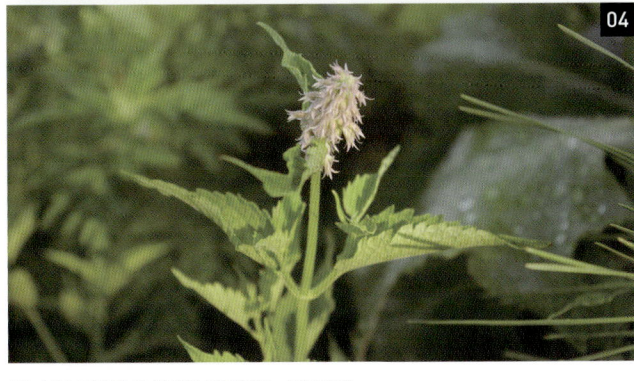
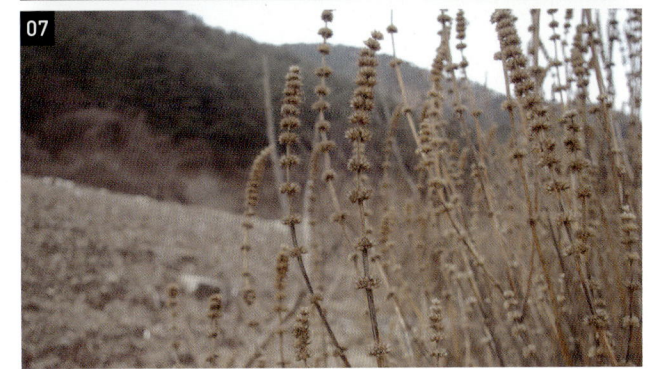

01 묵은 줄기에서 새잎이 올라온다. 4월 21일
02 잎이 마주 달린다. 7월 9일
03 줄기가 곧게 올라온다. 7월 9일
04 꽃봉오리 달린 모습. 7월 27일

05 꽃으로도 효소액을 담근다. 9월 16일
06 9월까지 꽃이 핀다. 9월 30일
07 겨울에도 열매가 달려 있다. 1월 26일

089 벌개미취
Aster tataricus L. F.

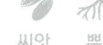
새순 **잎** 줄기 꽃 열매 씨앗 뿌리

 약간 따뜻한 약성 | 기침, 천식, 폐질환 등에 효과

국화과
여러해살이풀

다른 이름
애기개미취

생약명
자원(紫菀)

성분
사포닌(면역력강화)
케르세틴(알러지예방)
프리에델린(종양억제)
프로사포게닌(종양억제)
플라보노이드(산화방지)
정유(방향성분)

특징
독성이 없으며
쓴맛과 단맛과 매운맛이 있다.

체질
약성이 약간 따뜻하므로
몸이 찬 체질, 쌀쌀하거나
추울 때 복용하면 좋다.

서식지
산과 들의
촉촉한 곳에 난다.

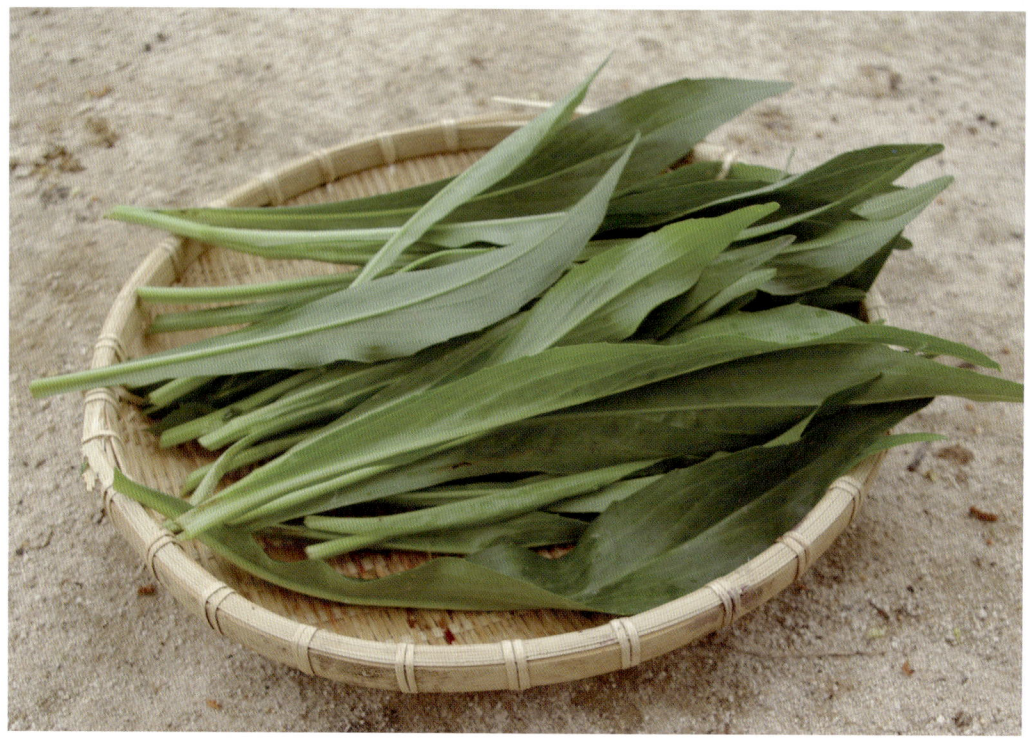

채취한 잎. 6월 20일

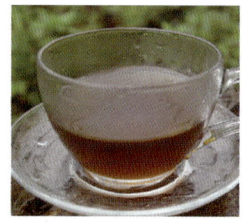

걸러낸 잎 효소액.

효소액 담그기

- **사용 부위** 잎
- **채취 기간** 3~9월
- **채취 방법** 꽃이나 열매가 달리기 전, 어린잎부터 다 자란 잎까지 너무 억세지 않은 것을 골라 싱싱할 때 딴다.
- **채취시 주의사항** 꽃도 함께 채취해 넣어도 되나 흔치 않은 약초이므로 조금만 채취하고, 개체를 남기기 위해 뿌리와 줄기를 자연에 남겨두는 것이 바람직하다.
- **배합 비율** 발효될 때 물이 적게 나오므로 재료 : 설탕의 비율을 1 : 1로 한다.
- **발효와 숙성 기간** 1차 발효는 100일, 2차 발효와 숙성은 100일 이상 한다.
- **완성 상태** 잎에 정유가 들어 있어 발효와 숙성이 잘 되면 향긋한 맛이 난다.

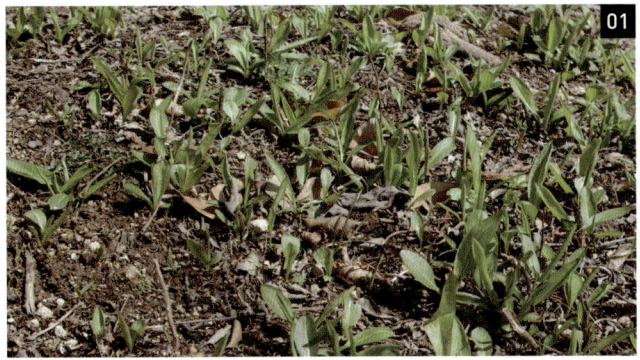

키 50~60cm. **잎**은 길고 좁은 칼 같고 끝이 뾰족하며, 가장자리에 잔 톱니가 드문드문 있다. 뿌리 잎은 길이 12~19cm, 너비 1.5~3cm이고 뭉쳐서 나며, 줄기 잎은 길이 4~5mm로 작고 매우 좁으며 어긋나게 달린다. **줄기**는 곧게 올라오고, 얕은 홈이 있으며, 가지가 많이 갈라져 나온다. **꽃**은 8~9월에 피는데 연한 자주색을 띠고, 들국화모양이며, 지름이 4~5cm이다. 꽃잎처럼 보이는 혀꽃이 있다. **열매**는 10월에 바늘처럼 긴 타원형으로 여물며, 씨앗은 길이 4mm 정도이고 갓털이 없다. **뿌리줄기**는 옆으로 뻗고 잔뿌리가 많으며, 향기가 난다. | **유사종** | 개미취. 꽃이 벌개미취와 비슷하나 키가 크고 잎에 날카로운 톱니가 있다.

01 어린잎 올라오는 모습. 3월 27일
02 뿌리 잎은 뭉쳐서 난다. 4월 8일
03 잎이 칼처럼 길쭉하다. 6월 20일
04 잎 가장자리에 희미하게 톱니가 있다. 5월 17일

05 줄기가 자라는 모습. 7월 19일
06 연보라색 꽃이 핀다. 8월 5일
07 꽃이 달리기 전에 채취한다. 10월 18일

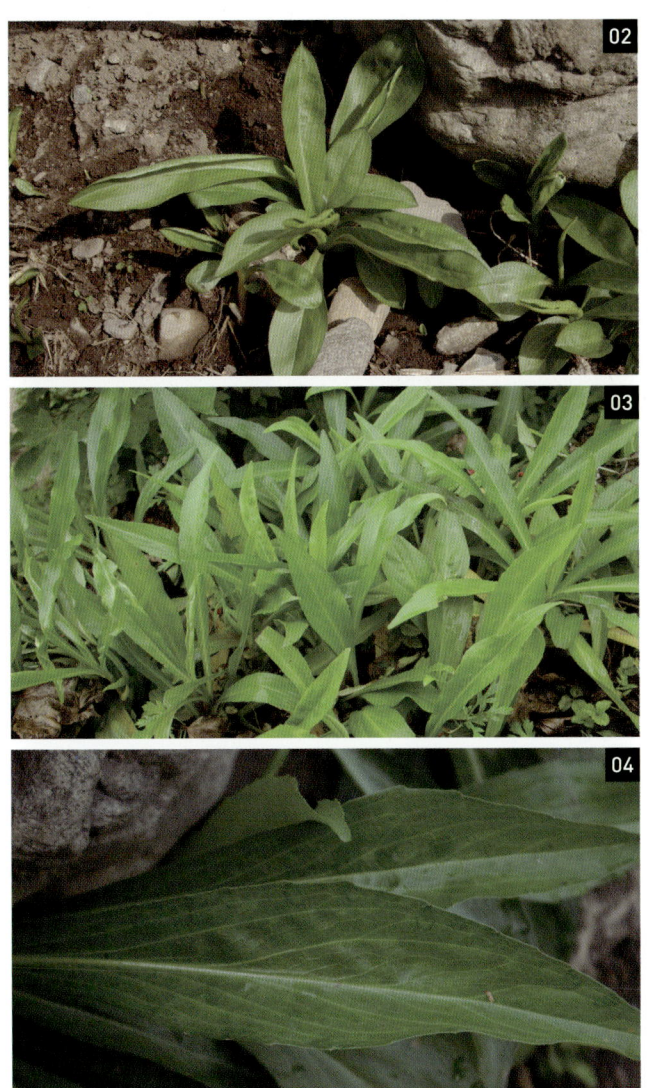

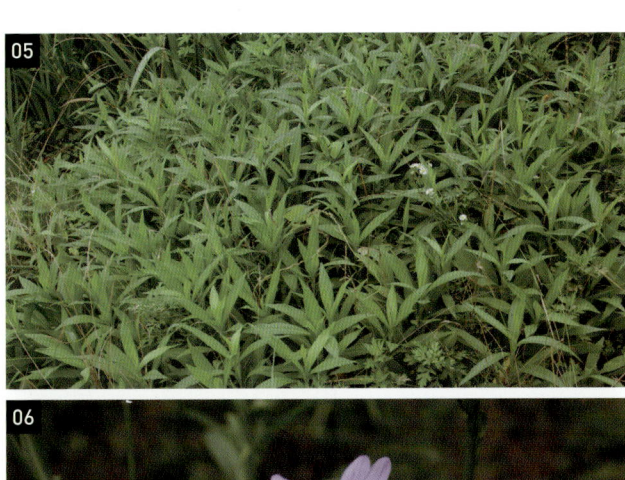

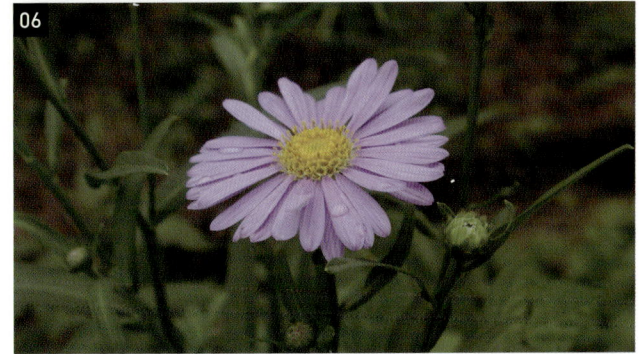

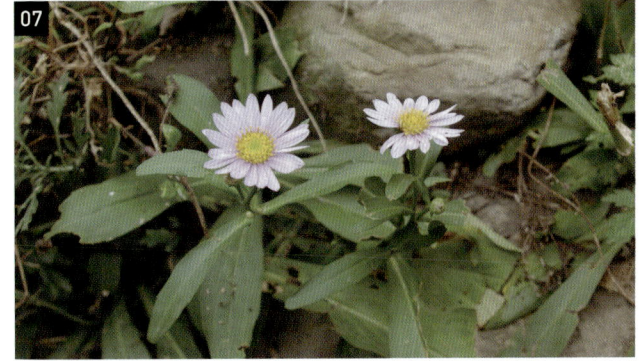

090 부추

Allium tuberosum Rottler ex Spreng.

따뜻한 약성 | 위장병, 신경통, 허약체질 등에 효과

백합과
여러해살이풀

다른 이름
정구지

생약명
구채(韭菜)

성분
사포닌(면역력강화)
베타 카로틴(항산화작용)
알칼로이드
(염증과 통증완화)
비타민A(시력유지)
비타민B_2(빈혈개선)
비타민C(산화방지)
인(혈중콜레스테롤 개선)
칼슘(뼈강화)
철분(빈혈개선)
단백질(근육강화)

특징
독성이 없으며
단맛과 매운맛이 있다.

체질
약성이 따뜻하므로
몸이 찬 체질이나
추울 때 복용하면 좋다.

서식지
낮은 산과 들의
양지바르거나
반그늘인 곳에 나며,
농가에서도 재배한다.

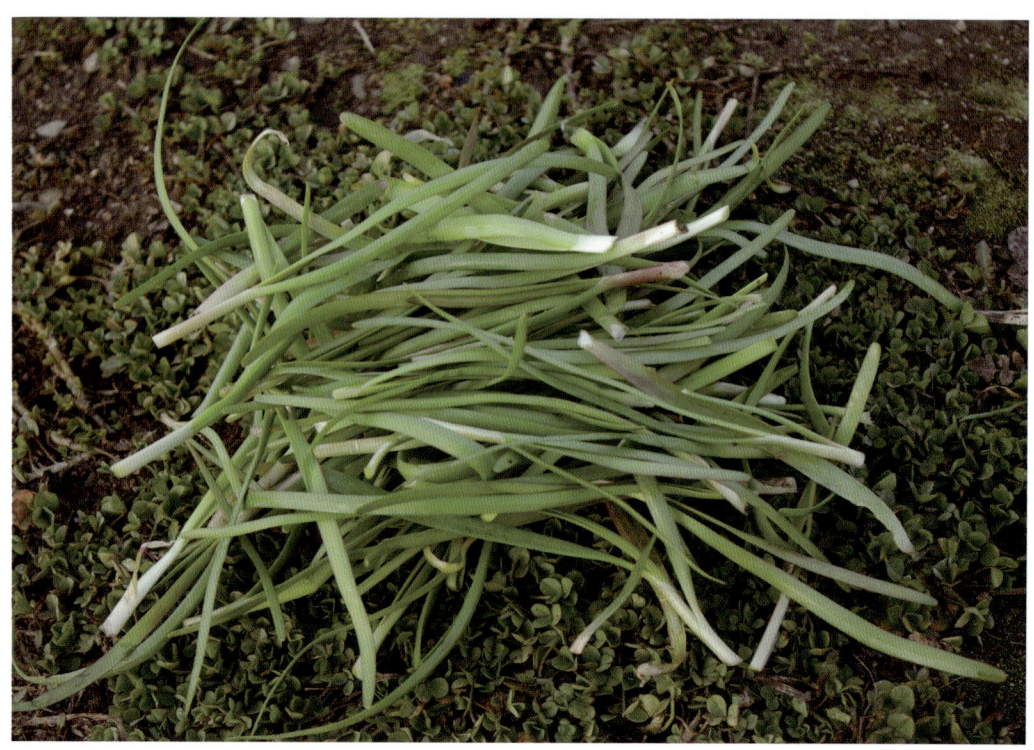

채취한 잎. 3월 14일

걸러낸 잎 효소액.

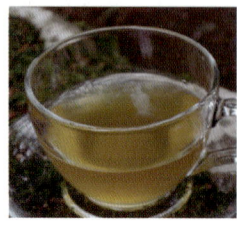

효소액 담그기

- **사용 부위** 잎, 잎+뿌리
- **채취 기간** 3~10월
- **채취 방법** 잎은 어린잎부터 다 자란 잎까지 너무 억세지 않은 것을, 꽃은 너무 활짝 피지 않은 것을, 뿌리는 굵고 튼실한 것을 골라 채취한다.
- **채취시 주의사항** 씨앗이 떨어져 자연적으로 발아한 야생 부추가 약효가 좋다.
- **다듬기** 잎이 연하므로 물에 씻을 때 살살 다루고, 잎이 크거나 뻣뻣할 경우 적당한 크기로 썬다.
- **배합 비율** 발효될 때 물이 많이 나오지 않으므로 재료 : 설탕의 비율을 1 : 1로 한다.
- **발효와 숙성 기간** 1차 발효는 100일, 2차 발효와 숙성은 100일 이상 한다.
- **담그기와 발효시 주의사항** 발효 가스가 많이 나오므로 항아리에 70% 이하로 담고, 유리병에 담글 경우 뚜껑을 느슨하게 닫는다.
- **완성 상태** 매콤한 맛이 있어 발효와 숙성이 잘 되면 개운한 맛이다.
- **복용시 주의사항** 꿀이나 술과는 맞지 않으므로 함께 사용하지 않는다.

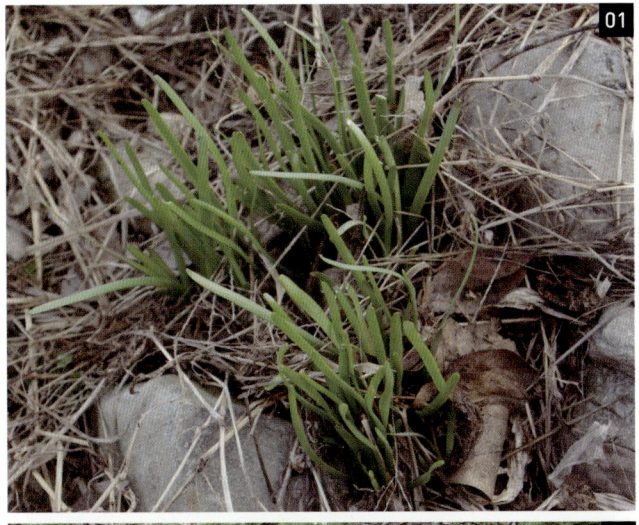

키 30~40㎝. **잎**은 길이 30㎝ 안팎으로 좁고 긴 줄 같으며, 끝이 갸름하거나 뾰족하고, 살집이 있다. 잎이 뿌리에 뭉쳐서 난다. **꽃**은 7~8월 꽃줄기에 피는데, 꽃줄기가 길이 30~40㎝로 자란다. 꽃은 흰색을 띠고, 지름 6~7㎜이며, 여러 송이가 우산모양으로 뭉쳐서 달린다. 꽃잎은 없고 꽃덮이 6개가 꽃잎처럼 펴지며, 수술은 6개이다. **열매**는 10월에 여무는데 타원형의 공 3개가 뭉쳐진 모양이다. 익으면 열매껍질이 갈라져 씨앗이 나온다. **뿌리**는 길고 무성하게 뻗는다.

01 야생에서 올라온 어린잎. 3월 14일
02 산속에서 야생으로 자라는 모습. 9월 24일
03 꽃봉오리 생기는 모습. 9월 24일
04 꽃이 핀 것도 효소액을 담근다. 9월 24일
05 꽃잎이 작고 6장이 달린다. 8월 17일
06 꽃 사이에 풋열매가 보인다. 9월 24일
07 열매 익어가는 모습. 10월 2일

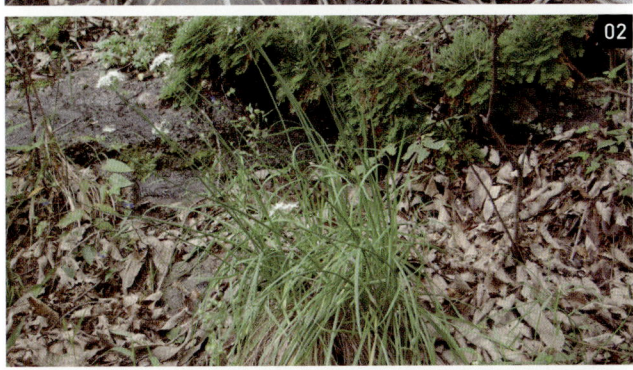

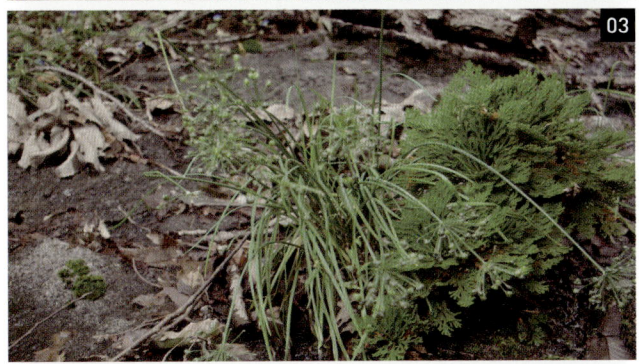

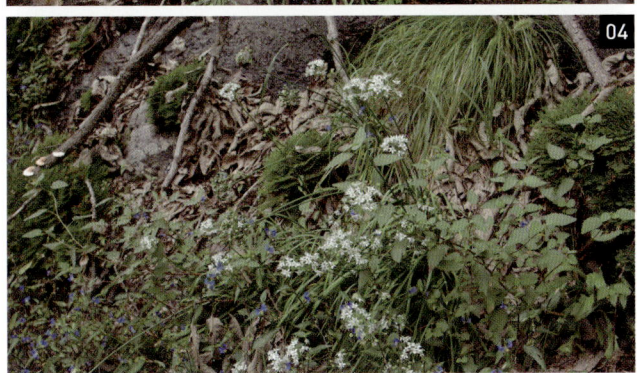

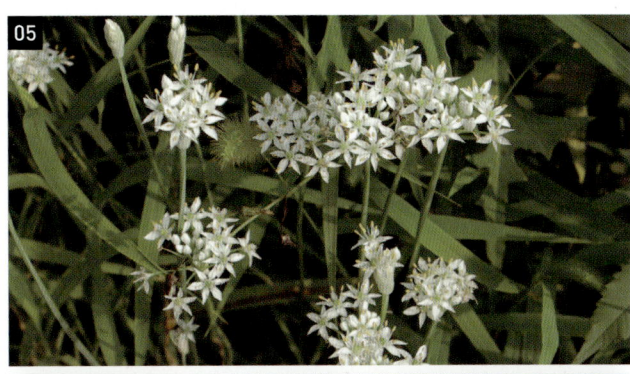

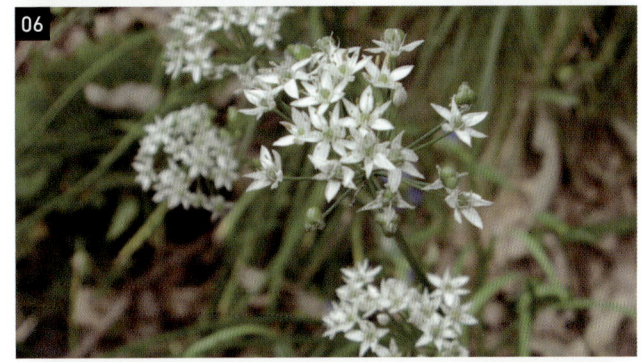

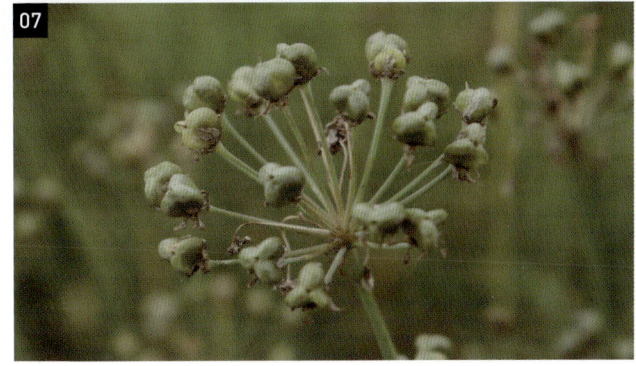

부추

091 분취

Saussurea seoulensis Nakai

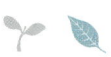
새순 　잎　 줄기　 꽃　 열매　 씨앗　 뿌리

 따듯한 약성 | 어혈통증, 관절통, 풍을 없애는 데 효과

국화과
여러해살이풀

다른 이름
서울분취

생약명
풍모국(風毛菊)

특징
독성이 없으며
쓴맛과 매운맛이 있다.

체질
약성이 따듯하므로
몸이 찬 체질이나
추울 때 복용하면 좋다.

서식지
산과 들의 반그늘인
곳에 난다.

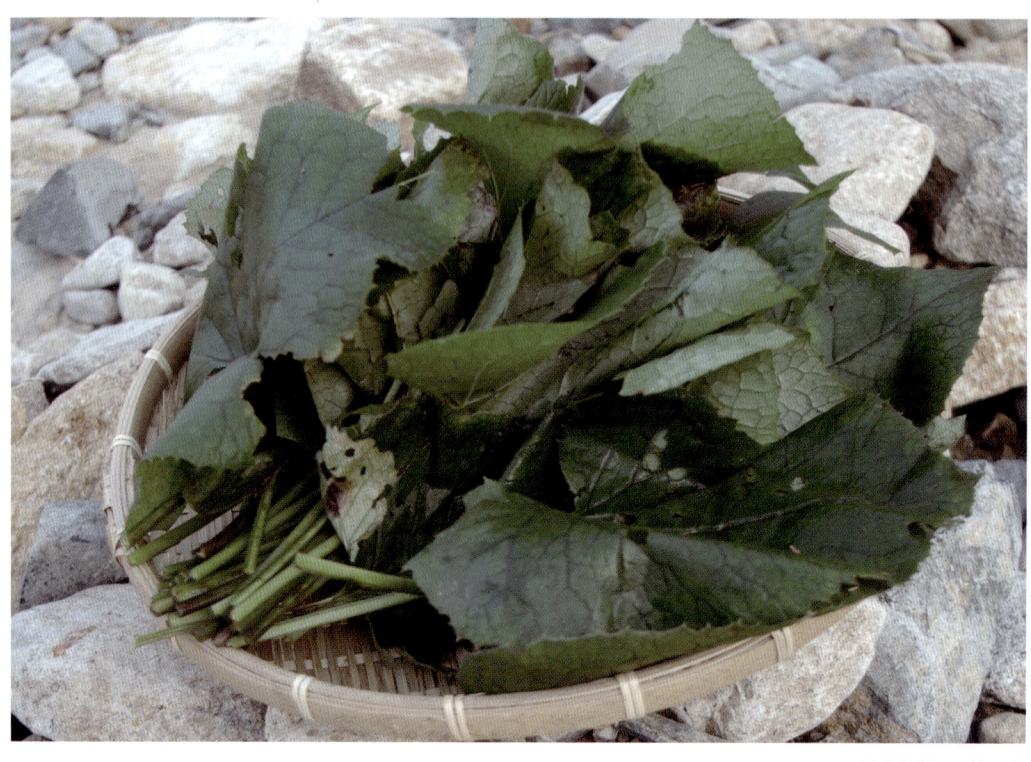

채취한 잎. 10월 20일

효소액 담그기

- **사용 부위** 잎　 **채취 기간** 3~10월
- **채취 방법** 꽃이나 열매가 달리지 않은 것을 골라 싱싱할 때 딴다. 꽃이 핀 것은 쓴맛이 더 강하다.
- **채취시 주의사항** 줄기를 함께 채취해 넣어도 되지만 흔치 않은 약초이므로 뿌리와 줄기를 자연에 남겨두고 조금만 채취하는 것이 바람직하다.
- **다듬기** 잎이 크거나 뻣뻣할 경우 적당한 크기로 썬다.
- **배합 비율** 발효될 때 물이 적게 나오므로 재료 : 설탕의 비율을 1 : 1로 한다.
- **발효와 숙성 기간** 1차 발효는 100일, 2차 발효와 숙성은 100일 이상 한다.
- **복용시 주의사항** 어혈을 내보내는 약초이므로 임산부는 먹지 않는 것이 좋다.

걸러낸 잎 효소액.

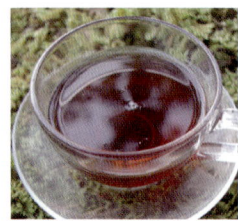

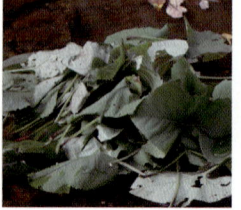 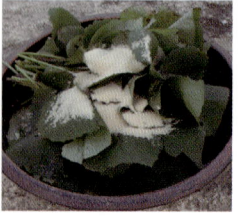

왼쪽 자연의 물로 씻는 것이 좋다.
오른쪽 잎으로 효소액 담그는 모습.

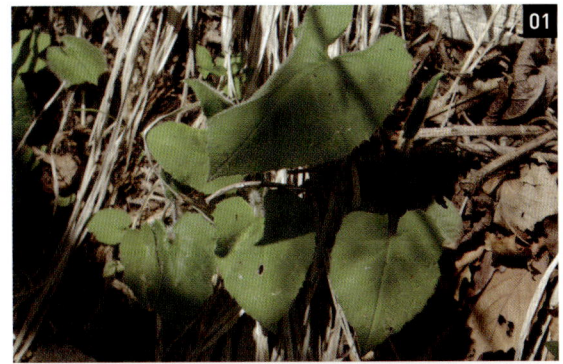

키 20~80cm. **잎**은 길이 6~11cm의 갸름한 심장모양이고, 끝이 무디거나 뾰족하다. 어릴 때는 잎 앞뒷면이 솜털로 덮여 있고, 점차 솜털이 벗겨져서 앞뒷면에 잔털이 남으며, 뒷면이 희끗하다. 잎 가장자리에는 뾰족한 톱니가 있다. 뿌리 잎은 뭉쳐서 나고 잎자루가 길이 4~9cm이며, 줄기 잎은 어긋나게 달리고 잎자루가 없거나 짧다. **줄기**는 잔털이 있고 곧게 올라오며, 윗동에서 가지가 조금 갈라져 나온다. **꽃**은 7~9월에 피는데 연보라색을 띤다. **열매**는 10월에 여무는데 씨앗이 길이 4.5mm 정도이며, 하얀 갓털이 붙어 있다.

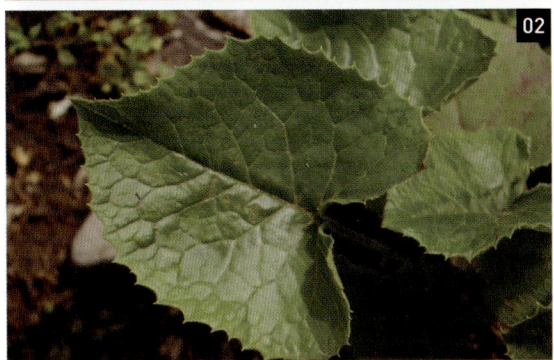

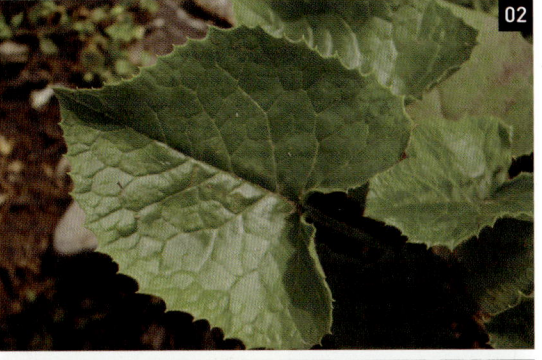

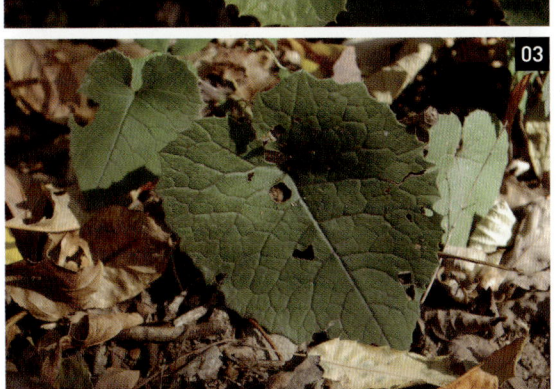

01 어릴 때는 솜털로 덮여 있다. 5월 17일
02 잎 앞뒷면에 잔털이 있다. 5월 16일
03 잎이 심장모양이다. 10월 20일
04 꽃이나 열매가 생긴 것은 맛이 더 쓰다. 10월 20일
05 꽃이 지고 열매가 생기고 있다. 10월 20일
06 가을에도 잎이 올라온다. 10월 20일

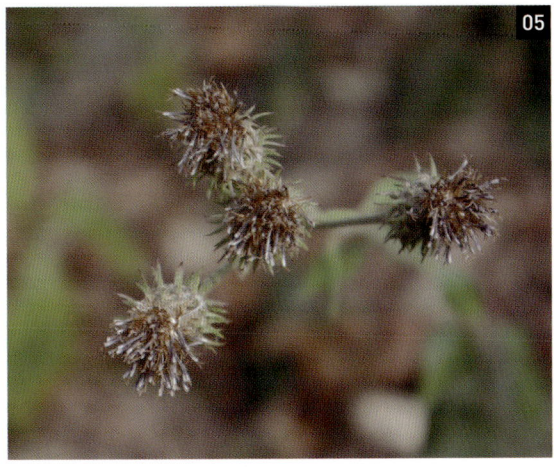

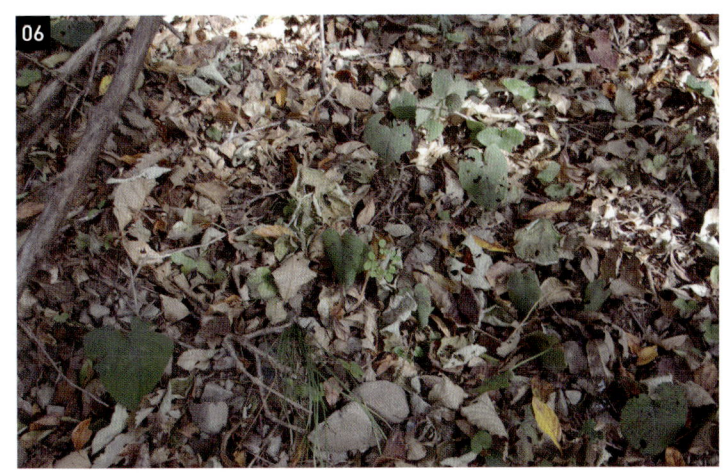

분취

092 산겨릅나무

Acer tegmeutosum Max.

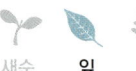
새순 · 잎 · 줄기 · 꽃 · 열매 · 씨앗 · 뿌리

 따뜻한 약성 | 숙취해소, 간경화, 백혈병 등에 효과

단풍나무과
잎지는 큰키나무

다른 이름
산청목

생약명
청해축(青楷槭)

성분
마그네슘(체내기능유지)
인(혈중콜레스테롤 개선)
칼슘(뼈강화)
칼륨
(신경세포와 근육기능 강화)
나트륨(수분유지)
망간(뇌기능유지)
철분(빈혈개선)
아연(면역력증가)
탄수화물(에너지공급)
조지방 / 조단백

특징
독성이 없고 담백한 맛이 있다.

체질
약성이 따뜻하므로
몸이 찬 체질이나
추울 때 복용하면 좋다.

서식지
깊은 산 계곡가에서 자란다.

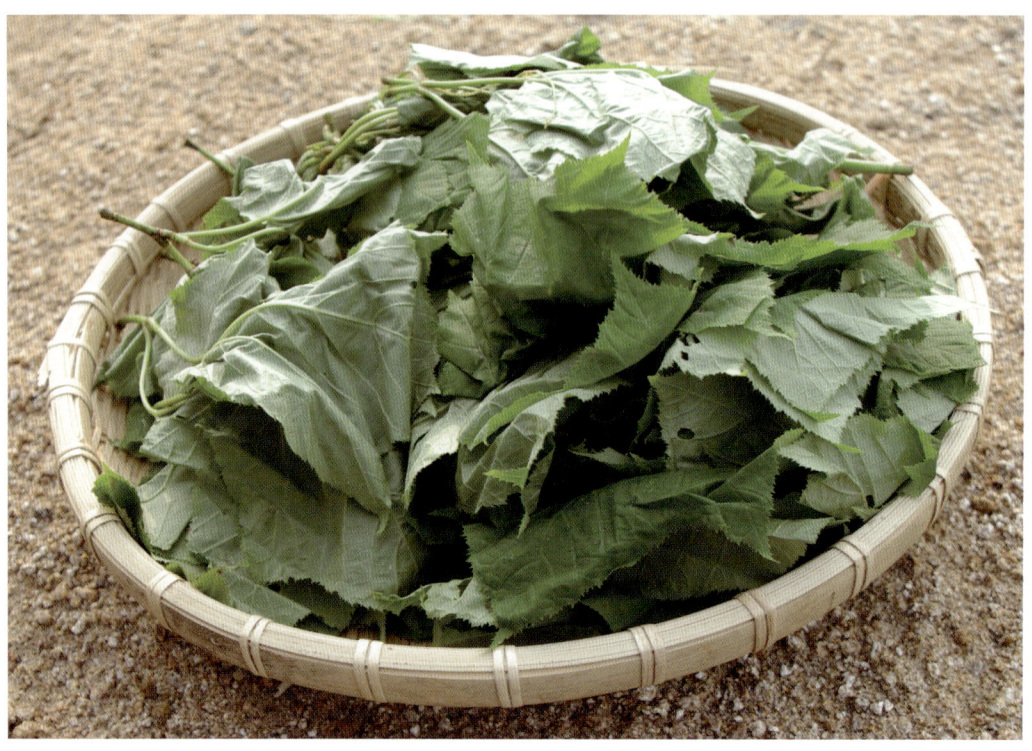

채취한 잎. 5월 24일

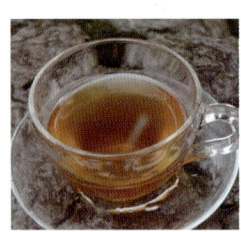

걸러낸 잎 효소액.

효소액 담그기

- **사용 부위** 잎
- **채취 기간** 3~9월
- **채취 방법** 잎은 열매가 달리지 않고 너무 억세지 않은 것을 골라 싱싱할 때 딴다.
- **채취시 주의사항** 흔치 않은 약초이고 잎이 광합성작용을 해야 꽃이나 열매가 양분을 얻으므로 너무 많이 채취하지 않는다.
- **배합 비율** 발효될 때 물이 많이 나오지 않으므로 재료 : 설탕의 비율을 1 : 1로 한다.
- **발효와 숙성 기간** 1차 발효는 100일, 2차 발효와 숙성은 100일 이상 한다.
- **완성 상태** 강한 맛이 없어서 발효와 숙성이 잘 되면 은은한 맛이다.

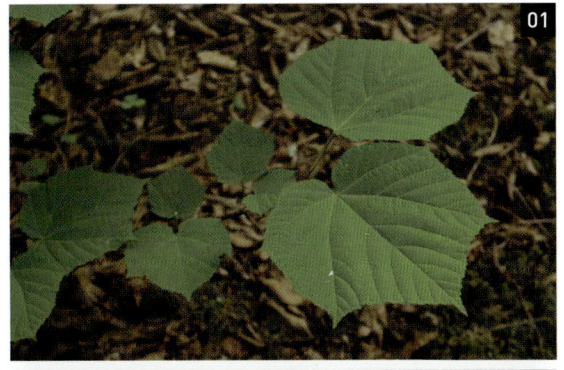

키 15m. **잎**은 길이 7~16cm, 너비 8~12cm이며, 넓고 끝이 3~5갈래로 얕게 갈라져 5~6각형과 비슷하다. 갈라진 끝은 뾰족하고, 잎 가장자리에 겹톱니가 있으며, 잎자루 길이는 3~8cm이다. 잎이 가지에 마주 달린다. **줄기**는 껍질이 짙은 녹회색을 띠며, 세로로 희끗한 줄무늬가 있다. 가지를 꺾으면 비릿한 냄새가 난다. **꽃**은 6~8월에 피는데 연노란색을 띠며, 암꽃과 수꽃이 다른 나무에 달리고, 길이 8cm 정도의 꽃줄기에 자잘한 꽃들이 달린다. 꽃잎과 꽃받침이 5개, 수술은 8개이고, 암술머리는 2갈래로 갈라진다. **열매**는 9~10월에 긴 날개모양으로 여무는데, 2개가 각도가 크게 벌어져 마주 붙는다. 열매 길이는 3cm 정도이다.

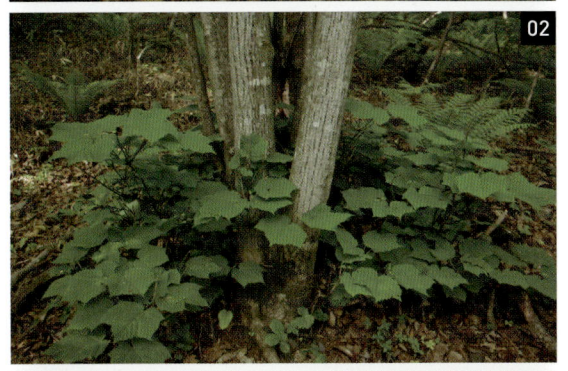

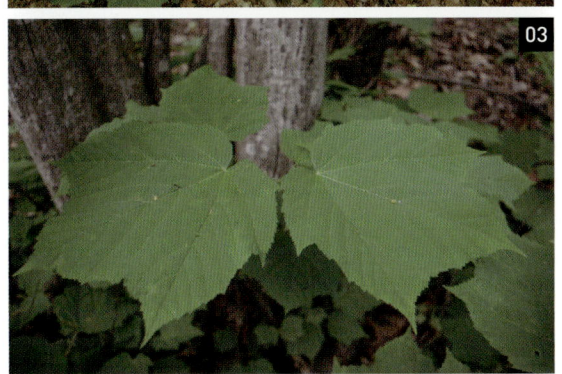

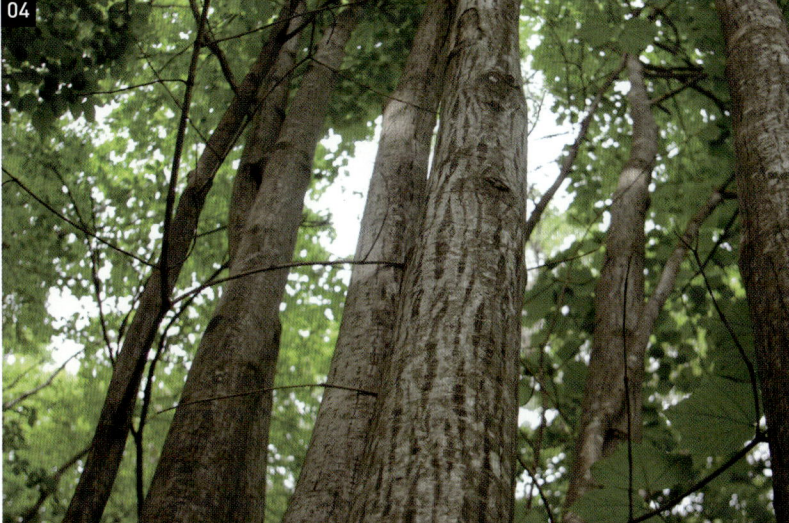

01 잎이 5~6각형처럼 갈라진다. 5월 24일
02 어린 줄기에 잎이 달린 모습. 5월 24일
03 잎이 다 자란 모습. 5월 24일
04 줄기에 줄무늬가 있다. 5월 24일
05 꽃줄기가 아래로 처진다. 5월 24일
06 꽃이 아주 작게 달린다. 5월 24일

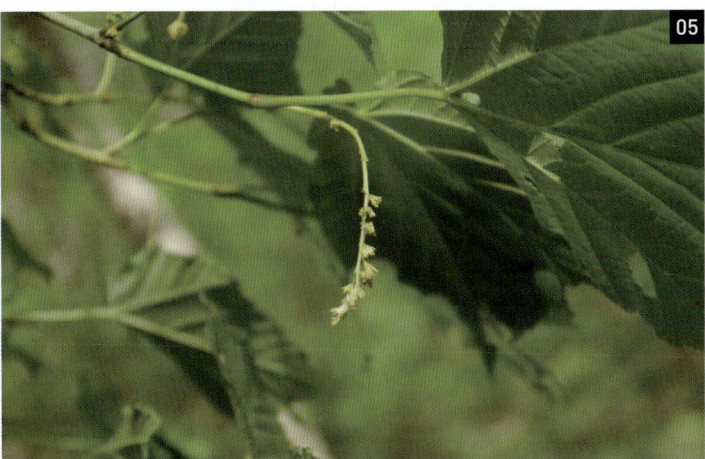
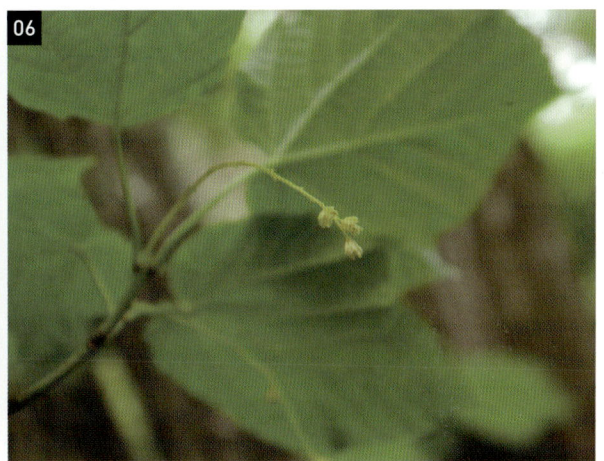

산겨릅나무

093 산딸기

Rubus crataegifolius Bunge

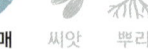

약간 따뜻한 약성 | 간질환, 숙취해소, 갱년기장애, 자양강장 등에 효과

장미과
잎지는 작은키나무

생약명
현구자(懸鉤子)

성분
플라보노이드(산화방지)
라이신(면역력강화)
아스파라긴산(숙취해소)
살리칠산(해열과 진통)
베타 카로틴(산화방지)
펙틴(정장작용)
안토시아닌(산화방지)
비타민C(산화방지)
비타민E(항산화물질생성)
칼슘(뼈강화)
칼륨(신경세포와 근육기능강화)
말산(피로회복)
시트르산(에너지보충)
포도당(에너지공급)
과당(피로회복)

특징
독성이 없으며
신맛과 단맛이 있다.

체질
약성이 약간 따뜻하므로
몸이 찬 체질, 쌀쌀하거나
추울 때 복용하면 좋다.

서식지
산과 들의 양지바른
곳에서 자란다.

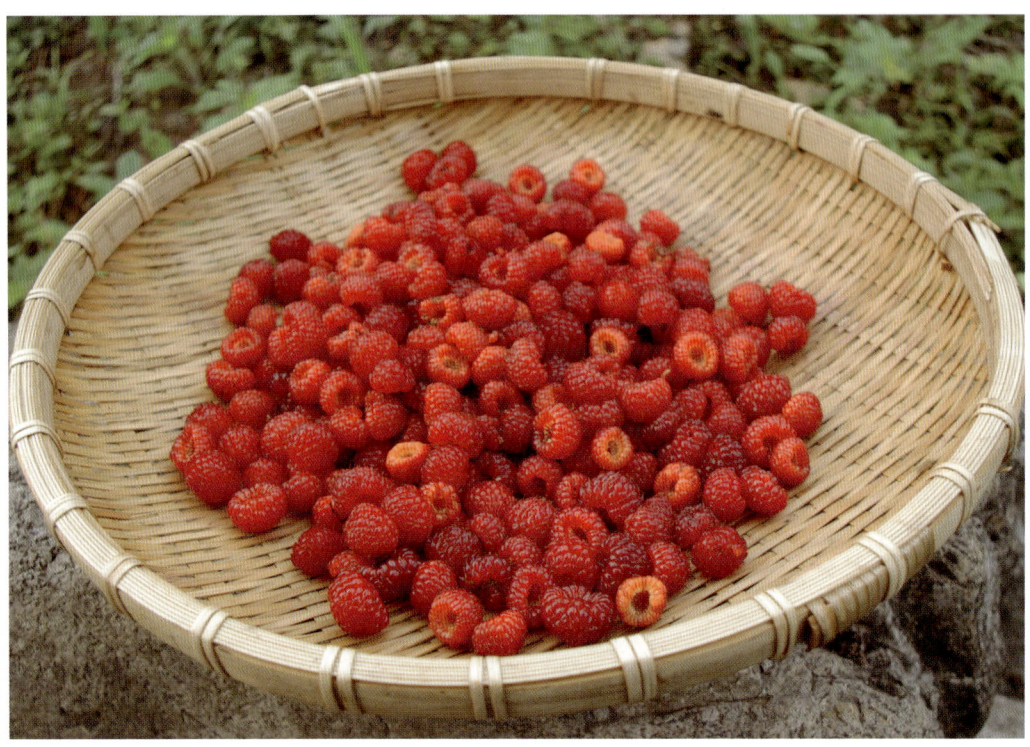

채취한 열매. 6월 17일

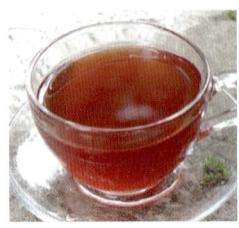

걸러낸 열매 효소액.

효소액 담그기

- **사용 부위** 잎, 열매
- **채취 기간** 3~7월
- **채취 방법** 잎은 어린잎부터 다 자란 잎까지 너무 억세지 않은 것을, 열매는 너무 익지 않은 것을 골라 싱싱할 때 딴다.
- **채취시 주의사항** 잎이 광합성작용을 해야 꽃이나 열매가 양분을 얻으므로 너무 많이 채취하지 않는다.
- **다듬기** 열매살이 연하므로 물에 씻을 때 살살 조심해서 다뤄야 한다.
- **배합 비율** 잎은 물이 적게 나오므로 재료 : 설탕의 비율을 1 : 1로 한다. 열매는 물이 많이 나오므로 설탕의 비율을 1 이상으로 늘리며, 발효 중에 설탕이 부족한 듯하면 가끔씩 덧넣는다.
- **발효와 숙성 기간** 1차 발효는 100일, 2차 발효와 숙성은 100일 이상 한다.
- **완성 상태** 열매에 새콤달콤한 맛이 있어 발효와 숙성이 잘 되면 상큼한 맛이 난다.
- **건더기 활용** 효소액을 걸러내고 남은 열매는 설탕을 넣고 졸여서 잼처럼 먹는다.

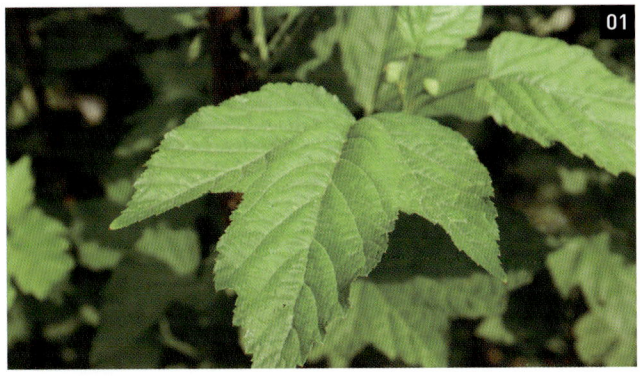

키 1~2m. **잎**은 길이 4~10㎝, 너비 3.5~8㎝로 넓고 끝이 3~4갈래로 갈라지는데, 열매가 달리는 가지의 잎은 갈라지지 않는 경우도 있다. 잎 가장자리에 날카로운 겹톱니가 있고, 잎자루는 길이 2.5~5㎝이다. 잎이 가지에 어긋나게 달린다. **줄기**가 곧거나 비스듬히 굽어 자라고, 줄기껍질은 붉은녹색에서 붉은갈색이 되며 세로로 얕게 갈라져 줄무늬가 생긴다. 줄기와 가지에 굽은 짧은 가시가 있다. **꽃**은 5~6월에 피는데 흰색을 띠고, 지름이 2~3㎝이다. 꽃잎은 5장이며, 꽃받침은 5갈래로 갈라지고 안쪽이 흰녹색을 띠며 잔털이 있다. **열매**는 6~7월에 둥글고 작은 알갱이가 뭉쳐서 열리며, 익으면 붉은색이다. | **유사종** | 복분자. 잎과 꽃이 산딸기와 비슷하나, 꽃이 연분홍색을 띠고 열매가 검게 익는 것이 다르다

01 잎이 3갈래로 갈라진다. 5월 15일
02 줄기가 불그스름하다. 1월 9일
03 줄기가 여러 개 올라온다. 1월 6일
04 줄기에 갈고리 같은 가시가 있다. 1월 6일

05 꽃이 흰색으로 핀다. 5월 15일
06 줄기가 휘어 열매가 달린 모습. 6월 15일
07 열매와 풋열매. 6월 18일

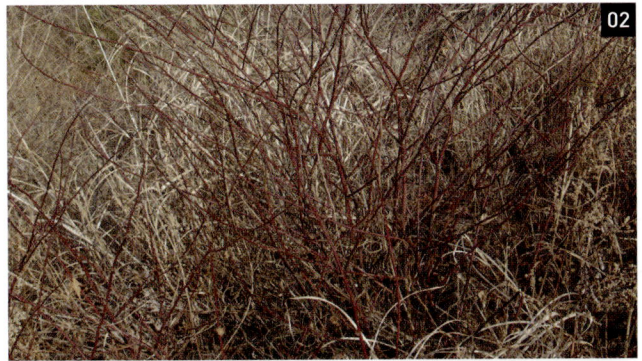

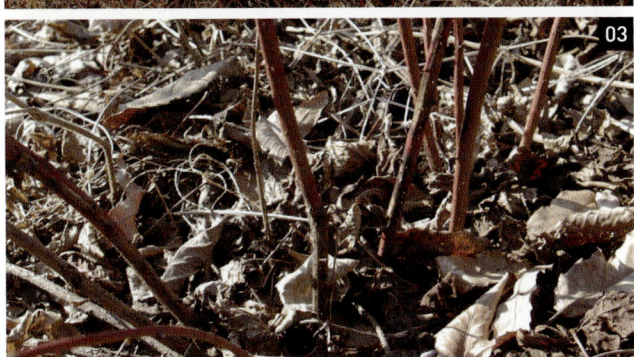

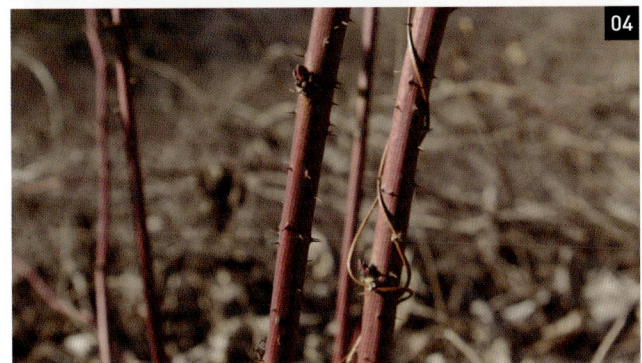

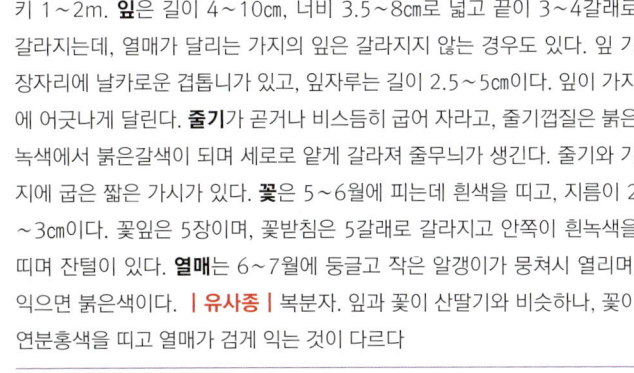

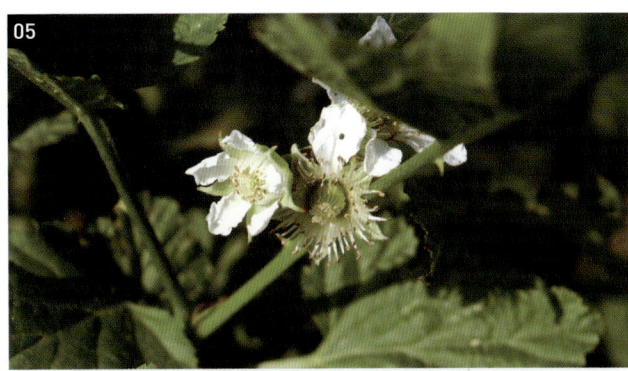

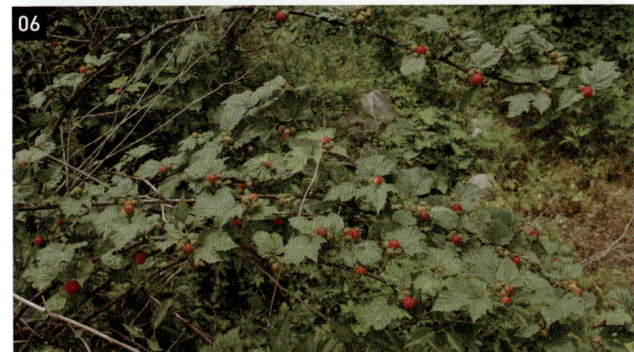

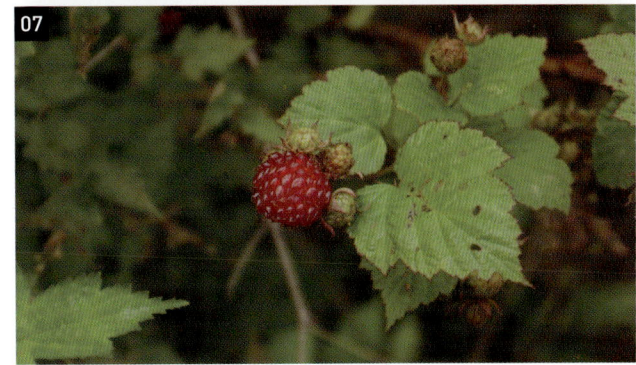

094 산마늘

Allium microdictyon Prokh.

| 새순 | **잎** | 줄기 | 꽃 | 열매 | 씨앗 | 뿌리 |

 약간 따뜻한 약성 | 자양강장, 코피, 소화불량 등에 효과

백합과
여러해살이풀

다른 이름
명이나물

생약명
각총(茖蔥)

성분
사포닌(면역력강화)
알리신(살균작용)
비타민A(시력유지)
베타 카로틴(산화방지)
칼슘(뼈강화)
인(혈중콜레스테롤 개선)
철분(빈혈개선)

특징
독성이 없고 매운맛이 있다.

체질
약성이 약간 따듯하므로 몸이 찬 체질, 쌀쌀하거나 추울 때 복용하면 좋다.

서식지
높은 산 반그늘인 곳에 난다.

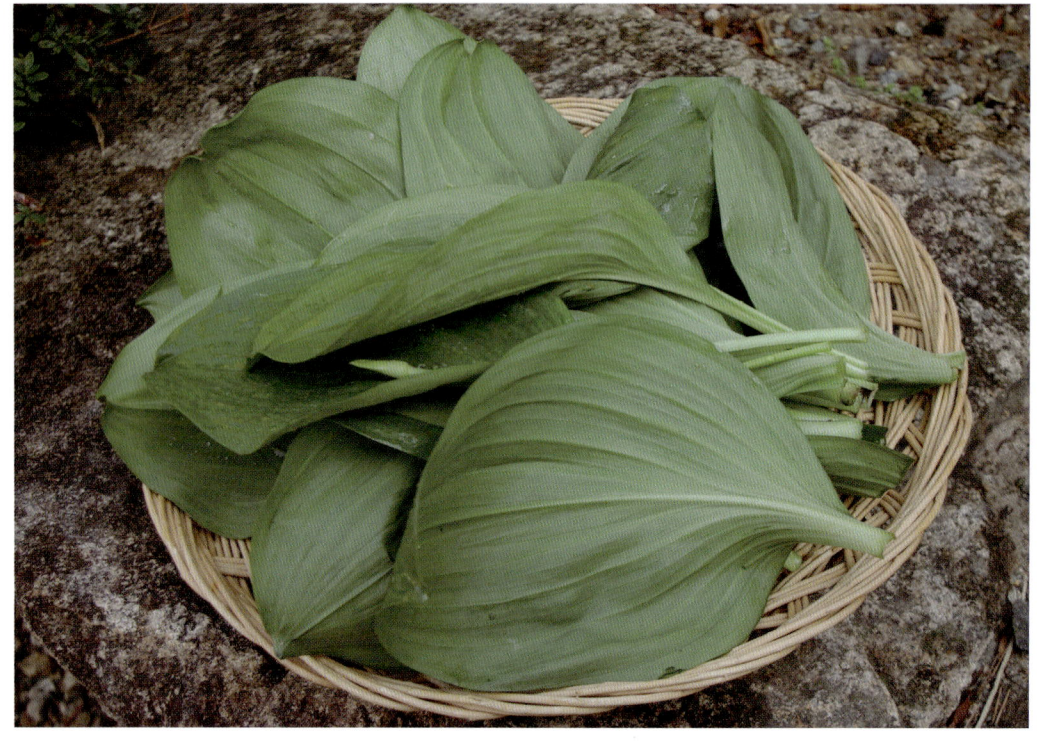

채취한 잎. 4월 5일

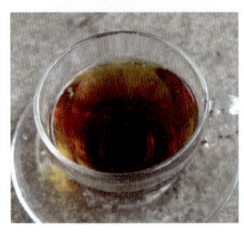

위 자연의 물로 씻는 것이 좋다.
아래 걸러낸 잎 효소액.

효소액 담그기

- **사용 부위** 잎
- **채취 기간** 3~9월
- **채취 방법** 꽃이나 열매가 달리지 않고 너무 억세지 않은 것을 골라 싱싱할 때 딴다.
- **채취시 주의사항** 꽃이나 열매를 맺은 것은 독성이 조금 있으므로 좋지 않다. 또, 흔치 않은 약초이므로 조금만 채취하고 뿌리와 줄기를 자연에 남겨둔다.
- **다듬기** 잎이 크거나 뻣뻣할 경우 적당한 크기로 썬다.
- **배합 비율** 발효될 때 물이 적게 나오므로 재료 : 설탕의 비율을 1 : 1로 한다.
- **발효와 숙성 기간** 1차 발효는 100일, 2차 발효와 숙성은 100일 이상 한다.
- **완성 상태** 잎에 매콤한 맛이 있어 발효와 숙성이 잘 되면 개운한 맛이다.
- **복용시 주의사항** 매운맛이 있어 위장이 약한 사람은 속이 쓰릴 수 있으므로 소량씩 복용한다.

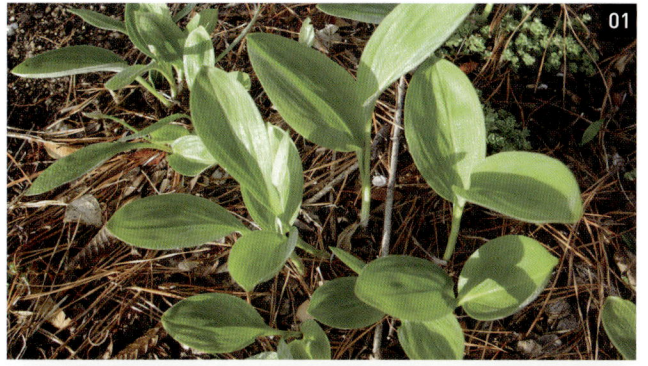

키 40~70㎝. **잎**은 길이 20~30㎝, 너비 3~10㎝의 타원형이고, 끝이 뾰족하며, 만져보면 부드럽다. 잎 가장자리는 밋밋하며, 앞뒷면은 세로 잎맥이 있고 윤기가 없다. 잎이 뿌리에 2~3장씩 뭉쳐서 난다. **꽃**은 5~7월에 길이 40~70㎝의 꽃줄기 끝에 흰색을 띠는 꽃이 자잘하게 여러 송이가 우산모양으로 뭉쳐서 달린다. 꽃잎은 없고 꽃잎모양의 꽃덮이가 6장 있다. **열매**는 8~9월에 심장모양으로 여물고, 익으면 열매껍질이 갈라져 씨앗이 나온다. **뿌리**는 갸름한 알모양이고, 수염뿌리가 있다. | **유사종** | 박새(독초). 잎이 산마늘과 비슷하나 질기고 아코디언 같은 주름이 있다.

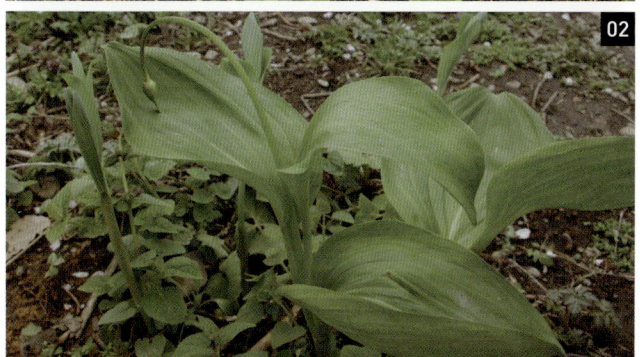

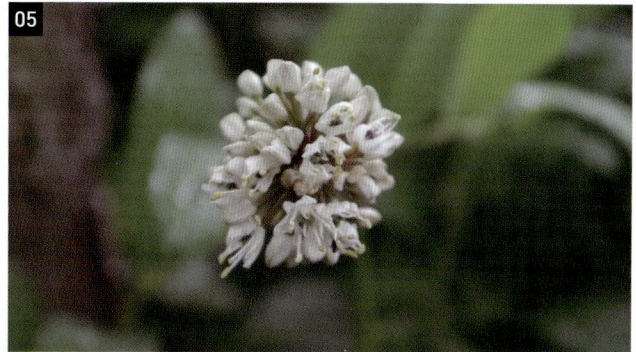

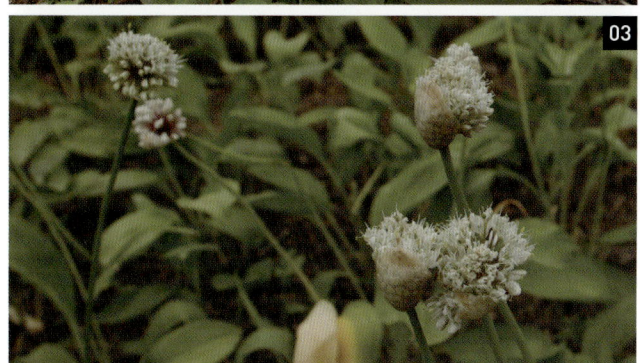

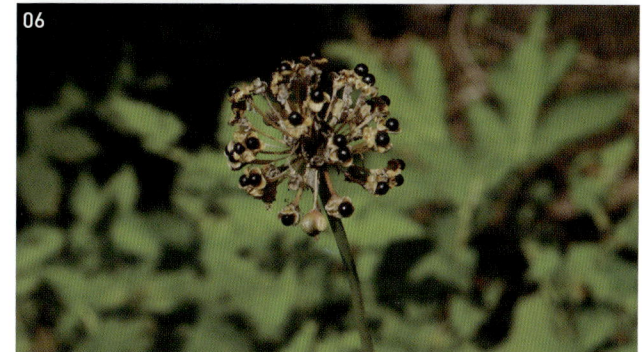

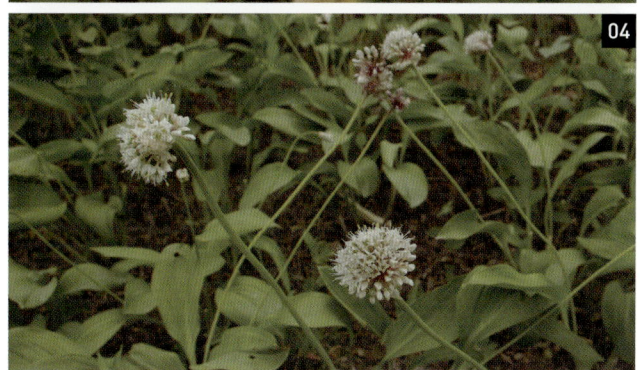

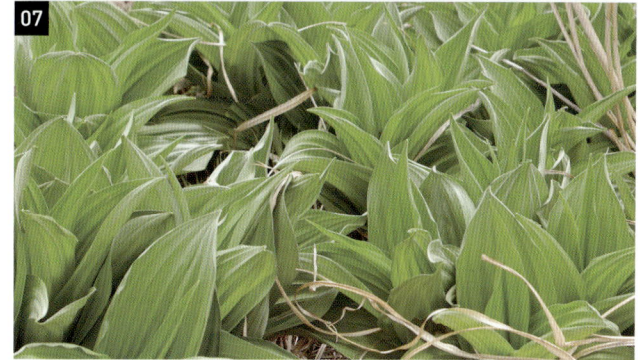

01 잎이 2~3장씩 뭉쳐서 난다. 4월 12일
02 꽃줄기가 올라온 모습. 4월 21일
03 꽃이 피기 전에 채취한다. 5월 24일
04 꽃줄기에 꽃 달린 모습. 5월 24일

05 꽃이 뭉쳐서 핀다. 5월 18일
06 열매에 씨앗이 나온 모습. 7월 27일
07 박새. 독초인 박새와 혼동하면 안 된다. 4월 28일

095 산사나무
Crataegus pinnatifida Bunge

약간 따뜻한 약성 | 소화불량, 식체, 산후어혈 등에 효과

장미과
잎지는 작은큰키나무

다른 이름
아가위

생약명
산사(山楂)

성분
셀레늄(종양억제)
비타민A(시력유지)
비타민B₁(에너지대사 관여)
비타민C(산화방지)
비타민E(항산화물질생성)
단백질(근육강화)
망간(뇌기능유지)
칼슘(뼈강화)
칼륨(신경세포와 근육기능강화)
철분(빈혈개선)
나트륨(수분유지)
인(혈중콜레스테롤 개선)
시트르산(에너지보충)
우르솔산(비만억제)

특징
씨앗에 독성이 조금 있으며 신맛과 단맛이 있다.

체질
약성이 약간 따뜻하므로 몸이 찬 체질, 쌀쌀하거나 추울 때 복용하면 좋다.

서식지
산과 들의 양지바른 곳에서 자란다.

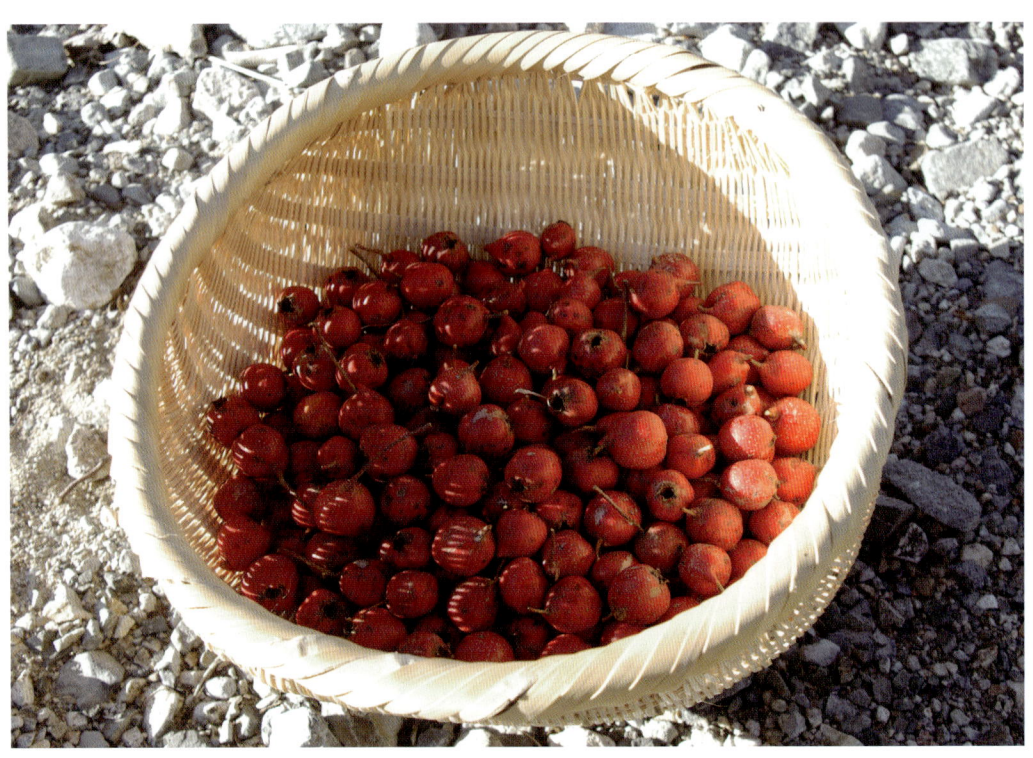

채취한 열매. 10월 20일

걸러낸 열매 효소액.

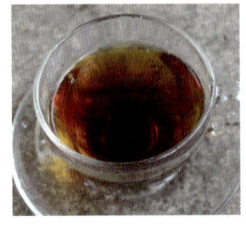

효소액 담그기

- **사용 부위** 잎, 잎+열매, 열매
- **채취 기간** 3~12월
- **채취 방법** 잎은 어린잎부터 다 자란 잎까지 너무 억세지 않은 것을, 열매는 너무 익지 않은 것을 골라 싱싱한 것으로 딴다.
- **채취시 주의사항** 잎이 광합성작용을 해야 꽃이나 열매가 양분을 얻으므로 너무 많이 채취하지 않는다.
- **배합 비율** 잎은 물이 적게 나오므로 재료 : 설탕의 비율을 1 : 1로 한다. 열매는 물이 많이 나오므로 설탕의 비율을 1 이상으로 늘리고, 발효 중에 설탕이 부족한 듯하면 가끔씩 덧넣는다.
- **발효와 숙성 기간** 1차 발효는 100일, 2차 발효와 숙성은 100일 이상 한다.
- **담그기와 발효시 주의사항** 씨앗에 독성이 조금 있으므로 발효 가스와 함께 배출될 수 있도록 숨 쉬는 항아리에 담그고, 1차 발효가 끝나면 재료를 걸러내는 것이 좋다.
- **완성 상태** 열매에 새콤달콤한 맛이 있어 발효와 숙성이 잘 되면 상큼한 맛이 난다.

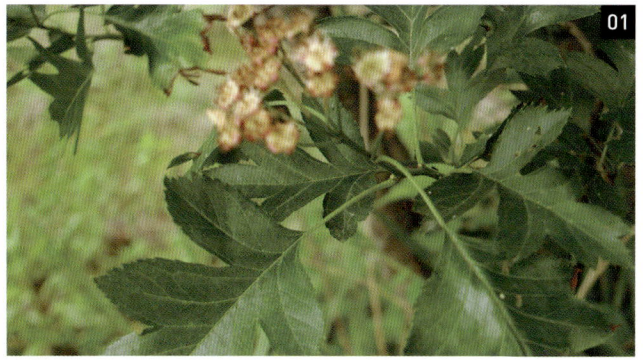

키 3~6m. **잎**은 길이 6~8㎝, 너비 5~6㎝의 넓은 달걀모양이고, 여러 갈래로 불규칙하게 갈라져 깃털모양이다. 잎 가장자리에 불규칙한 톱니가 있고, 앞면에는 윤기가 있다. 잎자루 길이가 2~6㎝이며, 잎이 가지에 어긋나게 달린다. **줄기**는 껍질이 어두운 회갈색을 띠고 얕게 갈라지며, 어린 줄기의 가지에는 가시가 있다. **꽃**은 5월에 피는데 흰색을 띠고 지름이 1.5㎝ 정도이며, 여러 송이가 우산모양으로 뭉쳐서 달린다. 꽃잎은 5장, 꽃받침은 5갈래이고, 수술은 20개, 암술은 3~5개이다. **열매**는 9~10월에 둥글게 여물며, 꽃받침이 남아 있다. 열매 지름은 1.5㎝ 성도이고, 열매에 흰색 반점이 많으며, 익으면 노랗다가 붉은색이 된다.

01 잎이 깃털처럼 갈라진다. 6월 15일
02 흰색 꽃이 핀다. 6월 15일
03 꽃이 질 무렵의 모습. 6월 15일
04 열매 달린 모습. 9월 14일

05 열매가 익어가는 모습. 9월 7일
06 열매에 꽃받침과 흰 반점이 있다. 9월 7일
07 줄기가 얕게 갈라진다. 12월 29일

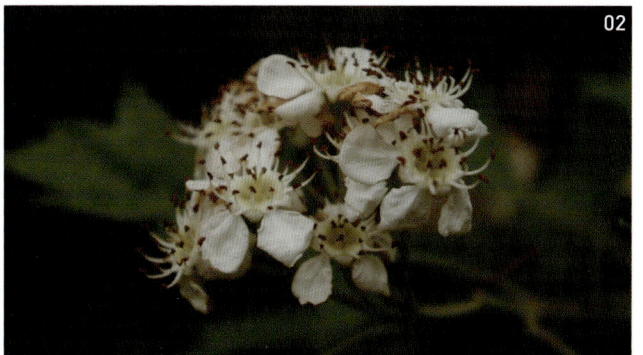

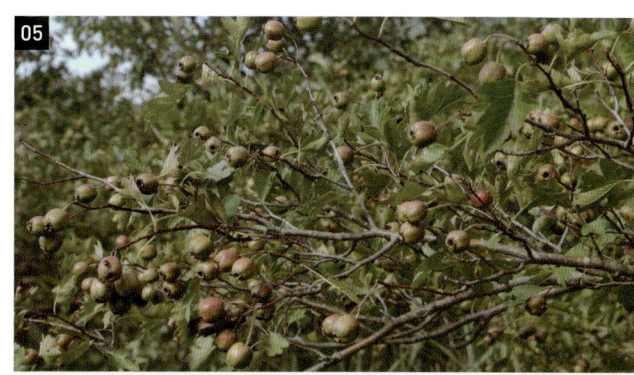

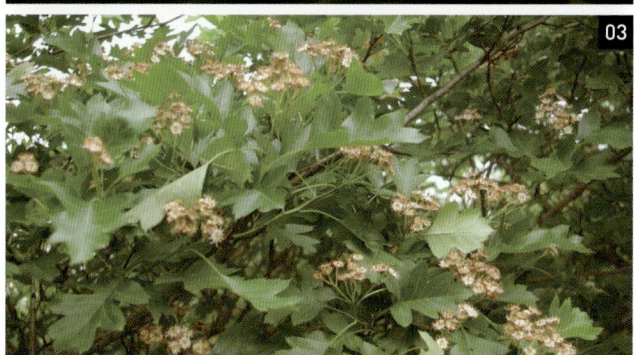

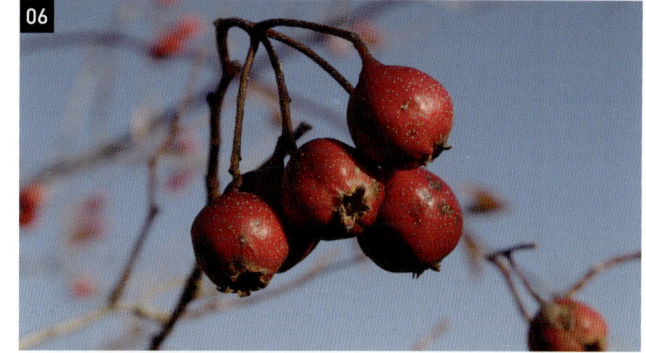

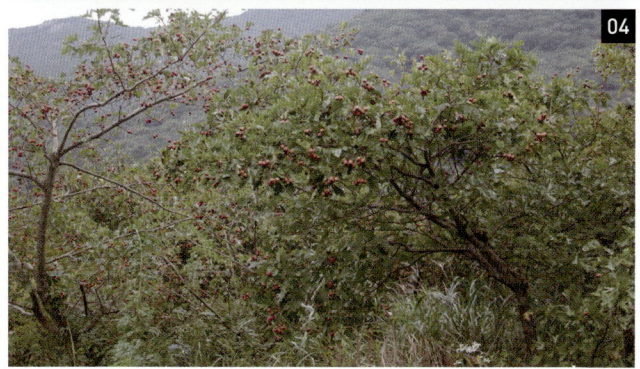

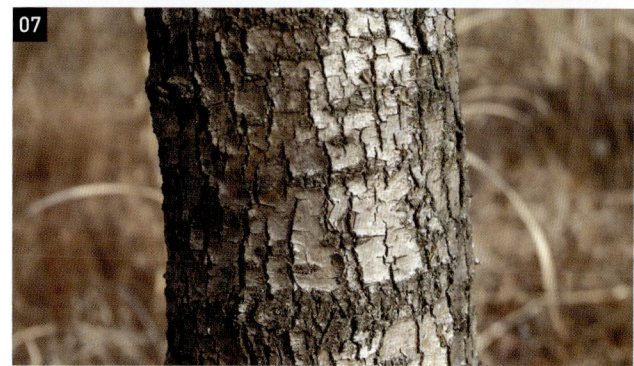

산사나무

096 산수유

Cornus officinalis S. et Z.

약간 따뜻한 약성 | 고혈압, 산후쇠약, 이명증, 두통, 신경통 등에 효과

층층나무과
잎지는 큰키나무

생약명
산수유(山茱萸)

성분
사포닌(면역력강화)
타닌(수렴작용)
코르닌(부교감신경 흥분작용)
로가닌(중추신경 흥분작용)
비타민A(시력유지)
팔미트산(담즙분비촉진)
우르솔산(비만억제)
리놀산(동맥경화예방)
올레인산(동맥경화예방)
말산(피로회복)
타르타르산(염증완화)
당류

특징
씨앗에 독성이 조금 있으며 신맛과 떫은맛이 있다.

체질
약성이 약간 따뜻하므로 몸이 찬 체질, 쌀쌀하거나 추울 때 복용하면 좋다.

서식지
산과 들의 양지바른 곳에서 자란다.

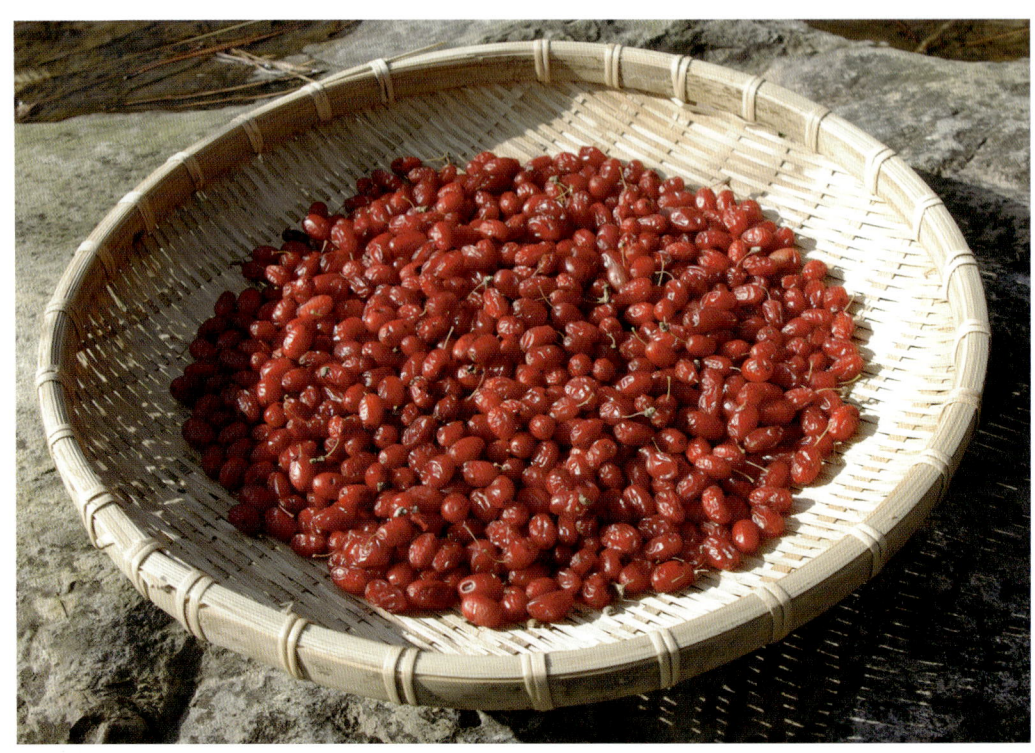

채취한 열매. 11월 2일

걸러낸 열매 효소액.

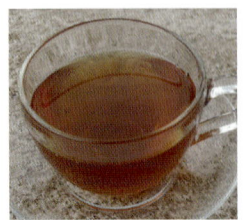

효소액 담그기

- **사용 부위** 꽃, 열매
- **채취 기간** 8~12월
- **채취 방법** 잎은 너무 억세지 않은 것을, 열매는 너무 쪼글쪼글하지 않은 것을 골라 딴다. 겨울에도 가지에 열매가 달려 있으므로 서리를 몇 번 맞혀서 채취하면 손질이 간편하다.
- **배합 비율** 발효될 때 물이 많이 나오지 않으므로 재료 : 설탕의 비율을 1 : 1로 한다. 조금 말라 있는 것은 물 1에 설탕 1로 설탕시럽을 만들어 재료가 푹 잠기게 붓는 방법도 있다.
- **발효와 숙성 기간** 1차 발효는 100일, 2차 발효와 숙성은 100일 이상 한다.
- **담그기와 발효시 주의사항** 씨앗에 독성이 조금 있어서 함께 넣으면 정력이 약해지므로 발라낸다. 생것보다는 살짝 말려서 열매에 구멍을 낸 뒤 씨앗을 밀어내듯이 발라내면 조금 쉽다. 씨앗째 담글 경우에는 독성이 발효 가스와 함께 배출될 수 있도록 숨 쉬는 항아리에 담그고, 1차 발효가 끝나면 재료를 걸러낸다.
- **완성 상태** 열매에 시고 떫은맛이 있지만 발효와 숙성이 잘 되면 오묘한 맛이 난다.

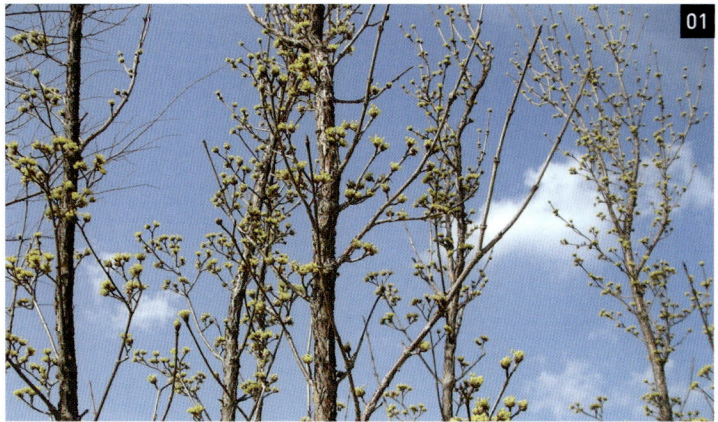

키 5~7m. **꽃**은 3~4월에 잎보다 먼저 피는데, 노란색을 띠고 지름 4~5㎜의 20~30송이가 우산모양으로 뭉쳐서 달린다. 꽃자루가 꽃보다 길고, 꽃잎은 없으며 4조각의 꽃덮이가 있다. 수술은 4개, 암술은 1개. **잎**은 길이 4~12㎝, 너비 2.5~6㎝의 긴 타원형이고, 끝이 뾰족하다. 잎 앞면에 윤기가 나고, 뒷면은 잎맥에 잔털이 있으며, 잎이 가지에 마주 달린다. **줄기**는 껍질이 연갈색을 띠며, 얇고 불규칙하게 벗겨져 너덜너덜하다. **열매**는 8~10월에 타원형으로 여물며, 길이가 1.5~2㎝이다. 익으면 붉은색이 되며 윤기가 있다. 겨울에도 열매가 달려 있다. | **유사종** | 생강나무. 꽃이 산수유와 비슷하나 잎 끝이 3~5갈래로 갈라지고, 꽃자루가 짧다.

01 잎보다 꽃이 먼저 핀다. 3월 10일
02 열매 달린 모습. 12월 28일
03 열매가 붉게 익는다. 11월 2일
04 겨울눈과 열매가 함께 달려 있는 모습. 12월 28일
05 큰 나무의 밑동. 12월 31일
06 줄기가 얼룩덜룩하다. 12월 31일

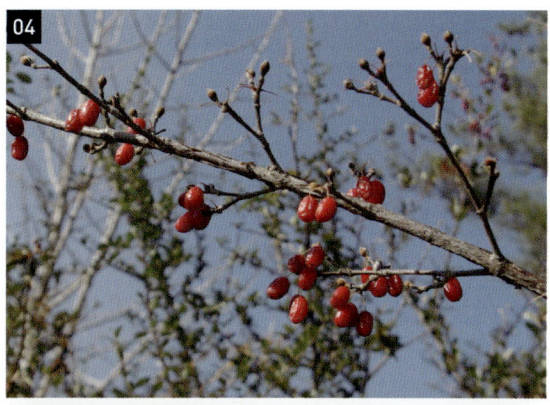

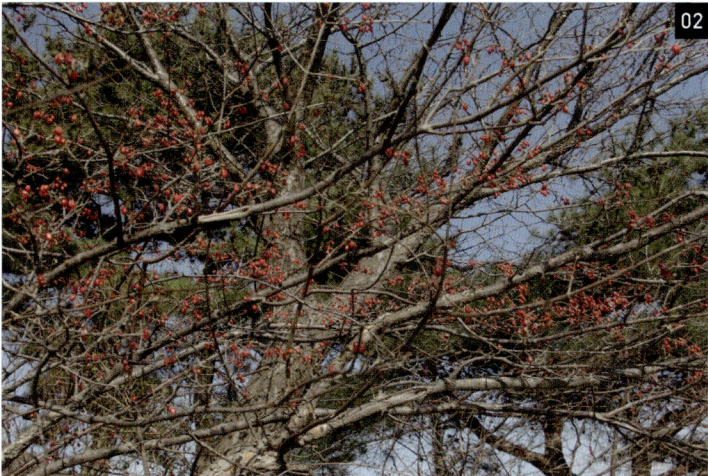

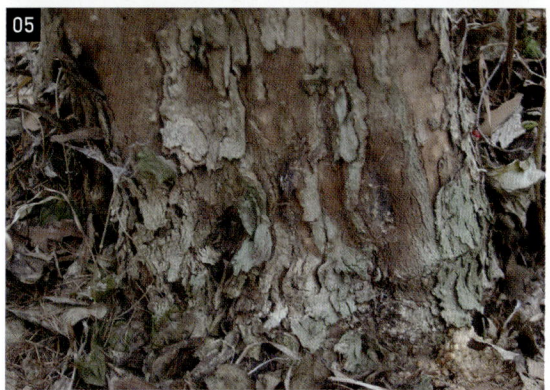

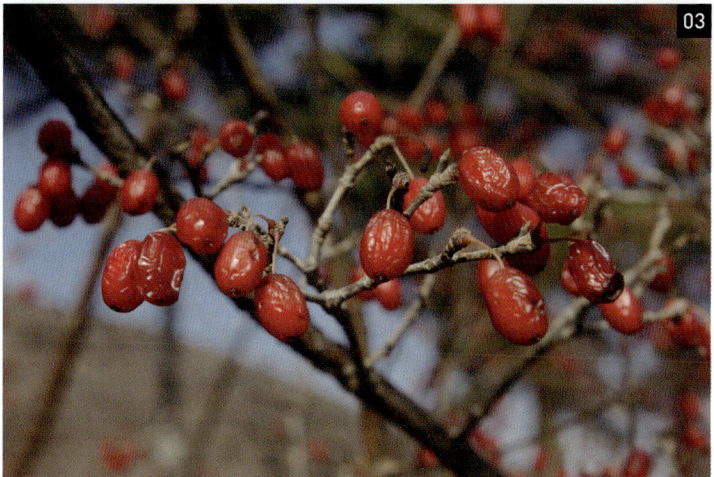

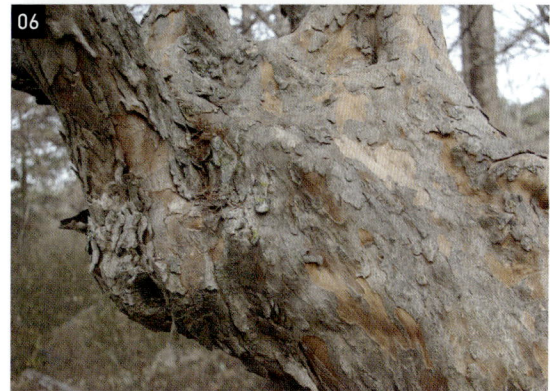

097 산초나무

Zanthoxylum schinifolium Siebold & Zucc.

새순　잎　줄기　꽃　열매　씨앗　뿌리

 더운 약성 | 냉증, 식중독, 구토설사 등에 효과

운향과
잎지는 작은키나무

다른 이름
난두나무

생약명
천초(川椒)

성분
리모넨(염증제거)
게라니올(진균억제)
산쇼올(위장의 긴장완화)
니아신(혈액순환촉진)
나트륨(수분유지)
단백질(근육강화)
비타민A(시력유지)
비타민B_1(에너지대사 관여)
비타민B_6
(체내생화학반응 촉진)
비타민C(산화방지)
비타민E(항산화물질생성)
베타 카로틴(산화방지)
아연(면역력증가)
엽산(적혈구생성)
인(혈중콜레스테롤 개선)
칼슘(뼈강화)

특징
독성이 없고 매운맛이 있다.

체질
약성이 더우므로 몸이 찬 체질이나 추울 때, 열이나 땀을 낼 때 복용하면 좋다.

서식지
낮은 산과 들의 양지바른 곳이나 메마른 곳에서 자란다.

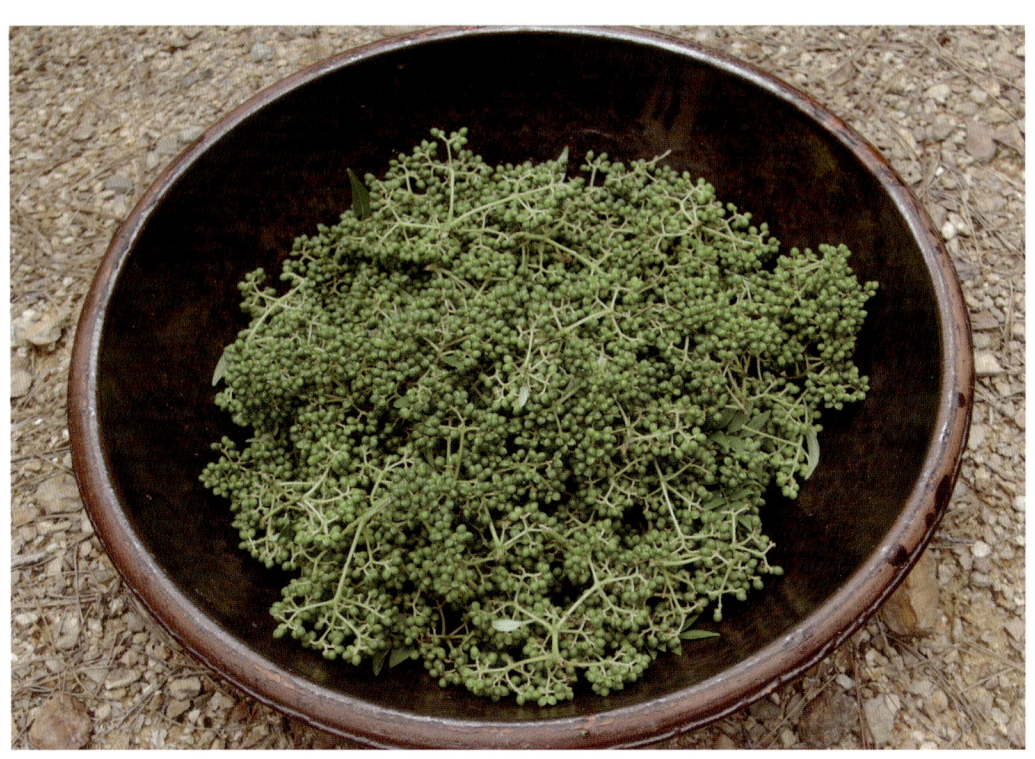

채취한 열매. 8월 2일

효소액 담그기

- **사용 부위** 잎+열매, 열매　**채취 기간** 3~10월
- **채취 방법** 잎은 어린잎부터 다 자란 잎까지 너무 억세지 않은 것을, 열매는 익지 않은 풋열매를 골라 싱싱할 때 딴다.
- **채취시 주의사항** 가지에 가시가 있으므로 채취하고 다듬을 때 장갑을 낀다.
- **배합 비율** 발효될 때 물이 많이 나오지 않으므로 재료 : 설탕의 비율을 1 : 1로 한다. 물 1에 설탕 1로 설탕시럽을 만들어서 재료가 푹 잠기게 붓는 방법도 있다.
- **발효와 숙성 기간** 1차 발효는 100일, 2차 발효와 숙성은 100일 이상 한다.
- **완성 상태** 잎과 꽃에 매운맛과 독특한 향이 있어 발효와 숙성이 잘 되면 색다른 맛이 난다.

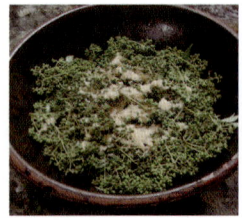 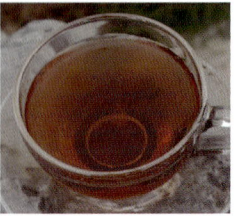

왼쪽 열매로 효소액 담그는 모습.
오른쪽 걸러낸 열매 효소액.

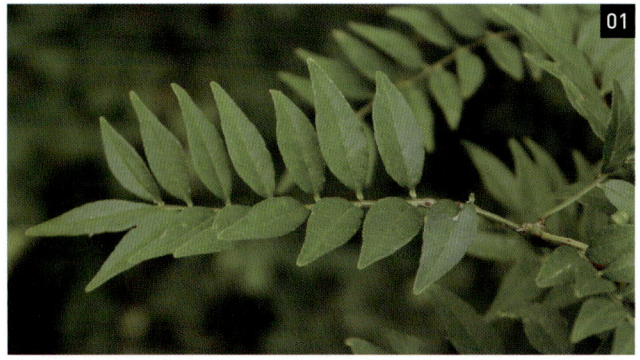

키 3~4m. **잎**은 길이 1.5~5cm의 좁은 타원형이고, 끝이 갸름하며, 13~21장의 잎이 깃털처럼 달린다. 잎 가장자리에 얕은 톱니가 있고, 잎 앞면이 매끈하며, 잎줄기에 잔 가시가 있다. 잎줄기가 가지에 어긋나게 달리며, 비릿한 냄새가 난다. **줄기**는 껍질이 회갈색을 띠며, 어린 가지에는 가시가 어긋나게 달린다. **꽃**은 8~9월에 피는데 연녹색을 띠고, 지름이 3mm 정도이며, 여러 송이가 우산모양으로 뭉쳐서 달린다. 꽃잎은 5장이고, 향기가 없다. **열매**는 9~10월에 둥글게 여물며, 길이가 4mm 정도이다. 익으면 붉은갈색이고, 열매껍질이 갈라져 검고 윤이 나는 씨앗이 나온다. | **유사종** 초피나무. 잎이 산초나무와 비슷하나 톡 쏘는 매운 냄새가 나고, 가시가 마주 난다.

01 잎이 밋밋한 편이다. 8월 2일
02 어린잎과 꽃봉오리 나온 모습. 7월 12일
03 작은 꽃들이 뭉쳐서 달린다. 7월 12일
04 꽃이 하늘을 향해 달린다. 8월 2일
05 열매가 익기 전에 채취한다. 8월 2일
06 열매가 붉게 익어가는 모습. 9월 30일
07 겨울에도 열매가 달려 있다. 1월 9일

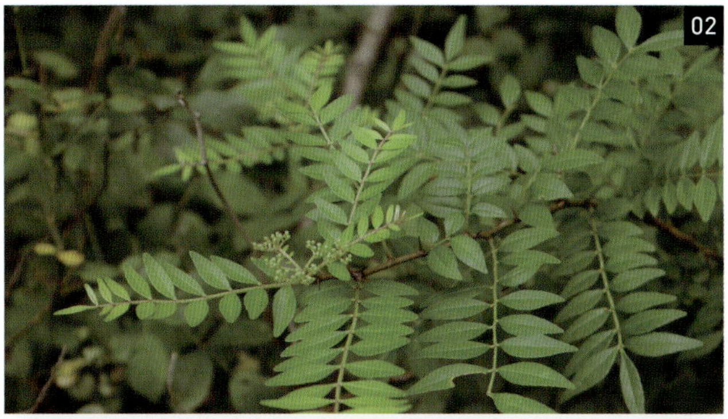

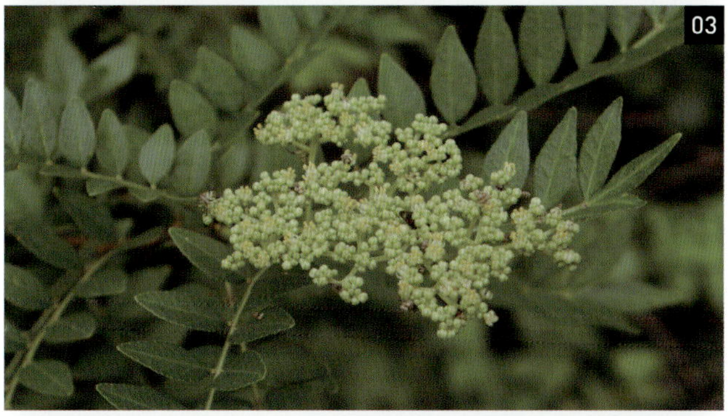

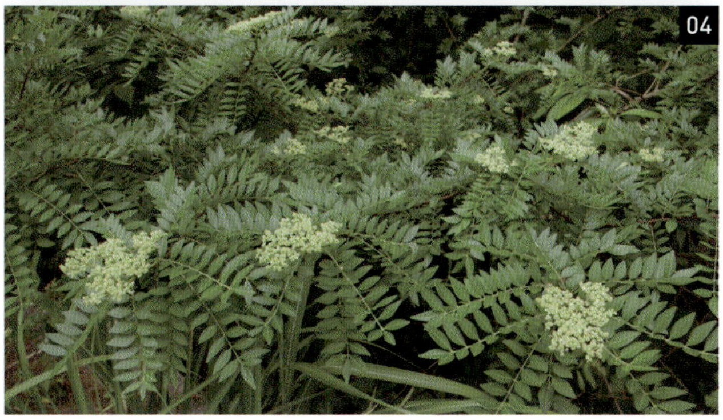

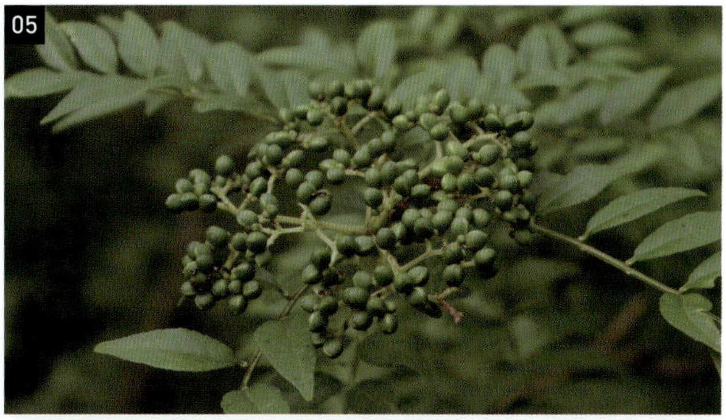

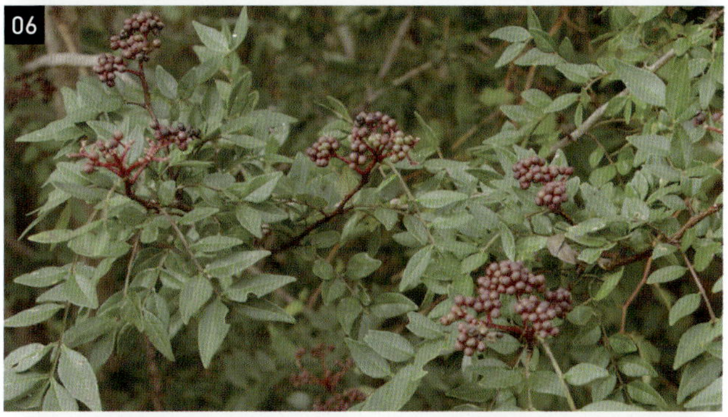

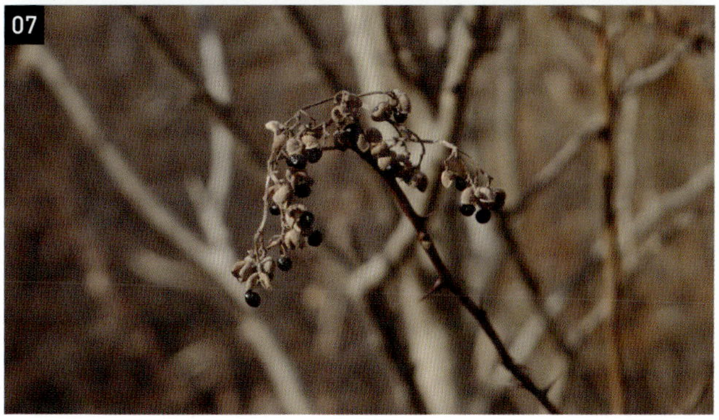

098 산해박

Cynanchum paniculatum Kitagawa

 새순 잎 가지 꽃 열매 씨앗 뿌리

 따듯한 약성 | 기관지염, 붓기, 화병, 고지혈증 등에 효과

박주가리과
여러해살이풀

다른 이름
영웅초

생약명
서장경(徐長卿)

성분
알칼로이드(염증과 통증완화)
페오놀(통증완화)
쿠마린(항혈전제)
정유(방향성분)

특징
독성이 없고 매운맛이 있다.

체질
약성이 따듯하므로
몸이 찬 체질이나
추울 때 복용하면 좋다.

서식지
산과 들의 양지바른
풀밭에 난다.

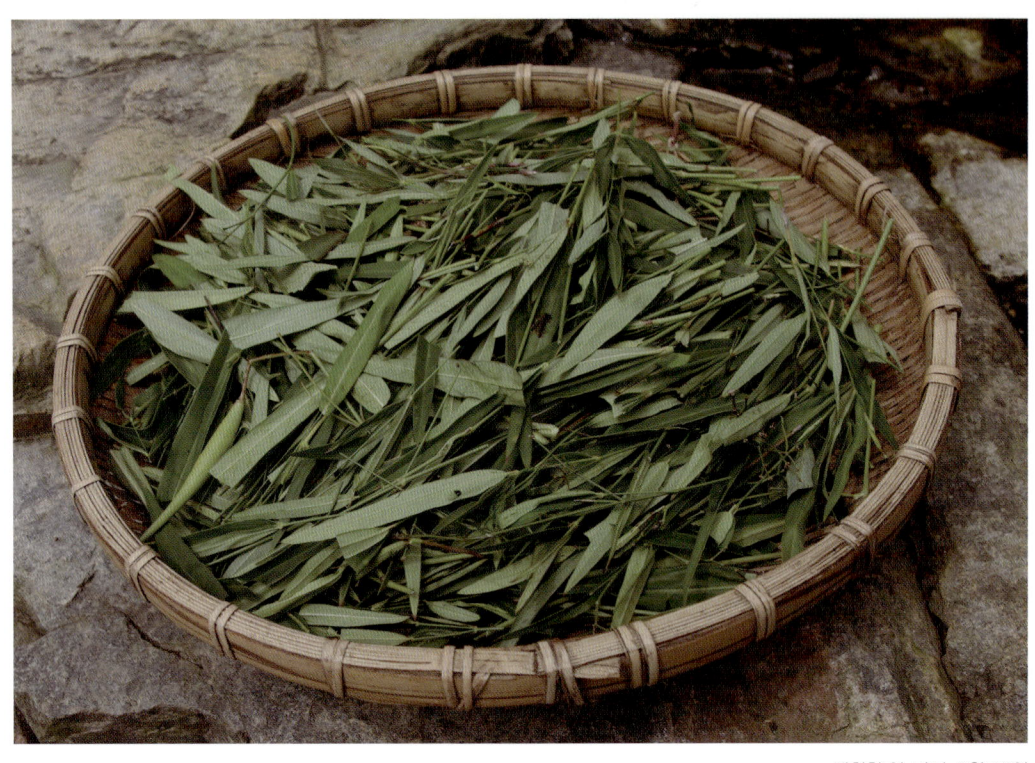

채취한 잎·가지. 8월 20일

효소액 담그기

- **사용 부위** 잎, 잎+가지
- **채취 기간** 3~9월
- **채취 방법** 꽃이나 열매가 달리지 않고 너무 억세지 않은 것을 골라 싱싱할 때 딴다.
- **채취시 주의사항** 뿌리도 함께 채취해 넣어도 되지만 흔치 않은 약초이므로 줄기와 뿌리를 자연에 남겨두는 것이 바람직하다.
- **다듬기** 줄기는 담글 때 붕 뜨지 않도록 작게 썬다.
- **배합 비율** 발효될 때 물이 적게 나오므로 재료 : 설탕의 비율을 1 : 1로 한다.
- **발효와 숙성 기간** 1차 발효는 100일, 2차 발효와 숙성은 100일 이상 한다.
- **복용시 주의사항** 허약한 사람은 맞지 않는 약초이므로 마시지 않는다.

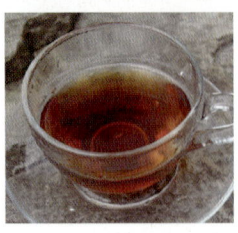

위 잎·가지로 효소액 담그는 모습.
아래 걸러낸 잎·가지 효소액.

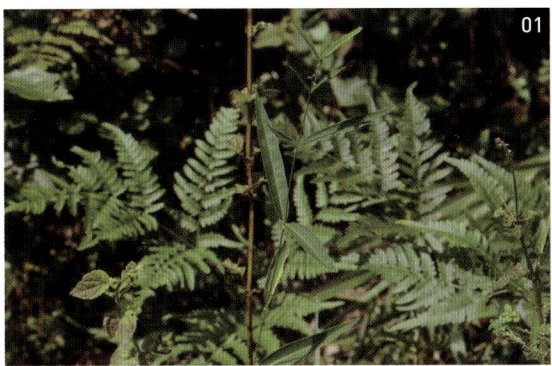

키 40~100cm. **잎**은 길이 6~12cm, 너비 5~15mm로 댓잎 같고 끝이 뾰족하다. 잎 가장자리가 밋밋하고, 짧은 잔털이 있으며, 뒷면은 조금 희끗하다. 잎자루는 길이 1~3mm이며, 잎이 줄기에 마주 달린다. **줄기**는 곧게 올라오며, 가늘고 단단하다. 잎 달린 자리에 마디가 있다. **꽃**은 8~9월에 피는데 노란갈색을 띤다. 꽃봉오리는 5각형이며 5갈래로 갈라져서 불가사리 모양의 꽃받침이 되고, 꽃부리는 5개로 갈라진다. 수술은 5개, 암술은 1개이다. **열매**는 8~9월에 긴 뿔모양으로 여물며 지름 6~8mm, 길이 6~8cm이다. **뿌리**는 옆으로 뻗고, 수염뿌리가 많으며, 향기가 있다.

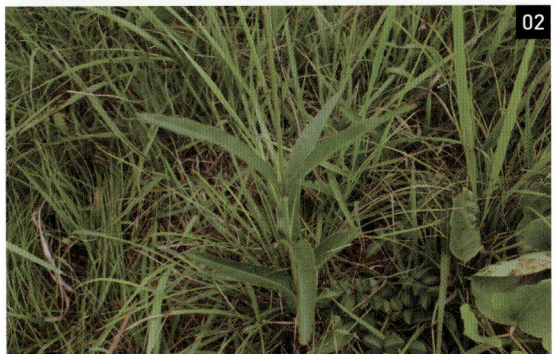

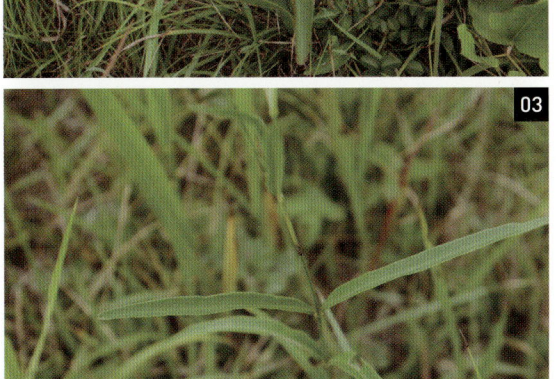

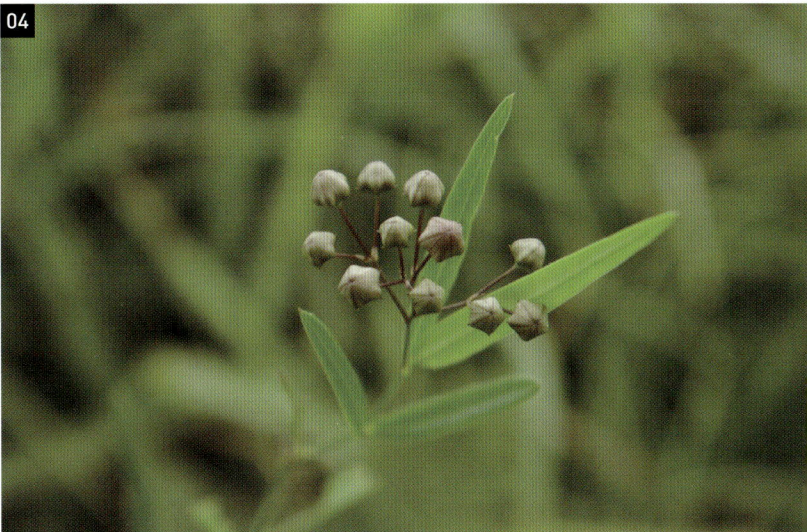

01 잎이 마주 달린다. 8월 26일
02 줄기가 가늘고 곧다. 8월 20일
03 잎 달린 자리에 마디가 있다. 8월 20일
04 꽃봉오리가 오각형이다. 8월 20일
05 긴 뿔모양의 열매가 달리기 전에 채취한다. 8월 20일
06 열매가 익은 모습. 8월 20일

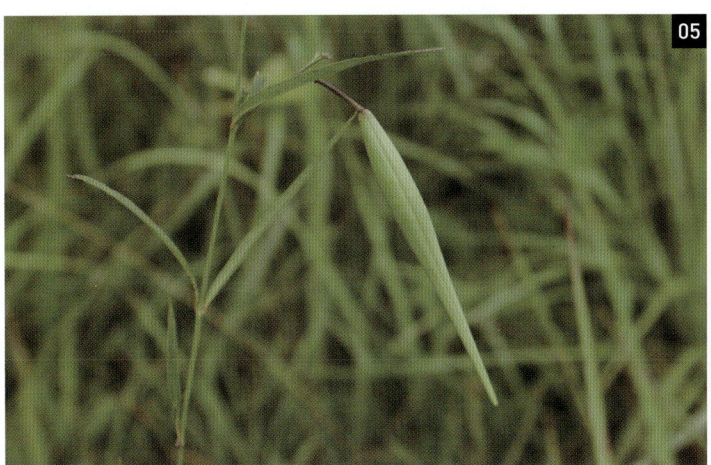
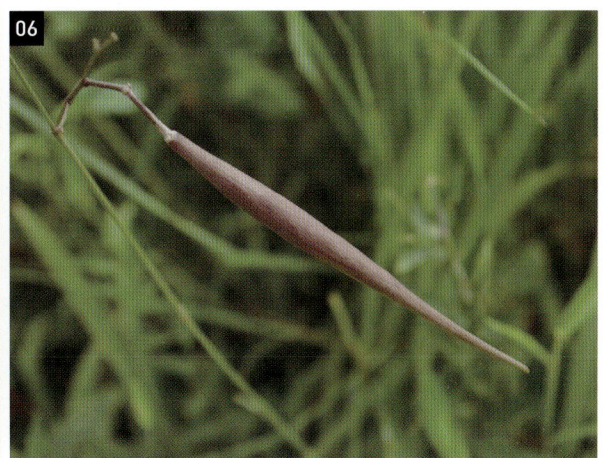

산해박

099 살구나무

Prunus armeniaca var. ansu Max.

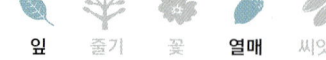

☀ 더운 약성 | 천식, 폐렴, 목감기, 코감기, 땀이 많은 데, 붓기 등에 효과

장미과 / 잎지는 작은큰키나무

생약명
행실(杏實, 열매)
행엽(杏葉, 잎)

성분
아미그달린(폐기능강화)
비타민A(시력유지)
비타민B1(에너지대사 관여)
비타민B2(빈혈개선)
비타민C(산화방지)
베타 카로틴(산화방지)
단백질(근육강화)
칼슘(뼈강화)
칼륨(신경세포와 근육기능강화)
마그네슘(체내기능유지)
인(혈중콜레스테롤 개선)
철분(빈혈개선)
니아신(혈액순환촉진)
케르세틴(알러지예방)
아미노산(근육강화)

특징
독성이 조금 있으며
신맛과 단맛이 있다.

체질
약성이 더우므로
몸이 찬 체질이나 추울 때,
열이나 땀을 낼 때
복용하면 좋다.

서식지
산과 들의 물빠짐이
좋은 땅에서 자라며,
농가에서도 재배한다.

걸러낸 열매 효소액.

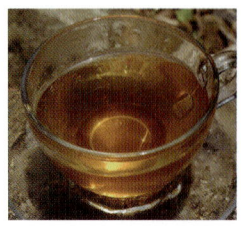

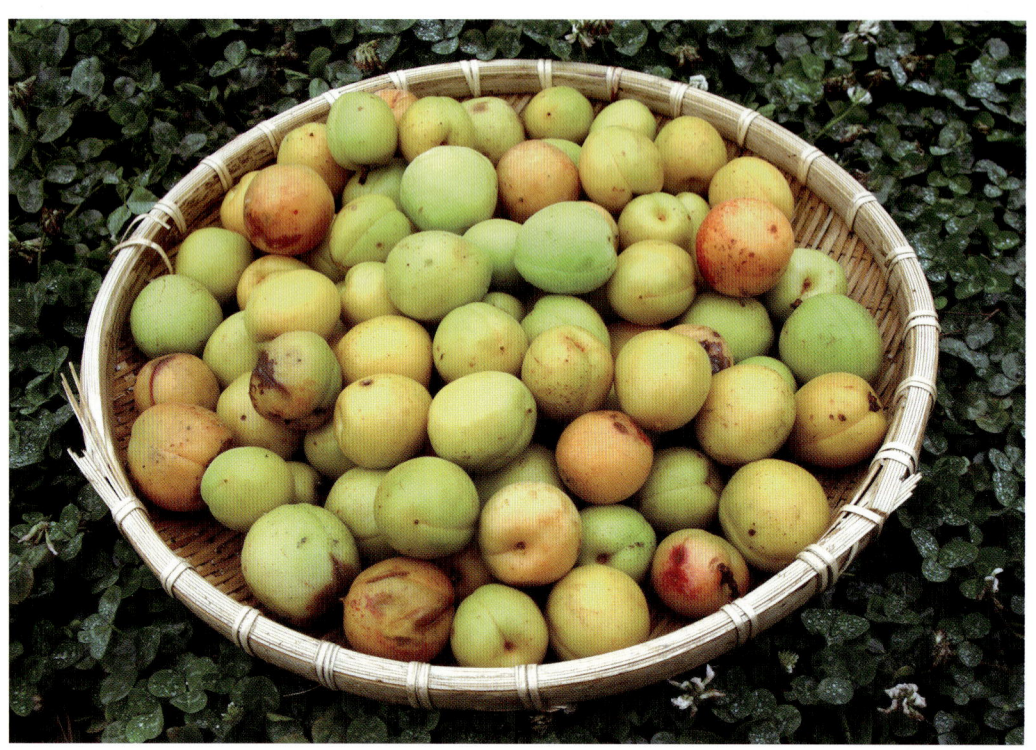

채취한 열매. 6월 20일

효소액 담그기

- **사용 부위** 잎, 열매 **채취 기간** 3~7월
- **채취 방법** 잎은 어린잎부터 다 자란 잎까지 너무 억세지 않은 것을, 열매는 너무 익지 않은 것을 골라 싱싱할 때 딴다.
- **채취시 주의사항** 잎이 광합성작용을 해야 꽃이나 열매가 양분을 얻으므로 많이 채취하지 않는다.
- **배합 비율** 잎은 물이 적게 나오므로 재료 : 설탕의 비율을 1 : 1로 한다. 열매는 물이 많이 나오므로 설탕의 비율을 1 이상으로 늘리며, 발효 중에 설탕이 부족한 듯하면 가끔씩 덧넣는다.
- **발효와 숙성 기간** 1차 발효는 100일, 2차 발효와 숙성은 100일 이상 한다.
- **담그기와 발효시 주의사항** 씨앗에 독성이 조금 있으므로 발라내는 것이 좋다. 그냥 담글 경우 발효 가스와 함께 배출될 수 있도록 숨 쉬는 항아리에 담고, 1차 발효가 끝나면 재료를 걸러낸다.
- **완성 상태** 열매에 새콤달콤한 맛이 있어 발효와 숙성이 잘 되면 상큼한 맛이 난다.
- **건더기 활용** 걸러내고 남은 건더기는 씨앗을 빼고 갈아서 설탕을 넣고 졸여 잼처럼 먹는다.
- **복용시 주의사항** 칡과는 상극이므로 함께 먹지 않는다.

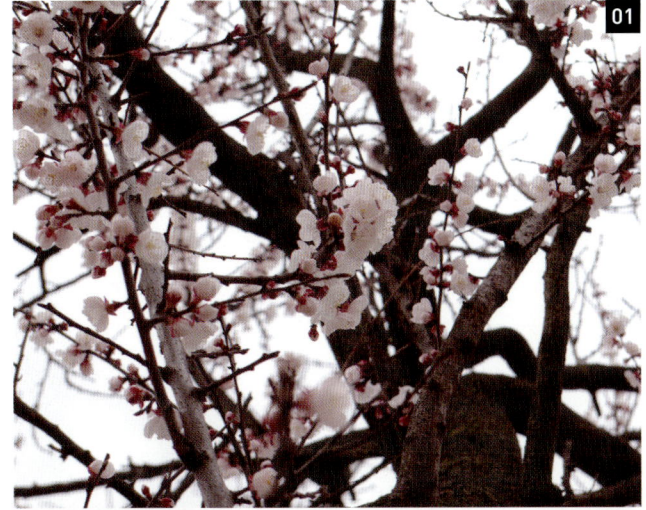

키 5~10m. **꽃**은 4월에 잎보다 먼저 피는데, 꽃봉오리는 붉은자주색을 띠고, 꽃은 연분홍색을 띤다. 꽃 지름이 2.5~3.5㎝이고, 꽃잎은 5장이며, 수술은 많고 암술은 1개이다. **잎**은 길이 5~9㎝, 너비 4~8㎝의 넓은 타원형이고, 끝이 뾰족하다. 잎 가장자리에 날카로운 잔 톱니가 있고, 잎이 가지에 어긋나게 달린다. **줄기**는 껍질이 붉고 어두운 갈색을 띠며, 세로로 불규칙하게 갈라진다. **열매**는 7월에 둥글게 여물고 잔털이 있으며, 익으면 붉은빛이 도는 노란색이다.

01 꽃이 잎보다 먼저 핀다. 3월 30일
02 꽃이 많이 달린다. 3월 30일
03 잎도 효소액을 담근다. 7월 16일
04 풋열매 달린 모습. 6월 15일
05 열매는 너무 익지 않은 것을 채취한다. 6월 22일
06 열매가 익어가는 모습. 6월 20일
07 줄기껍질이 불규칙하게 갈라진다. 10월 31일

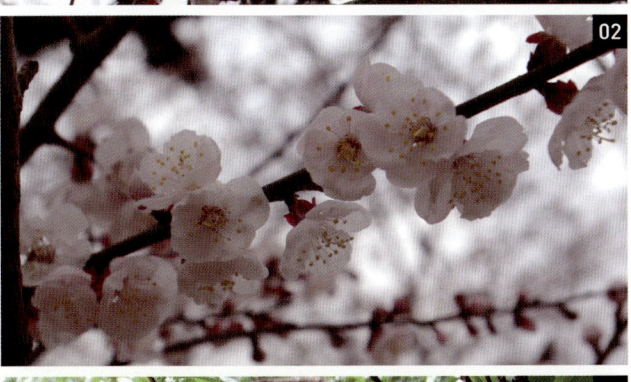

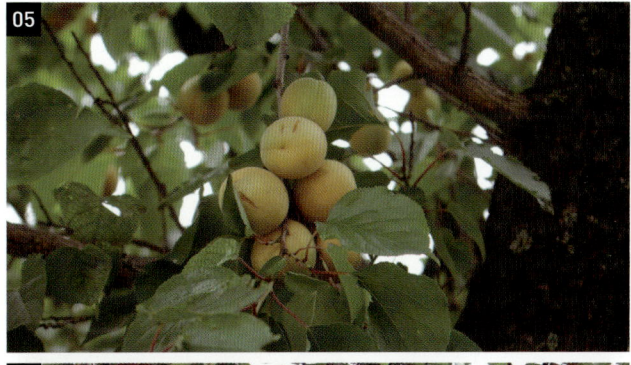

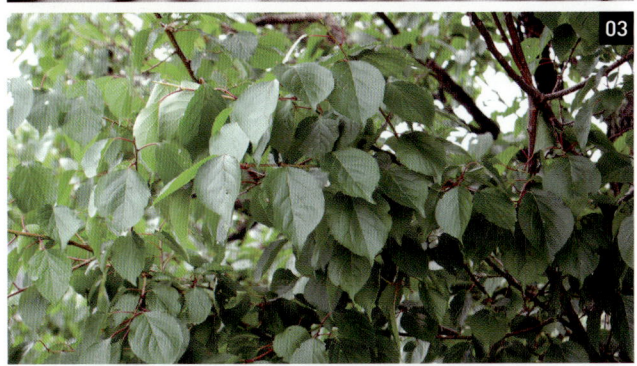

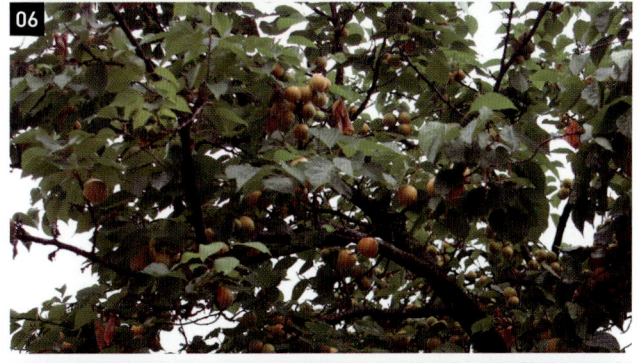

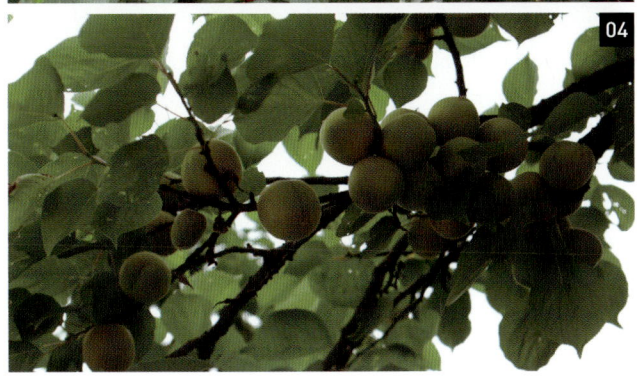

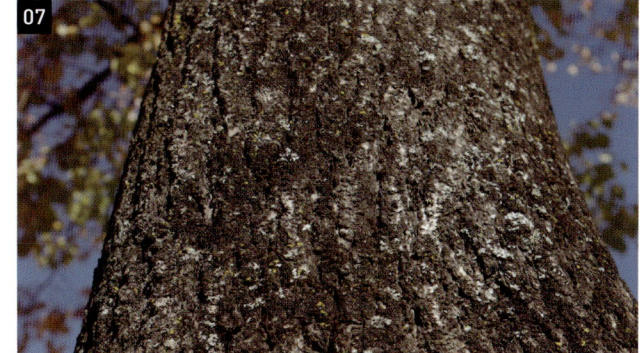

살구나무

100 삽주

Atractylodes ovata (Thunb.) DC.

따뜻한 약성 | 감기, 야맹증, 설사, 붓기, 식욕부진, 허약체질 등에 효과

국화과
여러해살이풀

다른 이름
삽주나물

생약명
창출(蒼朮)

성분
아트락틸론(간기능보호)
이눌린(위와 장강화)
비타민A(시력유지)
단백질(근육강화)
섬유소(장개선)
정유(방향성분)
지질 \ 당질 \ 회분

특징
독성이 없으며
쓴맛과 신맛이 있다.

체질
약성이 따뜻하므로
몸이 찬 체질이나
추울 때 복용하면 좋다.

서식지
산과 들의 양지바르거나
반그늘인 곳에 난다.

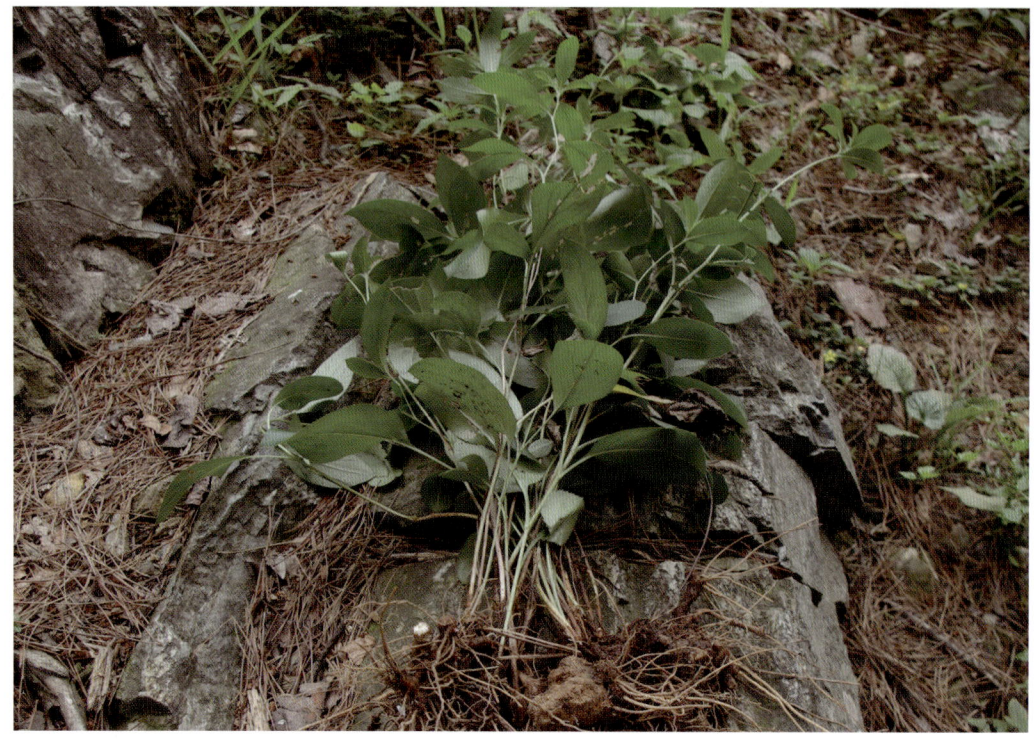

채취한 잎·줄기·뿌리. 7월 9일

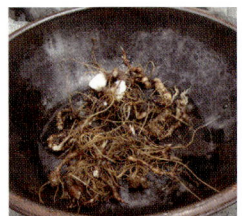
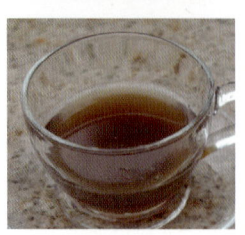

위 뿌리 다듬은 모습.
아래 걸러낸 뿌리 효소액.

효소액 담그기

- **사용 부위** 어린잎, 어린잎+줄기+뿌리, 뿌리 **채취 기간** 3~10월
- **채취 방법** 잎과 줄기는 꽃이나 열매가 달리지 않은 것을, 뿌리는 굵고 튼실한 것을 골라 채취한다. 뿌리를 남겨두면 계속 자라서 굵어진다.
- **채취시 주의사항** 잎에 가시가 있으므로 채취하고 다듬을 때 장갑을 낀다.
- **다듬기** 줄기는 담글 때 붕 뜨지 않도록 작게 썬다. 뿌리도 물이 잘 나오도록 적당한 크기로 써는데 단단한 것은 작두를 사용한다.
- **담글 때 주의사항** 뿌리는 약성이 부드러워지도록 쌀뜨물에 1~2일 담갔다가 잘 헹궈서 사용한다.
- **배합 비율** 발효될 때 물이 적게 나오므로 재료 : 설탕의 비율을 1 : 1로 한다. 물 1에 설탕 1로 설탕시럽을 만들어서 재료가 푹 잠기게 붓고 돌로 눌러놓는 방법도 있다.
- **발효와 숙성 기간** 발효가 더디므로 1차 발효는 150일, 2차 발효와 숙성은 100일 이상 한다.
- **완성 상태** 독특한 향이 있어서 발효와 숙성이 잘 되면 향긋한 맛이다.

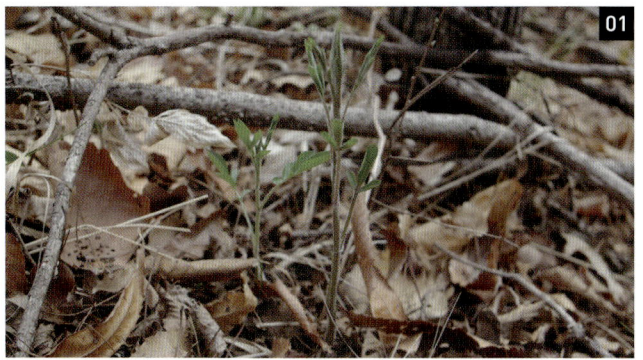

키 30~100㎝. **잎**은 길이 8~11㎝의 타원형이고, 끝이 갸름하거나 뾰족하며, 줄기 밑동의 잎은 3~5갈래로 갈라진다. 잎 가장자리에 잔털 같은 가시가 있으며, 앞면은 윤기가 나고, 뒷면은 조금 희끗하다. 잎자루는 길이가 3~8㎝이나, 줄기 윗동의 잎은 잎자루가 거의 없다. 잎이 줄기에 어긋나게 달린다. **줄기**는 곧게 올라오고 딱딱하며, 윗동에서 가지가 몇 개 갈라져 나온다. **꽃**은 7~9월에 피는데 흰색 또는 붉은색을 띠며, 지름이 15~20㎜이고, 암꽃과 수꽃이 딴 그루에 달린다. **열매**는 10월에 여무는데, 씨앗이 둥글고 길이가 5㎜ 정도이며, 갓털이 있고 바람에 날려간다. **뿌리**는 굵은 덩어리이고, 수염뿌리가 많으며, 만져보면 끈적하고 강한 향이 난다.

01 어린 순에는 잔털이 조금 있다. 4월 20일
02 밑동 잎은 2~3갈래로 갈라진다. 8월 15일
03 줄기가 자라는 모습. 8월 15일
04 흰색 꽃이 핀다. 10월 4일
05 열매 달린 모습. 7월 10일
06 씨앗에 갓털이 있다. 1월 12일
07 채취한 어린잎. 4월 20일

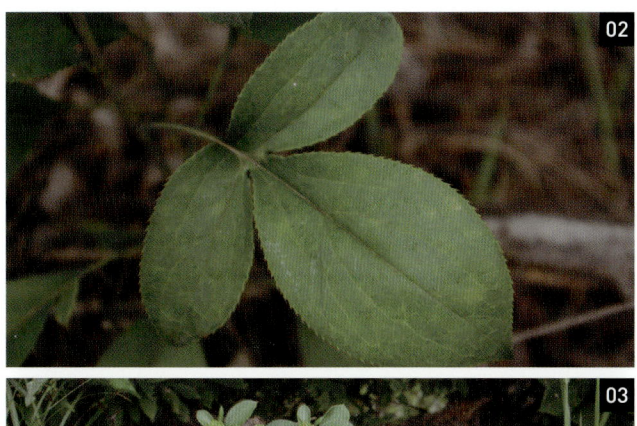
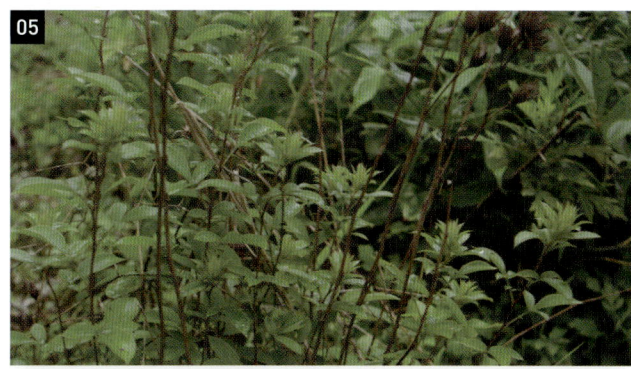
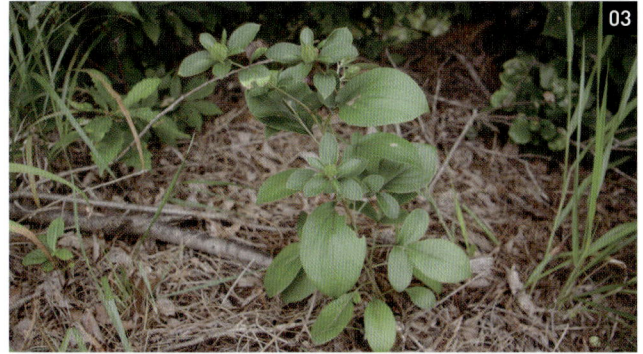
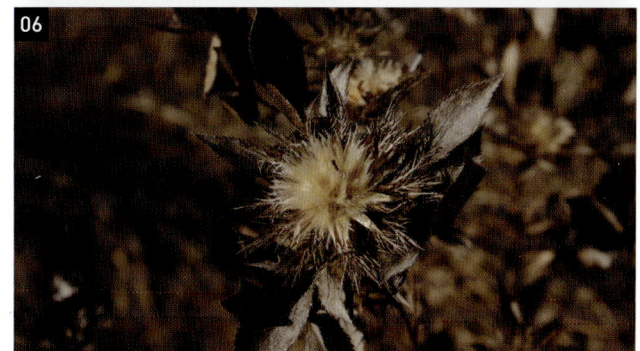
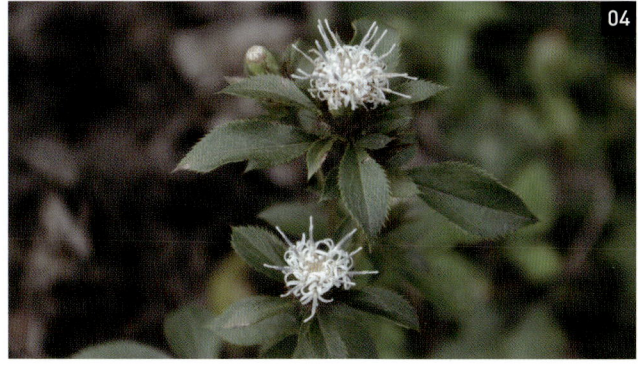
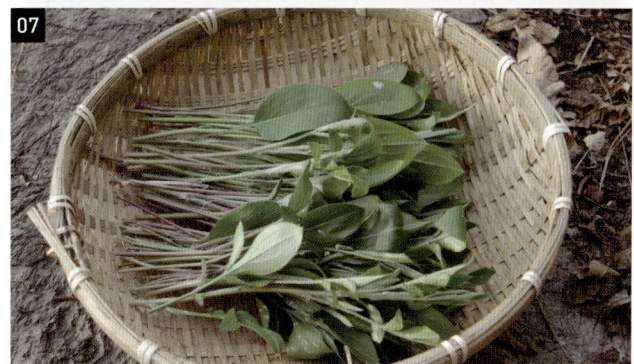

삽주

101 생강나무

Lindera obtusiloba Bl.

새순　잎　가지　꽃　열매　씨앗　뿌리

 따뜻한 약성 | 산후붓기, 산후풍, 손발저림, 근육통, 신경통 등에 효과

녹나무과
잎지는 작은큰키나무

다른 이름
새앙

생약명
황매목(黃梅木)

성분
스티그마스테롤(종양억제)
시토스테롤
(콜레스테롤 흡수방지)
캄페스테롤
(콜레스테롤 흡수방지)
방향유
올레인산(동맥경화예방)
리놀렌산(혈중콜레스테롤 개선)

특징
독성이 없고 매운맛이 있다.

체질
약성이 따뜻하므로
몸이 찬 체질이나
추울 때 복용하면 좋다.

서식지
산기슭의 반그늘인 곳과
바닷가에서 자란다.

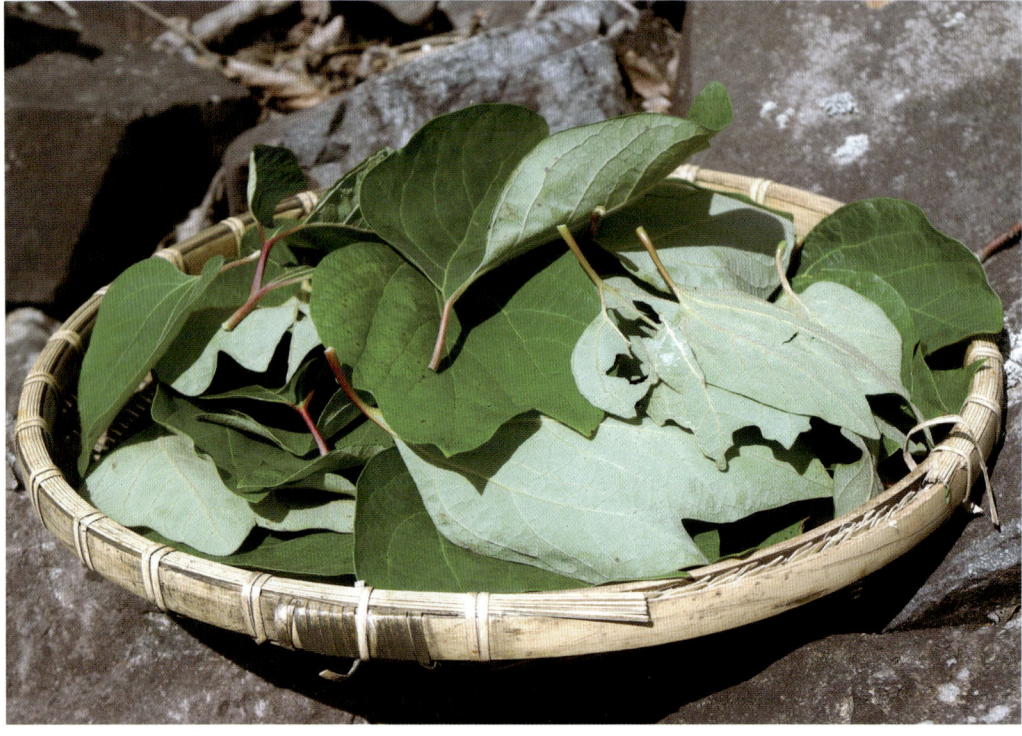

채취한 잎. 7월 24일

효소액 담그기

- **사용 부위** 잎, 꽃, 꽃+가지
- **채취 기간** 3~9월
- **채취 방법** 잎은 어린잎부터 다 자란 잎까지 너무 억세지 않은 것을, 꽃은 너무 활짝 피지 않은 것을, 가지는 햇가지를 골라 싱싱할 때 딴다.
- **채취시 주의사항** 가지가 뻗고 잎이 광합성작용을 해야 나무가 살므로 너무 많이 채취하지 않는다.
- **다듬기** 가지는 담글 때 붕 뜨지 않도록 작게 자른다.
- **배합 비율** 발효될 때 물이 적게 나오므로 재료 : 설탕의 비율을 1 : 1로 한다. 물 1에 설탕 1로 설탕시럽을 만들어 재료가 푹 잠기게 붓는 방법도 있다.
- **발효와 숙성 기간** 1차 발효는 100일, 2차 발효와 숙성은 100일 이상 한다.
- **완성 상태** 가지에 연한 향이 있어서 발효와 숙성이 잘 되면 그윽한 맛이 난다.

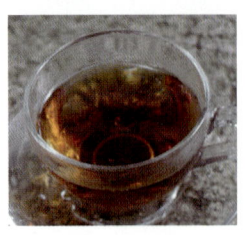

위 잎으로 효소액 담그는 모습.
아래 걸러낸 잎 효소액.

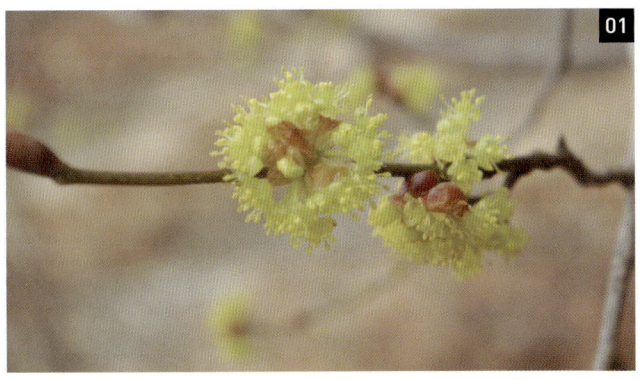

키 2~3m. **꽃**은 3월에 잎보다 먼저 피는데, 노란색을 띠고 꽃자루가 매우 짧다. 여러 송이가 우산모양으로 뭉쳐 달리며, 암·수꽃이 다른 그루에 달린다. 꽃잎은 없고 6조각의 꽃덮이가 있으며, 수술은 9개, 암술은 1개이다. **잎**은 길이 5~15cm, 너비 4~13cm의 둥글거나 넓은 달걀모양이고, 끝이 3~5갈래로 얕게 갈라진다. 잎 가장자리는 밋밋하고, 잎자루는 길이 1~2cm이며, 잎이 가지에 어긋나게 달리고 가을에 노랗게 물든다. **줄기**는 껍질이 회갈색을 띠고 껍질눈이 있으며, 가지를 꺾으면 옅은 생강냄새가 난다. **열매**는 9~10월에 둥글게 여물고 지름 7~8mm이며, 익으면 녹색에서 노란빛을 띠는 붉은색이 되었다가 검은색이 된다. | **유사종** | 산수유. 꽃이 생강나무와 비슷하나 잎 끝에 갈라짐이 없고 꽃자루가 길다.

01 꽃이 잎보다 먼저 핀다. 3월 14일
02 이른 봄에 꽃 핀 모습. 3월 14일
03 어린 가지와 어린잎도 효소액을 담근다. 4월 12일
04 잎 끝이 갈라진다. 7월 24일
05 풋열매 달린 모습. 7월 24일
06 여러 줄기가 올라온 밑동. 1월 12일
07 줄기에 껍질눈이 있다. 1월 12일

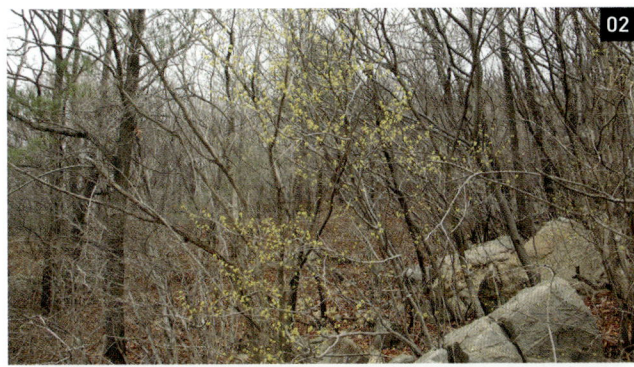

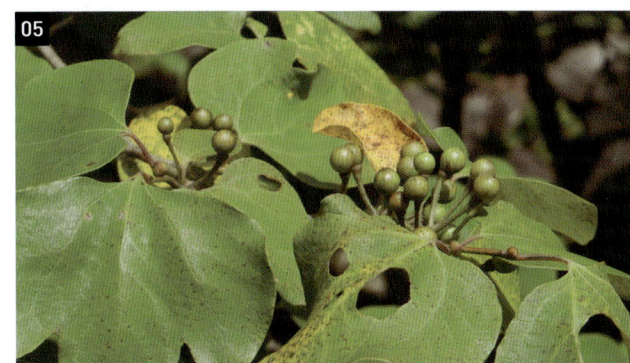

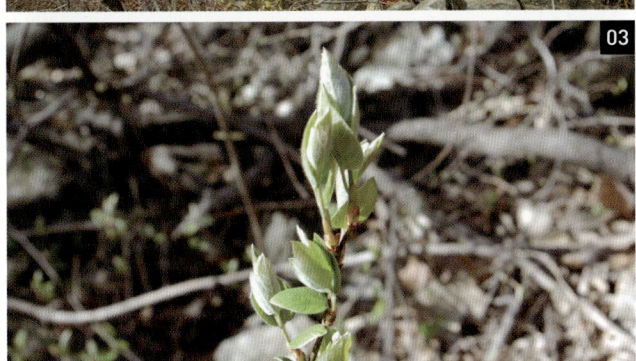

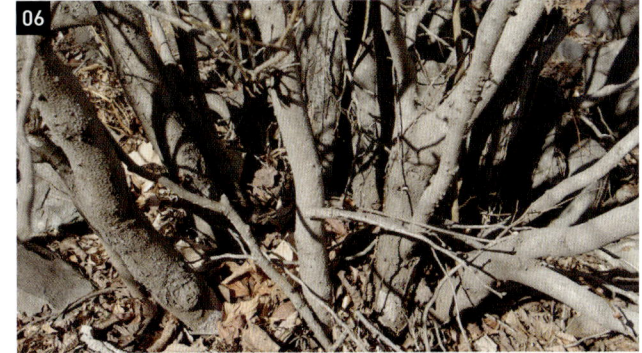

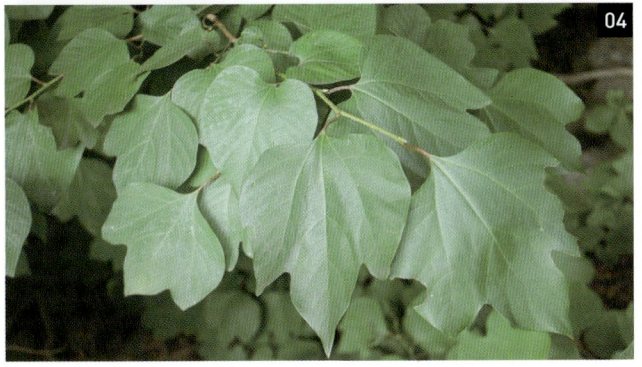

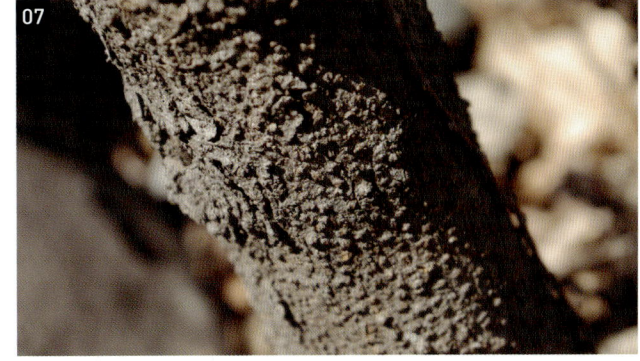

생강나무

102

Punica granatum L.

석류나무

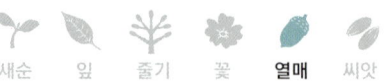

☀ **따뜻한 약성** | 잦은설사, 혈변, 치질, 자궁출혈, 입마름 등에 효과

석류나무과
잎지는 작은큰키나무

생약명
석류(石榴)

성분
이소플라본
(식물성 여성호르몬)
타닌(수렴작용)
만니톨(붓기해소)
이눌린(위와 장강화)
이소케르세틴
(플라보노이드 유도체)
라이신(면역력강화)
갈산(종양억제)
말산(피로회복)
펙틴(정장작용)
칼슘(뼈강화)
칼륨
(신경세포와 근육기능강화)
카테킨(체지방분해)
안토시아닌(산화방지)
엘라그산(종양억제)
비타민C(산화방지)
수지 / 당류

특징
독성이 없으며
신맛과 떫은맛이 있다.

체질
약성이 따뜻하므로
몸이 찬 체질이나
추울 때 복용하면 좋다.

서식지
들의 양지바른 곳에서
자라며, 농가에서도
재배한다.

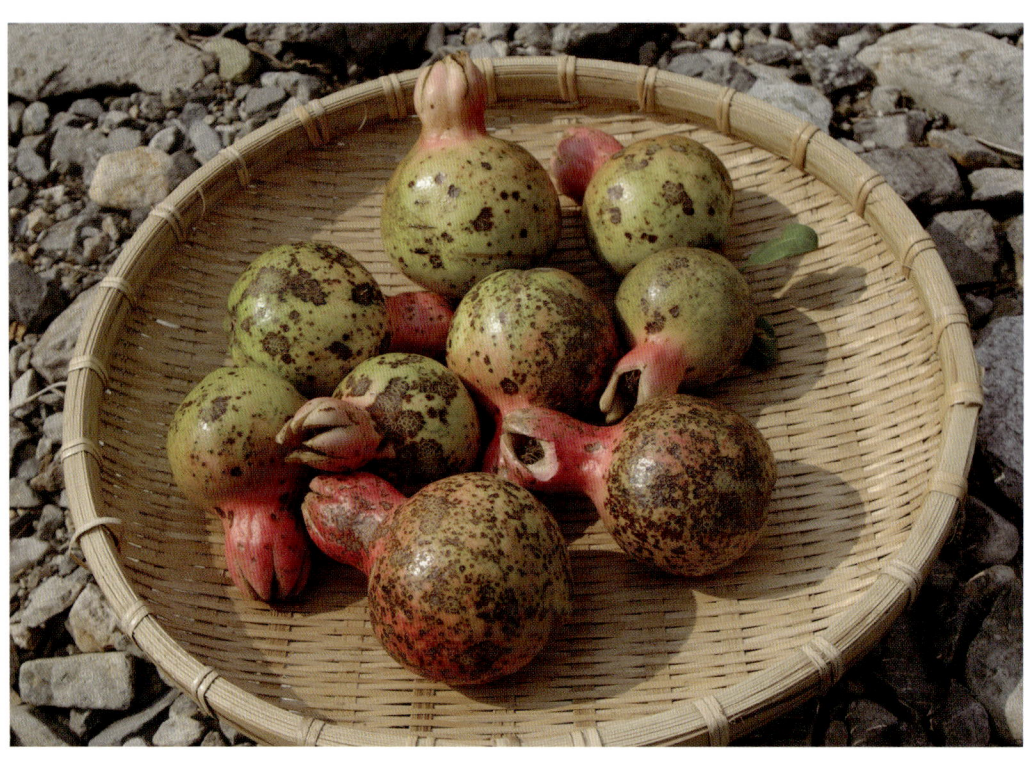

채취한 열매. 7월 31일

효소액 담그기

- **사용 부위** 열매 ■ **채취 기간** 9~10월
- **채취 방법** 열매는 익은 것을 골라 싱싱할 때 딴다.
- **다듬기** 열매는 물이 잘 나오도록 껍질째 작게 썬다. 씨앗은 함께 효소액을 담가도 되고, 빼내서 씻어 말린 뒤 가루를 내서 조금씩 먹어도 된다.
- **배합 비율** 발효될 때 물이 많이 나오므로 설탕의 비율을 1 이상으로 늘리고, 발효 중에 설탕이 부족한 듯하면 가끔씩 덧넣는다.
- **완성 상태** 열매껍질에 시고 떫은맛이 있으나 발효와 숙성이 잘 되면 상큼한 맛이 난다.
- **복용시 주의사항** 한꺼번에 많이 먹거나 오래 먹으면 폐가 약해지므로 소량씩 먹는다.

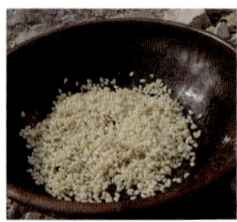 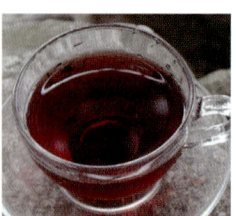

왼쪽 열매에서 씨앗을 발라낸 모습.
오른쪽 걸러낸 열매 효소액.

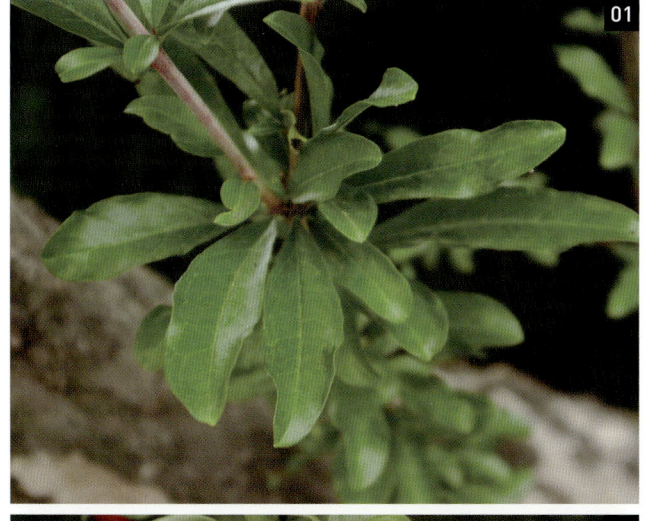

키 5~7m. **잎**은 길이 2~8cm의 긴 타원형이고, 끝이 갸름하다. 잎 가장자리가 밋밋하고, 앞면에 윤기가 있으며, 잎이 가지에 마주 달린다. **줄기**는 껍질이 회갈색을 띠며, 원산지가 남쪽이라 추우면 껍질이 터져서 벗겨진다. 작은 가지는 네모지다. **꽃**은 5~6월에 피는데 붉은색을 띠고, 꽃봉오리가 두꺼우며, 꽃받침은 두껍고 긴 통모양이다. 꽃잎은 6장이 포개져 나며, 수술은 많고 암술은 1개이다. **열매**는 9~10월에 여무는데 둥글고 꽃받침이 붙어 있다. 익으면 붉은색이다.

01 잎에 윤기가 있다. 6월 17일
02 꽃받침이 통모양이다. 6월 17일
03 열매 끝에 꽃받침이 붙어 있다. 7월 31일
04 열매가 익어가는 모습. 7월 31일
05 열매가 붉게 익는다. 9월 7일
06 줄기와 가지 뻗은 모습. 6월 17일
07 추우면 껍질이 터져 벗겨진다. 6월 17일

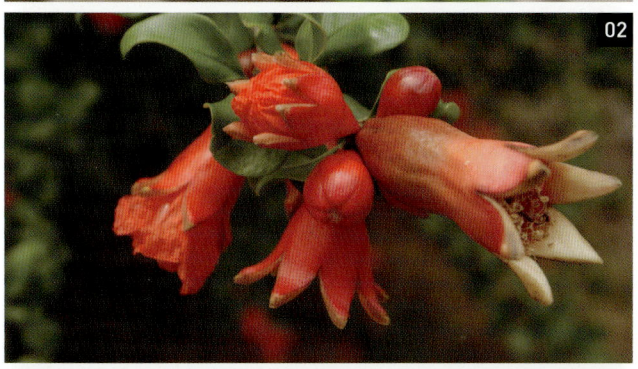

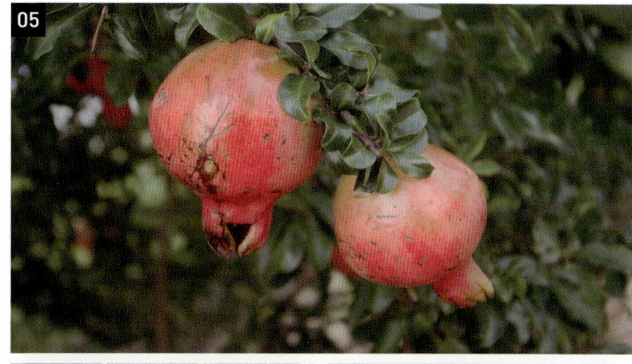

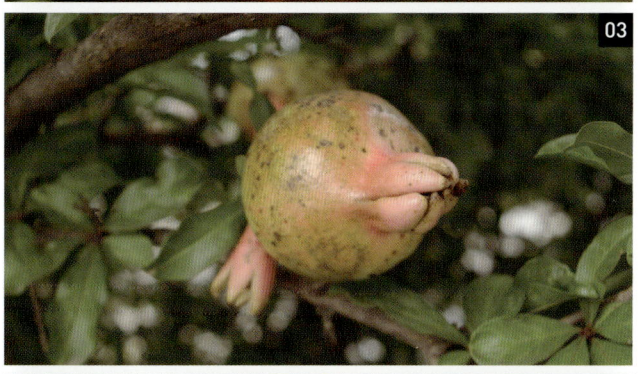

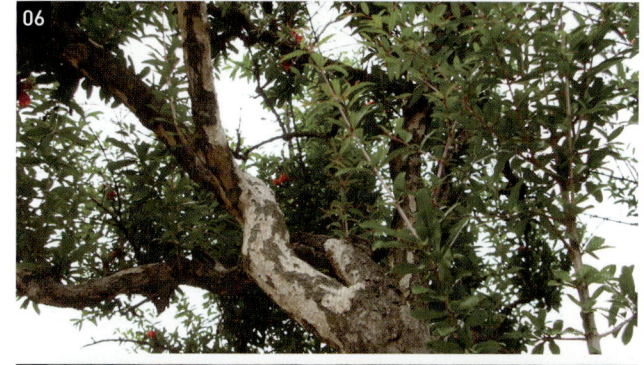

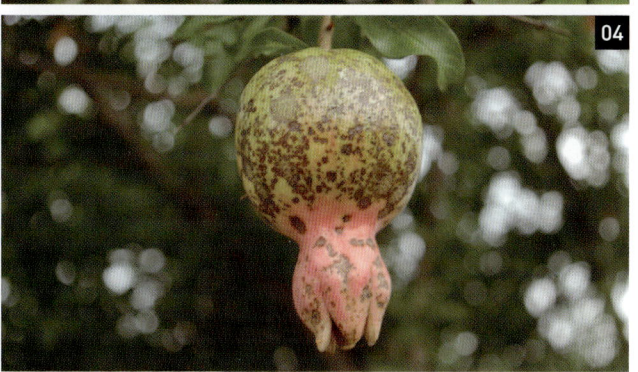

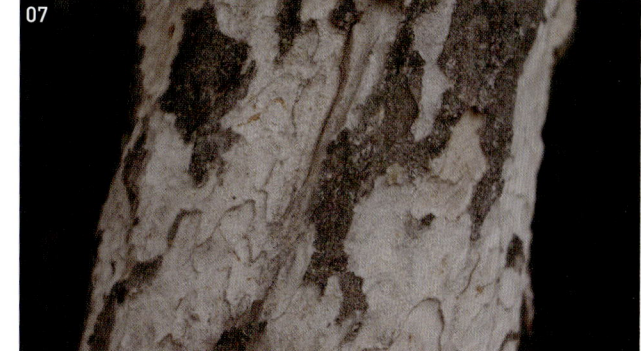

석류나무

103

Acorus gramineus Solander

석창포

따뜻한 약성 | 이명증, 치매예방, 건망증 등에 효과

천남성과
늘푸른 여러해살이풀

다른 이름
수검초

생약명
석창포(石菖蒲)

성분
아사론(진정작용)
유게놀(진균억제)
메틸 차비콜(진균억제)
정유(방향성분)

특징
독성이 없고
매운맛이 있다.

체질
약성이 따뜻하므로
몸이 찬 체질이나
추울 때 복용하면 좋다.

서식지
산과 들의 물가에 난다.

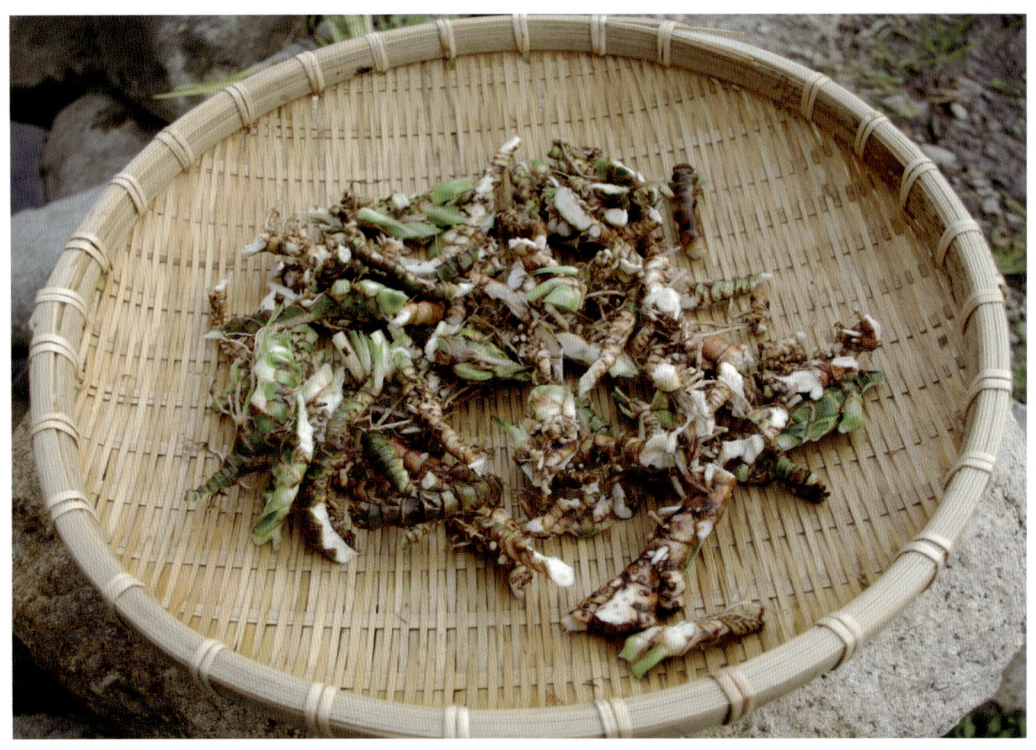

채취한 뿌리. 12월 28일

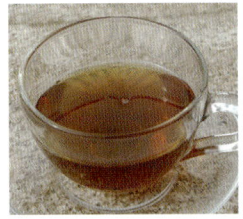

걸러낸 뿌리 효소액.

효소액 담그기

- **사용 부위** 잎, 잎+뿌리, 뿌리
- **채취 기간** 1년 내내
- **채취 방법** 잎은 너무 억세지 않은 것을, 뿌리는 굵고 튼실한 것을 골라 채취한다.
- **채취시 주의사항** 뿌리는 마디가 많을수록 약성이 좋다.
- **다듬기** 뿌리는 물이 잘 나오도록 납작하게 썬다.
- **배합 비율** 물이 적게 나오므로 재료 : 설탕의 비율을 1 : 1로 한다. 물 1에 설탕 1로 설탕시럽을 만들어서 재료가 푹 잠기게 붓고 돌로 눌러놓는 방법도 있다.
- **발효와 숙성 기간** 발효가 더디므로 1차 발효는 150일, 2차 발효와 숙성은 100일 이상 한다.
- **완성 상태** 뿌리에 독특한 향이 있어 발효와 숙성이 잘 되면 오묘한 맛이다.
- **복용시 주의사항** 많이 먹으면 머리가 아플 수도 있으므로 하루에 1회 이하 소량씩 복용하는 것이 좋다.

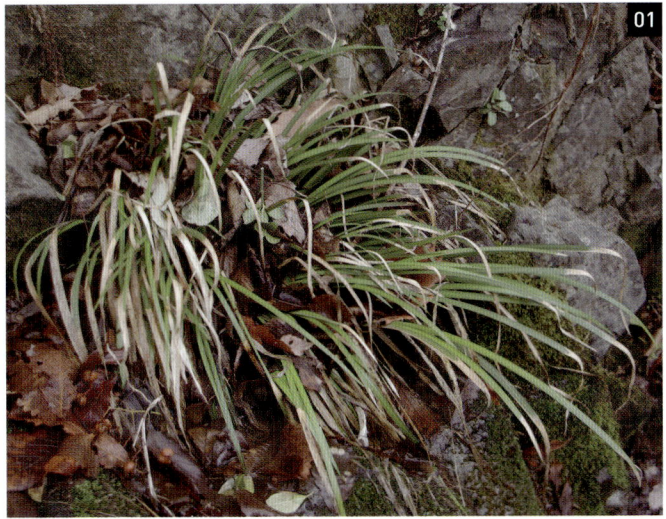

키 10~30cm이고, 전체에서 독특한 향이 난다. **잎**은 길이 30~50cm로 좁고 긴 칼 같고, 끝이 뾰족하며, 질기고 앞면에 윤기가 있다. 잎이 뿌리에 뭉쳐서 나며, 겨울에도 푸르다. **꽃**은 6~7월에 길이 10~30cm, 지름 5mm 정도의 꽃줄기에 피는데, 연노란색을 띠며, 자잘한 꽃들이 긴 꼬리모양으로 빽빽이 뭉쳐서 달린다. 꽃잎과 수술은 각 6개씩이고, 암술은 1개이다. **열매**는 8~9월에 둥글게 여문다. **뿌리줄기**는 옆으로 뻗으며, 지네처럼 마디가 있다. 뿌리 길이는 10~20cm, 마디 간격은 3~6mm이다.

01 물가의 돌 틈에 난다. 3월 14일
02 잎이 긴 칼날 같다. 12월 28일
03 꽃도 효소액을 담근다. 5월 26일
04 꽃이 꼬리모양으로 뭉쳐서 달린다. 5월 26일
05 밑동에 드러난 뿌리줄기. 12월 28일

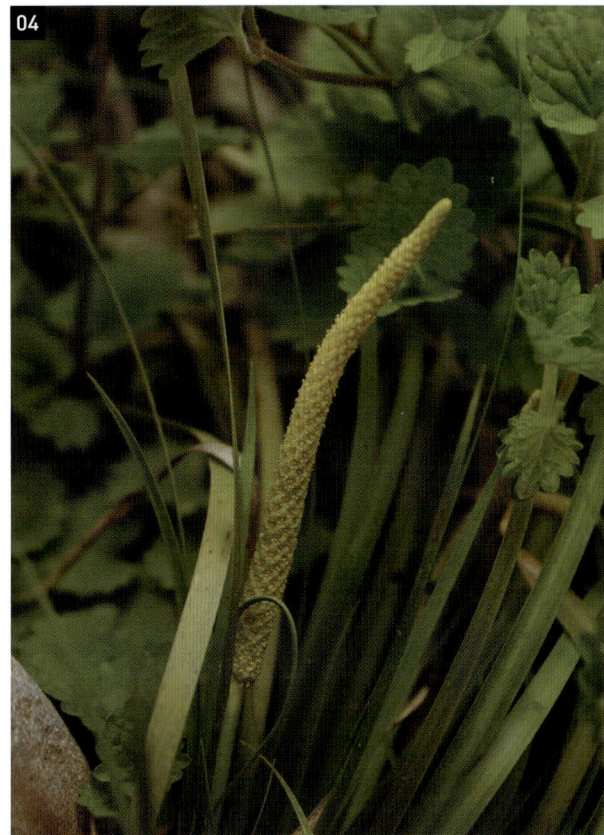

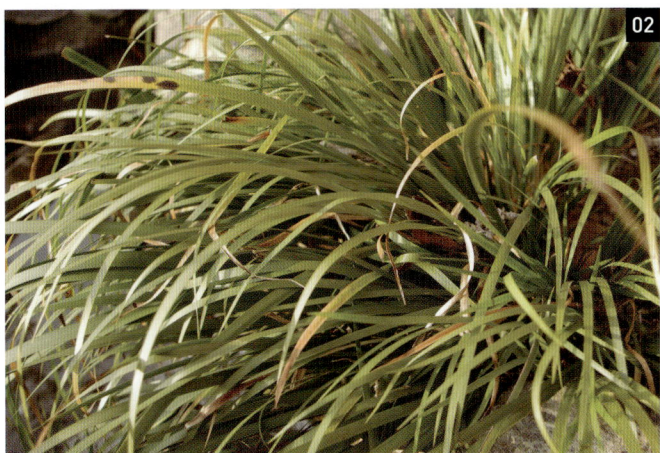

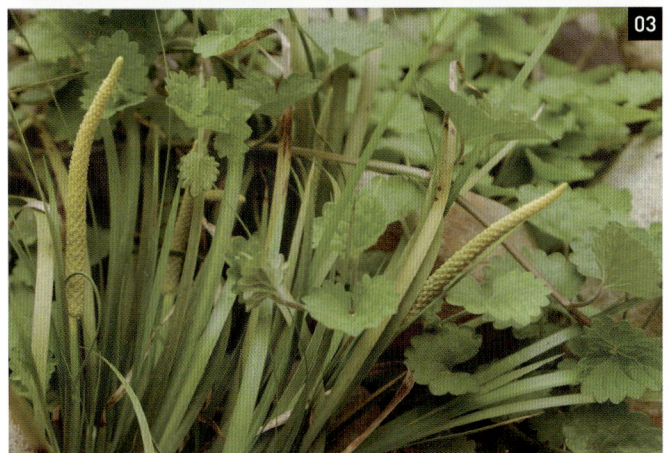

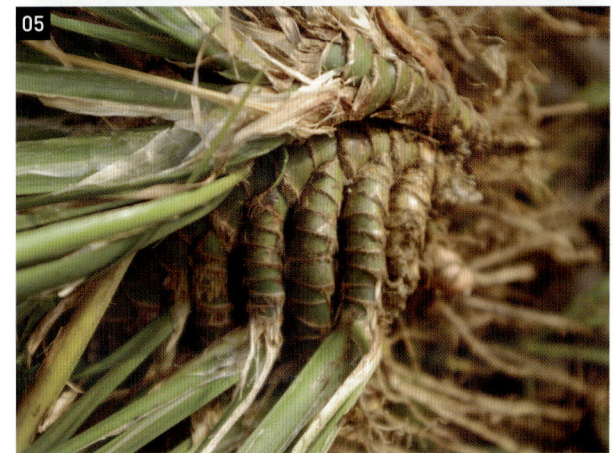

석창포

104 섬오갈피

Acanthopanax koreanum Nakai

 새순 잎 줄기 꽃 열매 씨앗 뿌리

따듯한 약성 | 신경통, 근육통, 혈액순환장애, 자양강장 등에 효과

두릅나무과
잎지는 작은키나무

생약명
오가피(五加皮)

성분
아칸토사이드(혈액순환개선)
엘레우테로사이드(강정효과)
치사노사이드
(생체기능활성화)
사포닌(면역력강화)
세사민(숙취해소)
세사몰(산화방지)
비타민A(시력유지)
비타민B1(에너지대사 관여)
비타민B2(빈혈개선)
비타민C(산화방지)
망간(뇌기능유지)
마그네슘(체내기능유지)
철분(빈혈개선)
칼슘(뼈강화)
코발트(빈혈예방)

특징
독성이 없으며
쓴맛과 매운맛이 있다.

체질
약성이 따듯하므로
몸이 찬 체질이나
추울 때 복용하면 좋다.

서식지
남부지방의 낮은 산이나
섬 지역에서 자란다.

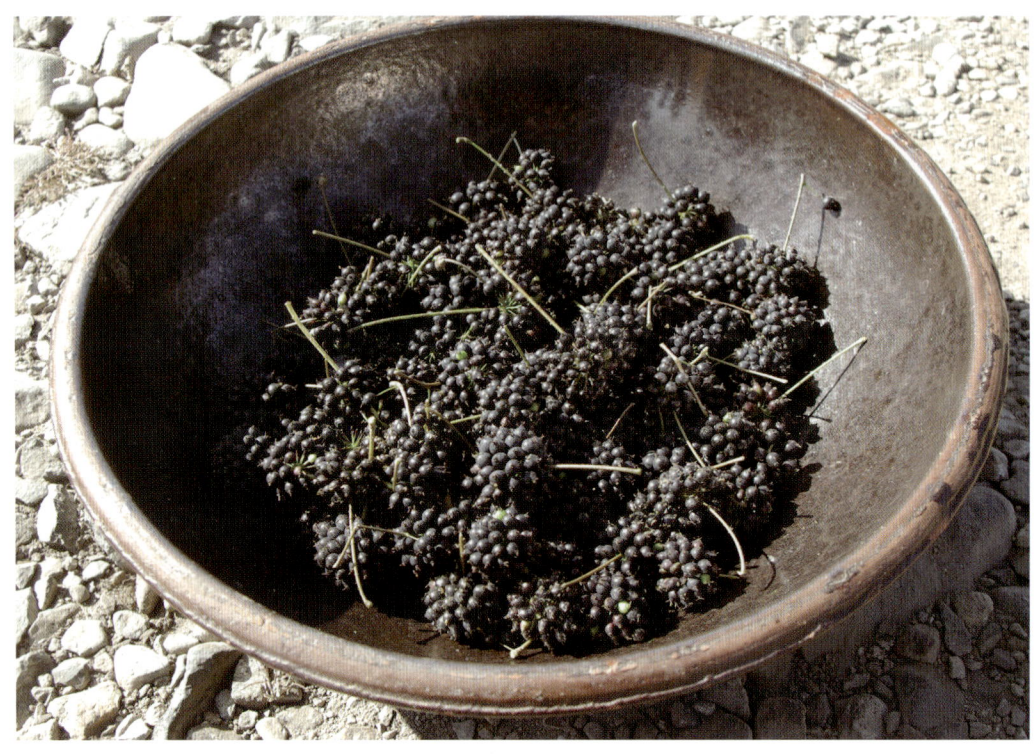

채취한 열매. 10월 11일

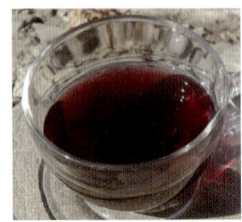

걸러낸 열매 효소액.

효소액 담그기

- **사용 부위** 잎, 잎+열매, 열매　**채취 기간** 3~10월
- **채취 방법** 잎은 어린잎부터 너무 억세지 않은 것을, 열매는 너무 익지 않은 것을 싱싱할 때 딴다.
- **다듬기** 열매를 오래 놓아두면 벌레가 잘 생기므로 바로 효소액을 담그는 것이 좋다. 물에 오래 담가두면 약성이 빠져나가므로 가볍게 씻는다.
- **배합 비율** 잎은 물이 적게 나오므로 재료 : 설탕의 비율을 1 : 1로 하고, 열매는 물이 좀 더 나오므로 설탕의 비율을 1 이상으로 늘린다. 발효 중에 설탕이 부족한 듯하면 가끔씩 덧넣는다.
- **완성 상태** 쌉쌀한 맛이 있지만 발효와 숙성이 잘 되면 그윽한 맛이다.

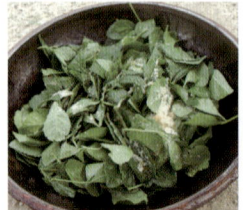 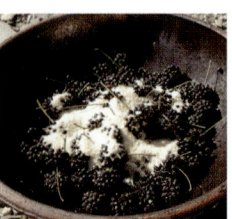

왼쪽 잎으로 효소액 담그는 모습.
오른쪽 열매로 효소액 담그는 모습.

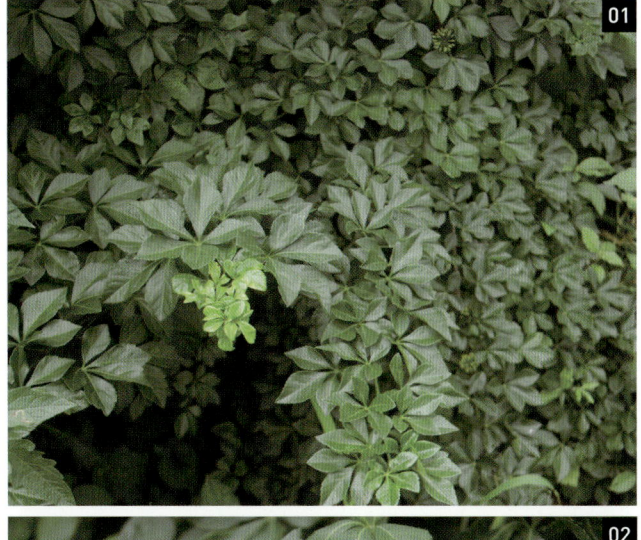

키 2m. **잎**은 타원형이고, 끝이 갸름하거나 뾰족하며, 5장이 둥그렇게 모여 달린다. 잎 가장자리에 뾰족하거나 무딘 톱니가 있고, 잎 앞면에 윤기가 있으며, 뒷면의 잎맥에는 가시 같은 잔털이 있다. 두께는 조금 도톰하다. **줄기**는 껍질눈과 넓은 가시가 있고, 껍질이 밝은 회갈색을 띤다. 가지는 덩굴처럼 옆으로 뻗는다. **꽃**은 7~8월에 피는데 노란흰색을 띠며, 크기가 자잘하고 여러 송이가 우산모양으로 뭉쳐서 달린다. 꽃자루는 길이 2~5cm이고, 꽃잎은 5장이다. **열매**는 10월에 조금 납작한 타원형으로 여물며, 익으면 검은색이다.

01 다 자란 잎과 어린잎. 7월 19일
02 잎이 5장씩 달린다. 7월 19일
03 가지가 덩굴처럼 뻗는다. 7월 19일
04 줄기에 넓은 가시가 있다. 7월 19일
05 꽃이 진 모습. 7월 22일
06 풋열매가 생기는 모습. 7월 22일
07 열매가 조금 납작하다. 10월 11일

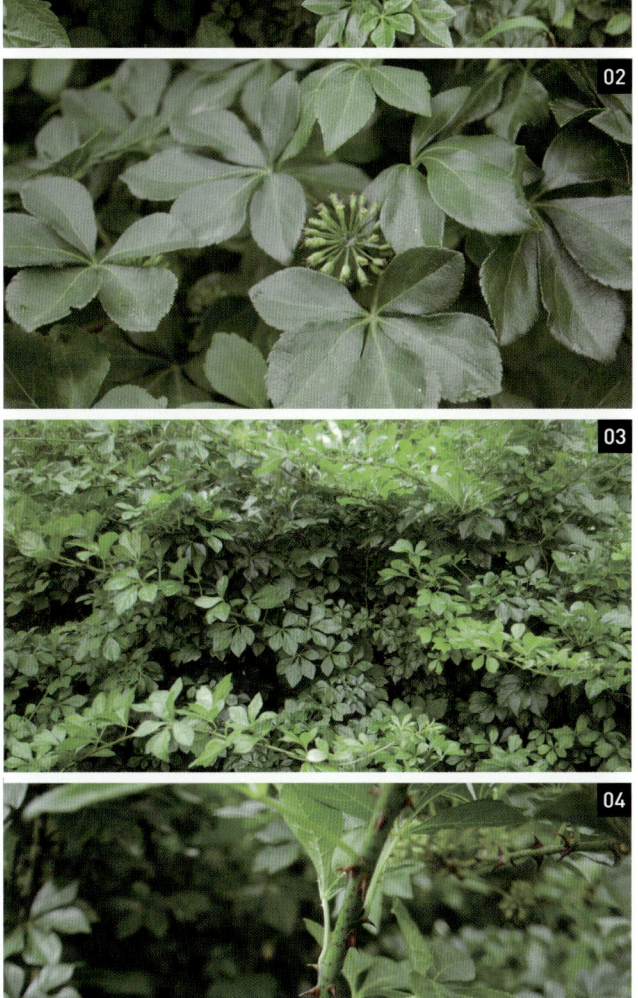

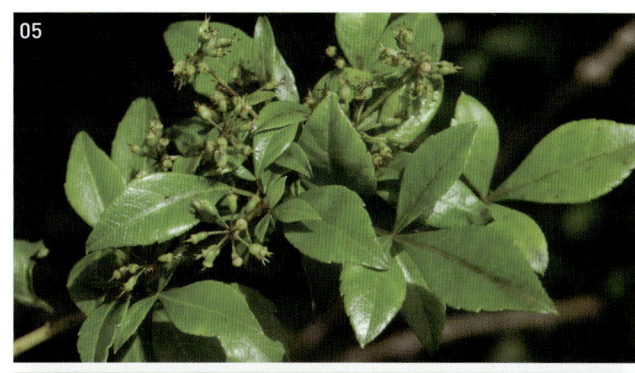

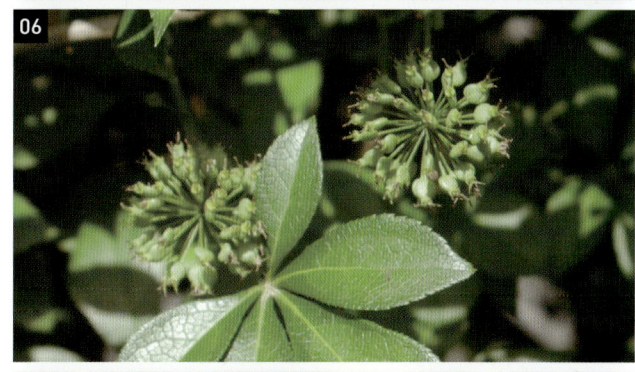

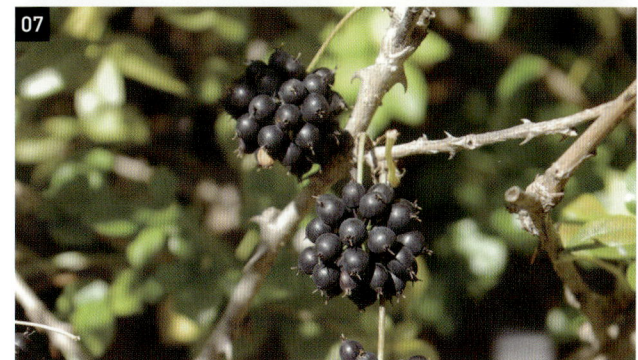

섬오갈피

소나무

105
Pinus densiflora Siebold & Zucc.

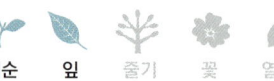

따뜻한 약성 | 산후풍, 신경통, 오랜설사, 고혈압, 생리통 등에 효과

소나무과
늘푸른 큰키나무

다른 이름
육송

생약명
송엽(松葉)

성분
테르펜(독성중화)
글루코키닌(식물성인슐린)
루틴(모세혈관강화)
플라보노이드(산화방지)
타닌(수렴작용)
베타 카로틴(산화방지)
비타민A(시력유지)
비타민C(산화방지)
단백질(근육강화)
철분(빈혈개선)
탄수화물(에너지공급)
지방

특징
독성이 없으며
쓴맛과 떫은맛이 있다.

체질
약성이 따뜻하므로
몸이 찬 체질이나
추울 때 복용하면 좋다.

서식지
낮은 산부터 높은 산
곳곳에서 자란다.

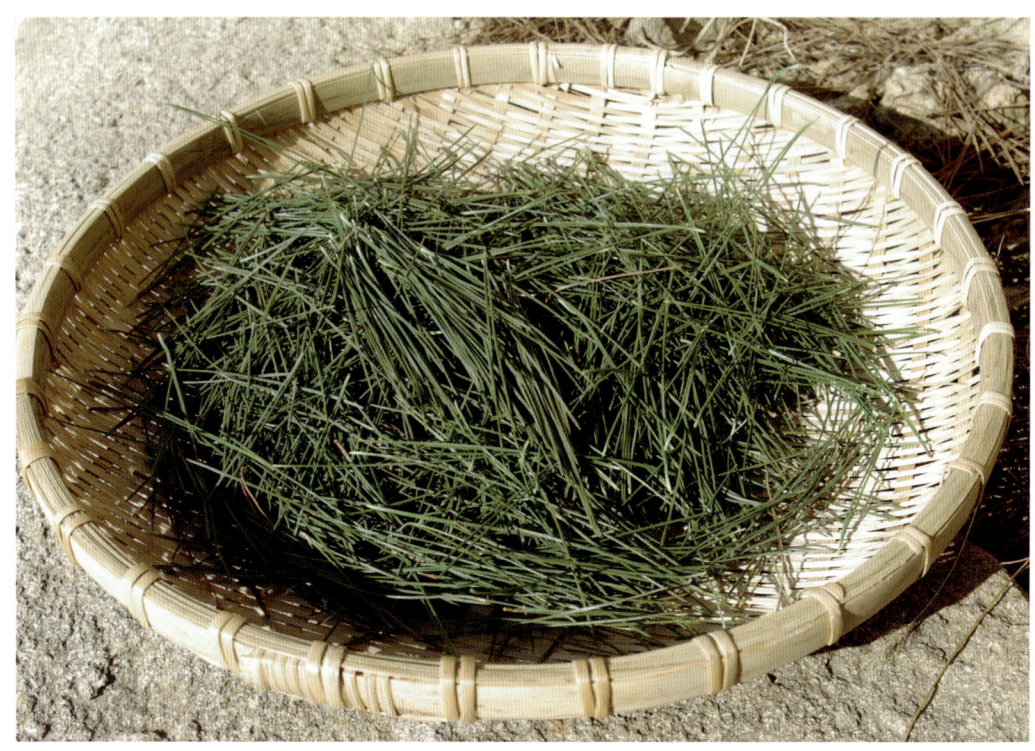

채취한 잎. 12월 28일

효소액 담그기

- **사용 부위** 새순+잎 **채취 기간** 새순은 3~5월, 잎은 1년 내내
- **채취 방법** 잎은 어린잎부터 다 자란 잎까지 너무 억세지 않은 것을, 새순은 꽃이 피기 전의 어린 것을 밑동은 남겨놓고 중간부터 윗동 부분만 딴다.
- **채취시 주의사항** 도롯가의 매연에 오염된 것은 사용하지 말고, 병해충약을 뿌렸는지도 확인한다.
- **다듬기** 잎 밑부분의 꼭지는 쓴맛이 나므로 훑어서 떼어내고, 물이 잘 나오도록 작게 썬다.
- **배합 비율** 재료 : 설탕을 1 : 1로 하고, 물 1에 설탕 1로 설탕시럽을 만들어 넉넉히 붓기도 한다.
- **발효와 숙성 기간** 1차 발효는 100일, 2차 발효와 숙성은 100일 이상 한다.
- **담그기와 발효시 주의사항** 송진이 있어 흐르는 물에 며칠 담가서 우려낸 뒤 숨 쉬는 항아리에 담그고, 1차 발효가 끝나면 재료를 걸러낸다. 발효 가스가 많이 나오므로 유리병에 담글 때는 뚜껑을 완전히 닫지 않는다. 효소액을 거를 때는 한지를 여러 장 갈아가며 천천히 걸러낸다.
- **완성 상태** 깊은 향이 있어서 발효와 숙성이 잘 되면 그윽한 맛이다.
- **복용시 주의사항** 송진이 들어 있어 오래 먹으면 몸이 무거워지므로 장기 복용하지 않는다.

걸러낸 잎 효소액.

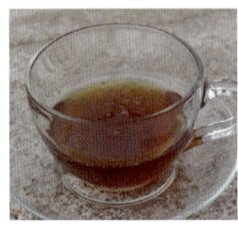

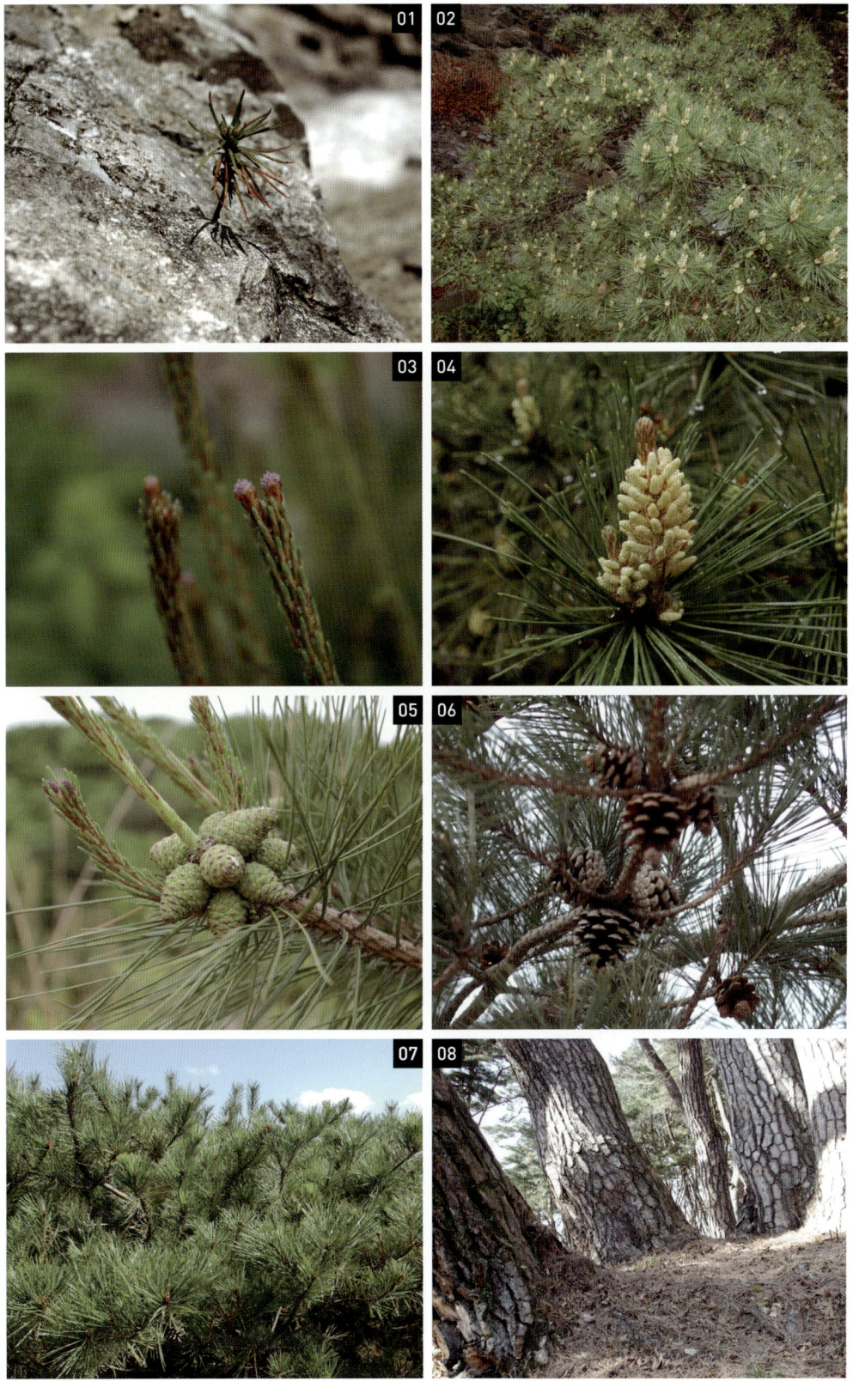

키 25~35m. **잎**은 길이 8~9cm로 바늘모양이고, 2장씩 맞붙어 달린다. **줄기**는 껍질이 검붉은회색을 띠며, 다각형으로 갈라지고 벗겨져 붉은 속살이 나온다. **꽃**은 5월에 피는데 암꽃과 수꽃이 한 나무에 달리며, 수꽃은 노랗고 암꽃은 자주색을 띤다. 수꽃 길이는 1cm, 암꽃 지름은 6mm 정도이다. **열매**는 9~10월에 여문다.

| 유사종 | 곰솔(해송). 잎과 열매가 소나무와 비슷하나 줄기껍질이 거무스름하고 잎이 거칠다.

01 바위에 새순 올라온 모습.
　　5월 15일
02 새순은 꽃이 피기 전에
　　채취한다. 5월 26일
03 암꽃은 자주색을 띤다.
　　4월 28일
04 수꽃은 노란색을 띤다.
　　5월 26일
05 풋열매가 달린 모습. 5월 15일
06 묵은 열매는 거무스름하다.
　　1월 3일
07 억세지 않은 잎을 채취한다.
　　10월 8일
08 군락지의 큰 나무 밑동.
　　12월 28일

소나무

106 속단
Phlomis umbrosa Turcz.

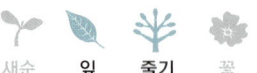
새순 잎 줄기 꽃 열매 씨앗 뿌리

 따듯한 약성 | 피부염, 감기, 요통, 관절통 등에 효과

꿀풀과
여러해살이풀

다른 이름
접골초

생약명
조소(糙蘇)

성분
알칼로이드(염증과 통증완화)
호박산(피로회복)
비타민E(항산화물질생성)
정유(방향성분)

특징
독성이 없으며
매운맛과 떫은맛이 있다.

체질
약성이 따듯하므로
몸이 찬 체질이나
추울 때 복용하면 좋다.

서식지
산과 들의 반그늘인
곳에 난다.

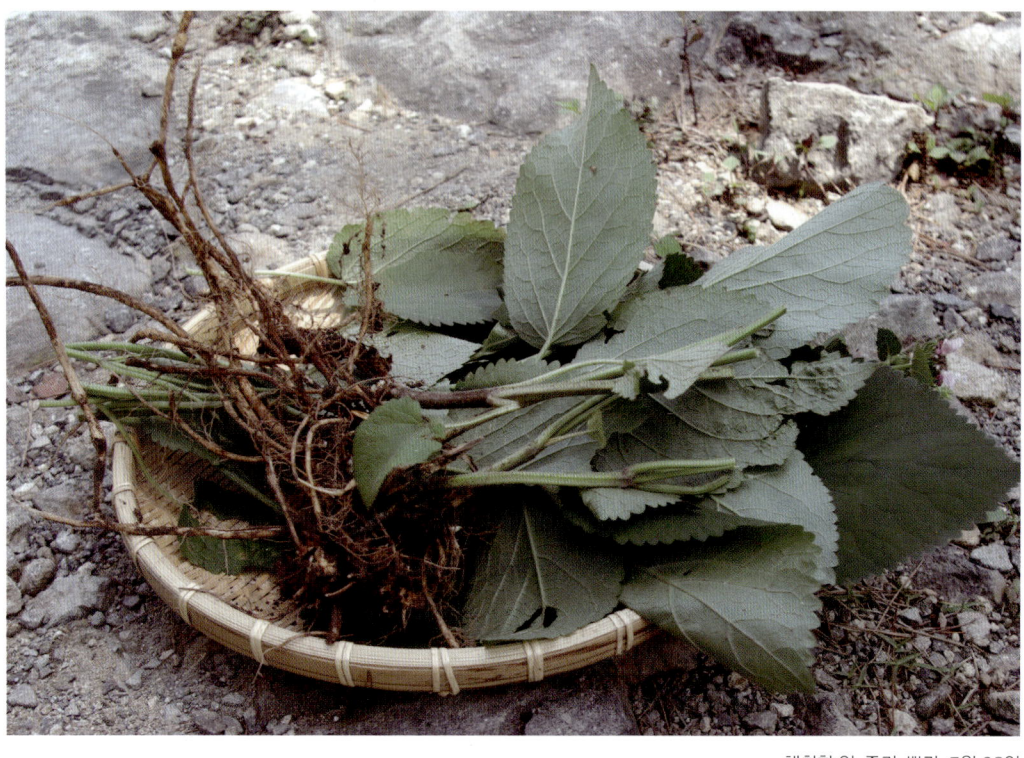

채취한 잎·줄기·뿌리. 7월 28일

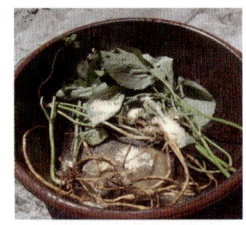
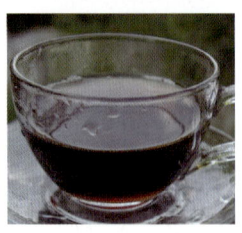

위 잎·줄기·뿌리로 효소액 담그는 모습. **아래** 걸러낸 잎·줄기·뿌리 효소액.

효소액 담그기

- **사용 부위** 잎+줄기, 잎+줄기+뿌리
- **채취 기간** 3~10월
- **채취 방법** 잎과 줄기는 꽃이나 열매가 달리지 않은 것을, 뿌리는 굵고 튼실한 것을 골라 채취한다.
- **채취시 주의사항** 흔치 않은 약초이므로 조금만 채취하고, 나머지 개체는 자연에 남겨두는 것이 바람직하다.
- **다듬기** 뿌리가 굵고 클 때는 작게 써는 것이 좋다.
- **배합 비율** 발효될 때 물이 많이 나오지 않으므로 재료 : 설탕의 비율을 1 : 1로 한다.
- **발효와 숙성 기간** 1차 발효는 100일, 2차 발효와 숙성은 100일 이상 한다.

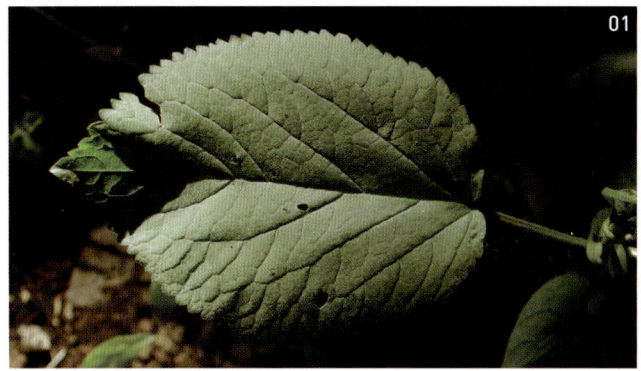

01 잎자루 달린 곳이 오목하다. 7월 28일
02 줄기 윗동에 나는 잎은 작다. 7월 28일
03 줄기가 자라는 모습. 7월 28일
04 줄기가 곧게 올라온다. 7월 29일

키 1m. **잎**은 길이 13㎝, 너비 10㎝ 정도의 달걀모양으로 잎자루 쪽이 조금 오목하고, 잎 끝은 갸름하거나 뾰족하다. 잎 가장자리에 규칙적인 톱니가 있고, 앞뒷면에는 잔털이 있다. 줄기 윗동에 나는 잎은 작고 좁으며, 잎이 줄기에 마주 달린다. **줄기**는 모가 나 있고 잔털이 있으며, 곧게 올라오고 가지가 조금 갈라져 나온다. **꽃**은 7~8월에 피는데 흰자주색을 띠며, 길이가 18㎜ 정도이고, 여러 송이가 층층이 뭉쳐서 달린다. 꽃부리는 입술모양으로 갈라지고 자주색 반점이 있으며, 우단 같은 잔털로 덮여 있다. 수술은 4개, 암술대는 2갈래이고, 꽃받침에 털 같은 돌기가 많다. **열매**는 9~10월에 여무는데 넓은 달걀모양이고, 통모양의 꽃받침에 싸여 있다. 씨앗은 길이가 5㎜ 정도이다. **뿌리**는 굵고 길게 뻗으며, 잔뿌리가 있다.

05 꽃에 우단 같은 털이 있다. 7월 28일
06 꽃들이 층층이 달린다. 8월 13일
07 꽃이 피기 전에 채취한다. 8월 13일

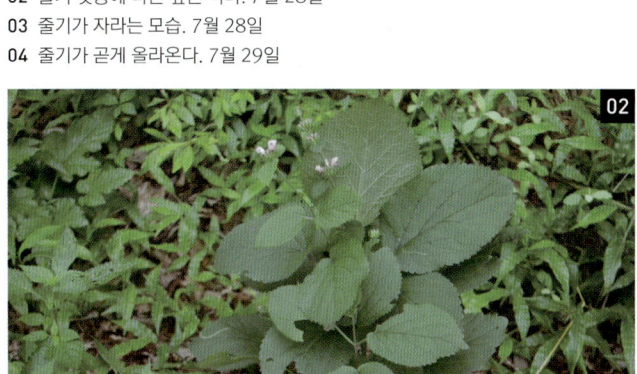

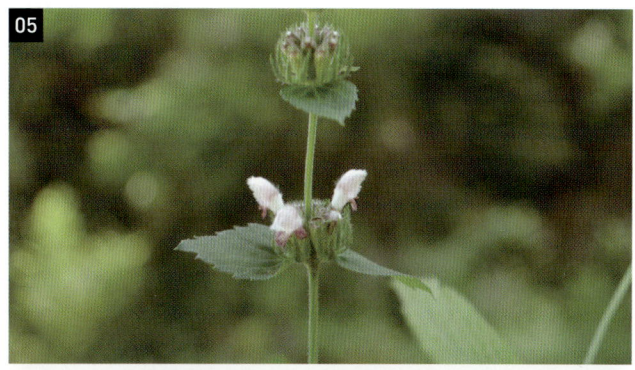

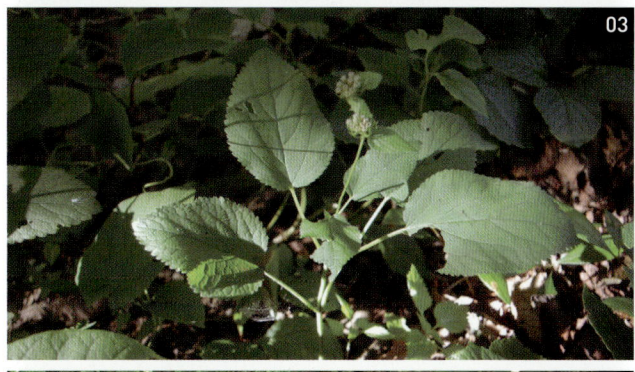

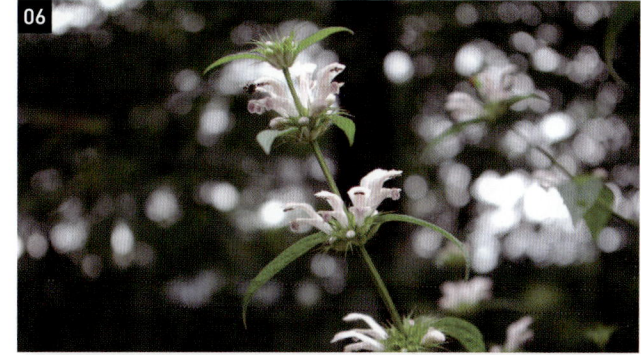

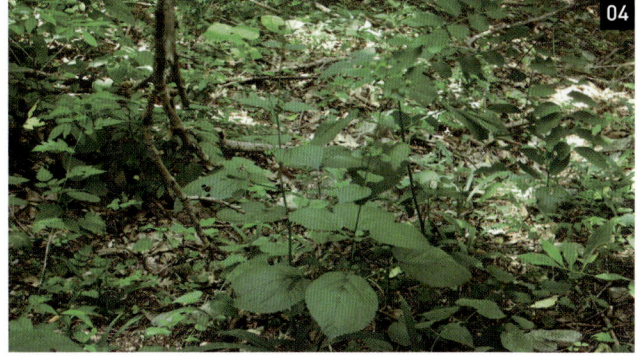

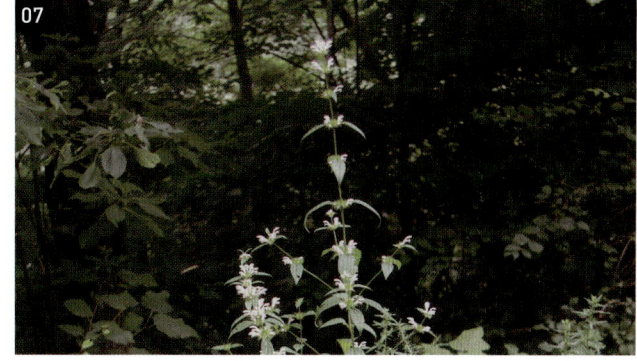

속 단

107 수리취

Synurus deltoides (Aiton) Nakai

새순 잎 줄기 꽃 열매 씨앗 뿌리

 따듯한 약성 | 기관지염, 위장병, 고혈압, 기침감기, 붓기 등에 효과

국화과
여러해살이풀

다른 이름
떡취

생약명
산우방(山牛蒡)

성분
클로로필(혈액정화)

특징
독성이 없고 매운맛이 있다.

체질
약성이 따듯하므로 몸이 찬 체질이나 추울 때 복용하면 좋다.

서식지
산과 들의 그늘진 숲속에 난다.

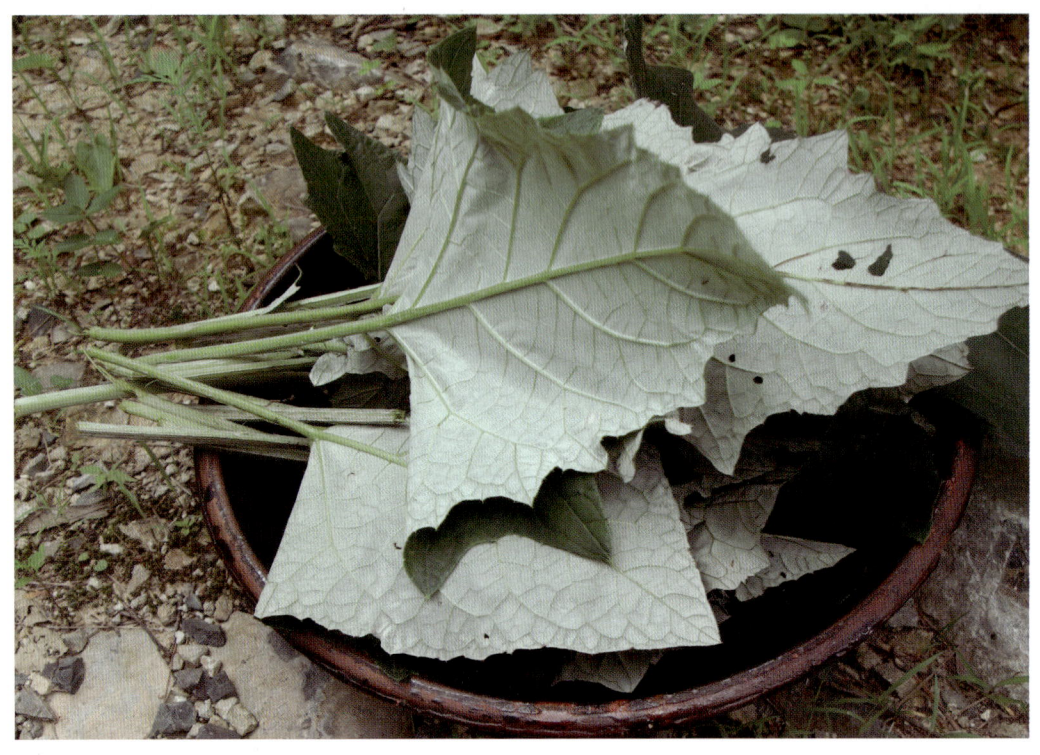

채취한 잎. 8월 2일

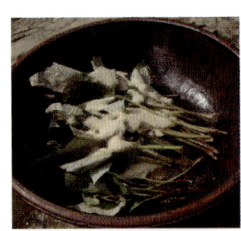
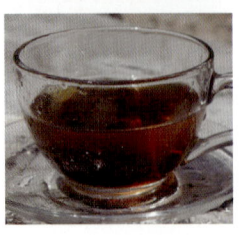

위 잎으로 효소액 담그는 모습.
아래 걸러낸 잎 효소액.

효소액 담그기

- **사용 부위** 잎
- **채취 기간** 3~10월
- **채취 방법** 꽃이나 열매가 달리지 않은 것을 골라 싱싱할 때 딴다.
- **채취시 주의사항** 줄기를 함께 채취해 넣어도 되지만 흔치 않은 약초이므로 뿌리와 줄기를 자연에 남겨두고 조금만 채취한다.
- **다듬기** 잎이 크거나 뻣뻣할 경우 적당한 크기로 썬다.
- **배합 비율** 발효될 때 물이 적게 나오므로 재료 : 설탕의 비율을 1 : 1로 한다.
- **발효와 숙성 기간** 1차 발효는 100일, 2차 발효와 숙성은 100일 이상 한다.
- **완성 상태** 잎에 은은한 향이 있어서 발효와 숙성이 잘 되면 그윽한 맛이다.

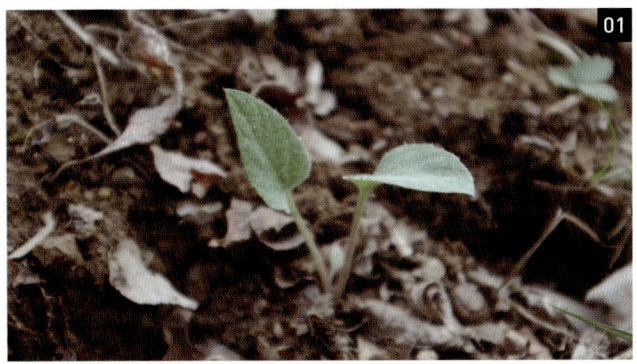

01 새순이 흰 털로 덮여 있다. 4월 14일
02 뿌리 잎은 크다. 7월 27일
03 줄기 잎은 작다. 8월 21일
04 잎 뒷면이 희다. 8월 2일

키 40~100cm. **잎**은 긴 심장모양이고, 끝이 뾰족하다. 잎 가장자리에 깊이 파인 톱니가 있고, 앞면에 꼬부라진 털이 있으며, 뒷면은 흰색 잔털이 빽빽하다. 뿌리에 나는 잎은 길이 10~20cm, 잎자루 길이 10~25cm이다. 줄기 잎은 어긋나게 달리며, 윗동에 나는 잎은 작고 잎자루가 짧다. **줄기**는 세로 홈이 있고, 흰색 잔털이 빽빽하며, 짙은 자주색을 띠기도 한다. 줄기가 곧게 올라오고, 윗동에서 가지가 조금 갈라져 나온다. **꽃**은 9~10월에 피는데 자주색을 띠며, 길이가 2cm 정도이고 여러 송이가 1송이처럼 뭉쳐서 달린다. **열매**는 9~10월에 둥글게 여무는데, 씨앗은 길이가 7mm 정도이고 갈색 갓털이 있으며 바람에 날려간다.

05 꽃봉오리 달린 모습. 8월 13일
06 꽃이 피기 전에 채취한다. 10월 20일
07 다음해 봄까지 묵은 열매가 달려 있다. 2월 29일

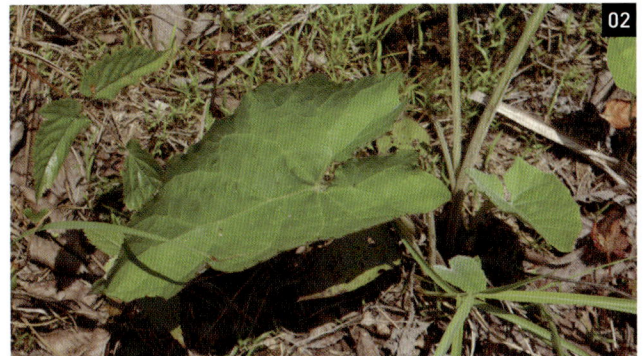

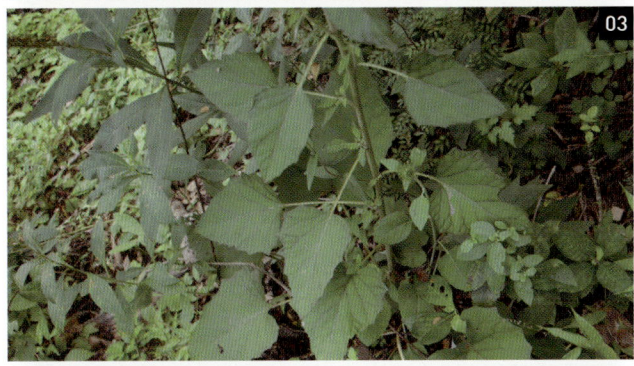

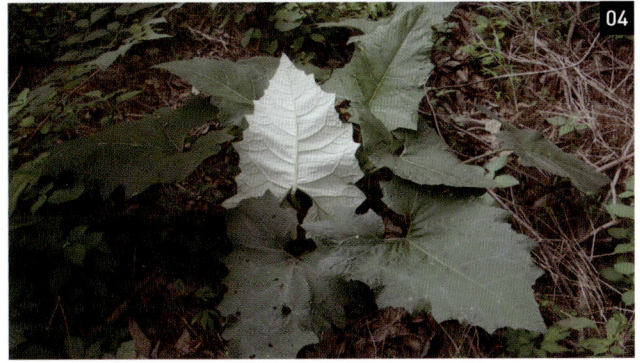

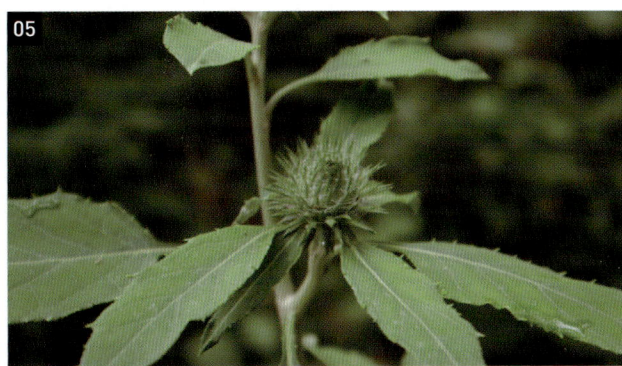

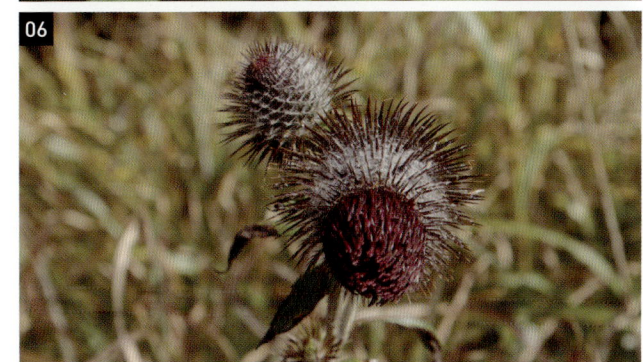

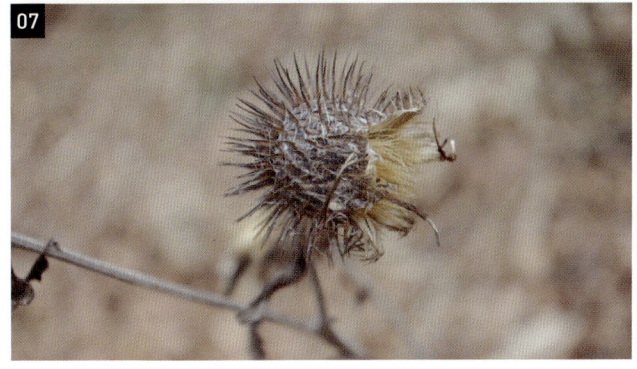

수리취

108 쉽싸리

Lycopus lucidus Turcz.

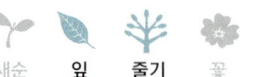

약간 따뜻한 약성 | 생리불순, 복통, 요통, 갑상샘질환, 산후붓기, 비만 등에 효과

꿀풀과
여러해살이풀

다른 이름
개조박

생약명
택란(澤蘭)

성분
사포닌(면역력강화)
아미노산(근육강화)
우르솔산(비만억제)
아피게닌(염증억제)
타닌(수렴작용)
글루코시드(종양억제)
정유(방향성분)

특징
독성이 없으며
단맛과 매운맛이 있다.

체질
약성이 약간 따듯하므로
몸이 찬 체질, 쌀쌀하거나
추울 때 복용하면 좋다.

서식지
산과 들의 양지바른
곳이나 습지에 난다.

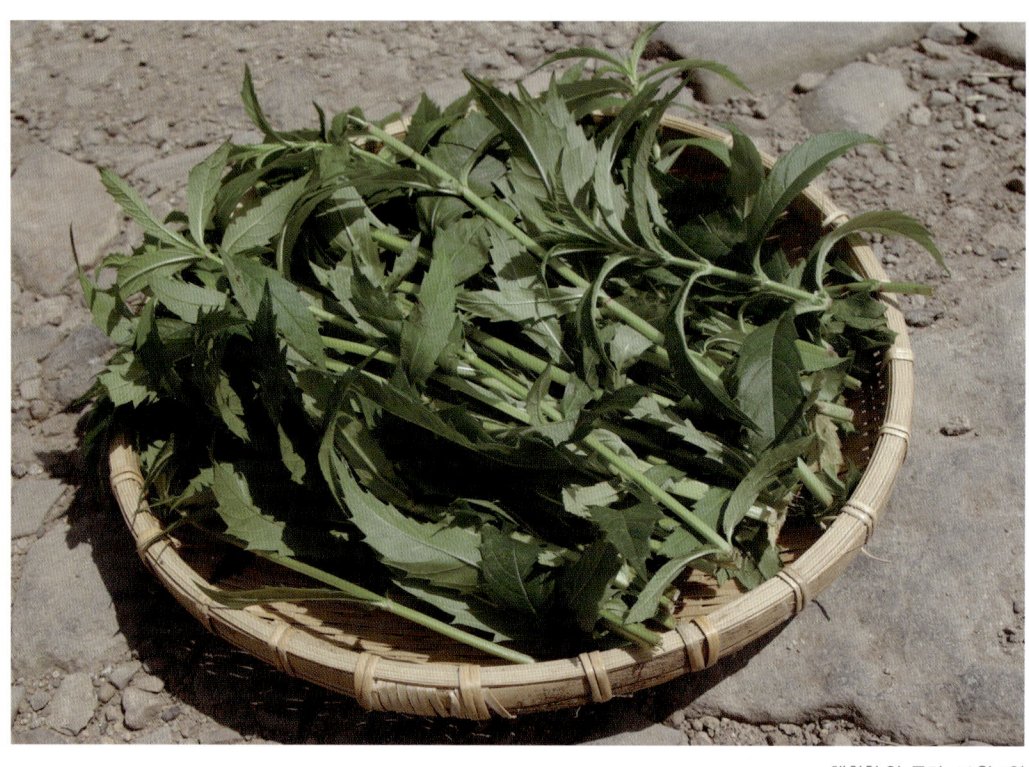

채취한 잎·줄기. 10월 5일

효소액 담그기

- **사용 부위** 잎, 잎+줄기
- **채취 기간** 3~10월
- **채취 방법** 열매가 달리지 않은 것을 골라 싱싱할 때 딴다.
- **채취시 주의사항** 흔치 않은 약초이므로 조금만 채취하고, 나머지 개체와 뿌리는 자연에 남겨두는 것이 바람직하다.
- **다듬기** 줄기는 담글 때 붕 뜨지 않도록 작게 썬다.
- **배합 비율** 발효될 때 물이 많이 나오지 않으므로 재료 : 설탕의 비율을 1 : 1로 한다.
- **발효와 숙성 기간** 1차 발효는 100일, 2차 발효와 숙성은 100일 이상 한다.

왼쪽 자연의 물로 씻는 것이 좋다.
오른쪽 잎·줄기로 효소액 담그는 모습.

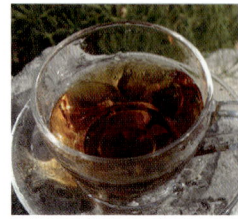

걸러낸 잎·줄기 효소액.

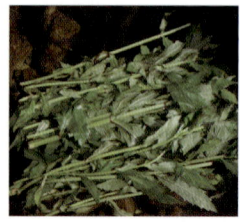 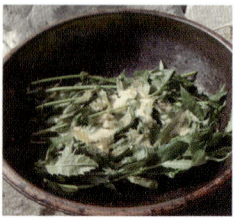

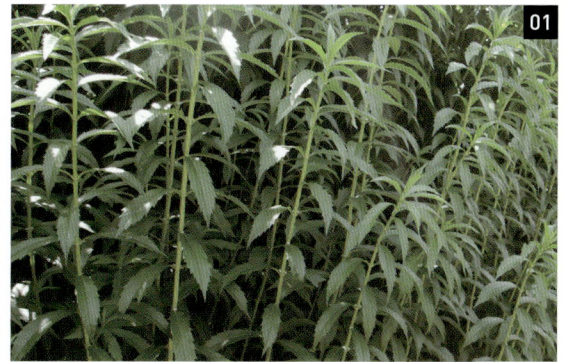

키 1m. **잎**은 길이 2~4cm, 너비 1~2cm의 좁은 타원형으로 아래쪽이 좁고, 잎 끝이 뾰족하다. 잎 가장자리에 날카로운 톱니가 있고, 잎자루가 거의 없으며, 잎이 줄기에 마주 달린다. **줄기**는 곧게 올라오고 가지가 없으며, 모가 나 있고, 흰색 잔털이 있으며, 잎 달린 자리에 마디가 있다. **꽃**은 7~8월에 피는데 흰색을 띠고 크기가 자잘하며, 잎 달린 자리에 빙 둘러 달린다. 모양은 종 같고, 꽃부리가 입술모양으로 갈라진다. **열매**는 9~10월에 사각형으로 여물며, 지름이 2mm 정도이다. **뿌리줄기**는 흰색을 띠고, 굵게 뻗는다.

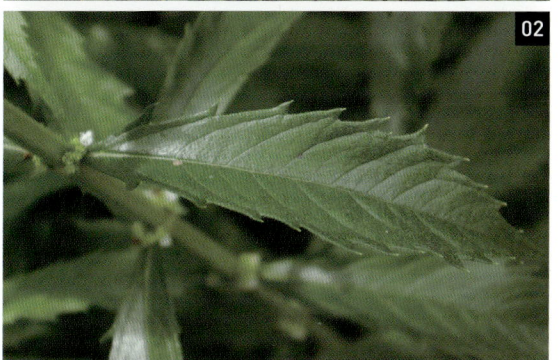

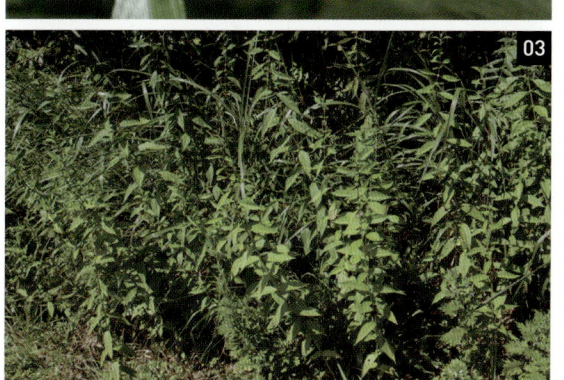

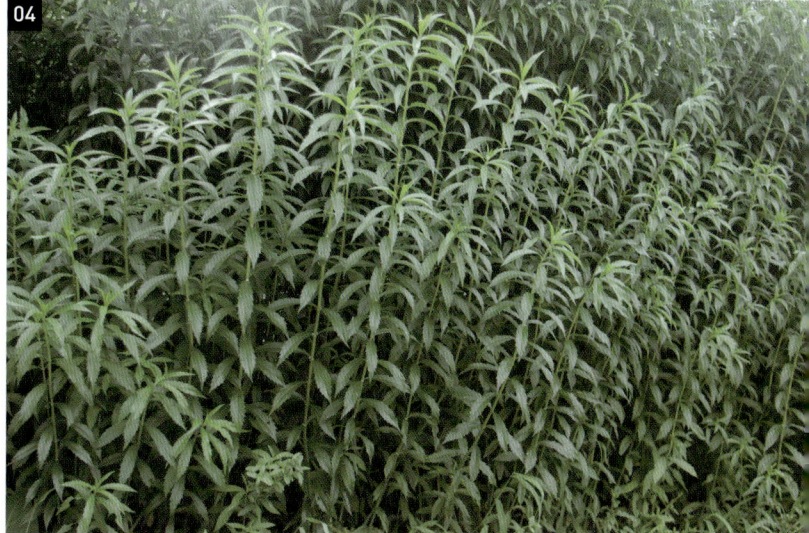

01 잎이 마주 달린다. 7월 30일
02 잎에 날카로운 톱니가 있다. 7월 30일
03 군락지의 줄기가 자라는 모습. 7월 30일
04 줄기가 곧게 올라온다. 7월 30일
05 줄기가 모가 나 있다. 7월 30일
06 잎 달린 자리에서 꽃이 나온다. 7월 30일

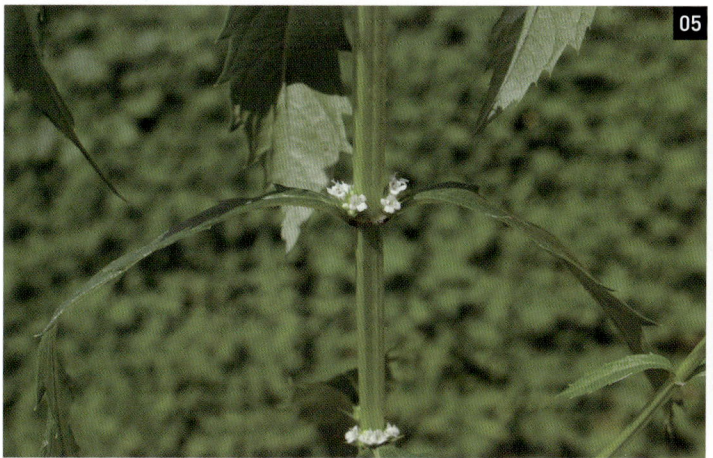

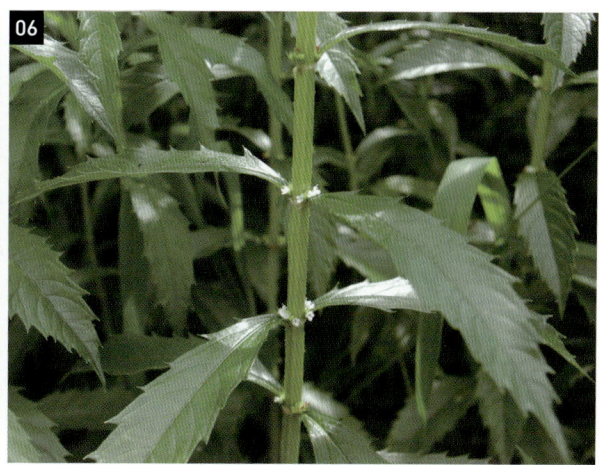

109 신감채

Ostericum grosseserratum (Maxim.) Kitag.

새순 잎 줄기 꽃 열매 씨앗 뿌리

 따뜻한 약성 | 찬 배, 설사, 기침감기 등에 효과

미나리과
여러해살이풀

생약명
대치산근(大齒山芹)

성분
올레인산(동맥경화예방)
리놀렌산(불포화지방산)
베타 시스테롤(종양억제)
호박산(피로회복)
자당(혈당조절)
팔미트산(담즙분비촉진)
임페라토린(경련진정)

특징
독성이 없으며
신맛과 조금 단맛이 있다.

체질
약성이 따듯하므로
몸이 찬 체질이나
추울 때 복용하면 좋다.

서식지
산과 들의 촉촉한 곳에
난다.

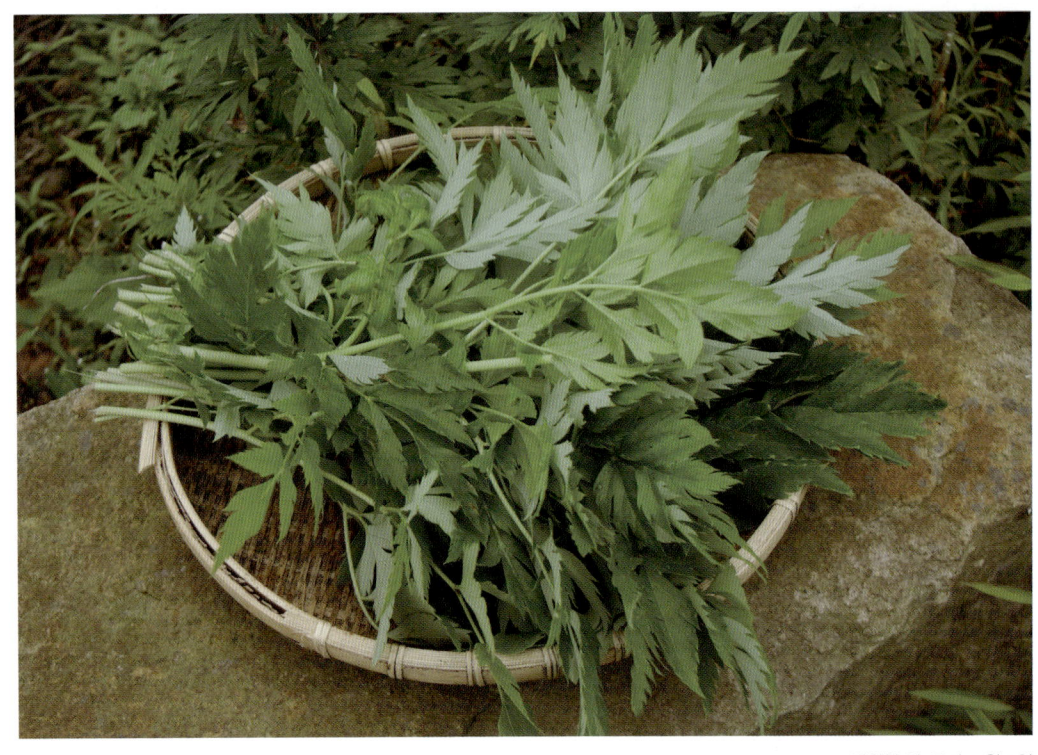

채취한 잎·줄기. 7월 9일

효소액 담그기

- **사용 부위** 잎+줄기
- **채취 기간** 3~10월
- **채취 방법** 꽃이나 열매가 달리지 않고 너무 억세지 않은 것을 골라 싱싱할 때 딴다.
- **다듬기** 줄기는 담글 때 붕 뜨지 않도록 작게 썬다.
- **배합 비율** 발효될 때 물이 많이 나오지 않으므로 재료 : 설탕의 비율을 1 : 1로 한다.
- **발효와 숙성 기간** 1차 발효는 100일, 2차 발효와 숙성은 100일 이상 한다.
- **완성 상태** 잎에 새콤달콤한 맛이 있어서 발효와 숙성이 잘 되면 상큼한 맛이 난다.

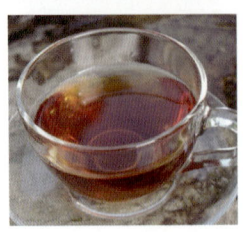

위 잎·줄기로 효소액 담그는 모습. **아래** 걸러낸 잎·줄기 효소액.

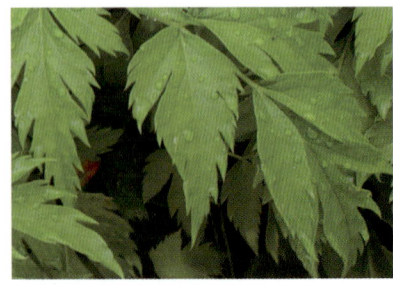

깃털모양의 잎

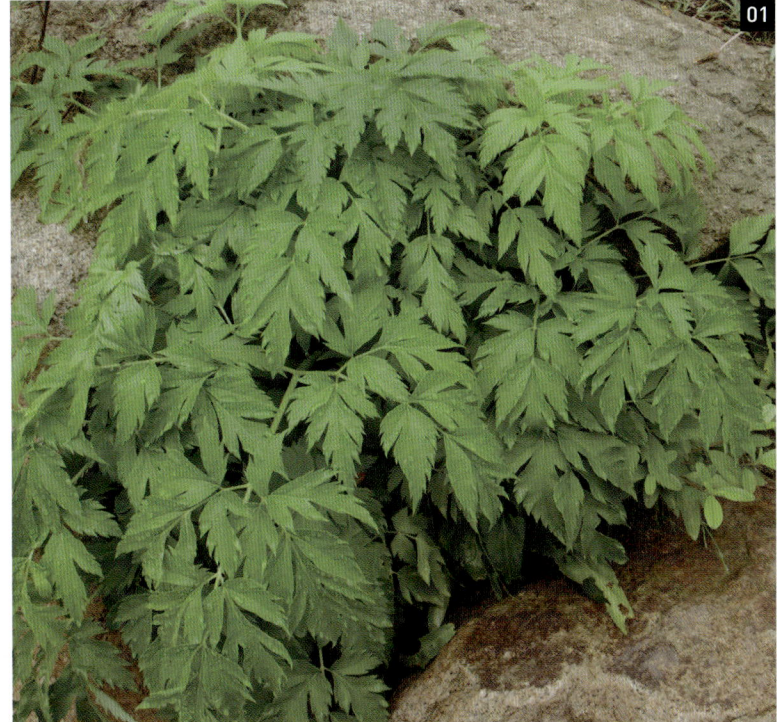

키 100~130㎝. **잎**은 달걀모양으로 끝이 길고 뾰족하며, 3갈래로 갈라져 깃털처럼 보인다. 잎 가장자리에 불규칙한 톱니가 있다. 뿌리 잎은 크고 잎자루가 긴데, 줄기 윗동의 잎은 작고 잎자루가 짧다. 잎이 줄기에 어긋나게 달린다. **줄기**는 곧거나 비스듬히 올라오고, 윗동에서 가지가 갈라져 나오며, 세로로 홈이 있다. **꽃**은 7~9월에 피는데 흰색을 띠며, 10~20개의 꽃줄기에 자잘하게 여러 송이가 겹우산 모양으로 뭉쳐서 달린다. 꽃잎은 5장이다. **열매**는 8~10월에 넓은 타원형으로 여물며, 날개가 있다.

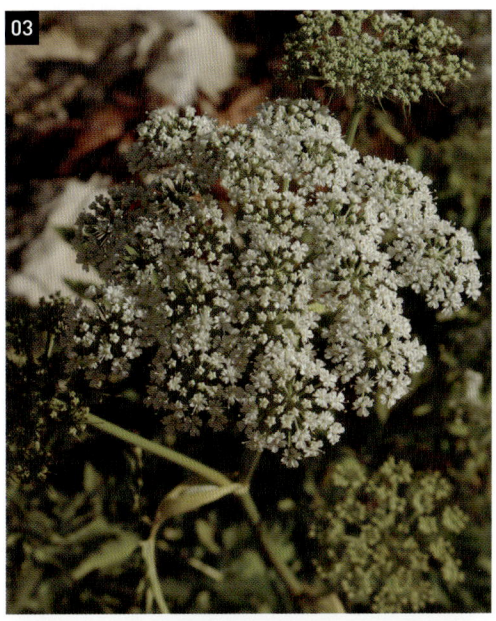

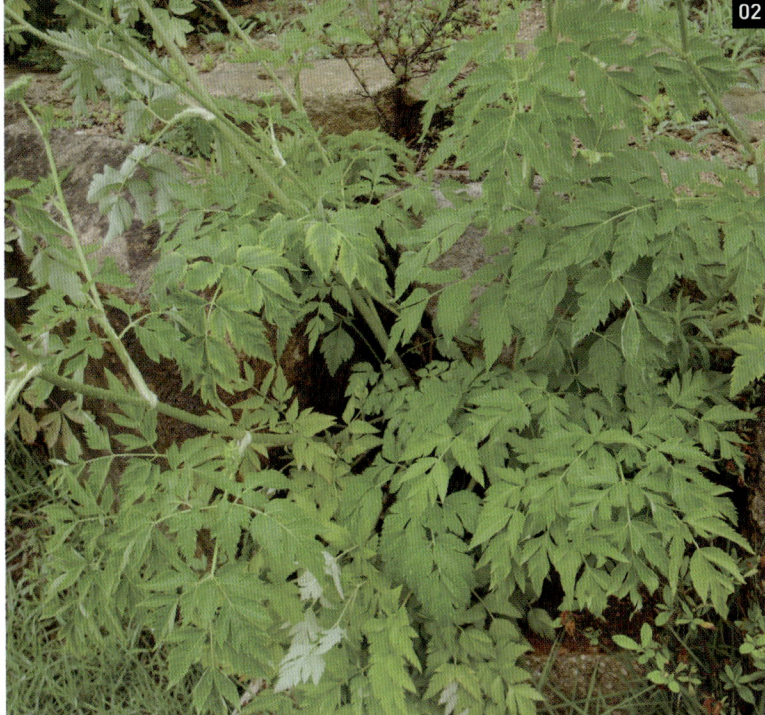

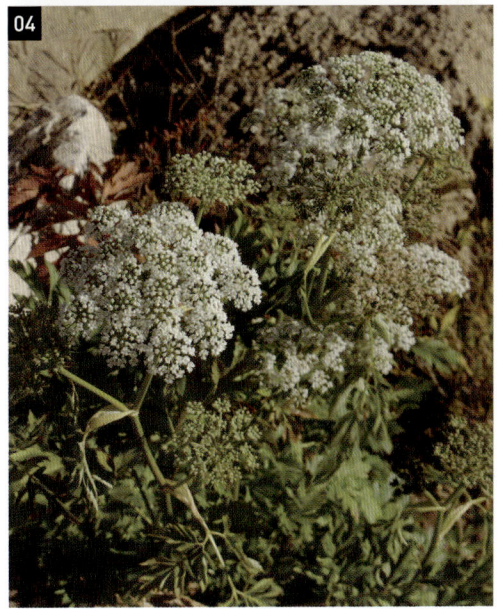

01 잎이 깃털처럼 갈라진다. 7월 9일
02 줄기가 길게 올라온다. 7월 9일
03 늦가을에 꽃이 피기도 한다. 11월 2일
04 꽃이 피기 전에 채취한다. 11월 2일

신 감 채

110

Artemisia princeps Pamp.

쑥

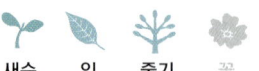
새순 잎 줄기 꽃 열매 씨앗 뿌리

 따뜻한 약성 | 냉증, 만성기관지염, 만성간염, 신경통, 저혈압, 생리불순 등에 효과

국화과 / 여러해살이풀

다른 이름
약쑥

생약명
애엽(艾葉)

성분
아르테미시닌(종양억제)
시네올(소화촉진)
튜존(염증억제)
아데닌(해열작용)
콜린(숙취해소)
비타민B1(에너지대사 관여)
비타민C(산화방지)
베타 카로틴(항산화작용)
칼륨(신경세포와 근육기능강화)
칼슘(뼈강화) / 철분(빈혈개선)

특징
독성이 없으며
쓴맛과 매운맛이 있다.

체질
약성이 따듯하므로 몸이 찬 체질이나 추울 때 복용하면 좋다.

서식지
산과 들의 양지바른 풀밭에 난다.

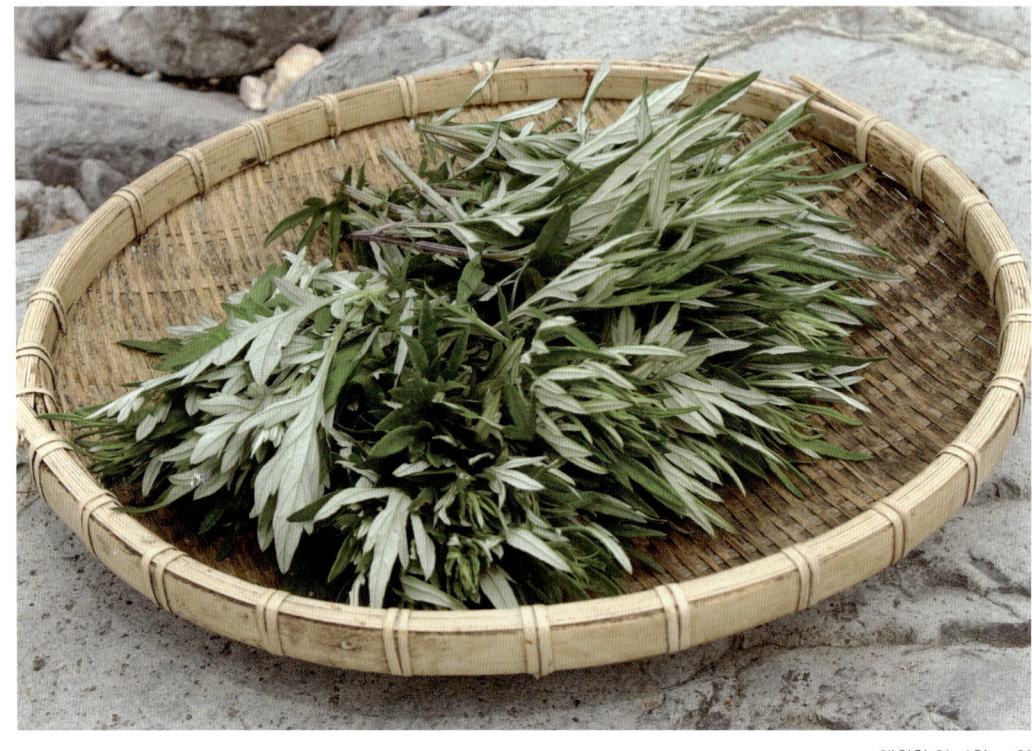

채취한 잎. 6월 10일

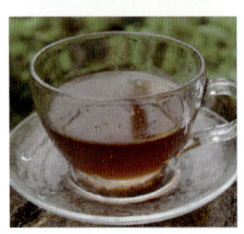

위 잎으로 효소액 담그는 모습.
아래 걸러낸 잎 효소액.

효소액 담그기

- **사용 부위** 새순, 잎, 잎+줄기
- **채취 기간** 3~8월
- **채취 방법** 꽃이나 열매가 달리지 않고 너무 억세지 않은 것을 골라 싱싱할 때 딴다.
- **채취시 주의사항** 꽃이나 열매를 맺은 것은 약성이 떨어지므로 좋지 않다. 음력 5월 단오에 채취한 것이 약성이 가장 좋다. 도롯가에 나는 것은 매연에 오염되었으므로 채취하지 않는다.
- **다듬기** 줄기는 담글 때 붕 뜨지 않도록 작게 썬다.
- **배합 비율** 발효될 때 물이 많이 나오지 않으므로 재료 : 설탕의 비율을 1 : 1로 한다.
- **발효와 숙성 기간** 1차 발효는 100일, 2차 발효와 숙성은 100일 이상 한다.
- **완성 상태** 잎에 쌉쌀한 맛과 향이 있어서 발효와 숙성이 잘 되면 개운한 맛이다.

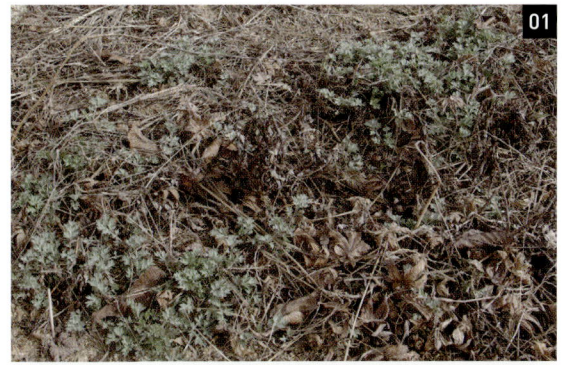
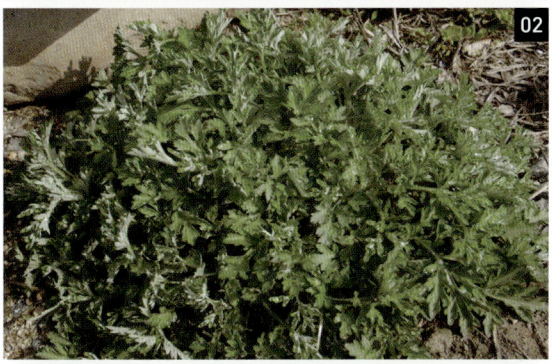
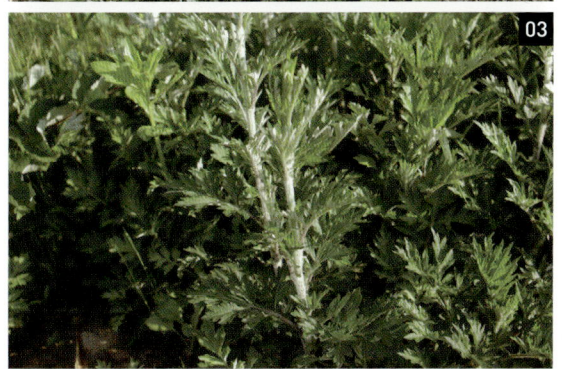

키 60~120cm. **잎**은 길이 6~12cm, 너비 4~8cm의 긴 타원형이고, 잎 가장자리가 3갈래로 깃털처럼 갈라지며, 잎 뒷면에 흰색 잔털이 빽빽하다. 뿌리 잎은 뭉쳐서 나고, 줄기 잎은 어긋나게 달린다. **줄기**는 곧게 올라와 윗동에서 가지가 갈라져 나오며, 홈이 있고, 거미줄 같은 잔털로 덮여 있다. **꽃**은 7~9월에 피는데 흰노란색을 띠고, 머리모양이며, 여러 송이가 한쪽으로 치우쳐서 달린다. 크기는 길이 2.5~3.5mm이다. **열매**는 10~11월에 여물며, 씨앗은 길이 1.5mm 정도이다. **뿌리줄기**는 옆으로 길게 뻗는다.

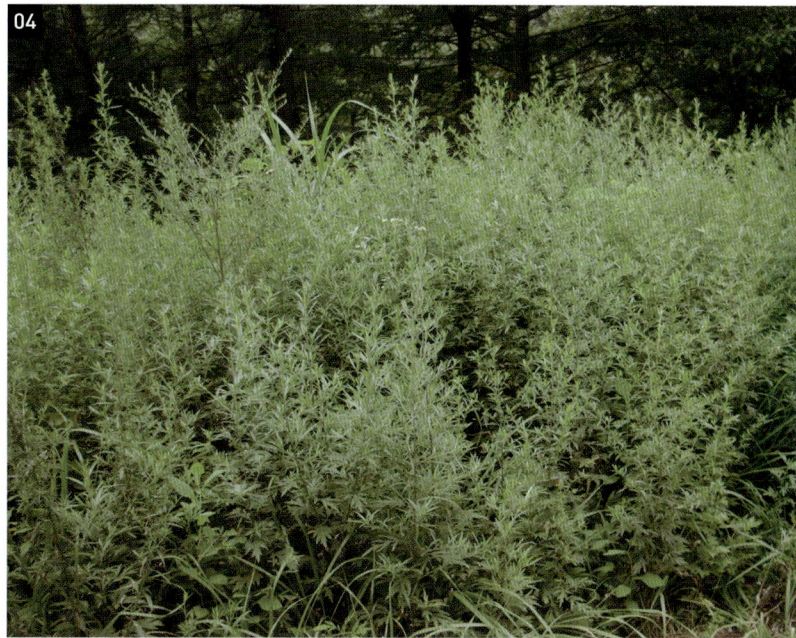

01 어린잎 자라는 모습. 4월 14일
02 잎이 좀 더 자란 모습. 4월 15일
03 줄기와 잎 뒷면에 흰 털이 많다. 5월 21일
04 줄기가 곧게 올라온다. 8월 2일
05 꽃이 피기 전에 채취한다. 9월 16일
06 열매가 달린 것은 약성이 떨어진다. 10월 12일

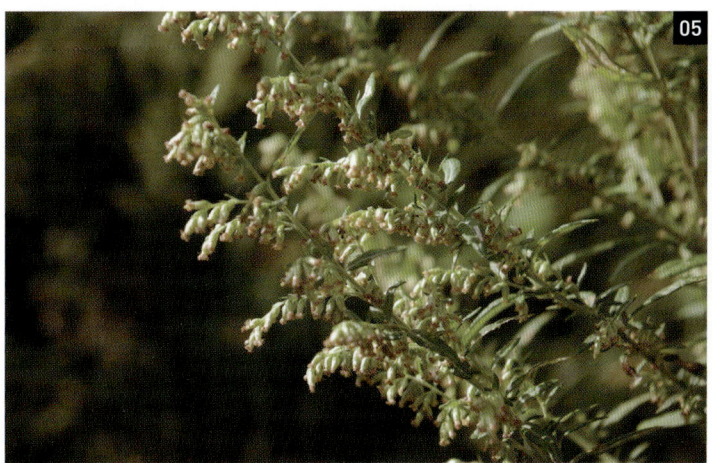
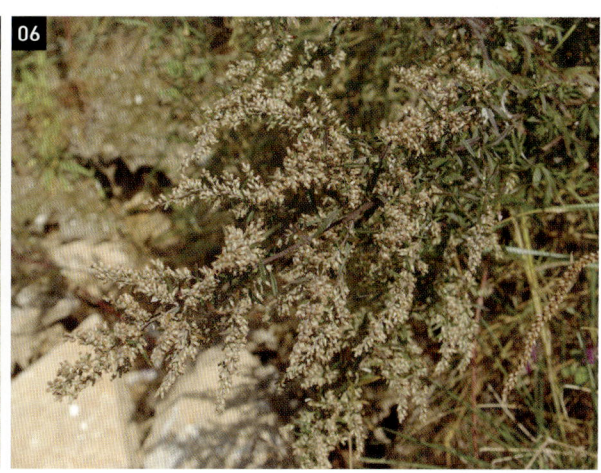

쑥

111 앵두나무
Prunus tomentosa Thunb.

따듯한 약성 | 병후쇠약, 허리 아픈 데, 피로, 식욕부진, 가슴두근거림 등에 효과

장미과
잎지는 작은키나무

생약명
앵도(櫻桃)

성분
아미그달린(폐기능강화)
펙틴(정장작용)
단백질(근육강화)
철분(빈혈개선)
말산(피로회복)
시트르산(에너지보충)
인(혈중콜레스테롤 개선)
비타민A(시력유지)
비타민C(산화방지)

특징
씨앗에 독성이 조금 있으며
단맛과 약간 신맛이 있다.

체질
약성이 따듯하므로
몸이 찬 체질이나
추울 때 복용하면 좋다.

서식지
산과 들의 양지바른
곳에서 자란다.

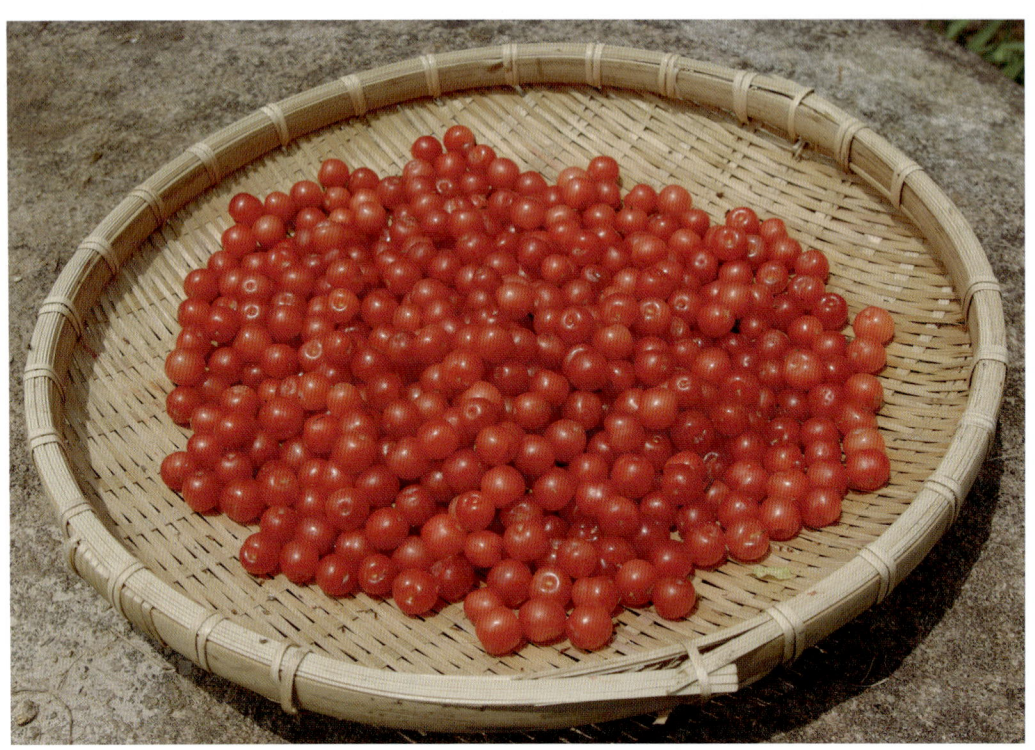

채취한 열매. 6월 17일

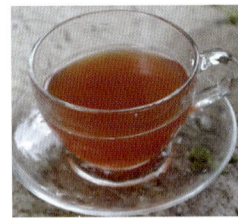

걸러낸 열매 효소액.

효소액 담그기

- **사용 부위** 열매
- **채취 기간** 6월
- **채취 방법** 열매는 너무 익지 않은 것을 골라 싱싱할 때 딴다.
- **배합 비율** 발효될 때 물이 많이 나오므로 설탕의 비율을 1 이상으로 늘리고, 발효 중에 설탕이 부족한 듯하면 가끔씩 덧넣는다.
- **발효와 숙성 기간** 1차 발효는 100일, 2차 발효와 숙성은 100일 이상 한다.
- **담그기와 발효시 주의사항** 씨앗에 독성이 조금 있으므로 발효 가스와 함께 배출될 수 있도록 숨 쉬는 항아리에 담그고, 1차 발효가 끝나면 재료를 걸러낸다.
- **완성 상태** 열매에 새콤달콤한 맛이 있어 발효와 숙성이 잘 되면 상큼한 맛이다.
- **복용시 주의사항** 열매에 산이 많아 위장이 약한 사람은 속이 쓰릴 수 있으므로 소량씩 복용하는 것이 좋다.

키 1~3m. **꽃**은 4~5월에 잎보다 먼저 피는데, 지름 1.5~2cm이고 붉은빛이 도는 흰색을 띠며, 잎겨드랑이에 1~2송이씩 모여 달린다. 꽃잎은 5장, 수술은 19~21개이며, 암술은 1개이고 꽃잎보다 짧다. 꽃자루는 거의 없다. **잎**은 길이 5~7cm의 타원형이고, 끝이 뾰족하며, 주름이 많다. 잎 가장자리에 선명한 잔 톱니가 있고, 앞면에 윤기가 없으며, 뒷면에 잔털이 있다. 잎자루는 길이 2~4mm이고, 잎이 가지에 어긋나게 달린다. **줄기**는 껍질이 검은구리색을 띠고, 겉껍질이 비늘처럼 벗겨진다. **열매**는 6월에 지름 1cm 정도로 둥글게 여물고, 익으면 붉은색이다.

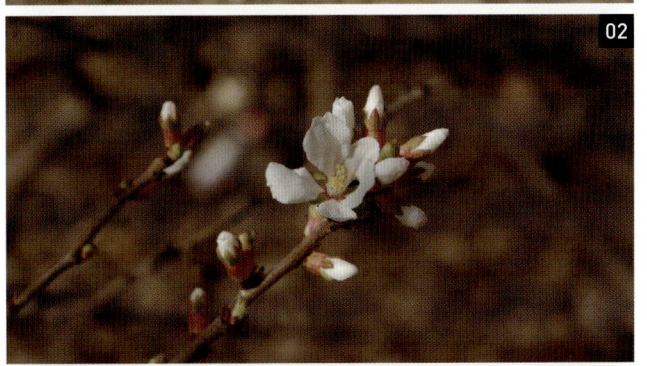
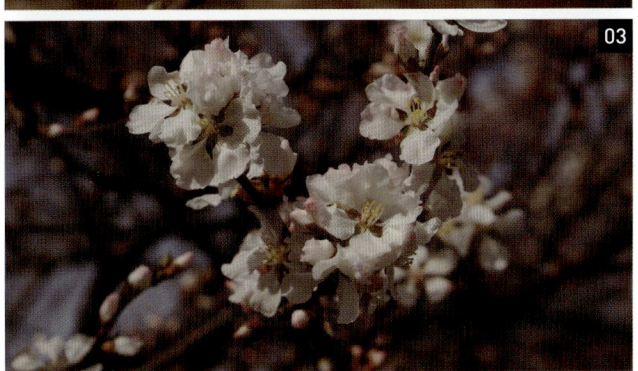
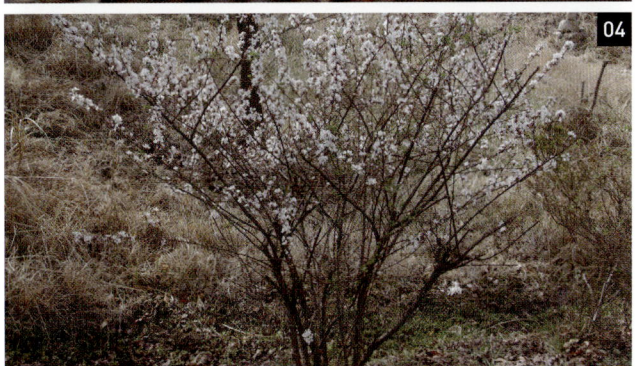
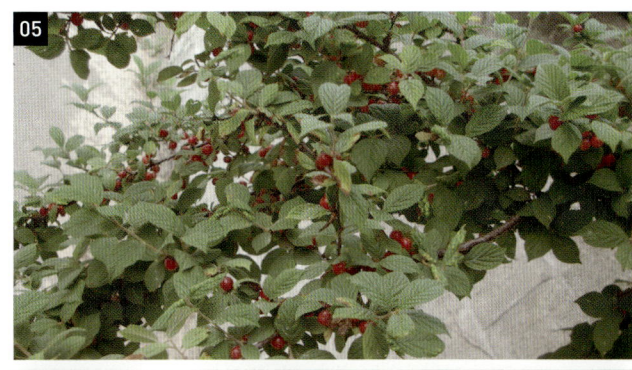
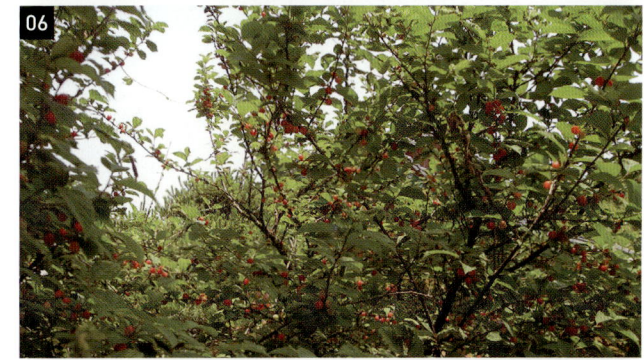
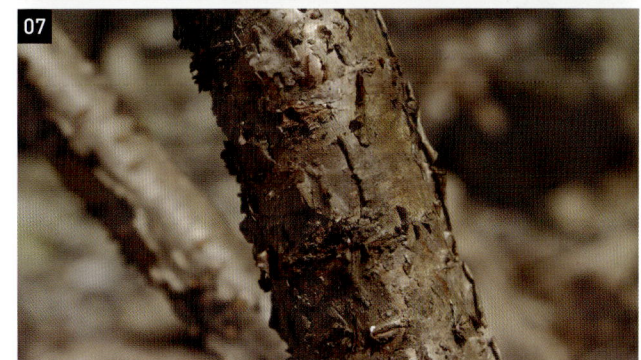

01 잎이 나는 자리에 꽃이 달린다. 3월 28일
02 꽃이 잎보다 먼저 핀다. 3월 28일
03 꽃잎이 5장이다. 3월 28일
04 꽃이 피면 어린잎이 올라오기 시작한다. 3월 29일
05 잎에 주름이 많고 열매가 작다. 6월 15일
06 가지에 열매가 많이 달린다. 6월 10일
07 줄기껍질이 너덜거린다. 3월 28일

앵두나무

112 앵초

Primula sieboldii E. Morren

 새순 잎 줄기 꽃 열매 씨앗 뿌리

 따뜻한 약성 | 천식, 기관지염 등에 효과

앵초과
여러해살이풀

다른 이름
연앵초

생약명
앵초(櫻草)

성분
트리테르페노이드 사포닌
(면역력강화)

특징
독성이 없고 단맛이 있다.

체질
약성이 따뜻하므로
몸이 찬 체질이나
추울 때 복용하면 좋다.

서식지
산과 들의 촉촉한 곳에
난다.

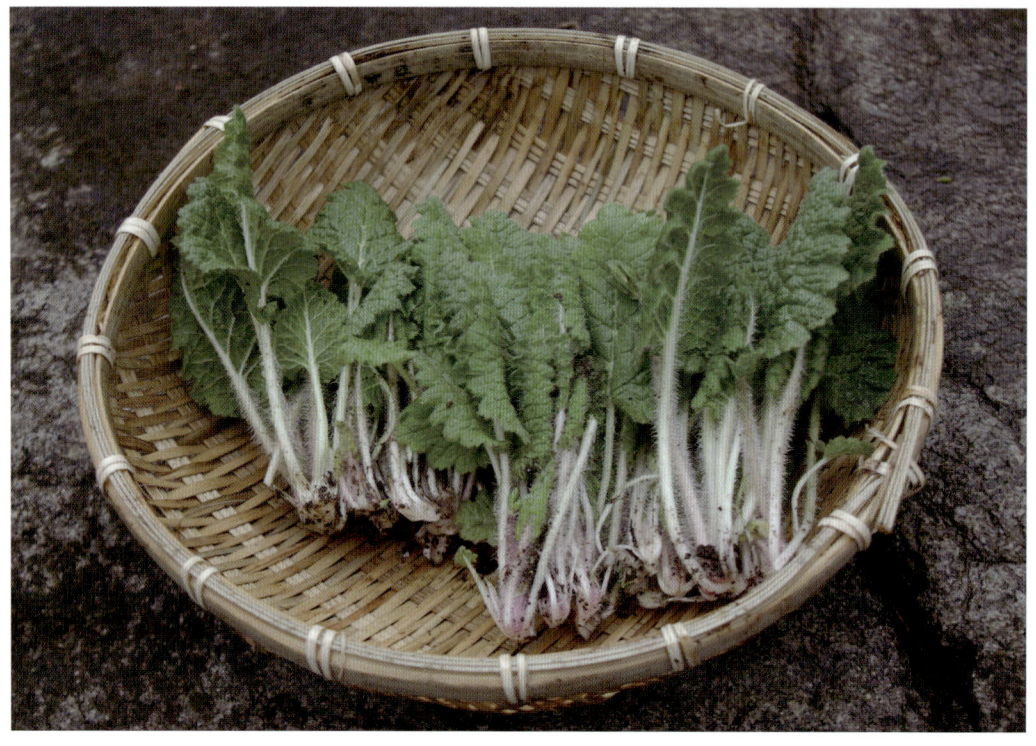

채취한 잎. 4월 11일

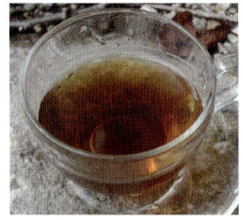

걸러낸 잎 효소액.

효소액 담그기

- **사용 부위** 잎
- **채취 기간** 3~5월
- **채취 방법** 꽃이나 열매가 달리지 않은 것을 골라 싱싱할 때 딴다. 열매가 달린 것은 약성이 떨어져 좋지 않다.
- **배합 비율** 발효될 때 물이 적게 나오므로 재료 : 설탕의 비율을 1 : 1로 한다.
- **발효와 숙성 기간** 1차 발효는 100일, 2차 발효와 숙성은 100일 이상 한다.
- **완성 상태** 단맛이 있어 발효와 숙성이 잘 되면 그윽한 맛이다.

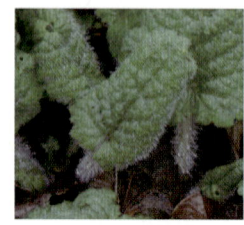 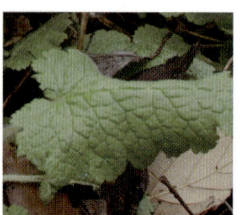

어린잎 / 다 자란 잎

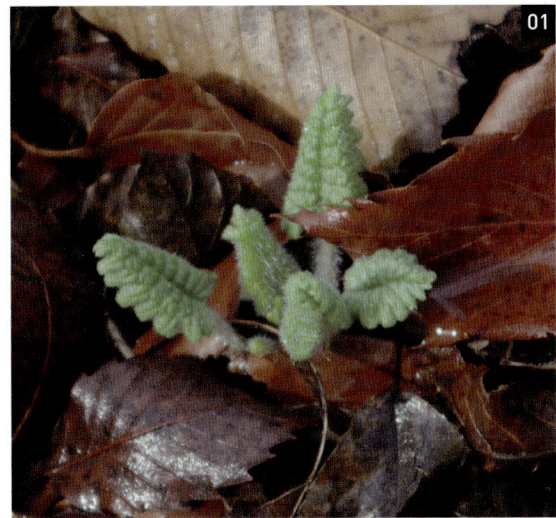

키 15~40㎝. **잎**은 길이 4~10㎝의 달걀모양이고, 주름이 많다. 잎 가장자리에 둥근 물결처럼 갈라지는 불규칙한 잔 톱니가 있으며, 잎 앞뒷면에는 부드러운 잔털이 있다. 잎자루가 잎보다 1~4배 길고, 잎이 뿌리에 뭉쳐서 난다. **꽃**은 4~5월 꽃줄기에 7~20송이가 모여 달리며, 꽃줄기는 길이 15~40㎝이고 잔털이 있다. 꽃은 붉은자주색을 띠는 통모양으로 지름이 2~3㎝이며, 꽃부리가 심장모양이고 5갈래로 갈라진다. 꽃받침도 통모양이다. **열매**는 10월에 둥글고 위가 뾰족한 모양으로 여물며, 열매 지름이 5㎜ 정도이다. **뿌리줄기**는 비스듬히 뻗고 잔뿌리가 있다.

| **유사종** | 큰앵초. 꽃이 앵초와 비슷하나 잎이 손바닥처럼 넓다.

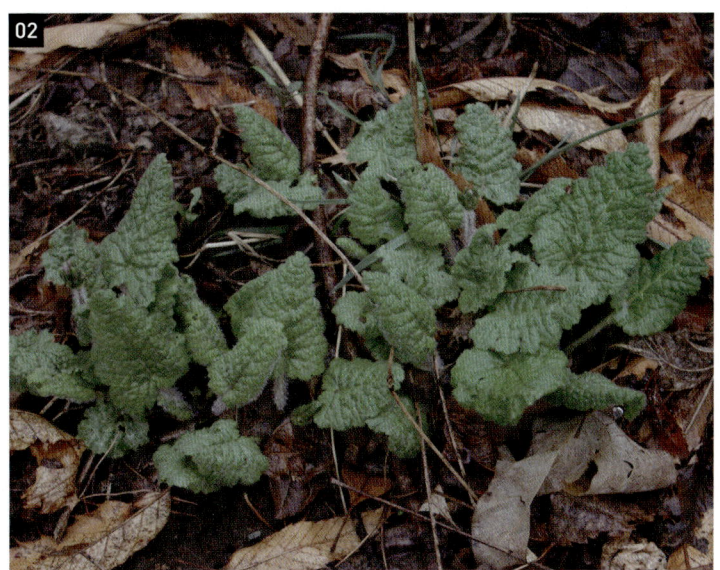

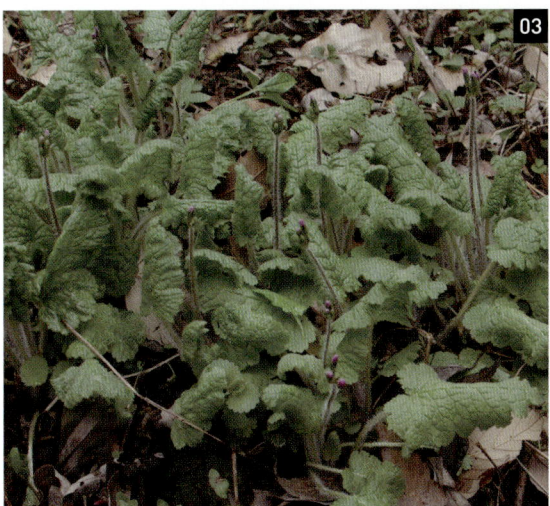

01 새순에 솜털이 많다. 3월 25일
02 잎이 쭈글쭈글하다. 4월 11일
03 꽃대에도 잔털이 많다. 4월 15일
04 꽃이 피기 전에 채취한다. 4월 15일
05 꽃부리가 평평하다. 4월 5일

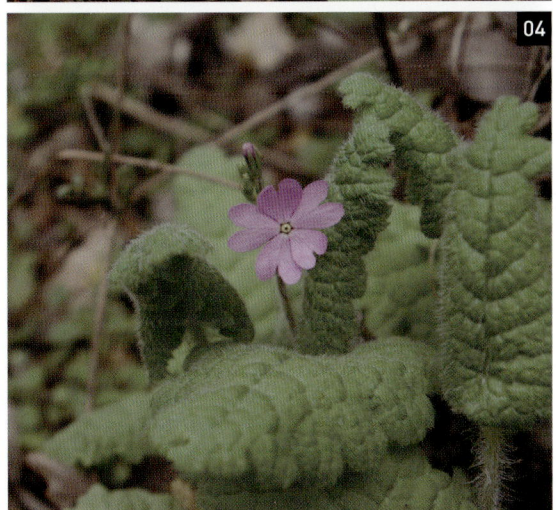

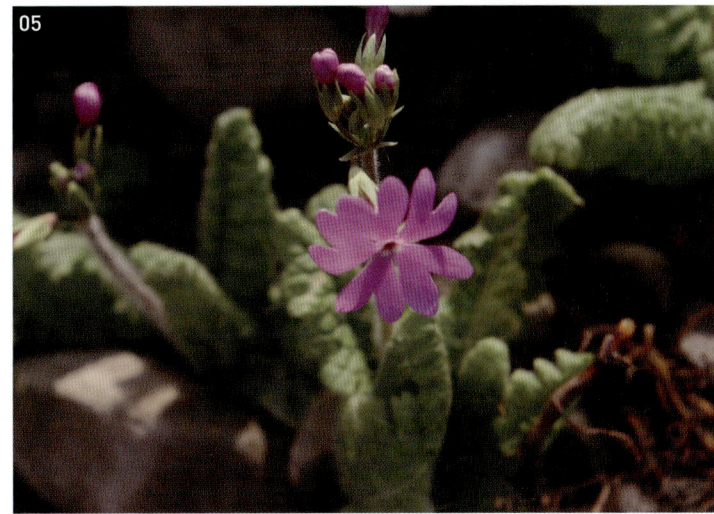

113 어수리

Heracleum moellendorffii Hance

약간 따뜻한 약성 | 고혈압, 감기몸살, 두통 등에 효과

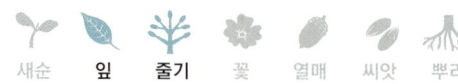
새순 잎 줄기 꽃 열매 씨앗 뿌리

미나리과
여러해살이풀

다른 이름
개독활

생약명
토당귀(土當歸)

성분
쿠마린(항혈전제)
사포닌(면역력강화)
플라보노이드(산화방지)
정유(방향성분)

특징
독성이 없으며
쓴맛과 매운맛이 있다.

체질
약성이 약간 따뜻하므로
몸이 찬 체질, 쌀쌀하거나
추울 때 복용하면 좋다.

서식지
깊은 산 습한 곳에 난다.

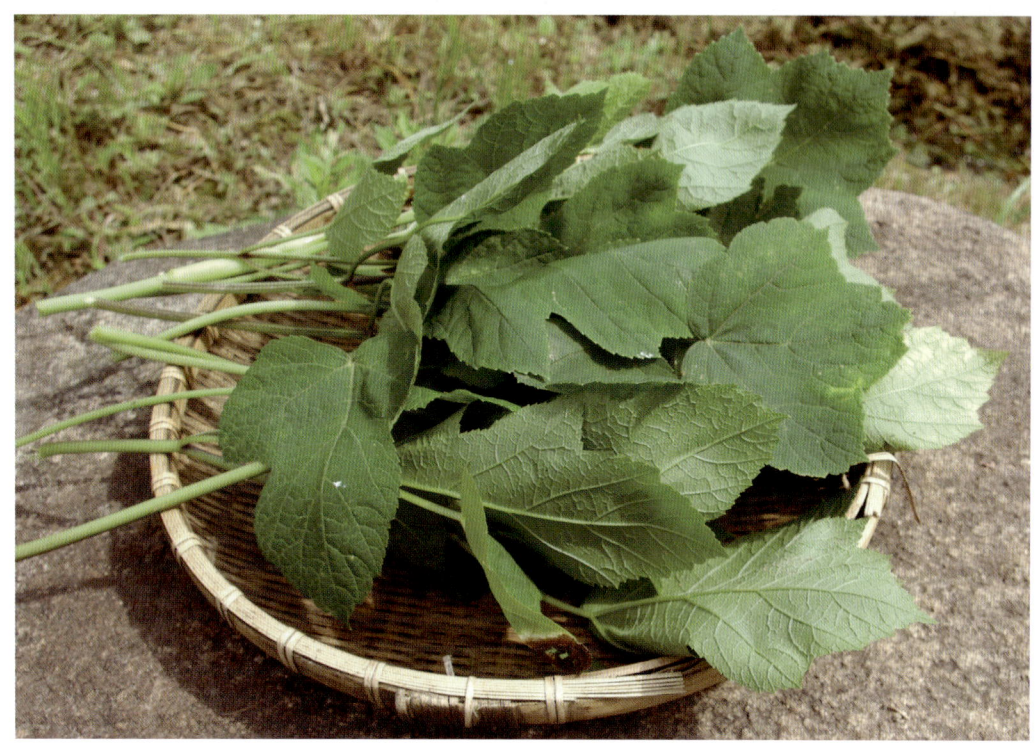

채취한 잎·줄기. 6월 15일

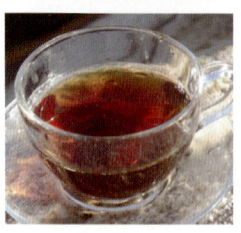

위 잎·줄기로 효소액 담그는 모습.
아래 걸러낸 잎·줄기 효소액.

효소액 담그기

- **사용 부위** 잎, 잎+줄기
- **채취 기간** 3~10월
- **채취 방법** 꽃이나 열매가 달리지 않고 너무 억세지 않은 것을 골라 싱싱할 때 딴다. 뿌리를 남겨두면 여름에도 계속해서 새순이 올라온다.
- **채취시 주의사항** 꽃이나 열매가 달린 것은 약성이 떨어지므로 좋지 않다.
- **다듬기** 잎이 크거나 뻣뻣할 경우 적당한 크기로 썰고, 줄기는 담글 때 붕 뜨지 않도록 작게 썬다.
- **배합 비율** 발효될 때 물이 많이 나오지 않으므로 재료 : 설탕의 비율을 1 : 1로 한다.
- **발효와 숙성 기간** 1차 발효는 100일, 2차 발효와 숙성은 100일 이상 한다.
- **완성 상태** 당귀와 비슷한 향이 있어 발효와 숙성이 잘 되면 그윽한 맛이 난다.

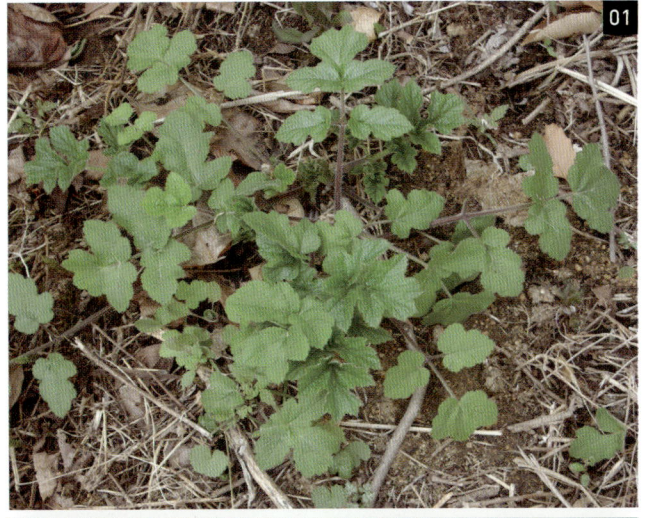

키 70~150㎝. **잎**은 길이 7~20㎝의 넓거나 갸름한 타원형이고, 3~5갈래로 갈라지며, 좌우가 비대칭이다. 잎 가장자리에는 뾰족한 톱니가 있고, 잎이 줄기에 어긋나게 달린다. **줄기**는 곧게 올라오고, 가지가 굵게 갈라져 나온다. 줄기 속이 비어 있고, 겉면에는 굵은 잔털이 있다. **꽃**은 7~8월에 피는데 흰색을 띠며, 자잘하게 여러 송이가 겹우산모양으로 뭉쳐서 달린다. **열매**는 9월에 납작한 달걀모양으로 여물며, 두꺼운 날개가 있다. **뿌리**는 길게 뻗는다.

01 어린잎 자라는 모습. 4월 15일
02 잎이 제멋대로 갈라진다. 6월 15일
03 잎 좌우가 비대칭이다. 8월 3일
04 줄기가 곧게 올라온다. 7월 20일
05 꽃봉오리 달린 모습. 8월 5일
06 꽃이 많이 달린다. 7월 9일
07 꽃이 지고 풋열매가 달린 모습. 8월 13일

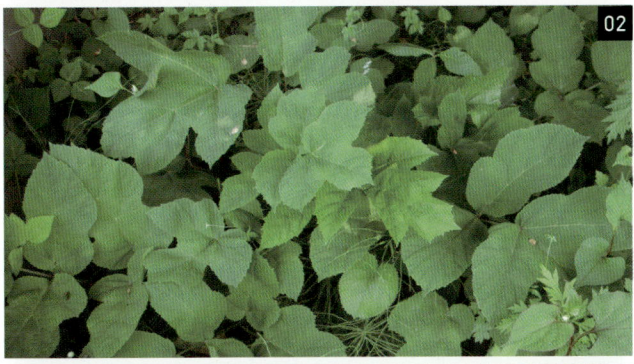
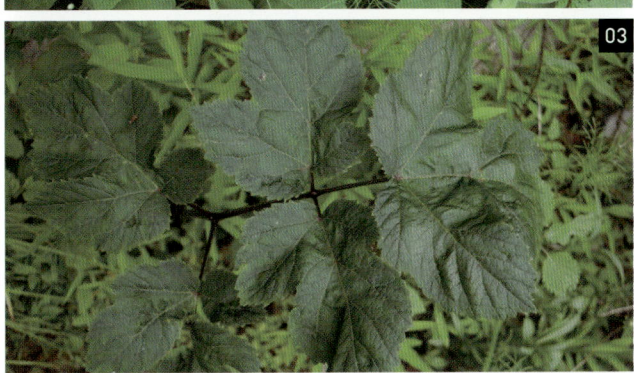
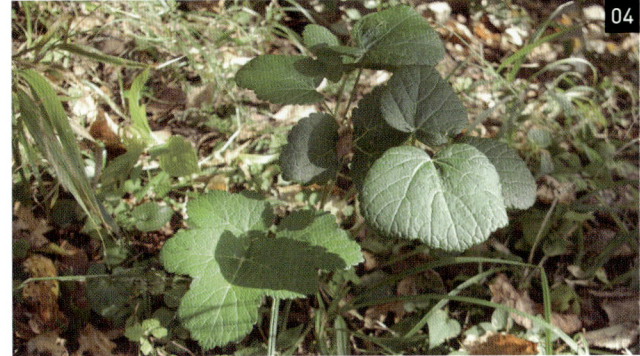
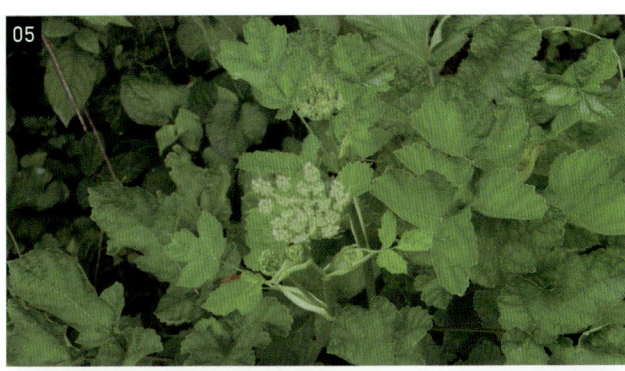
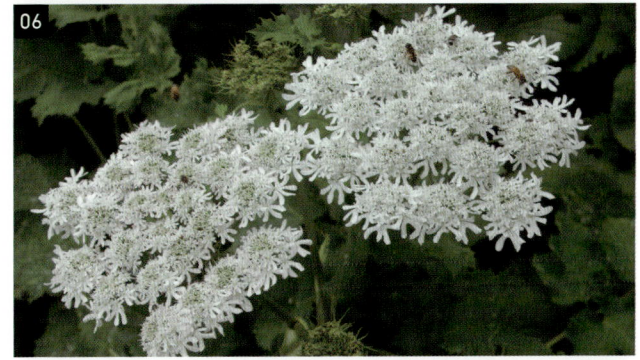
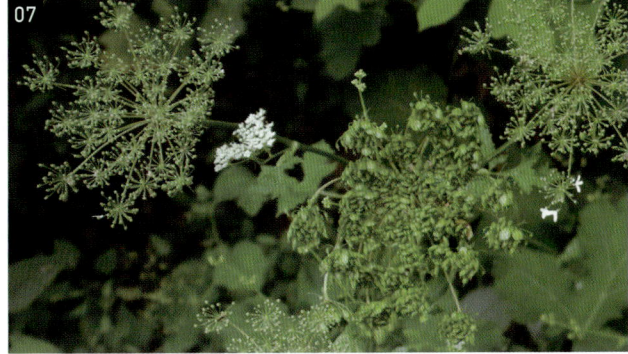

어수리

114 오갈피나무

Eleutherococcus sessiliflorus (Rupr. & Maxim.) S. Y. Hu

새순 잎 줄기 꽃 열매 씨앗 뿌리

 따뜻한 약성 | 신경통, 근육통, 혈액순환장애, 자양강장 등에 효과

두릅나무과
잎지는 작은키나무

생약명
오가피(五加皮)

성분
아칸토사이드(혈액순환개선)
엘레우테로사이드(강정효과)
치사노사이드
(생체기능활성화)
사포닌(면역력강화)
세사민(숙취해소)
세사몰(산화방지)
비타민A(시력유지)
비타민B₁(에너지대사 관여)
비타민B₂(빈혈개선)
비타민C(산화방지)
망간(뇌기능유지)
마그네슘(체내기능유지)
철분(빈혈개선)
칼슘(뼈강화)
코발트(빈혈예방)

특징
독성이 없으며
쓴맛과 매운맛이 있다.

체질
약성이 따뜻하므로
몸이 찬 체질이나
추울 때 복용하면 좋다.

서식지
깊은 산 서늘한 곳에서
자란다.

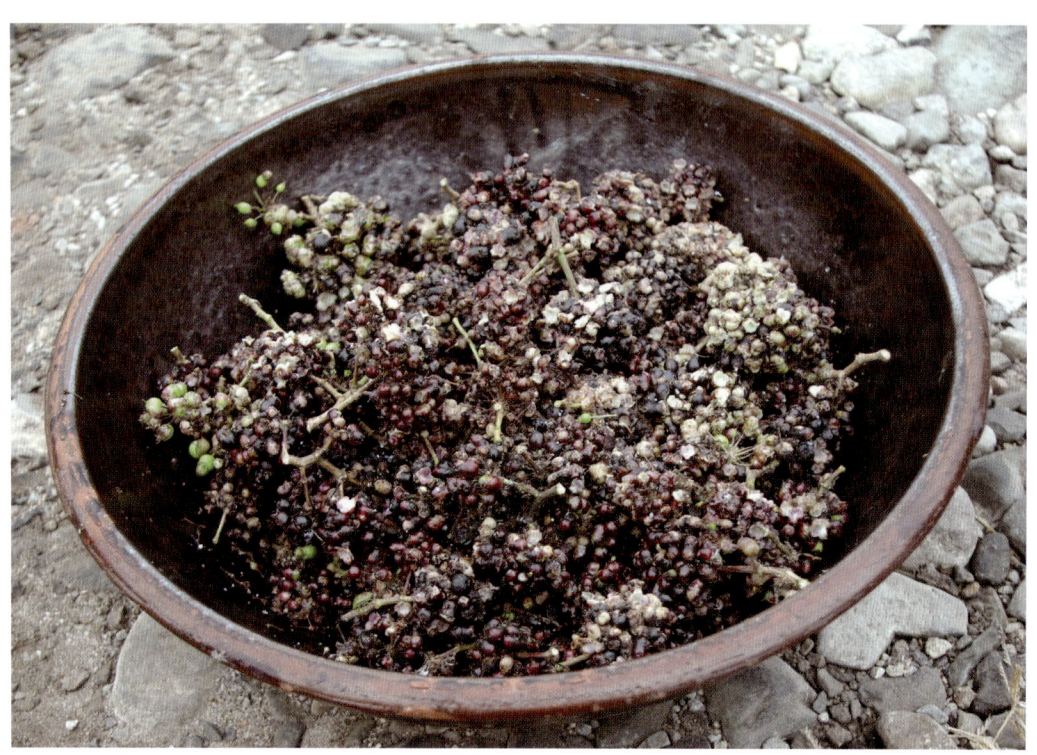

채취한 열매. 10월 8일

효소액 담그기

- **사용 부위** 잎, 잎+열매, 열매 **채취 기간** 3~10월
- **채취 방법** 잎은 어린잎부터 너무 억세지 않은 것을, 열매는 너무 익지 않은 것을 싱싱할 때 딴다.
- **다듬기** 열매를 오래 두면 벌레가 잘 생기므로 바로 효소액을 담그는 것이 좋다. 또 물에 오래 담가두면 약성이 빠져나가므로 가볍게 씻는다.
- **배합 비율** 잎은 물이 적게 나오므로 재료 : 설탕의 비율을 1 : 1로 한다. 열매는 물이 좀 더 나오므로 설탕의 비율을 1 이상으로 늘리고, 발효 중에 설탕이 부족한 듯하면 가끔씩 덧넣는다.
- **발효와 숙성 기간** 1차 발효는 100일, 2차 발효와 숙성은 100일 이상 한다.
- **완성 상태** 쌉쌀한 맛이 있지만 발효와 숙성이 잘 되면 그윽한 맛이다.

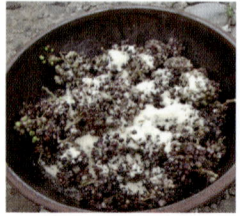 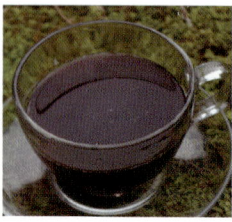

왼쪽 열매로 효소액 담그는 모습.
오른쪽 걸러낸 열매 효소액.

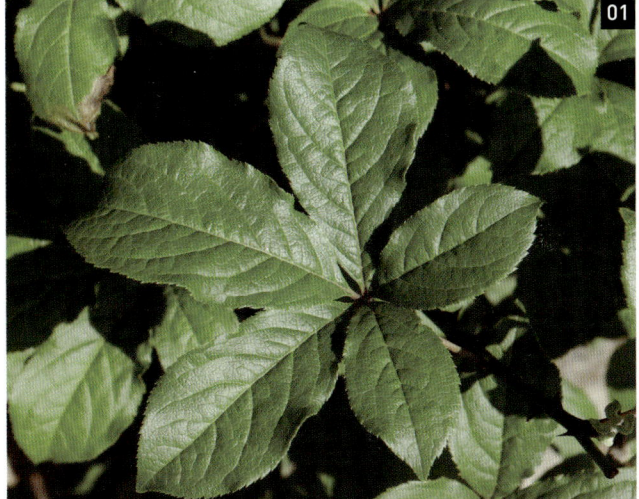

키 2~3m. **잎**은 길이 6~15cm의 타원형이고, 끝이 갸름하거나 뾰족하며, 3~5장이 둥그렇게 모여 달린다. 잎 가장자리에 겹으로 된 잔 톱니가 있고, 잎 뒷면은 잎맥에 잔털이 있다. 잎자루 길이는 3~6cm이다. **줄기**는 가시가 있고, 껍질이 회갈색을 띠며 껍질눈이 있다. **꽃**은 8~9월에 피는데 노란녹색을 띠며, 자잘하게 여러 송이가 우산모양으로 뭉쳐서 달린다. 꽃잎과 수술이 각 5장이다. **열매**는 10월에 둥근 모양으로 여무는데 길이가 10~14mm이고, 익으면 검은색이다.

01 잎이 5장씩 달린다. 5월 18일
02 햇줄기는 불그스름하다. 4월 25일
03 줄기에 가시가 있다. 1월 6일
04 벌레집이 잘 생긴다. 7월 9일
05 꽃이 뭉쳐서 달린다. 8월 15일
06 열매가 익어가는 모습. 9월 30일
07 열매에 암술대가 붙어 있다. 11월 24일

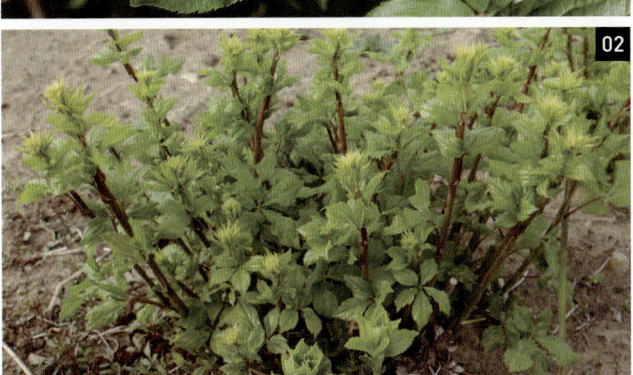
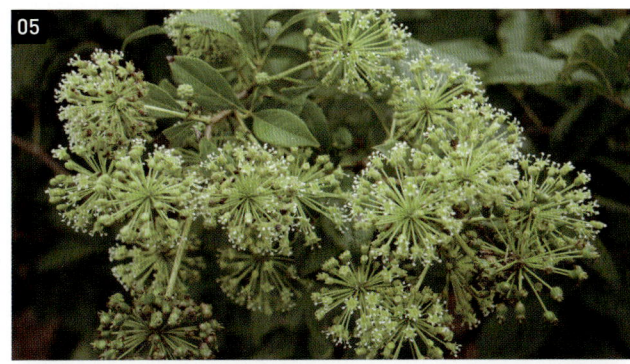
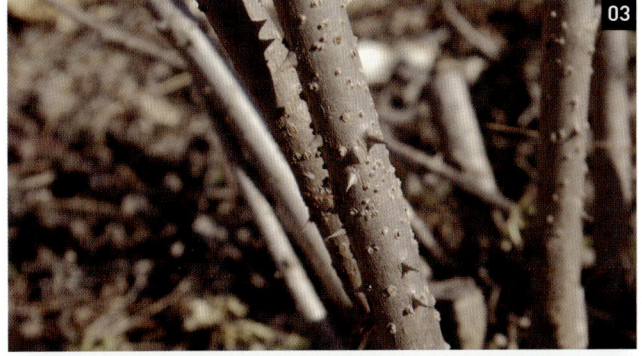
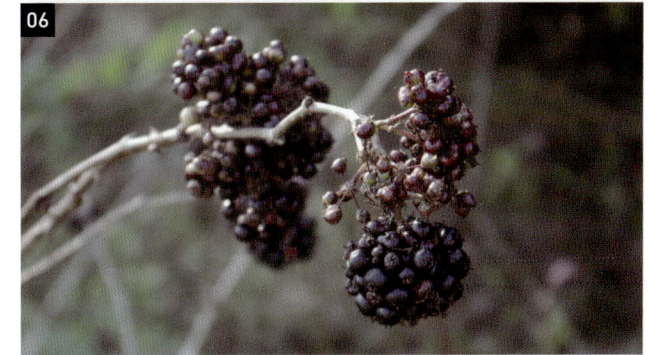
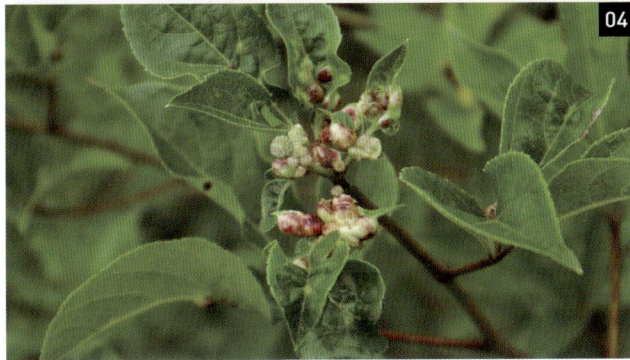
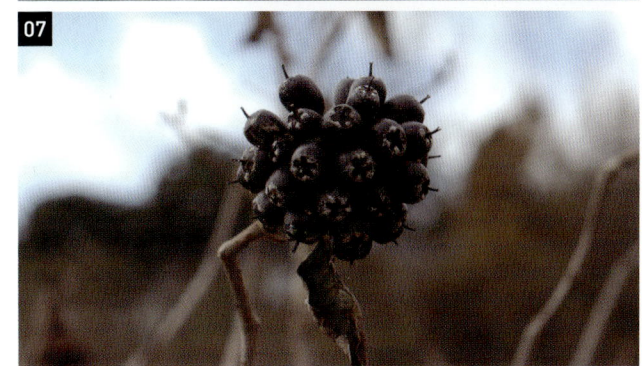

오갈피나무

115 오미자

Schisandra chinensis (Turcz.) Baill.

오미자

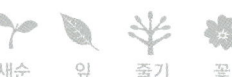
새순　잎　줄기　꽃　열매　씨앗　뿌리

 따뜻한 약성 | 기관지염, 신경안정, 땀나는 데, 숙취해소, 혈액순환장애 등에 효과

오미자과
잎지는 덩굴나무

생약명
오미자(五味子)

성분
리그난(종양억제)
타닌(수렴작용)
아연(면역력증가)
망간(뇌기능유지)
비타민C(산화방지)
비타민E(항산화물질생성)
단백질(근육강화)
지방

특징
독성이 없으며
신맛(열매)이 있다.

체질
약성이 따뜻하므로
몸이 찬 체질이나
추울 때 복용하면 좋다.

서식지
높은 산 숲속에서 자란다.

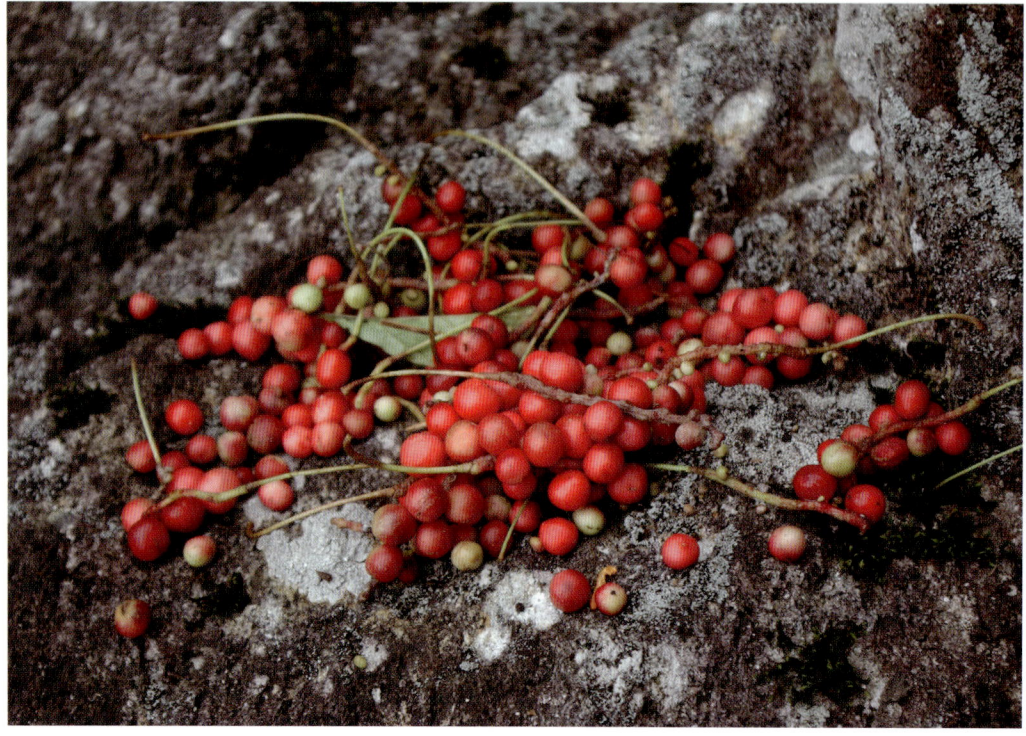

채취한 열매. 8월 20일

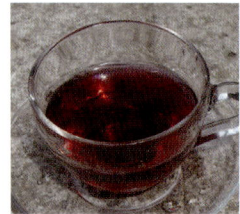

걸러낸 열매 효소액.

효소액 담그기

- **사용 부위** 열매
- **채취 기간** 8~9월
- **채취 방법** 너무 익지 않은 것을 골라 싱싱할 때 딴다.
- **채취시 주의사항** 덩굴이 이웃 나무를 높이 감아 올라간 경우 발을 헛디디지 않도록 조심한다.
- **배합 비율** 발효될 때 물이 많이 나오므로 설탕 비율을 1 이상으로 늘리고, 발효 중에 설탕이 부족한 듯하면 가끔씩 덧넣는다.
- **완성 상태** 열매에 신맛이 강하지만 발효와 숙성이 잘 되면 오묘한 맛이다.
- **건더기 활용** 걸러내고 남은 건더기는 갈아서 설탕을 넣고 졸여 잼처럼 먹는다.

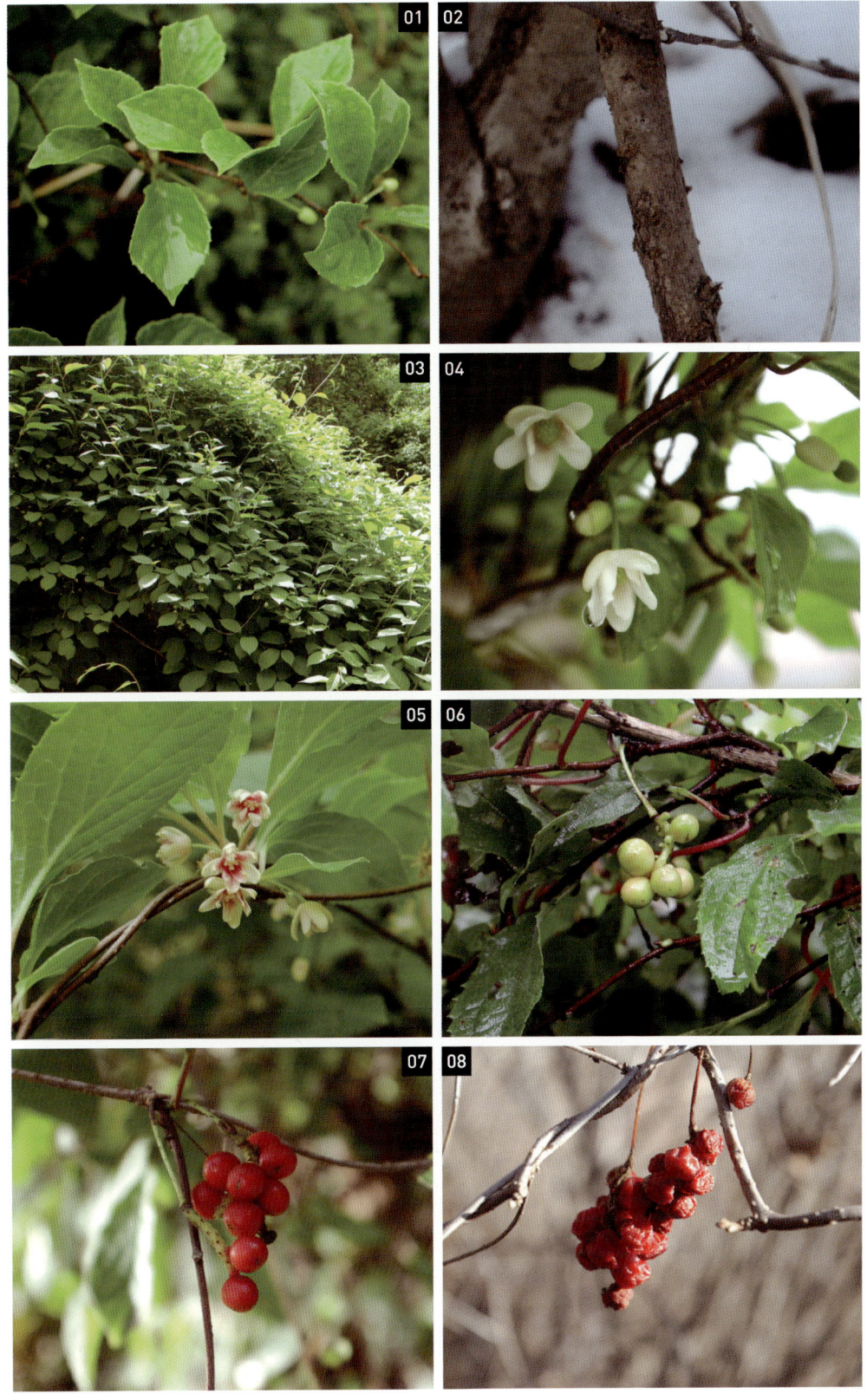

길이 6~9m. **잎**은 길이 7~10cm의 넓은 타원형이고, 끝이 갸름하거나 뾰족하다. 잎 가장자리에 작은 톱니가 있고, 잎자루는 길이 1.5~3cm로 붉은색을 띠며, 잎이 가지에 어긋나게 달린다. **줄기**는 곧게 올라오고 가지가 갈라져 나오며, 이웃한 식물을 감아 올라가거나 땅 위를 기며 자란다. 껍질은 붉은갈색에서 회갈색이 되며, 얇게 벗겨져 너덜너덜해진다. **꽃**은 6~7월에 피는데 노란흰색을 띠며, 암꽃과 수꽃이 다른 나무에 달린다. 꽃잎은 없고 6~9갈래의 꽃덮이가 꽃잎처럼 펴지며, 수술은 5개이고, 암술은 공 모양이다. **열매**는 8~9월에 둥글게 여무는데 지름이 1.2cm 정도이고, 익으면 붉은색이다.

01 잎에 작은 톱니가 있다.
　　5월 26일
02 붉은갈색을 띠는 어린 줄기.
　　1월 3일
03 덩굴과 잎이 무성한 모습.
　　5월 24일
04 암꽃은 둥근 암술이 있다.
　　5월 26일
05 수꽃은 수술이 있다. 5월 7일
06 풋열매가 달린 모습. 8월 15일
07 열매가 붉게 익은 모습. 9월 7일
08 열매가 쪼그라든 모습.
　　10월 31일

오 미 자

116 우산나물

Syneilesis palmata (Thunb.) Maxim.

 약간 따듯한 약성 | 생리불순, 관절염, 요통, 붓기 등에 효과

국화과
여러해살이풀

생약명
대토아산(大兔兒傘)

성분
아미노산(근육강화)
폴리페놀(혈압상승억제)
플라보노이드(산화방지)
칼슘(뼈강화)
마그네슘(체내기능유지)
당류

특징
독성이 없으며
쓴맛과 매운맛이 있다.

체질
약성이 약간 따듯하므로
몸이 찬 체질, 쌀쌀하거나
추울 때 복용하면 좋다.

서식지
산속 반그늘인 곳에 난다.

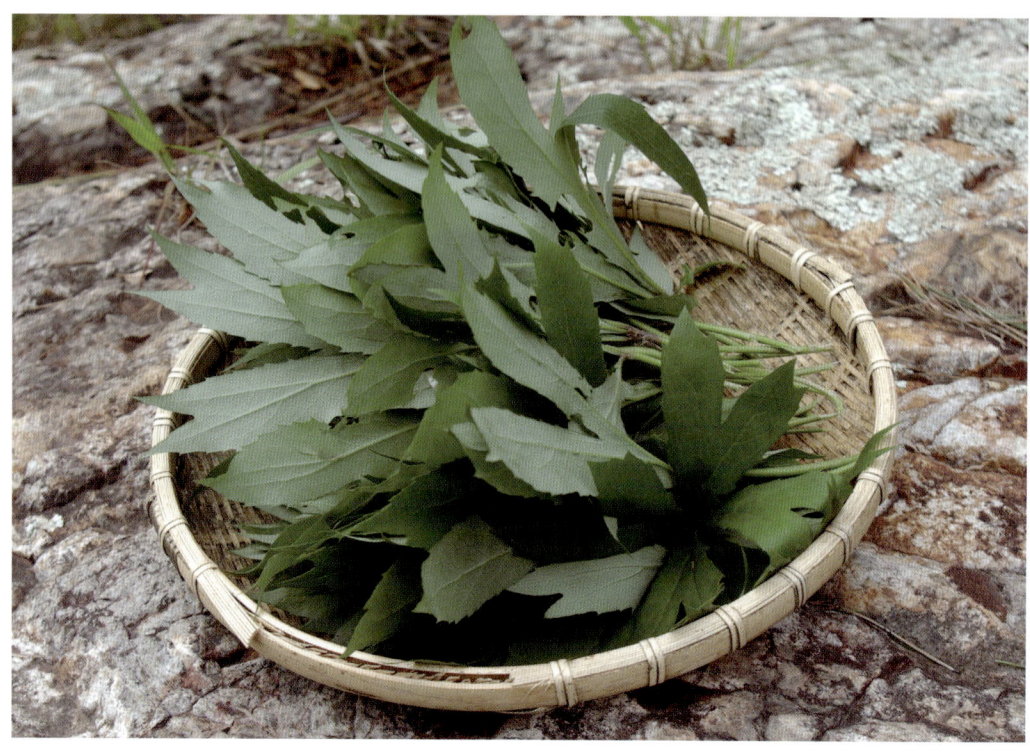

채취한 잎. 7월 9일

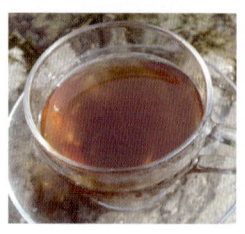

위 잎으로 효소액 담그는 모습.
아래 걸러낸 잎 효소액.

효소액 담그기

- **사용 부위** 잎
- **채취 기간** 3~10월. 여름과 가을에도 새순이 올라와 계속 채취할 수 있다.
- **채취 방법** 꽃이나 열매가 달리지 않고 너무 억세지 않은 것을 골라 싱싱할 때 딴다.
- **채취시 주의사항** 꽃이나 열매가 달린 것은 약성이 떨어지므로 좋지 않다.
- **배합 비율** 발효될 때 물이 많이 나오지 않으므로 재료 : 설탕의 비율을 1 : 1로 한다.
- **발효와 숙성 기간** 1차 발효는 100일, 2차 발효와 숙성은 100일 이상 한다.
- **완성 상태** 잎에 쌉쌀한 맛이 있어 발효와 숙성이 잘 되면 개운한 맛이 난다.
- **복용시 주의사항** 생리불순에 사용되는 약초이므로 임산부는 먹지 않는 것이 좋다.

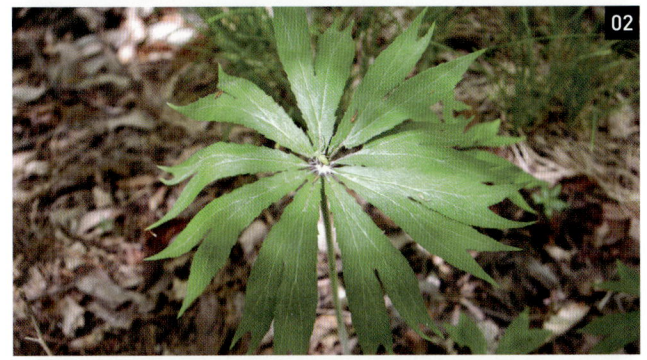

키 70~120cm. **잎**은 전체가 둥근 모양이고, 7~9갈래로 깊게 갈라져 우산 모양이다. 갈라진 잎 끝은 다시 2갈래로 갈라지고, 가장자리에 날카로운 톱니가 있으며, 잎 뒷면은 조금 희끗하다. 잎 전체지름은 35~40cm이고, 큰 것은 50cm까지 자란다. 잎자루는 길이가 7~15cm이다. **줄기**는 곧게 올라오고 가지가 없다. **꽃**은 6~9월에 피는데 자주색 또는 붉은자주색을 띠며, 지름이 8~10mm이다. **열매**는 10월에 여무는데, 씨앗이 길이 4.5~6mm, 너비 1.2~1.5mm이고 원통모양이다. 씨앗에는 갓털이 있으며 바람에 날려간다. **뿌리줄기**는 옆으로 뻗는다.

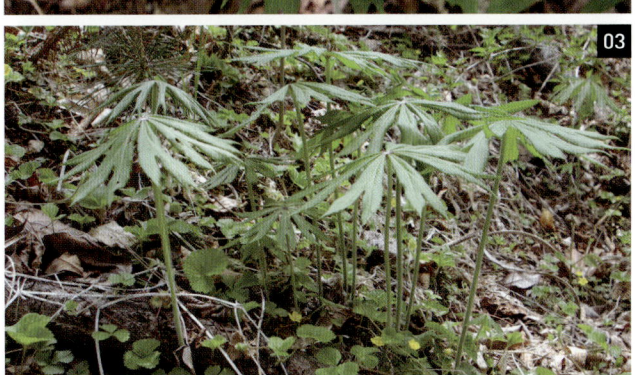

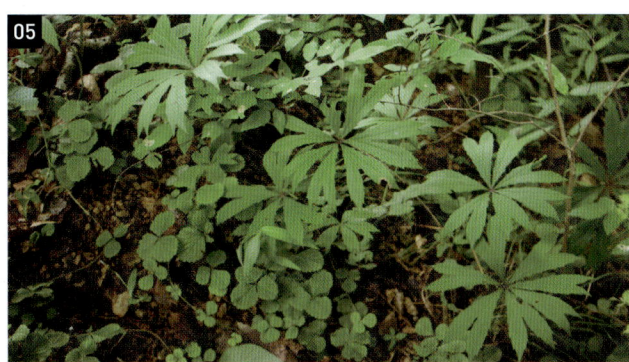

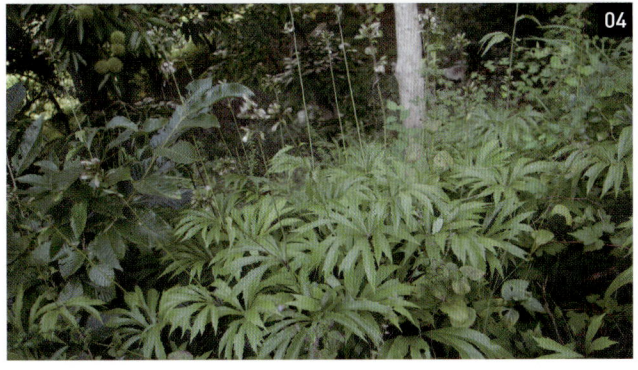

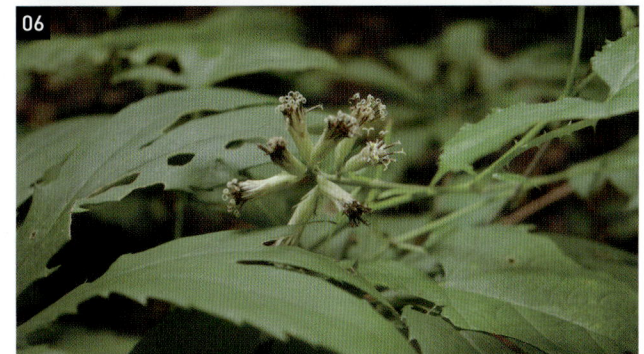

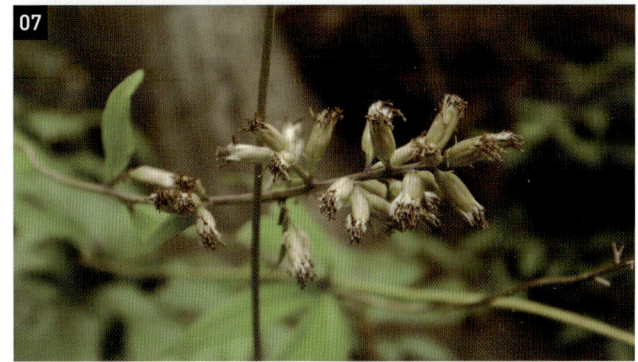

01 새순은 솜털이 많다. 4월 12일
02 잎이 우산모양으로 갈라진다. 5월 7일
03 잎자루가 길다. 4월 24일
04 줄기가 곧게 올라온다. 9월 7일

05 군락을 이뤄 자라는 모습. 7월 9일
06 꽃이 피기 전에 채취한다. 7월 9일
07 열매가 달린 모습. 7월 22일

우산나물

117 잣나무

Pinus koraiensis Siebold & Zucc.

새순　잎　줄기　꽃　열매　씨앗　뿌리

 따뜻한 약성 | 중풍, 손발저림, 현기증, 기침, 변비, 산후풍 등에 효과

소나무과
늘푸른 큰키나무

생약명
해송자(海松子)

성분
단백질(근육강화)
인(혈중콜레스테롤개선)
칼슘(뼈강화)
철분(빈혈개선)
비타민A(시력유지)
탄수화물(에너지공급)
지질

특징
독성이 없고 단맛이 있다.

체질
약성이 따뜻하므로
몸이 찬 체질이나
추울 때 복용하면 좋다.

서식지
높은 산 양지바른
비탈에서 자란다.

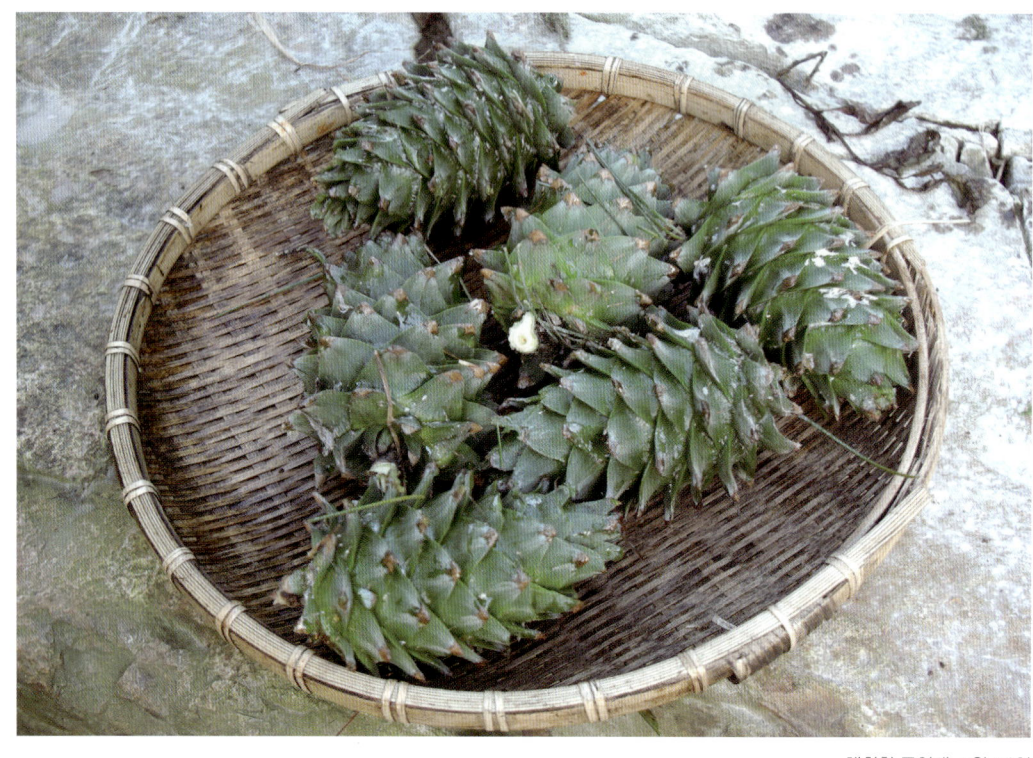

채취한 풋열매. 7월 24일

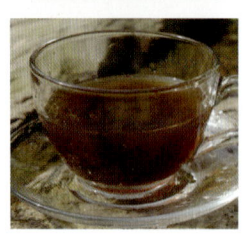

위 풋열매로 효소액 담그는 모습.
아래 걸러낸 풋열매 효소액.

효소액 담그기

- **사용 부위** 잎, 풋열매　■ **채취 기간** 잎은 1년 내내, 풋열매는 6~9월
- **채취 방법** 잎은 어린잎부터 다 자란 잎까지 너무 억세지 않은 것을, 열매는 풋열매를 골라 딴다.
- **채취시 주의사항** 높은 산비탈에 있어 가지가 높으므로 채취할 때 발을 헛디디지 않도록 조심한다.
- **다듬기** 잎은 밑부분의 꼭지가 쓴맛이 나므로 훑어서 떼어주고, 물이 잘 나오도록 작게 썬다. 열매는 클 경우 물이 잘 나오도록 납작하게 써는 것이 좋다.
- **배합 비율** 재료 : 설탕을 1 : 1로 하거나 물 1에 설탕 1로 설탕시럽을 만들어 재료가 잠기게 붓는다.
- **발효와 숙성 기간** 1차 발효는 100일, 2차 발효와 숙성은 100일 이상 한다.
- **담그기와 발효시 주의사항** 송진이 있으므로 흐르는 물에 담가 며칠 우려낸 뒤 숨 쉬는 항아리에 담고, 1차 발효가 끝나면 재료를 걸러낸다. 발효 가스가 많이 나오므로 유리병에 담글 때는 뚜껑을 완전히 닫지 않는다. 효소액을 거를 때는 한지를 여러 장 갈아가며 천천히 걸러낸다.
- **완성 상태** 깊은 향이 있어 발효와 숙성이 잘 되면 그윽한 맛이다.
- **복용시 주의사항** 송진이 들어 있어 오래 먹으면 몸이 무거워지므로 장기 복용하지 않는다.

키 20~30m. **잎**은 길이 7~12㎝의 바늘모양이고, 5장씩 붙어서 달린다. **줄기**는 껍질이 붉은갈색에서 검붉은갈색이 되며, 불규칙하게 갈라져 비늘처럼 된다. **꽃**은 5월에 암꽃과 수꽃이 한 나무에 피는데, 수꽃은 노랗고 암꽃은 노란녹색을 띤다. **열매**는 9월에 크고 솔방울과 비슷한 모양으로 여물며, 길이가 12~15㎝이다.

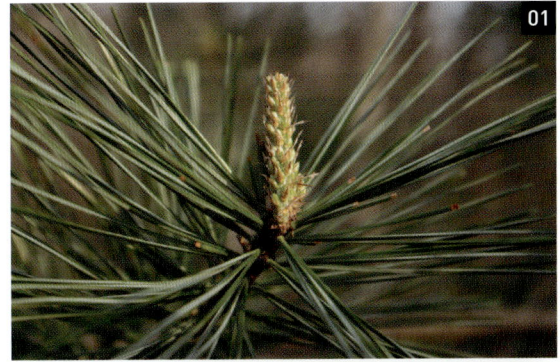

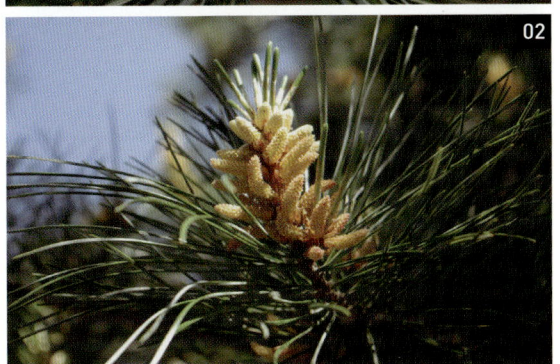

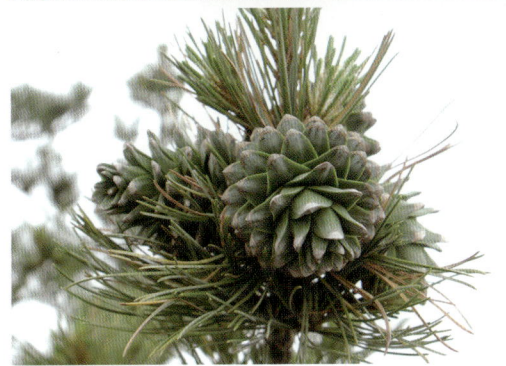

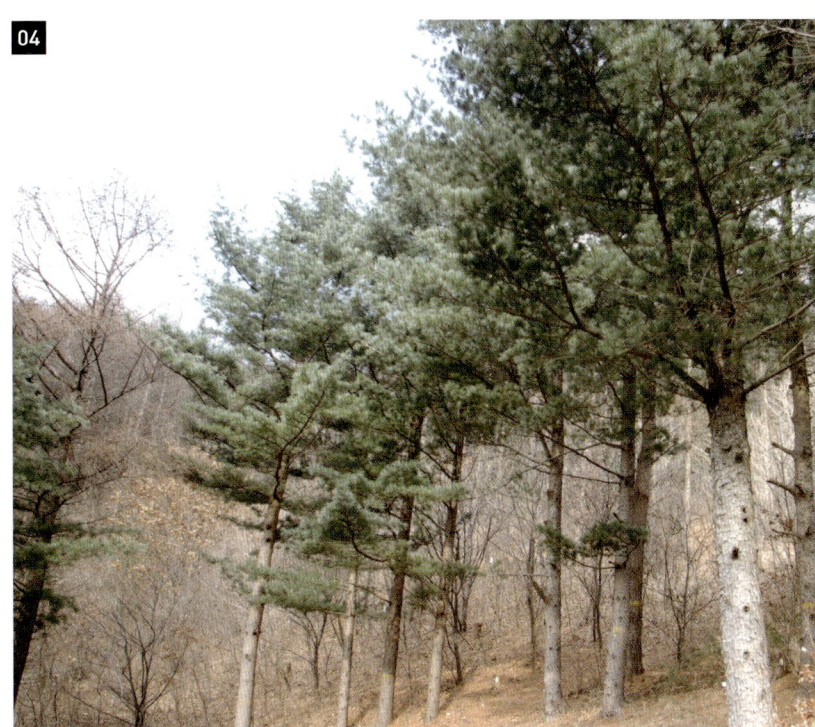

01 수꽃의 봉오리가 올라온 모습. 4월 8일
02 수꽃이 핀 모습. 5월 18일
03 풋열매 달린 모습. 6월 18일
04 겨울에 잎 푸른 모습. 12월 29일
05 줄기껍질이 비늘 같다. 7월 9일
06 큰 나무의 밑동. 12월 29일

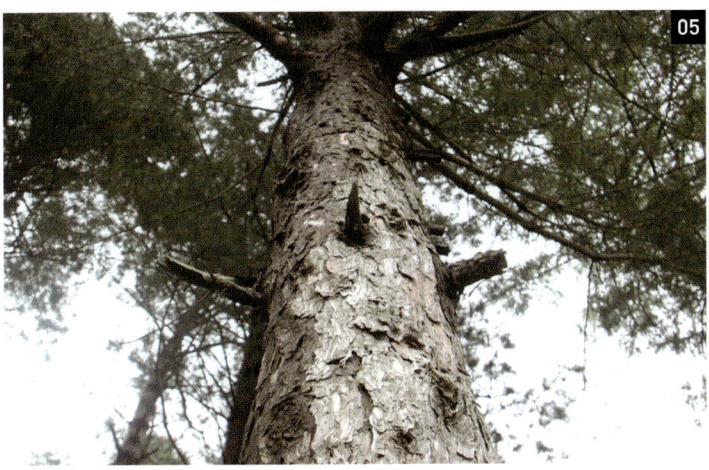

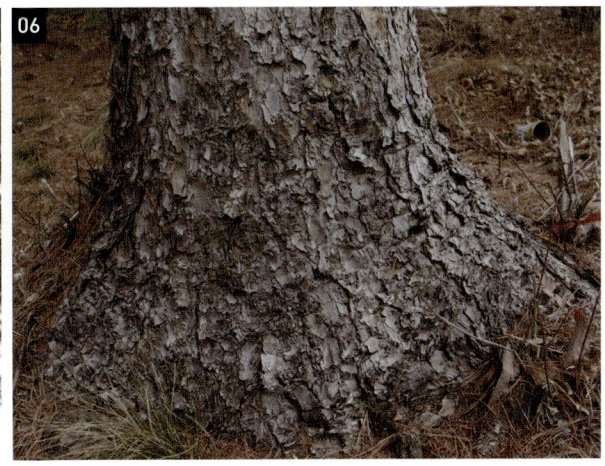

잣나무

118 장구밥나무

Grewia biloba G. Don

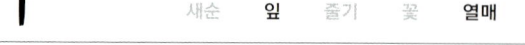

따뜻한 약성 | 어린아이 감기, 오랜설사, 자궁하수, 치질, 관절통 등에 효과

피나무과
잎지는 작은키나무

다른 이름
잘먹기나무

생약명
편단간(扁担杆)

성분
베타 시토스테롤
(콜레스테롤 흡수방지)
카테킨(체지방분해)

특징
독성이 없으며
단맛과 신맛과
매운맛이 있다.

체질
약성이 따뜻하므로
몸이 찬 체질이나
추울 때 복용하면 좋다.

서식지
산기슭이나 들,
바닷가나 하천가의
양지바른 곳에서 자란다.

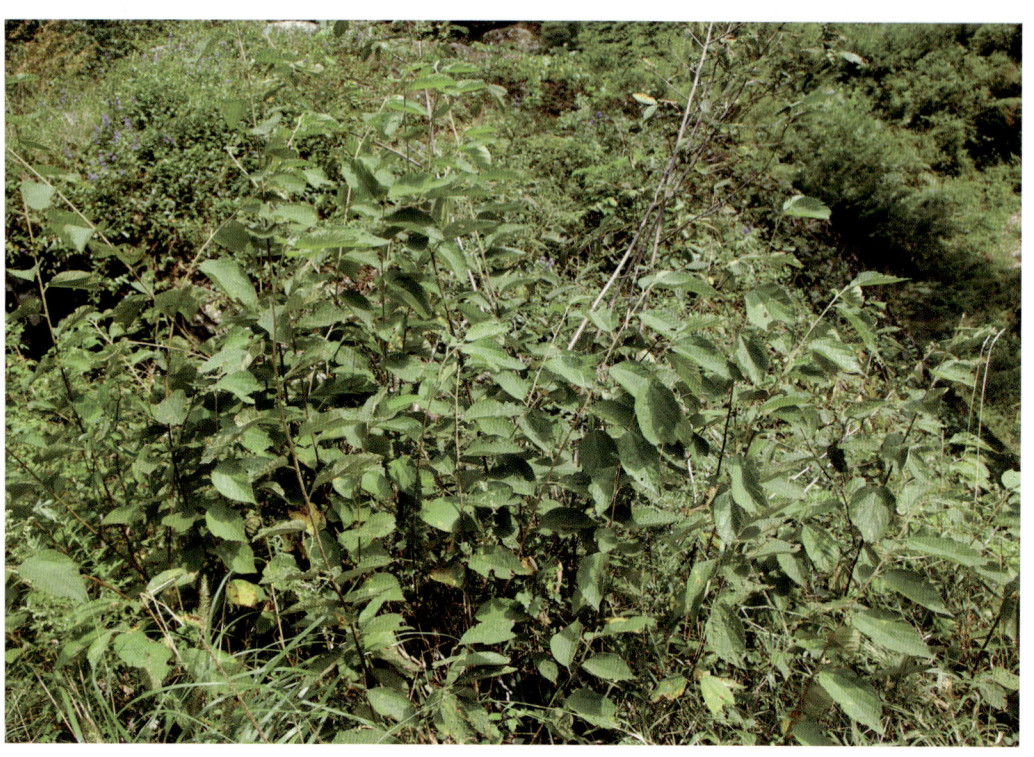

나무가 덤불처럼 자란다. 9월 24일

효소액 담그기

- **사용 부위** 잎, 잎+열매, 열매
- **채취 기간** 3~10월
- **채취 방법** 잎은 너무 억세지 않은 것을, 열매는 너무 익지 않은 것을 골라 싱싱할 때 딴다.
- **채취시 주의사항** 잎에 벌레집이 생긴 것은 채취하지 않는다.
- **배합 비율** 잎은 발효될 때 물이 적게 나오므로 재료 : 설탕의 비율을 1 : 1로 한다. 열매는 물이 많이 나오므로 설탕의 비율을 1 이상으로 늘린다.
- **발효와 숙성 기간** 1차 발효는 100일, 2차 발효와 숙성은 100일 이상 한다.
- **완성 상태** 열매에 새콤달콤한 맛과 향이 있어서 발효와 숙성이 잘 되면 그윽한 맛이 난다.

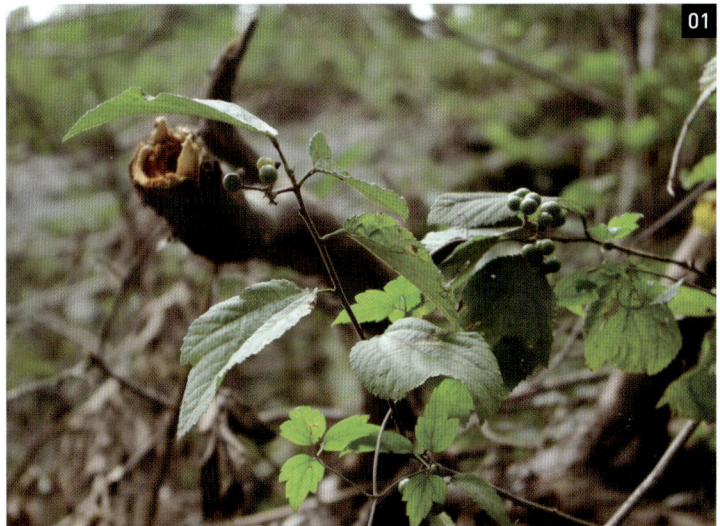

키 2m. **잎**은 길이 4~12㎝의 넓은 타원형이고, 끝이 갸름하다. 잎 가장자리에 불규칙한 겹톱니가 있으며, 앞면은 거칠고, 뒷면에는 별모양으로 갈라진 잔털이 있다. 잎자루는 길이가 3~15㎜이며, 잎이 가지에 어긋나게 달리고 벌레집이 잘 생긴다. **줄기**는 껍질이 회갈색을 띠며, 어린 가지에 부드러운 잔털이 있다. **꽃**은 7월에 피는데 연노란색을 띤다. 꽃잎은 5장이고, 꽃받침이 5갈래로 갈라지며, 수술이 많다. **열매**는 10월에 여무는데 둥글거나 엉덩이골처럼 홈이 있다. 열매 지름이 6~12㎜이고, 노란색에서 주황색이 되었다가 붉은색으로 익는다.

01 잎이 어긋나게 달린다. 9월 24일
02 잎에 벌레집이 잘 생긴다. 9월 24일
03 가지 뻗은 모습. 9월 24일
04 열매가 둥글거나 홈이 있다. 9월 24일
05 푸른 풋열매와 검붉게 익은 열매. 9월 24일
06 열매가 노란색에서 주황색이 되었다가 붉은색으로 익는다. 9월 24일

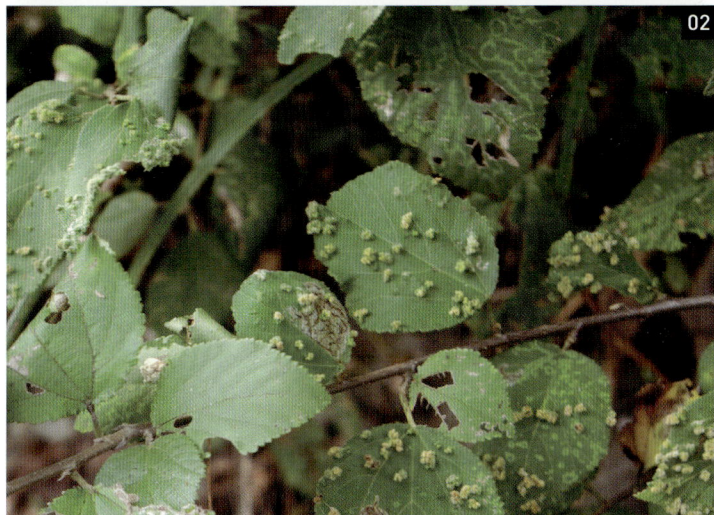

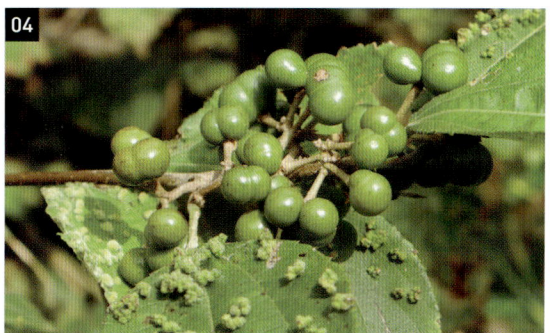

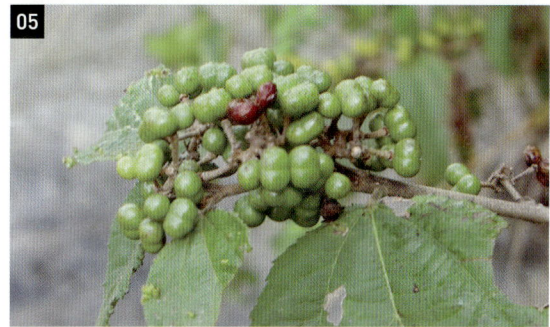

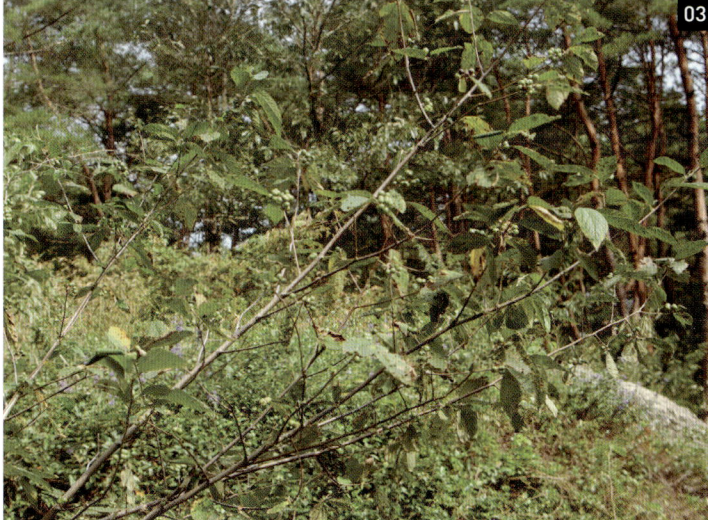

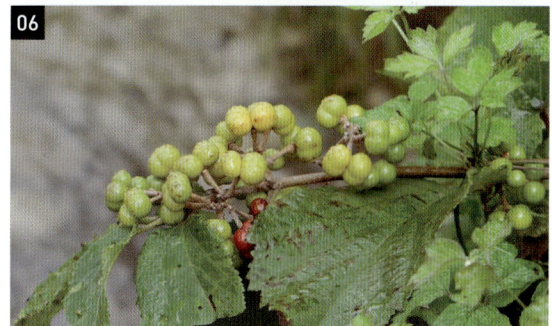

장구밥나무

119 족도리풀
Asarum sieboldii Miq.

 따뜻한 약성 | 은단의 원료로 축농증, 기침가래, 두통감기, 소화불량 등에 효과

쥐방울덩굴과
여러해살이풀

생약명
세신(細辛)

성분
메틸유제놀(기관지이완)
정유(방향성분)

특징
독성이 조금 있으며
매운맛이 있다.

체질
약성이 따뜻하므로
몸이 찬 체질이나
추울 때 복용하면 좋다.

서식지
산과 들의 그늘지고
습한 곳에 난다.

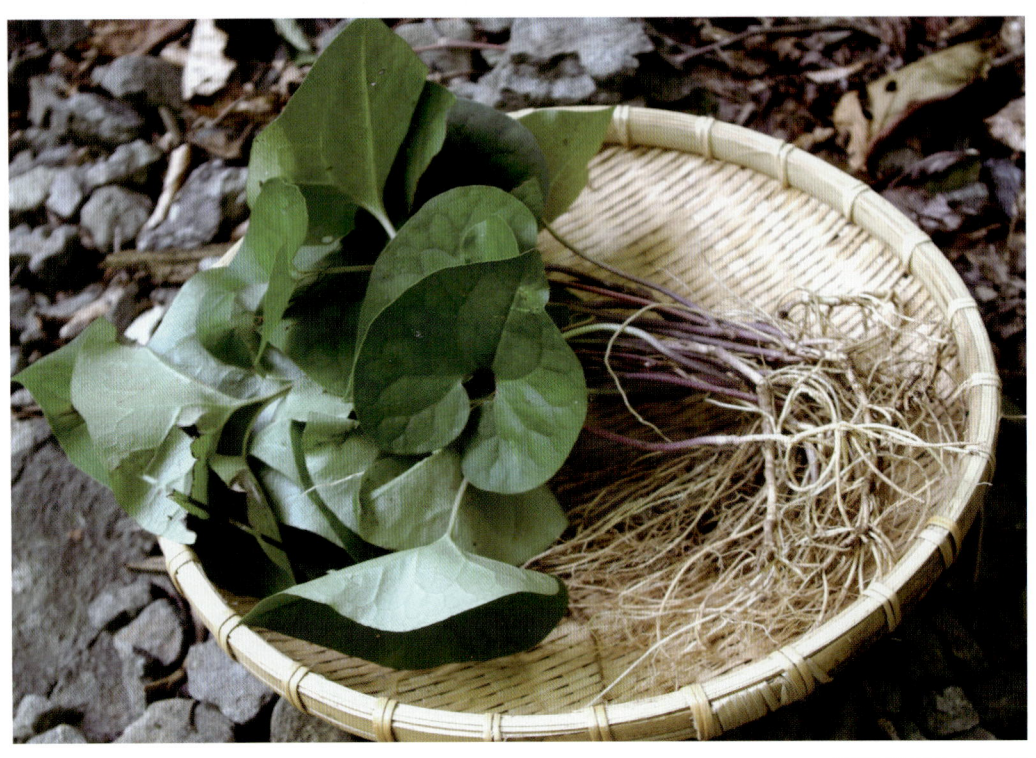

채취한 잎·뿌리. 7월 28일

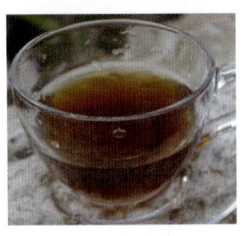

위 잎·뿌리로 효소액 담그는 모습.
아래 걸러낸 잎·뿌리 효소액.

효소액 담그기

- **사용 부위** 잎, 잎+뿌리
- **채취 기간** 3~9월
- **채취 방법** 잎은 어린잎부터 다 자란 잎까지 너무 억세지 않은 것을 골라 싱싱할 때 딴다.
- **채취시 주의사항** 흔치 않은 약초이므로 조금만 채취하고, 나머지 개체와 뿌리는 자연에 남겨둔다.
- **다듬기** 뿌리가 클 경우 붕 뜨지 않도록 작게 썬다.
- **배합 비율** 발효될 때 물이 많이 나오지 않으므로 재료 : 설탕의 비율을 1 : 1로 한다.
- **발효와 숙성 기간** 1차 발효는 100일, 2차 발효와 숙성은 100일 이상 한다.
- **완성 상태** 매운맛이 있어 발효와 숙성이 잘 되면 개운한 맛이다.
- **담그기와 복용시 주의사항** 독성이 조금 있으므로 발효과정에서 배출될 수 있도록 숨 쉬는 항아리에 담그고, 잘 숙성시켜서 소량씩 복용한다. 황기, 생채와 궁합이 맞지 않으므로 함께 먹지 않는다.

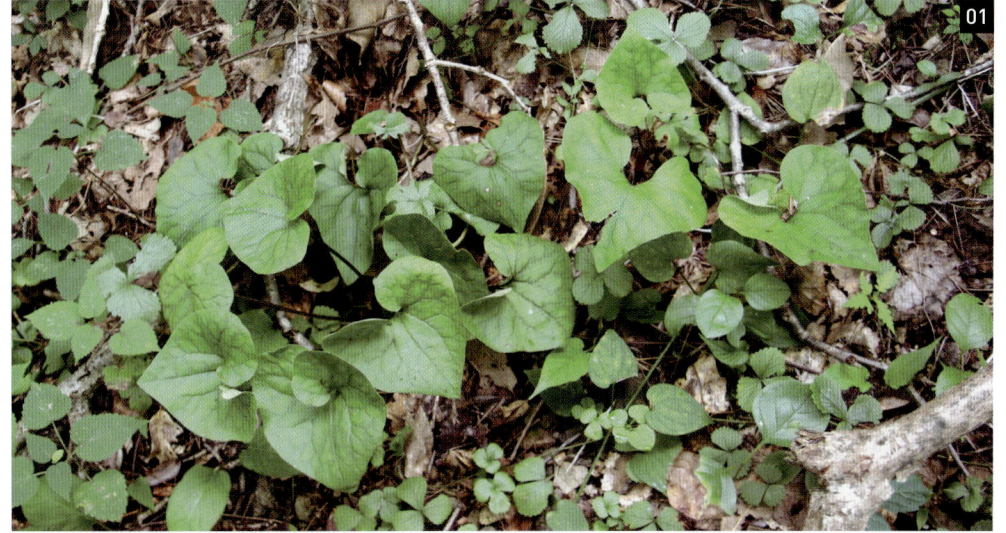

키 5~10cm. **잎**은 너비 5~10cm의 심장모양이고, 끝이 갸름하거나 뾰족하다. 잎 가장자리가 밋밋하고, 잎 뒷면의 잎맥에 잔털이 있으며, 잎자루는 길고 자줏빛이 돈다. **꽃**은 4월에 피는데 검은자주색을 띠며, 짧은 꽃줄기가 올라와 땅 위에 거의 붙어 달린다. 꽃 지름은 1~1.5cm이며, 꽃부리가 3갈래로 갈라진다. 수술은 12개, 암술은 6개이다. **열매**는 8~9월에 타원형으로 여문다. **뿌리줄기**는 비스듬히 뻗고, 자르면 매운 냄새가 난다.

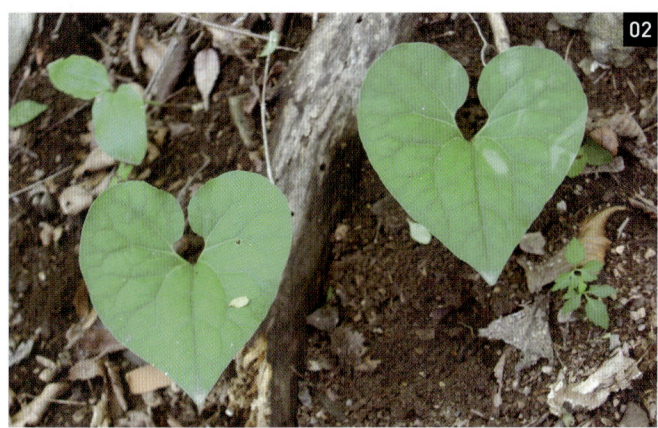
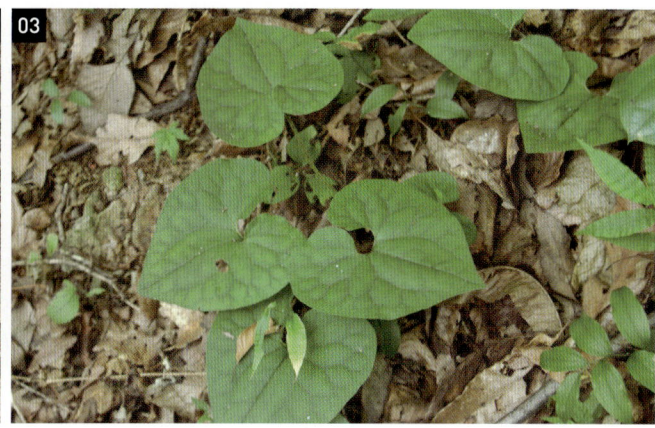

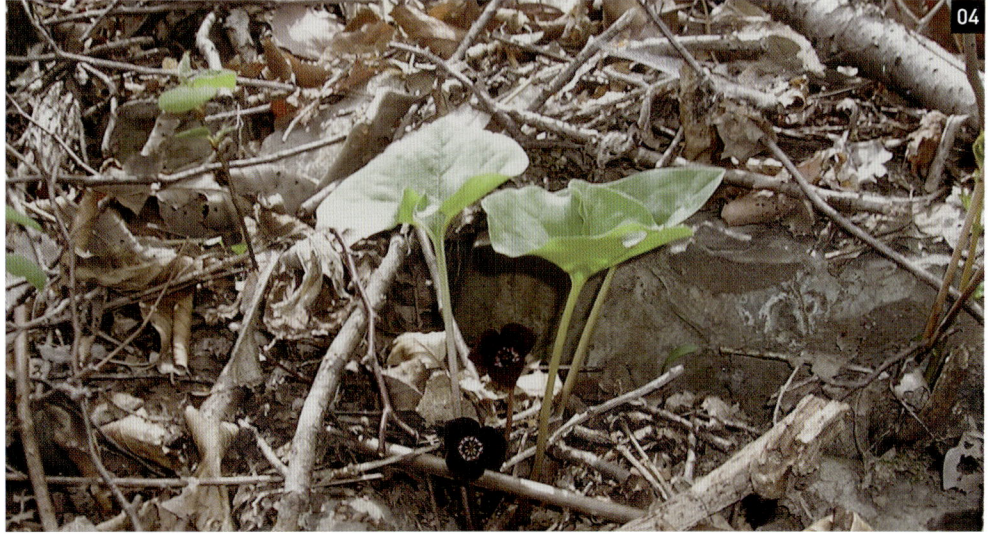

01 잎자루에 자줏빛이 돈다. 8월 12일
02 잎이 심장모양이다. 7월 28일
03 잎이 하늘을 향한다. 8월 1일
04 꽃이 땅에 가까이 붙어서 피어 잘 보이지 않는다. 4월 18일

족도리풀

120 쥐깨풀

Mosla dianthera (Buch.- Ham. ex Roxb.) ex Maxim.

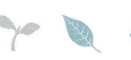
새순　잎　줄기　꽃　열매　씨앗　뿌리

 따듯한 약성 | 위산과다, 이질설사, 감기몸살 등에 효과

꿀풀과
한해살이풀

다른 이름
쥐깨

생약명
토형개(土荊芥)

성분
티몰(부패방지)
플라보노이드(산화방지)
정유(방향성분)

특징
독성이 없고 매운맛이 있다.

체질
약성이 따듯하므로
몸이 찬 체질이나
추울 때 복용하면 좋다.

서식지
산과 들의 반그늘이고
습한 곳에 난다.

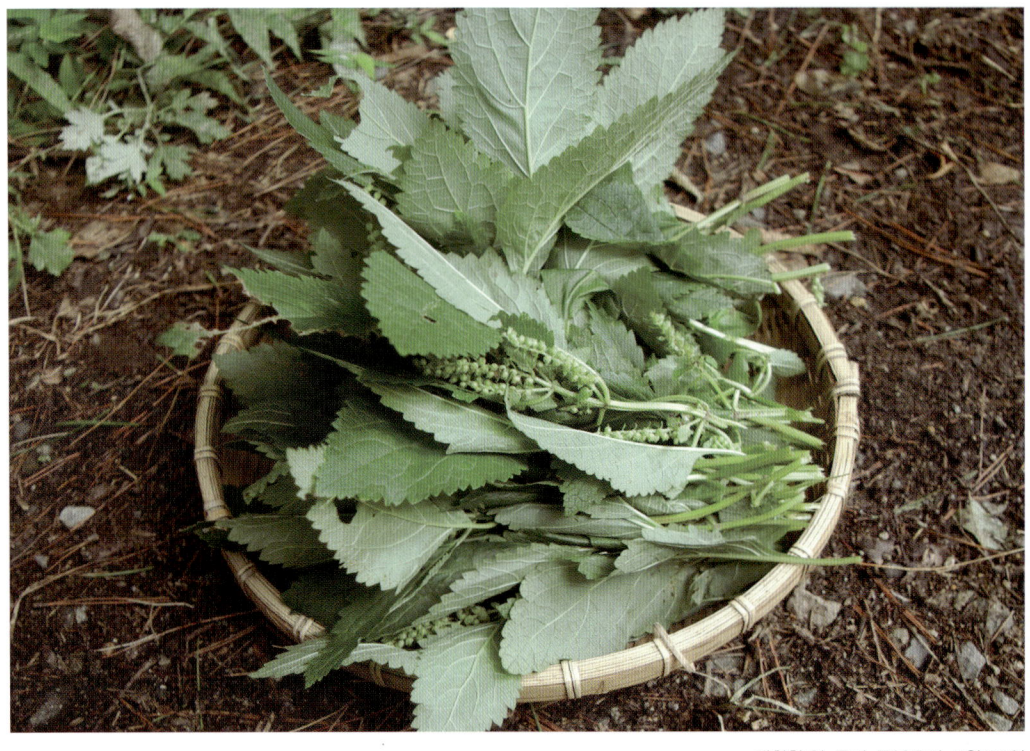

채취한 잎·줄기·꽃봉오리. 7월 20일

효소액 담그기

- **사용 부위** 잎, 잎+줄기, 잎+줄기+꽃봉오리
- **채취 기간** 3~11월
- **채취 방법** 열매가 달리지 않고 너무 억세지 않은 것을 골라 싱싱할 때 딴다.
- **채취시 주의사항** 흔치 않은 약초이므로 조금만 채취하고, 나머지 개체와 뿌리는 자연에 남겨둔다.
- **다듬기** 줄기는 담글 때 붕 뜨지 않도록 작게 썬다.
- **배합 비율** 발효될 때 물이 많이 나오지 않으므로 재료 : 설탕의 비율을 1 : 1로 한다.
- **발효와 숙성 기간** 1차 발효는 100일, 2차 발효와 숙성은 100일 이상 한다.
- **완성 상태** 잎에 향이 있어 발효와 숙성이 잘 되면 향긋한 맛이 난다.

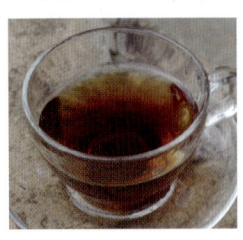

위 잎·줄기·꽃봉오리로 효소액 담그는 모습. **아래** 걸러낸 잎·줄기·꽃봉오리 효소액.

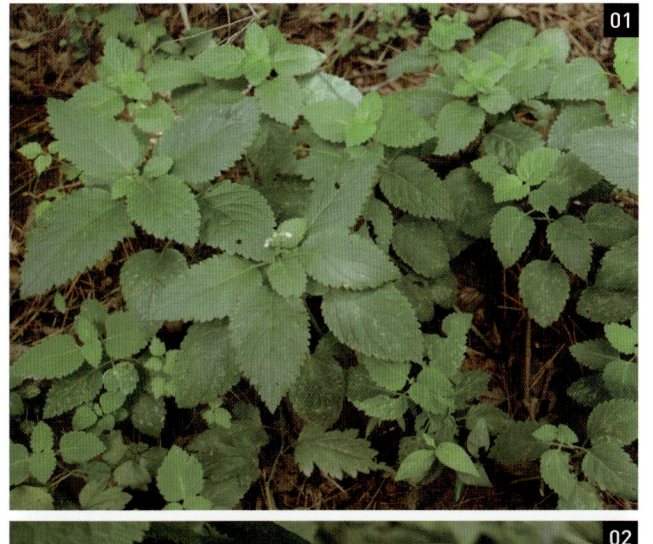

키 20~50㎝. **잎**은 길이 2~4㎝의 달걀모양이고, 양 끝이 뾰족하다. 잎 가장자리에 불규칙한 톱니가 있고, 잎 앞뒷면에 잔털이 조금 있거나 없으며, 잎이 줄기에 마주 달린다. **줄기**는 네모지고 곧게 올라오며, 모서리에 잔털이 있고, 잎 달린 자리에 마디가 있다. **꽃**은 7~9월에 피는데 흰색 또는 붉은자주색을 띠며, 꽃 길이가 4~5㎜이고, 여러 송이가 뭉쳐서 달린다. 꽃부리는 입술모양으로 갈라지고, 수술은 4개이다. **열매**는 11월에 둥근 달걀모양으로 여문다.

---

01 잎이 2장씩 마주 난다. 7월 20일
02 잎의 양 끝이 좁다. 7월 20일
03 줄기가 네모지다. 8월 20일
04 꽃봉오리 달린 모습. 7월 20일
05 꽃이 뭉쳐서 달린다. 7월 20일
06 꽃 크기가 아주 작다. 7월 20일
07 군락을 이뤄 자라는 모습. 7월 20일

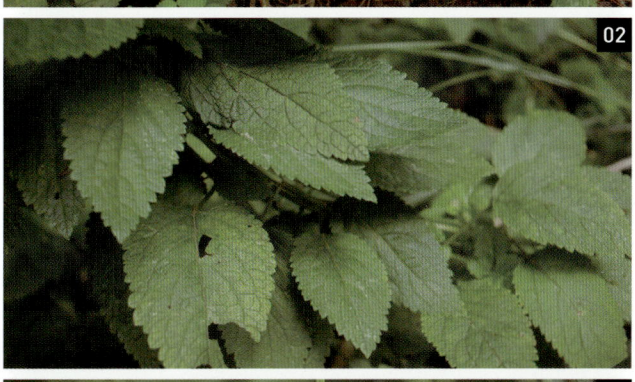

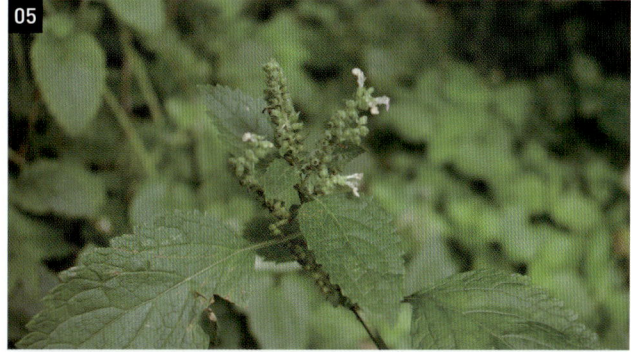

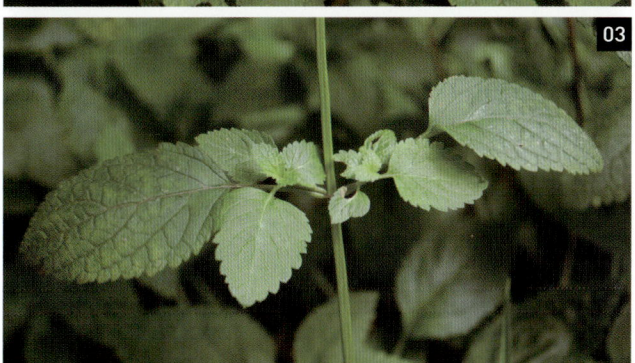

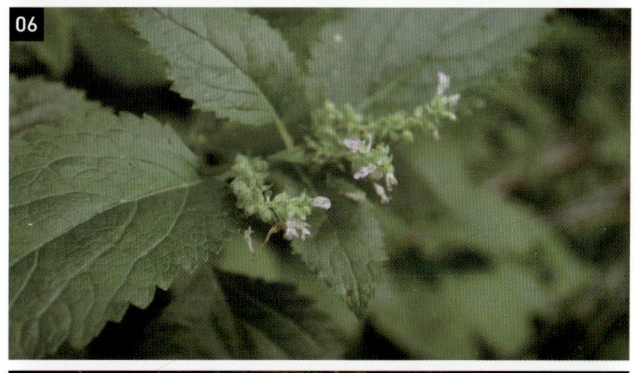

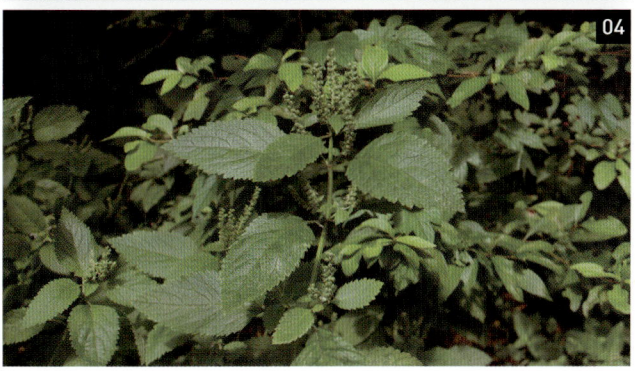

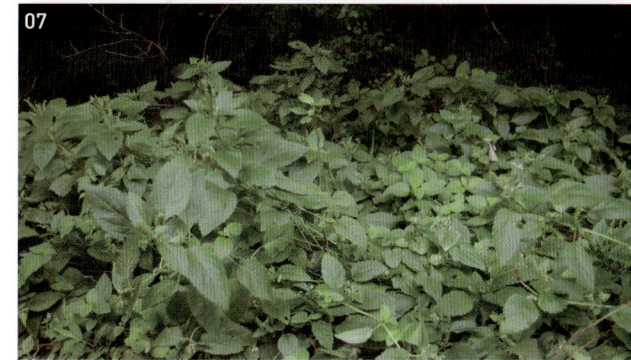

쥐깨풀

121

Perilla frutescens var. acuta Kudo

차즈기

새순　잎　줄기　꽃　열매　씨앗　뿌리

 따듯한 약성 | 독감, 천식, 식중독 등에 효과

꿀풀과
여러해살이풀

다른 이름
차조기

생약명
자소(紫蘇)

성분
페릴라케톤(세균억제)
페릴알데히드(세균억제)
리모넨(염증제거)
베타 카로틴(항산화작용)
비타민B1(에너지대사 관여)

특징
독성이 없고 매운맛이 있다.

체질
약성이 따듯하므로
몸이 찬 체질이나
추울 때 복용하면 좋다.

서식지
들의 양지바른 곳에 나며,
농가에서도 재배한다.

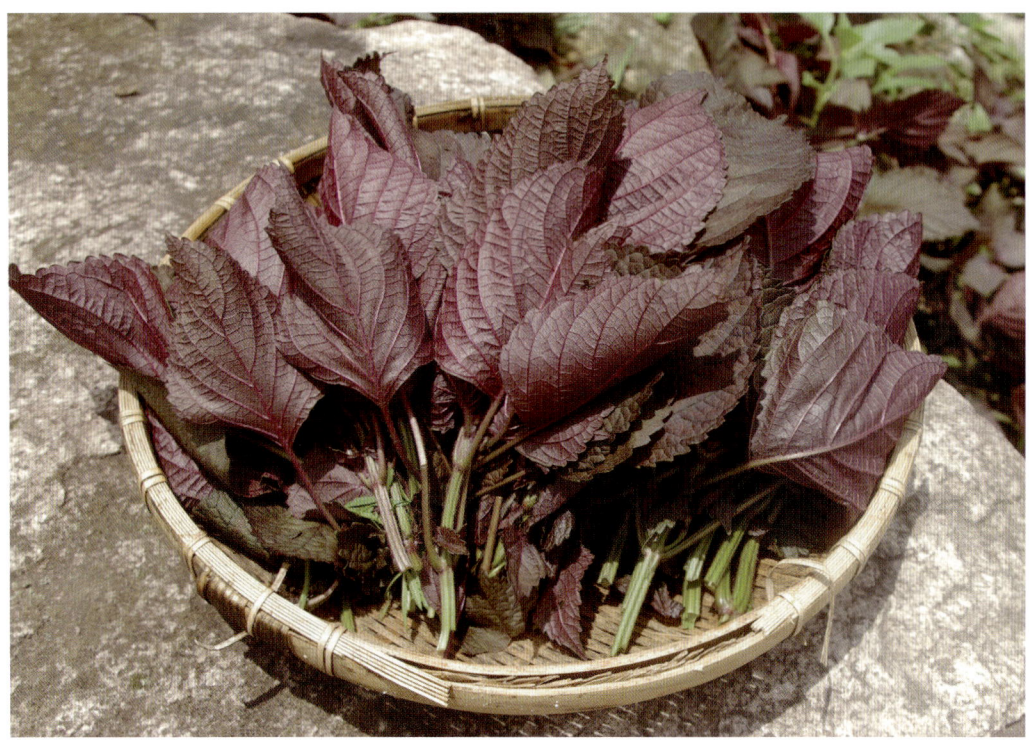

채취한 잎·줄기. 7월 22일

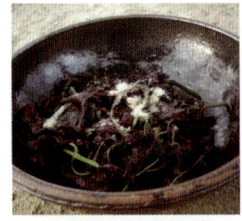
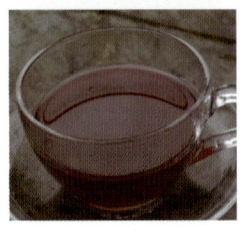

위 잎·줄기로 효소액 담그는 모습.
아래 걸러낸 잎·줄기 효소액.

효소액 담그기

- **사용 부위** 잎, 잎+줄기
- **채취 기간** 3~10월
- **채취 방법** 잎은 꽃이나 열매가 달리지 않고 너무 억세지 않은 것을 골라 싱싱할 때 딴다.
- **채취시 주의사항** 자줏빛이 흐린 것은 약성이 떨어져 좋지 않다.
- **다듬기** 줄기는 담글 때 붕 뜨지 않도록 작게 썬다.
- **배합 비율** 발효될 때 물이 많이 나오지 않으므로 재료 : 설탕의 비율을 1 : 1로 한다.
- **발효와 숙성 기간** 1차 발효는 100일, 2차 발효와 숙성은 100일 이상 한다.
- **완성 상태** 잎에 독특한 향이 있어 발효와 숙성이 잘 되면 향긋한 맛이다.

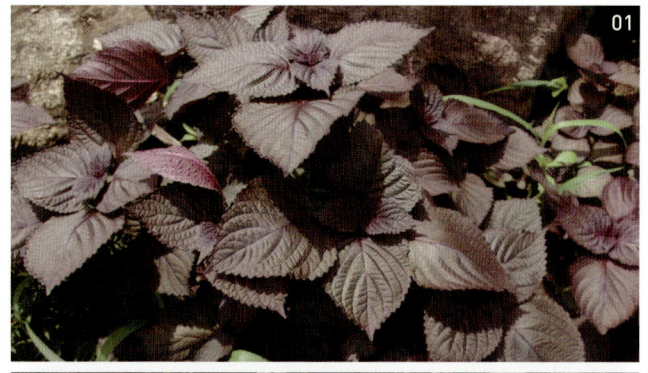

키 20~80㎝. **잎**은 길이 4~15㎝, 너비 3~8㎝의 넓은 달걀모양이고, 끝이 갸름하거나 뾰족하며, 녹색 바탕에 자줏빛이 돈다. 잎 가장자리에 규칙적인 톱니가 있고, 앞뒷면에 잔털이 있으며, 뒷면 잎맥에 조금 긴 잔털이 있다. 잎이 줄기에 마주 달리며, 독특한 향이 있다. **줄기**는 네모지고, 곧게 올라오며, 검붉은자주색을 띠고, 잔털이 있다. **꽃**은 8~9월에 피는데 연자주색을 띠며, 자잘하게 여러 송이가 뭉쳐서 달린다. 꽃부리는 입술모양으로 갈라지고, 수술은 4개이다. **열매**는 9~10월에 둥글게 여물며, 꽃받침 안에 들어있다. 씨앗은 지름 1.5㎜ 정도이다.

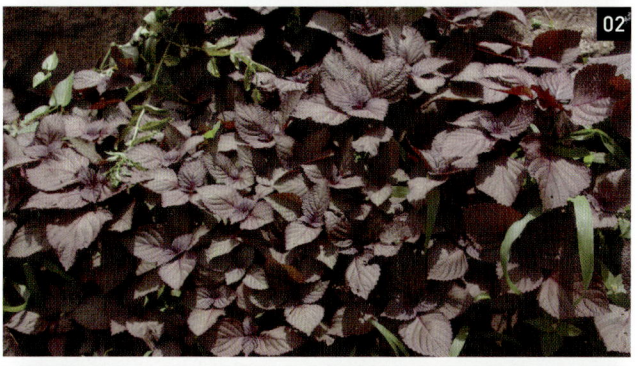

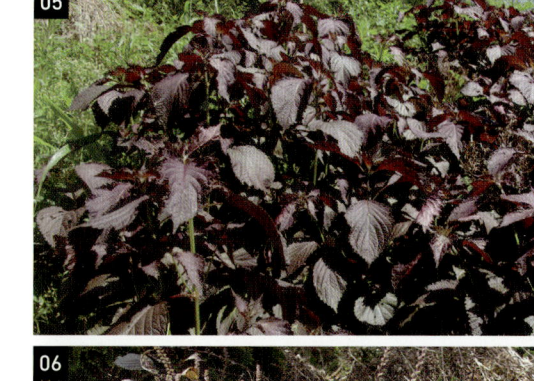

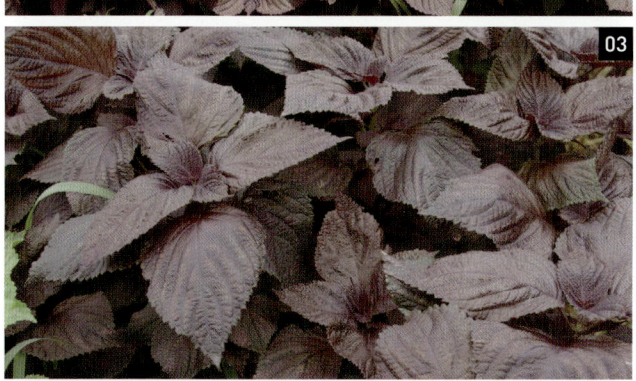

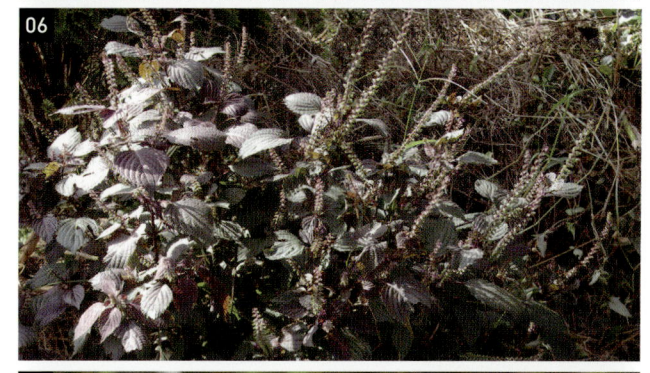

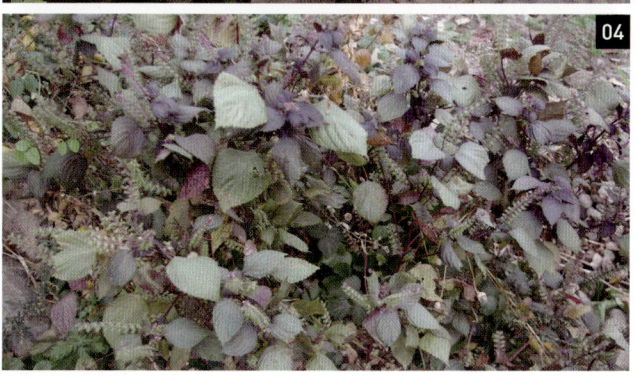

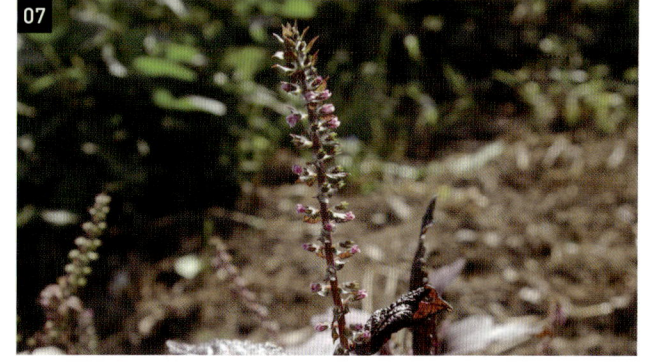

01 잎에 자줏빛이 돈다. 7월 22일
02 잎이 많이 달린다. 7월 22일
03 잎이 억세지기 전에 채취한다. 7월 9일
04 가을에 잎색이 변한 모습. 10월 18일
05 줄기가 곧고 네모지다. 7월 30일
06 꽃이 깨꽃과 비슷하다. 9월 14일
07 연자주색 꽃이 핀다. 9월 14일

차즈기

122 참나물

Pimpinella brachycarpa (Kom.) Nakai

새순 잎 줄기 꽃 열매 씨앗 뿌리

 약간 따듯한 약성 | 간염, 고혈압, 중풍, 빈혈 등에 효과

미나리과
여러해살이풀

생약명
야근채(野芹菜)

성분
칼슘(뼈강화)
철분(빈혈개선)
비타민A(시력유지)
베타 카로틴(항산화작용)

특징
독성이 없으며
단맛과 매운맛이 있다.

체질
약성이 약간 따듯하므로
몸이 찬 체질, 쌀쌀하거나
추울 때 복용하면 좋다.

서식지
산과 들의 마른 도랑가에
나며, 농가에서도 재배한다.

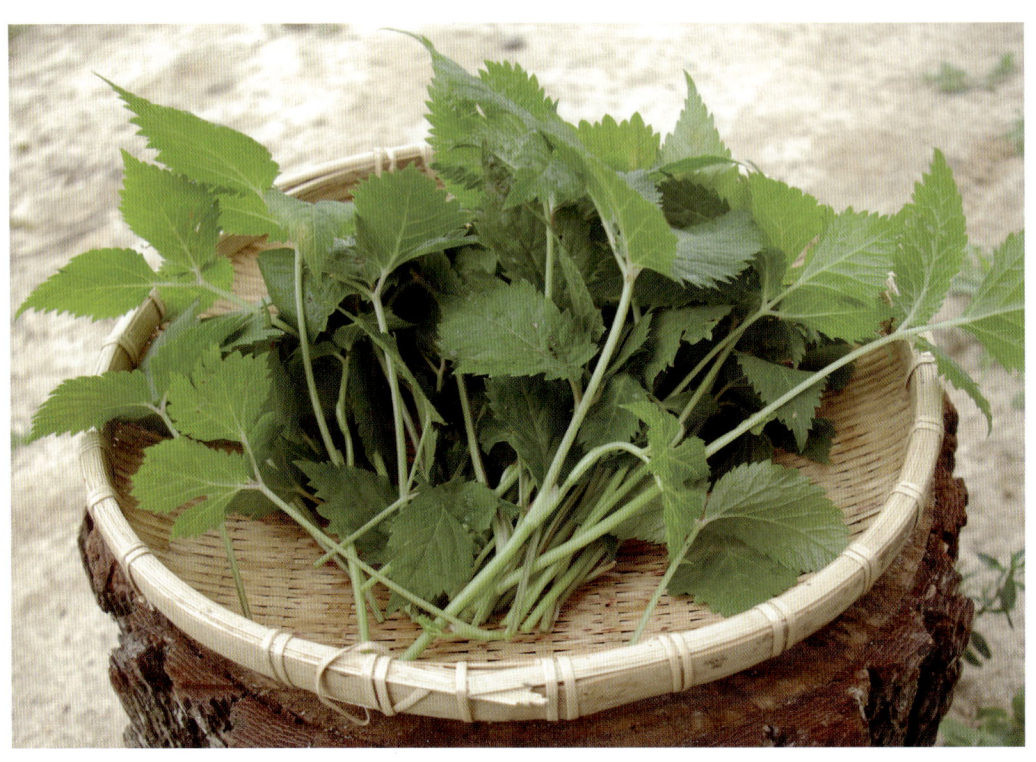

채취한 잎·줄기. 6월 20일

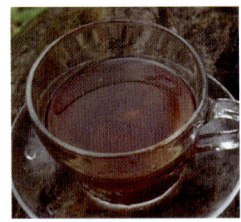

걸러낸 잎·줄기 효소액.

효소액 담그기

- **사용 부위** 잎+줄기
- **채취 기간** 3~10월. 여름에도 새 잎이 올라와 계속 채취할 수 있다.
- **채취 방법** 꽃이나 열매가 달리지 않고 너무 억세지 않은 것을 골라 싱싱할 때 딴다.
- **다듬기** 줄기는 담글 때 붕 뜨지 않도록 작게 썬다.
- **배합 비율** 발효될 때 물이 많이 나오지 않으므로 재료 : 설탕의 비율을 1 : 1로 한다.
- **발효와 숙성 기간** 1차 발효는 100일, 2차 발효와 숙성은 100일 이상 한다.
- **완성 상태** 잎과 줄기에 향이 있어 발효와 숙성이 잘 되면 향긋한 맛이다.

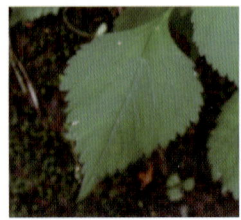 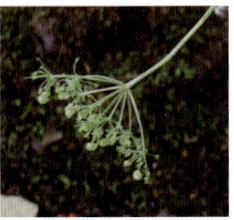

잎 / 풋열매

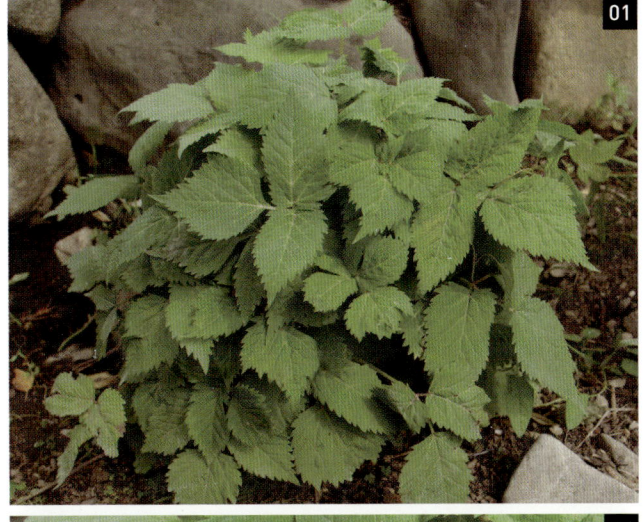

키 50~80㎝. **잎**은 달걀모양이고, 끝이 뾰족하며, 3개씩 붙어 있다. 잎 가장자리에 날카로운 톱니가 있고, 잎과 줄기에서 미나리향이 난다. **줄기**는 곧거나 비스듬히 올라오고, 밑동에서 가지가 갈라져 나온다. **꽃**은 6~8월에 피는데 흰색을 띠며, 자잘하게 여러 송이가 겹우산모양으로 뭉쳐서 달린다. 꽃잎과 수술이 각 5개씩이다. **열매**는 10월에 납작한 타원형으로 여무는데, 길이 2~3㎜, 너비 1.5~2㎜이다.

01 가지가 벌어져 잎이 많이 달린다. 6월 17일
02 잎이 3장씩 붙어 난다. 6월 17일
03 산속에 군락으로 자라는 모습. 7월 29일
04 꽃이 피기 전에 채취한다. 9월 30일
05 작은 꽃들이 뭉쳐서 핀다. 8월 11일
06 풋열매가 달린 모습. 10월 18일
07 줄기가 굽은 모습. 10월 18일

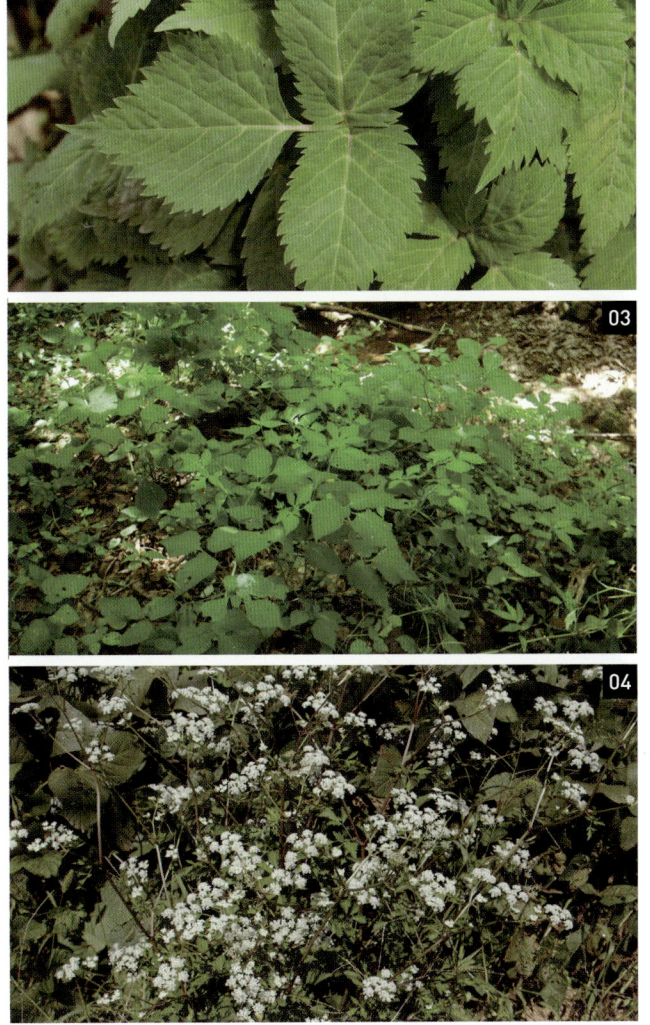

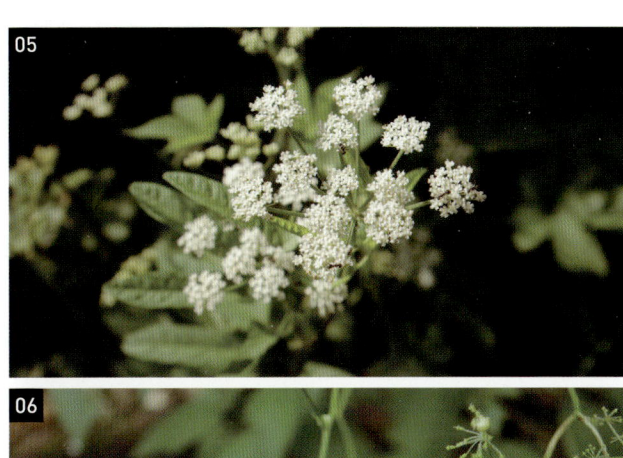

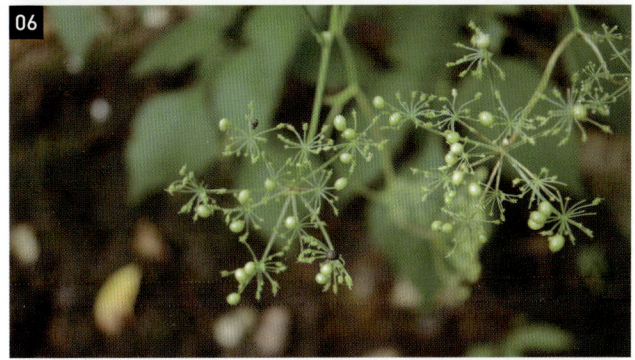

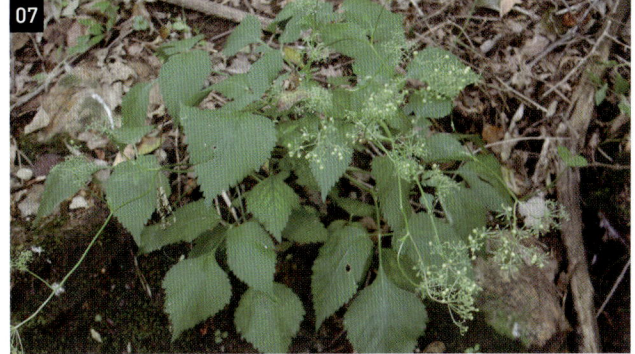

참나물

123 참당귀

Angelica gigas Nakai

새순 · 잎 · 줄기 · 꽃 · 열매 · 씨앗 · 뿌리

따뜻한 약성 | 몸이 차고 허약할 때, 여성질환, 빈혈, 성기능저하 등에 효과

미나리과
여러해살이풀

다른 이름
조선당귀

생약명
당귀(當歸)

성분
베르갑텐(혈관수축)
페룰산(산화방지)
베타 시스테롤(종양억제)
비타민B₁₂(적혈구생성)

특징
독성이 없으며
단맛과 매운맛이 있다.

체질
약성이 따뜻하므로
몸이 찬 체질이나
추울 때 복용하면 좋다.

서식지
깊은 산 습한 골짜기에 난다.

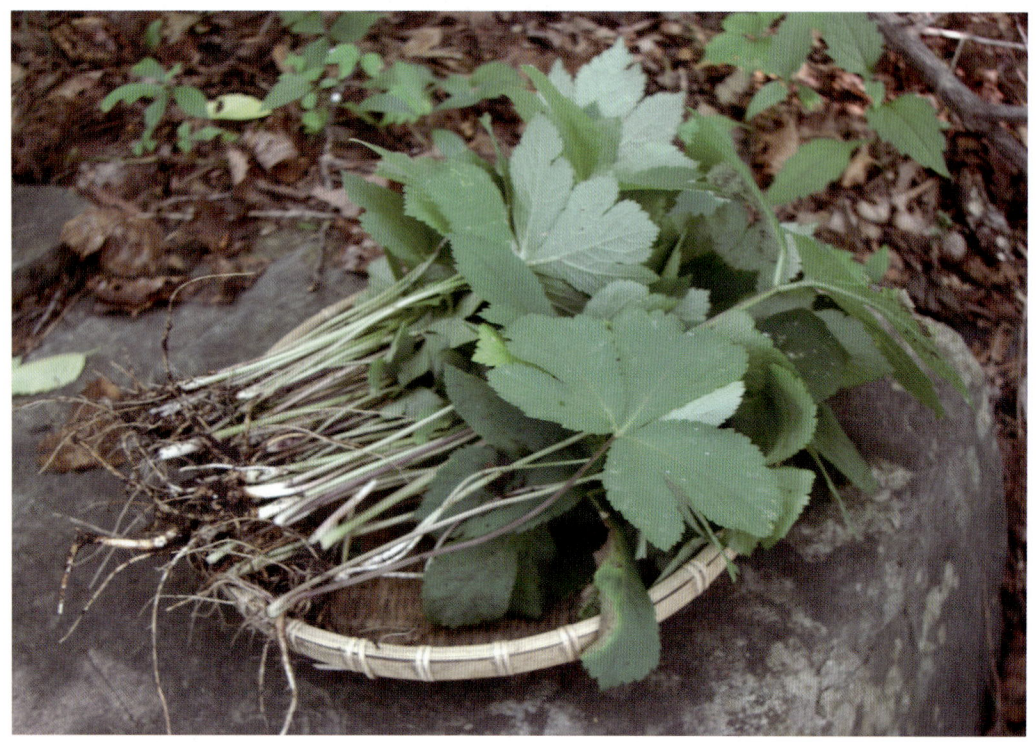

채취한 잎·줄기·뿌리. 7월 27일

효소액 담그기

- **사용 부위** 잎, 잎+줄기, 잎+줄기+뿌리, 뿌리
- **채취 기간** 3~10월. 뿌리를 남겨두면 가을에도 새순이 올라와 계속 잎을 채취할 수 있다.
- **채취 방법** 잎과 줄기는 꽃이 달리지 않은 것을, 뿌리는 튼실하고 심이 생기지 않은 것을 골라 채취한다.
- **다듬기** 줄기와 뿌리가 클 때는 작게 썬다.
- **배합 비율** 발효될 때 물이 많이 나오지 않으므로 재료 : 설탕의 비율을 1 : 1로 한다. 뿌리에서 물이 잘 나오도록 배를 껍질째 썰어 넣어 함께 담가도 된다.
- **발효와 숙성 기간** 1차 발효는 100일, 2차 발효와 숙성은 100일 이상 한다.
- **완성 상태** 전체에 강한 향이 있어서 발효와 숙성이 잘 되면 향긋한 맛이다.

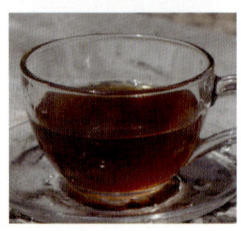

위 잎·줄기·뿌리로 효소액 담그는 모습. **아래** 걸러낸 잎·줄기·뿌리 효소액.

키 1~2m이고, 전체에서 강한 향이 난다. **잎**은 타원형이고, 끝이 갸름하거나 뾰족하며, 1~3회 갈라져서 깃털모양이다. 잎 가장자리에 불규칙한 겹톱니가 있고, 잎자루가 줄기를 감싼다. 뿌리와 줄기 밑동의 잎은 잎자루가 길고, 줄기 윗동의 잎은 퇴화되어 작다. **줄기**는 붉은자줏빛을 띠기도 하고, 털이 없으며, 곧게 올라오고 가지가 갈라져 나온다. **꽃**은 8~9월에 피는데 자주색을 띠며, 자잘하게 20~40송이가 겹우산모양으로 빽빽이 뭉쳐서 달린다. **열매**는 10월에 납작한 타원형으로 여물고, 길이 8mm, 너비 5mm 정도이며, 날개가 있다. **뿌리**는 굵고, 상처가 나면 흰색 유액이 나온다.

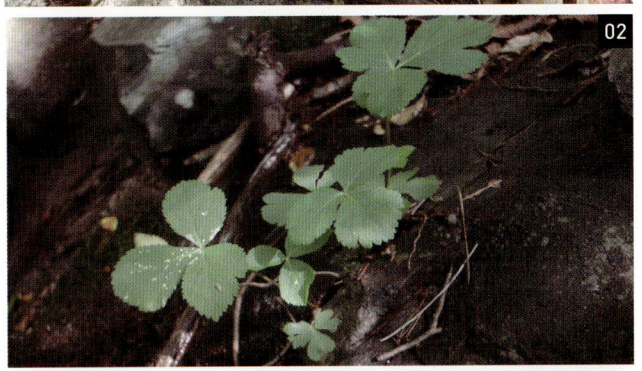

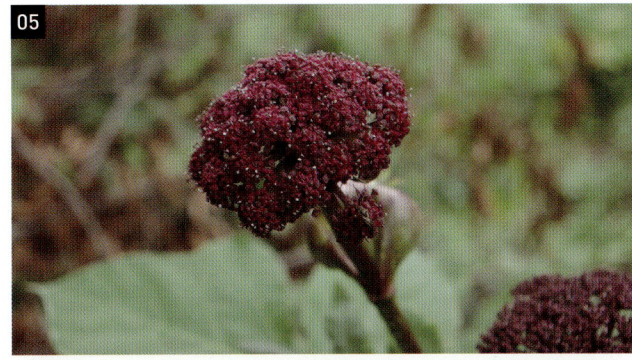

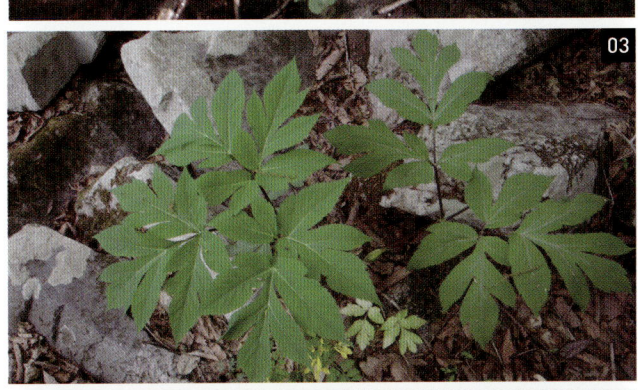

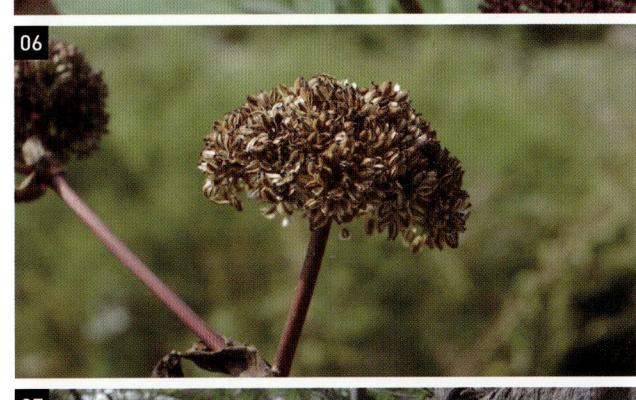

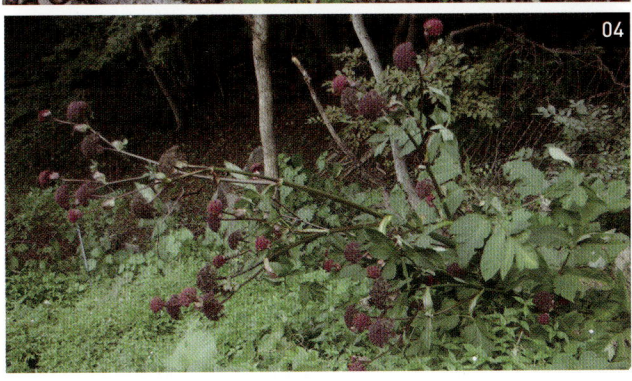

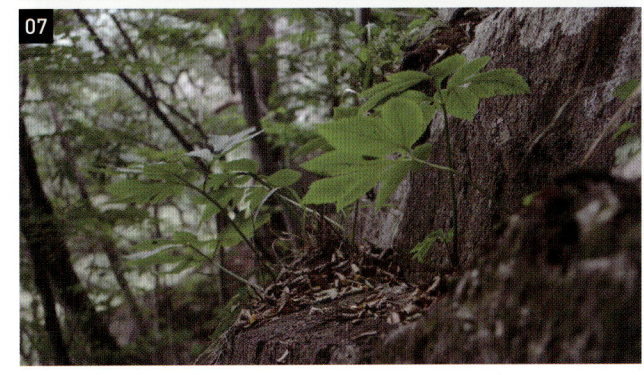

01 뿌리 잎이 올라오는 모습. 4월 19일
02 잎이 1~3회 갈라진다. 5월 27일
03 잎이 길쭉하게 자라는 모습. 5월 24일
04 줄기에 자줏빛이 돈다. 9월 7일

05 꽃이 작고 뭉쳐서 달린다. 9월 7일
06 열매가 납작하고 날개가 있다. 9월 16일
07 전체에서 강한 향이 난다. 6월 20일

참당귀

124 천궁

Cnidium officinale Makino

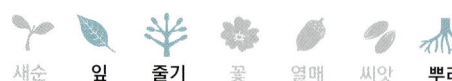
새순 잎 줄기 꽃 열매 씨앗 뿌리

 따뜻한 약성 | 고혈압, 협심증, 생리통, 관절통, 두통 등에 효과

미나리과
여러해살이풀

생약명
천궁(川芎)

성분
페룰산(산화방지)
크니딜리드(정유성분)

특징
독성이 없고 매운맛이 있다.

체질
약성이 따뜻하므로 몸이 찬 체질이나 추울 때 복용하면 좋다.

서식지
들의 양지바른 곳이나 반그늘인 곳에 나고, 농가에서도 재배한다.

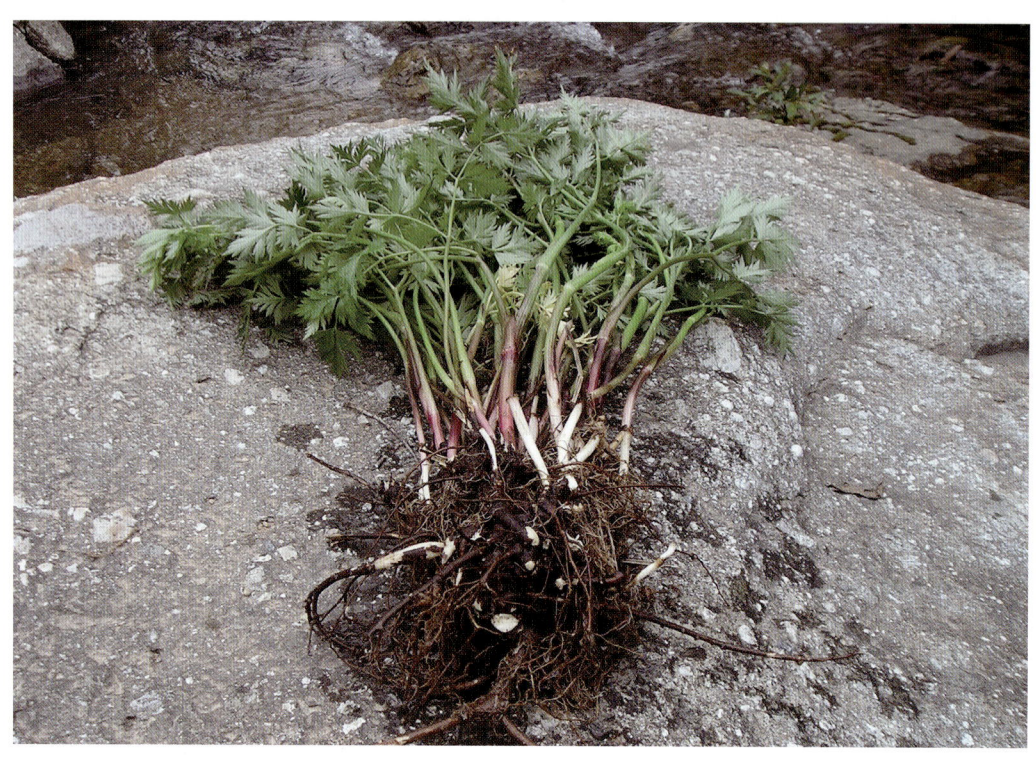

채취한 잎·줄기·뿌리. 5월 12일

효소액 담그기

- **사용 부위** 잎+줄기, 잎+줄기+뿌리, 뿌리 ■ **채취 기간** 3~10월
- **채취 방법** 잎과 줄기는 꽃이나 열매가 달리지 않고 너무 억세지 않은 것을, 뿌리는 굵고 튼실한 것을 골라 채취한다.
- **다듬기** 줄기는 담글 때 붕 뜨지 않도록 작게 썰고, 뿌리도 물이 잘 나오도록 작게 썬다.
- **담글 때 주의사항** 뿌리에 휘발성 지방산이 들어 있어 생것을 사용하면 두통이 생길 수 있으므로 약성이 부드러워지도록 쌀뜨물에 1~2일 담갔다가 잘 헹궈서 사용한다.
- **배합 비율** 발효될 때 물이 많이 나오지 않으므로 재료 : 설탕의 비율을 1 : 1로 한다. 뿌리로 담글 경우, 물 1에 설탕 1로 설탕시럽을 만들어서 재료가 푹 잠기게 붓고 돌로 눌러놓는 방법도 있다.
- **발효와 숙성 기간** 잎과 줄기는 1차 발효를 100일, 2차 발효와 숙성은 100일 이상 한다. 뿌리는 발효가 더디므로 1차 발효는 150일, 2차 발효와 숙성은 100일 이상 한다.
- **완성 상태** 독특한 향이 있어 발효와 숙성이 잘 되면 향긋한 맛이다.
- **복용시 주의사항** 뿌리는 오래 먹으면 혈압이 높아질 수 있으므로 소량씩 단기간만 복용한다.

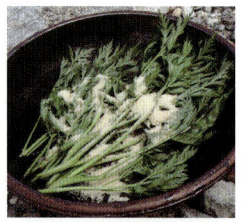
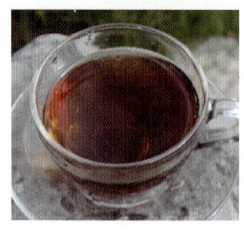

위 잎·줄기로 효소액 담그는 모습.
아래 걸러낸 잎·줄기 효소액.

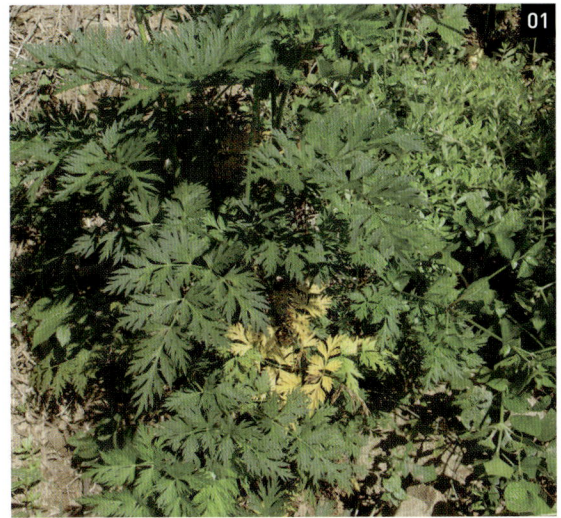

키 30~60cm. **잎**은 2회 갈라지고 다시 각각 3장으로 3회 갈라져서 깃털모양이며, 잎 가장자리에 깊고 뾰족한 톱니가 있다. 뿌리 잎과 줄기 밑동의 잎은 잎자루가 길고, 잎집이 줄기를 감싼다. 잎이 줄기에 어긋나게 달린다. **줄기**는 곧거나 비스듬히 올라오고, 가지가 조금 갈라져 나온다. 줄기 속은 비어 있고, 밑동이 붉은빛을 띠며, 가지가 나온 곳에 마디가 있다. **꽃**은 8~9월에 피는데 흰색을 띠며, 자잘하게 여러 송이가 겹우산모양으로 뭉쳐서 달린다. 꽃잎과 수술은 각 5개씩이고, 암술은 1개이다. **열매**는 10월에 달리는데, 씨앗을 맺지 못하고 뿌리로 번식한다. **뿌리**는 굵고 마디가 있으며, 강한 향이 있다

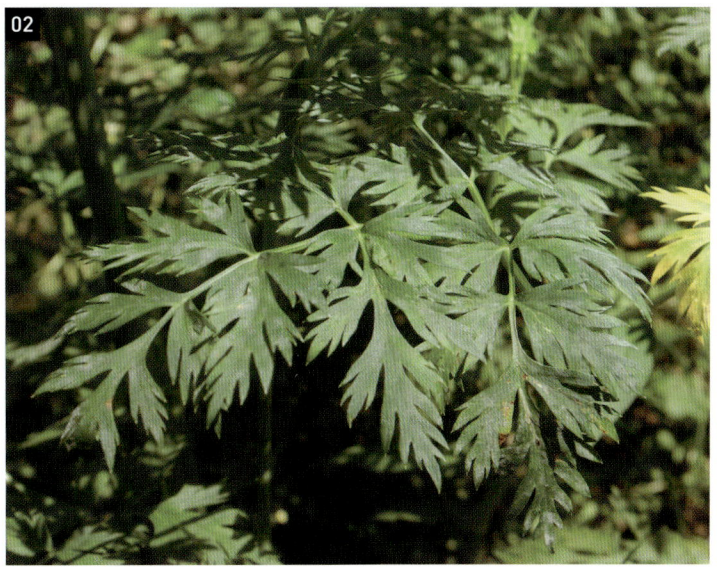

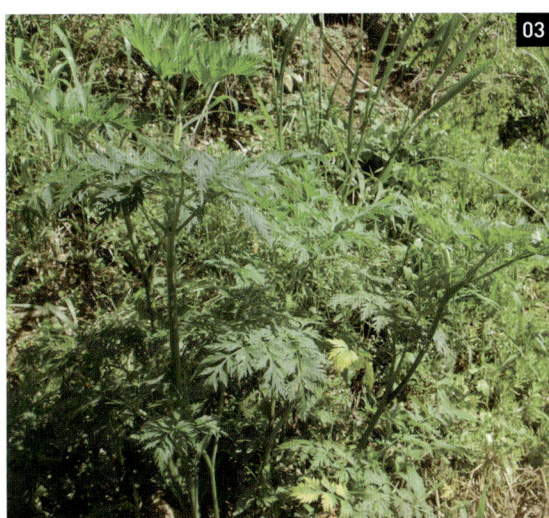

01 잎이 잘게 갈라진다. 7월 30일
02 잎에 깊은 톱니가 있다. 7월 30일
03 가지가 조금 갈라져 나온다. 7월 30일
04 잎이 무성한 모습. 7월 31일
05 잎·줄기 채취한 모습. 7월 30일

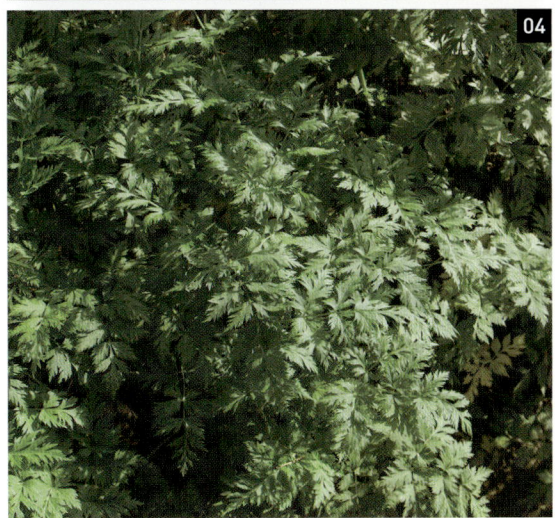

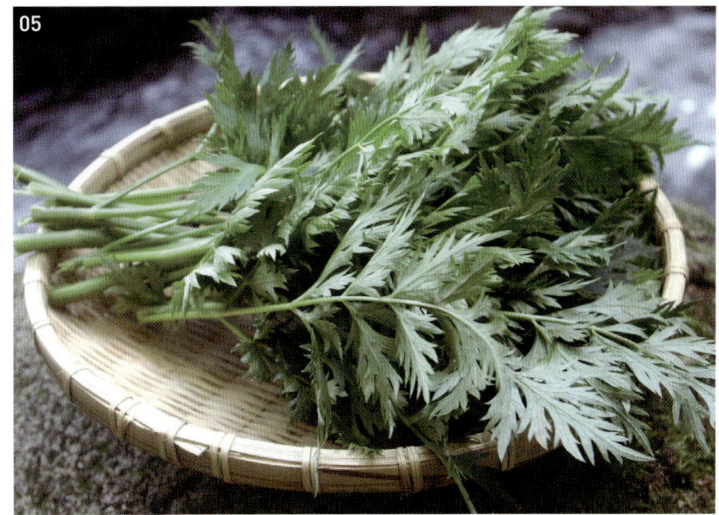

천궁

125 초피나무

Zanthoxylum piperitum (L.) DC.

초피나무

 따뜻한 약성 | 소화불량, 여성질환, 기침, 구토, 설사, 신경통 등에 효과

운향과
잎지는 작은키나무

다른 이름
제피나무

생약명
화초(花椒)

성분
게라니올(진균억제)
베르베린(진균억제)
칼슘(뼈강화)
산쇼올(위장긴장완화)
리모넨(염증제거)

특징
독성이 조금 있으며
매운맛이 있다.

체질
약성이 따뜻하므로
몸이 찬 체질이나
추울 때 복용하면 좋다.

서식지
남부지방의 낮은 산
양지바른 숲속이나
계곡가에서 자라며,
농가에서도 재배한다.

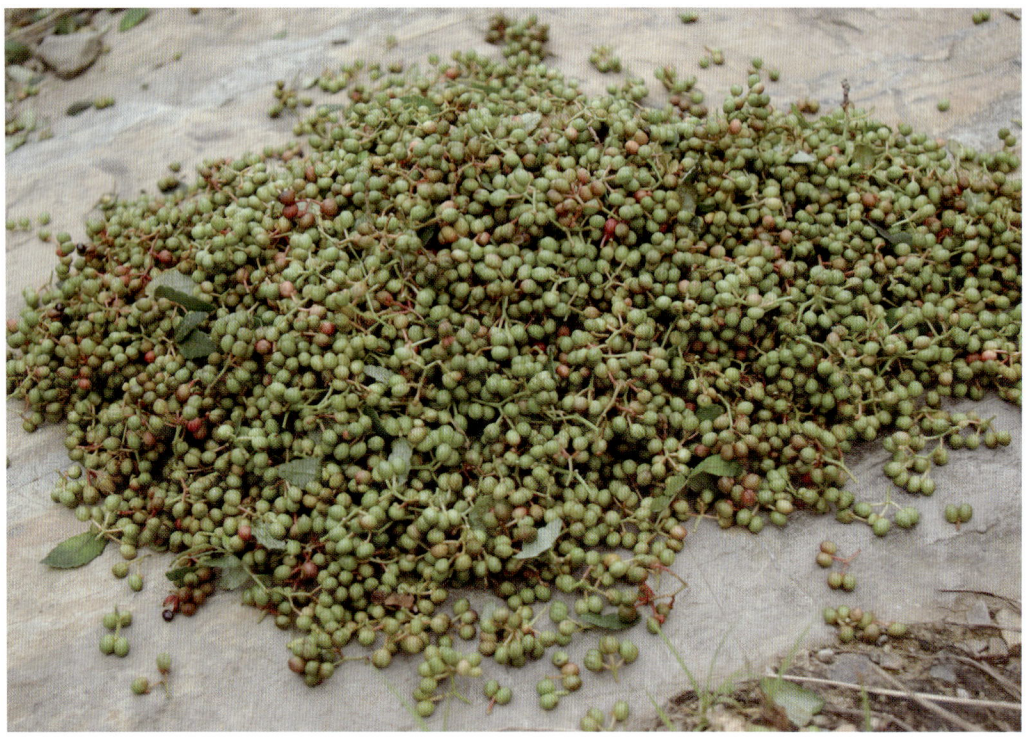

채취한 풋열매. 8월 29일

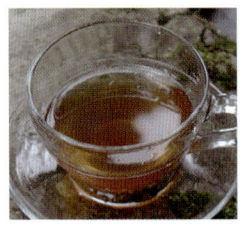

걸러낸 잎 효소액..

효소액 담그기

- **사용 부위** 잎, 잎+풋열매
- **채취 기간** 3~10월
- **채취 방법** 잎은 어린잎부터 다 자란 잎까지 너무 억세지 않은 것을, 열매는 풋열매를 골라 싱싱할 때 딴다.
- **채취시 주의사항** 잎과 줄기에 가시가 많으므로 채취하고 다듬을 때 장갑을 낀다.
- **배합 비율** 잎은 발효될 때 물이 많이 나오지 않으므로 재료 : 설탕의 비율을 1 : 1로 한다. 풋열매는 물이 많이 나오므로 설탕의 비율을 1 이상으로 늘린다.
- **발효와 숙성 기간** 1차 발효는 100일, 2차 발효와 숙성은 100일 이상 한다.
- **담그기와 발효시 주의사항** 독성이 조금 있으므로 발효 가스와 함께 배출될 수 있도록 숨 쉬는 항아리에 담그고, 1차 발효가 끝나면 재료를 걸러낸다.
- **완성 상태** 매운맛과 톡 쏘는 향이 있어 발효와 숙성이 잘 되면 오묘한 맛이 난다.

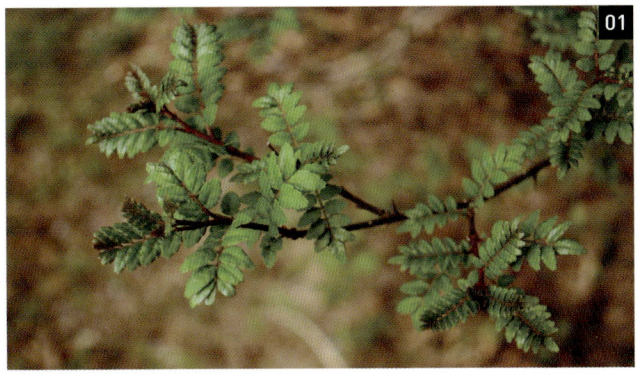

키 3~5m. **잎**은 길이 1~3.5㎝의 달걀모양이고, 끝이 갸름하거나 뾰족하며, 9~10장이 깃털모양으로 달린다. 잎 가장자리에 잔 톱니가 있고, 앞면에 노란 기름점이 있으며, 만져보면 부드럽다. 잎자루는 길이 1㎝ 정도이고, 마주 달리는 가시가 있다. 잎에 톡 쏘는 향이 있으며, 가을에 노랗게 물든다. **줄기**는 껍질이 노란회갈색에서 검은회갈색이 되고, 껍질눈과 마주 나는 가시가 있다. **꽃**은 4~6월에 피는데 노란녹색을 띠며, 지름이 4㎜ 정도이다. 꽃잎은 없고, 5갈래의 꽃덮이가 꽃잎처럼 펴지며, 수술 5개, 암술 1개이다. **열매**는 9~10월에 둥글게 곰보모양으로 여문다. 익으면 붉은색이 되고, 껍질이 갈라져 검고 윤이 나는 씨앗이 나온다. | **유사종** | 산초나무. 잎이 초피나무와 비슷하나 잎 앞면이 밋밋하고 비릿한 냄새가 난다.

01 어린잎은 부드럽다. 4월 21일
02 줄기에 가시가 마주난다. 1월 4일
03 나무 전체 모습. 7월 12일
04 노란녹색 꽃이 핀다. 4월 8일
05 풋열매와 다 자란 잎. 7월 12일
06 열매가 익기 전에 채취한다. 9월 7일
07 잎 채취한 모습. 6월 17일

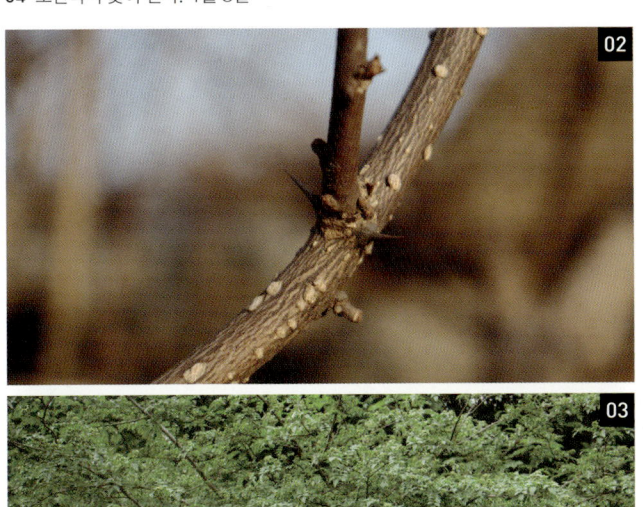

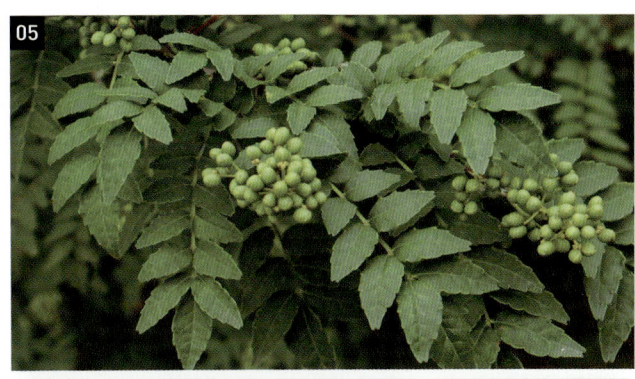

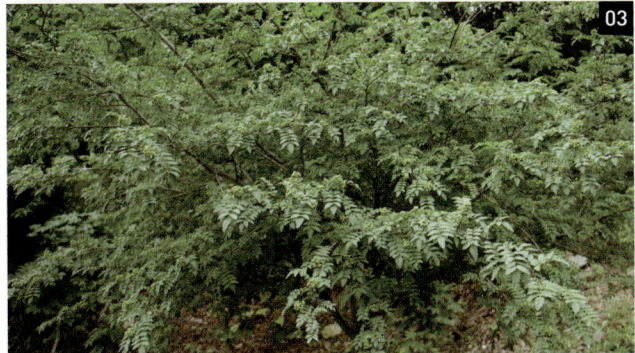

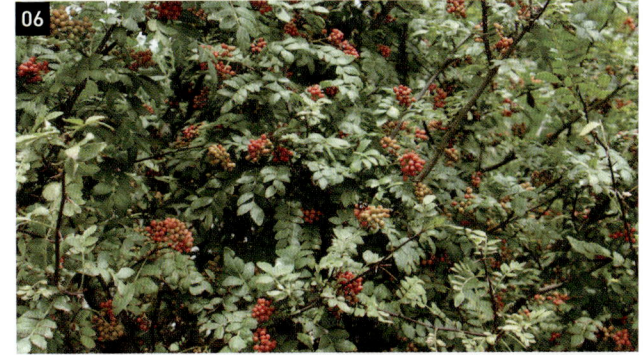

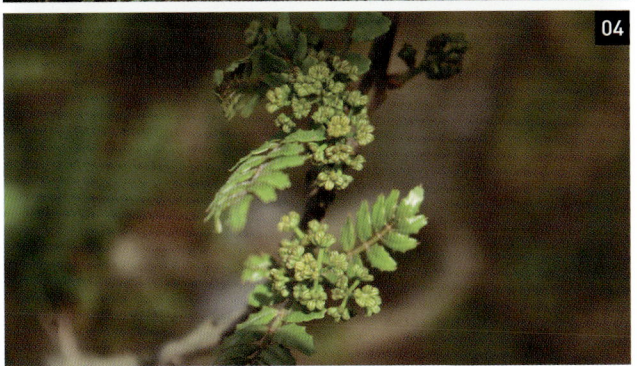

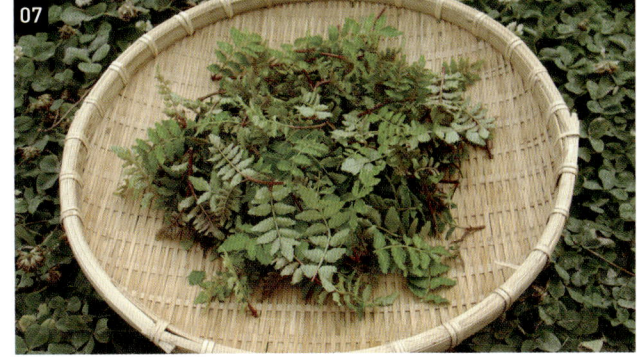

126 층꽃풀

Caryopteris incana (Thunb.) Miq.

새순　잎　줄기　꽃　열매　씨앗　뿌리

 따듯한 약성 | 고열감기, 류머티즘, 백일해 등에 효과

마편초과
잎지는 반 작은키나무

다른 이름
층꽃나무

생약명
난향초(蘭香草)

성분
스테로이드
(소염, 진통, 해열작용)
아미노산(근육강화)
정유(방향성분)
유기산

특징
독성이 없고 매운맛이 있다.

체질
약성이 따듯하므로
몸이 찬 체질이나
추울 때 복용하면 좋다.

서식지
남부지방의 산과 들
비탈이나 바위 있는 곳에서
자란다.

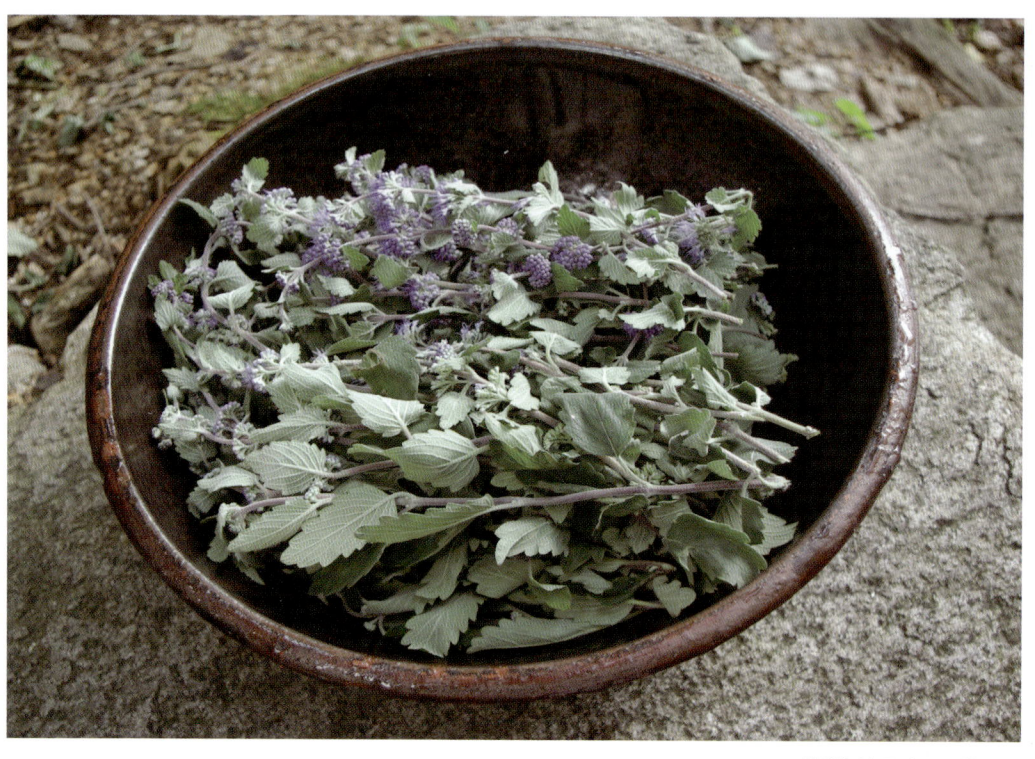

채취한 잎·줄기·꽃. 9월 12일

효소액 담그기

- **사용 부위** 잎, 잎+줄기, 잎+줄기+꽃
- **채취 기간** 3~10월
- **채취 방법** 잎과 줄기는 너무 억세지 않은 것을, 꽃은 너무 활짝 피지 않은 것을 싱싱할 때 딴다.
- **다듬기** 줄기는 담글 때 붕 뜨지 않도록 작게 썬다.
- **배합 비율** 발효될 때 물이 많이 나오지 않으므로 재료 : 설탕의 비율을 1 : 1로 한다.
- **발효와 숙성 기간** 1차 발효는 100일, 2차 발효와 숙성은 100일 이상 한다.
- **완성 상태** 꽃에 향기가 있어 발효와 숙성이 잘 되면 그윽한 맛이다.

걸러낸 잎·줄기·꽃 효소액.

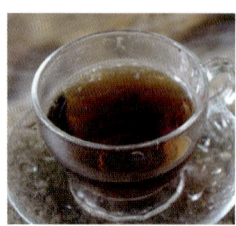

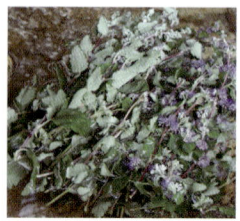 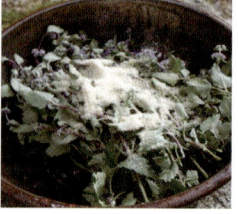

왼쪽 자연의 물로 씻는 것이 좋다.
오른쪽 잎·줄기·꽃으로 효소액 담그는 모습.

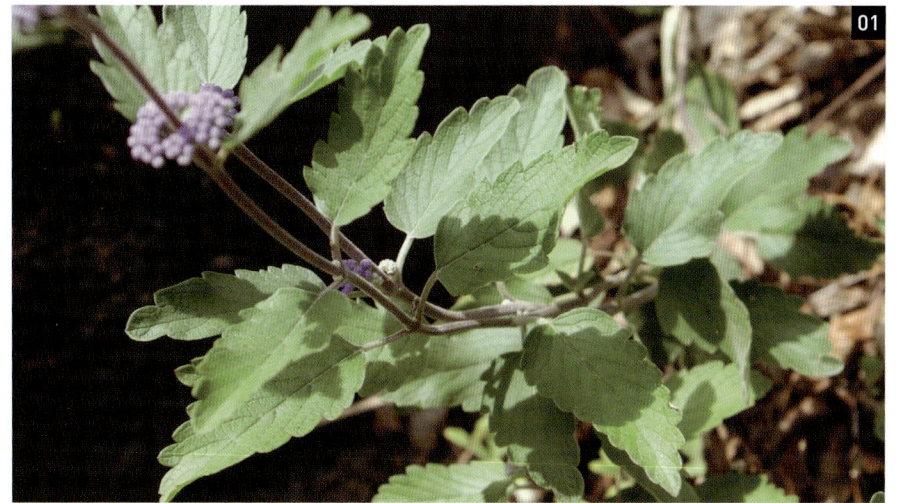

키 30~60㎝. **잎**은 길이 1.5~8㎝, 너비 1.5~8㎝의 긴 타원형이고, 끝이 갸름하거나 뾰족하다. 잎 가장자리에 5~10개의 큰 톱니가 있고, 잎 앞뒷면에는 잔털이 있다. 잎자루는 길이 5~20㎜이고, 잎이 가지에 마주 달린다. **줄기**는 밑동은 나무 같고, 윗동은 푸르며, 겨울에 말라 죽는다. 가지에는 흰 회색 잔털이 빽빽하다. **꽃**은 7~8월에 피는데 푸른보라색을 띠며, 길이 5~6㎜이고, 여러 송이가 층층이 뭉쳐서 달린다. 꽃부리는 5개로 갈라지고, 가장자리는 실처럼 가늘다. 수술 4개, 암술대 2갈래이다. **열매**는 9~10월에 여무는데 꽃받침 속에 열매가 들어 있으며, 씨앗은 검고 날개가 있다.

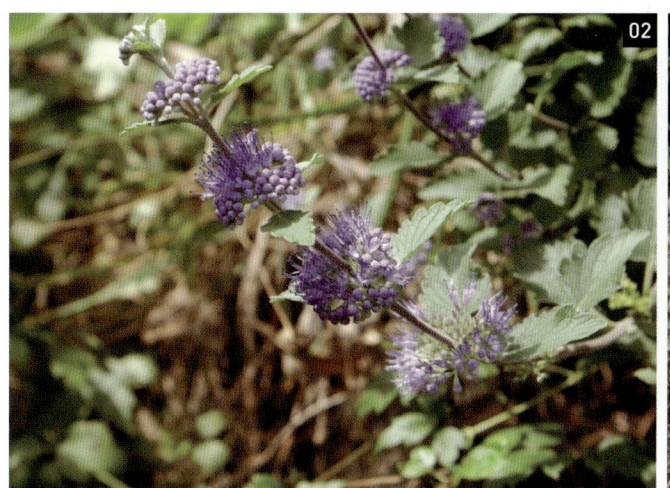
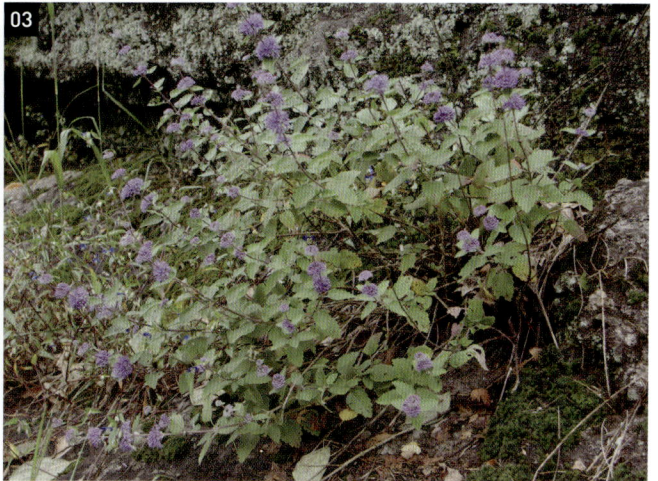

01 가지에 잔털이 빽빽하다. 9월 12일
02 꽃이 층층이 달린다. 9월 12일
03 바위가 있는 곳에서 자란다. 9월 24일
04 군락을 이뤄 자라는 모습. 9월 12일

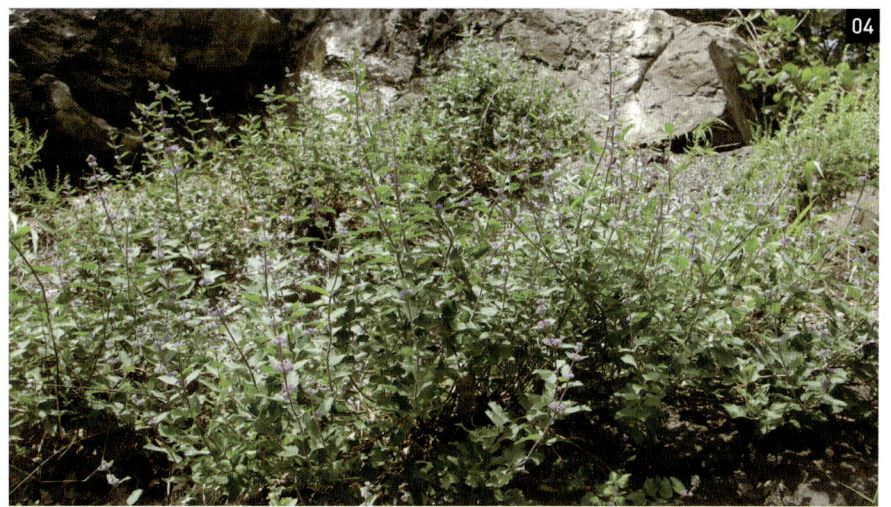

층꽃풀

127 큰앵초

Primula jesoana Miq.

새순 잎 줄기 꽃 열매 씨앗 뿌리

 따듯한 약성 | 천식, 기관지염 등에 효과

앵초과
여러해살이풀

생약명
앵초(櫻草)

성분
트리테르페노이드 사포닌
(면역력강화)

특징
독성이 없고 단맛이 있다.

체질
약성이 따듯하므로
몸이 찬 체질이나
추울 때 복용하면 좋다.

서식지
깊은 산과 그늘진 곳에 난다.

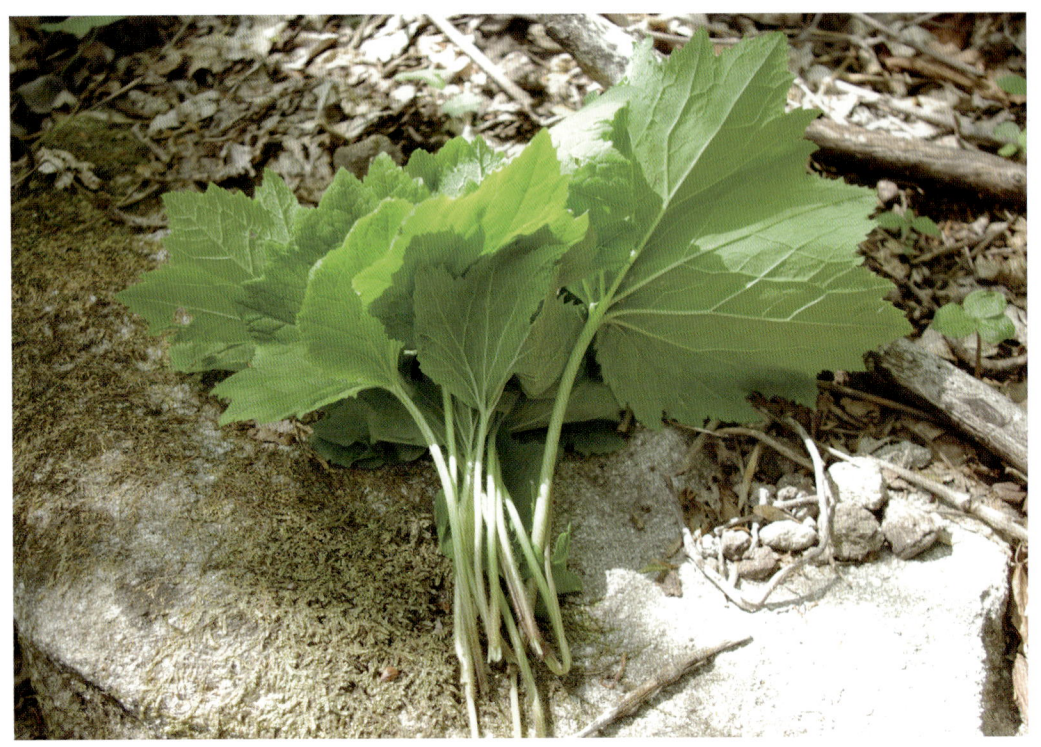

채취한 잎. 5월 10일

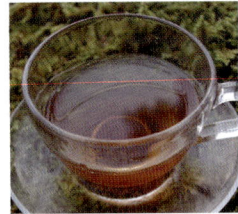

걸러낸 잎 효소액.

효소액 담그기

- **사용 부위** 잎
- **채취 기간** 3~5월
- **채취 방법** 꽃이나 열매가 달리지 않은 것을 골라 싱싱할 때 딴다.
- **채취시 주의사항** 열매가 달린 것은 약성이 떨어지므로 좋지 않다.
- **배합 비율** 발효될 때 물이 적게 나오므로 재료 : 설탕의 비율을 1 : 1로 한다.
- **발효와 숙성 기간** 1차 발효는 100일, 2차 발효와 숙성은 100일 이상 한다.
- **완성 상태** 단맛이 있어 발효와 숙성이 잘 되면 그윽한 맛이다.

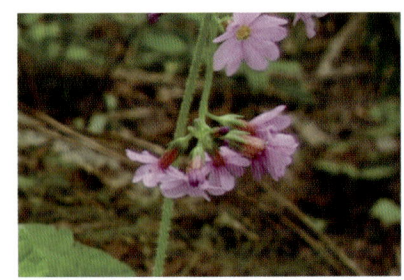

옆에서 본 꽃

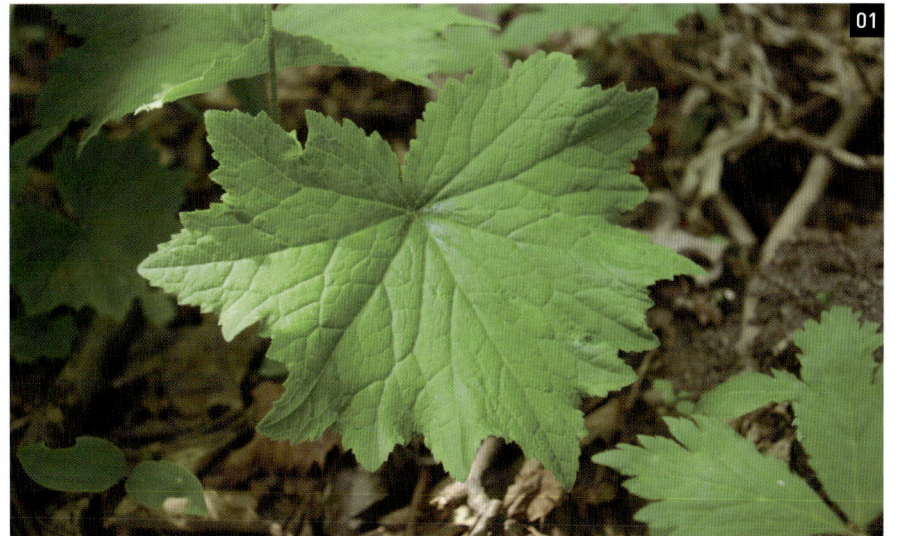

키 15~40㎝. **잎**은 길이 4~18㎝, 너비 6~18㎝의 넓은 손바닥모양이고, 가장자리가 7~9개로 갈라진다. 잎 가장자리에 불규칙한 톱니가 있고, 앞면에는 짧은 잔털이 있다. 잎자루는 길이 30㎝ 정도이고, 잎이 뿌리에 뭉쳐서 난다. **꽃**은 4~5월에 피는데 붉은자주색을 띠고, 지름 2~3㎝의 통모양이며, 꽃줄기에 7~20송이가 모여 달린다. 꽃부리는 심장모양의 5갈래로 갈라지고, 꽃받침이 통모양이며, 꽃줄기는 길이 15~40㎝이고 잔털이 있다. **열매**는 8월에 긴 타원형으로 여물며, 길이가 7~12㎜이다. **뿌리줄기**는 옆으로 뻗는다.

| 유사종 | 앵초. 꽃이 큰앵초와 비슷하나, 잎이 갸름하고 쭈글쭈글하다.

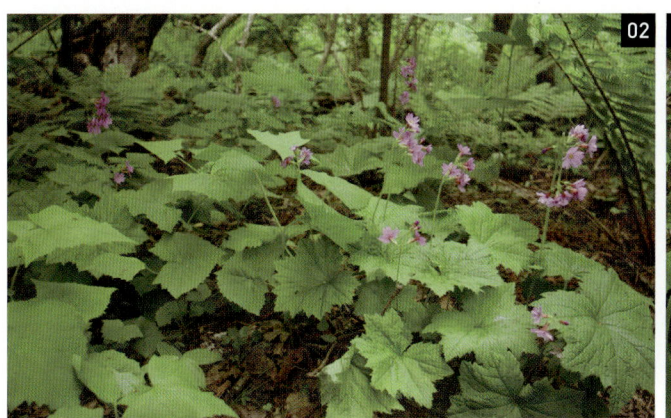

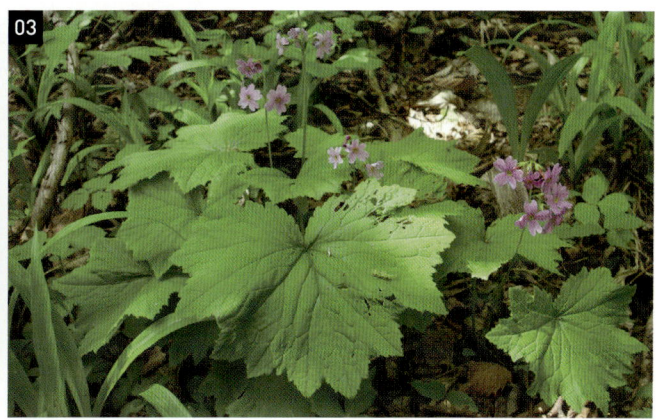

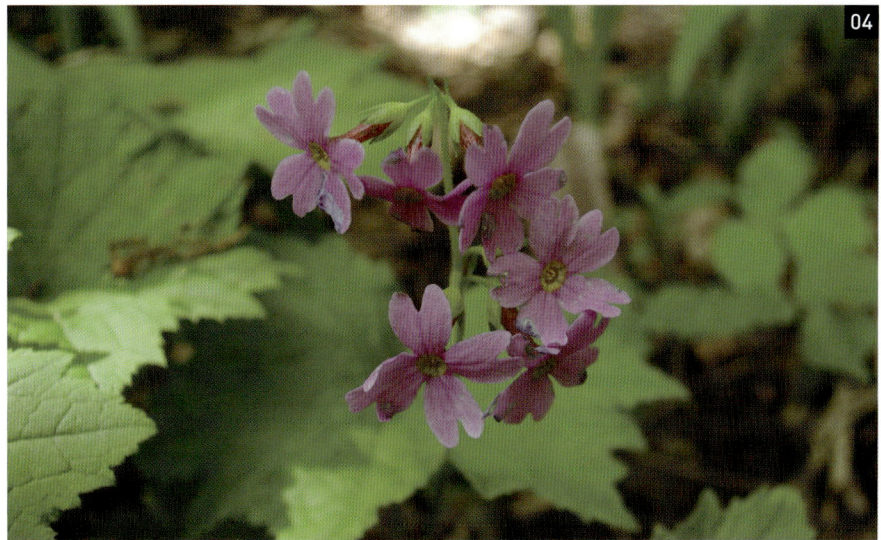

01 잎이 넓다. 5월 10일
02 꽃이 피기 전에 채취한다. 5월 24일
03 꽃줄기에 꽃이 달린다. 5월 24일
04 꽃줄기에 잔털이 있다. 5월 24일

큰앵초

128 큰조롱

Cynanchum wilfordii (Maxim.) Hemsl.

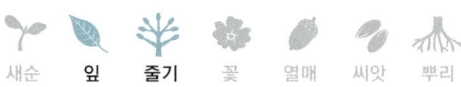

 약간 따뜻한 약성 | 빈혈, 소화불량, 불면증, 건망증, 손발저림, 신경통, 자양강장 등에 효과

박주가리과
덩굴성 여러해살이풀

다른 이름
백하수오

생약명
격산소(隔山消)

성분
치난콜(심장활동강화)
사르코스틴(심장활동강화)
레시틴(혈액순환개선)
에모딘(위장기능강화)

특징
독성이 없으며
단맛과 조금 쓴맛과
떫은맛이 있다.

체질
약성이 약간 따뜻하므로
몸이 찬 체질, 쌀쌀하거나
추울 때 복용하면 좋다.

서식지
산이나 바닷가의
경사진 곳에 난다.

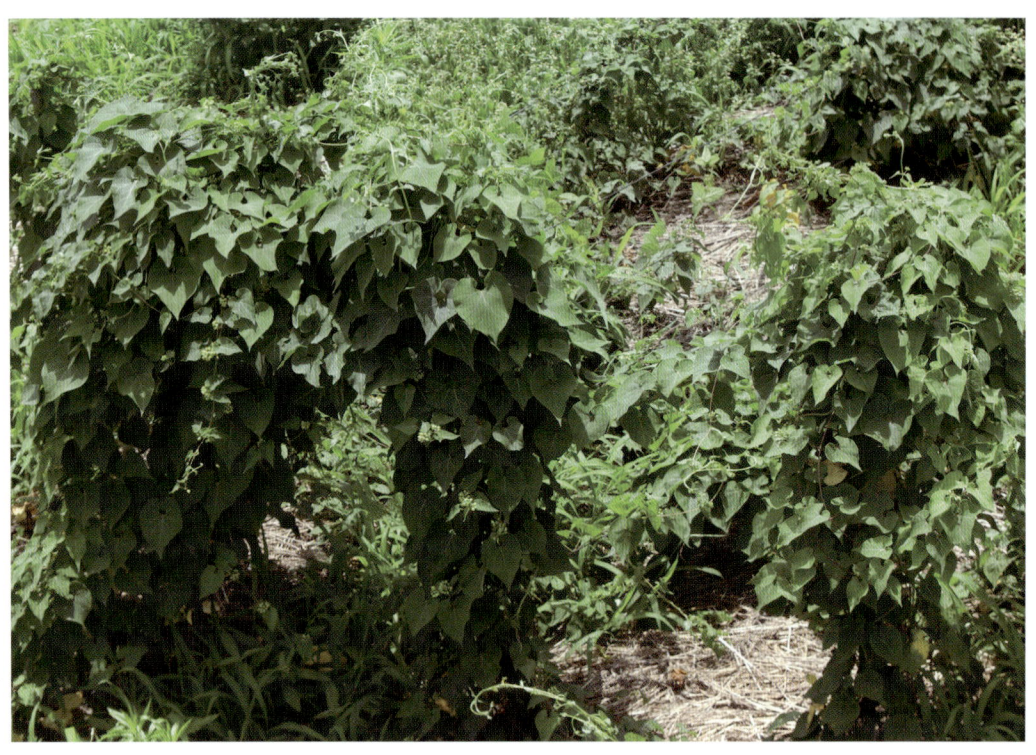

이웃한 식물을 감아 올라간다. 7월 9일

효소액 담그기

- **사용 부위** 잎, 잎+줄기
- **채취 기간** 3~9월
- **채취 방법** 잎은 어린잎부터 다 자란 잎까지 너무 억세지 않은 것을 골라 싱싱할 때 딴다.
- **채취시 주의사항** 달이는 약으로 사용하는 뿌리를 이용해 효소액을 담그기도 하나 약성이 강해서 법제(약의 성질을 필요에 맞게 바꾸기 위하여 정해진 방법대로 가공처리하는 일) 없이 그냥 사용하면 두통이 생긴다. 또한 흔치 않은 약초이므로 조금만 채취하고, 나머지 개체와 뿌리는 자연에 남겨둔다.
- **다듬기** 줄기는 담글 때 붕 뜨지 않도록 작게 썬다.
- **배합 비율** 발효될 때 물이 많이 나오지 않으므로 재료 : 설탕의 비율을 1 : 1로 한다.
- **완성 상태** 유액이 들어 있어 효소액이 조금 불투명하며, 쓰고 떫은맛이 있지만 발효와 숙성이 잘 되면 그윽한 맛이다.

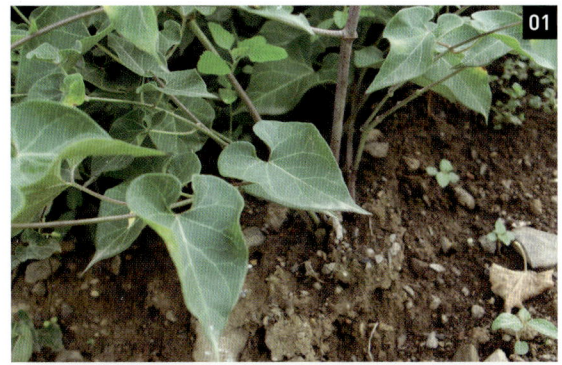

길이 1~3m. **잎**은 길이 5~10cm, 너비 4~8cm의 길거나 넓은 심장모양이고, 끝이 뾰족하다. 잎 가장자리는 밋밋하고, 잎 앞뒷면에 잔털이 조금 있다. 줄기 밑동의 잎은 잎자루가 길고, 윗동의 잎은 짧다. 잎이 줄기와 가지에 마주 달린다. **줄기**가 이웃 식물을 왼쪽으로 감아 올라가며, 줄기와 가지에 붉은자줏빛이 돈다. 줄기를 자르면 흰색 유액이 나온다. **꽃**은 7~8월에 피는데 연노란녹색을 띠며, 자잘하게 여러 송이가 우산모양으로 뭉쳐서 달린다. 꽃부리와 꽃받침은 각각 5갈래로 갈라진다. **열매**는 9월에 길이 8cm, 지름 1cm의 곧은 뿔모양으로 여물며, 익으면 갈색이 되고 세로로 갈라져 씨앗이 나온다. 씨앗은 길고 흰 털이 있으며 바람에 날려간다. **뿌리**는 깊게 뻗고, 마디가 굵어진다.

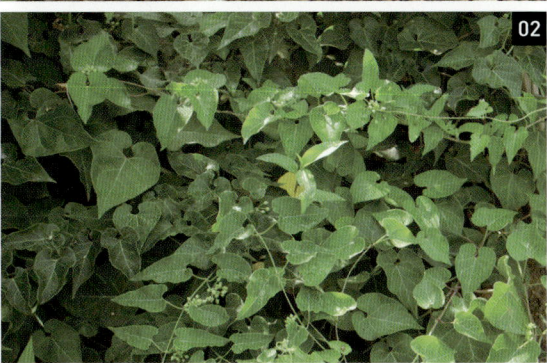

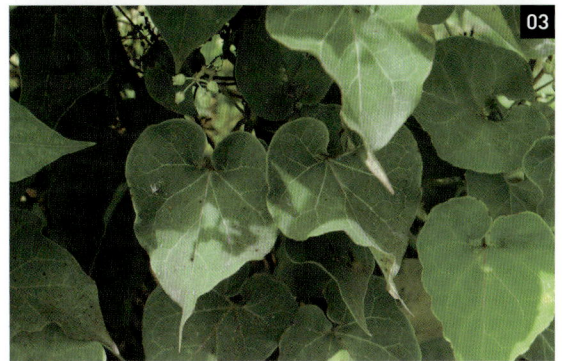

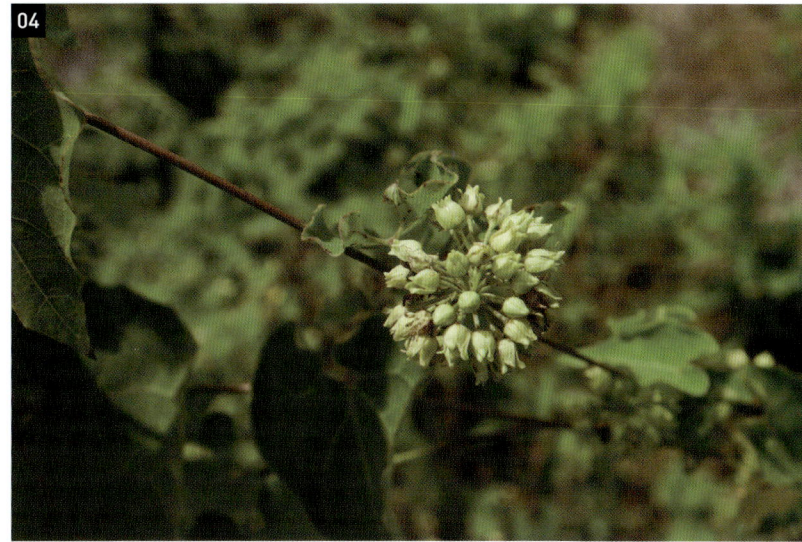

01 줄기에 자줏빛이 돈다. 7월 9일
02 덩굴을 길게 뻗는다. 7월 9일
03 꽃봉오리가 작게 달린다. 7월 9일
04 꽃피는 모습. 7월 9일
05 뿔모양의 풋열매가 달린 모습. 7월 9일
06 열매가 갈색으로 익어가는 모습. 7월 9일

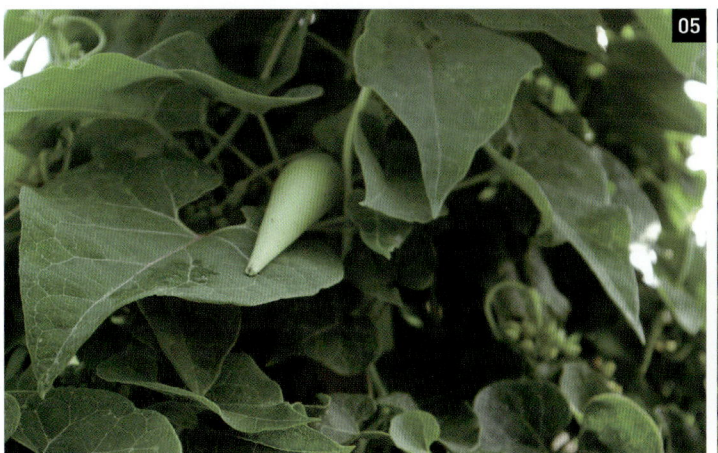

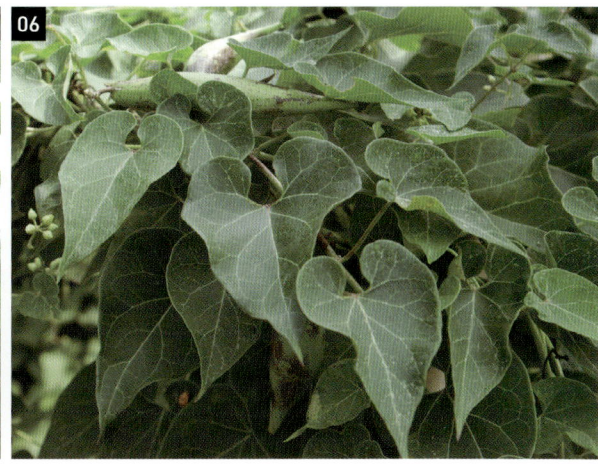

129 활량나물

Lathyrus davidii Hance

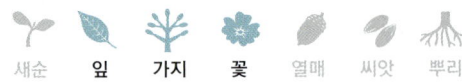

따듯한 약성 | 생리통, 생리불순, 자궁내막증 등에 효과

콩과
여러해살이풀
생약명
대산여두(大山藜豆)
성분
플라보노이드(산화방지)
사포닌(면역력강화)
특징
독성이 없으며
단맛과 매운맛이 있다.
체질
약성이 따듯하므로
몸이 찬 체질이나
추울 때 복용하면 좋다.
서식지
산과 들의 양지바른
곳에 난다.

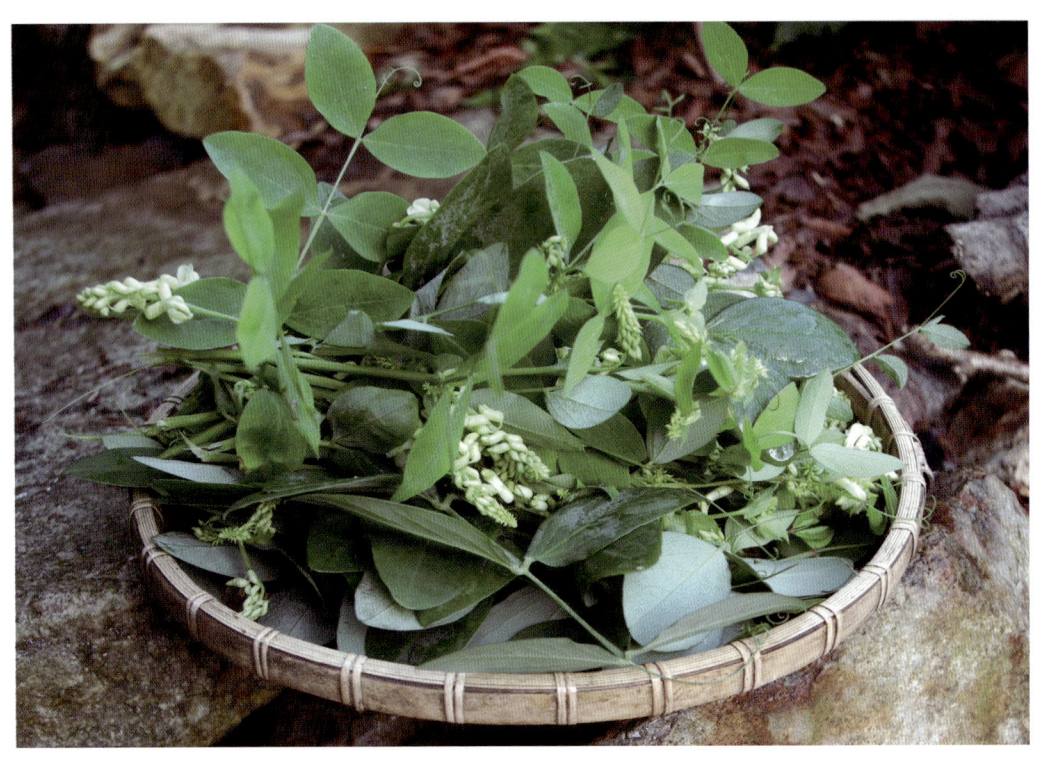

채취한 잎·가지·꽃봉오리. 7월 24일

효소액 담그기

- **사용 부위** 잎+가지, 잎+가지+꽃봉오리
- **채취 기간** 3~10월
- **채취 방법** 꽃이 너무 활짝 피거나 열매가 달리지 않은 것을 골라 싱싱할 때 딴다.
- **채취시 주의사항** 흔치 않은 약초이므로 조금만 채취하고, 나머지 개체와 뿌리는 자연에 남겨둔다.
- **배합 비율** 발효될 때 물이 많이 나오지 않으므로 재료 : 설탕의 비율을 1 : 1로 한다.
- **발효와 숙성 기간** 1차 발효는 100일, 2차 발효와 숙성은 100일 이상 한다.
- **완성 상태** 잎에 단맛과 매운맛이 있어서 발효와 숙성이 잘 되면 개운한 맛이 난다.

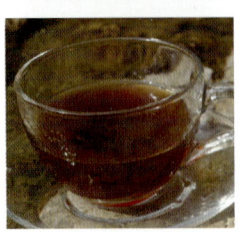

위 잎·가지·꽃봉오리로 효소액 담그는 모습. **아래** 걸러낸 잎·가지·꽃봉오리 효소액.

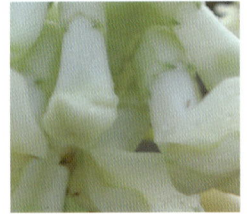 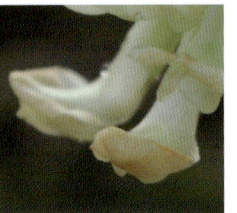

흰노란색 꽃 / 갈색으로 변한 꽃

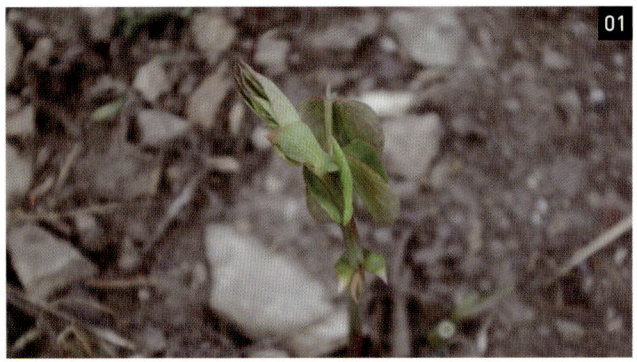

키 80~120cm. **잎**은 길이 3~8cm, 너비 2~4cm의 타원형이고, 끝은 무디거나 조금 뾰족하며, 2~4쌍의 잎이 깃털모양으로 달린다. 잎 뒷면은 조금 희끗하다. 잎줄기는 끝이 2~3갈래로 갈라져 덩굴손이 되고, 줄기와 가지에 어긋나게 달린다. **줄기**는 비스듬히 올라오고, 밑동에서 가지가 갈라져 나온다. 줄기에 조금 모가 나 있고, 밑동이 붉은빛을 띤다. **꽃**은 6~8월에 흰노란색으로 피어 점차 갈색이 된다. 꽃봉오리는 버선모양이고, 꽃부리는 입술모양으로 갈라진다. **열매**는 10월에 긴 콩깍지모양으로 여물고, 길이는 6~8cm이다. 익으면 열매껍질이 갈라져 10여 개의 씨앗이 나온다. **뿌리**는 굵고 옆으로 뻗는다.

01 새순 올라오는 모습. 4월 20일
02 어린잎이 펴진 모습. 7월 10일
03 잎 달린 모습. 5월 21일
04 꽃 피는 모습. 7월 24일

05 꽃이 흰노란색에서 갈색이 되는 모습. 7월 24일
06 꽃이 완전히 피기 전에 채취한다. 7월 24일
07 긴 콩깍지 같은 열매가 달린다. 10월 19일

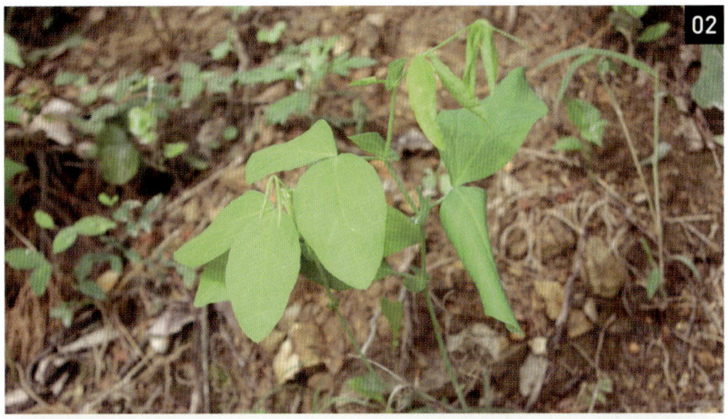

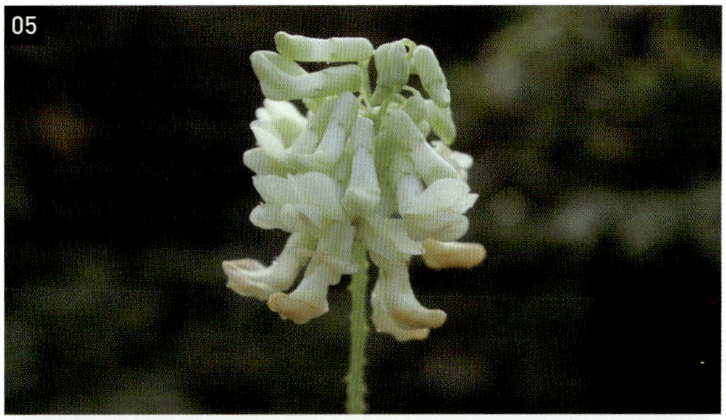

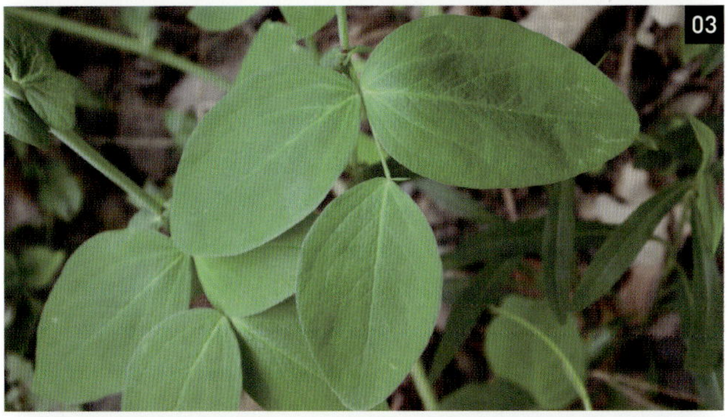

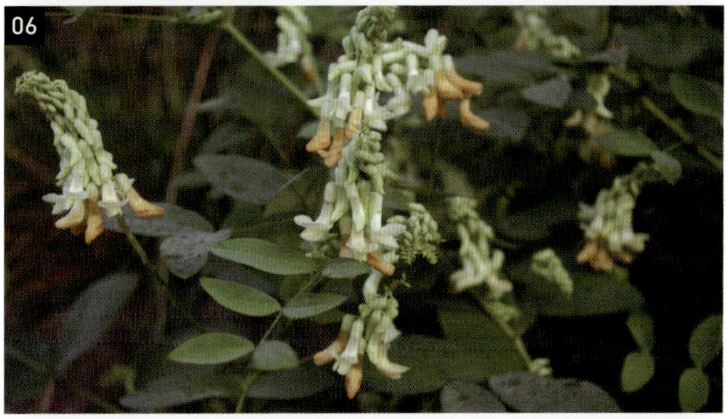

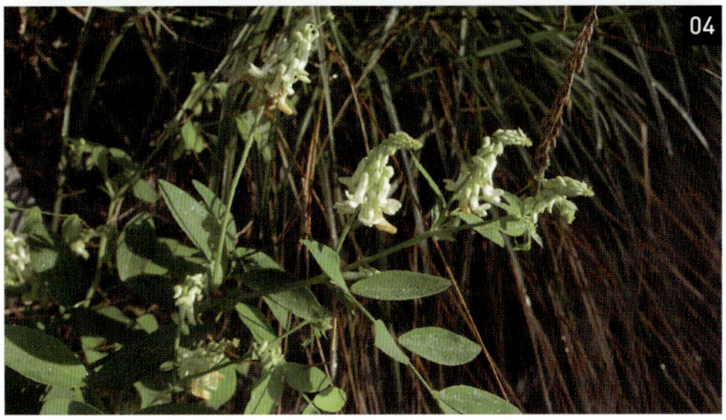

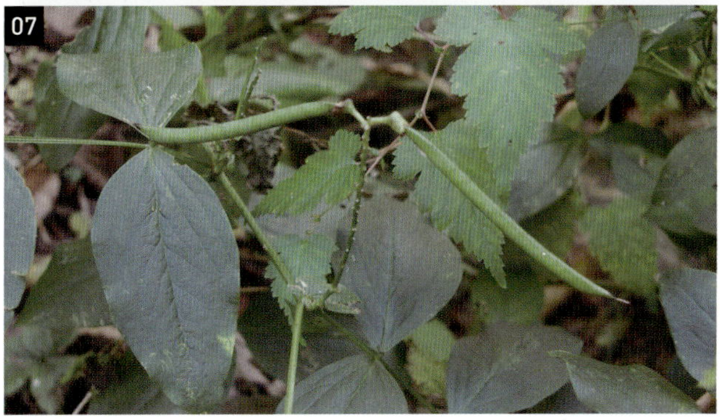

활량나물

130 황기

Astragalus membranaceus Bunge var. *membranaceus*

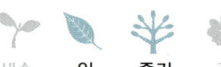
새순 잎 줄기 꽃 열매 씨앗 뿌리

 약간 따뜻한 약성 | 간염, 천식, 중풍, 허약체질, 많은 땀, 피로 등에 효과

콩과 / 여러해살이풀

다른 이름
단너삼

생약명
황기(黃耆)

성분
셀레늄(종양억제)
사포닌(면역력강화)
가바(혈압강하)
이소플라보노이드(진균억제)
콜린(숙취해소)
베타인(혈중콜레스테롤 저하)
포르모노네틴
(식물성 여성호르몬)
이소리퀴리티게닌(종양억제)
플라보노이드(산화방지)
알칼로이드(염증과 통증완화)
아미노산(근육강화)
아스파라긴산(숙취해소)
마그네슘(체내기능유지)
단백질(근육강화)
과당(피로회복)

특징
독성이 없고 단맛이 있다.

체질
약성이 약간 따뜻하므로 몸이 찬 체질, 쌀쌀하거나 추울 때 복용하면 좋다.

서식지
산속 바위틈이나 모래땅에 나며, 농가에서도 재배한다.

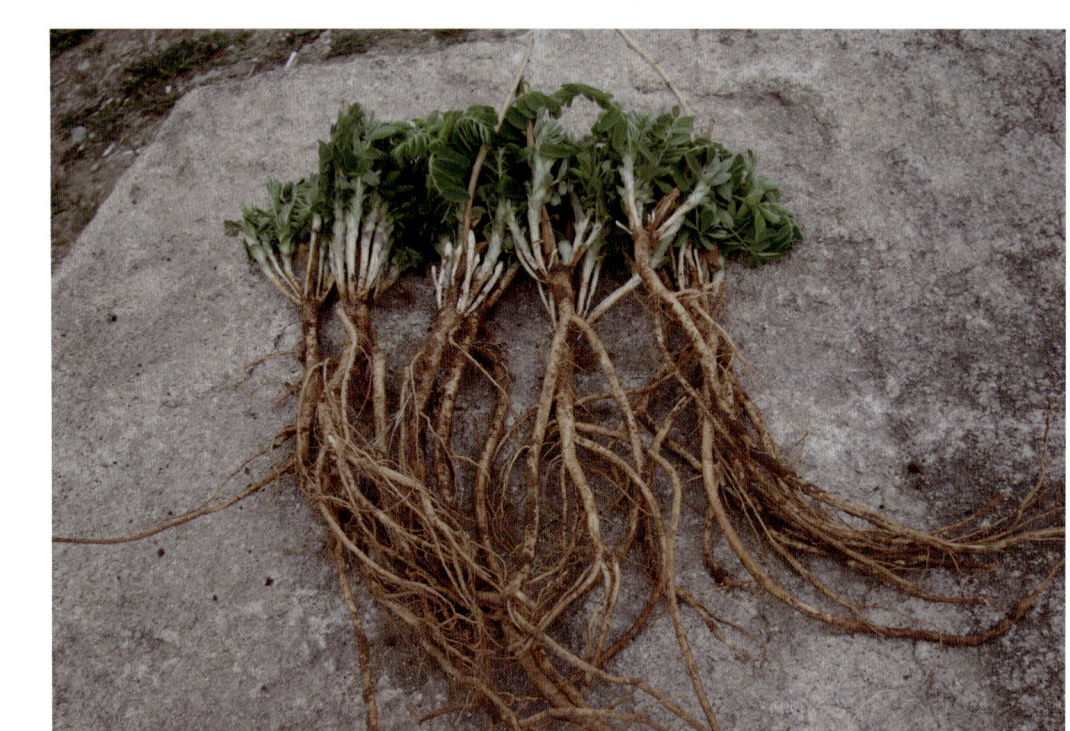

채취한 잎·줄기·뿌리. 4월 20일

걸러낸 잎·줄기·뿌리 효소액.

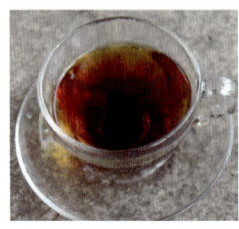

효소액 담그기

- **사용 부위** 잎+줄기, 잎+줄기+뿌리, 뿌리 ■ **채취 기간** 3~10월
- **채취 방법** 잎은 어린잎부터 다 자란 잎까지 너무 억세지 않은 것을, 뿌리는 굵고 튼실한 것을 골라 채취한다.
- **채취시 주의사항** 잎이 광합성작용을 해야 뿌리가 굵어지므로 너무 많이 채취하지 않는다.
- **다듬기** 뿌리의 귀두는 잘라내고, 담글 때 붕 뜨지 않도록 작두로 작게 썬다.
- **배합 비율** 잎과 줄기는 발효될 때 물이 적게 나오므로 재료 : 설탕의 비율을 1 : 1로 한다. 뿌리는 물이 좀 더 나오므로 설탕의 비율을 1 이상으로 늘리고, 발효가 잘 되도록 배를 껍질째 썰어 넣어 함께 담가도 된다.
- **발효와 숙성 기간** 1차 발효는 100일, 2차 발효와 숙성은 100일 이상 한다.
- **완성 상태** 뿌리에 향이 있어서 발효와 숙성이 잘 되면 향긋한 맛이다.
- **복용시 주의사항** 열이 많은 체질은 많이 먹으면 머리가 아프고 가슴이 답답해질 수 있으므로 소량씩 복용하는 것이 좋다.

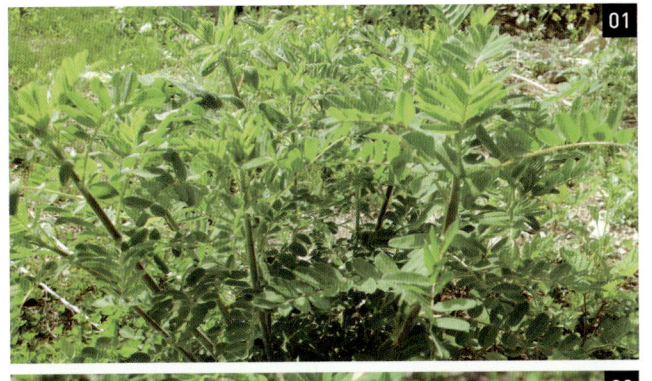

키 40~70㎝. **잎**은 길이 1~2㎝의 타원형이고, 끝이 둥그스름하며, 가장자리는 밋밋하다. 잎 6~11쌍이 잎줄기에 깃털모양으로 달리는데, 잎줄기는 긴 홈이 있고 줄기와 가지에 어긋나게 달리며, 아래쪽에 뾰족한 턱잎이 있다. **줄기**는 흰색 잔털이 있고 무더기로 올라오며, 가지가 많이 벌어져 나온다. **꽃**은 7~8월에 피는데 노란흰색을 띠며, 길이가 15~18㎜이고, 꽃부리가 나비모양으로 갈라진다. 꽃받침은 5갈래, 수술은 10개이다. **열매**는 10~11월에 양 끝이 뾰족한 꼬투리모양으로 여무는데, 길이가 2~3㎝이다. **뿌리**는 곧고 길게 뻗으며 질기다. 뿌리에 코르크층이 생기기도 하며, 향기가 있다.

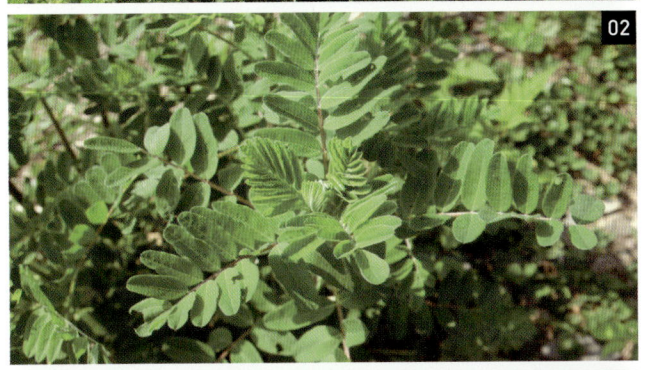

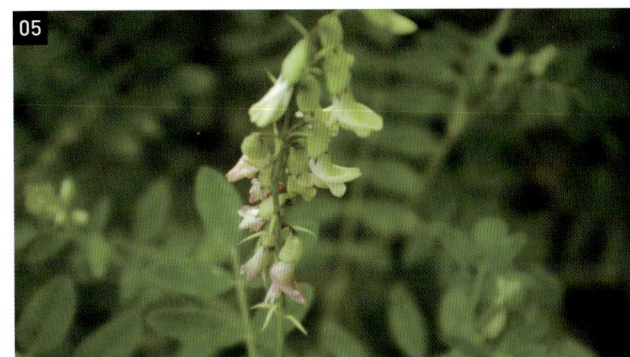

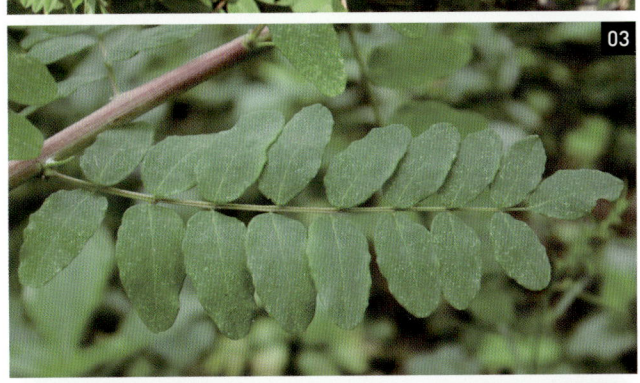

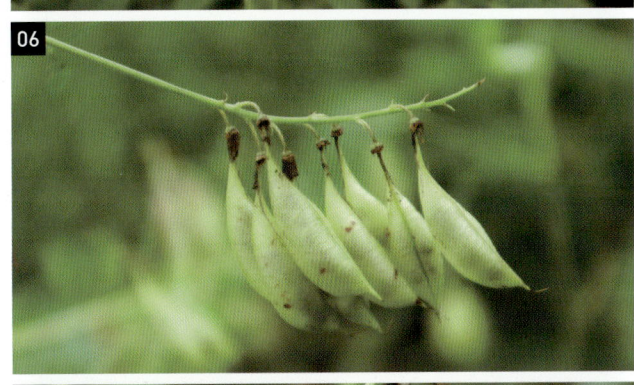

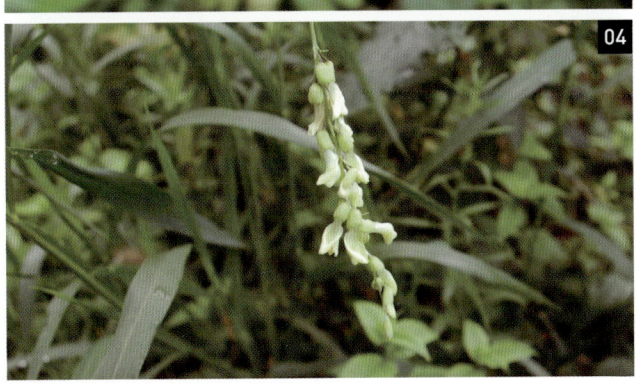

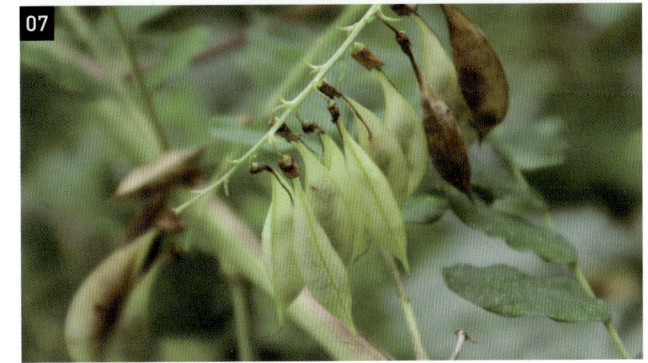

01 줄기가 무더기로 올라온다. 5월 24일
02 어린잎이 올라온 모습. 5월 24일
03 다 자란 잎. 8월 21일
04 꽃이 노란흰색을 띤다. 8월 21일

05 꽃이 질 무렵엔 불그스름해진다. 7월 19일
06 풋열매 달린 모습. 8월 21일
07 열매가 익어가는 모습. 8월 21일

황기

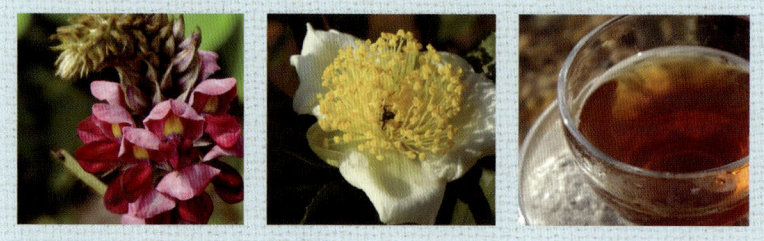

CHAP. 03

차가운 약성

차가운 성질.
열을 내리고 진정시키므로 몸에 열이 많은 열체질이나 더울 때 복용하면 좋다.
서늘한 약성, 약간 차가운 약성, 차가운 약성으로 나뉜다.

131 가는잎왕고들빼기

Lactuca indica for. *Indivisa*

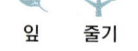
잎　줄기　꽃　열매　씨앗　뿌리

 차가운 약성 | 위장병, 염증성고열 등에 효과

국화과
한두해살이풀

다른 이름
고개채
수애똥

생약명
산와거(山渦巨)

성분
트리테르페노이드
(면역력증진)
스티그마스테롤(종양억제)
베타 시스테롤(종양억제)

특징
독성이 없고 쓴맛이 있다.

체질
약성이 차가우므로
몸에 열이 많은
열체질인 경우,
덥거나 열이 날 때
복용하면 좋은데,
몸이 찬 체질은 장기간
복용하는 것을 삼간다.

서식지
낮은 산이나
들판의 풀밭에 난다.

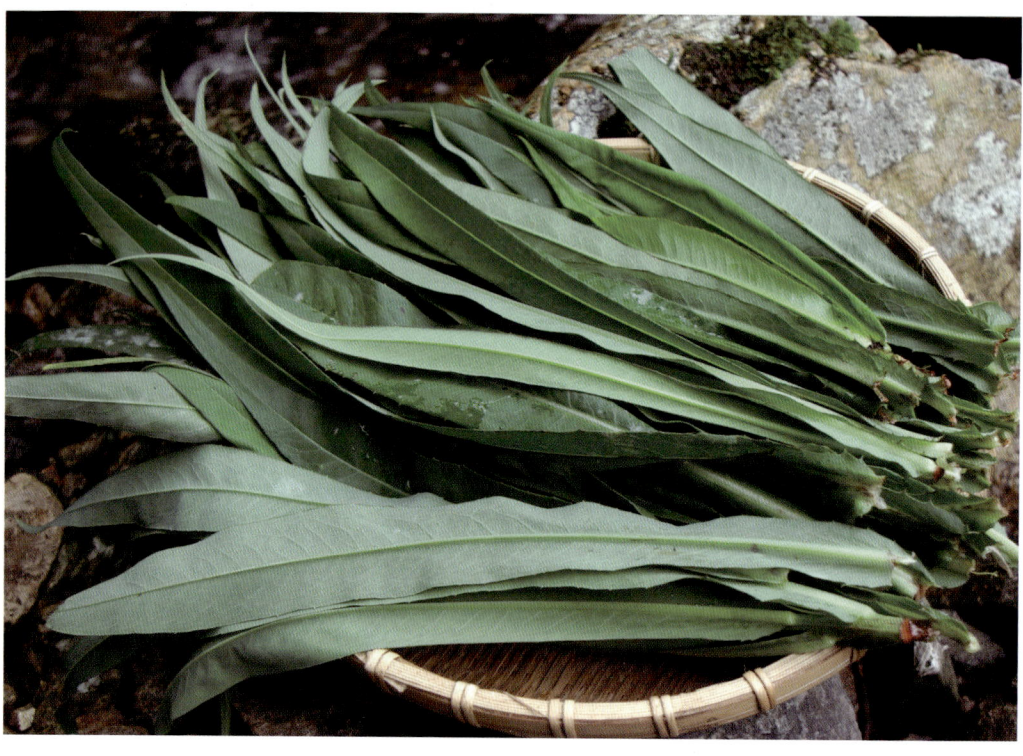

채취한 잎. 8월 13일

효소액 담그기

- **사용 부위** 잎, 잎+줄기, 잎+줄기+뿌리, 뿌리　**채취 기간** 3~9월
- **채취 방법** 꽃이나 열매가 달리지 않은 것을 골라 싱싱할 때 따고, 뿌리는 잘 여문 것을 고른다.
- **채취시 주의사항** 꽃이 핀 것은 쓴맛이 더 강해서 좋지 않다.
- **다듬기** 잎이 길쭉하므로 큰 것은 적당한 크기로 썰고, 뿌리는 물이 잘 나오도록 납작하게 썬다.
- **배합 비율** 잎과 줄기는 발효될 때 물이 많이 나오지 않으므로 재료 : 설탕의 비율을 1 : 1로 한다. 뿌리는 물이 더 나오므로 설탕의 비율을 1 이상으로 늘린다.
- **발효와 숙성 기간** 1차 발효는 100일, 2차 발효와 숙성은 100일 이상 한다.
- **완성 상태** 잎에 유액이 들어 있어 효소액이 조금 불투명하다.

왼쪽 자연의 물로 씻는 것이 좋다.
오른쪽 잎으로 효소액 담그는 모습.

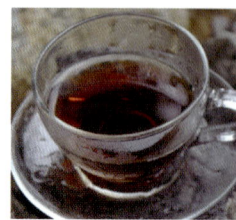
걸러낸 잎 효소액.

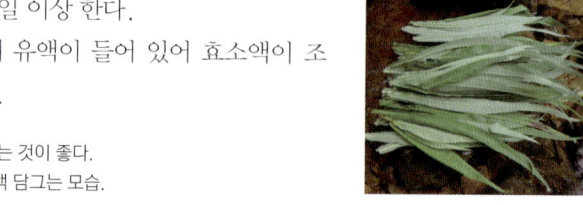 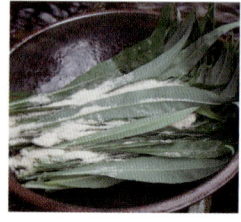

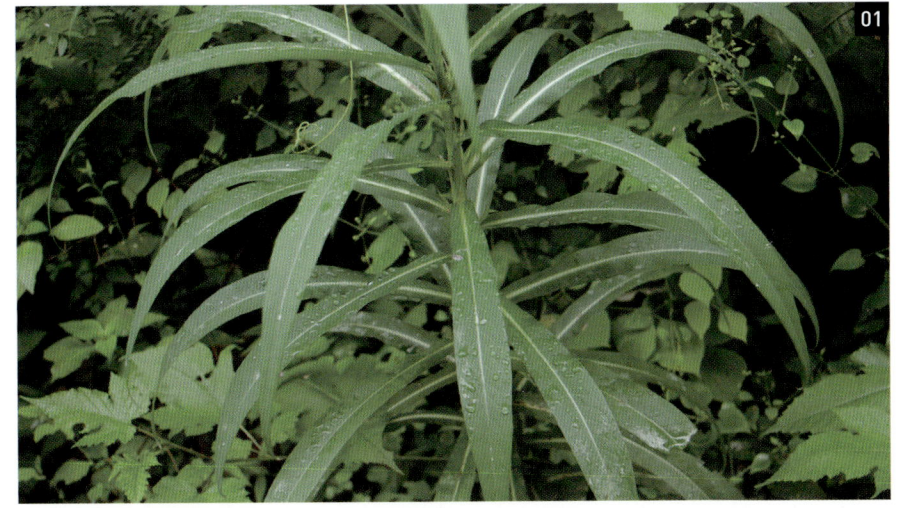

키 80~150㎝. **잎**은 길이 10~30㎝로 길쭉하고, 끝이 뾰족하며, 갈라짐이 없다. 잎 뒷면은 조금 희끗하다. 뿌리 잎은 둥그렇게 뭉쳐서 나고 꽃이 필 무렵 시들어 마르며, 줄기 잎은 어긋나게 달린다. **줄기**는 곧게 올라오고, 윗동에서 가지가 갈라져 나오며, 줄기를 자르면 흰색 유액이 나온다. **꽃**은 7~9월에 피는데 꽃봉오리는 자줏빛을 띠는 녹색이고, 꽃은 연노란색을 띤다. 들국화모양이고, 지름은 2㎝ 정도이다. **뿌리**는 굵고 잔뿌리가 많다.

| **유사종** | 왕고들빼기. 가는잎왕고들빼기와 이름이 비슷하나 잎이 창모양으로 갈라지고, 꽃이 노란흰색으로 핀다.

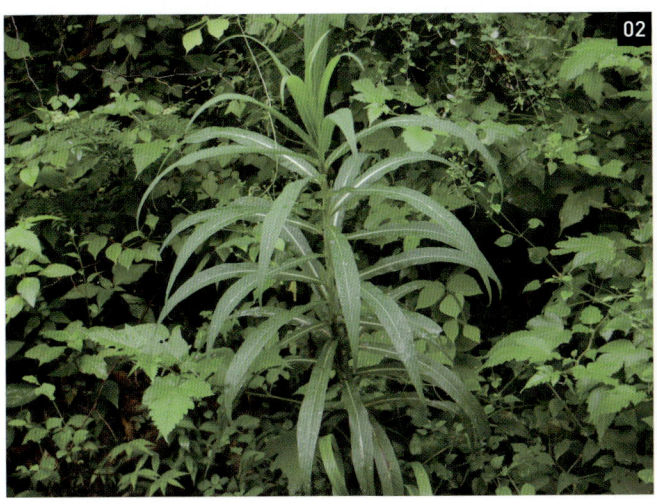
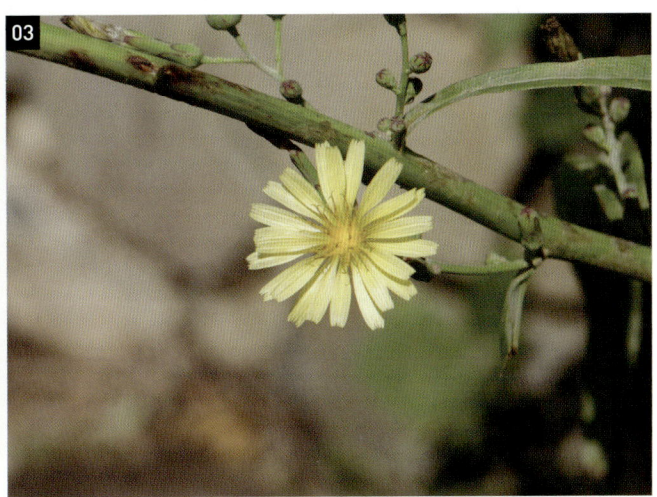

01 줄기 잎은 어긋나게 달린다. 8월 13일
02 줄기가 곧게 올라온다. 8월 13일
03 연노란색 꽃이 핀다. 10월 5일
04 꽃이 핀 것은 맛이 더 쓰다. 10월 5일

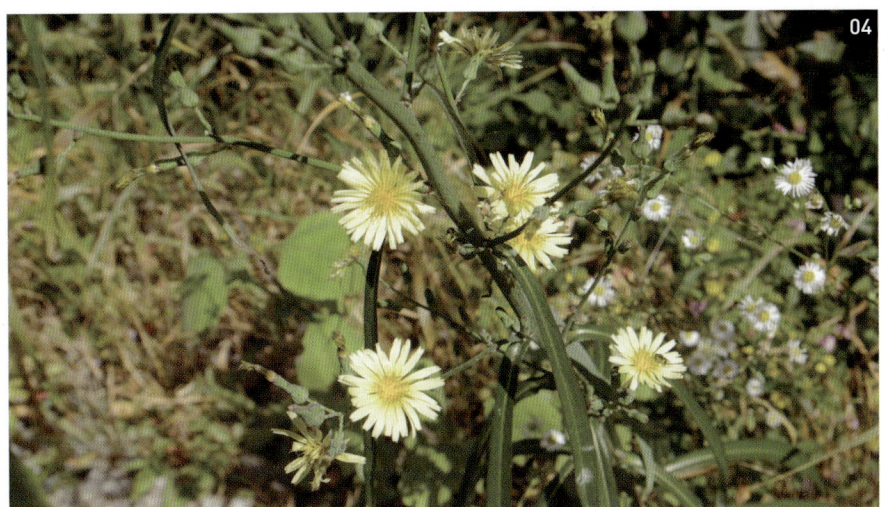

132 가막살나무

Viburnum dilatatum Thunb.

새순 잎 가지 꽃 열매 씨앗 뿌리

 약간 차가운 약성 | 열감기, 고열, 소화불량, 설사, 아토피, 붓기 등에 효과

인동과 / 잎지는 작은키나무

생약명
협미(莢迷)

성분
쿠마린(항혈전제)
케르세틴(알러지예방)
이소케르세틴
(플라보노이드 유도체)
루틴(모세혈관강화)
시토스테롤
(콜레스테롤 흡수방지)
아세틸콜린(뇌신경전달물질)
우르솔산(비만억제)
비타민C(산화방지)

특징
독성이 없으며
단맛과 신맛과 떫은맛이 있다.

체질
약성이 약간 차가우므로
열이 많은 열체질인 경우,
덥거나 열이 날 때
복용하면 좋다.

서식지
낮은 산 중턱의
양지바른 곳에서 자란다.

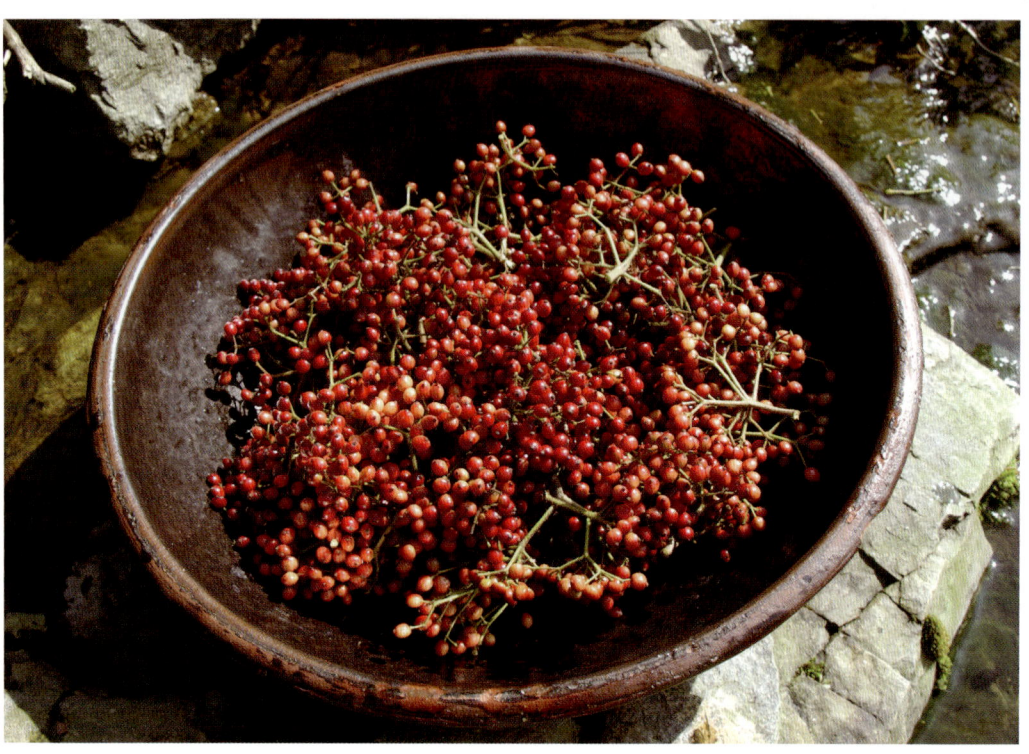

채취한 열매. 9월 14일

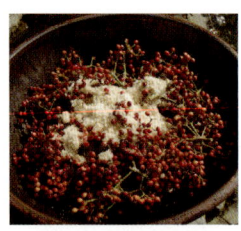
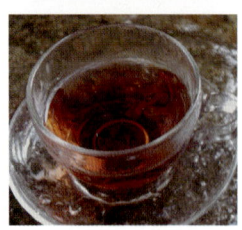

위 열매로 효소액 담그는 모습.
아래 걸러낸 열매 효소액.

효소액 담그기

- **사용 부위** 잎, 잎+잔가지, 잎+열매, 열매
- **채취 기간** 3~10월
- **채취 방법** 잎은 어린잎부터 다 자란 잎까지 너무 억세지 않은 것을, 열매는 너무 익지 않은 것을 골라 싱싱할 때 딴다.
- **채취시 주의사항** 잎이 광합성작용을 해야 꽃과 열매가 양분을 얻으므로 너무 많이 채취하지 않는다.
- **배합 비율** 발효될 때 물이 많이 나오지 않으므로 재료 : 설탕의 비율을 1 : 1로 한다. 물 1에 설탕 1로 설탕시럽을 만들어서 재료가 푹 잠기게 붓는 방법도 있다.
- **발효와 숙성 기간** 1차 발효는 100일, 2차 발효와 숙성은 100일 이상 한다.
- **완성 상태** 열매에 시큼한 맛이 있어서 발효와 숙성이 잘 되면 개운한 맛을 즐길 수 있다.

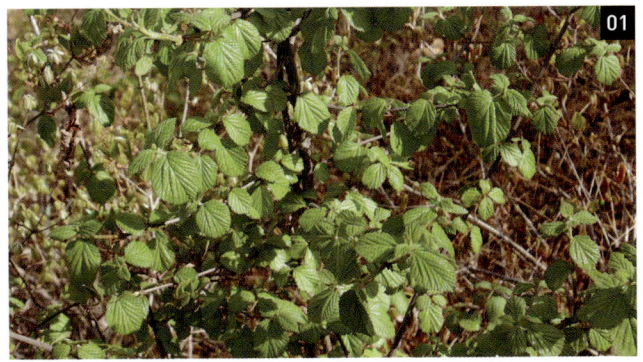

키 2~4m. **잎**은 길이 5~14cm의 둥근 타원형이고, 끝이 둥글거나 조금 뾰족하다. 잎 가장자리에 물결모양의 톱니가 있고, 앞뒷면에는 잎맥이 깊고 뚜렷하며, 뒷면에 잔털과 기름점이 있다. 잎자루는 길이 6~20mm이며, 잎이 가지에 마주 달리고, 가을에 노랗고 붉게 물든다. **줄기**는 껍질이 밝은 갈색에서 회갈색이 되며, 얇게 갈라져 벗겨진다. 어린 가지에는 잔털이 있다. **꽃**은 5월에 피는데 흰색을 띠고, 지름이 5mm 정도이며, 여러 송이가 겹우산 모양으로 뭉쳐서 달린다. 꽃부리와 꽃받침은 각각 5갈래로 갈라지고, 수술 5개, 암술 3갈래이다. **열매**는 9~10월에 조금 납작한 타원형으로 여무는데, 길이가 7mm 정도이며, 익으면 붉은색이 되고 윤기가 있다.

01 어린잎이 달린 모습. 4월 14일
02 잎이 둥그스름하다. 4월 29일
03 묵은 줄기(왼쪽)와 햇줄기(오른쪽). 3월 23일
04 꽃이 많이 달린다. 5월 25일

05 풋열매가 달린 모습. 7월 9일
06 열매가 익어가는 모습. 8월 20일
07 열매가 붉게 익은 모습. 9월 14일

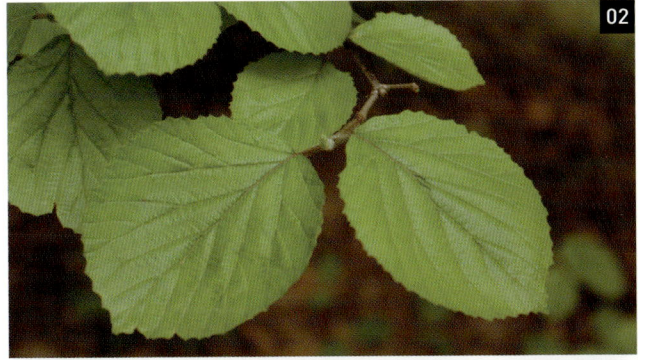

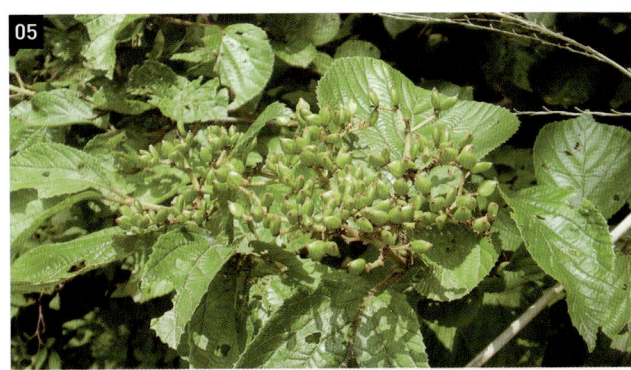

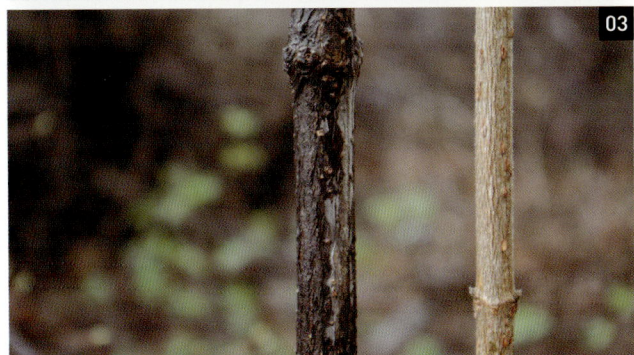

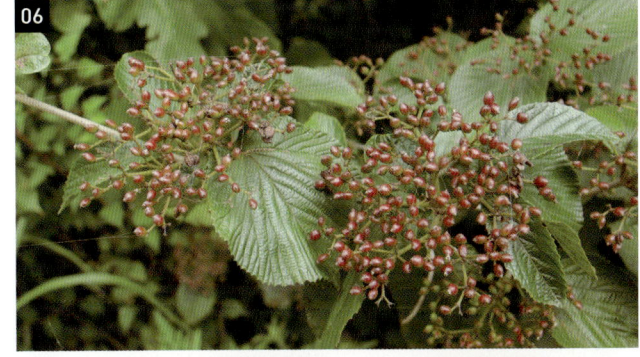

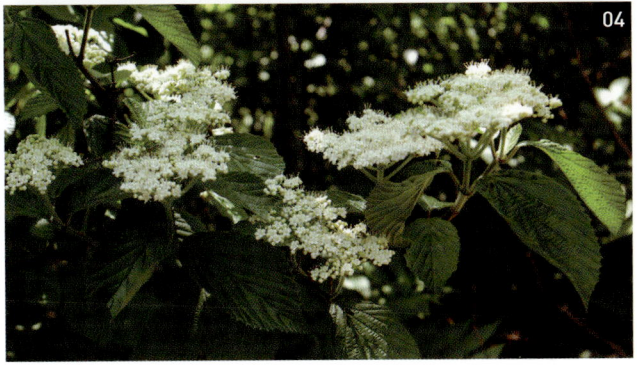

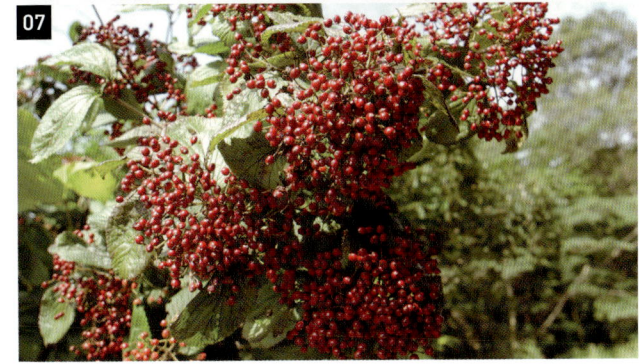

가막살나무

133 가시상추

Lactuca serriola

새순 잎 줄기 꽃 열매 씨앗 뿌리

 서늘한 약성 | 천식, 기침가래, 백일해, 젖 안 나올 때, 소변보기 힘들 때, 변비, 위장병 등에 효과

국화과
한두해살이풀

생약명
자모와거(刺毛萵苣)

성분
락투카리움(진정효과)
락투신(통증완화)
페오놀(통증완화)
케르세틴(알러지예방)
알칼로이드(염증과 통증완화)
베타 카로틴(산화방지)
철분(빈혈개선)
트리테르페노이드(면역력증진)
사포닌(종양억제)
수산(신맛성분)

특징
독성이 없으며
쓴맛과 단맛이 있다.

체질
약성이 서늘하므로
열이 많은 열체질인 경우,
덥거나 열이 날 때 복용한다.

서식지
유럽이 원산지. 중부 이남의
들이나 개울가, 공터에 난다.

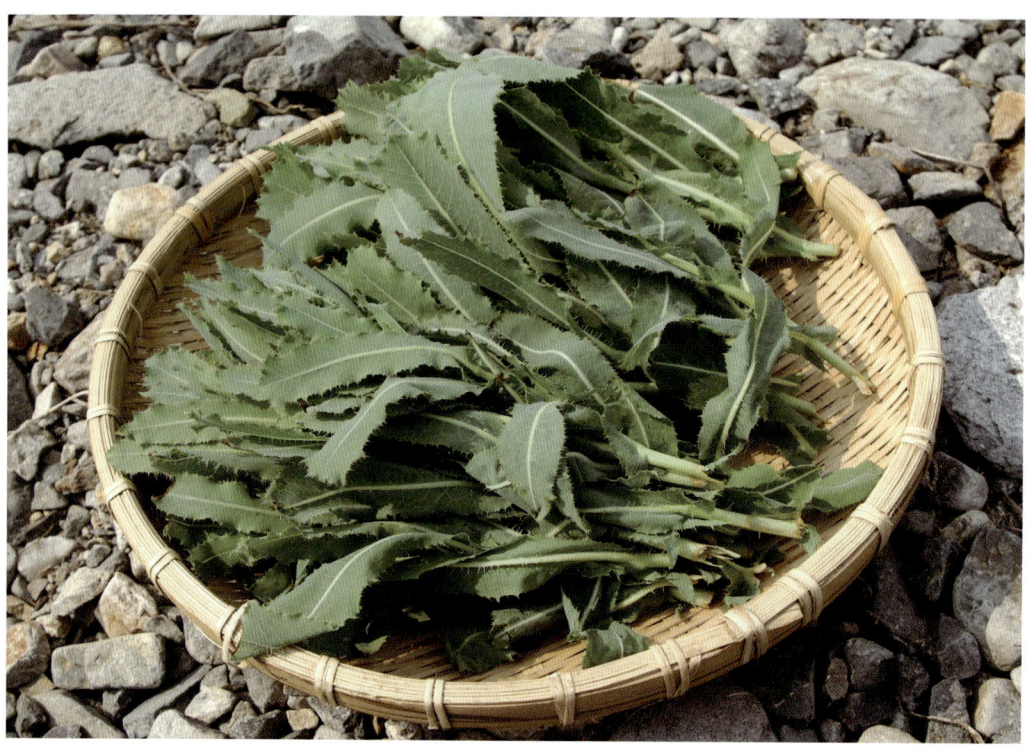

채취한 잎·줄기. 7월 31일

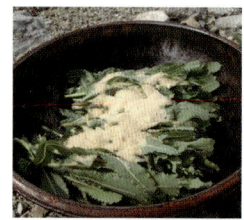

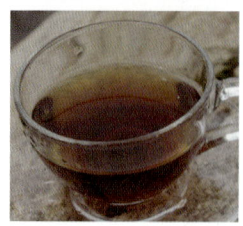

위 잎·줄기로 효소액 담그는 모습.
아래 걸러낸 잎·줄기 효소액.

효소액 담그기

- **사용 부위** 새순, 잎, 잎+줄기, 잎+줄기+뿌리
- **채취 기간** 3~10월
- **채취 방법** 꽃이나 열매가 달리지 않고 너무 억세지 않은 것을 골라 싱싱할 때 뿌리째 캔다.
- **채취시 주의사항** 꽃이나 열매가 달린 것은 쓴맛이 더 강해서 좋지 않다. 번식력이 강한 생태교란종이므로 뿌리째 채취하여 필요한 부위만 사용하며, 줄기와 잎에 가시털이 많으므로 채취하고 다듬을 때 장갑을 낀다.
- **다듬기** 줄기와 뿌리는 담글 때 붕 뜨지 않도록 작게 썬다.
- **배합 비율** 발효될 때 물이 많이 나오지 않으므로 재료 : 설탕의 비율을 1 : 1로 한다.
- **발효와 숙성 기간** 1차 발효는 100일, 2차 발효와 숙성은 100일 이상 한다.
- **완성 상태** 잎에 유액이 들어 있어 효소액이 조금 불투명하며, 쓴맛이 있지만 발효와 숙성이 잘 되면 개운한 맛이 난다.
- **복용시 주의사항** 수산이 들어 있어 너무 많이 먹으면 신장결석이 생길 수 있으므로 소량 복용한다.

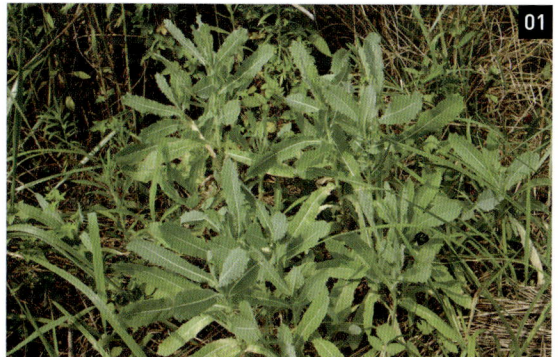

키 60~130cm. **잎**은 길이 10~20cm, 너비 2~7cm의 밑이 좁은 긴 타원형이고, 끝이 둥글거나 뾰족하다. 잎 가장자리가 들쭉날쭉하거나 깃털처럼 갈라지며, 날카로운 톱니가 있다. 잎 뒷면은 잎맥에 날카로운 가시털이 줄지어 있고, 잎이 줄기에 어긋나게 달리며, 잎 밑부분이 줄기를 일부 감싼다. **줄기**는 곧게 올라와 윗동에서 가지가 갈라져 나오며, 밑동이 단단하고, 거친 가시털이 있다. 줄기에 붉은빛이 돌기도 하며, 줄기를 자르면 흰색 유액이 나온다. **꽃**은 7~9월에 피는데 노란색을 띠고 지름이 1.2cm 정도이며, 꽃잎처럼 보이는 혀꽃이 6~12개인데 끝이 작은 치아처럼 5갈래로 갈라진다. **열매**는 10월에 거꿀달걀모양으로 열리고, 뾰족한 부리가 있다. 씨앗은 길이 3mm 정도이고, 옅은 갈색 갓털이 있으며 바람에 날려간다. **뿌리**는 원기둥모양으로 뻗는다.

01 어릴 때 모습. 7월 31일
02 줄기가 곧게 올라온다. 7월 31일
03 잎과 줄기에 가시털이 많다. 7월 31일
04 번식력이 강해서 군락을 잘 이룬다. 7월 31일
05 꽃과 꽃봉오리 달린 모습. 8월 11일
06 꽃이 피고 지는 모습. 8월 11일

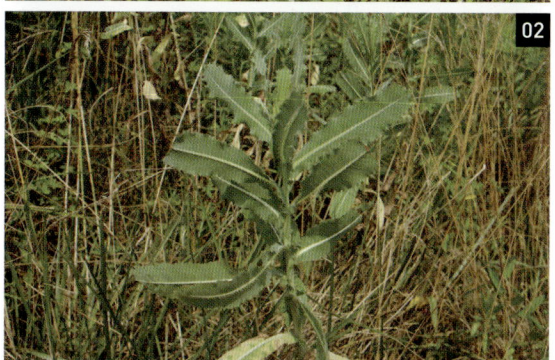

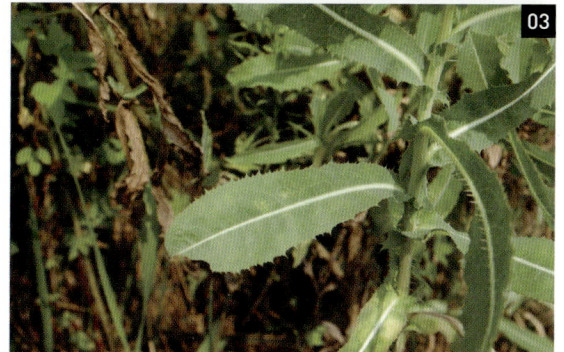

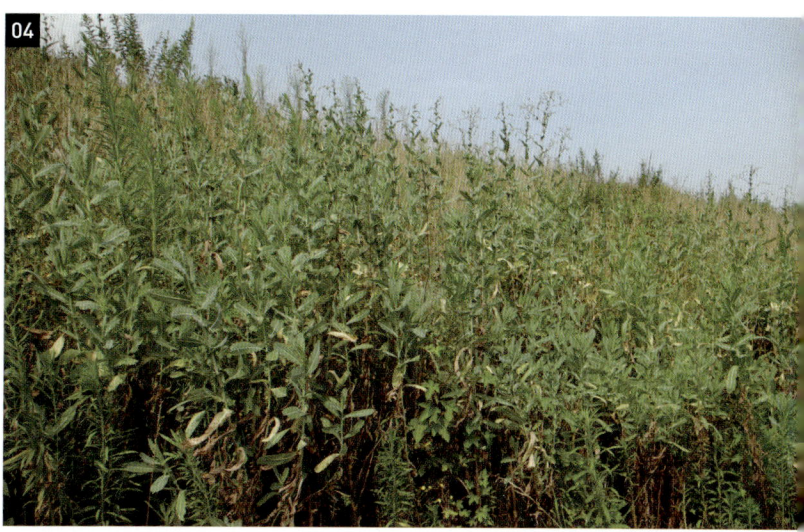

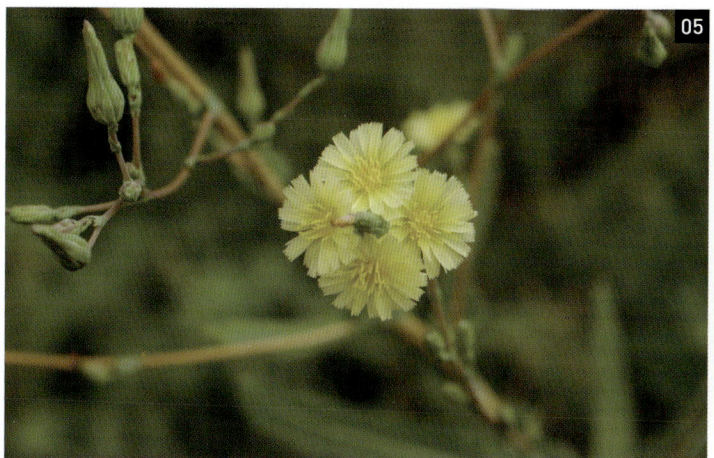

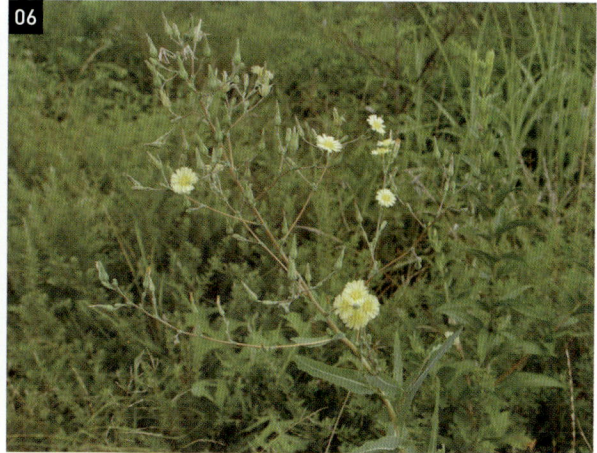

가시상추

134 각시취

Saussurea pulchella (Fisch.) Fisch.

 차가운 약성 | 간염, 황달, 복통설사, 고혈압 등에 효과

국화과
두해살이풀

생약명
미화풍모국(美花風毛菊)

성분
플라보노이드(산화방지)
퀴논(종양억제)
쿠마린(항혈전제)
비타민C(산화방지)

특징
독성이 없으며
쓴맛과 매운맛이 있다.

체질
약성이 차가우므로
몸에 열이 많은
열체질인 경우,
덥거나 열이 날 때
복용하면 좋은데,
몸이 찬 체질은 장기간
복용하는 것을 삼간다.

서식지
산과 들의 양지바르거나
반그늘인 곳에 난다.

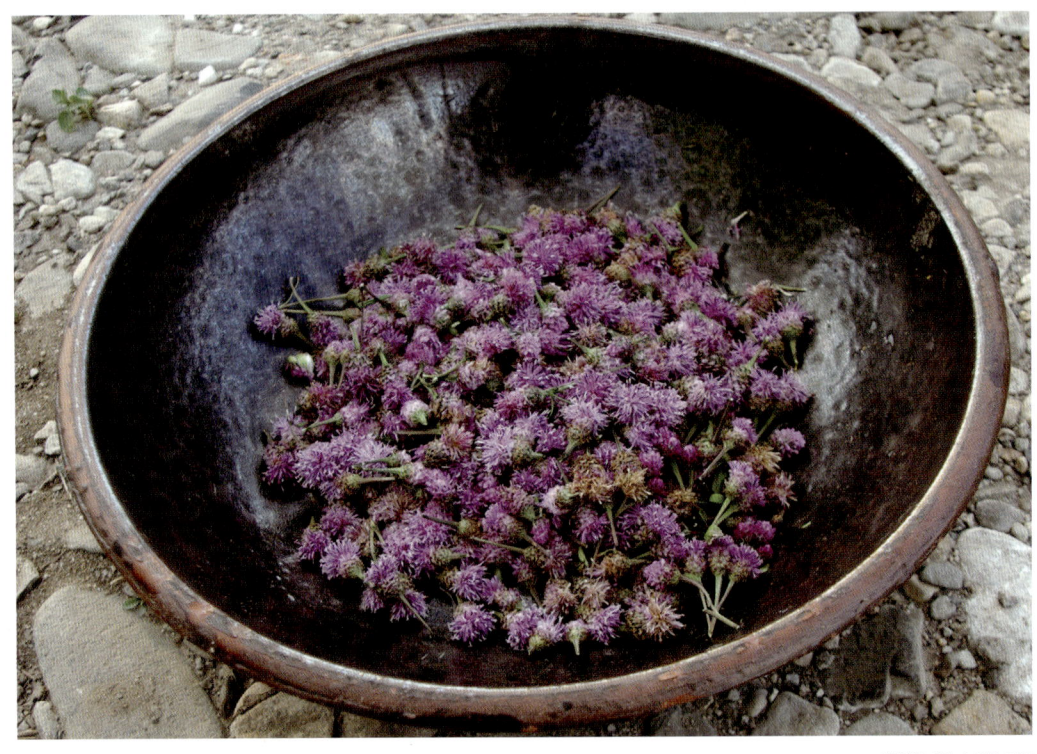

채취한 꽃. 10월 8일

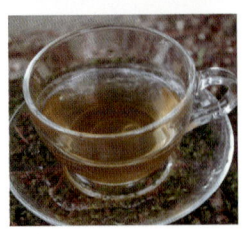

위 꽃으로 효소액 담그는 모습.
아래 걸러낸 꽃 효소액.

효소액 담그기

- **사용 부위** 잎, 잎+꽃, 꽃
- **채취 기간** 3~10월
- **채취 방법** 잎은 어린잎부터 다 자란 잎까지 너무 억세지 않은 것을, 꽃은 너무 활짝 피지 않은 것을 골라 싱싱할 때 딴다.
- **채취시 주의사항** 흔치 않은 약초이므로 조금만 채취하고, 줄기와 뿌리는 자연에 남겨두는 것이 바람직하다.
- **배합 비율** 발효될 때 물이 많이 나오지 않으므로 재료 : 설탕의 비율을 1 : 1로 한다.
- **발효와 숙성 기간** 1차 발효는 100일, 2차 발효와 숙성은 100일 이상 한다.
- **완성 상태** 잎에 쓴맛과 매운맛이 있어서 발효와 숙성이 잘 되면 개운한 맛이다.

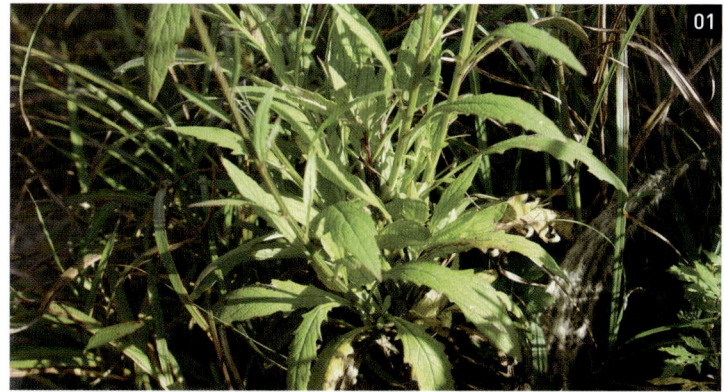

키 30~150cm. **잎**은 앞뒷면에 잔털이 있고, 뒷면에는 기름점이 있다. 뿌리와 줄기 밑동의 잎은 끝이 뾰족한 긴 타원형이고, 윗동의 잎은 작고 좁으며, 줄기 중간의 잎은 가장자리가 6~10쌍으로 갈라져 깃털모양이 된다. 줄기 잎은 길이가 12~18cm이고, 잎이 줄기와 가지에 어긋나게 달린다. **줄기**는 곧게 올라오고, 가지가 길게 갈라져 나온다. **꽃**은 8~10월에 피는데 자주색이나 보라색을 띠고, 길이가 1~1.5cm이다. **열매**는 10~11월에 여물고, 씨앗 길이가 3.5~4.5mm이며 익으면 자줏빛이 돈다. 씨앗에 갓털이 있으며 바람에 날려간다.

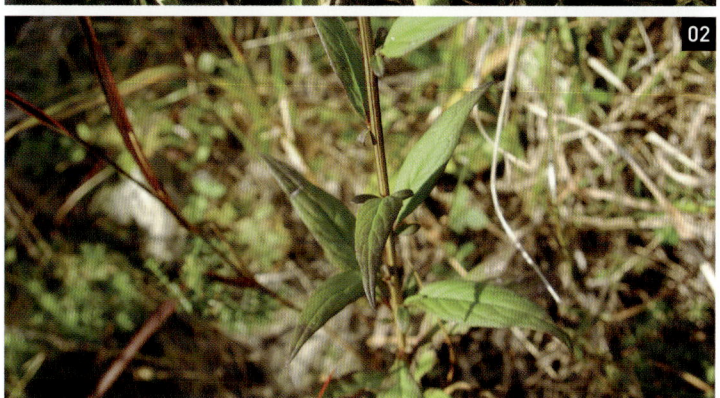

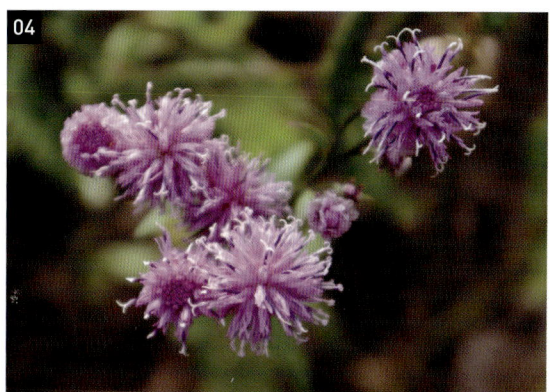

01 잎과 줄기. 10월 8일
02 윗동의 잎은 작고 좁다. 10월 8일
03 꽃 핀 모습. 10월 8일
04 꽃이 활짝 피면 꽃술이 나온다. 10월 8일
05 꽃이 시드는 모습. 10월 8일
06 줄기와 잎이 말라가는 모습. 10월 8일

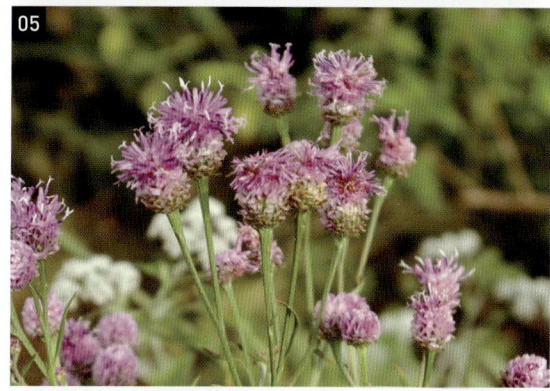

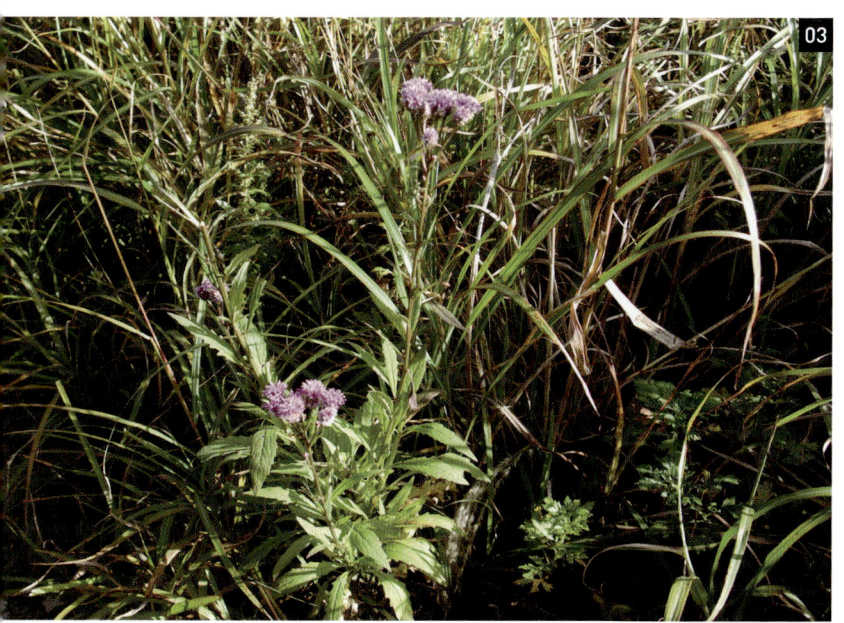

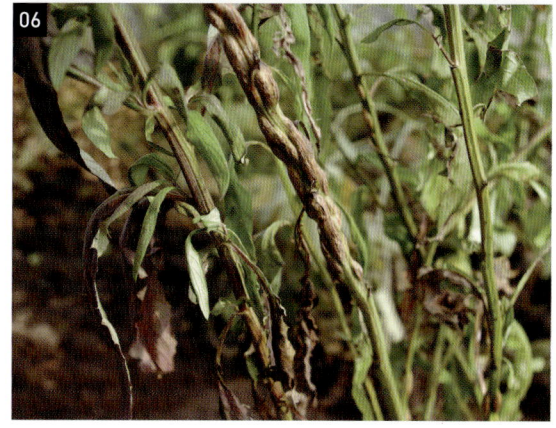

각시취

135 감국
Dendranthema indicum (L.) Desmoul.

❄ **차가운 약성** | 기관지염, 폐렴, 감기, 위염, 장염, 현기증, 화병, 고혈압, 두통, 생리불순 등에 효과

국화과 / 여러해살이풀

다른 이름
황국

생약명
야국(野菊)

성분
쿠마린(항혈전제) / 다당류
카르본(방향성분)
캄펜(해열과 소염작용)
리놀렌산(불포화지방산)
베타 시스테롤(종양억제)
우르솔산(비만억제)
팔미트산(담즙분비촉진)
루테올린(염증제거)
비타민A(시력유지)
비타민B₁(에너지대사 관여)

특징
독성이 조금 있으며
쓴맛과 단맛이 있다.
『사천중약지(四川中藥志)』
에서는 약성이 평하고
독성이 없다고 기록

체질
약성이 차가우므로
열이 많은 열체질인 경우,
덥거나 열이 날 때
복용하면 좋은데,
몸이 찬 체질은 장기간
복용하는 것을 삼간다.

서식지
산과 들의 양지바르거나
반그늘인 곳에 난다.

걸러낸 꽃 효소액.

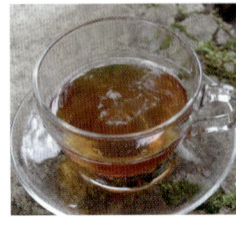

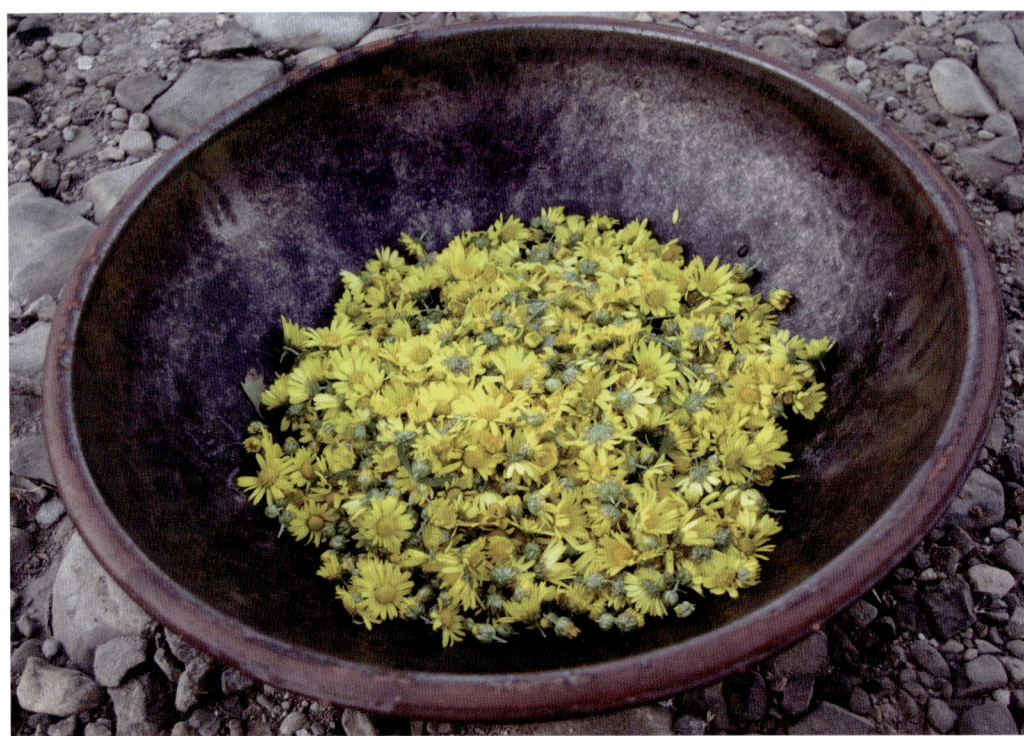

채취한 꽃. 10월 12일

효소액 담그기

- **사용 부위** 잎, 잎+줄기, 잎+줄기+꽃, 꽃
- **채취 기간** 3~11월
- **채취 방법** 잎은 어린잎부터 다 자란 잎까지 너무 억세지 않은 것을, 꽃은 서리를 맞기 전 활짝 핀 것을 골라 싱싱할 때 딴다.
- **채취시 주의사항** 꽃이 많이 달리지 않으므로 조금만 채취하고, 나머지 개체와 뿌리는 자연에 남겨 두는 것이 바람직하다.
- **다듬기** 줄기는 담글 때 붕 뜨지 않도록 작게 썬다.
- **배합 비율** 발효될 때 물이 많이 나오지 않으므로 재료 : 설탕의 비율을 1 : 1로 한다.
- **발효와 숙성 기간** 1차 발효는 100일, 2차 발효와 숙성은 100일 이상 한다.
- **완성 상태** 꽃에 향기가 있어서 발효와 숙성이 잘 되면 그윽한 맛이다.
- **담그기와 복용시 주의사항** 독성이 조금 있으므로 발효 가스와 함께 배출될 수 있도록 숨 쉬는 항아리에 담그며, 위장이 약한 사람은 속이 아플 수 있으므로 소량씩 복용한다.

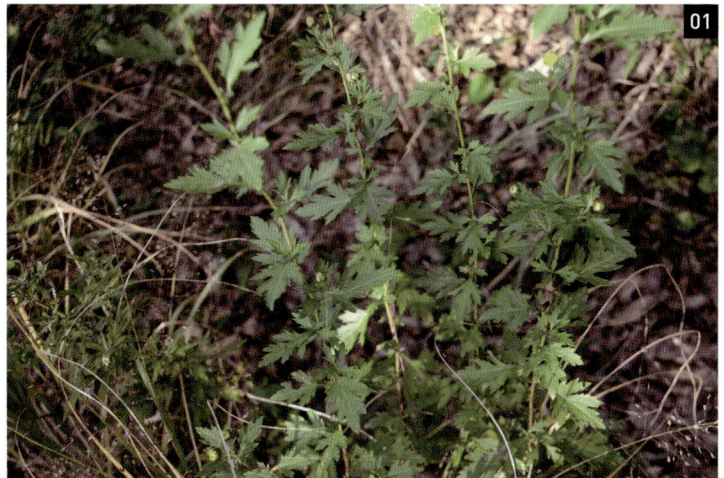

키 30~80㎝. **잎**은 길이 3~5㎝, 너비 2.5~4㎝의 긴 달걀모양이며, 흔히 깃털처럼 갈라지고 끝이 뾰족하다. 잎 가장자리에는 깊게 파인 톱니가 있고, 앞면이 짙은 녹색을 띤다. 잎이 줄기와 가지에 어긋나게 달린다. **줄기**는 비스듬히 올라오고 가늘며, 밑동에서부터 가지가 많이 갈라져 나온다. 줄기에 붉은빛이 돌며, 갈색 반점과 짧은 잔털이 있다. **꽃**은 9~10월에 피는데 노란색을 띠며, 지름이 2.5㎝ 정도이다. 꽃잎처럼 보이는 허꽃은 긴 타원형이며, 꽃에 향기와 단맛이 있다. **열매**는 12월에 여무는데, 씨앗 길이가 1㎜ 정도이다. | **유사종** | 산국. 꽃모양이 감국과 비슷하나 크기가 작고, 한 가지에 송이가 많이 달리며 맛이 매우 쓰다.

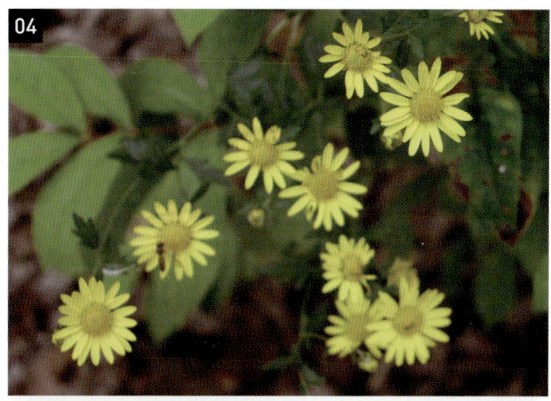

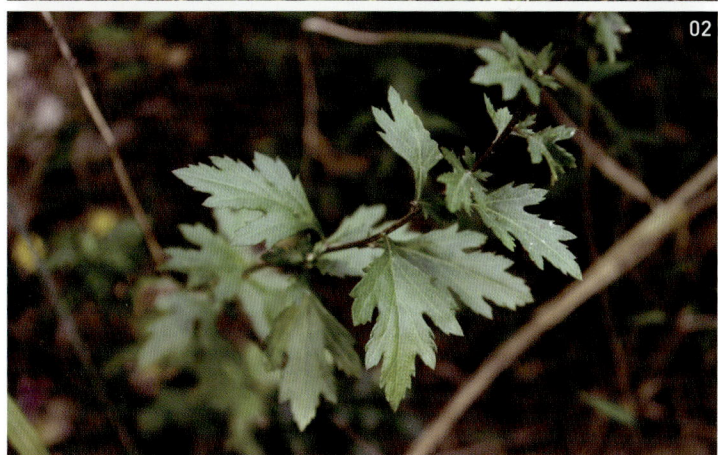

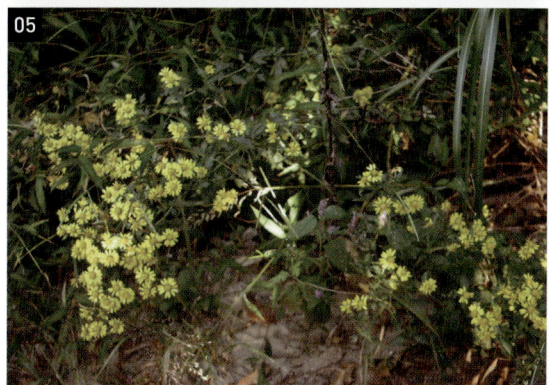

01 키가 1m 미만이다. 10월 12일
02 줄기에 붉은빛이 돈다. 10월 12일
03 꽃이 많이 달리지 않는다. 10월 12일
04 꽃잎이 길쭉한 편이다. 10월 12일
05 꽃이 핀 군락 모습. 10월 12일
06 가을에 잎이 붉어진 모습. 10월 12일

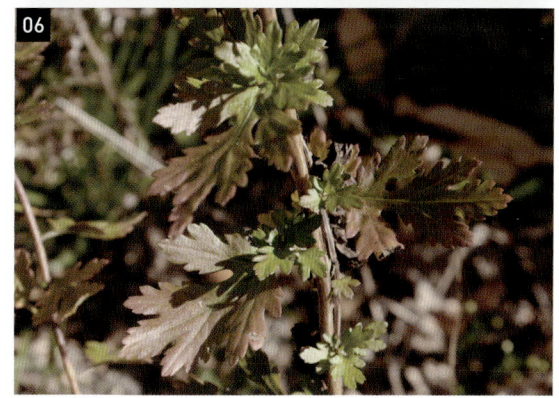

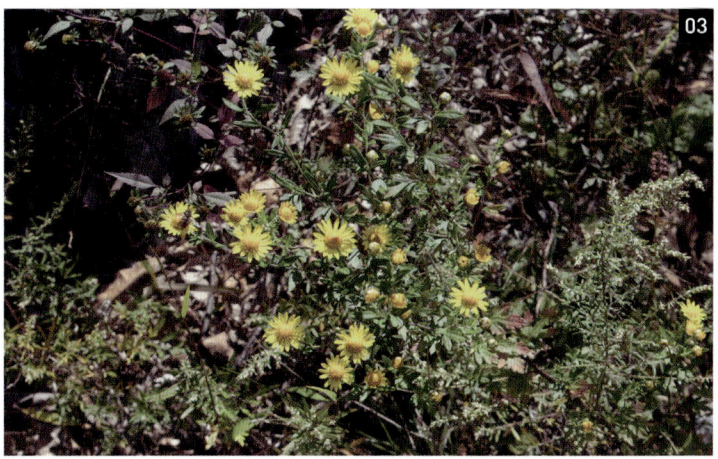

136 개망초

Erigeron annuus (L.) Pers.

새순 잎 줄기 꽃 열매 씨앗 뿌리

 서늘한 약성 | 위장병, 간염, 감기 등에 효과

국화과
두해살이풀

다른 이름
달걀꽃

생약명
일년봉(一年蓬)

성분
플라보노이드(산화방지)
아스파르트산(피로해소)
아미노산(근육강화)
과당(피로회복)

특징
독성이 없으며
맛이 담담하다.

체질
약성이 서늘하므로
몸에 열이 많은
열체질인 경우,
덥거나 열이 날 때
복용하면 좋다.

서식지
산과 들의 양지바른
곳에 난다.

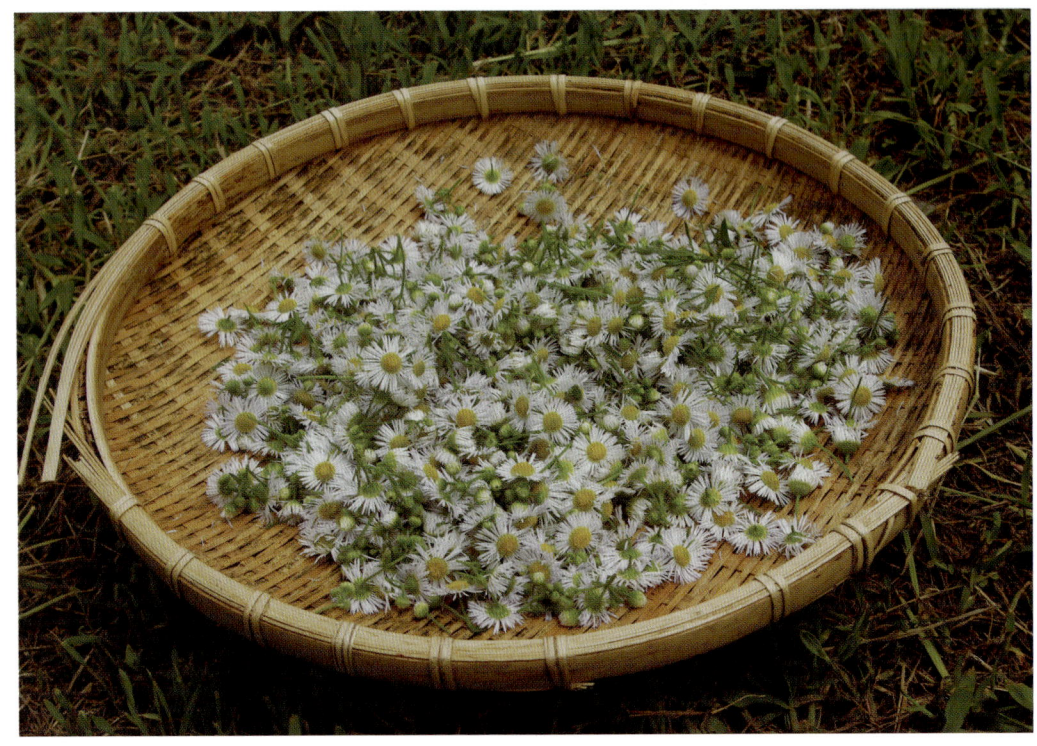

채취한 꽃. 7월 9일

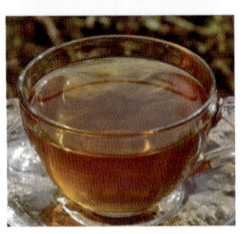

위 꽃으로 효소액 담그는 모습.
아래 걸러낸 꽃 효소액.

효소액 담그기

- **사용 부위** 잎, 잎+줄기, 잎+줄기+꽃
- **채취 기간** 3~8월. 여름에도 새순이 올라와 계속 채취할 수 있다.
- **채취 방법** 꽃이 너무 활짝 피거나 열매가 달리지 않은 것을 골라 싱싱할 때 딴다.
- **다듬기** 줄기는 담글 때 붕 뜨지 않도록 작게 썬다.
- **배합 비율** 발효될 때 물이 많이 나오지 않으므로 재료 : 설탕의 비율을 1 : 1로 한다.
- **발효와 숙성 기간** 1차 발효는 100일, 2차 발효와 숙성은 100일 이상 한다.
- **완성 상태** 꽃에 은은한 향이 있어서 발효와 숙성이 잘 되면 그윽한 맛이 난다.

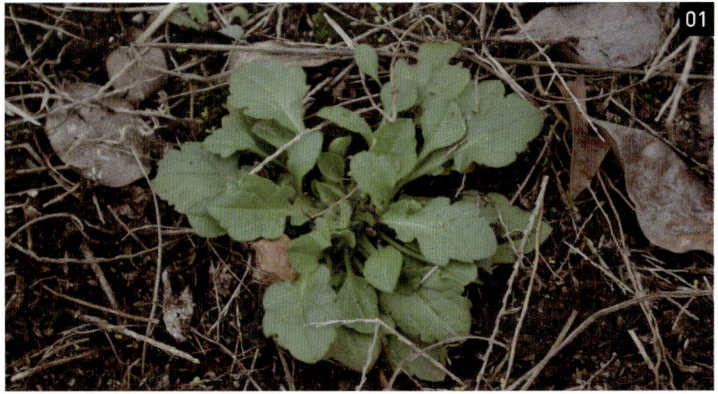

키 30~100cm. **잎**은 길이 4~15cm, 너비 1.5~3cm의 넓거나 좁은 달걀모양이다. 잎 가장자리에 불규칙한 톱니가 있고, 잎 뒷면의 잎맥과 가장자리에 잔털이 있다. 뿌리 잎은 뭉쳐서 나고, 잎이 넓으며, 잎자루가 길다. 줄기 잎은 어긋나게 달리며, 윗동으로 갈수록 크기가 작고 폭이 좁아지며, 톱니가 적다. **줄기**는 곧게 올라오고, 가지가 많이 갈라져 나온다. 줄기에 얕은 홈이 있고, 모가 나 있으며, 거친 털이 있다. **꽃**은 6~7월에 피는데 흰색을 띠고, 가운데가 노랗다. 꽃 전체 지름은 2cm 정도이다. **열매**는 8~9월에 여무는데, 씨앗이 바늘모양이고 길이가 1.2mm 정도이다. 씨앗에 갓털이 있으며, 바람에 날려간다.

01 뿌리 잎은 달걀모양이다. 3월 6일
02 여름에 올라온 잎. 7월 9일
03 줄기 윗동의 잎은 좁고 작다. 5월 31일
04 줄기가 자라는 모습. 5월 31일
05 꽃이 피어 있는 큰 군락지 모습. 7월 9일
06 꽃이 흰색을 띤다. 7월 9일

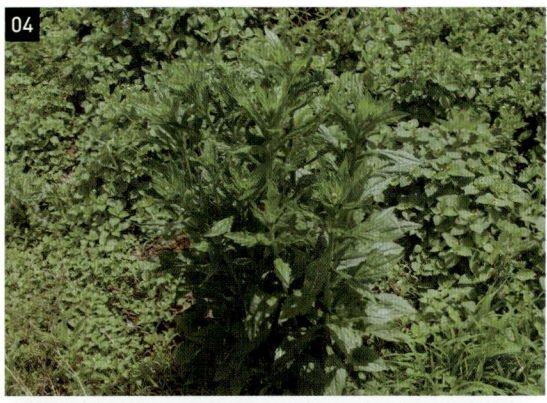

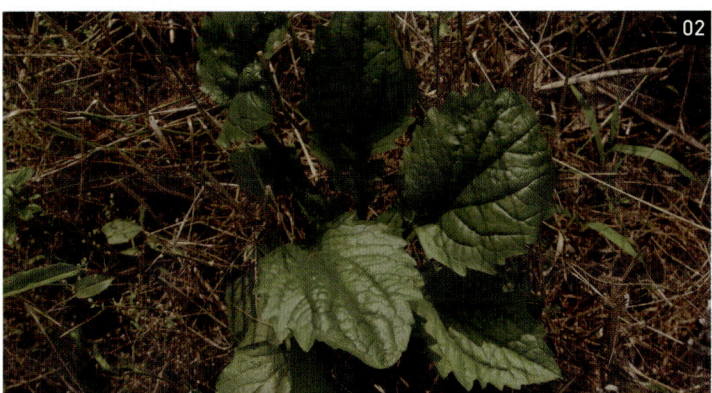

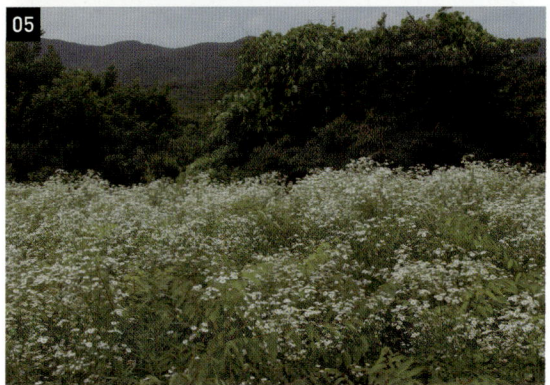

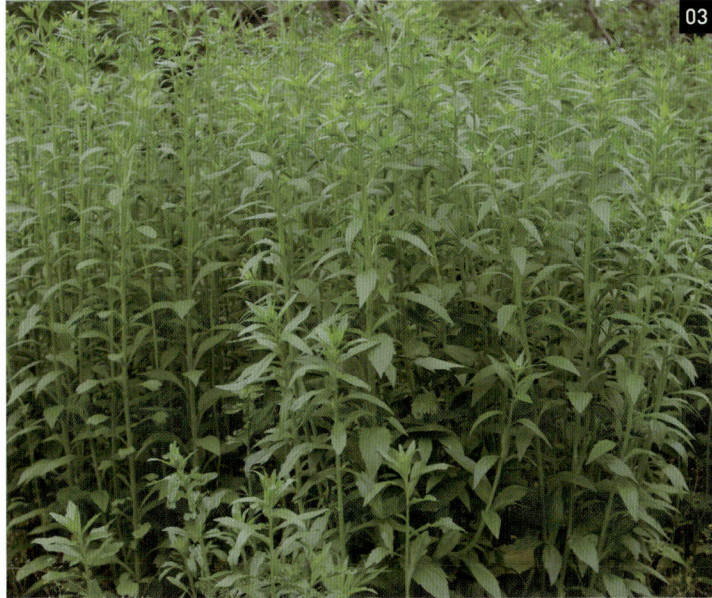

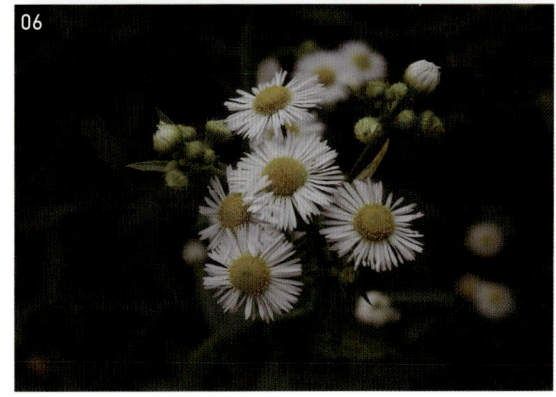

개망초

137 개쑥부쟁이

Aster meyendorfii
(Regel & Maack) Voss

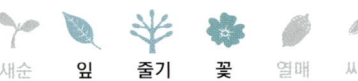

서늘한 약성 | 열감기, 천식, 기관지염, 편도선염, 간염, 장염, 이질설사 등에 효과

국화과
여러해살이풀

생약명
조선자원(朝鮮紫苑)

성분
플라보노이드(산화방지)
사포닌(면역력강화)
타닌(수렴작용)
단백질(근육강화)
아미노산(근육강화)
당류

특징
독성이 없으며
쓴맛과 매운맛이 있다.

체질
약성이 서늘하므로
몸에 열이 많은
열체질인 경우,
덥거나 열이 날 때
복용하면 좋다.

서식지
산과 들의 양지바르고
메마른 곳에 난다.

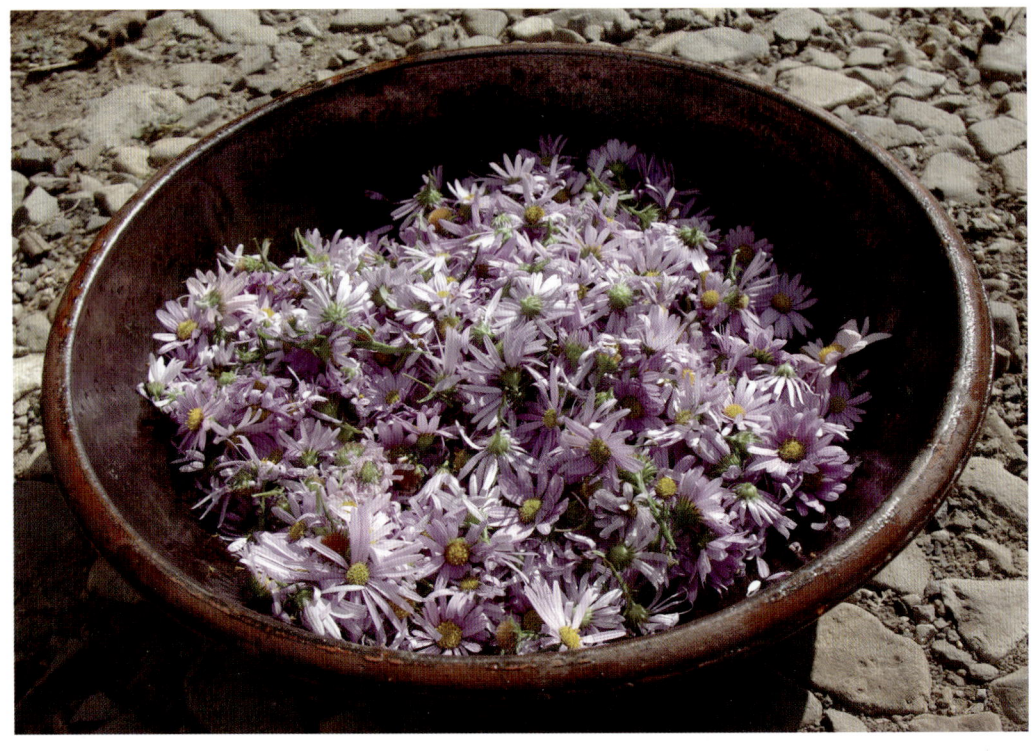

채취한 꽃. 7월 8일

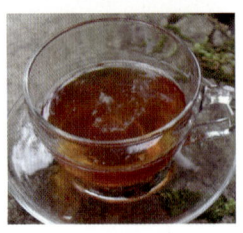

위 꽃으로 효소액 담그는 모습.
아래 걸러낸 꽃 효소액.

효소액 담그기

- **사용 부위** 잎, 잎+줄기, 잎+줄기+꽃, 꽃
- **채취 기간** 3~10월. 여름에도 새순이 올라와 계속 채취할 수 있다.
- **채취 방법** 잎은 어린잎부터 다 자란 잎까지 너무 억세지 않은 것을, 꽃은 너무 활짝 피지 않은 것을 골라 싱싱할 때 딴다.
- **다듬기** 줄기는 담글 때 붕 뜨지 않도록 작게 썬다.
- **배합 비율** 발효될 때 물이 많이 나오지 않으므로 재료 : 설탕의 비율을 1 : 1로 한다.
- **발효와 숙성 기간** 1차 발효는 100일, 2차 발효와 숙성은 100일 이상 한다.
- **완성 상태** 잎에 쓴맛과 매운맛이 있어서 발효와 숙성이 잘 되면 개운한 맛이다.

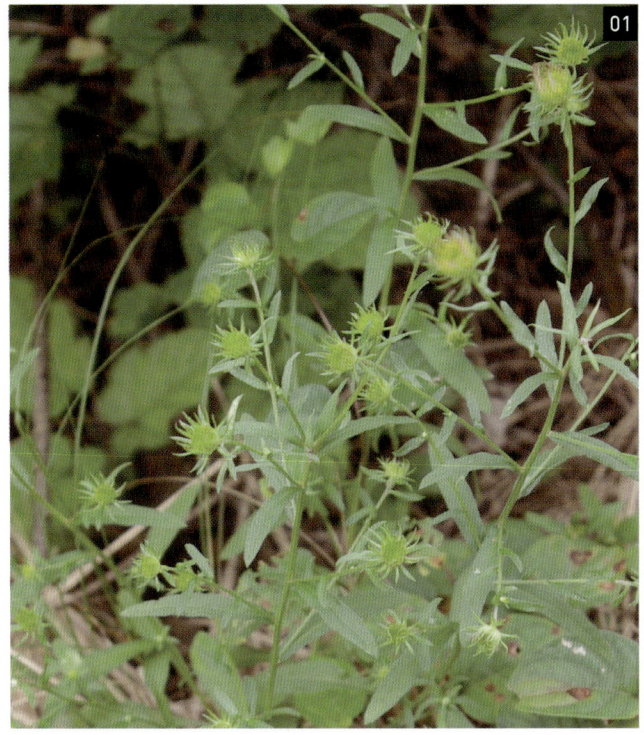

키 35~50㎝. **잎** 중에서 뿌리 잎은 타원형이고, 잎자루가 길며, 잎 가장자리에 큰 톱니가 있다. 줄기 잎은 좁고 긴 타원형이고, 잎 가장자리가 밋밋하거나 톱니가 있으며, 잎 앞뒷면에 잔털이 있고, 조금 질기다. 뿌리 잎은 길이 5~6㎝, 너비 2.5~3.5㎝이고, 줄기 잎은 길이 1~1.4㎝, 너비 3㎜ 정도이다. 뿌리 잎은 뭉쳐서 나고, 줄기 잎은 어긋나게 마주 달린다. **줄기**는 무더기로 올라오고, 가지가 많이 갈라져 나오며, 줄기에 세로 홈과 잔털이 있다. **꽃**은 7~8월에 피는데 보라색을 띠고, 지름이 3.5㎝ 정도이다. **열매**는 9~10월에 달걀모양으로 여물며, 씨앗은 길이 3㎜, 너비 1.5㎜ 정도이고, 씨앗에 갓털이 있으며 바람에 날려간다.

| **유사종** | 쑥부쟁이. 꽃이 개쑥부쟁이와 비슷하나, 색이 옅고 줄기와 잎에 털이 없다.

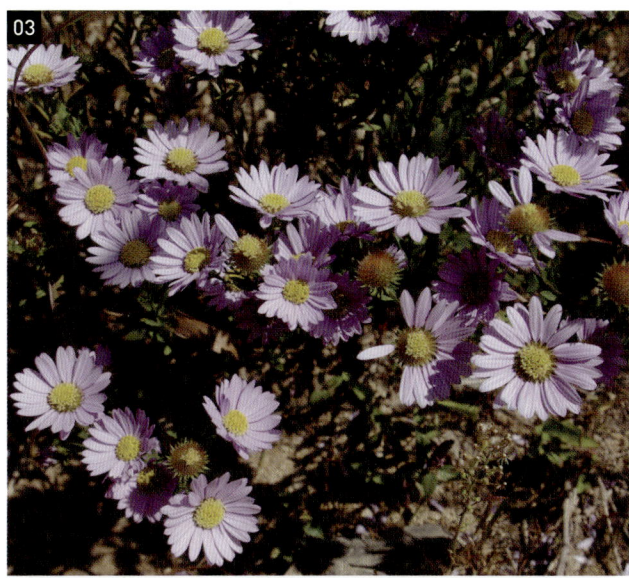

01 꽃봉오리 달린 모습. 10월 10일
02 꽃이 활짝 피었을 때 채취한다. 7월 8일
03 꽃과 꽃봉오리가 함께 있는 모습. 7월 8일
04 열매 생기는 모습과 줄기의 털. 10월 10일

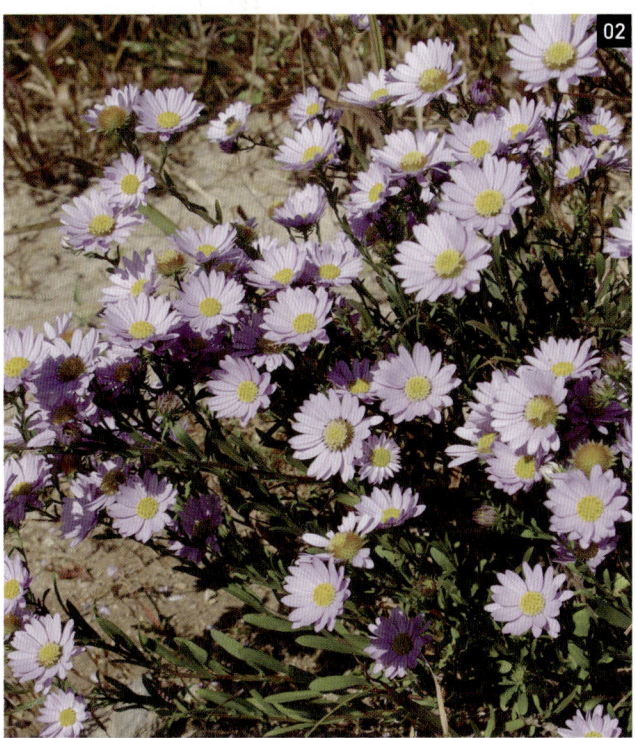

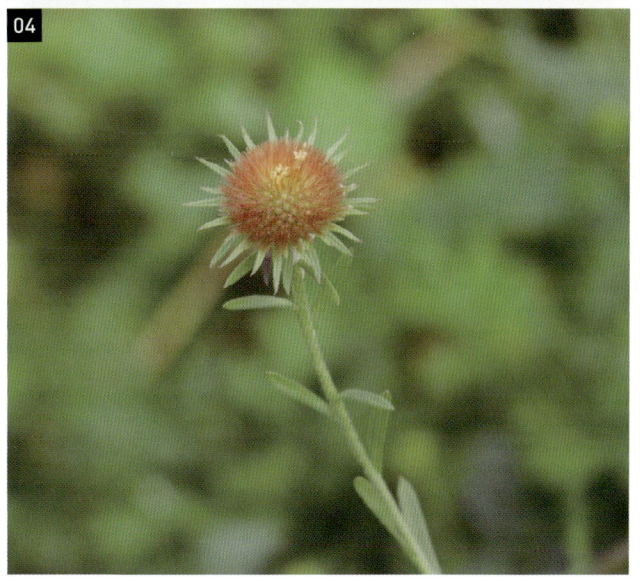

개쑥부쟁이

138 겹삼잎국화

Rudbeckia laciniata var. *hortensis* Bailey

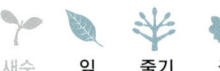
새순 잎 줄기 꽃 열매 씨앗 뿌리

 차가운 약성 | 배탈복통, 배탈설사, 급성위장염, 피부염 등에 효과

국화과
여러해살이풀

다른 이름
겹꽃삼잎국화

생약명
중판금광국(重瓣金光菊)

성분
게르마크렌(염증완화)
페놀(산화방지)

특징
독성이 조금 있으며
쓴맛이 있다.

체질
약성이 차가우므로
몸에 열이 많은
열체질인 경우,
덥거나 열이 날 때
복용하면 좋은데,
몸이 찬 체질은 장기간
복용하는 것을 삼간다.

서식지
들의 양지바른 곳이나
강가에 난다.

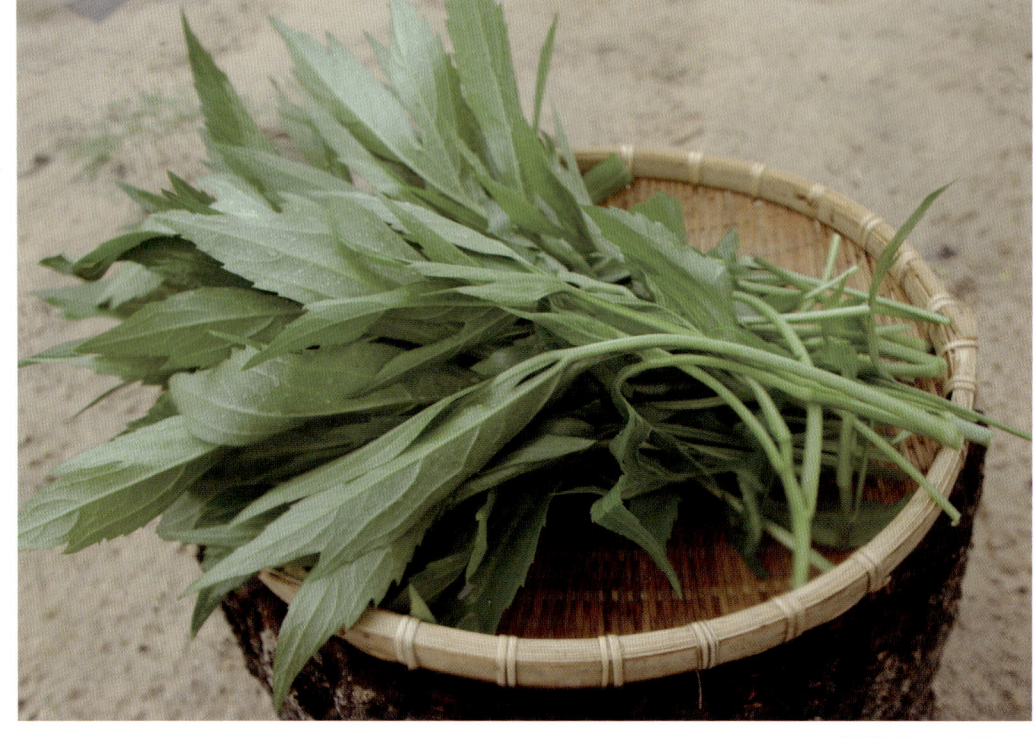

채취한 잎·줄기. 6월 20일

효소액 담그기

- **사용 부위** 잎, 잎+줄기, 잎+줄기+꽃, 꽃
- **채취 기간** 3~9월
- **채취 방법** 잎은 너무 억세지 않은 것을, 꽃은 너무 활짝 피지 않은 것을 골라 싱싱할 때 딴다. 뿌리를 남겨두면 가을에도 새잎이 다시 올라와 채취할 수 있다.
- **채취시 주의사항** 열매가 달린 것은 약성이 떨어져서 좋지 않다.
- **다듬기** 줄기는 담글 때 붕 뜨지 않도록 작게 썬다.
- **배합 비율** 발효될 때 물이 많이 나오지 않으므로 재료 : 설탕의 비율을 1 : 1로 한다.
- **발효와 숙성 기간** 1차 발효는 100일, 2차 발효와 숙성은 100일 이상 한다.
- **담그기와 복용시 주의사항** 독성이 조금 있으므로 발효 가스와 함께 배출될 수 있도록 숨 쉬는 항아리에 담고, 잘 숙성시켜서 소량씩 복용한다.

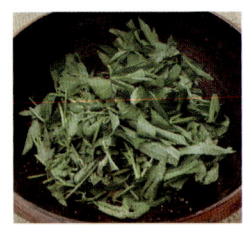
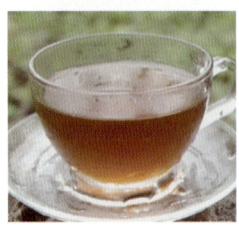

위 잎·줄기로 효소액 담그는 모습.
아래 걸러낸 잎·줄기 효소액.

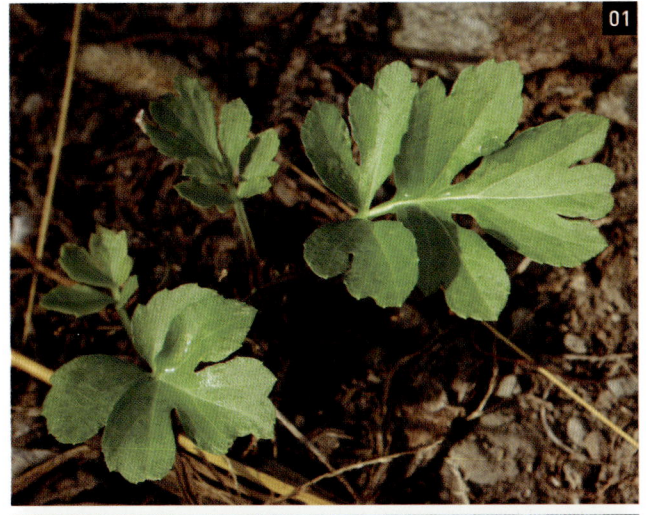

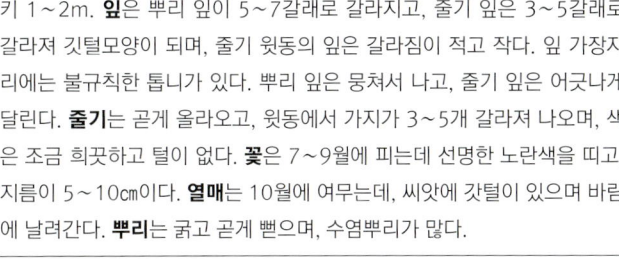

키 1~2m. **잎**은 뿌리 잎이 5~7갈래로 갈라지고, 줄기 잎은 3~5갈래로 갈라져 깃털모양이 되며, 줄기 윗동의 잎은 갈라짐이 적고 작다. 잎 가장자리에는 불규칙한 톱니가 있다. 뿌리 잎은 뭉쳐서 나고, 줄기 잎은 어긋나게 달린다. **줄기**는 곧게 올라오고, 윗동에서 가지가 3~5개 갈라져 나오며, 색은 조금 희끗하고 털이 없다. **꽃**은 7~9월에 피는데 선명한 노란색을 띠고, 지름이 5~10cm이다. **열매**는 10월에 여무는데, 씨앗에 갓털이 있으며 바람에 날려간다. **뿌리**는 굵고 곧게 뻗으며, 수염뿌리가 많다.

01 어린잎 올라온 모습. 10월 3일
02 뿌리 잎이 좀 더 자란 모습. 10월 3일
03 뿌리 잎은 뭉쳐서 난다. 6월 20일
04 줄기 잎이 갈라진 모습. 5월 31일
05 줄기 윗동의 잎과 꽃 피는 모습. 7월 19일
06 꽃과 꽃봉오리 달린 모습. 7월 19일
07 꽃잎이 겹겹이 달린다. 8월 10일

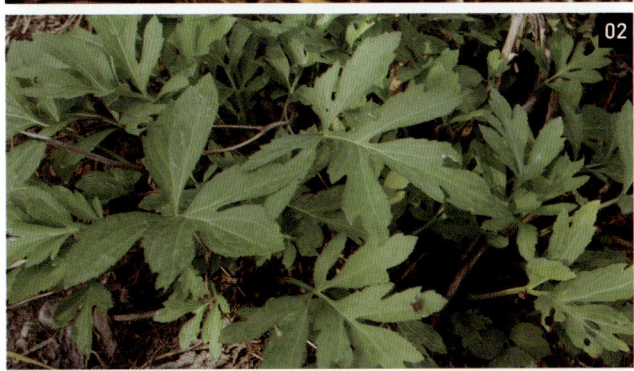

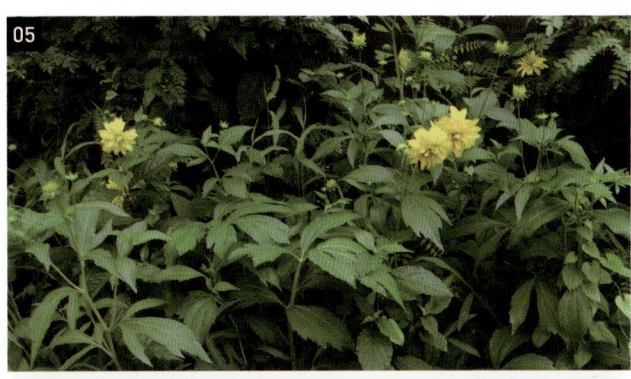

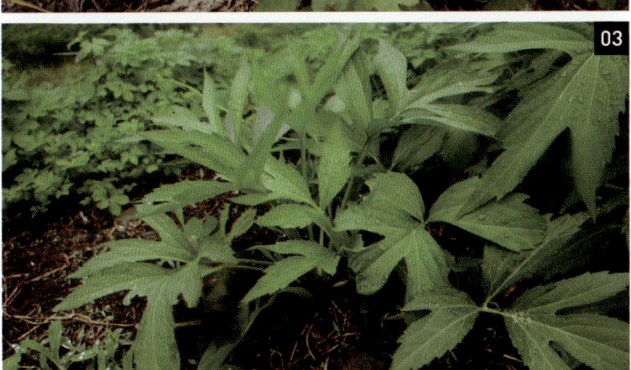

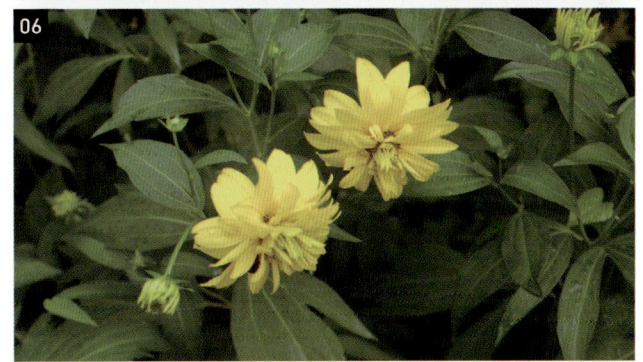

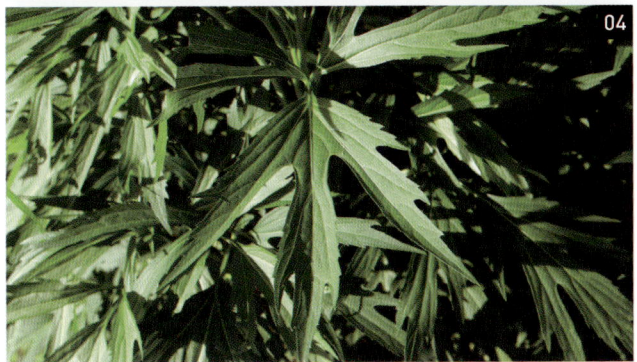

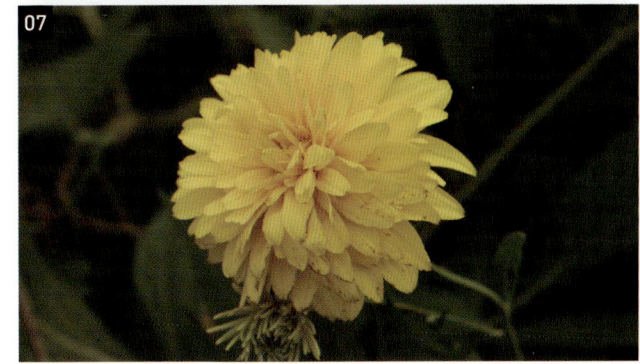

겹삼잎국화

139 고들빼기

Crepidiastrum sonchifolium (Bunge) Pak & Kawano

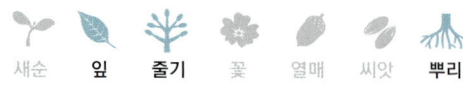

 차가운 약성 | 소화불량, 배탈, 장염, 편도선염, 이질설사, 피부염 등에 효과

국화과
두해살이풀

다른 이름
참고들빼기

생약명
약사초(藥師草)

성분
아데노신(유사인슐린)
알비플로린(생리활성작용)
아글리콘(장운동촉진)
세르퀴테르펜(종양억제)
비타민A(시력유지)
비타민B2(빈혈개선)
철분(빈혈개선)
칼슘(뼈강화)

특징
독성이 없고 쓴맛이 있다.

체질
약성이 차가우므로 몸에 열이 많은 열체질인 경우, 덥거나 열이 날 때 복용하면 좋은데, 몸이 찬 체질은 장기간 복용하는 것을 삼간다.

서식지
낮은 산과 들의 양지바른 곳에 난다.

걸러낸 잎·뿌리 효소액.

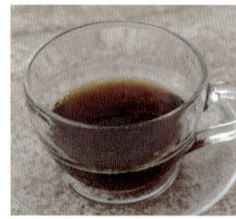

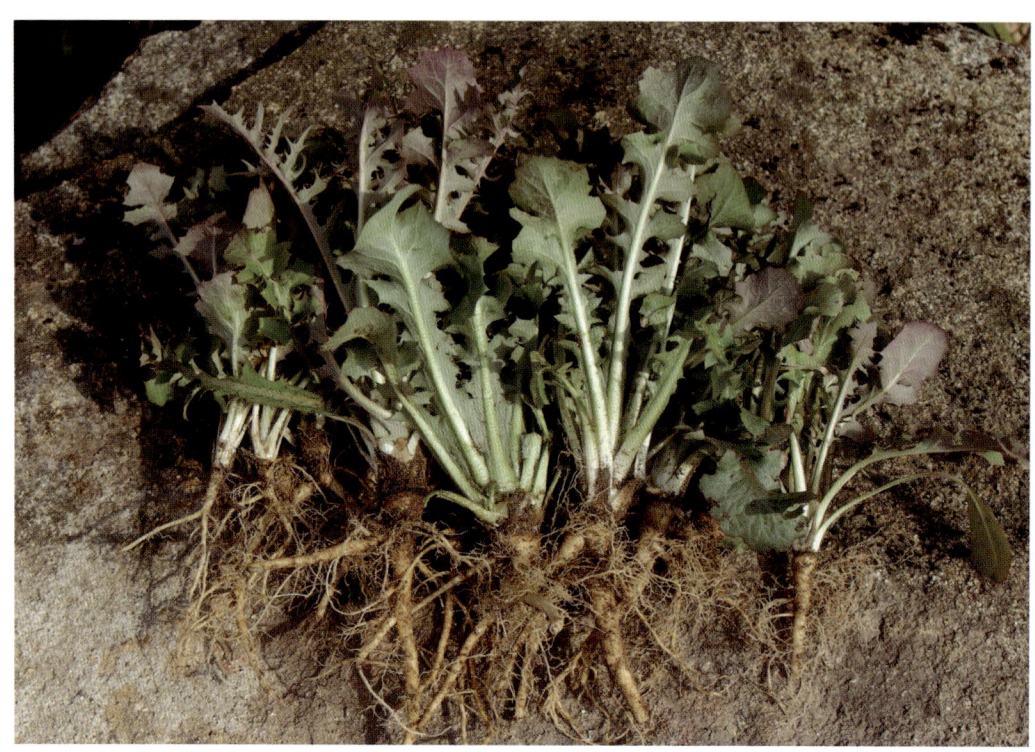

채취한 잎·뿌리. 4월 6일

효소액 담그기

- **사용 부위** 잎, 잎+줄기, 잎+줄기+뿌리, 뿌리
- **채취 기간** 3~9월
- **채취 방법** 꽃이나 열매가 달리지 않은 것을 골라 싱싱할 때 딴다. 뿌리까지 채취할 때는 잘 여문 것을 고른다.
- **채취시 주의사항** 꽃이 핀 것은 쓴맛이 더 강해서 좋지 않다.
- **다듬기** 잎은 길고 크므로 적당한 크기로 썰고, 뿌리는 물이 잘 나오도록 납작하게 썬다.
- **배합 비율** 잎과 줄기는 발효될 때 물이 많이 나오지 않으므로 재료 : 설탕의 비율을 1 : 1로 한다. 뿌리는 물이 더 나오므로 설탕의 비율을 1 이상으로 늘린다.
- **발효와 숙성 기간** 1차 발효는 100일, 2차 발효와 숙성은 100일 이상 한다.
- **완성 상태** 잎에 유액이 들어 있어 효소액이 조금 불투명하다.

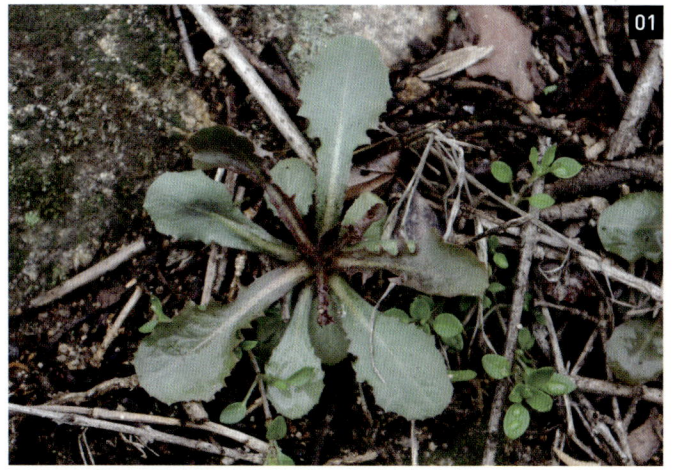

키 12~80㎝. **잎**은 뿌리 잎이 긴 타원형이고, 가장자리가 깃털처럼 갈라진다. 줄기 잎은 끝이 꼬리처럼 뾰족한 타원형이고, 불규칙한 톱니가 있으며, 줄기를 쟁반처럼 감싼다. 잎 앞뒷면에 털이 없고, 뒷면이 푸른회색을 띠는데, 초봄에는 잎에 자줏빛이 돈다. 뿌리 잎은 길이 2.5~5㎝, 너비 14~17㎜이고, 줄기 잎은 작다. 뿌리 잎은 뭉쳐서 나고, 줄기 잎은 어긋나게 달린다. **줄기**는 곧게 올라오고 가지가 많이 갈라져 나오며, 자줏빛이 돈다. 줄기와 잎을 자르면 흰색 유액이 나온다. **꽃**은 5~9월에 피는데 노란색을 띤다. **열매**는 7~10월에 납작한 원뿔모양으로 여물며, 씨앗은 길이 2.5~3㎜이고 흰색 갓털이 있으며 바람에 날려간다. **뿌리**는 굵게 뻗으며, 잔뿌리가 있다.

| **유사종** | 왕고들빼기. 전체 모습이 고들빼기와 비슷하나 키와 잎이 더 크고, 꽃이 노란흰색이다.

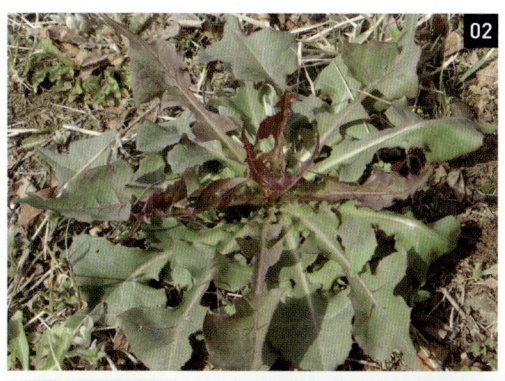

01 어린잎에도 톱니가 있다. 3월 18일
02 뿌리 잎이 자라면서 갈라진 모습. 4월 6일
03 자라면서 잎이 날카롭게 갈라진다. 4월 6일
04 줄기 윗동의 잎은 줄기를 감싼다. 5월 30일
05 꽃 피는 모습. 5월 30일
06 노란색 꽃이 핀다. 5월 31일
07 씨앗에 갓털이 있다. 6월 10일

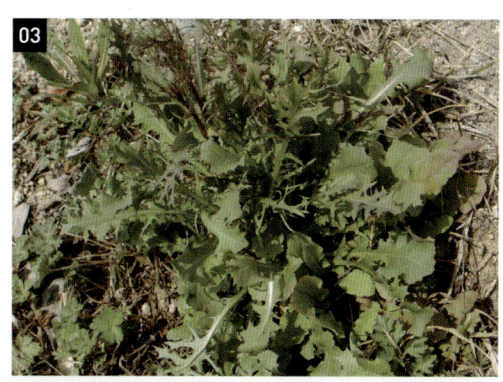

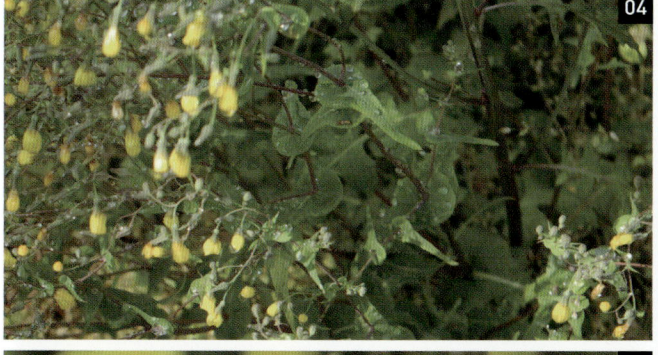

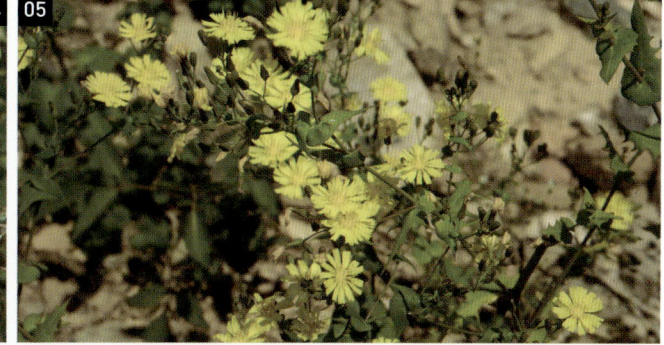

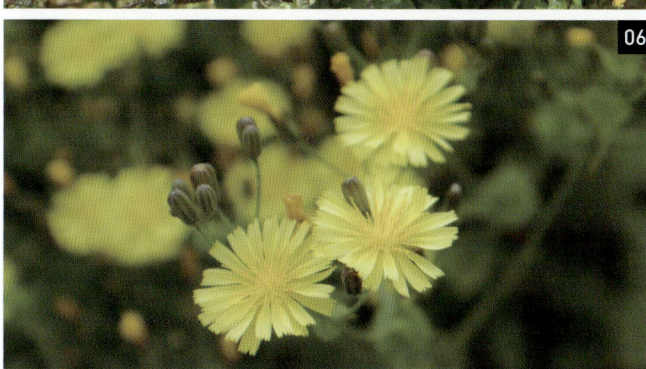

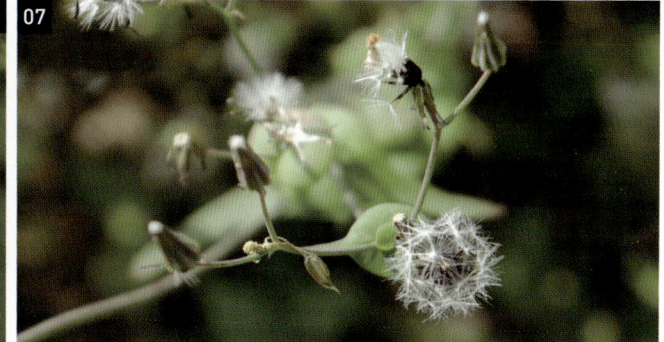

고들빼기

140 고려엉겅퀴
Cirsium setidens Nakai

서늘한 약성 | 폐결핵, 산후출혈, 감기, 고혈압, 간질환 등에 효과

국화과 / 여러해살이풀

다른 이름
곤드레나물

생약명
소계(小薊)

성분
단백질(근육강화)
플라보노이드(산화방지)
펙틴(정장작용)
알칼로이드(염증과 통증완화)
이눌린(위와 장강화)
칼슘(뼈강화)
인(혈중콜레스테롤 개선)
철분(빈혈개선)
비타민A(시력유지)
베타 카로틴(산화방지)
정유(방향성분)

특징
독성이 없으며
단맛과 조금 쓴맛이 있다.

체질
약성이 서늘하므로
열이 많은 열체질인 경우,
덥거나 열이 날 때
복용하면 좋다.

서식지
산속의 서늘하고
촉촉한 기슭에 나며,
농가에서도 재배한다.

걸러낸 잎 효소액.

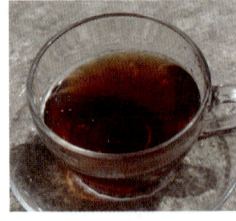

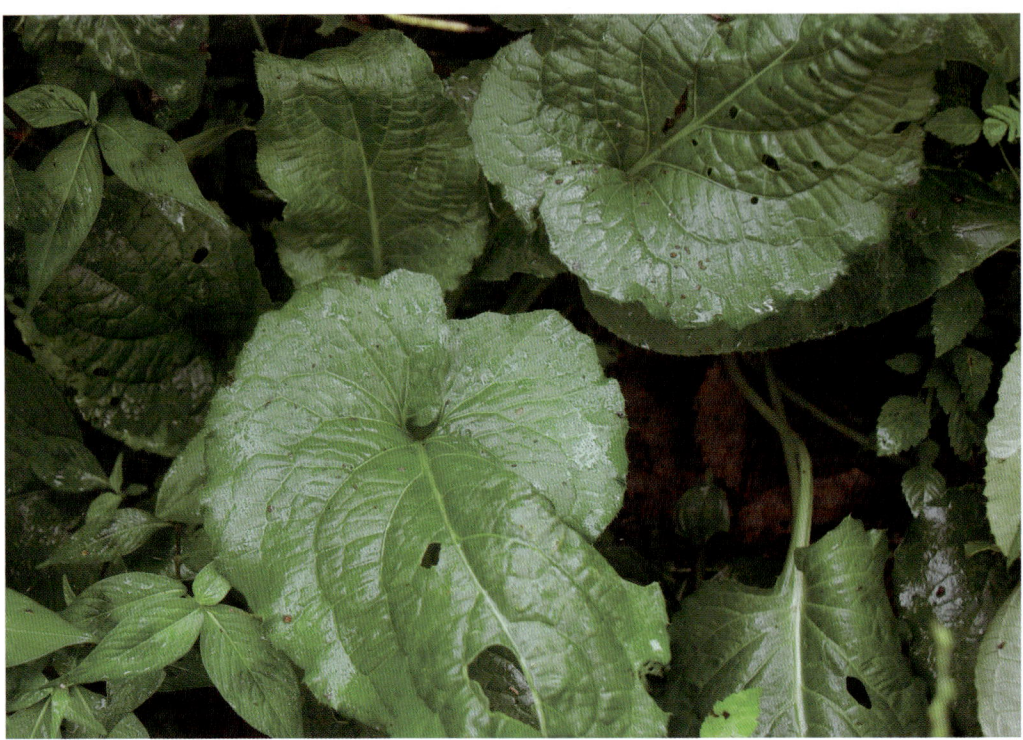

뿌리 잎은 잎자루가 길다. 8월 27일

효소액 담그기

- **사용 부위** 잎
- **채취 기간** 3~7월
- **채취 방법** 꽃이나 열매가 달리지 않고 너무 억세지 않은 것을 골라 싱싱할 때 딴다. 뿌리를 남겨두면 새잎이 다시 올라온다.
- **채취시 주의사항** 흔치 않은 약초이므로 조금만 채취하고, 줄기와 뿌리는 자연에 남겨둔다.
- **다듬기** 줄기는 담글 때 붕 뜨지 않도록 작게 썬다.
- **배합 비율** 발효될 때 물이 많이 나오지 않으므로 재료 : 설탕의 비율을 1 : 1로 한다.
- **발효와 숙성 기간** 1차 발효는 100일, 2차 발효와 숙성은 100일 이상 한다.
- **복용시 주의사항** 위장이 약하고 배가 찬 사람은 설사를 할 수 있으므로 먹지 않는 것이 좋다.

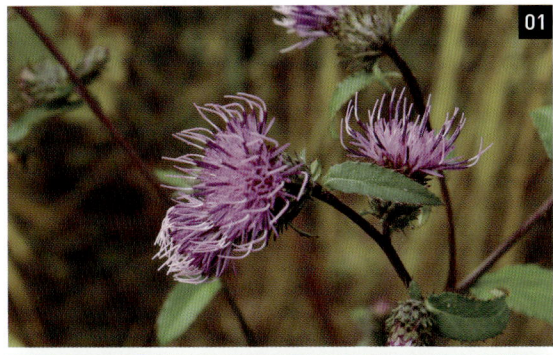

키 1m. **잎**은 타원형이고, 끝이 뾰족하며, 가장자리에 잔가시가 있다. 잎 앞면에는 잔털이 조금 있고, 뒷면은 조금 희끗하다. 뿌리와 줄기 밑동의 잎은 길이가 15~35cm이고, 잎자루가 길다. 윗동의 잎은 좁고 작으며, 잎자루가 짧다. 뿌리 잎은 뭉쳐서 나고, 줄기 잎은 어긋나게 달린다. **줄기**는 곧게 올라와 윗동에서 가지가 많이 갈라져 나오며, 세로 홈과 약간의 잔털이 있다. **꽃**은 7~10월에 피는데 붉은보라색을 띠고, 지름이 3~4cm이다. **열매**는 11월에 긴 타원형으로 여물며, 씨앗은 길이가 3.4~4mm이고 갈색 갓털이 있으며 바람에 날려간다. **뿌리**는 굵고 곧게 뻗는다. | **유사종** | 엉겅퀴. 이름이 고려엉겅퀴와 비슷하나 잎에 억센 가시가 있고, 창날처럼 갈라진다.

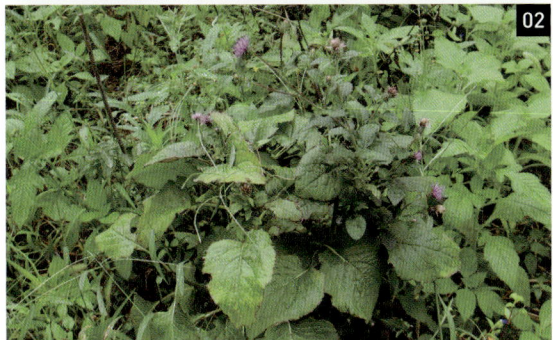

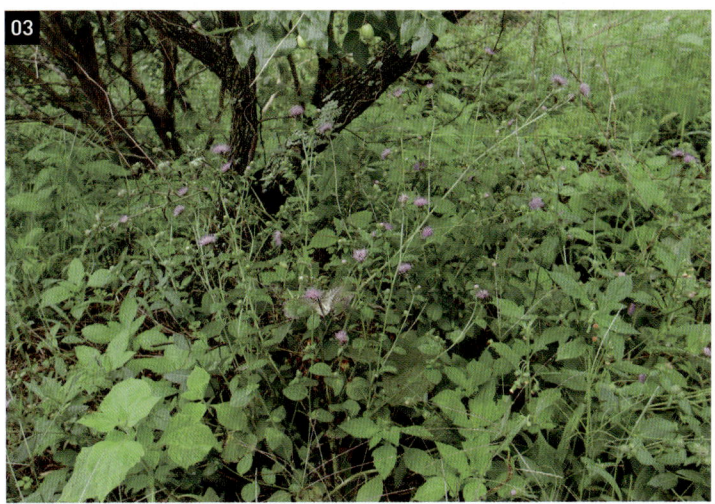

01 줄기 잎은 작고 좁다. 10월 18일
02 잎이 억세지기 전에 채취한다. 9월 10일
03 줄기에서 가지가 많이 벌어진다. 9월 10일
04 꽃이 피어 있는 모습. 10월 18일
05 꽃과 꽃봉오리 달린 모습. 9월 10일
06 꽃술이 길게 나온 모습. 10월 18일

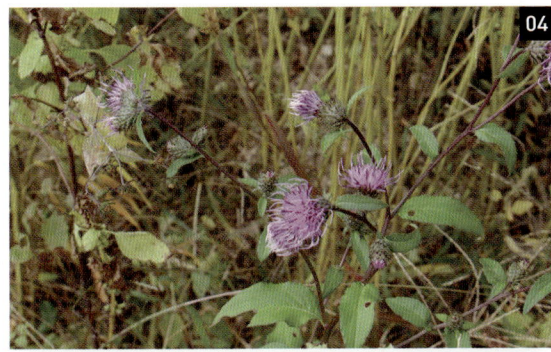

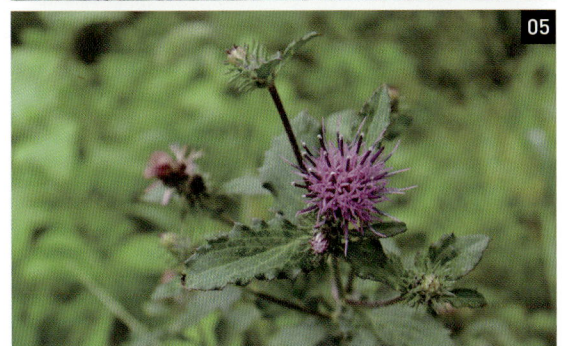

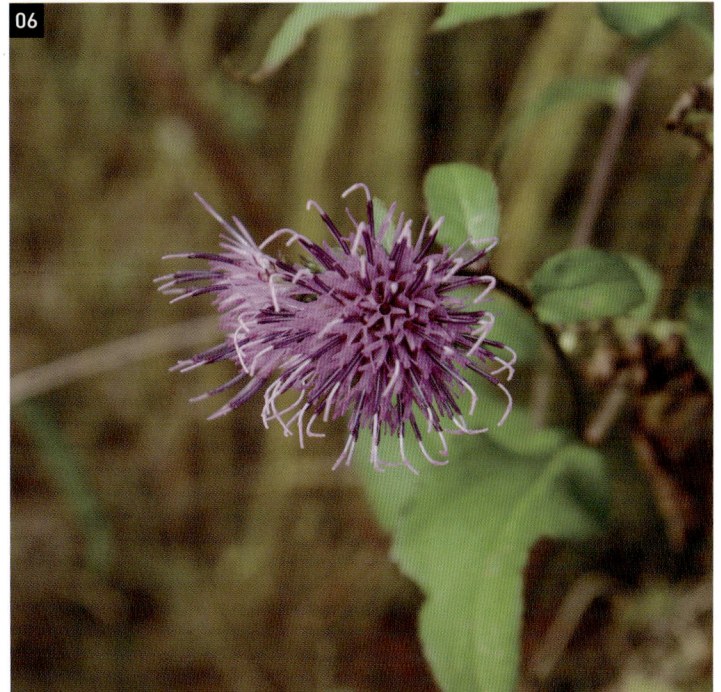

고려엉겅퀴

141 괭이밥

Oxalis corniculata L.

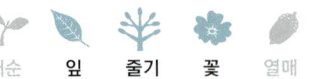

서늘한 약성 | 황달, 젖멍울, 치질, 이질설사, 인후염, 피부염, 배탈 등에 효과

괭이밥과
여러해살이풀

다른 이름
시금초

생약명
초장초(酢漿草)

성분
시트르산(에너지보충)
비타민C(산화방지)
타르타르산(염증완화)
염분(신진대사촉진)

특징
독성이 없고 신맛이 있다.

체질
약성이 서늘하므로
몸에 열이 많은
열체질인 경우,
덥거나 열이 날 때
복용하면 좋다.

서식지
낮은 산과 들의
양지바른 곳에 난다.

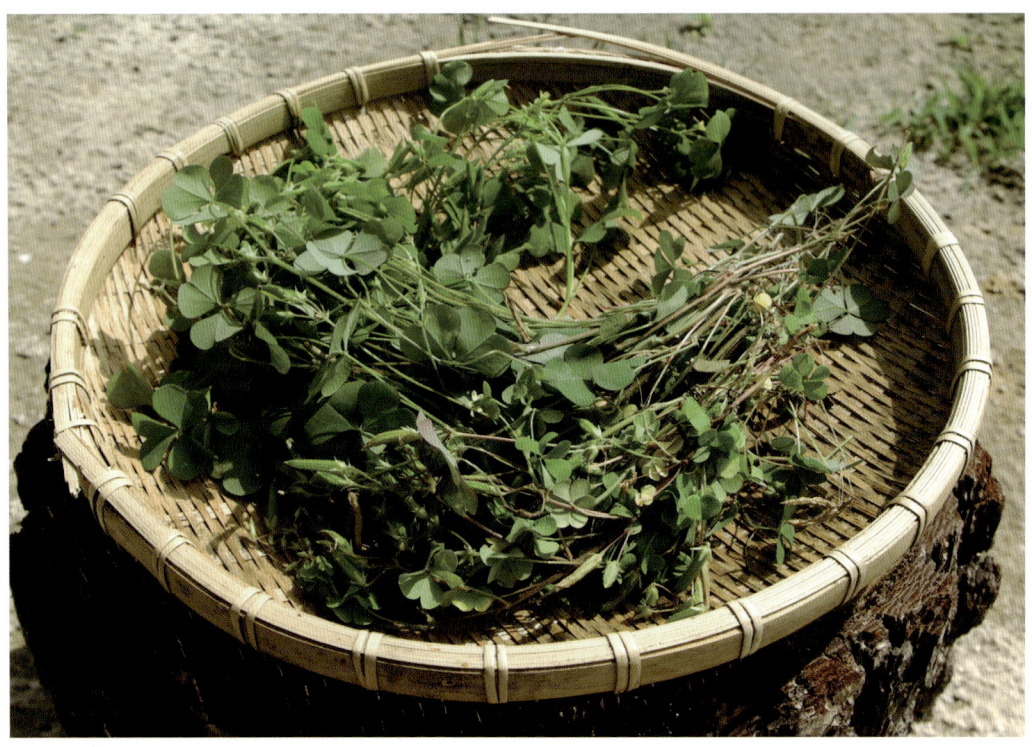

채취한 잎·줄기·꽃. 7월 9일

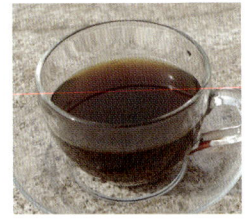

걸러낸 잎·줄기·꽃 효소액.

효소액 담그기

- **사용 부위** 잎+줄기, 잎+줄기+꽃
- **채취 기간** 3~9월
- **채취 방법** 잎은 너무 억세지 않은 것을, 꽃은 너무 활짝 피지 않은 것을 골라 싱싱할 때 딴다.
- **채취시 주의사항** 흔치 않은 약초이므로 조금만 채취하고, 나머지 개체와 뿌리는 자연에 남겨두는 것이 바람직하다.
- **배합 비율** 발효될 때 물이 적게 나오므로 재료 : 설탕의 비율을 1 : 1로 한다.
- **발효와 숙성 기간** 1차 발효는 100일, 2차 발효와 숙성은 100일 이상 한다.
- **발효시 주의사항** 발효 과정에서 잎이 녹아내리거나 흐물흐물해지므로 1차 발효가 끝나면 재료를 걸러낸다.
- **완성 상태** 시큼한 맛이 있어서 발효와 숙성이 잘 되면 상큼한 맛을 즐길 수 있다.
- **복용시 주의사항** 수산이 들어 있어 너무 많이 먹으면 신장에 결석이 생길 수 있으므로 소량만 복용한다.

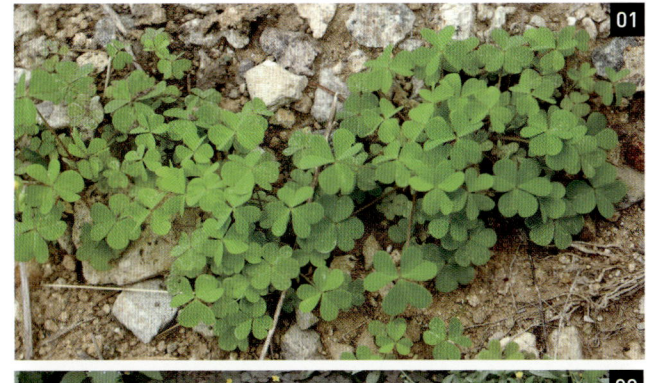

키 10~30㎝. **잎**은 길이 1~2.5㎝의 심장모양이며, 3장씩 붙어서 난다. 잎 가장자리는 밋밋하고, 잎 뒷면에 잔털이 조금 있다. 잎이 줄기와 가지에 마주 달리며, 가을에 잎이 거무스름해진다. **줄기**는 무더기로 올라오고, 비스듬하거나 옆으로 뻗으며, 가지가 많이 갈라져 나온다. 줄기에 잔털이 있다. **꽃**은 5~8월에 피는데 노란색을 띠고, 지름이 8㎜ 정도이다. 꽃잎과 꽃받침은 각 5장이고, 수술은 10개이다. **열매**는 9월에 원뿔모양으로 여물고, 길이 15~25㎜이며, 흰색 잔털이 있다. 익으면 열매껍질이 갈라져 씨앗이 나온다. **뿌리**는 굵고 길게 뻗는다.

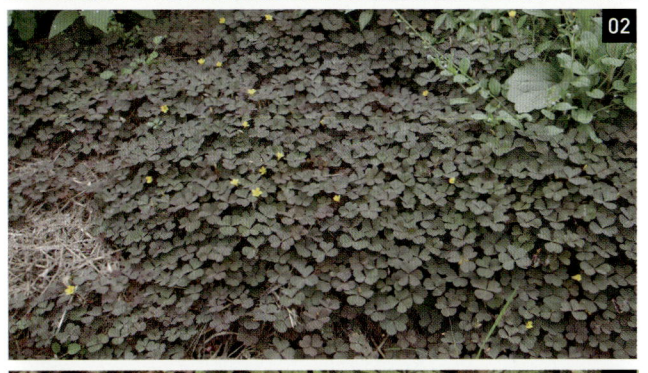

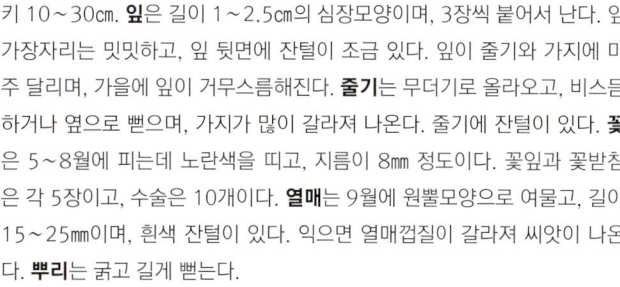

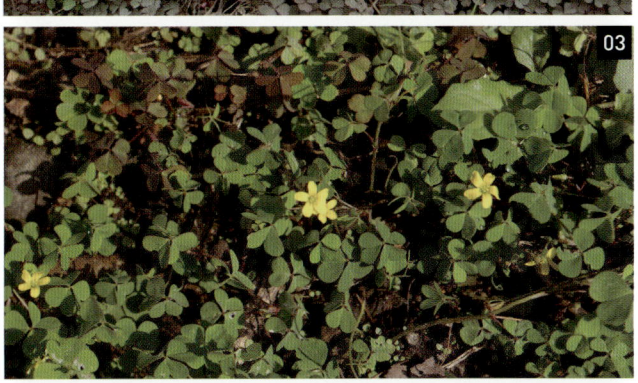

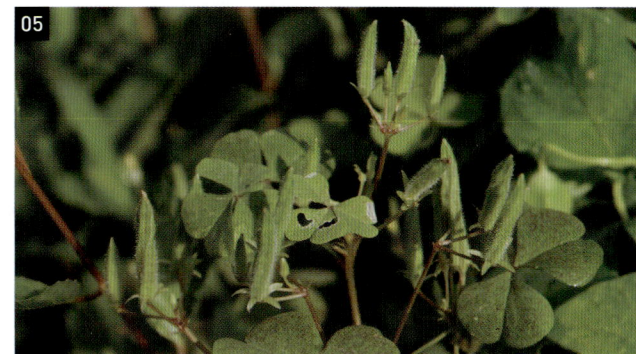

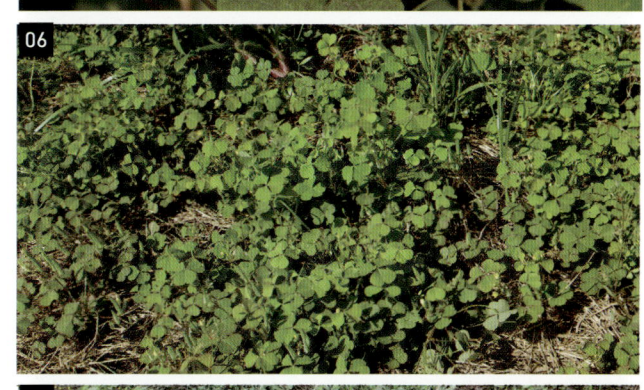

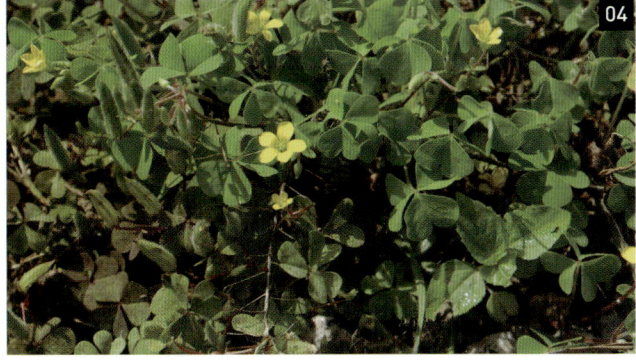

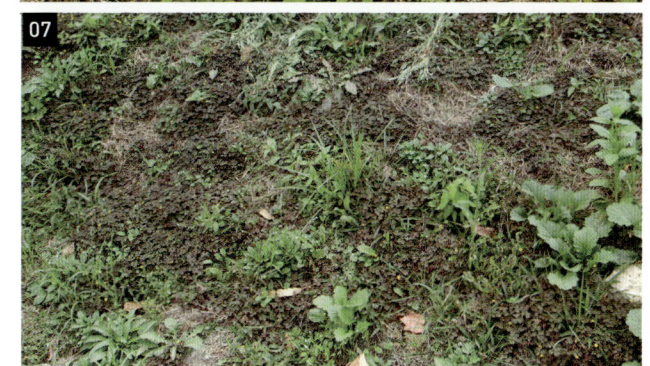

01 심장모양의 잎이 달린다. 7월 9일
02 가을에 잎이 거무스름해진다. 10월 28일
03 꽃 핀 모습. 9월 27일
04 꽃과 풋열매 달린 모습. 7월 9일

05 열매에 흰색 잔털이 있다. 7월 27일
06 작은 군락을 이루어 자라는 모습. 8월 21일
07 군락의 가을 모습. 10월 28일

괭 이 밥

142 구기자나무

Lycium chinense Mill.

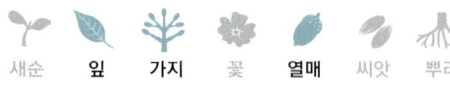

 차가운 약성 | 보양제, 고혈압, 손발저림, 노쇠한 데, 추위나 더위 타는 데, 야맹증 등에 효과

가지과
잎지는 반덩굴성 작은키나무

생약명
구기자(拘杞子)

성분
루틴(모세혈관강화)
단백질(근육강화)
칼슘(뼈강화)
비타민A(시력유지)
비타민B1(에너지대사 관여)
비타민B2(빈혈개선)
비타민C(산화방지)
니코틴산(숙취해소)
지방

특징
독성이 없고 단맛이 있다.

체질
약성이 차가우므로 몸에 열이 많은 열체질인 경우, 덥거나 열이 날 때 복용하면 좋은데, 몸이 찬 체질은 장기간 복용하는 것을 삼간다. 『별록(別錄)』에서는 약성이 조금 차갑다고 기록

서식지
산과 들의 양지바른 곳에서 자란다.

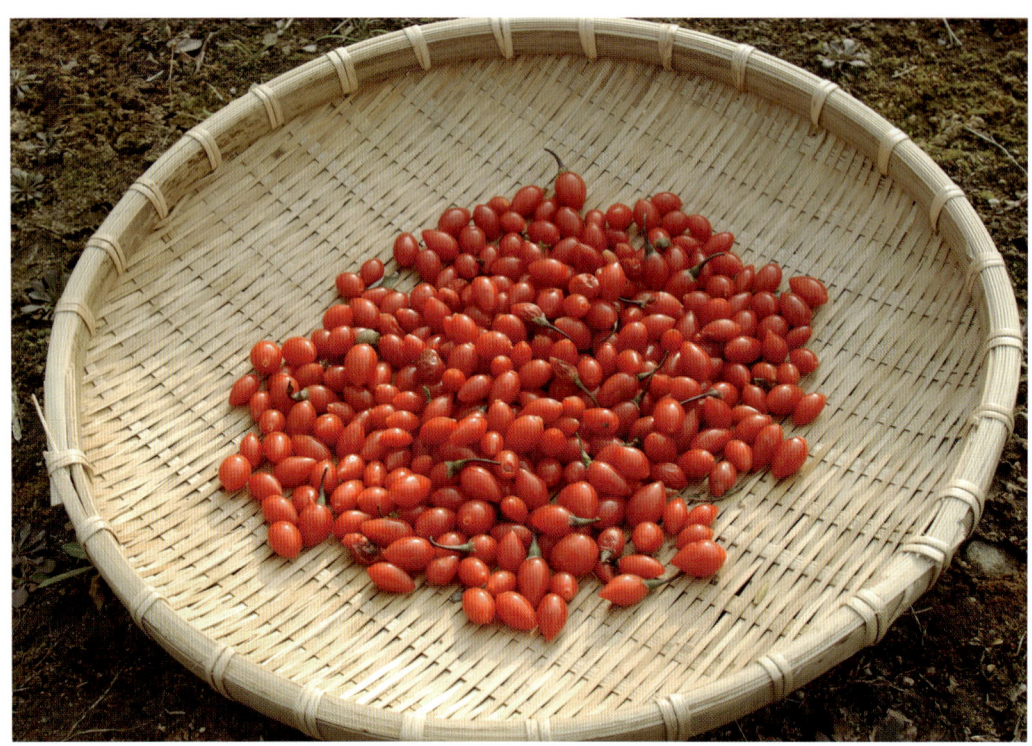

채취한 열매. 10월 28일

걸러낸 열매 효소액.

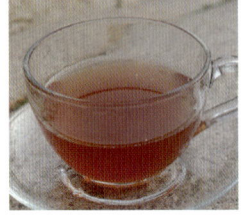

효소액 담그기

- **사용 부위** 잎+가지, 열매 **채취 기간** 3~12월
- **채취 방법** 잎은 어린잎부터 다 자란 잎까지 너무 억세지 않은 것을, 열매는 서리를 맞기 전 잘 익은 것을 골라 싱싱할 때 딴다.
- **채취시 주의사항** 가지에 가시가 있으므로 채취하고 다듬을 때 장갑을 낀다.
- **다듬기** 가지는 담글 때 붕 뜨지 않도록 작두로 작게 썰고, 열매는 약성이 빠져나가지 않도록 물에 빨리 씻어 채반에서 물기를 빼고 사용한다.
- **배합 비율** 잎과 가지는 발효될 때 물이 적게 나오므로 재료 : 설탕의 비율을 1 : 1로 한다. 열매는 물이 많이 나오므로 설탕의 비율을 1 이상으로 늘리고, 발효 중에 설탕이 부족한 듯하면 가끔씩 덧넣는다. 잎이나 열매가 말라 있으면 물 1에 설탕 1로 시럽을 만들어 재료가 푹 잠기게 붓는다.
- **발효와 숙성 기간** 1차 발효는 100일, 2차 발효와 숙성은 100일 이상 한다.
- **완성 상태** 열매에 강한 맛이 없어 발효와 숙성이 잘 되면 담백한 맛이다.
- **복용시 주의사항** 소양인에게 맞는 약초이므로 소양인이 아닌 경우에는 소량씩 복용한다.

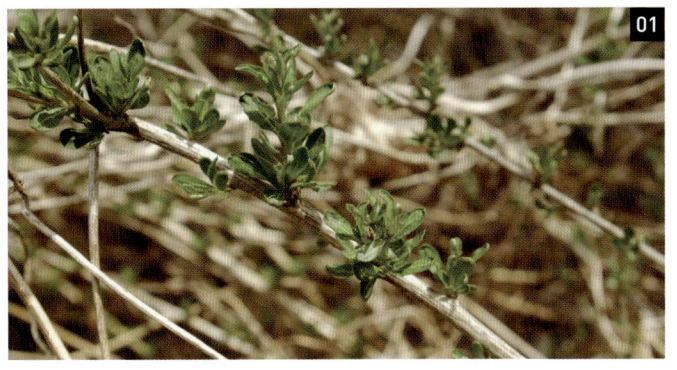

키 2~4m. **잎**은 길이 3~8cm의 긴 타원형이고, 끝이 갸름하거나 뽀족하며, 잎 가장자리가 밋밋하다. 잎자루 길이는 1cm 정도이며, 짧은 가지에는 잎이 뭉쳐서 달리고, 긴 가지에는 어긋나게 달린다. **줄기**는 무더기로 올라와 비스듬히 자라며, 덩굴처럼 이웃 식물에 기대어 자라기도 한다. 가지에 턱잎이 변해 생긴 가시가 있으며, 가지가 땅에 닿으면 뿌리가 나온다. 줄기껍질이 회색빛을 띠며, 고목은 세로로 얕게 갈라진다. **꽃**은 6~9월에 피는데 연보라색을 띠고, 길이 1cm 정도이다. 꽃부리가 5갈래이고, 수술은 5개, 암술은 1개이다. **열매**는 8~10월에 타원형으로 여물며, 길이가 15~25mm이다. 익으면 붉은색이 되고, 겨울에도 열매가 남아 있다.

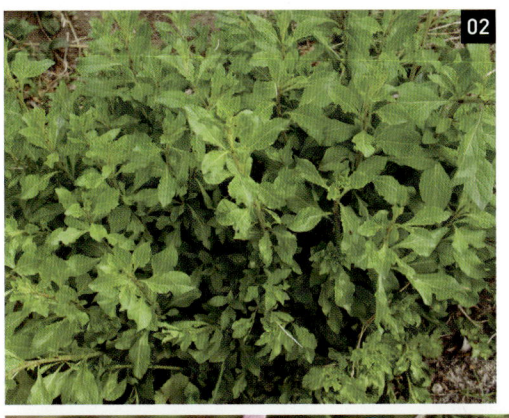
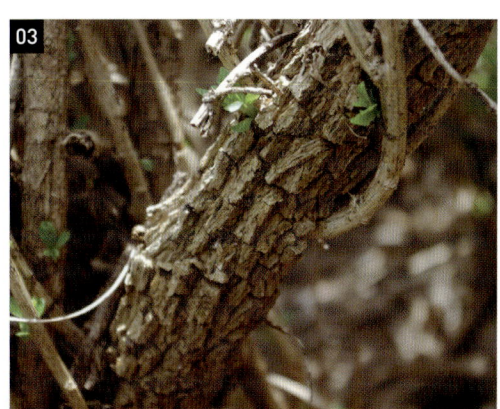

01 어린잎과 가지로도 효소액을 담근다. 4월 1일
02 햇줄기가 올라오는 모습. 4월 21일
03 큰 나무의 줄기껍질. 4월 1일
04 꽃이 피고 지는 모습. 7월 22일
05 열매가 붉게 익는다. 11월 22일
06 열매는 서리 맞기 전에 채취한다. 11월 2일
07 겨울에도 열매가 달려 있다. 12월 28일

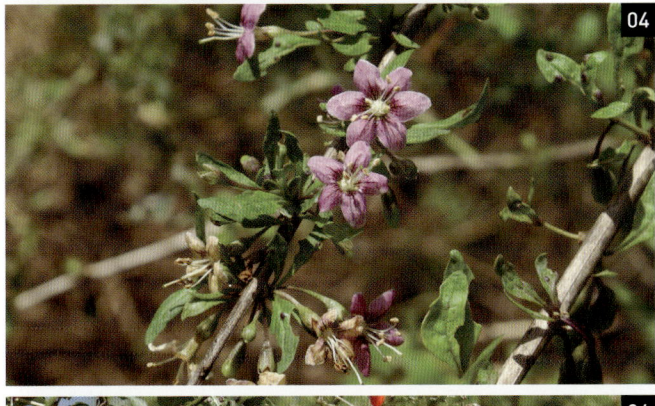
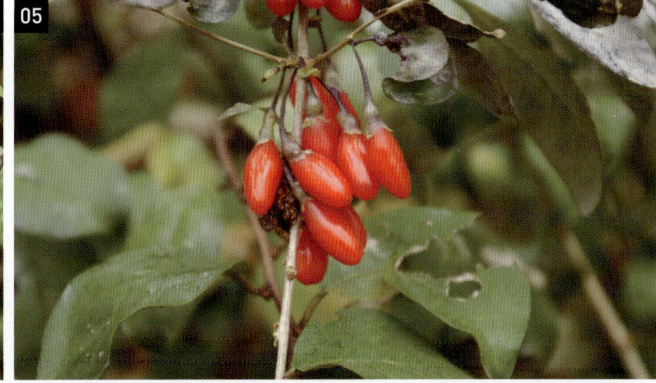
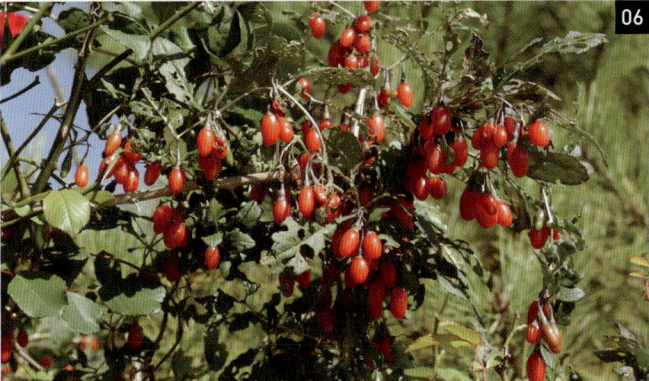
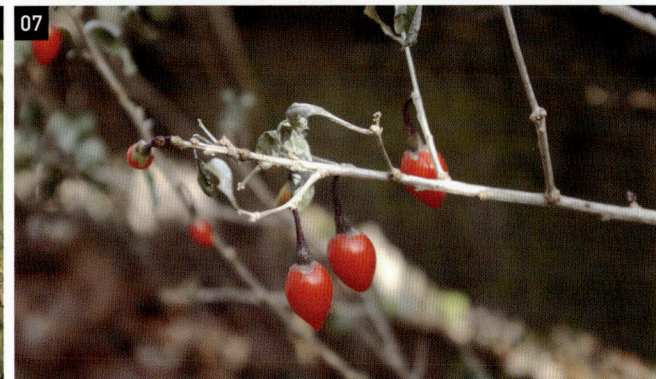

구 기 자 나 무

143 구절초

Chrysanthemum zawadskii var. latilobum

 새순 잎 줄기 꽃 열매 씨앗 뿌리

 서늘한 약성 | 생리불순, 감기, 폐렴, 더위 먹은 데 등에 효과

국화과 / 여러해살이풀

다른 이름
들국화

생약명
구절초(九折草)

성분
루테올린(염증제거)
캄펜(해열과 소염작용)
알칼로이드(염증과 통증완화)
리나린(산화방지)
카페인산(산화방지)
카르본(방향성분)
크리산테민(황색색소)
장뇌(진균억제) / 다당류

특징
독성이 없으며
매운맛과 쓴맛이 있다.

체질
약성이 서늘하므로 열이 많은
열체질인 경우, 덥거나
열이 날 때 복용하면 좋다.

서식지
산속 양지바르거나
반그늘인 곳에 난다.

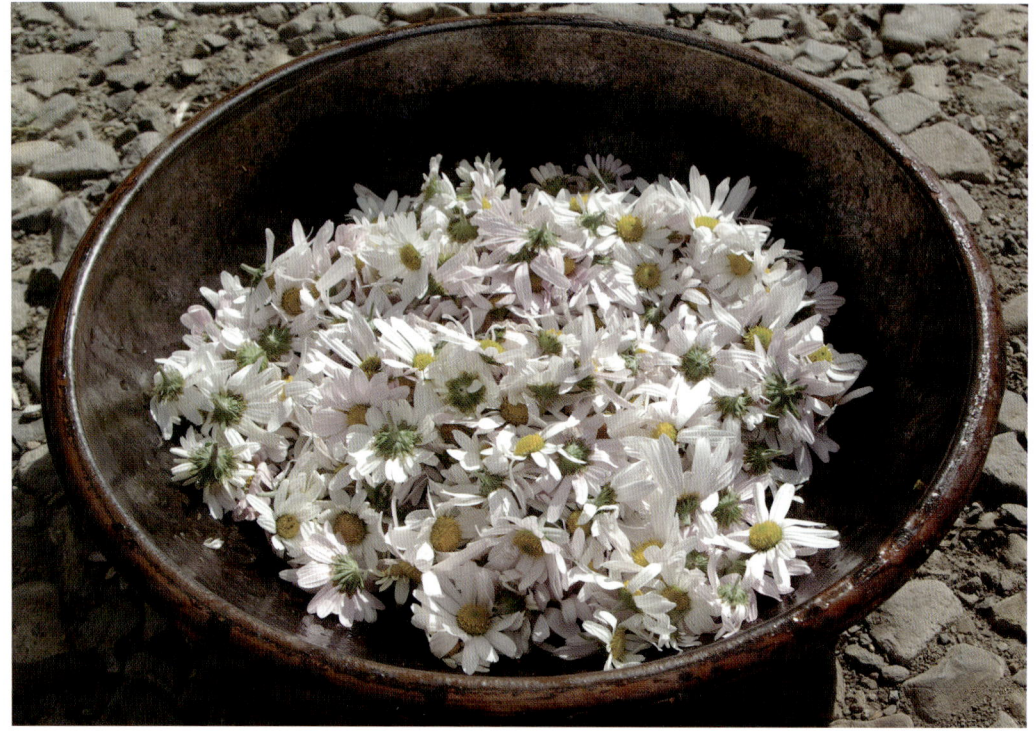

채취한 꽃. 9월 8일

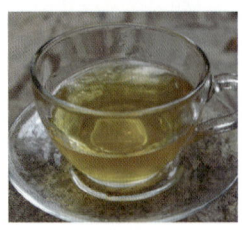

위 꽃으로 효소액 담그는 모습.
아래 걸러낸 꽃 효소액.

효소액 담그기

- **사용 부위** 잎, 잎+줄기, 잎+줄기+꽃, 꽃
- **채취 기간** 3~10월. 음력 9월 9일에 채취한 것이 가장 약효가 좋다.
- **채취 방법** 잎은 어린잎부터 다 자란 잎까지 너무 억세지 않은 것을, 꽃은 꽃봉오리부터 너무 활짝 피지 않은 것을 골라 싱싱할 때 딴다.
- **채취시 주의사항** 열매가 달린 것은 약성이 떨어지므로 좋지 않다.
- **다듬기** 줄기는 담글 때 붕 뜨지 않도록 작게 썬다.
- **배합 비율** 발효될 때 물이 많이 나오지 않으므로 재료 : 설탕의 비율을 1 : 1로 한다. 물 1에 설탕 1로 설탕시럽을 만들어 재료가 푹 잠기게 붓는 방법도 있다.
- **발효와 숙성 기간** 1차 발효는 100일, 2차 발효와 숙성은 100일 이상 한다.
- **복용시 주의사항** 기운을 줄어들게 하므로 오래 복용하지 않는 것이 좋다.

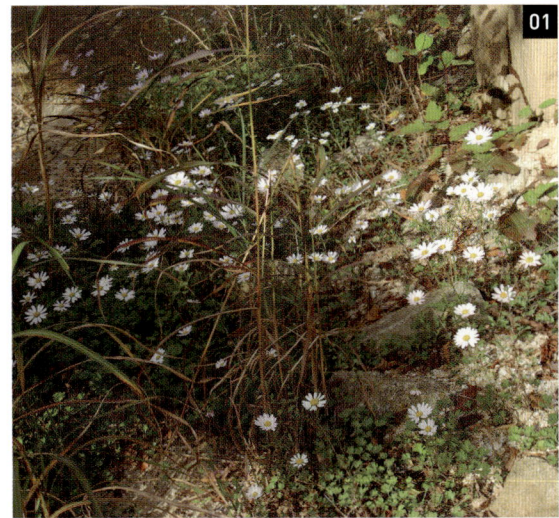

키 50㎝. **잎**은 길이 4~7㎝, 너비 3~5㎝의 달걀모양 또는 넓은 달걀모양이고, 윗부분이 갈라지며, 잎 가장자리에 둔한 톱니가 있다. 뿌리와 줄기 밑동의 잎은 날개처럼 1회 갈라지고, 윗동의 잎은 작다. 잎이 줄기에 어긋나게 달린다. **줄기**는 곧게 올라오고, 흰색 잔털이 있거나 없다. **꽃**은 7~8월에 피는데 흰색을 띠고, 지름이 6~8㎝이며, 향기가 있다. **열매**는 10월에 길이 2㎜ 정도의 긴 타원형으로 여문다. **뿌리줄기**는 옆으로 길게 뻗는다.

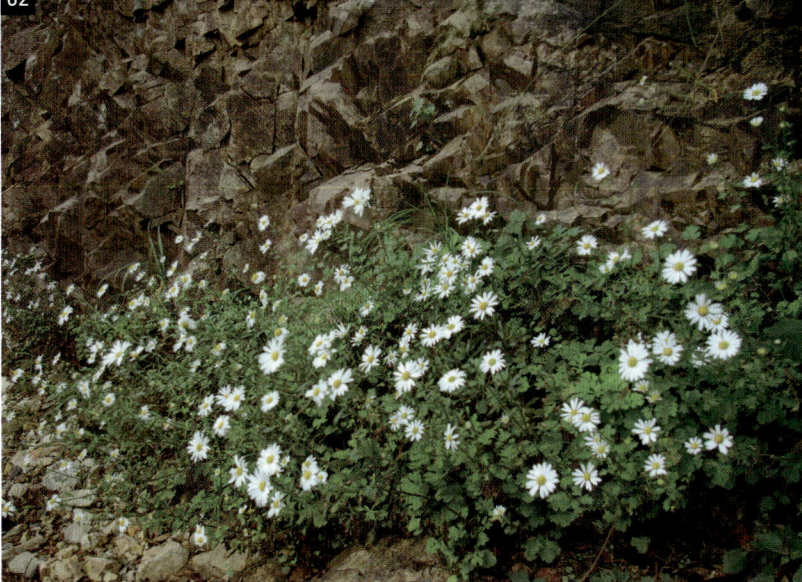

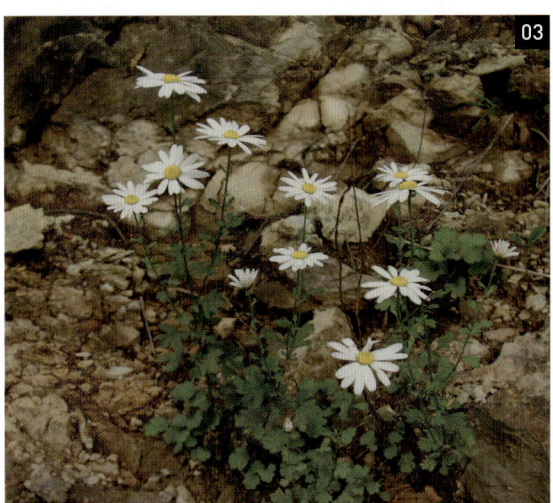

01 군락을 이뤄 자라는 모습. 10월 8일
02 돌이 많은 척박한 곳에서도 잘 자란다. 9월 15일
03 줄기가 곧게 올라온다. 9월 24일
04 꽃이 많이 달리지 않는다. 10월 8일
05 꽃이 너무 활짝 피기 전에 채취한다. 9월 15일

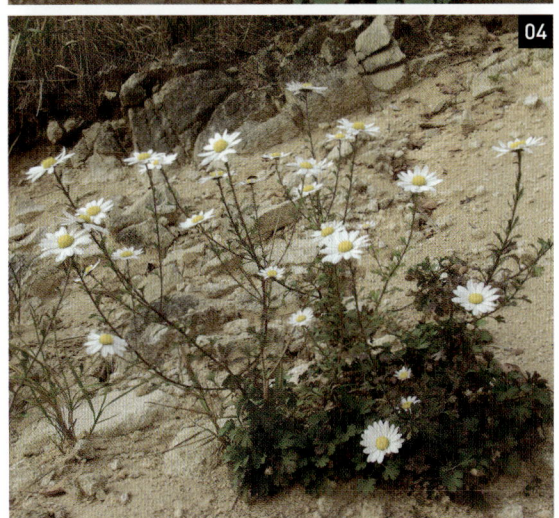

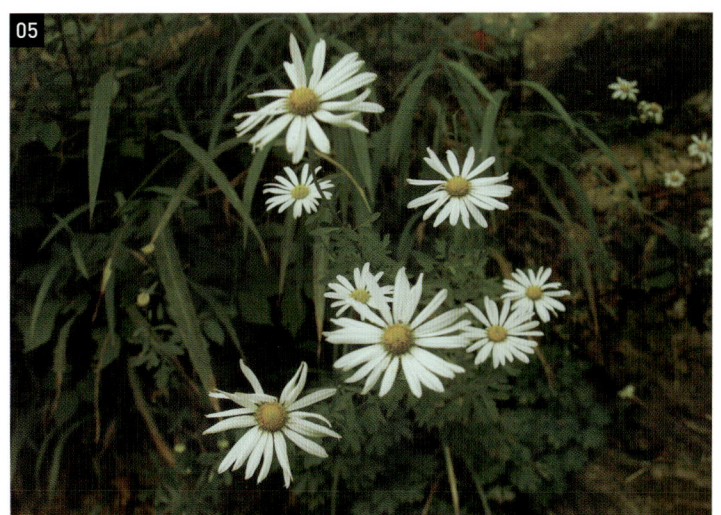

144 기름나물

Peucedanum terebinthaceum Fisch

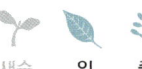
새순　잎　줄기　꽃　열매　씨앗　뿌리

 서늘한 약성 | 임산부기침감기, 천식, 중풍, 신경통, 두통, 어지럼증 등에 효과

미나리과
세해살이풀

다른 이름
참기름나물

생약명
석방풍(石防風)

성분
쿠마린(항혈전제)
타닌(수렴작용)
플라보노이드(산화방지)
정유(방향성분)

특징
독성이 없으며
단맛과 매운맛이 있다.

체질
약성이 서늘하므로
몸에 열이 많은
열체질인 경우,
덥거나 열이 날 때
복용하면 좋다.

서식지
산기슭의 양지바른 곳에
난다.

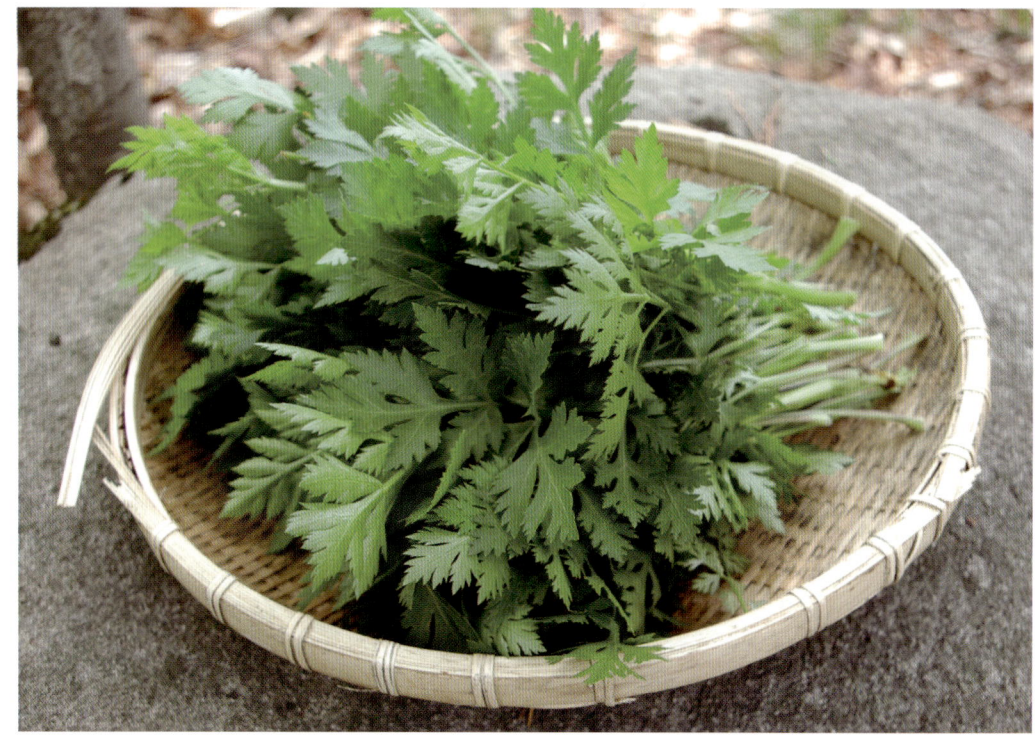

채취한 잎·줄기. 7월 9일

효소액 담그기

- **사용 부위** 잎, 잎+줄기
- **채취 기간** 3~9월
- **채취 방법** 꽃이나 열매가 달리지 않고 너무 억세지 않은 것을 골라 싱싱할 때 딴다.
- **채취시 주의사항** 꽃이나 열매가 달린 것은 약성이 떨어지므로 좋지 않다.
- **다듬기** 줄기는 담글 때 붕 뜨지 않도록 작게 썬다.
- **배합 비율** 발효될 때 물이 많이 나오지 않으므로 재료 : 설탕의 비율을 1 : 1로 한다.
- **발효와 숙성 기간** 1차 발효는 100일, 2차 발효와 숙성은 100일 이상 한다.
- **완성 상태** 잎에 단맛과 매운맛이 있어서 발효와 숙성이 잘 되면 개운한 맛이다.

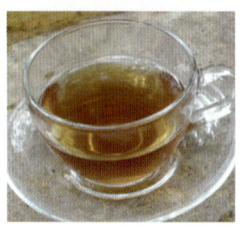

위 잎·줄기로 효소액 담그는 모습.
아래 걸러낸 잎·줄기 효소액.

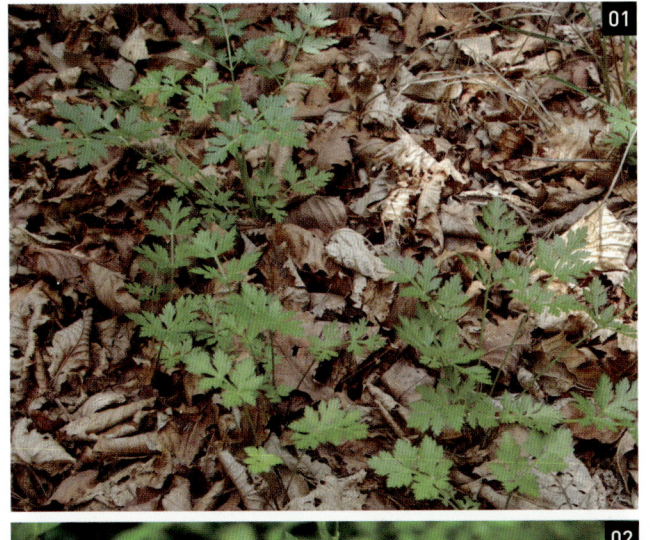

키 30~90cm. **잎**은 3갈래씩 2회 갈라져 깃털모양이 되며, 줄기 윗동의 잎이 작다. 잎 가장자리에 깊게 파인 톱니가 있고, 잎자루는 길이가 5~10cm이다. 잎이 줄기와 가지에 어긋나게 달린다. **줄기**는 곧게 올라오고, 가지가 많이 갈라져 나오며, 줄기껍질에 자줏빛이 돌기도 한다. **꽃**은 7~9월에 피는데 흰색을 띠며, 자잘하게 여러 송이가 겹우산모양으로 뭉쳐서 달린다. **열매**는 10월에 납작한 타원형으로 여물고, 털이 없으며, 길이는 3~4mm이다. **뿌리**는 굵고 길게 뻗는다.

01 잎자루가 길게 올라온다. 7월 9일
02 잎이 깃털처럼 갈라진다. 8월 2일
03 줄기가 자라는 모습. 7월 9일
04 줄기가 길게 올라온 모습. 7월 10일
05 줄기에 자줏빛이 돌기도 한다. 8월 15일
06 꽃과 줄기 윗동의 퇴화된 잎. 8월 11일
07 열매가 익어가는 모습. 10월 10일

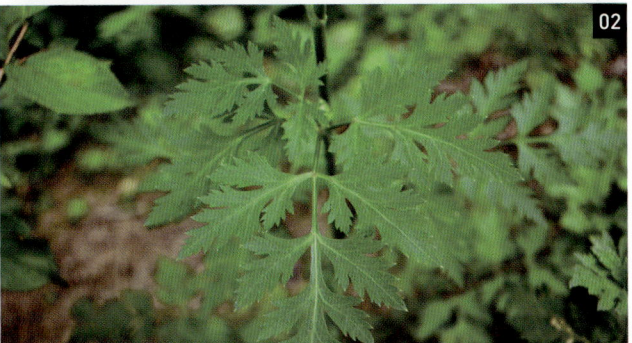

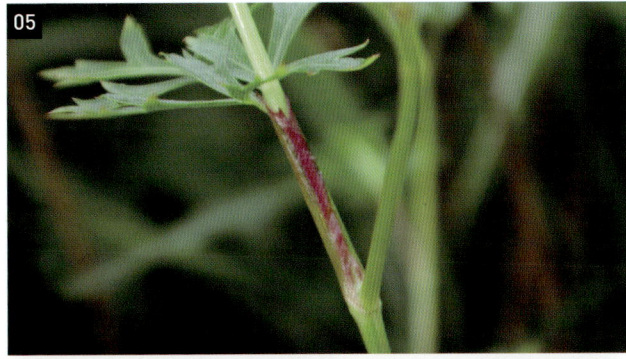

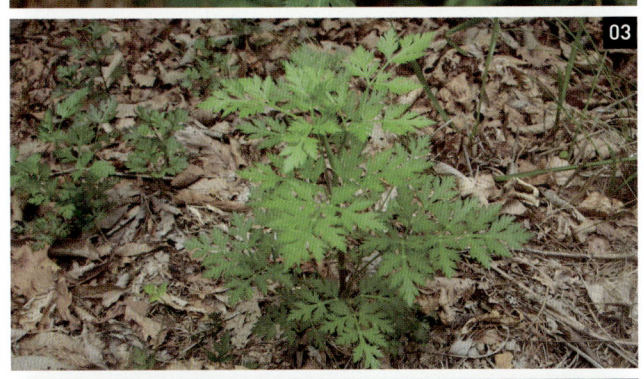

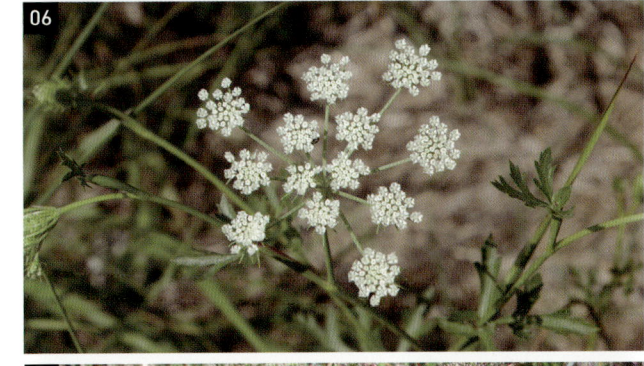

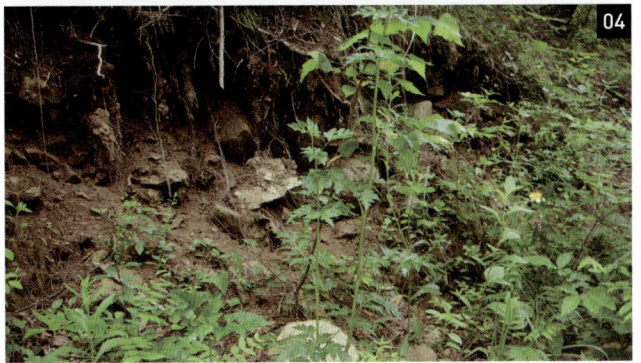

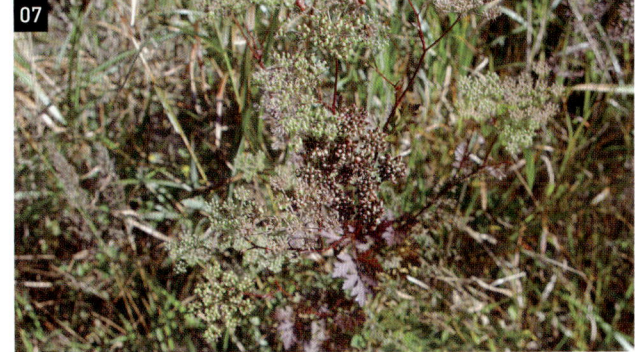

기름나물

145 긴병꽃풀

Glechoma grandis (A. Gray) Kuprian.

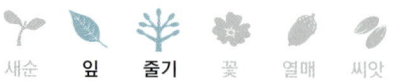

 약간 차가운 약성 | 기침감기, 두통, 비뇨기염증, 피부염, 비만 등에 효과

꿀풀과 / 여러해살이풀

생약명
연전초(連錢草)

성분
콜린(숙취해소)
피노캄펜(다량복용시 경련)
리모넨(염증제거)
시네올(해열과 진정)
리날로올
(혈중콜레스테롤 저하)
베타 시스테롤(종양억제)
팔미트산(담즙분비촉진)
우르솔산(비만억제)

특징
독성이 없으며
쓴맛과 매운맛이 있다.

체질
약성이 약간 차가우므로
열이 많은 열체질인 경우,
덥거나 열이 날 때
복용하면 좋다.

서식지
산과 들의 양지바른
습지에 난다.

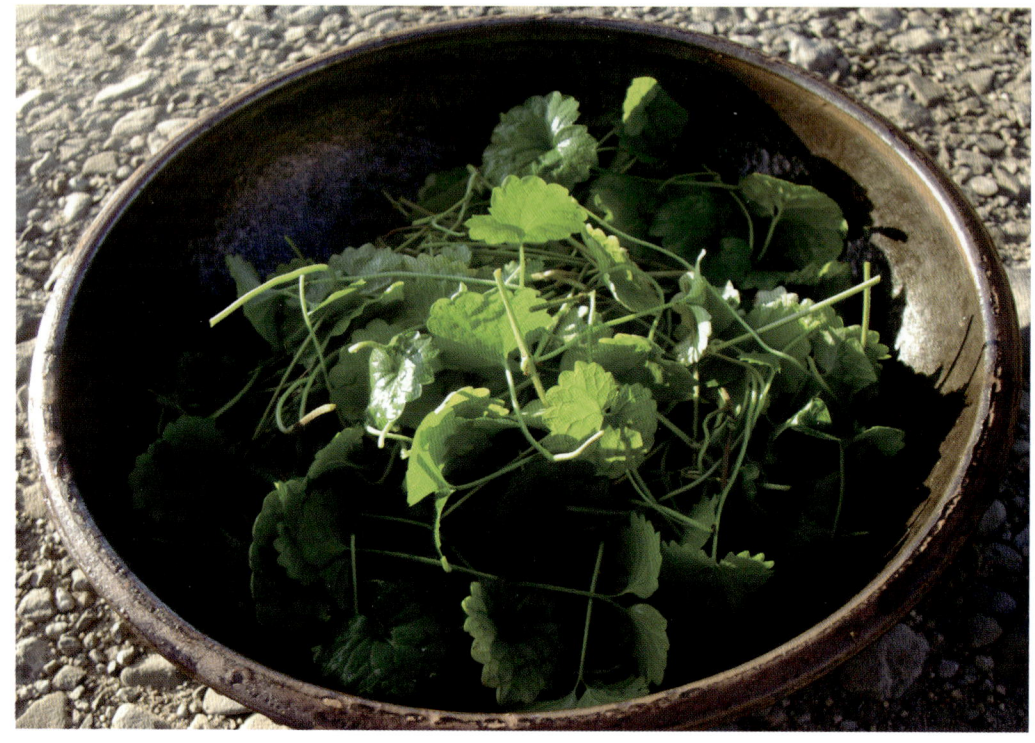

채취한 잎·줄기. 7월 30일

효소액 담그기

- **사용 부위** 잎, 잎+줄기
- **채취 기간** 3~9월
- **채취 방법** 꽃이나 열매가 달리지 않고 너무 억세지 않은 것을 골라 싱싱할 때 딴다.
- **채취시 주의사항** 크기가 작으므로 조금만 채취하고, 나머지 개체와 뿌리는 자연에 남겨둔다.
- **배합 비율** 발효될 때 물이 적게 나오므로 재료 : 설탕의 비율을 1 : 1로 한다.
- **발효와 숙성 기간** 1차 발효는 100일, 2차 발효와 숙성은 100일 이상 한다.
- **완성 상태** 방향 성분이 들어 있어서 발효와 숙성이 잘 되면 향긋한 맛이다.
- **복용시 주의사항** 수산이 들어 있어 너무 많이 먹으면 신장에 결석이 생길 수도 있으므로 소량 복용하는 것이 좋다.

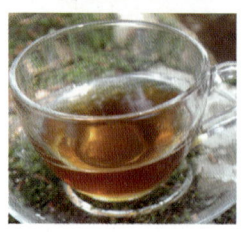

위 잎·줄기로 효소액 담그는 모습.
아래 걸러낸 잎·줄기 효소액.

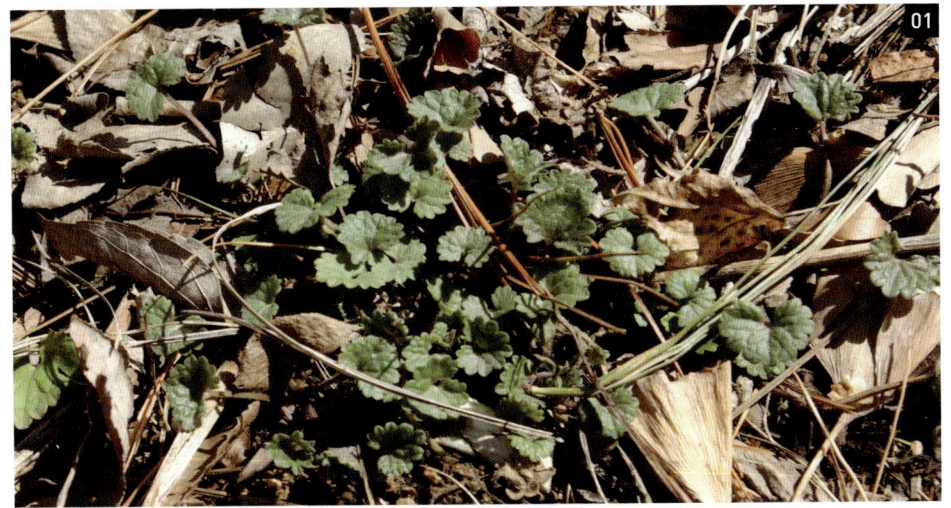

키 5~25cm. **잎**은 길이 1.5~3.5cm, 너비 2~3cm의 둥근 콩팥모양이다. 잎 가장자리에 무딘 톱니가 있고, 잎자루에 잔털이 있다. 잎이 줄기에 마주 달린다. **줄기**는 잔털이 있고 곧게 올라오며, 꽃이 지면 옆으로 누워 길게 뻗는다. **꽃**은 4~5월에 피는데 길이 15~25mm이며, 연한 자주색을 띠고, 안쪽에 짙은 보라색 얼룩이 있다. 꽃부리가 입술모양으로 갈라지며, 수술이 4개인데 그 중 2개가 길다. 꽃받침에는 잔털이 있다. **열매**는 6월에 여물며, 씨앗이 타원형이고 길이 1.8mm 정도이다.

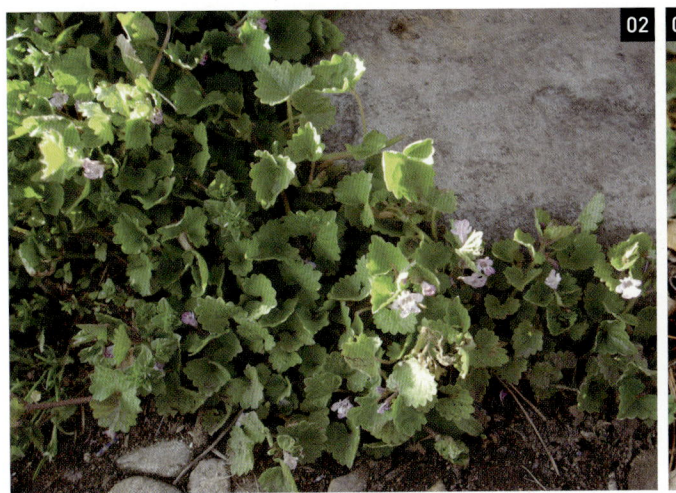
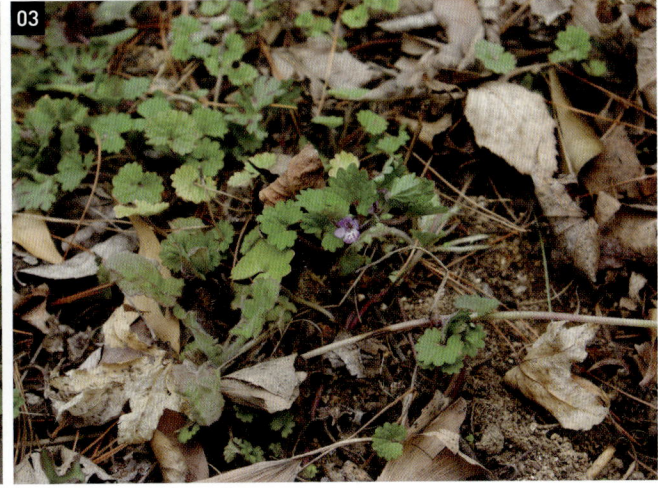

01 잎 크기가 아주 작다. 3월 27일
02 아주 작은 꽃이 달린다. 4월 17일
03 꽃이 지면 줄기가 쓰러져 자란다. 4월 9일
04 습한 곳에 난다. 7월 30일

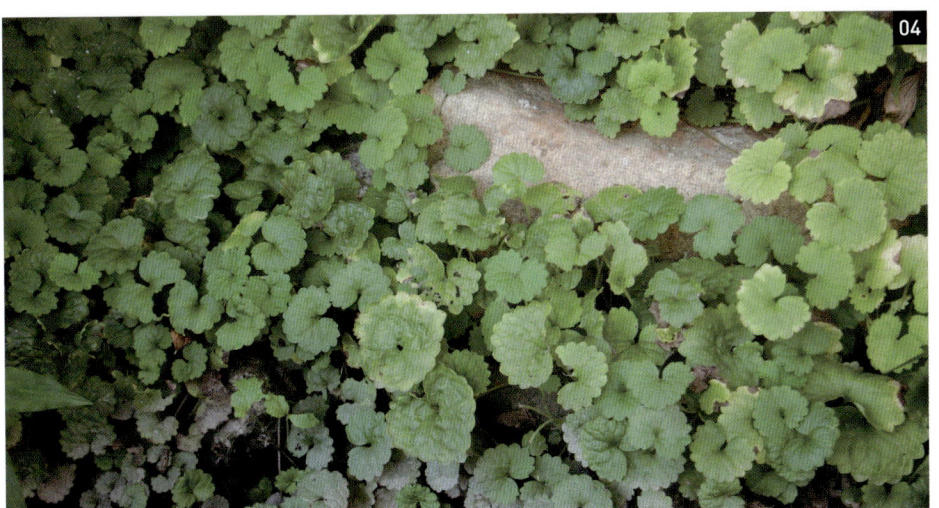

긴병꽃풀

146 까실쑥부쟁이

Aster ageratoides Turcz. var. ageratoides

새순 잎 가지 꽃 열매 씨앗 뿌리

 서늘한 약성 | 종기, 뾰루지, 편도선염, 기관지염, 간염, 비뇨기감염, 열감기 등에 효과

국화과 / 여러해살이풀

다른 이름
껄끔취

생약명
산백국(山白菊)

성분
사포닌(면역력강화)
캠페롤(산화방지)
케르세틴(알러지예방)
아미노산(근육강화)
플라보노이드(산화방지)
타닌(수렴작용)
단백질(근육강화)

특징
독성이 없으며
쓴맛과 매운맛이 있다.

체질
약성이 서늘하므로 몸에 열이 많은 열체질인 경우, 덥거나 열이 날 때 복용하면 좋다.

서식지
산과 들의 양지바른 곳에 난다.

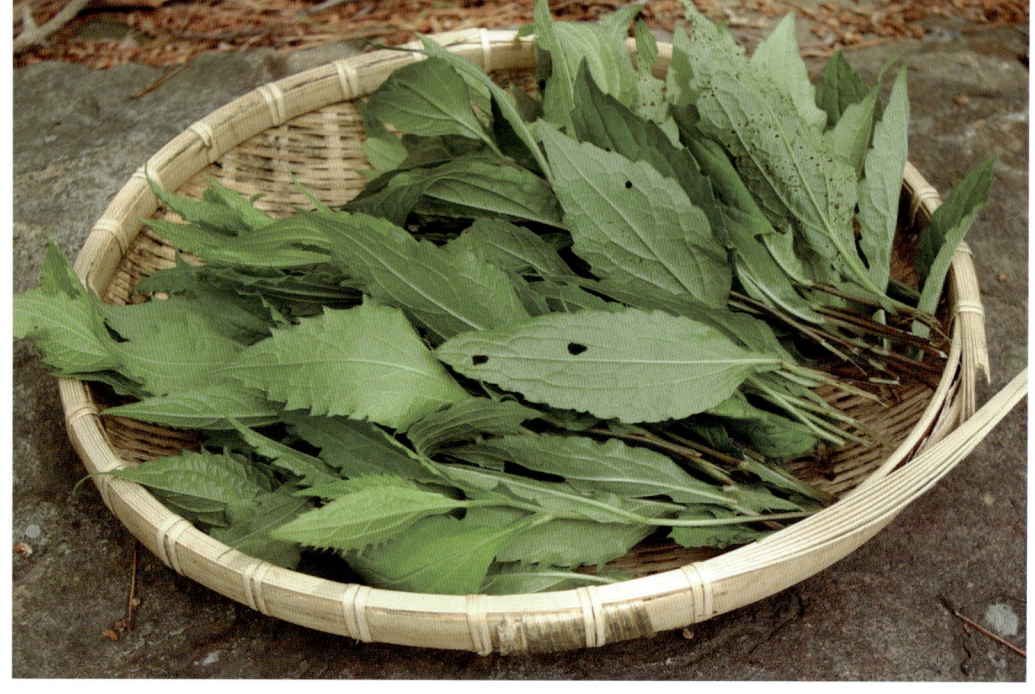

채취한 잎. 7월 9일

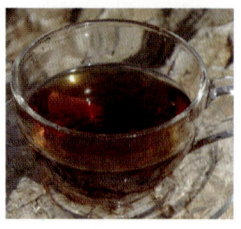

위 잎으로 효소액 담그는 모습.
아래 걸러낸 잎 효소액.

효소액 담그기

- **사용 부위** 잎, 잎+가지
- **채취 기간** 3~10월
- **채취 방법** 꽃이나 열매가 달리지 않고 너무 억세지 않은 것을 골라 싱싱할 때 딴다.
- **채취시 주의사항** 흔치 않은 약초이므로 조금만 채취하고, 나머지 개체와 줄기는 자연에 남겨두는 것이 바람직하다.
- **배합 비율** 발효될 때 물이 많이 나오지 않으므로 재료 : 설탕의 비율을 1 : 1로 한다.
- **발효와 숙성 기간** 1차 발효는 100일, 2차 발효와 숙성은 100일 이상 한다.
- **완성 상태** 잎에 쓴맛과 매운맛이 있어서 발효와 숙성이 잘 되면 개운한 맛이다.

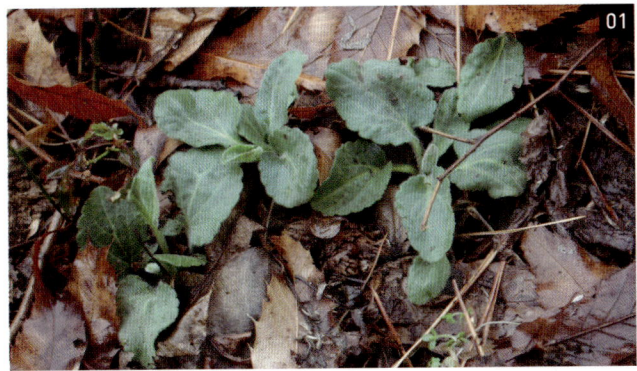

키 1m. **잎**은 넓고 긴 타원형으로 길이 10~14cm, 너비 3~6cm인데, 윗동의 잎은 길이가 5mm까지 작은 것도 있다. 끝이 뾰족하고, 잎 가장자리에 드물게 톱니가 있으며, 어릴 때 잔털이 많고, 잎 앞면이 거칠다. 잎이 줄기와 가지에 어긋나게 달린다. **줄기**는 무더기로 올라오고 곧게 자라며, 윗동에서 가지가 조금 갈라져 나온다. 줄기에 세로로 홈이 있고, 붉은빛이 돌기도 한다. 줄기가 거칠며, 잔털이 있거나 없다. **꽃**은 8~10월에 피는데 꽃봉오리는 연보라색을 띠고, 꽃은 흰보라색을 띤다. 지름 2cm 정도이고, 여러 송이가 우산모양으로 뭉쳐서 달린다. **열매**는 9~11월에 여물며, 씨앗은 달걀모양이고 길이가 2mm 정도이다. 씨앗에 흰갈색 갓털이 있으며 바람에 날려간다. **뿌리줄기**는 옆으로 뻗으며, 잔뿌리가 많다.

01 어린잎은 잔털이 있다. 3월 6일
02 어린 줄기는 붉고 잔털이 있다. 4월 12일
03 잎이 무성한 모습. 7월 9일
04 잎과 줄기가 거칠다. 9월 14일

05 꽃이 피기 전에 채취한다. 10월 18일
06 흰색에 가까운 흰보라색 꽃이 핀다. 10월 10일
07 씨앗에 갓털이 있다. 1월 12일

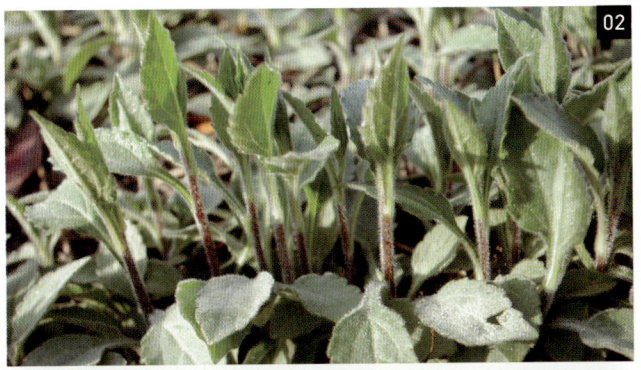

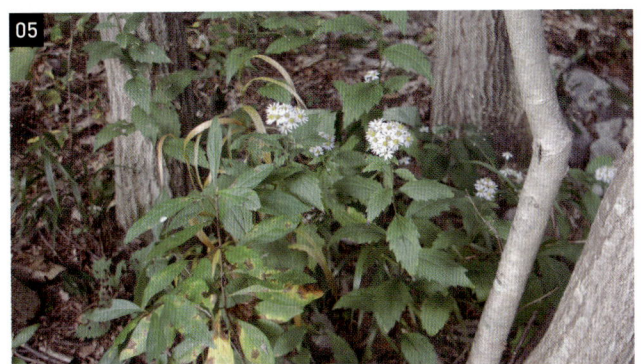

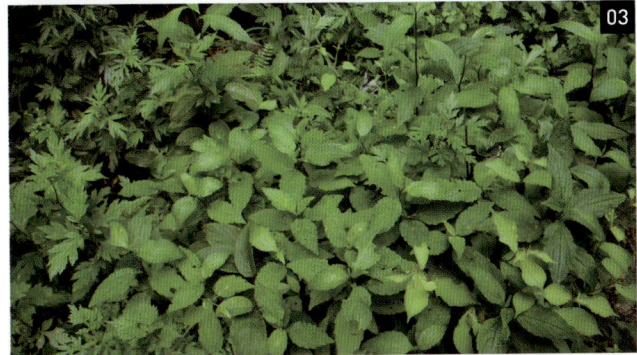

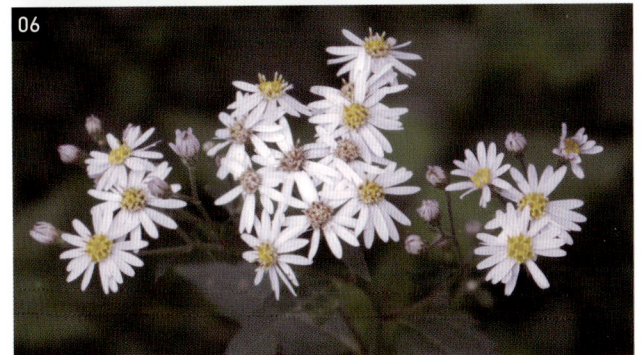

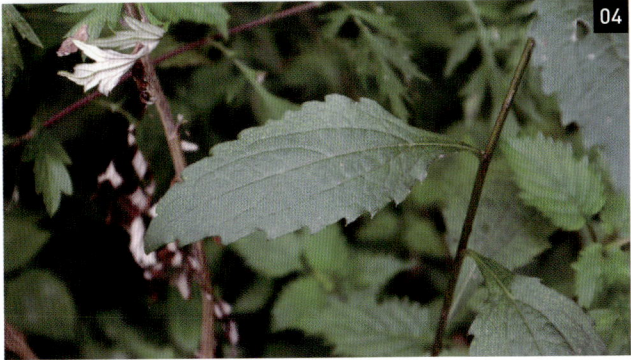

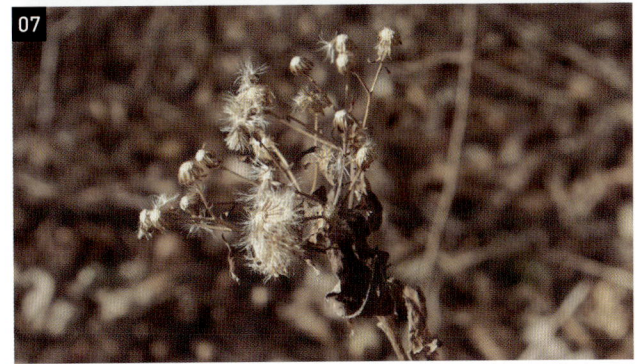

까실쑥부쟁이

147 까치고들빼기

Youngia chelidoniifolia (Makino) Pak & Kawano

차가운 약성 | 중풍예방, 땀 내는 데, 이뇨 등에 효과

 새순 잎 가지 꽃 열매 씨앗 뿌리

국화과
한두해살이풀

생약명
백굴채엽고매채
(白屈菜葉苦買菜)

특징
독성이 없고 쓴맛이 있다.

체질
약성이 차가우므로
몸에 열이 많은
열체질인 경우,
덥거나 열이 날 때
복용하면 좋은데,
몸이 찬 체질은 장기간
복용하는 것을 삼간다.

서식지
산속 비탈진 곳이나
숲 가장자리, 계곡가에 난다.

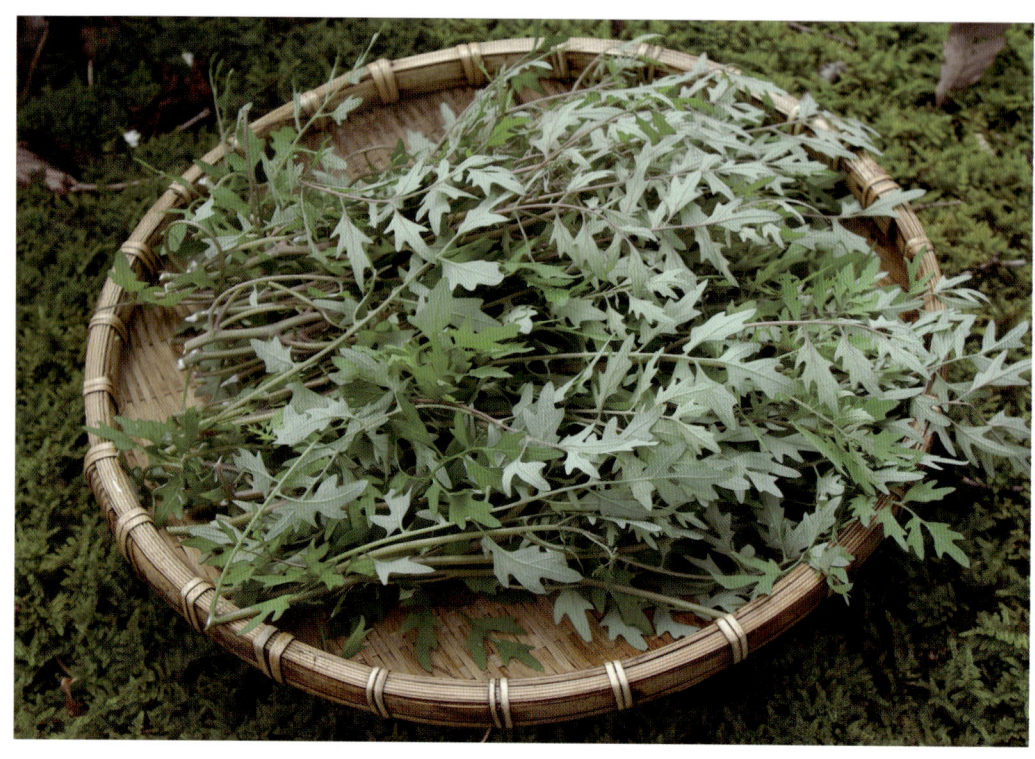

채취한 잎·가지. 8월 18일

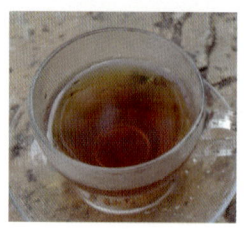

위 잎·가지로 효소액 담그는 모습.
아래 걸러낸 잎·가지 효소액.

효소액 담그기

- **사용 부위** 잎, 잎+가지
- **채취 기간** 3~10월
- **채취 방법** 꽃이나 열매가 달리지 않은 것을 골라 싱싱할 때 딴다. 뿌리까지 채취할 때는 잘 여문 것을 고른다.
- **채취시 주의사항** 꽃이 핀 것은 쓴맛이 더 강해서 좋지 않다. 크기가 작으므로 조금만 채취하고, 나머지 개체와 뿌리는 자연에 남겨둔다.
- **배합 비율** 발효될 때 물이 많이 나오지 않으므로 재료 : 설탕의 비율을 1 : 1로 한다.
- **발효와 숙성 기간** 1차 발효는 100일, 2차 발효와 숙성은 100일 이상 한다.
- **완성 상태** 잎에 유액이 들어 있어 효소액이 조금 불투명하다.

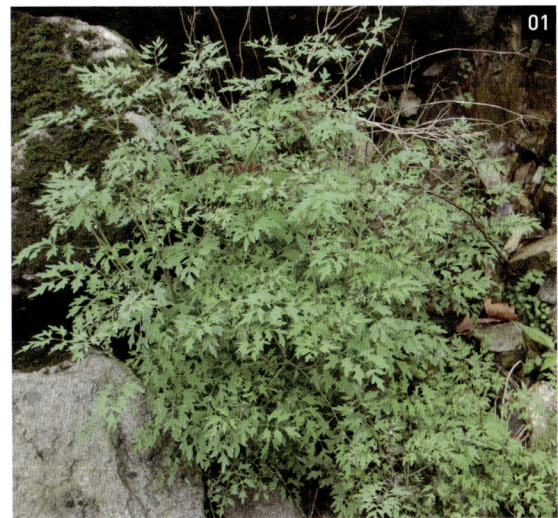

키 30~70㎝. **잎**은 길이 1~2㎝의 긴 타원형이고, 깃털처럼 불규칙하게 3~6쌍으로 갈라진다. 잎 가장자리에 톱니가 드문드문 있고, 뒷면은 조금 희끗하다. 잎자루가 있는데, 줄기 윗동의 잎은 잎자루가 짧다. **줄기**는 곧거나 비스듬히 올라오고 밑동에서 가지가 갈라져 나오는데, 가늘고 연하며, 밑동이 붉은자줏빛을 띤다. 줄기와 잎을 자르면 흰색 유액이 나온다. **꽃**은 9~10월에 피는데 노란색을 띠고, 지름 1㎝ 정도이며, 여러 송이가 우산모양으로 뭉쳐서 달린다. 꽃잎처럼 보이는 혀꽃이 5개 있다. **열매**는 10월에 여무는데, 씨앗은 양 끝이 뾰족한 원기둥모양이고 길이가 3.5~4㎜이다. 씨앗에 흰색 갓털이 있으며 바람에 날려간다. **뿌리**는 옆으로 뻗으며, 굵고 길다.

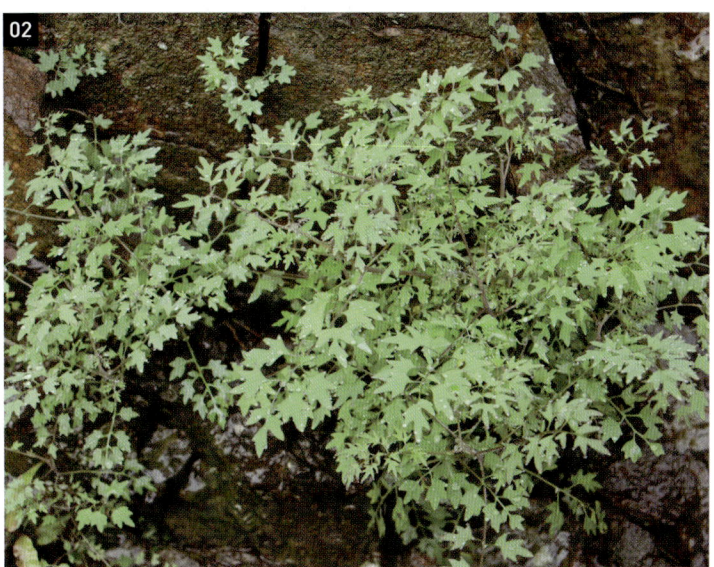

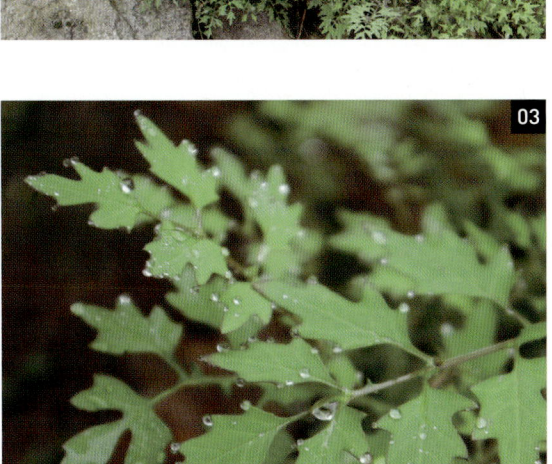

01 잎 크기가 자잘하다. 8월 18일
02 계곡가에서도 볼 수 있다. 8월 18일
03 잎이 갈라져 깃털 같다. 8월 18일
04 꽃이 많이 달리지 않는다. 9월 24일
05 꽃도 크기가 작다. 9월 24일

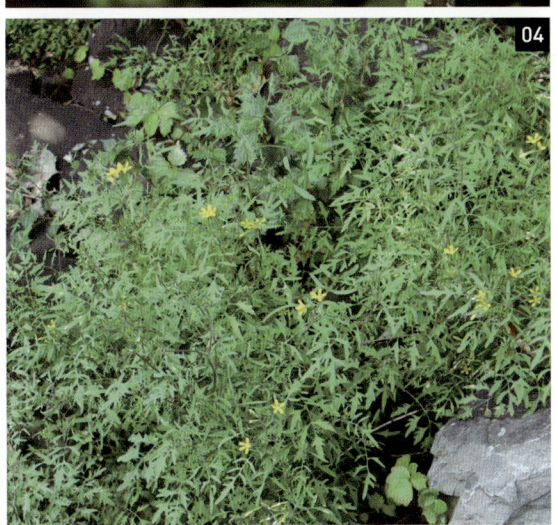

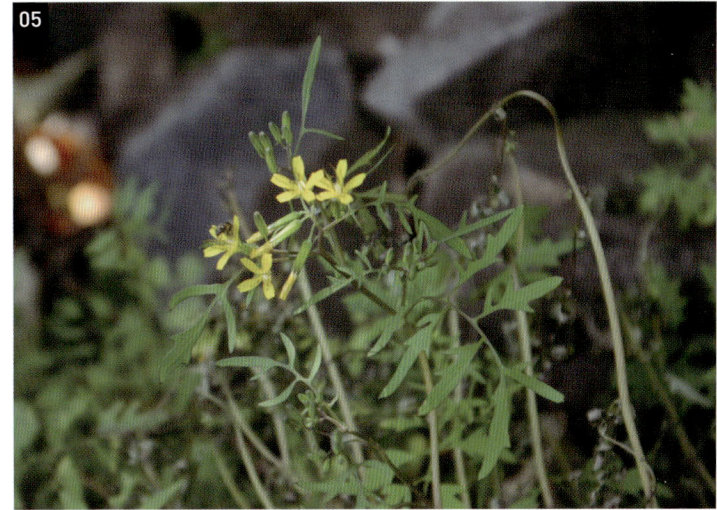

까치고들빼기

148 꼭두서니
Rubia akane Nakai

새순 잎 줄기 꽃 열매 씨앗 뿌리

❄ **차가운 약성** | 생리불순, 기관지염, 관절염, 신장결석, 황달 등에 효과

꼭두서니과
덩굴성 여러해살이풀

다른 이름
가삼자리

생약명
천초(茜草)

성분
루베리트린산(결석용해작용)
알리자린(종양억제)
푸르푸린(보라색 색소성분)

특징
뿌리에 독성이 조금 있으며
쓴맛이 있다.

체질
약성이 차가우므로
열이 많은 열체질인 경우,
덥거나 열이 날 때
복용하면 좋은데,
몸이 찬 체질은 장기간
복용하는 것을 삼간다.
『별록(別錄)』에서는
독성이 없다고 기록

서식지
낮은 산과 들의 수풀에 난다.

채취한 잎·줄기. 6월 18일

효소액 담그기

- **사용 부위** 잎+줄기
- **채취 기간** 3~10월
- **채취 방법** 열매가 달리지 않고 너무 억세지 않은 것을 골라 싱싱할 때 딴다.
- **채취시 주의사항** 줄기에 가시가 있으므로 채취하고 다듬을 때 장갑을 낀다.
- **다듬기** 줄기는 담글 때 붕 뜨지 않도록 작게 썬다.
- **배합 비율** 발효될 때 물이 많이 나오지 않으므로 재료 : 설탕의 비율을 1 : 1로 한다.
- **발효와 숙성 기간** 1차 발효는 100일, 2차 발효와 숙성은 100일 이상 한다.
- **복용시 주의사항** 몸속의 단단한 것을 무르게 하는 성질이 있으므로 위장이 약하고 설사를 자주 하는 사람은 먹지 않는 것이 좋다.

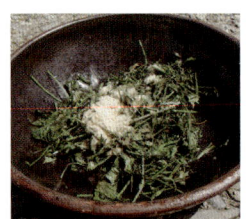
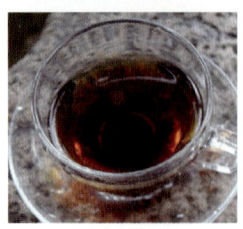

위 잎·줄기로 효소액 담그는 모습.
아래 걸러낸 잎·줄기 효소액.

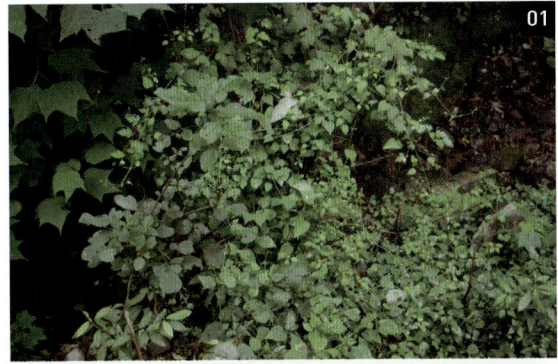
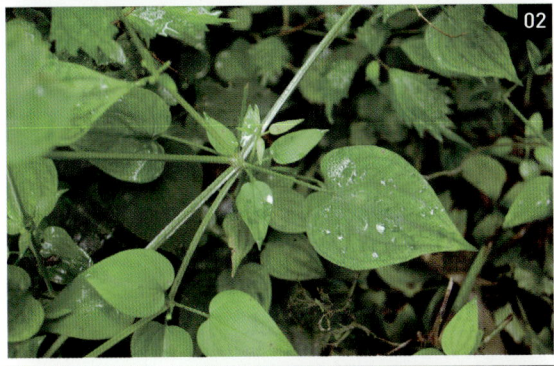
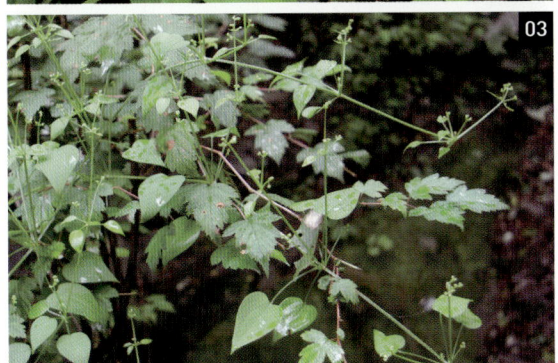

키 1~2m. **잎**은 길이 3~7cm, 너비 1~4cm의 긴 심장모양이고, 끝이 뾰족하다. 잎이 줄기와 가지에 십자(+)모양으로 4장씩 달리는데, 그 중 2장은 턱잎이다. 잎 가장자리는 밋밋하다. **줄기**는 이웃 식물에 기대어 자라며, 가지가 갈라져 나온다. 줄기에 모가 나 있고, 잔가시가 있다. **꽃**은 7~8월에 피는데 노란색을 띠고, 지름이 3.5~4mm이며, 꽃부리가 5갈래로 갈라진다. 수술은 5개이다. **열매**는 9~10월에 둥글게 여물며, 2개씩 붙어서 달린다. 익으면 붉은갈색에서 검은색이 된다. **뿌리**는 굵고 수염뿌리가 있다.

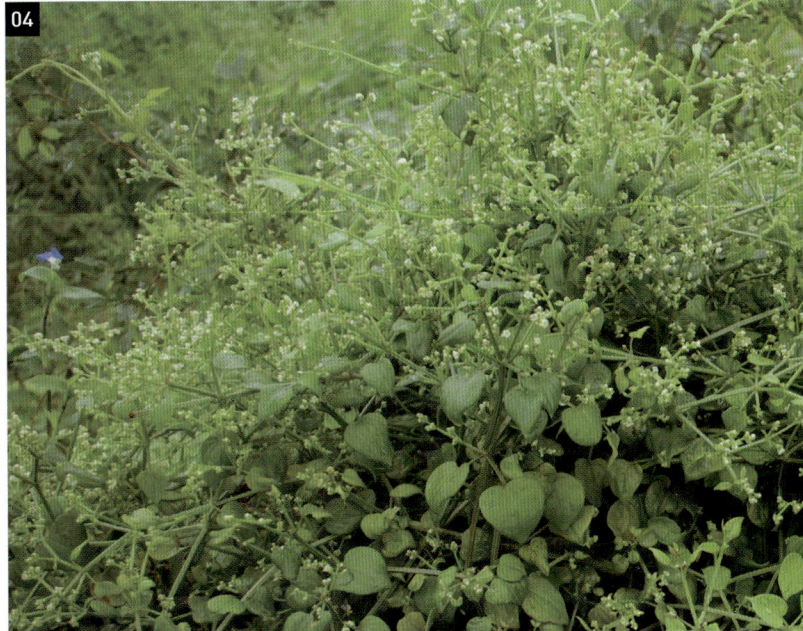

01 덩굴이 무성한 모습. 8월 18일
02 잎이 4장씩 달린다. 8월 18일
03 꽃봉오리 올라온 모습. 8월 18일
04 꽃이 아주 작게 달린다. 8월 22일
05 열매가 달리기 전에 채취한다. 10월 5일
06 열매가 검게 익는다. 10월 20일

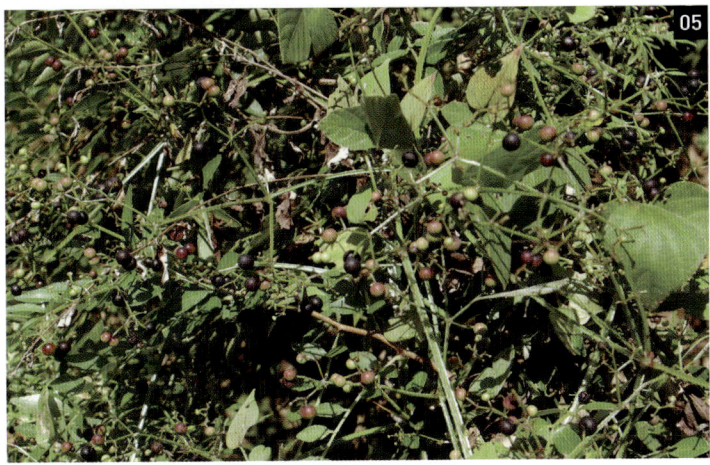
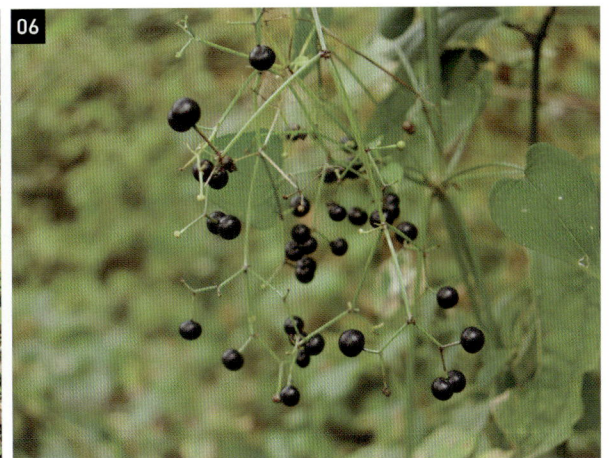

꼭두서니

149 꽃다지

Draba nemorosa L. for. *nemorosa*

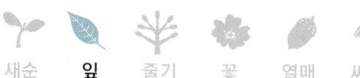

서늘한 약성 | 천식, 폐결핵, 기침, 가래, 붓기, 숨가쁨, 황달 등에 효과

십자화과
두해살이풀

다른 이름
코딱지나물

생약명
정력(葶藶)

성분
단백질(근육강화)
칼슘(뼈강화)
비타민A(시력유지)
철분(빈혈개선)
시날빈(매운맛성분)
지방유 / 당류

특징
독성이 없고 매운맛이 있다.

체질
약성이 서늘하므로 몸에 열이 많은 열체질인 경우, 덥거나 열이 날 때 복용하면 좋다.

서식지
산과 들의 양지바르고 촉촉한 곳에 난다.

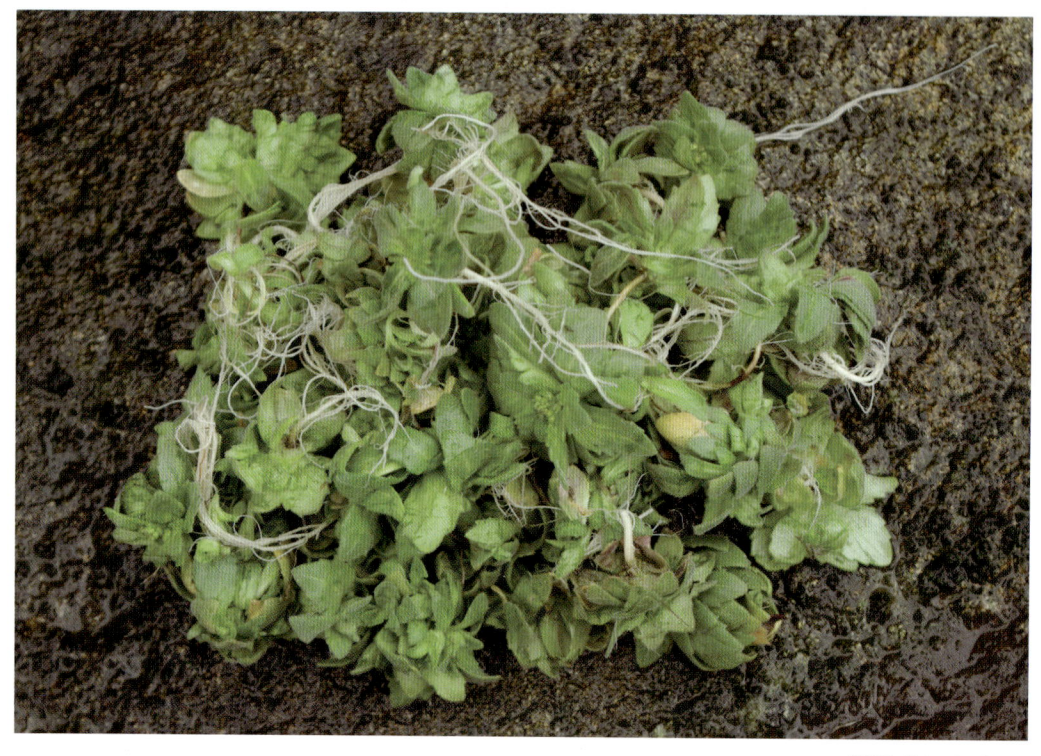

채취한 잎·뿌리. 3월 2일

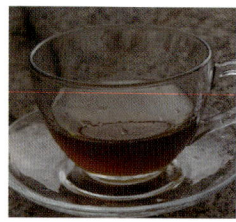

걸러낸 잎·뿌리 효소액.

효소액 담그기

- **사용 부위** 잎, 잎+뿌리
- **채취 기간** 3~8월
- **채취 방법** 꽃이나 열매가 달리지 않고 너무 억세지 않은 것을 골라 싱싱할 때 딴다.
- **채취시 주의사항** 흔치 않은 약초이므로 조금만 채취하고, 나머지 개체와 뿌리는 자연에 남겨둔다.
- **배합 비율** 발효될 때 물이 많이 나오지 않으므로 재료 : 설탕의 비율을 1 : 1로 한다.
- **발효와 숙성 기간** 1차 발효는 100일, 2차 발효와 숙성은 100일 이상 한다.
- **완성 상태** 매운맛 성분이 들어 있어 발효와 숙성이 잘 되면 개운한 맛이다.
- **복용시 주의사항** 기운을 내려주는 약초이므로 찬바람을 쐬어 기침하는 사람, 음기가 부족하여 몸이 부은 사람은 먹지 않는 것이 좋다.

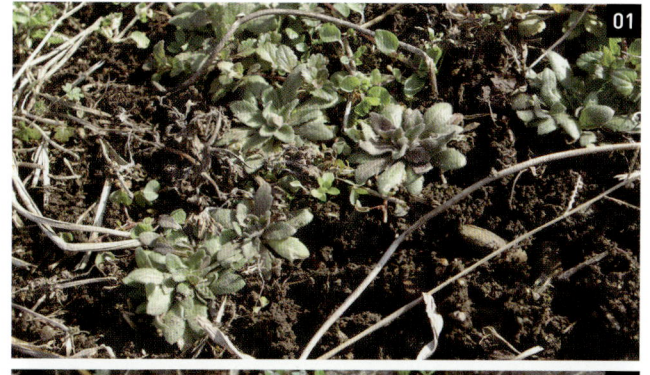

키 20㎝. **잎**은 길이 1~3㎝, 너비 8~15㎜의 긴 타원형이고, 끝이 갸름하다. 잎 가장자리에는 드물게 무딘 톱니가 있고, 잎 앞뒷면에 잔털이 있으며, 어린잎은 자줏빛이 돈다. 뿌리 잎은 뭉쳐서 나고, 줄기 잎은 어긋나게 달린다. **줄기**는 곧게 올라오고 가늘며, 가지가 갈라져 나온다. 밑동은 어두운 자줏빛을 띠며, 잔털이 있다. **꽃**은 4~6월에 피는데 노란색을 띠며, 꽃잎은 4장이고, 꽃잎 길이가 4㎜ 정도이다. 수술은 4개, 암술은 1개. **열매**는 7~8월에 납작하고 긴 타원형으로 여무는데 길이 5~8㎜, 너비 2㎜ 정도이고, 잔털이 있다. **뿌리**는 가늘게 뻗는다.

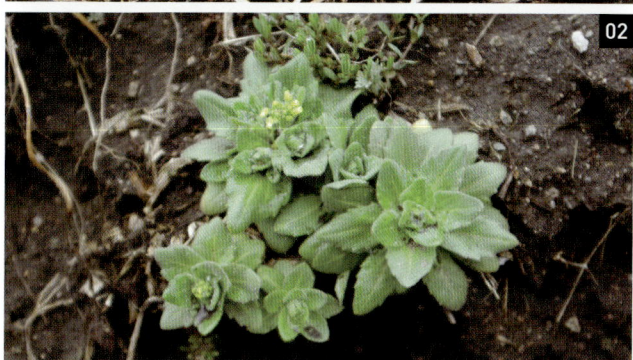

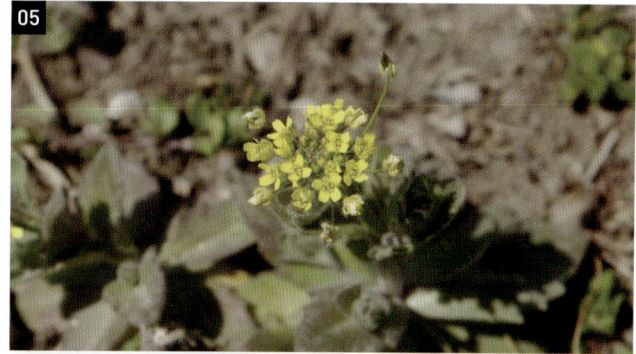

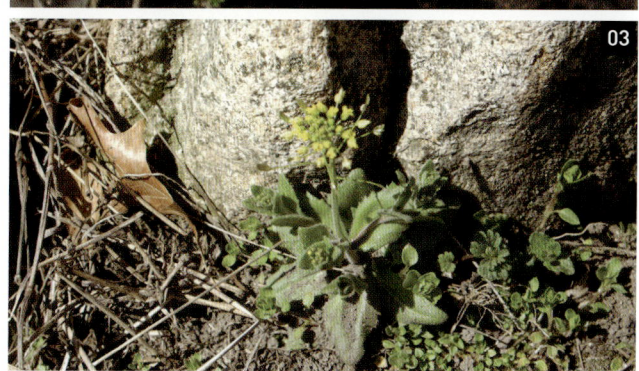

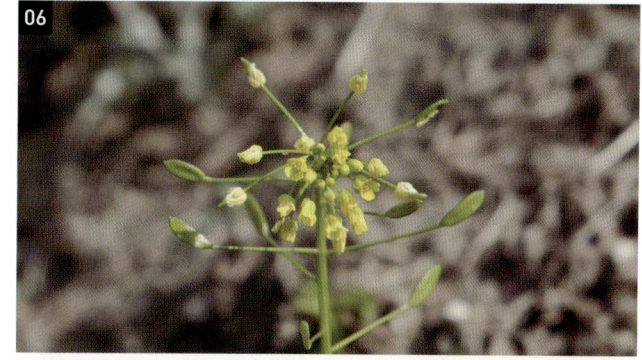

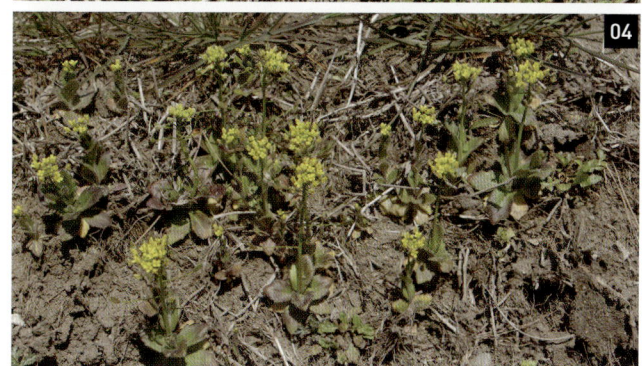

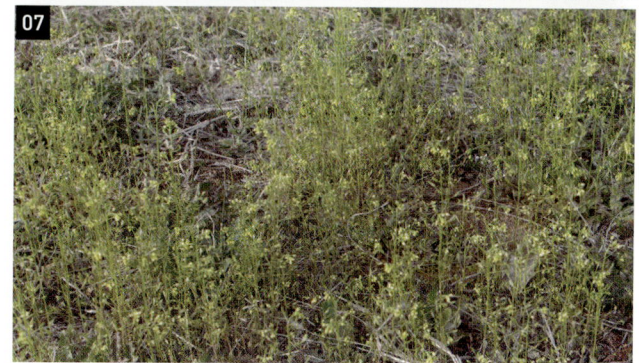

01 어린잎은 잔털이 많다. 2월 28일
02 줄기가 올라오기 전부터 꽃이 핀다. 3월 2일
03 줄기가 조금 올라온 모습. 3월 22일
04 줄기가 계속 길게 자란다. 3월 29일

05 꽃이 아주 작다. 3월 29일
06 꽃 피고 열매 맺힌 모습. 4월 17일
07 다 자란 줄기에 꽃 핀 모습. 4월 11일

꽃다지

150 꽃며느리밥풀
Melampyrum roseum Max.

새순 잎 가지 꽃 열매 씨앗 뿌리

 차가운 약성 | 장염, 폐렴, 습진, 아토피, 피부염 등에 효과

현삼과
한해살이풀

다른 이름
새애기풀

생약명
산라화(山蘿花)

성분
이리도이드
(진정과 해열작용)

특징
독성이 없고 쓴맛이 있다.

체질
약성이 차가우므로 몸에 열이 많은 열체질인 경우, 덥거나 열이 날 때 복용하면 좋은데, 몸이 찬 체질은 장기간 복용하는 것을 삼간다.

서식지
깊은 산 가장자리나 풀밭에 난다.

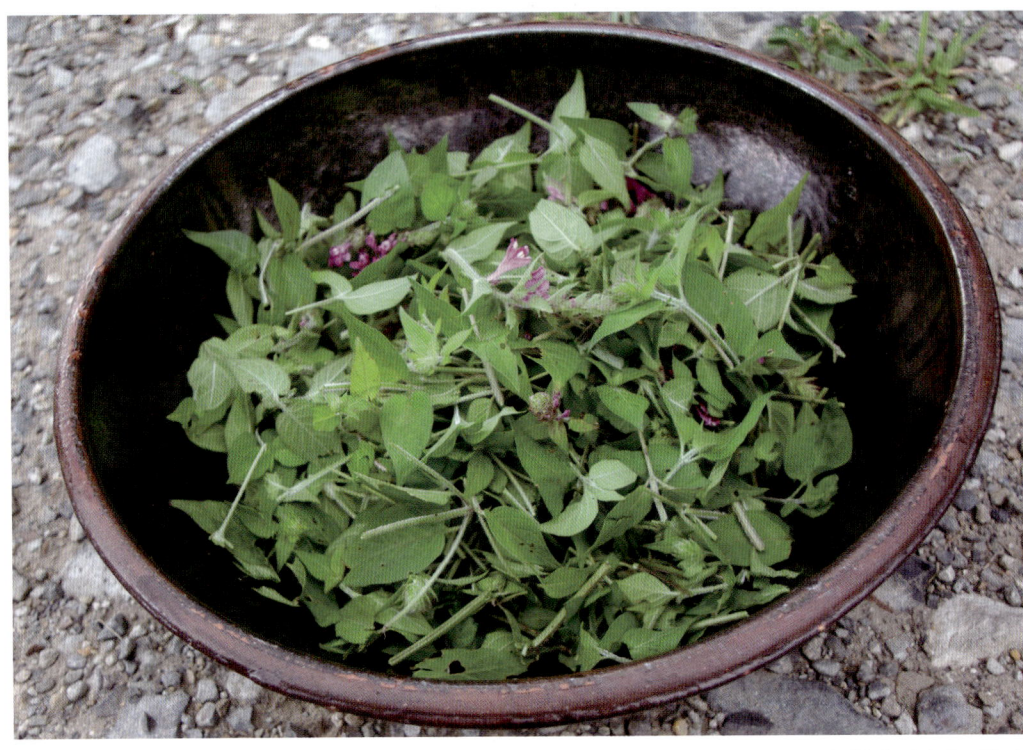

채취한 잎·가지·꽃. 8월 2일

효소액 담그기

- **사용 부위** 잎, 잎+가지, 잎+가지+꽃
- **채취 기간** 3~9월
- **채취 방법** 잎은 어린잎부터 다 자란 잎까지 너무 억세지 않은 것을, 꽃은 너무 활짝 피지 않은 것을 골라 싱싱할 때 딴다.
- **채취시 주의사항** 흔치 않은 약초이므로 조금만 채취하고, 나머지 개체와 뿌리는 자연에 남겨둔다.
- **다듬기** 줄기는 담글 때 붕 뜨지 않도록 작게 썬다.
- **배합 비율** 발효될 때 물이 많이 나오지 않으므로 재료 : 설탕의 비율을 1 : 1로 한다.
- **발효와 숙성 기간** 1차 발효는 100일, 2차 발효와 숙성은 100일 이상 한다.
- **복용시 주의사항** 몸을 시원하게 하는 약재이므로 임산부는 먹지 않는다.

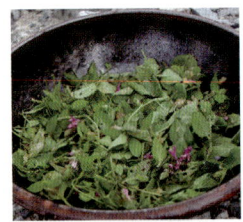
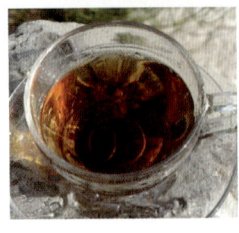

위 잎·가지·꽃으로 효소액 담그는 모습. **아래** 걸러낸 잎·가지·꽃 효소액.

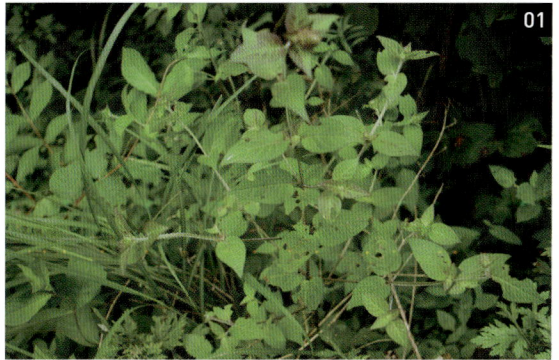

키 30~50cm. **잎**은 길이 5~7cm, 너비 15~25mm의 갸름한 타원형이고, 끝이 뾰족하다. 잎 가장자리가 밋밋하고, 앞뒷면에 잔털이 있으며, 잎자루 길이가 7~10mm이다. 잎이 줄기와 가지에 마주 달린다. **줄기**는 비스듬히 올라오고 가지가 갈라져 나오며, 모가 나 있고, 붉은빛이 돌기도 하며, 잔털이 있다. **꽃**은 7~8월에 피는데 붉은자주색을 띠며, 길이가 15~20mm이다. 꽃부리가 입술모양으로 갈라지며, 안쪽에 밥풀모양의 흰색 돌기가 2개 있다. **열매**는 9월에 길이 8~10mm의 달걀모양으로 여물고, 윗부분에 잔털이 많다. **뿌리**는 다른 식물 뿌리에 닿아 양분을 빨아 먹는다.

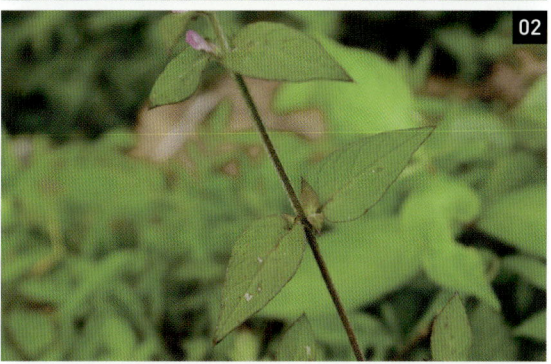

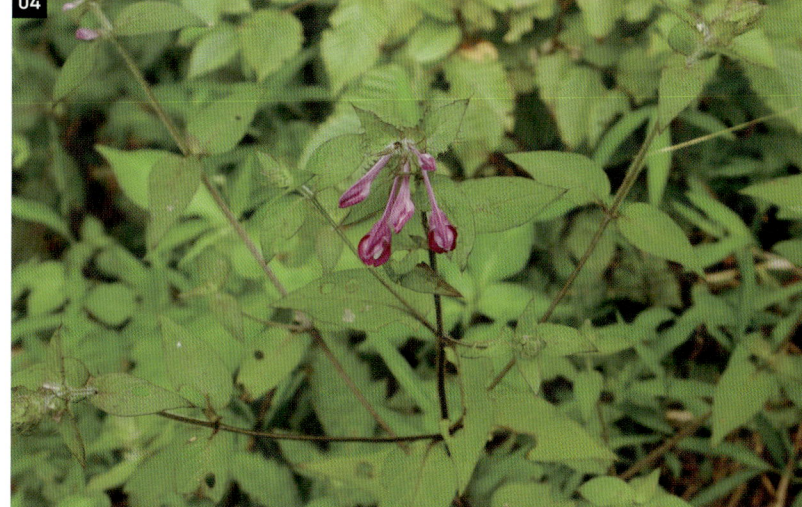

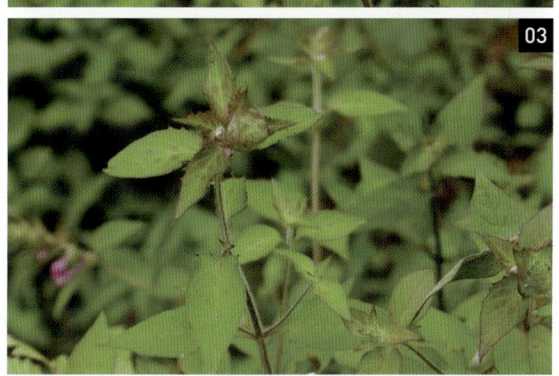

01 줄기가 비스듬히 올라온다. 8월 2일
02 줄기에 잔털이 있다. 8월 3일
03 꽃봉오리 생기는 모습. 8월 3일
04 꽃 피는 모습. 8월 3일
05 꽃에 밥풀무늬가 있다. 8월 11일
06 꽃 핀 군락지 모습. 8월 11일

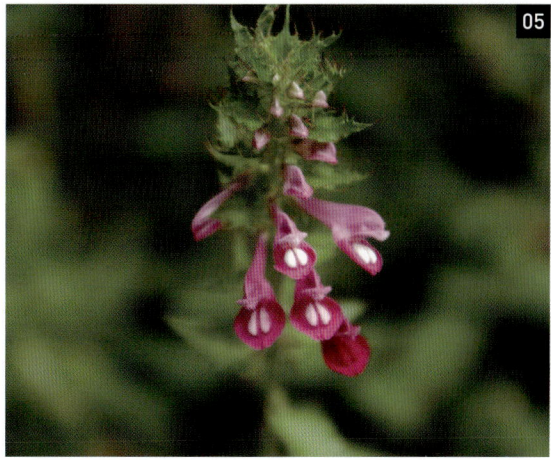

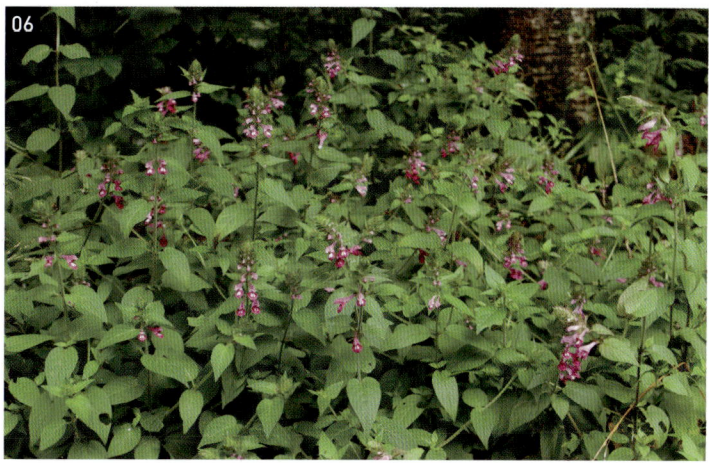

꽃며느리밥풀

151 꿀풀

Prunella vulgaris var. lilacina Nakai

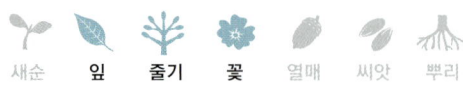

 차가운 약성 | 시력저하, 어지럼증, 두통, 고혈압, 고지혈증, 젖몸살, 림프샘염, 갑상샘염 등에 효과

꿀풀과
여러해살이풀

다른 이름
꿀방망이

생약명
하고초(夏枯草)

성분
트리테르펜(염증억제)
우르솔산(비만억제)
알칼로이드(염증과 통증완화)
타닌(수렴작용)
비타민B_1(에너지대사 관여)
비타민C(산화방지)
비타민K(출혈방지)

특징
독성이 없으며
쓴맛과 매운맛이 있다.

체질
약성이 차가우므로
열이 많은 열체질인 경우,
덥거나 열이 날 때
복용하면 좋은데,
몸이 찬 체질은 장기간
복용하는 것을 삼간다.

서식지
산과 들의 양지바른
곳에 난다.

걸러낸 잎·줄기·꽃 효소액.

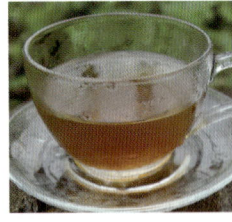

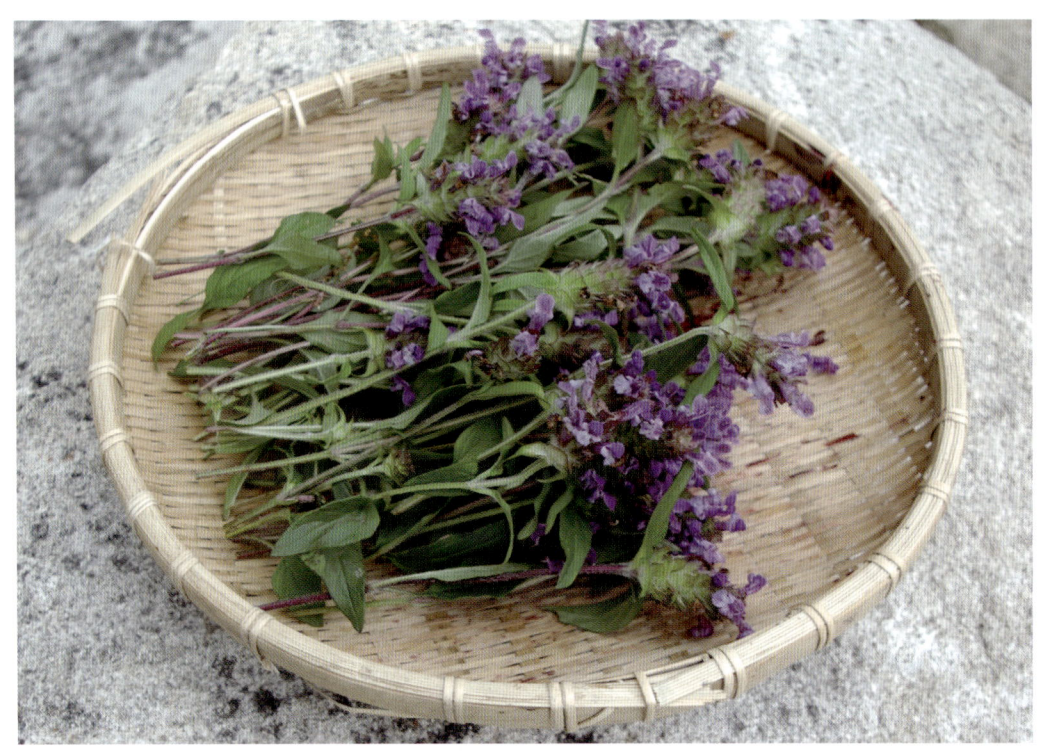

.채취한 잎·줄기·꽃. 6월 15일

효소액 담그기

- **사용 부위** 잎, 잎+줄기, 잎+줄기+꽃
- **채취 기간** 3~8월
- **채취 방법** 열매가 달리지 않고 너무 억세지 않은 것을 골라 싱싱할 때 딴다.
- **채취시 주의사항** 열매가 달린 것은 약성이 떨어지므로 좋지 않다.
- **다듬기** 줄기는 담글 때 붕 뜨지 않도록 작게 썬다.
- **배합 비율** 발효될 때 물이 많이 나오지 않으므로 재료 : 설탕의 비율을 1 : 1로 한다.
- **발효와 숙성 기간** 1차 발효는 100일, 2차 발효와 숙성은 100일 이상 한다.
- **복용시 주의사항** 몸을 차게 하므로 허약체질이나 위가 약한 사람은 먹지 않는 것이 좋다.

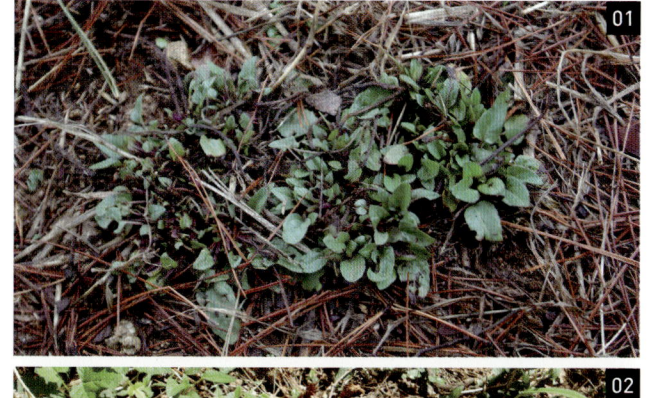

키 20~30cm. **잎**은 길이 2~5cm의 길고 좁은 타원형이고, 끝이 무디다. 잎 가장자리에 물결모양의 톱니가 있거나 없고, 잎자루 길이가 1~3cm인데 윗동의 잎은 잎자루가 없다. 잎이 줄기와 가지에 마주 달린다. **줄기**는 곧게 올라오고, 가지가 갈라져 옆으로 벌어진다. 줄기에 모가 나 있고, 세로로 홈이 있으며, 붉은자줏빛이 돌기도 한다. **꽃**은 5~7월에 피는데 보라색을 띠며, 꽃줄기에 자잘하게 여러 송이가 벼이삭모양으로 뭉쳐서 달린다. 꽃부리는 입술모양으로 갈라진다. **열매**는 7~8월에 둥글게 여무는데, 씨앗 길이가 1.6mm 정도이다. **뿌리**는 가늘게 뻗으며, 수염뿌리가 많다.

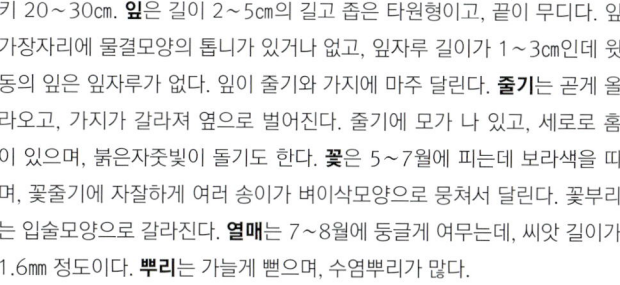

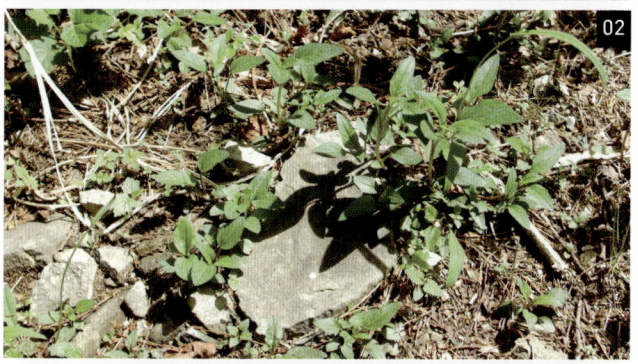

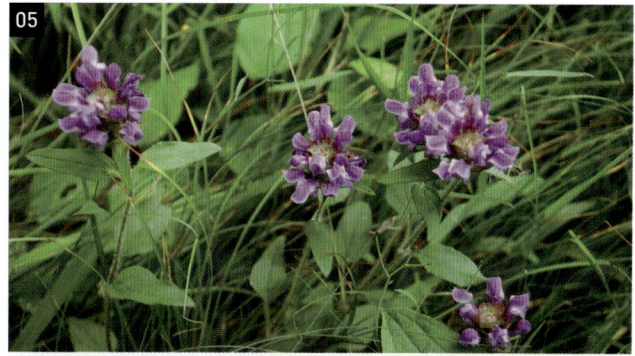

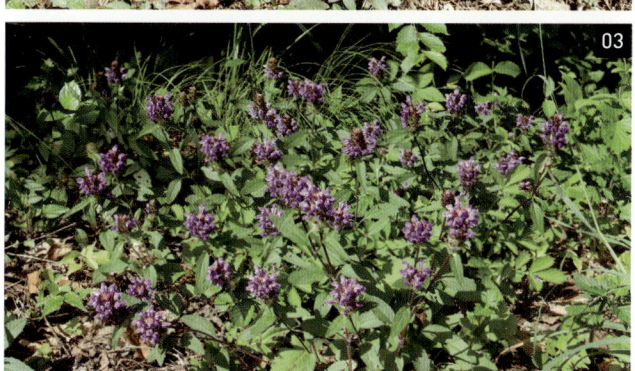

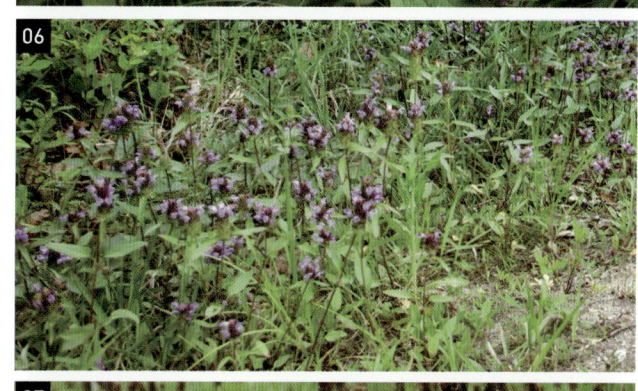

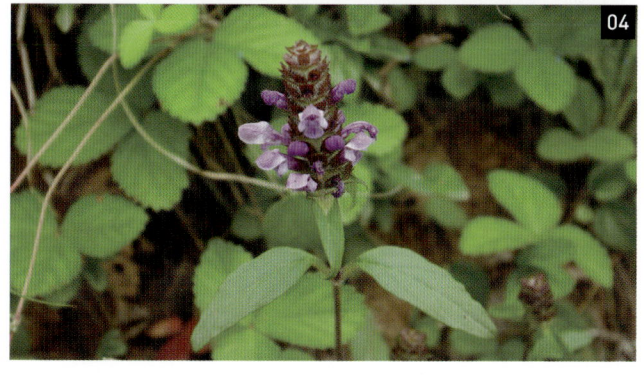

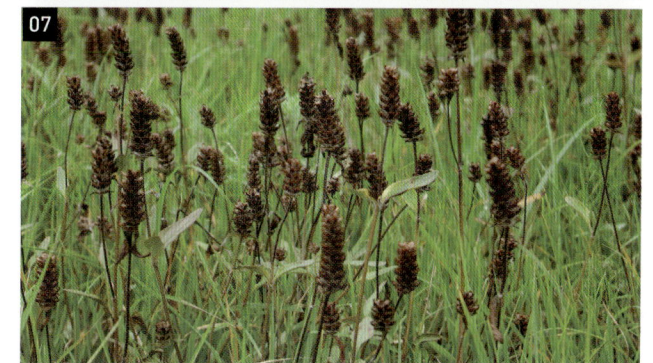

01 새순 올라오는 모습. 3월 6일
02 줄기 올라오는 모습. 5월 24일
03 꽃이 뭉쳐서 핀다. 6월 16일
04 꽃이삭 아래쪽부터 꽃이 핀다. 5월 31일
05 꽃이 활짝 핀 모습. 6월 20일
06 열매를 맺기 전에 채취한다. 6월 15일
07 열매가 달린 모습. 7월 9일

꿀풀

152 능소화

Campsis grandiflora (Thunb.) K. Schum

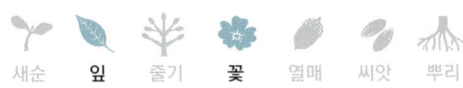

❄ **차가운 약성** | 생리불순, 산후풍, 통풍, 피부염, 가려움증, 간질발작 등에 효과

능소화과
잎지는 덩굴나무

다른 이름
양반꽃

생약명
능소화(凌霄花)

성분
베타 시토스테롤
(혈중콜레스테롤 개선)
아피게닌(염증억제)

특징
독성이 없으며
신맛과 단맛과 매운맛이 있다.

체질
약성이 차가우므로
열이 많은 열체질인 경우,
덥거나 열이 날 때
복용하면 좋은데,
몸이 찬 체질은 장기간
복용하는 것을 삼간다.

서식지
중부 이남의 낮은 산
숲속의 나무나 민가의 담장에
기대어 자란다.

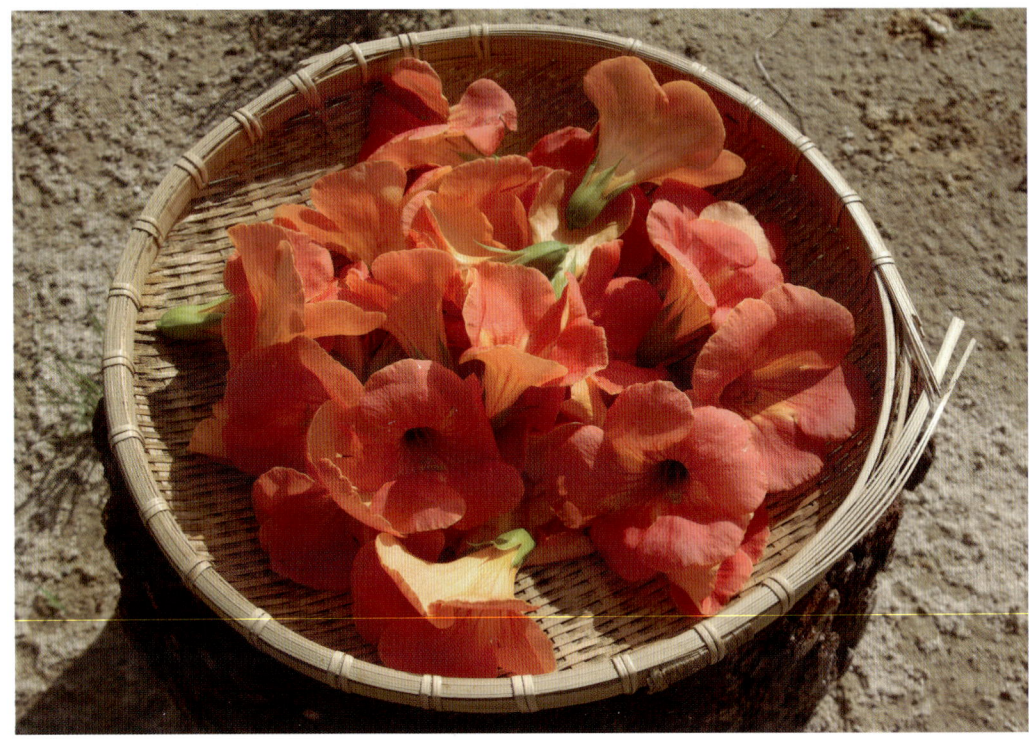

채취한 꽃. 7월 9일

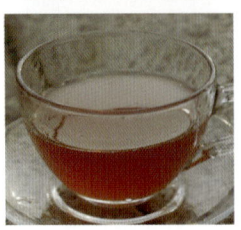

위 꽃으로 효소액 담그는 모습.
아래 걸러낸 꽃 효소액.

효소액 담그기

- **사용 부위** 잎, 잎+꽃, 꽃
- **채취 기간** 3~10월
- **채취 방법** 잎은 어린잎부터 다 자란 잎까지 너무 억세지 않은 것을, 꽃은 너무 활짝 피지 않은 것을 골라 싱싱할 때 딴다.
- **채취시 주의사항** 도롯가나 시멘트 담에서 자라는 것은 오염되어 있으므로 채취하지 않는다. 꽃가루에 갈고리가 있어 눈병을 일으키므로 장갑을 끼고 만지며, 채취한 손으로 눈을 비비지 않는다.
- **배합 비율** 발효될 때 물이 많이 나오지 않으므로 재료 : 설탕의 비율을 1 : 1로 한다.
- **발효와 숙성 기간** 1차 발효는 100일, 2차 발효와 숙성은 100일 이상 한다.
- **복용시 주의사항** 어혈을 내보내고 피를 돌게 하므로 임산부와 허약체질인 사람은 복용하지 않는다.

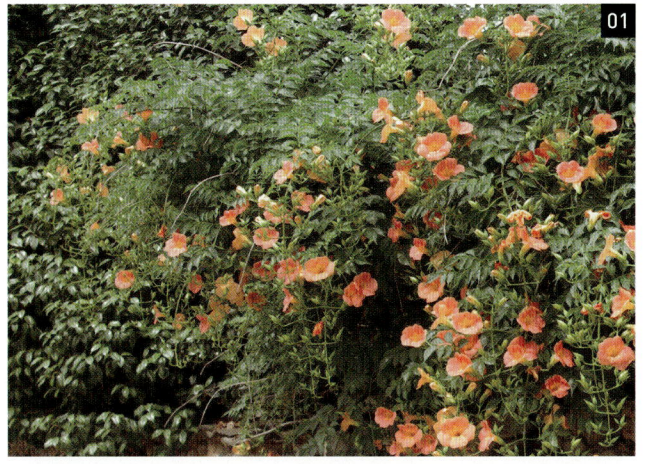

길이 10m. **잎**은 타원형이고, 끝이 꼬리처럼 뾰족하며, 잎줄기에 7~9장이 깃털처럼 달린다. 잎줄기는 가지에 마주 달린다. **줄기**는 이웃한 물체에 기대어 자라며, 가지에서 빨판 같은 뿌리가 나와 물체에 달라붙는다. 줄기껍질은 밝은 회갈색을 띠며, 점차 세로로 갈라져 벗겨진다. **꽃**은 8~9월에 피는데 노란주황색을 띠고, 지름이 6~8cm이다. 꽃부리가 5갈래로 갈라져서 나팔모양이 된다. 수술은 4개, 암술은 1개이다. **열매**는 10월에 여문다.

01 흙담장에서 자라는 모습. 7월 25일
02 나팔모양의 꽃이 핀다. 7월 9일
03 잎이 깃털모양으로 달린다. 7월 25일
04 가지에서 뿌리가 내려 다른 나무에 달라붙은 모습. 1월 26일
05 소나무 줄기에 기대어 자라는 모습. 1월 4일
06 소나무 오른쪽이 능소화 밑동이다. 1월 4일
07 줄기껍질이 갈라진 모습. 1월 4일

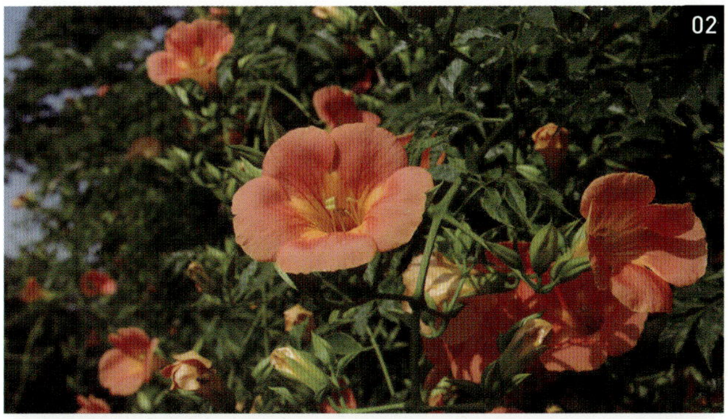

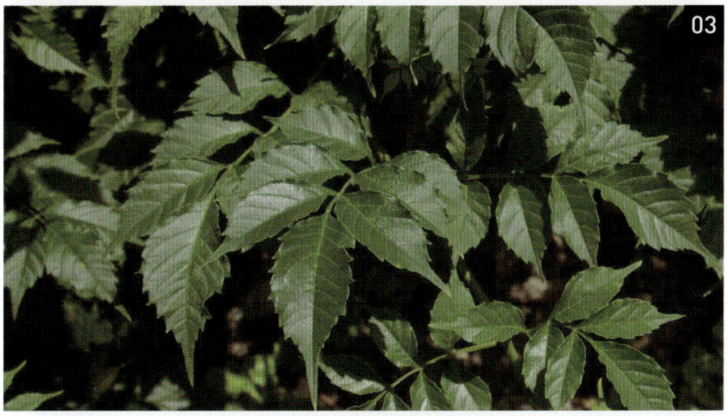

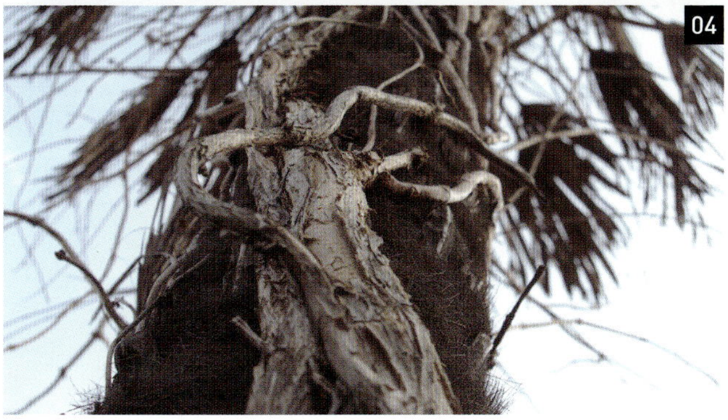

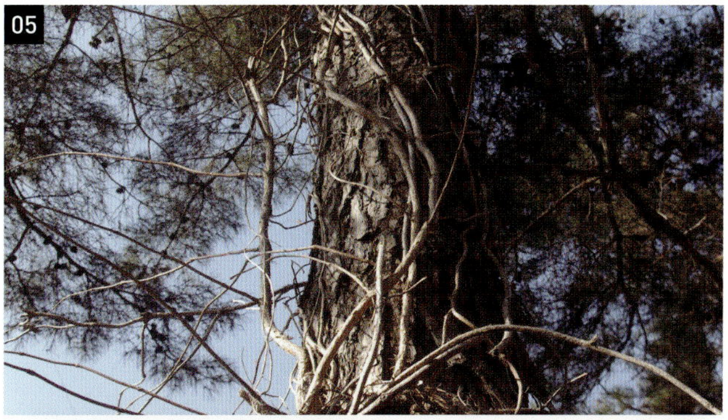

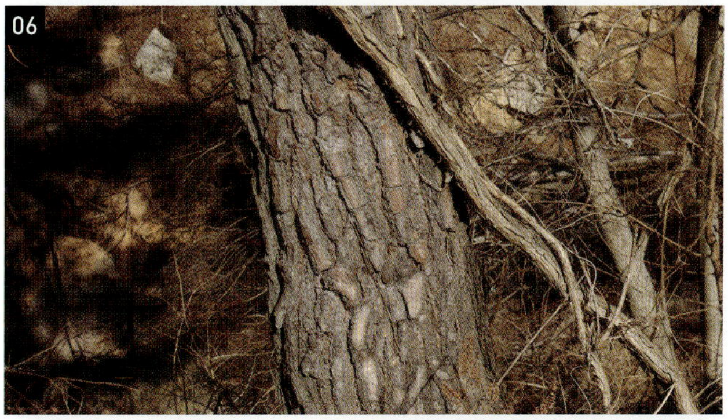

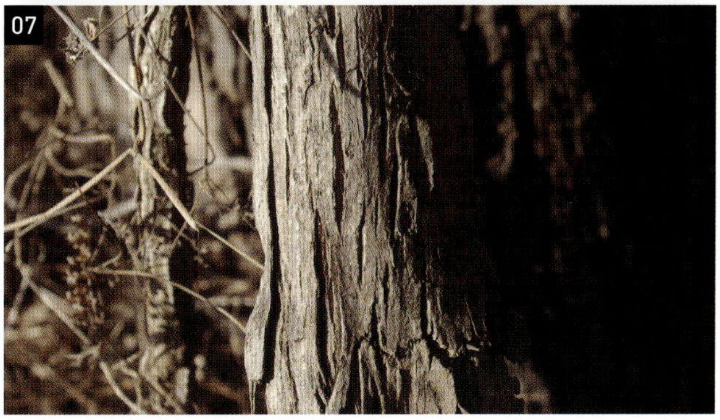

153 다래

Actinidia arguta (Siebold & Zucc.) Planch. ex Miq. var. *arguta*

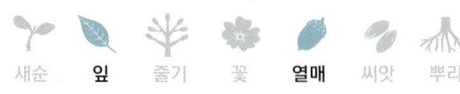

❄ 차가운 약성 | 중풍, 신장염, 간질환, 붓기, 더위 먹은 데, 관절염, 위염 등에 효과

다래나무과
잎지는 덩굴나무

생약명
미후도(獼猴桃)

성분
사포닌(면역력강화)
플라보노이드(산화방지)
비타민A(시력유지)
비타민C(산화방지)
비타민P(모세혈관강화)
펙틴(정장작용)
단백질(근육강화)
지질
당질

특징
독성이 없으며
단맛과 신맛이 있다.

체질
약성이 차가우므로 몸에 열이 많은 열체질인 경우, 덥거나 열이 날 때는 복용하면 좋은데, 몸이 찬 체질은 장기간 복용하는 것을 삼간다.

서식지
깊은 산 골짜기나 너덜바위 지역에서 자란다.

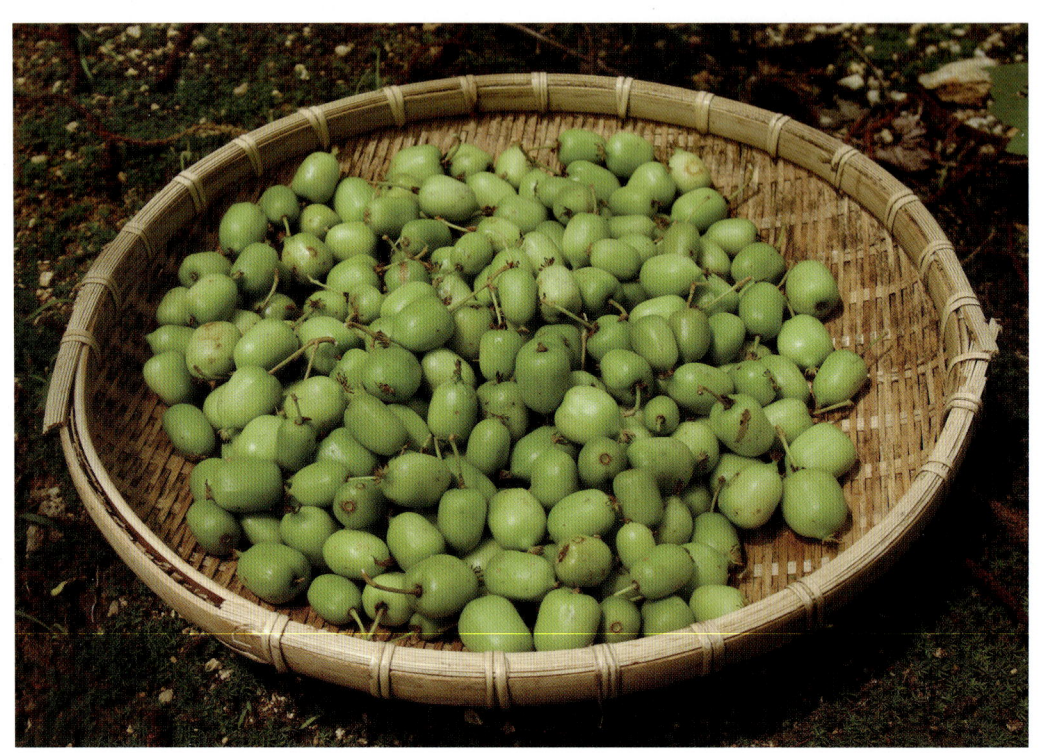

채취한 열매. 7월 9일

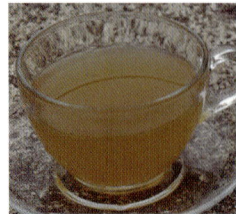

걸러낸 열매 효소액.

효소액 담그기

- **사용 부위** 잎, 열매
- **채취 기간** 3~10월
- **채취 방법** 잎은 어린잎부터 다 자란 잎까지 너무 억세지 않은 것을, 열매는 풋열매부터 익은 열매까지 너무 익지 않은 단단한 것을 골라 싱싱할 때 딴다.
- **배합 비율** 잎은 발효될 때 물이 적게 나오므로 재료 : 설탕의 비율을 1 : 1로 한다. 열매는 물이 많이 나오므로 설탕의 비율을 1 이상으로 늘리고, 발효 중에 설탕이 부족한 듯하면 가끔씩 덧넣는다.
- **발효와 숙성 기간** 1차 발효는 100일, 2차 발효와 숙성은 100일 이상 한다.
- **완성 상태** 열매에 향이 있어서 발효와 숙성이 잘 되면 그윽한 맛이다.
- **복용시 주의사항** 위장이 약한 사람이나 허약체질은 설사를 할 수 있으므로 많이 먹지 않는다.

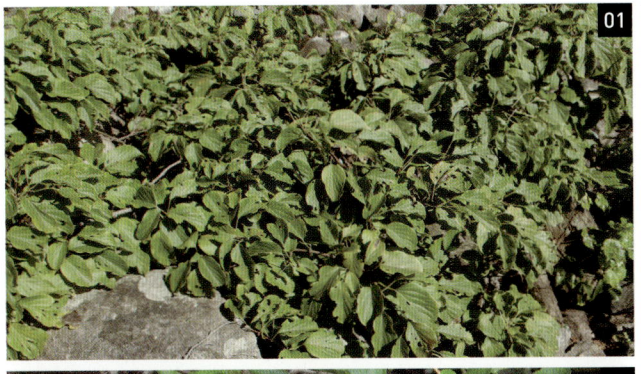

길이 7m. **잎**은 길이 6~12cm, 너비 3.5~7cm의 타원형이고, 끝이 뾰족하다. 잎 가장자리에 바늘 같은 잔 톱니가 있고, 앞면에는 윤기가 있다. 잎자루는 길이가 3~8cm이며, 잎이 가지에 어긋나게 달린다. **줄기**는 이웃 나무를 감아 올라가거나 바위 위를 기며 자란다. 줄기껍질은 회갈색을 띠며, 점차 벗겨져 너덜너덜해진다. **꽃**은 5월에 피는데 연갈색빛이 도는 흰색을 띤다. 지름은 2cm 정도이고, 꽃잎은 5장, 수술은 40여 개이며, 암술머리가 여러 갈래로 갈라진다. 꽃에 향기가 있다. **열매**는 10월에 둥근 타원형으로 여무는데 지름이 2.5cm 정도이고, 익으면 노란녹색이다.

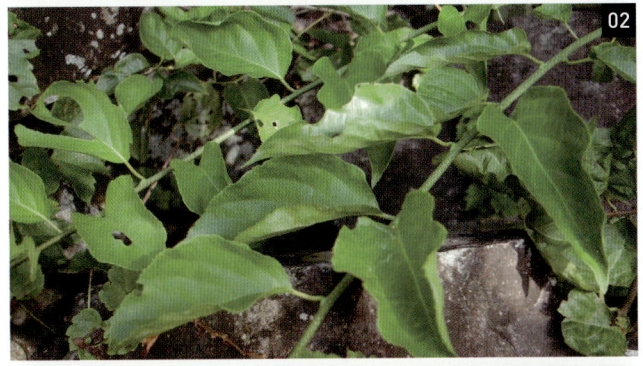

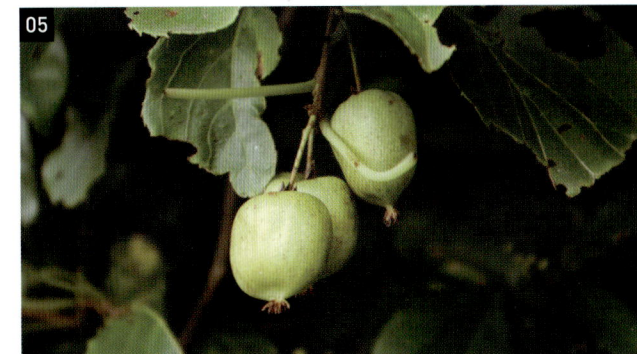

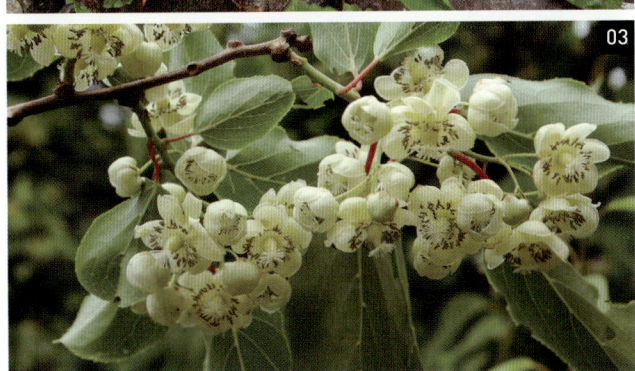

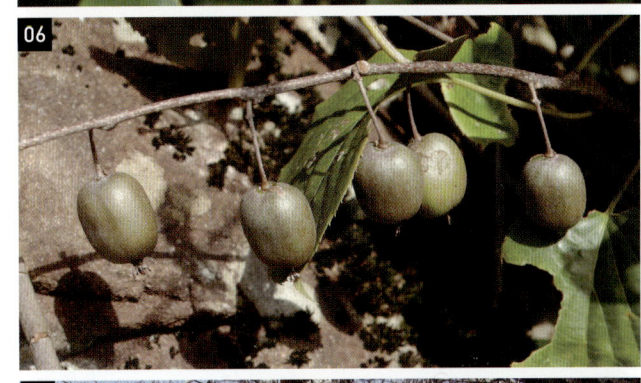

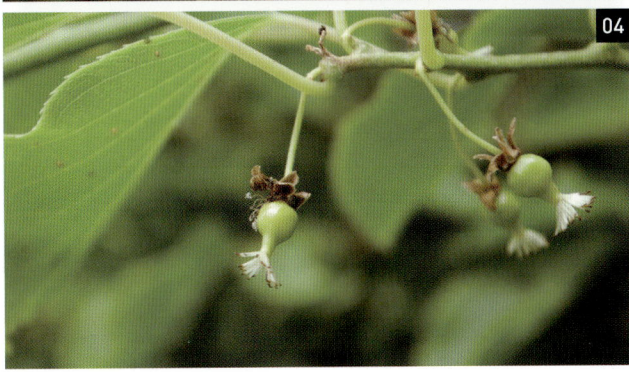

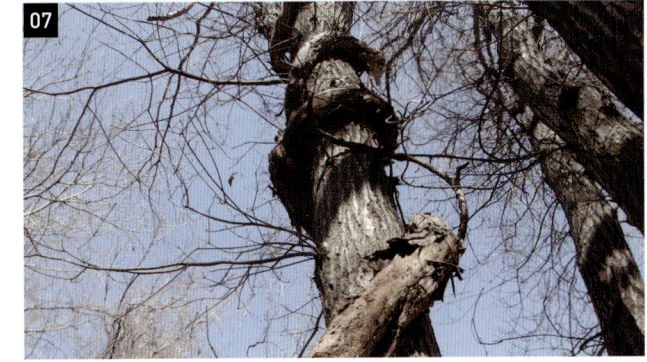

01 덩굴이 바위를 뒤덮은 모습. 8월 26일
02 가지에 잎 달린 모습. 8월 26일
03 꽃이 많이 달린다. 5월 24일
04 열매가 생기는 모습. 6월 4일
05 풋열매에 암술대가 붙어 있다. 8월 20일
06 키위색으로 열매가 익어가는 모습. 8월 26일
07 이웃 나무를 감아 올라간 모습. 3월 26일

다래

154 단풍취

Ainsliaea acerifolia Sch. Bip.

 새순 잎 줄기 꽃 열매 씨앗 뿌리

 차가운 약성 | 숙취해소, 기침, 감기, 두통 등에 효과

국화과 / 여러해살이풀

다른 이름
괴발딱지

생약명
색엽일아풍(色葉一芽風)

성분
아피게닌(염증억제)
트리테르펜(염증억제)
사포닌(면역력강화)
아미노산(근육강화)
칼륨(신경세포와 근육기능강화)
비타민A(시력유지)
비타민C(산화방지)

특징
독성이 없고 맛이 있다.

체질
약성이 차가우므로
열이 많은 열체질인 경우,
덥거나 열이 날 때
복용하면 좋은데,
몸이 찬 체질은 장기간
복용하는 것을 삼간다.

서식지
깊은 산 촉촉한 곳에 난다.

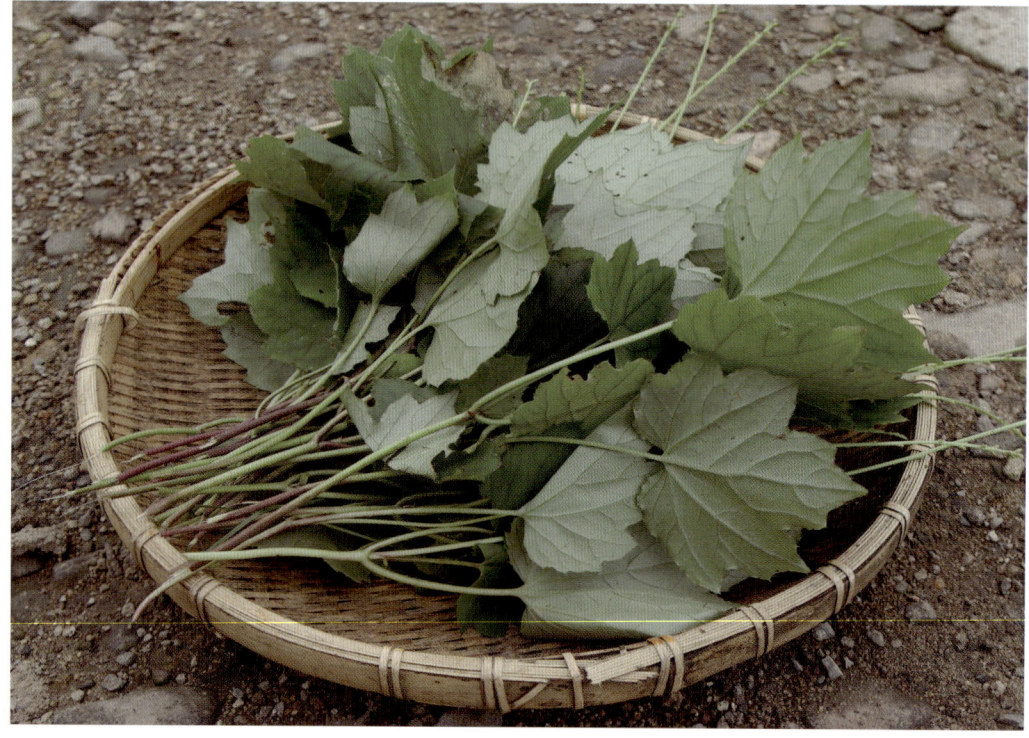

채취한 잎·줄기. 7월 22일

효소액 담그기

- **사용 부위** 잎, 잎+줄기
- **채취 기간** 3~10월
- **채취 방법** 잎은 어린잎부터 다 자란 잎까지 너무 억세지 않은 것을 골라 싱싱할 때 딴다.
- **채취시 주의사항** 흔치 않은 약초이므로 조금만 채취하고, 나머지 개체와 뿌리는 자연에 남겨둔다.
- **배합 비율** 발효될 때 물이 많이 나오지 않으므로 재료 : 설탕의 비율을 1 : 1로 한다.
- **발효와 숙성 기간** 1차 발효는 100일, 2차 발효와 숙성은 100일 이상 한다.
- **완성 상태** 잎에 향기가 있어서 발효와 숙성이 잘 되면 그윽한 맛이다.

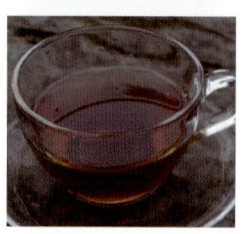

위 잎·줄기로 효소액 담그는 모습.
아래 걸러낸 잎·줄기 효소액.

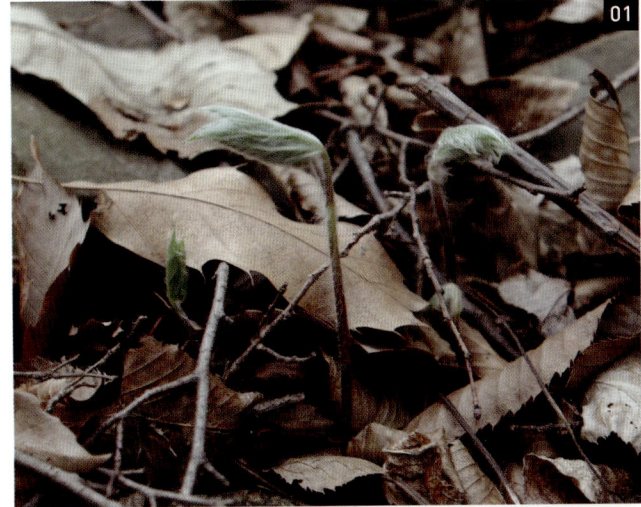

키 35~80cm. **잎**은 길이 6~12.5cm, 너비 6.5~19cm로 넓고, 끝이 7~11갈래로 갈라져 손바닥처럼 되며, 잎 가장자리에 불규칙한 톱니가 있다. 잎 앞뒷면에는 잔털이 조금 있고, 잎자루 길이가 5~13cm이며, 잎이 원줄기에 4~7개씩 빙 둘러 달린다. **줄기**는 곧게 올라오고, 가지가 없다. **꽃**은 7~9월에 피는데 노란흰색을 띠며, 지름이 1~1.5cm이고, 가느다란 바람개비 모양이다. **열매**는 10월에 넓은 타원형으로 여무는데 길이 9mm, 지름 2mm 정도이다. 씨앗에 갈색 갓털이 있으며 바람에 날려간다.

01 새순은 솜털이 붙어 있다. 4월 15일
02 잎 앞뒷면에 잔털이 조금 있다. 5월 12일
03 잎자루가 길다. 7월 27일
04 잎이 손바닥모양이다. 5월 20일
05 꽃 핀 군락지 모습. 9월 20일
06 꽃이 바람개비 모양이다. 9월 20일
07 씨앗에 갓털이 있다. 10월 12일

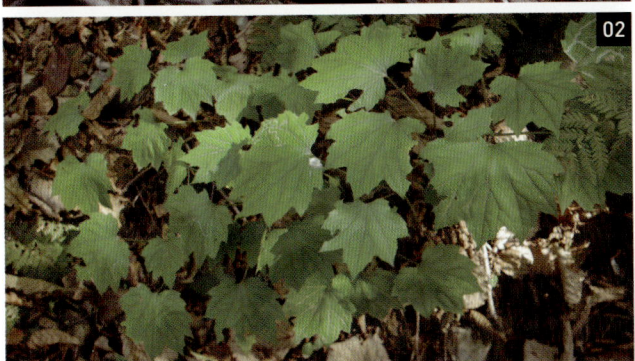

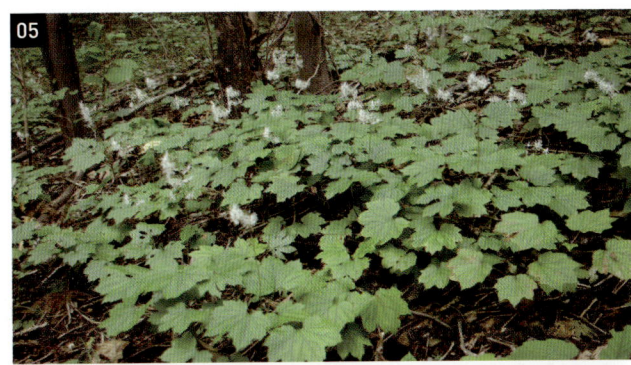

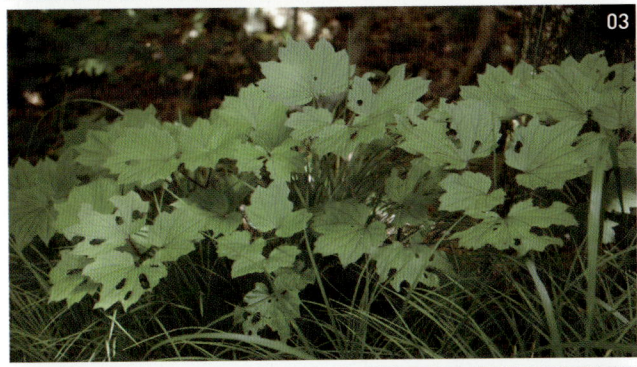

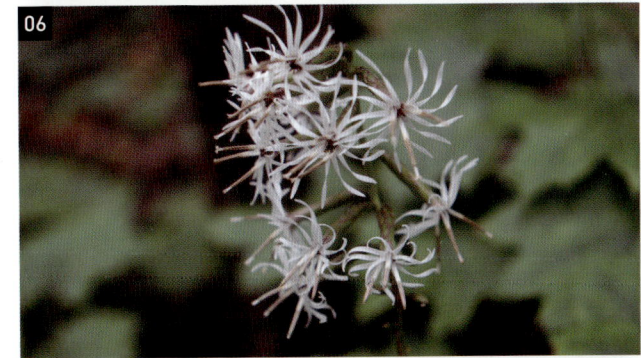

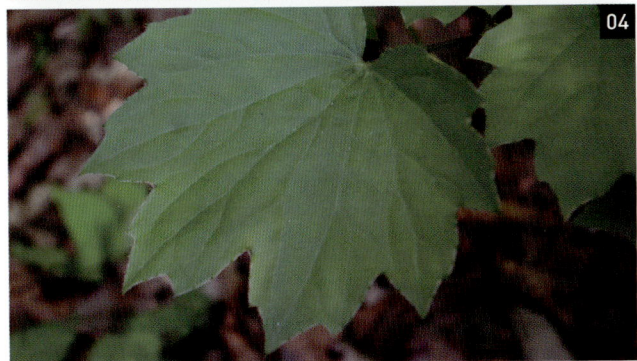

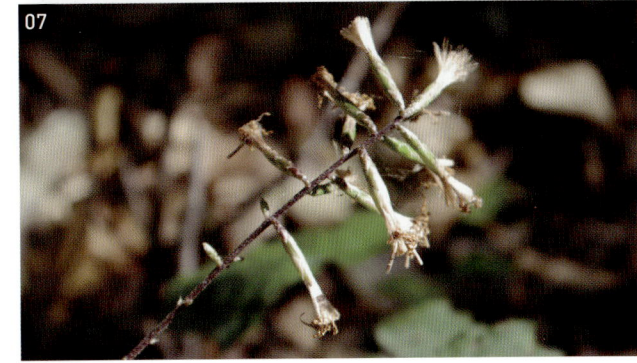

단풍취

155 달맞이꽃

Oenothera odorata Jacq.

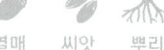

서늘한 약성 | 고열감기, 천식, 피부염, 고혈압 등에 효과

바늘꽃과
두해살이풀

다른 이름
월견초

생약명
대소초(待宵草)

성분
단백질(근육강화)
칼슘(뼈강화)
철분(빈혈개선)
필수지방산
당질

특징
독성이 없으며
조금 쓴맛이 있다.

체질
약성이 서늘하므로
몸에 열이 많은
열체질인 경우,
덥거나 열이 날 때
복용하면 좋다.

서식지
산과 들판, 개울가에 난다.

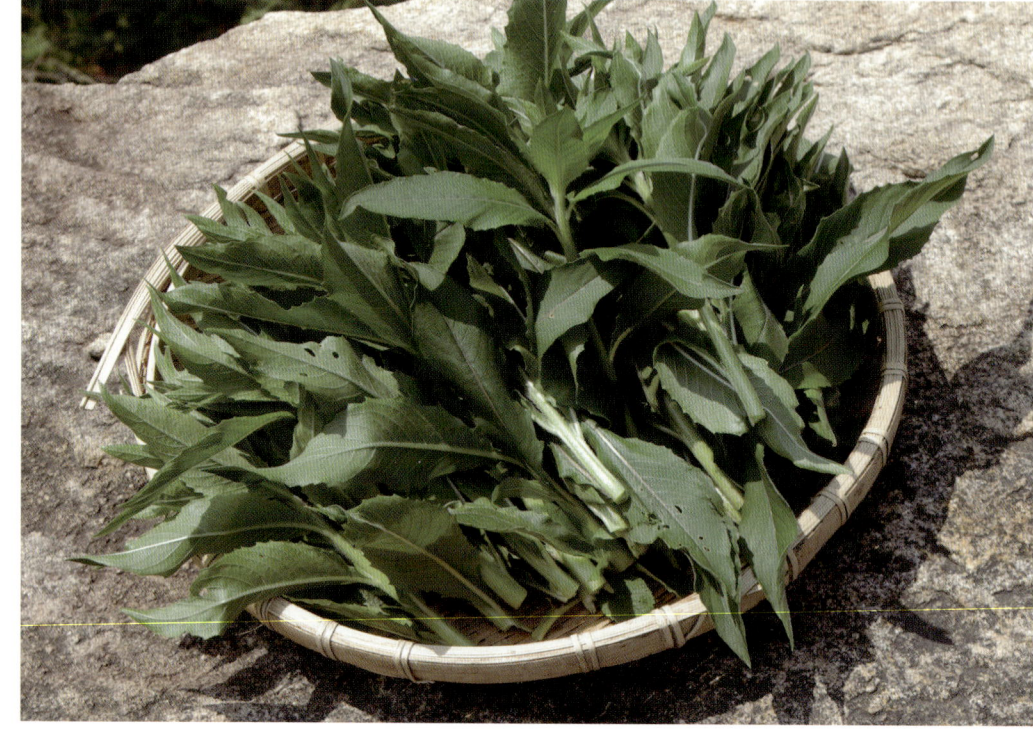

채취한 잎. 7월 9일

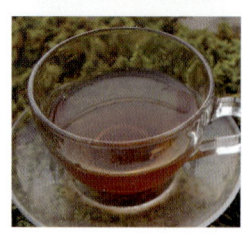

위 잎으로 효소액 담그는 모습.
아래 걸러낸 잎 효소액.

효소액 담그기

- **사용 부위** 잎, 잎+줄기, 잎+줄기+꽃, 꽃
- **채취 기간** 3~7월
- **채취 방법** 잎은 어린잎부터 다 자란 잎까지 너무 억세지 않은 것을, 꽃은 너무 활짝 피지 않은 것을 골라 싱싱할 때 딴다.
- **채취시 주의사항** 열매가 달린 것은 약성이 떨어지므로 좋지 않다.
- **다듬기** 줄기는 담글 때 붕 뜨지 않도록 작게 썬다.
- **배합 비율** 발효될 때 물이 많이 나오지 않으므로 재료 : 설탕의 비율을 1 : 1로 한다.
- **발효와 숙성 기간** 1차 발효는 100일, 2차 발효와 숙성은 100일 이상 한다.

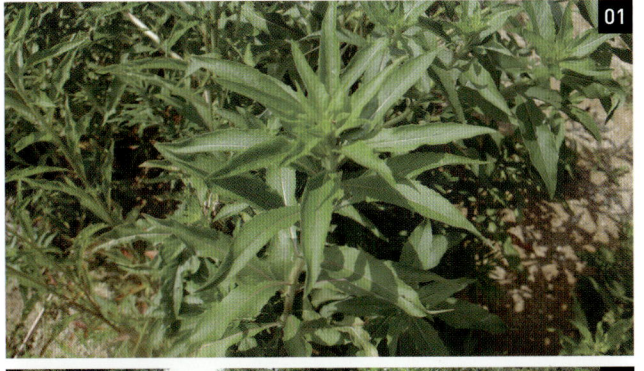

키 50~90㎝. **잎**은 길이 5~7㎝로 좁고 길며, 끝이 뾰족하다. 잎 가장자리에 얕은 톱니가 있고, 잎이 줄기에 빙 둘러가며 어긋나게 달린다. **줄기**는 곧게 올라오고, 한 뿌리에서 여러 개가 올라오기도 한다. 줄기가 조금 통통하고, 짧은 잔털이 있으며, 희끗하고 붉은빛을 띠기도 한다. **꽃**은 7월에 피는데 노란색을 띠고, 지름이 2~3㎝이다. 꽃잎은 심장모양이고 4장씩 달리며, 암술은 1개, 수술은 8개이다. 해질 무렵 꽃이 피고, 아침에 시든다. **열매**는 9월에 길이 2.5㎝ 정도의 부푼 통모양으로 여물며, 익으면 열매껍질이 4갈래로 갈라져 씨앗이 나온다. **뿌리**는 굵고 곧게 뻗는다.

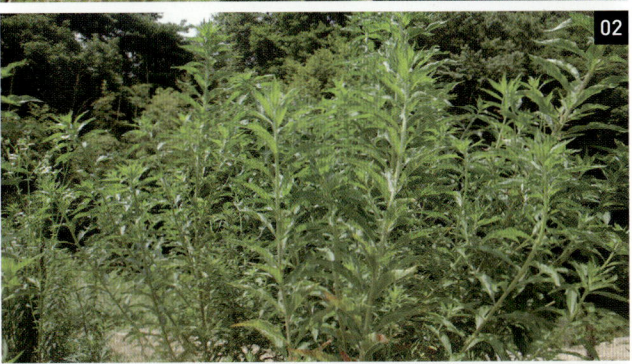

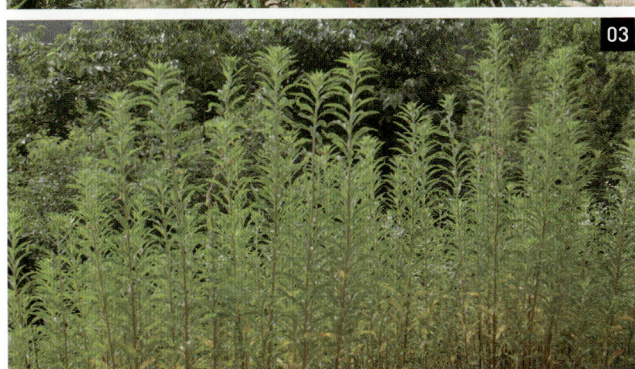

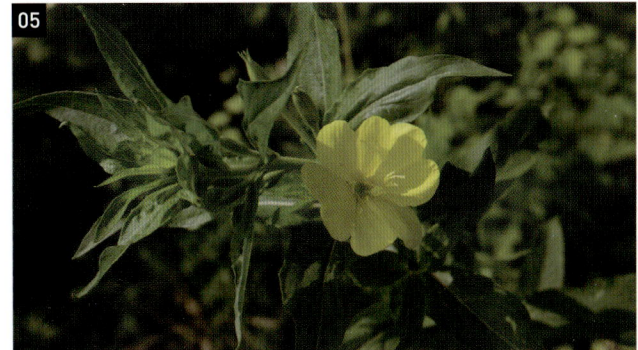

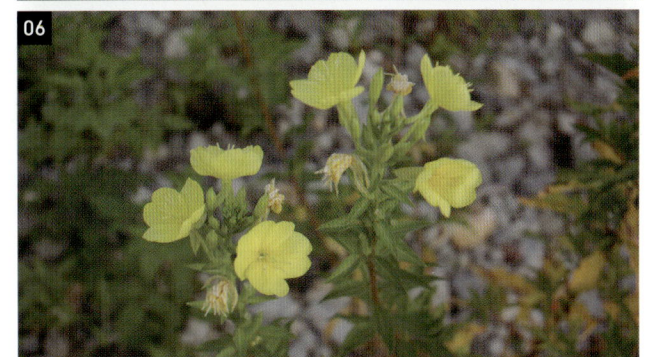

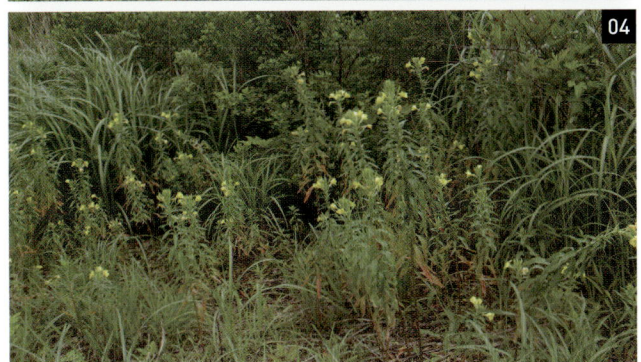

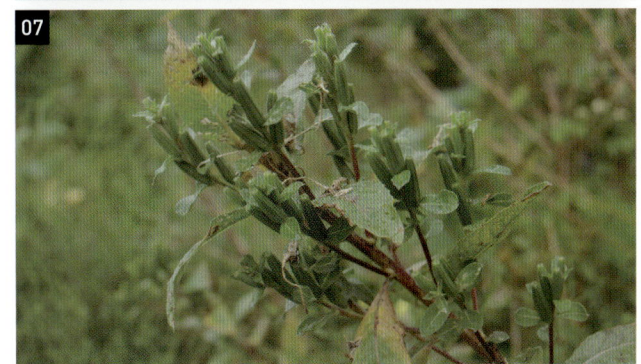

01 잎이 빙 둘러가며 어긋나게 난다. 7월 9일
02 줄기에 잔털이 있다. 7월 9일
03 줄기가 곧게 올라온다. 7월 10일
04 꽃으로도 효소액을 담근다. 7월 19일

05 꽃잎이 4장이다. 7월 9일
06 꽃이 저녁에 피어 아침에 진다. 7월 27일
07 풋열매 달린 모습. 9월 15일

달 맞 이 꽃

156 닭의장풀

Commelina communis L.

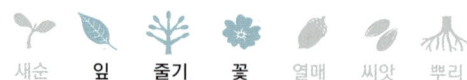
새순 잎 줄기 꽃 열매 씨앗 뿌리

❄ **차가운 약성** | 신장염, 비뇨기염, 심장병, 감기, 간염황달, 복수, 두드러기, 붓기, 고열설사등에 효과

닭의장풀과
한해살이풀

다른 이름
닭의밑씻개

생약명
압척초(鴨跖草)

성분
사포닌(면역력강화)
안토시아닌(산화방지)
이리도이드
(진정과 해열작용)
트리테르페노이드
(면역력증진)
스테로이드
(소염, 진통, 해열작용)
비타민C(산화방지)

특징
독성이 없으며
쓴맛과 신맛이 있다.

체질
약성이 차가우므로 몸에
열이 많은 열체질인 경우,
덥거나 열이 날 때
복용하면 좋은데,
몸이 찬 체질은 장기간
복용하는 것을 삼간다.

서식지
들의 촉촉하고 기름진 땅,
마을 근처에 난다.

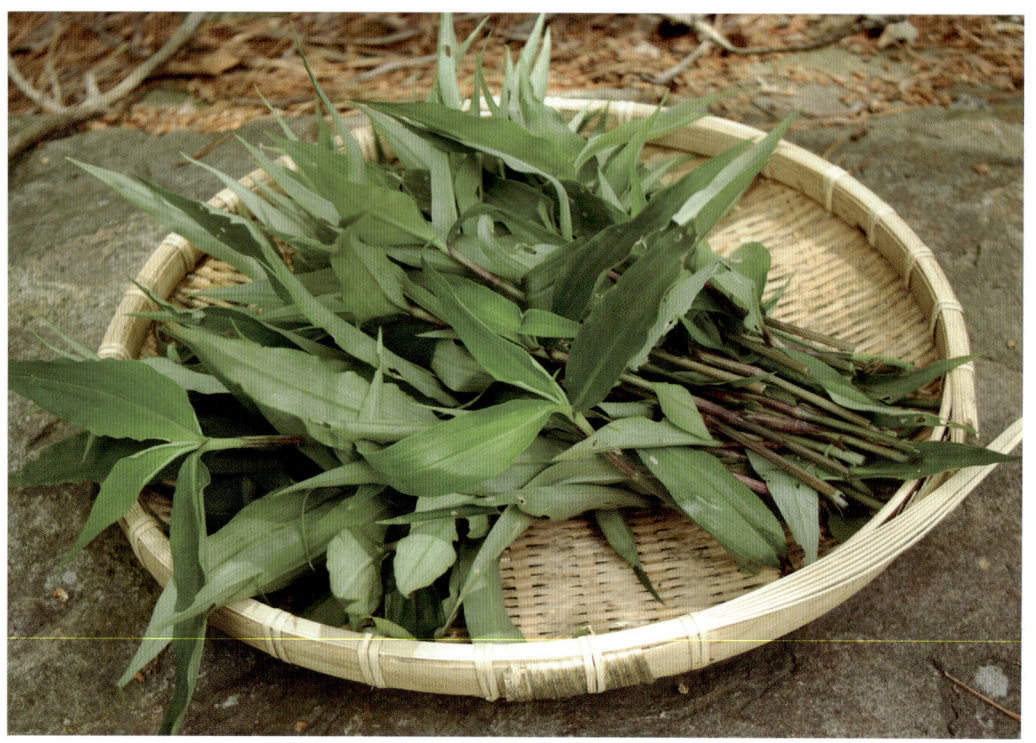

채취한 잎·줄기. 7월 9일

효소액 담그기

- **사용 부위** 잎, 잎+줄기, 잎+줄기+꽃
- **채취 기간** 3~10월. 여름에도 새순이 올라와 계속 채취할 수 있다.
- **채취 방법** 꽃이 필 무렵 너무 억세지 않은 것을 골라 싱싱할 때 딴다.
- **다듬기** 줄기는 담글 때 붕 뜨지 않도록 작게 썬다.
- **배합 비율** 발효될 때 물이 많이 나오지 않으므로 재료 : 설탕의 비율을 1 : 1로 한다.
- **발효와 숙성 기간** 1차 발효는 100일, 2차 발효와 숙성은 100일 이상 한다.

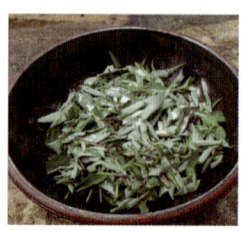 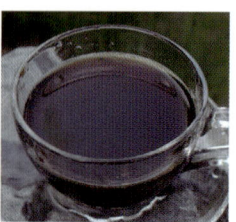

왼쪽 잎·줄기로 효소액 담그는 모습.
오른쪽 걸러낸 잎·줄기 효소액.

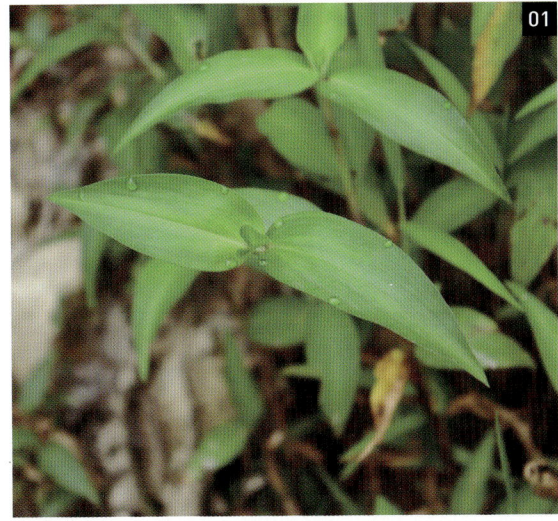

키 15~50cm. **잎**은 길이 5~7cm, 너비 1~2.5cm의 길고 좁은 타원형이며, 끝이 뾰족하다. 잎 뒷면에 잔털이 조금 있으며, 잎은 줄기에 어긋나게 나고 아래쪽이 줄기를 감싼다. **줄기**는 비스듬히 올라오고, 가지가 갈라져 나온다. 줄기에 마디가 있으며, 붉은 자줏빛이 돌기도 한다. **꽃**은 7~8월에 피는데 선명한 파란색을 띠며, 심장모양의 꽃싸개가 있고, 털이 있거나 없다. **열매**는 10월에 타원형으로 여물며, 익으면 열매껍질이 3갈래로 갈라져 씨앗이 나온다. **뿌리**는 길게 뻗고, 줄기 밑동의 마디에서 새 뿌리가 나오기도 한다.

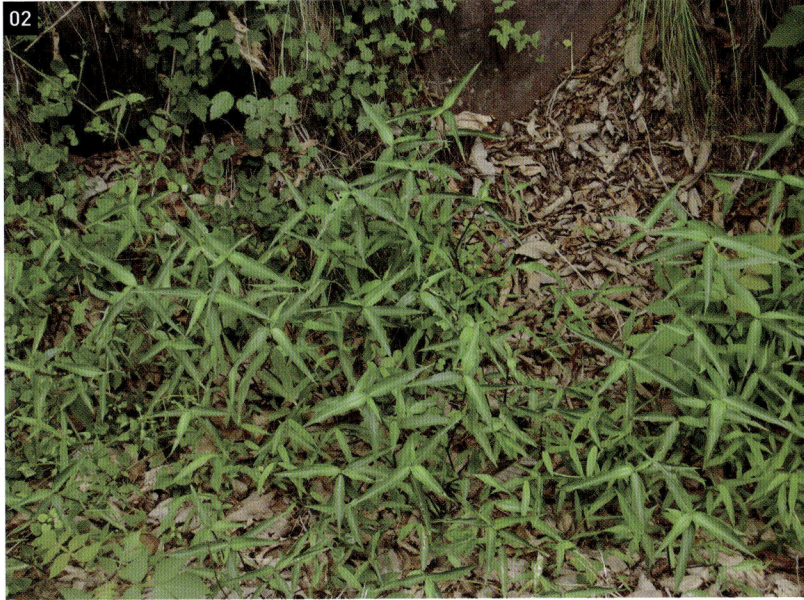

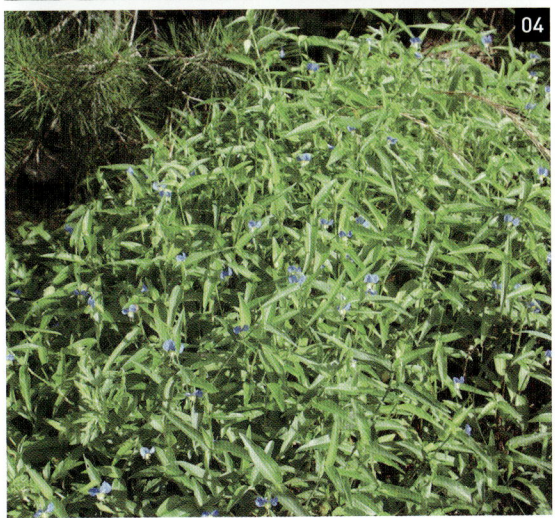

01 줄기 윗동의 잎. 6월 20일
02 줄기가 비스듬히 올라온다. 7월 9일
03 파란색 꽃이 핀다. 7월 9일
04 꽃이 필 무렵 채취한다. 7월 27일
05 군락을 이뤄 자란다. 9월 7일

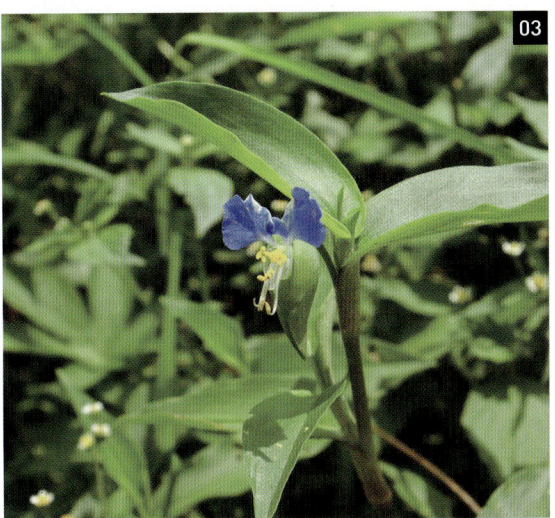

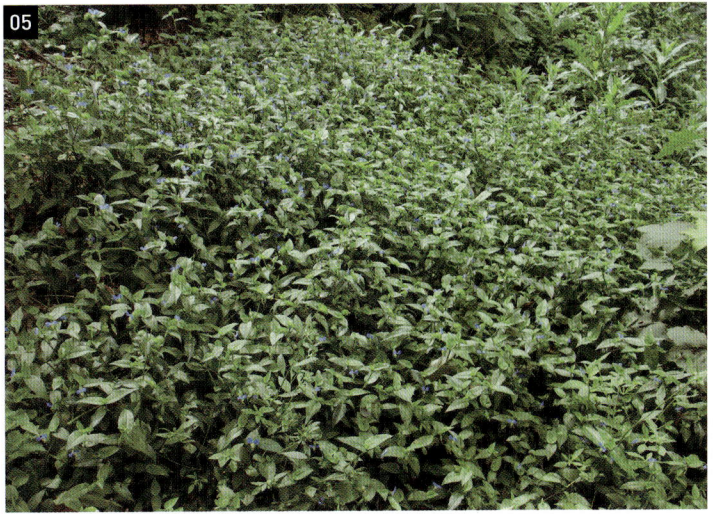

닭의장풀

157 더위지기
Artemisia iwayomogi Kitamura

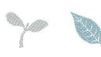
새순 · 잎 · 가지 · 꽃 · 열매 · 씨앗 · 뿌리

 서늘한 약성 | 고혈압, 간염, 습진, 가려움증 등에 효과

국화과
잎지는 작은키나무

다른 이름
한국인진

생약명
한인진(韓茵蔯)

성분
쿠마린(항혈전제)
장뇌(진균억제)
칼륨(신경세포와 근육기능강화)
클로로겐산(종양억제)
카페인산(산화방지)
정유(방향성분)
이소발레르산(진정작용)

특징
독성이 없고 쓴맛이 있다.

체질
약성이 서늘하므로 몸에 열이 많은 열체질인 경우, 덥거나 열이 날 때 복용하면 좋다.

서식지
산과 들의 양지바른 곳에서 자란다.

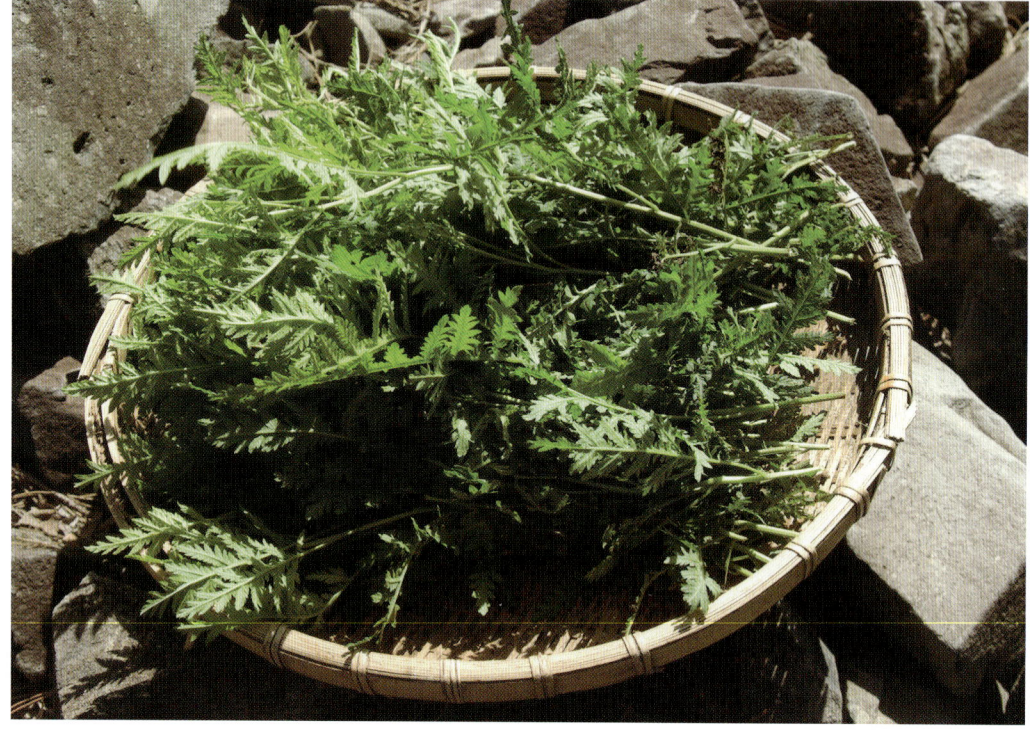

채취한 잎·가지. 7월 24일

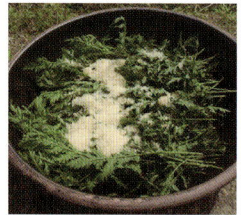
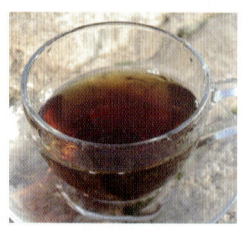

위 잎·가지로 효소액 담그는 모습.
아래 걸러낸 잎·가지 효소액.

효소액 담그기

- **사용 부위** 잎+가지
- **채취 기간** 3~9월
- **채취 방법** 꽃이나 열매가 달리지 않고 너무 억세지 않은 것을 골라 싱싱할 때 딴다.
- **채취시 주의사항** 풀처럼 보이지만 나무이고 흔치 않은 약초이므로 조금만 채취하고, 계속 자랄 수 있도록 줄기와 뿌리는 자연에 남겨둔다.
- **다듬기** 줄기는 담글 때 붕 뜨지 않도록 작게 썬다.
- **배합 비율** 발효될 때 물이 많이 나오지 않으므로 재료 : 설탕의 비율을 1 : 1로 한다.
- **발효와 숙성 기간** 1차 발효는 100일, 2차 발효와 숙성은 100일 이상 한다.

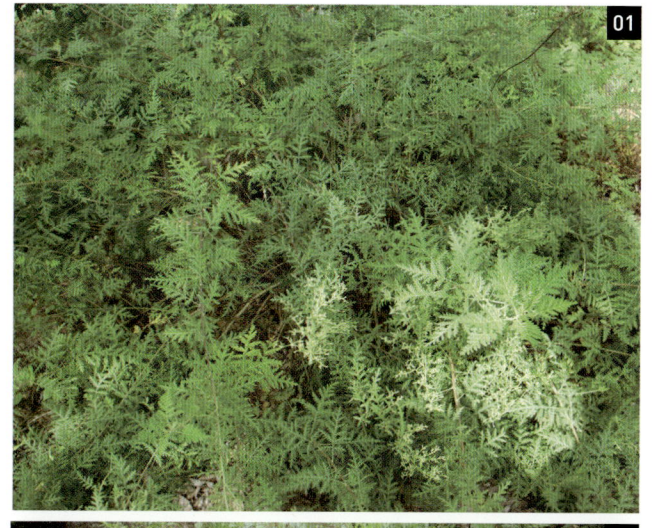

키 1m. **잎**은 달걀모양이고, 2회 갈라져서 깃털모양이 된다. 잎 가장자리에 톱니가 있고, 잎 뒷면에 기름점이 있으며, 어릴 때는 잎 앞뒷면에 거미줄 같은 잔털이 있다. 잎자루는 길이 2~3cm이고, 거미줄 같은 잔털이 있다. 잎이 줄기와 가지에 어긋나게 달린다. **줄기**는 곧게 올라오고, 윗동에서 가지가 갈라져 나온다. 햇줄기는 푸르지만 점차 갈색이나 회갈색이 되며, 밑동이 굵고 단단해진다. **꽃**은 8~9월에 피는데 연노란색을 띠고, 머리모양이며, 크기가 자잘하다. **열매**는 9~10월에 여문다.

01 잎이 무성한 모습. 8월 21일
02 줄기에서 가지 뻗은 모습. 5월 15일
03 줄기가 무더기로 올라온다. 10월 31일
04 풀처럼 보이나 나무이다. 8월 21일
05 겨울에도 열매가 달려 있다. 1월 6일
06 겨울에도 새순이 올라온다. 1월 6일
07 밑동이 점차 굵어진다. 1월 6일

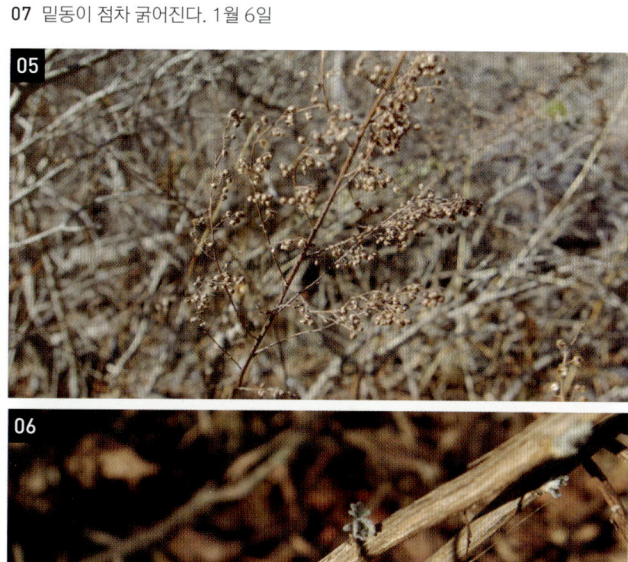

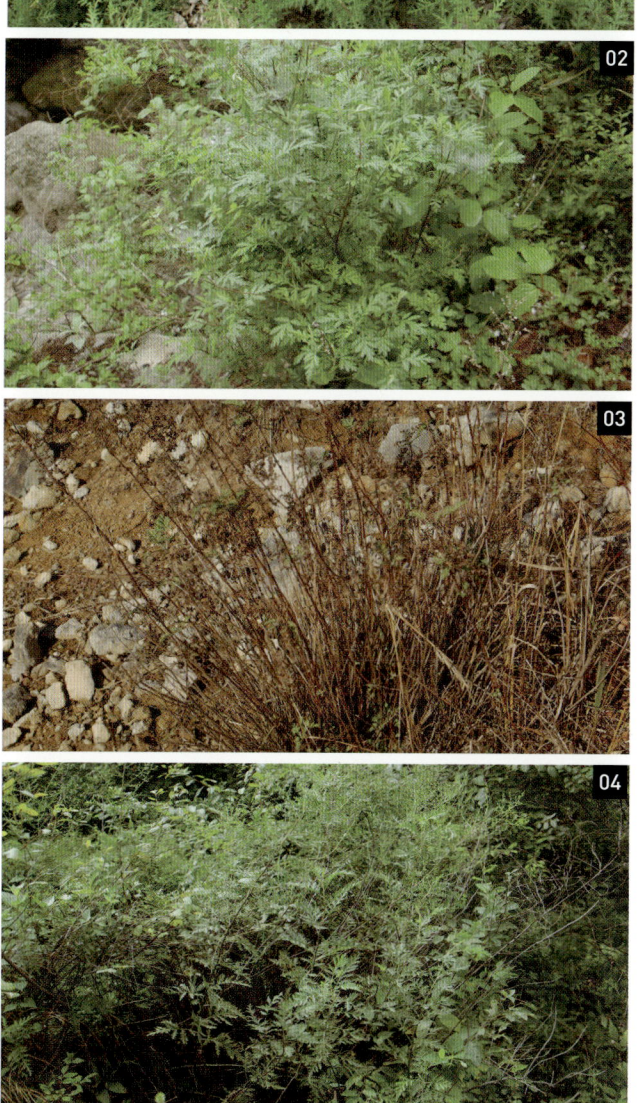

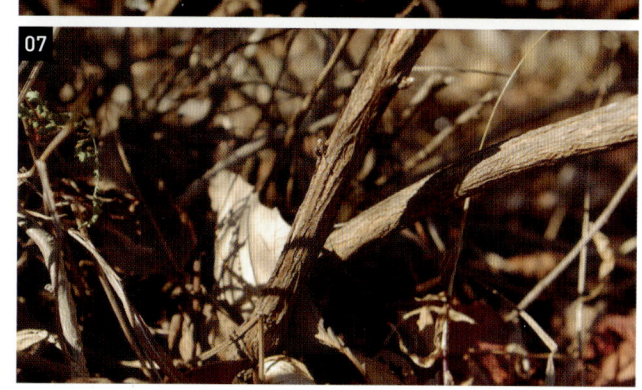

더 위 지 기

158 돌나물

Sedum sarmentosum Bunge

 새순 잎 줄기 꽃 열매 씨앗 뿌리

 서늘한 약성 | 급성간염, 황달, 인후염, 치질 등에 효과

돌나물과
여러해살이풀

다른 이름
돈나물

생약명
삼엽불갑초(三葉佛甲草)

성분
사르멘토신(간해독)
알칼로이드
(염증과 통증완화)
자당(혈당조절)
과당(숙취해소)
비타민A(시력유지)
비타민C(산화방지)
칼슘(뼈강화)
철분(빈혈개선)

특징
독성이 없고 단맛이 있다.

체질
약성이 서늘하므로 열이 많은 열체질인 경우, 덥거나 열이 날 때 복용하면 좋다.

서식지
산과 들의 양지바른 곳이나 돌밭, 물가에 나며, 농가에서도 재배한다.

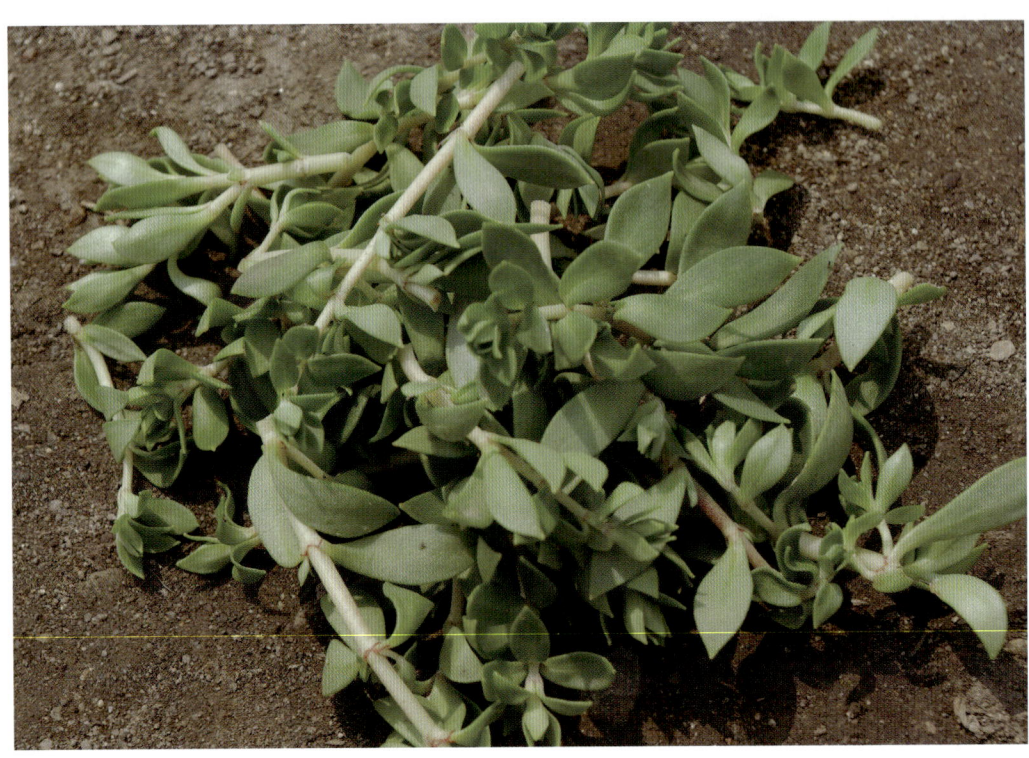

채취한 잎·줄기. 5월 17일

걸러낸 잎·줄기 효소액.

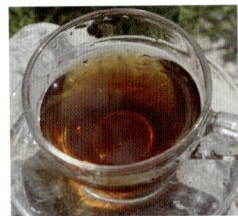

효소액 담그기

- **사용 부위** 잎, 잎+줄기
- **채취 기간** 3~10월. 가을에도 새순이 올라와 계속 채취할 수 있다.
- **채취 방법** 꽃이나 열매가 달리지 않고 너무 억세지 않은 것을 골라 싱싱할 때 딴다.
- **채취시 주의사항** 논가나 하천가에 나는 것은 오염되었으므로 채취하지 않는다.
- **배합 비율** 발효될 때 물이 많이 나오므로 설탕의 비율을 1 이상으로 늘리고, 발효 중에 설탕이 부족한 듯하면 가끔씩 덧넣는다.
- **발효와 숙성 기간** 1차 발효는 100일, 2차 발효와 숙성은 100일 이상 한다.
- **완성 상태** 강한 맛이 없어 발효와 숙성이 잘 되면 담백한 맛이다.

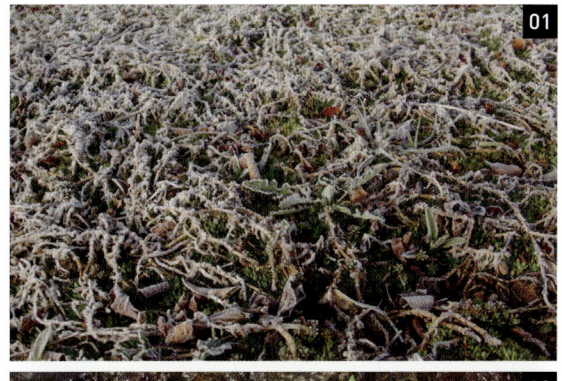

키 15cm. **잎**은 길이 1.5~2cm, 너비 3~6mm의 긴 타원형이고, 끝이 갸름하거나 뾰족하다. 잎이 도톰하고 물이 많으며, 노란녹색을 띠고, 줄기에 3장씩 빙 둘러서 달린다. **줄기**는 비스듬히 올라오다가 땅 위로 뻗고, 가지가 갈라져 나온다. 색은 흰녹색을 띠고 붉은빛이 돌기도 한다. 줄기와 가지에 물이 많다. **꽃**은 5~6월에 피는데 노란색을 띠고, 지름이 6~10mm이다. **열매**는 9월에 타원형으로 여물고, 익으면 열매껍질이 갈라져 씨앗이 나온다.

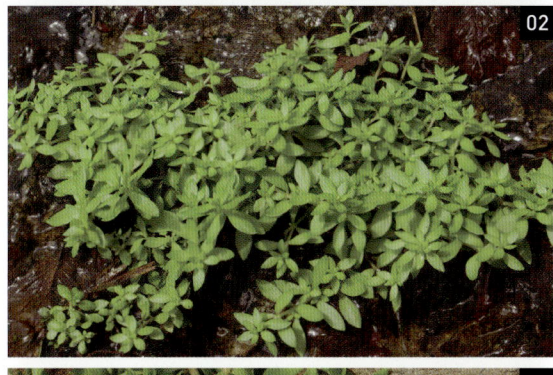

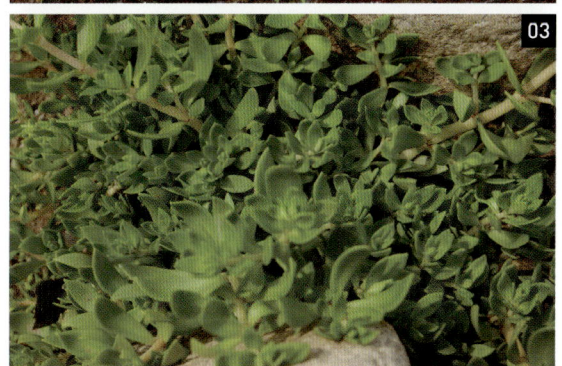

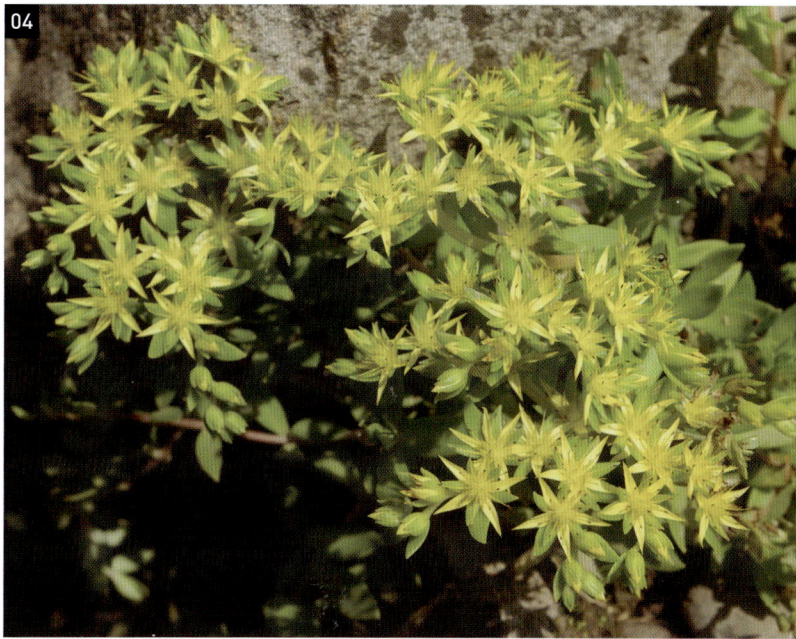

01 봄에 늦서리 맞은 모습. 4월 12일
02 어린잎 자라는 모습. 4월 24일.
03 줄기와 잎에 물이 많다. 5월 17일
04 꽃이 피기 전에 채취한다. 5월 27일
05 늦여름에도 새순이 올라온다. 8월 22일
06 가을에는 잎이 노르스름해진다. 9월 24일

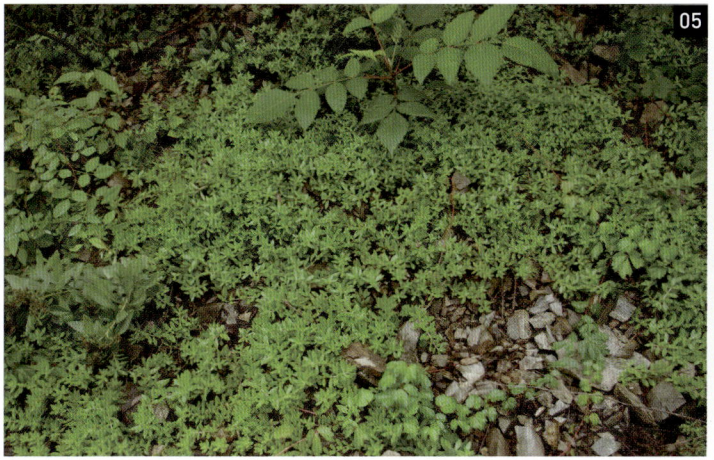

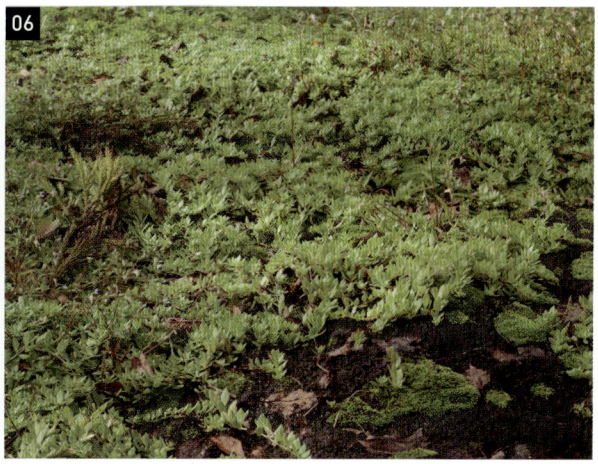

159 돌배나무

Pyrus pyrifolia (Burm.) Nakai

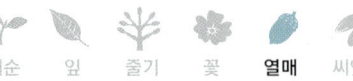

서늘한 약성 | 기침, 가래, 천식, 더위 먹은 데, 땀 많은 데, 열병 등에 효과

장미과
잎지는 작은큰키나무

다른 이름
야생배
토종배

생약명
이(梨)
사리(沙梨)

성분
과당(피로회복)
포도당(에너지공급)
자당(혈당조절)
타닌(수렴작용)
마그네슘(체내기능유지)
칼슘(뼈강화)
인(혈중콜레스테롤개선)
비타민C(산화방지)
단백질(근육강화)
시트르산(에너지보충)

특징
씨앗에 독성이 조금 있으며, 단맛과 떫은맛과 약간 신맛이 있다.

체질
약성이 서늘하므로 열이 많은 열체질인 경우, 덥거나 열이 날 때 복용하면 좋다.

서식지
중부 이남의 높은 산 평원지대에서 자란다.

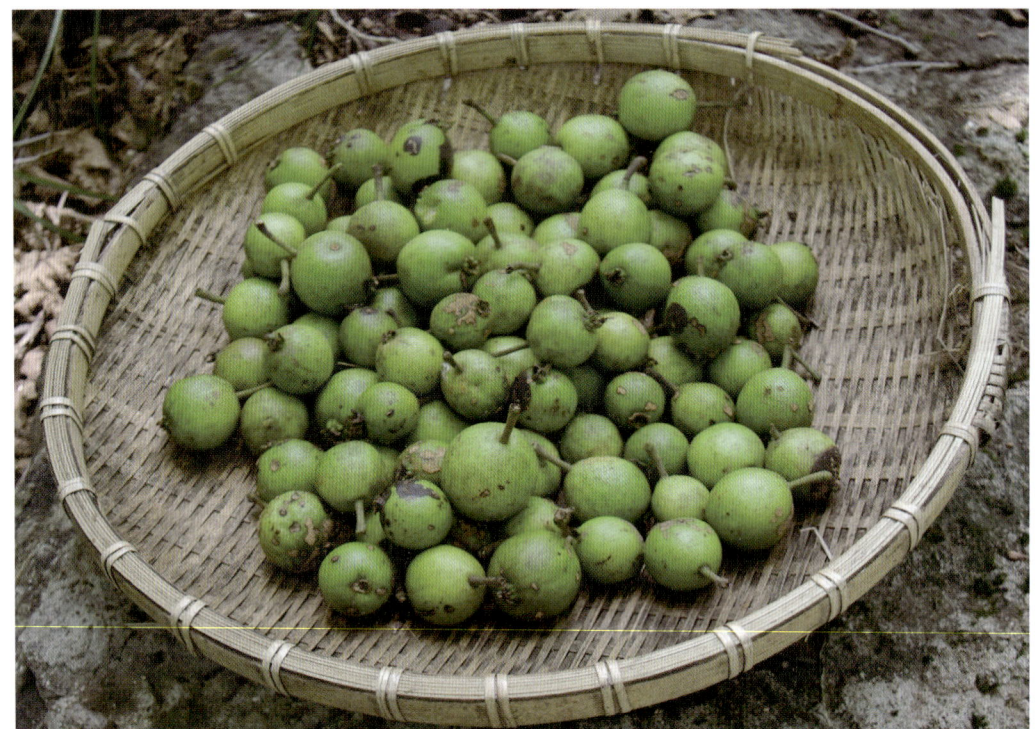

채취한 열매. 7월 27일

효소액 담그기

- **사용 부위** 열매 **채취 기간** 9~10월
- **채취 방법** 열매는 풋열매부터 익은 열매까지 너무 익지 않은 것을 골라 싱싱할 때 딴다.
- **채취시 주의사항** 나무가 높으므로 발을 헛디디지 않도록 조심한다. 땅에 떨어진 열매를 채취하는 방법도 있다.
- **다듬기** 껍질에 좋은 성분이 들어 있으므로 씻을 때 살살 다루고, 상한 부분이 있으면 칼로 도려낸다. 통째로 담가도 되지만, 작게 썰어서 담그면 물이 빨리 나와서 발효시간이 줄어든다.
- **배합 비율** 발효될 때 물이 많이 나오지 않으므로 재료 : 설탕의 비율을 1 : 1로 한다. 발효 중에 설탕이 부족한 듯하면 가끔씩 덧넣는다.
- **발효와 숙성 기간** 1차 발효는 200일, 2차 발효와 숙성은 100일 이상 한다.
- **담그기와 발효시 주의사항** 씨앗에 독성이 조금 있으므로 발효 가스와 함께 배출될 수 있도록 숨 쉬는 항아리에 담그고, 1차 발효가 끝나면 재료를 걸러낸다.
- **완성 상태** 열매에 새콤달콤한 맛과 향이 있어서 발효와 숙성이 잘 되면 그윽한 맛이다.

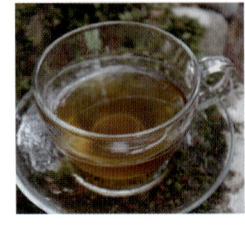

걸러낸 열매 효소액.

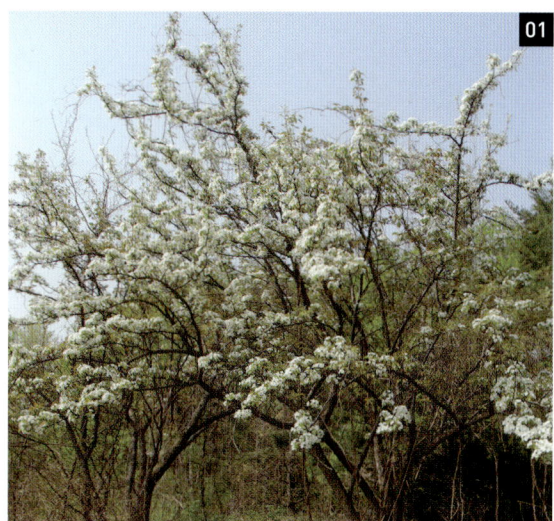

키 10~15m. **잎**은 길이 7~12cm의 타원형이고, 끝이 뾰족하다. 잎 가장자리에 날카로운 톱니가 있고, 잎 앞면에 윤기가 조금 있으며, 잎자루는 길이 3~7cm이다. 잎이 가을에 노란색으로 물든다. **줄기**는 껍질이 회갈색을 띠고, 점차 비늘처럼 갈라진다. 고목은 옹이가 많이 생긴다. **꽃**은 4~5월에 잎과 함께 피는데, 흰색을 띠며, 지름이 3cm 정도이다. 꽃잎은 5장이고, 꽃받침잎은 5갈래로 갈라진다. 꽃에 향기가 있다. **열매**는 9월에 여무는데 둥글고, 지름이 2~3cm이다. 익으면 노란갈색이며, 열매살에 돌세포가 있고 돌처럼 단단하다.

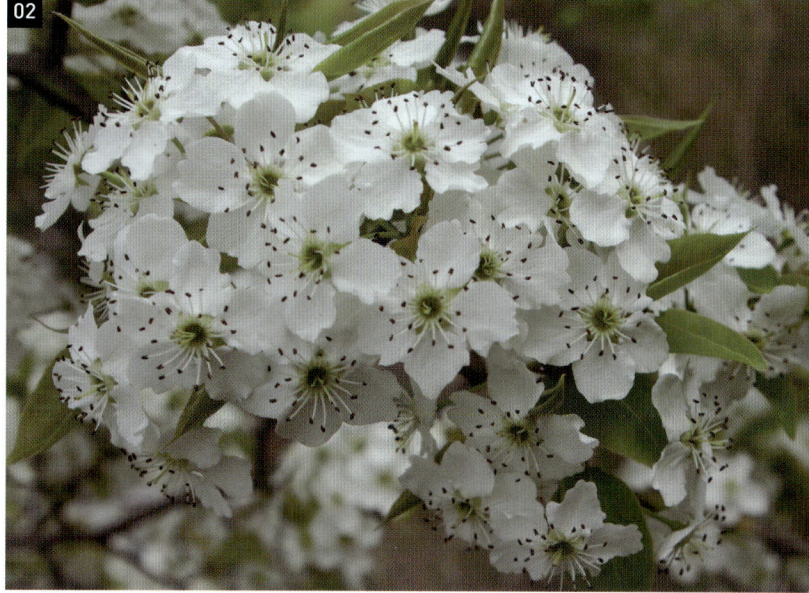

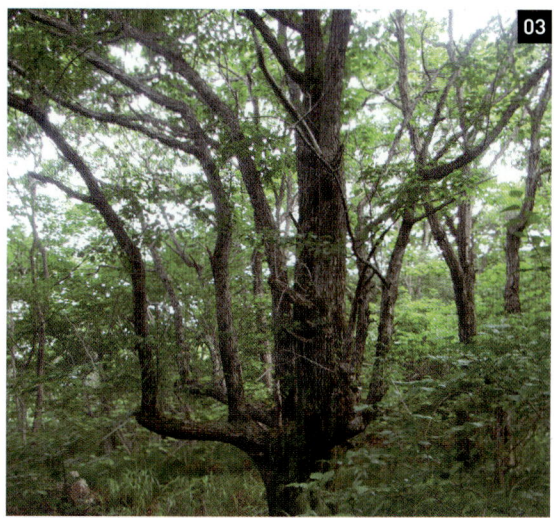

01 봄에 꽃 핀 모습. 5월 26일
02 꽃과 어린잎이 같이 난다. 5월 26일
03 고목에 잎이 달려 있는 모습. 7월 27일
04 풋열매와 잎. 7월 27일
05 땅에 떨어진 열매를 채취하면 편리하다. 7월 27일

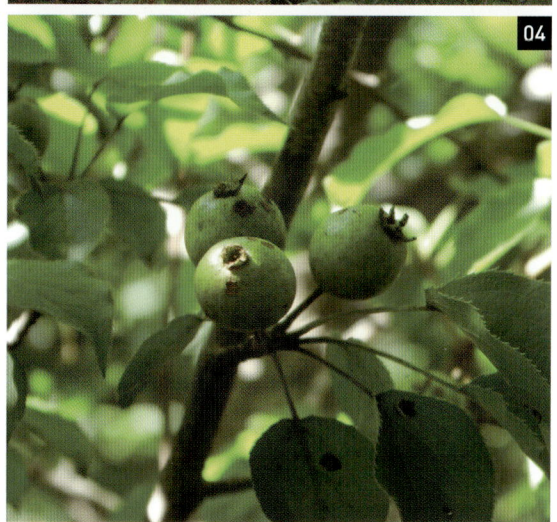

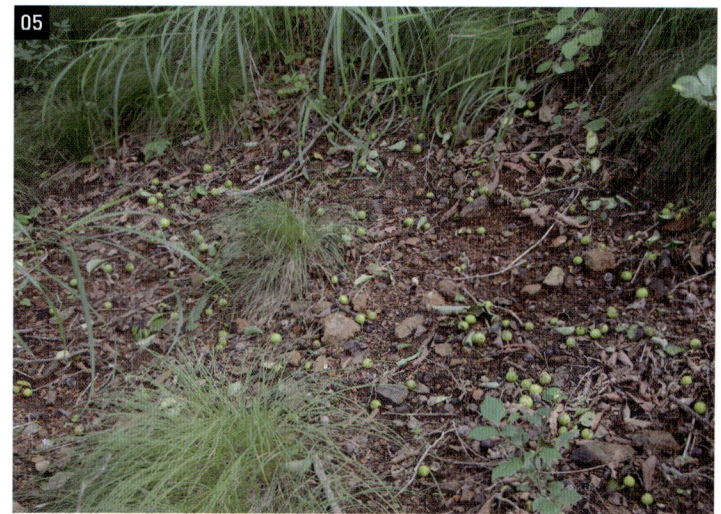

돌배나무

160 동백나무

Camellia japonica L.

❄ **서늘한 약성** | 생리통, 인후통, 코피, 폐결핵, 치질성출혈, 피멍 등에 효과

차나무과
늘푸른 작은키나무

생약명
산다화(山茶花)

성분
사포닌(면역력강화)
비타민E(항산화물질생성)
비타민K(출혈방지)
카로틴(종양억제)
단백질(근육강화)

특징
독성이 없으며
쓴맛과 매운맛이 있다.

체질
약성이 서늘하므로 몸에
열이 많은 열체질인 경우,
덥거나 열이 날 때
복용하면 좋다.

서식지
중부 이남의 낮은 산이나
바닷가, 섬 지역,
인가 근처에서 자란다.

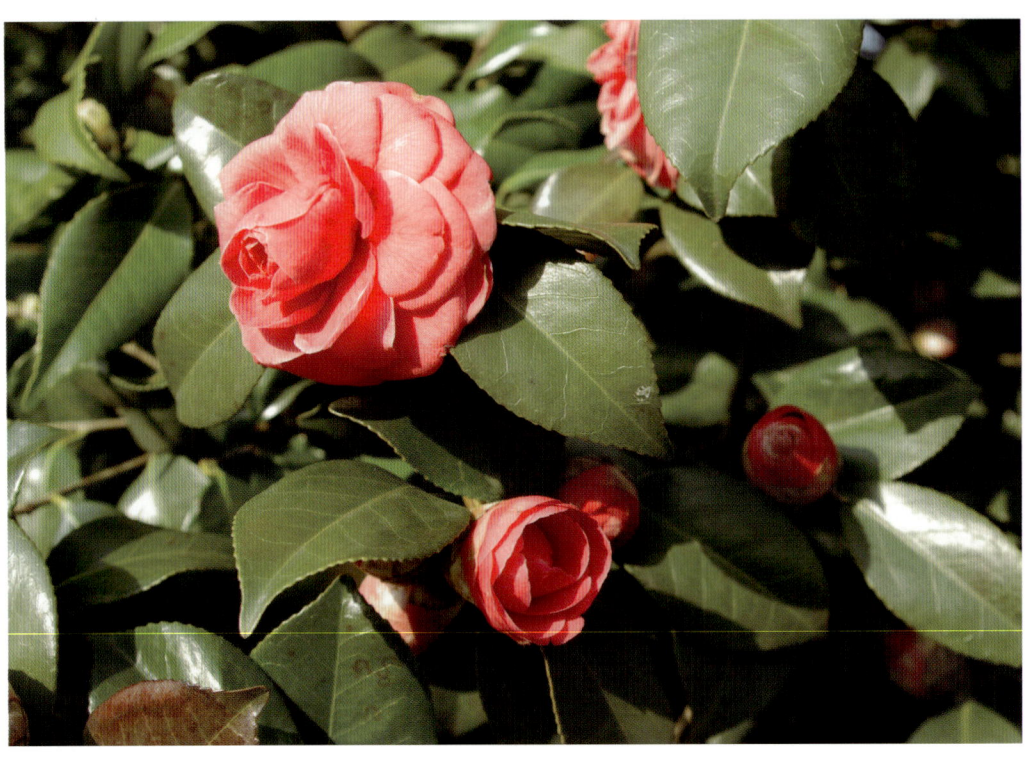

꽃과 꽃봉오리 달린 모습. 5월 26일

효소액 담그기

- **사용 부위** 꽃
- **채취 기간** 2~4월
- **채취 방법** 꽃이 활짝 피지 않고 싱싱한 것을 골라서 딴다.
- **채취시 주의사항** 꽃이 한꺼번에 땅에 떨어질 때 채취해도 된다. 도롯가에 나는 것은 매연에 오염되어 있으므로 채취하지 않는다.
- **다듬기** 시들거나 벌레 먹은 것은 골라 버리고, 꽃술은 떼어낸다. 꽃잎이 연하므로 물에 씻을 때 살살 다룬다.
- **배합 비율** 발효될 때 물이 적게 나오므로 재료 : 설탕의 비율을 1 : 1로 한다.
- **발효와 숙성 기간** 1차 발효는 100일, 2차 발효와 숙성은 100일 이상 한다.
- **완성 상태** 은은한 향이 있어서 발효와 숙성이 잘 되면 향긋한 맛이다.

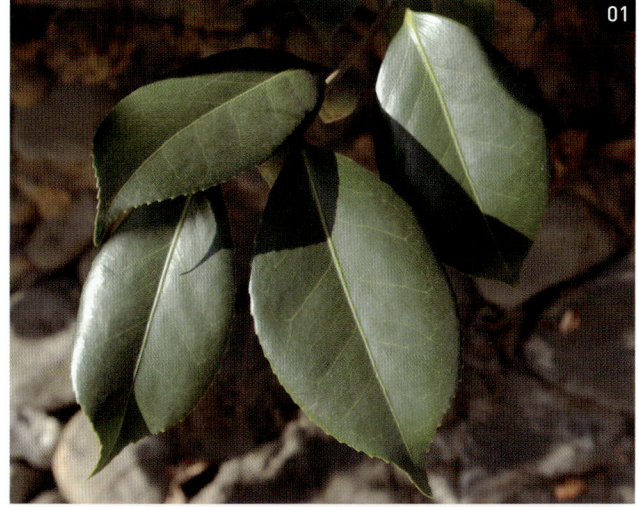

키 7~15m. **잎**은 길이 5~12cm, 너비 3~7cm의 타원형이고, 끝이 뾰족하다. 잎이 가죽처럼 두껍고, 가장자리에 잔 톱니가 있다. 잎 앞면은 짙은 녹색을 띠고 윤기가 있으며, 뒷면은 노란녹색을 띤다. 잎이 가지에 어긋나게 달린다. **줄기**는 껍질이 회갈색을 띠고 밋밋하다. 꽃은 2~4월에 피는데 붉은빛을 띠고, 꽃잎이 5~7장이다. 수술은 100여 개이며, 암술대는 3갈래로 갈라진다. 가지에 1송이씩 달리고 한꺼번에 떨어진다. **열매**는 9~10월에 여무는데 둥글고, 지름이 3~4cm이다. 씨앗은 3개 있으며, 검은갈색을 띤다.

01 잎이 두껍고 윤기가 있다. 12월 28일
02 겨울에 꽃봉오리가 달린다. 12월 28일
03 눈을 맞은 꽃. 3월 10일
04 꽃이 한꺼번에 떨어진다. 3월 10일
05 열매 맺힌 모습. 8월 5일
06 큰 나무의 밑동. 1월 26일
07 줄기껍질이 밋밋하다. 1월 26일

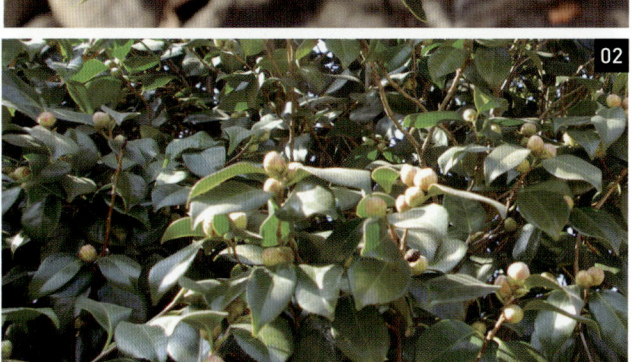

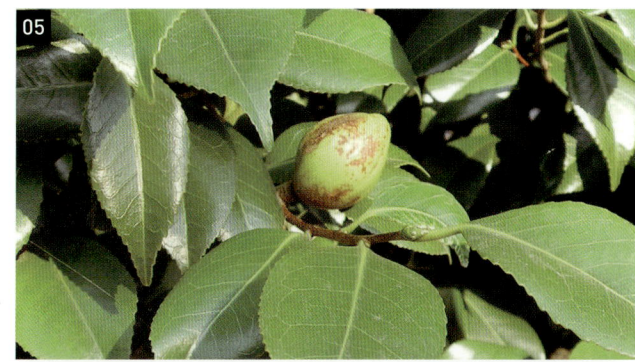

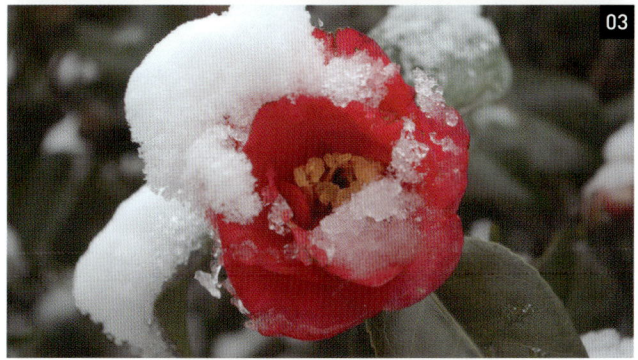

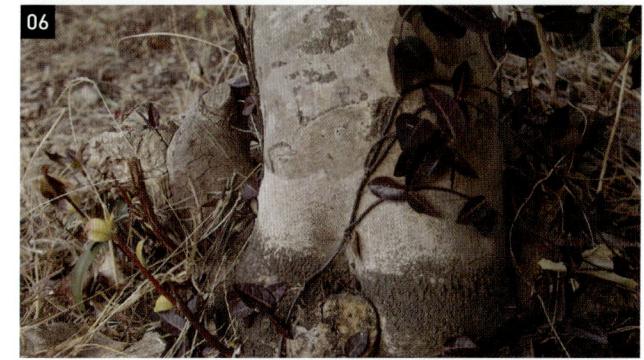

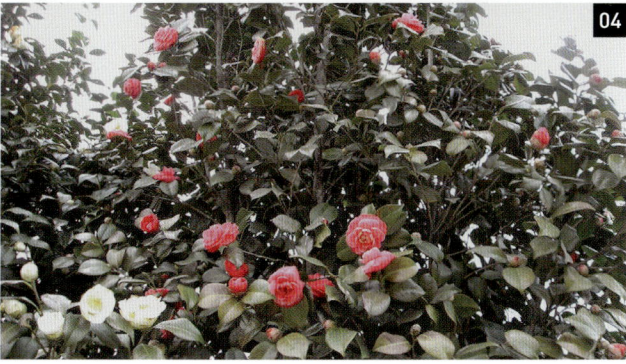

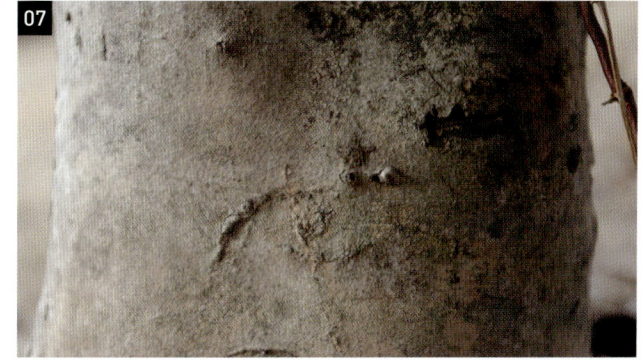

동백나무

161 두메부추

Allium senescens L. var. senescens

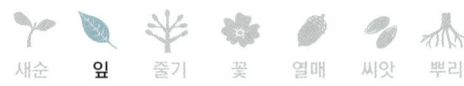

❄ 차가운 약성 | 천식, 고혈압, 변비, 탈모, 식욕부진, 노인소화불량, 피로, 쇠약 등에 효과

백합과
여러해살이풀

생약명
산구(山韭)

성분
사포닌(면역력강화)
알라닌(간해독)
비타민A(시력유지)
비타민B1(에너지대사 관여)
비타민B2(빈혈개선)
비타민C(산화방지)
단백질(근육강화)
나트륨(수분유지)
니아신(혈액순환촉진)
칼슘(뼈강화)
칼륨
(신경세포와 근육기능강화)
철분(빈혈개선)
섬유소
회분

특징
독성이 없으며
매운맛과 짠맛이 있다.

체질
약성이 차가우므로
몸에 열이 많은
열체질인 경우,
덥거나 열이 날 때
복용하면 좋은데,
몸이 찬 체질은 장기간
복용하는 것을 삼간다.

서식지
깊은 산 양지바른 곳,
계곡가, 바닷가에 난다.

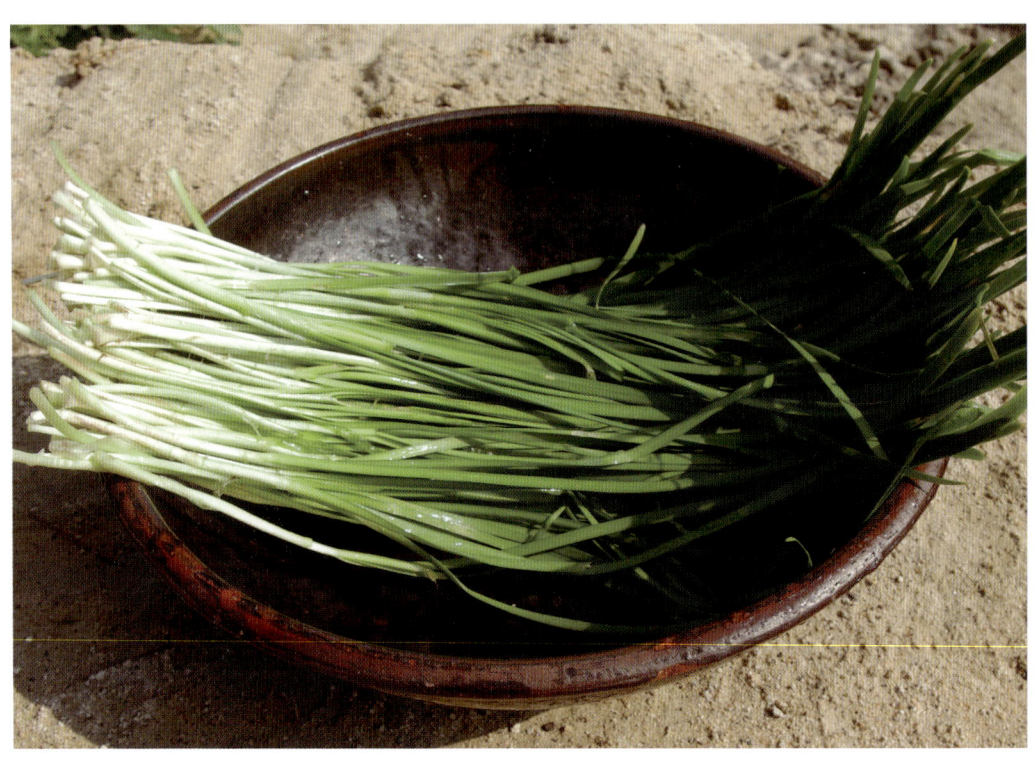

채취한 잎. 7월 31일

효소액 담그기

- **사용 부위** 잎
- **채취 기간** 3~10월
- **채취 방법** 꽃이나 열매가 달리지 않고 너무 억세지 않은 것을 골라 싱싱할 때 딴다.
- **채취시 주의사항** 흔치 않은 약초이므로 조금만 채취하고, 나머지 개체와 뿌리는 자연에 남겨둔다.
- **배합 비율** 발효될 때 물이 많이 나오지 않으므로 재료 : 설탕의 비율을 1 : 1로 한다.
- **발효와 숙성 기간** 1차 발효는 100일, 2차 발효와 숙성은 100일 이상 한다.
- **완성 상태** 매콤한 맛이 있어서 발효와 숙성이 잘 되면 개운한 맛이다.

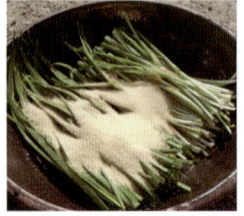 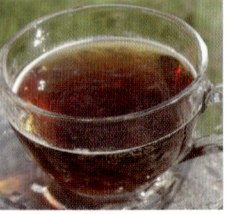

왼쪽 잎으로 효소액 담그는 모습.
오른쪽 걸러낸 잎 효소액.

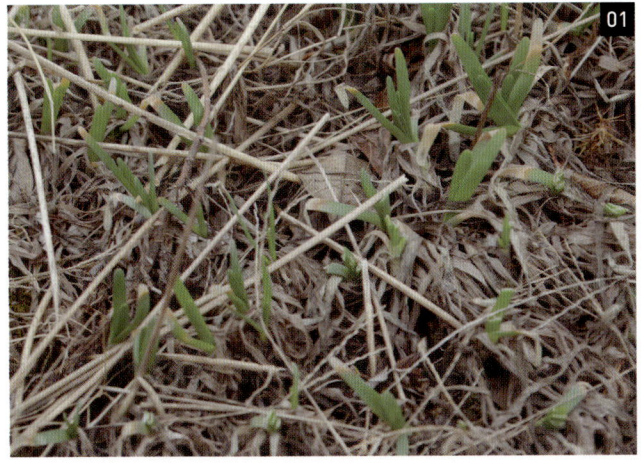

키 20~30㎝. **잎**은 길이 20~30㎝의 선모양이고, 끝이 갸름하거나 뾰족하다. 잎이 뿌리에 뭉쳐서 나며, 조금 통통하다. **꽃**은 8~9월에 피는데 연보라색을 띠며, 자잘하게 우산모양으로 뭉쳐서 달린다. **열매**는 10월에 타원형의 공 3개가 뭉쳐진 모양으로 여물고, 익으면 열매껍질이 갈라져 씨앗이 나온다. 씨앗은 둥글고 검다. **뿌리줄기**는 알모양이고, 수염뿌리가 있다.

01 새순 올라오는 모습. 3월 6일
02 잎이 조금 통통하다. 4월 28일
03 꽃봉오리 맺힌 모습. 7월 31일
04 꽃이 활짝 핀 모습. 9월 16일
05 겨울에도 열매가 달려 있다. 1월 26일
06 겨울철 군락지 모습. 1월 26일
07 겨울에 올라온 어린잎. 1월 26일

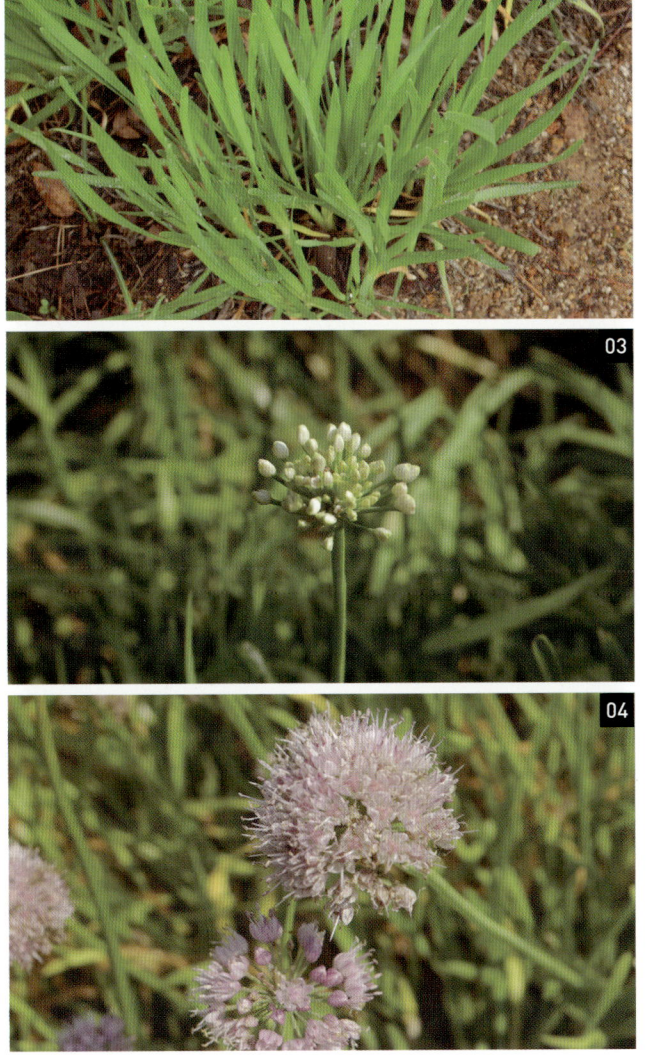

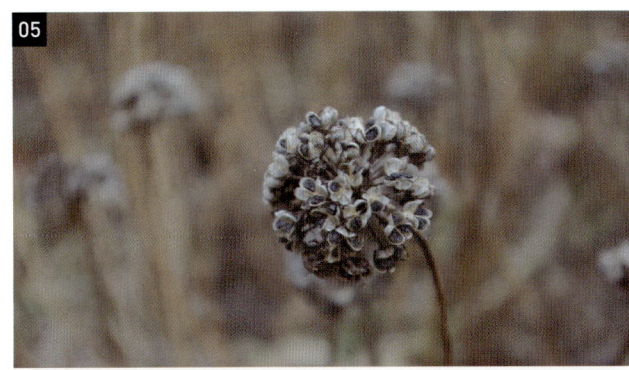

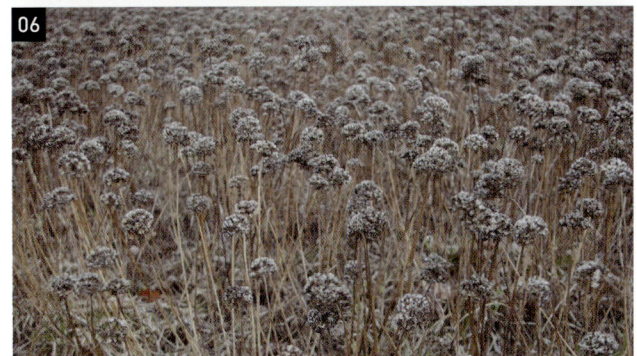

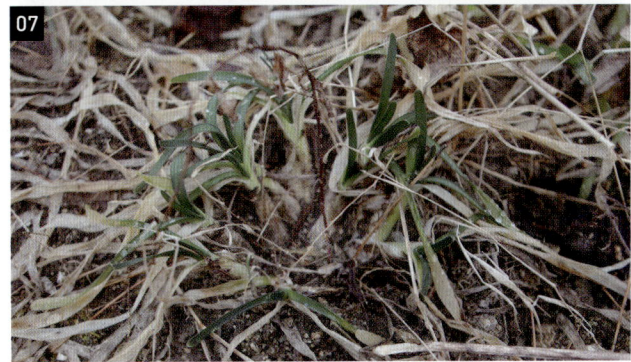

두메부추

162 들메나무

Fraxinus mandshurica Rupr.

❄ **차가운 약성** | 이질설사, 급성결막염, 완선, 생리불순, 만성기관지염, 천식, 장염, 관절통 등에 효과

물푸레나무과
잎지는 큰키나무

다른 이름
들미나무

생약명
수곡유(水曲柳)

성분
타닌(수렴작용)
에스쿨린(혈액응고억제)
에스쿨레틴(면역력강화)

특징
독성이 없고 쓴맛이 있다.

체질
약성이 차가우므로 열이 많은 열체질인 경우, 덥거나 열이 날 때 복용하면 좋은데, 몸이 찬 체질은 장기간 복용하는 것을 삼간다.

서식지
깊은 산 그늘진 계곡가에서 자란다.

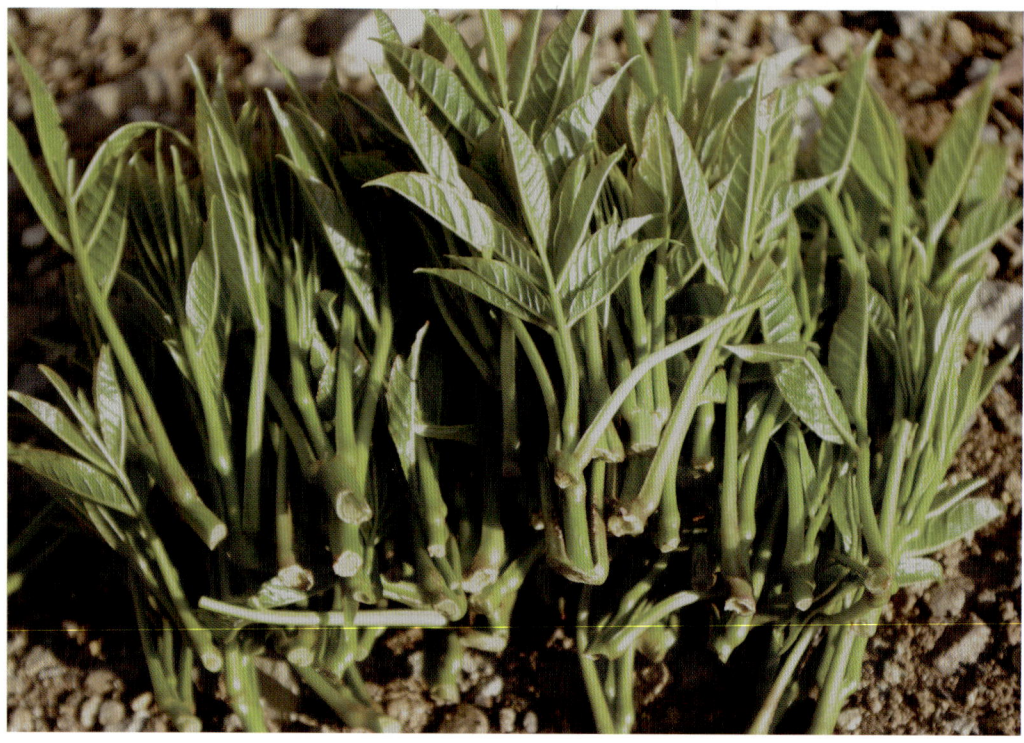

채취한 어린 잎. 4월 22일

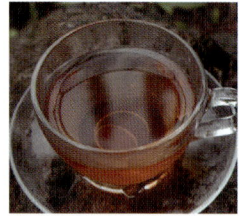

걸러낸 잎 효소액.

효소액 담그기

- **사용 부위** 새순, 잎
- **채취 기간** 3~9월
- **채취 방법** 새순부터 다 자란 잎까지 너무 억세지 않은 것을 골라 싱싱할 때 딴다.
- **채취시 주의사항** 잎이 광합성작용을 해야 꽃이나 열매가 양분을 얻으므로 너무 많이 채취하지 않는다.
- **배합 비율** 발효될 때 물이 많이 나오지 않으므로 재료 : 설탕의 비율을 1 : 1로 한다.
- **발효와 숙성 기간** 1차 발효는 100일, 2차 발효와 숙성은 100일 이상 한다.
- **복용시 주의사항** 술, 생선, 담배와 상극이므로 복용할 때는 금한다.

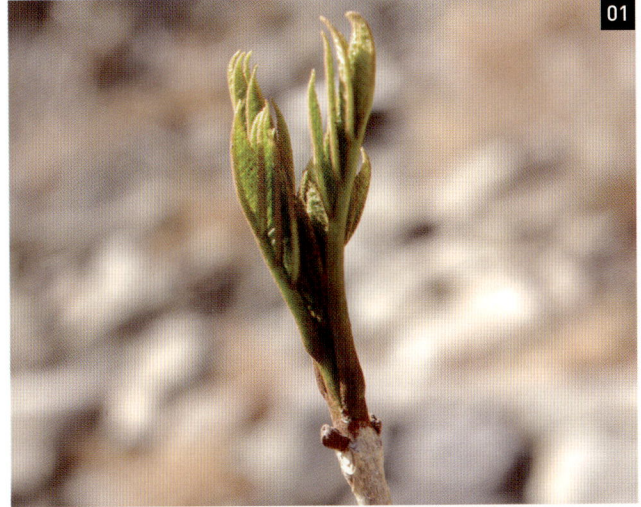

키 30m. **잎**은 길이 7~22cm의 긴 타원형이고, 끝이 꼬리처럼 뾰족하며, 잎줄기에 3~7장이 달려 깃털모양이 된다. 잎 가장자리에 잔 톱니가 있으며, 새순에는 붉은갈색 잔털이 있다. 잎줄기가 가지에 마주 달리며, 잎이 가을에 노란색으로 물든다. **줄기**는 껍질이 회갈색에서 회색이 되며, 세로로 얕게 갈라진다. **꽃**은 5월에 피는데 노란색을 띠며, 자잘하게 여러 송이가 뭉쳐서 달린다. 꽃잎과 꽃덮이가 없고, 암꽃과 수꽃이 다른 나무에 달린다. **열매**는 9~10월에 여무는데 곤충 날개모양이고, 길이가 2~4cm이다.

01 새순에 붉은갈색 잔털이 있다. 4월 11일
02 어린잎이 자라는 모습. 4월 10일
03 잎이 깃털모양으로 달린다. 5월 20일
04 벼이삭 같은 꽃봉오리가 달린다. 4월 22일
05 군락을 이뤄 자라는 모습. 10월 12일
06 곤충 날개 같은 열매가 달린다. 10월 24일
07 고목의 줄기껍질. 10월 5일

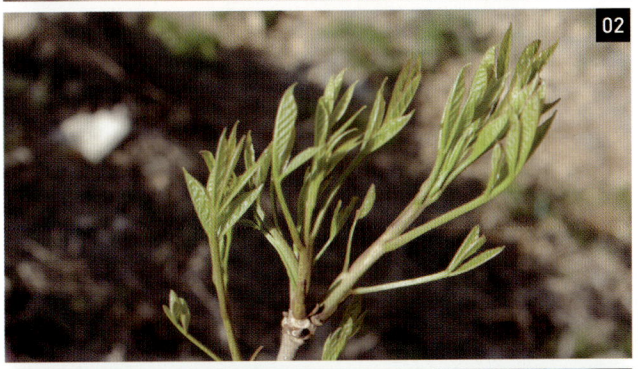

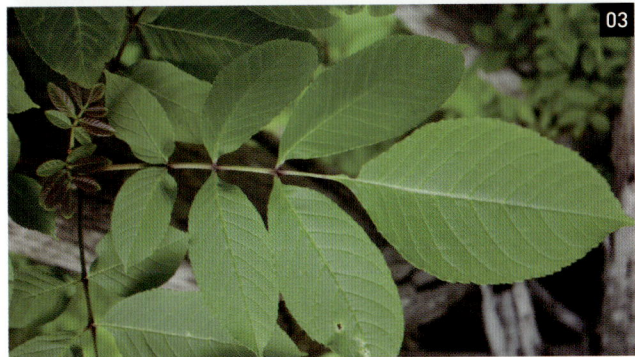

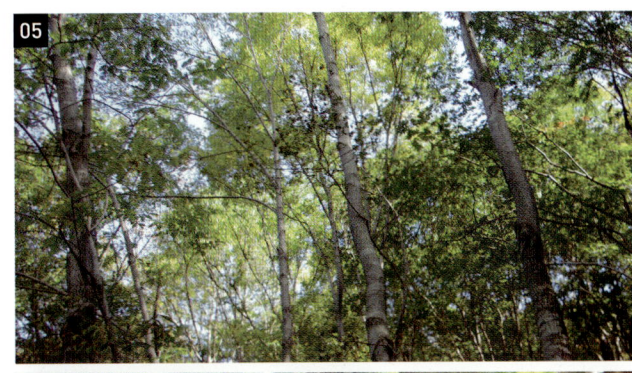

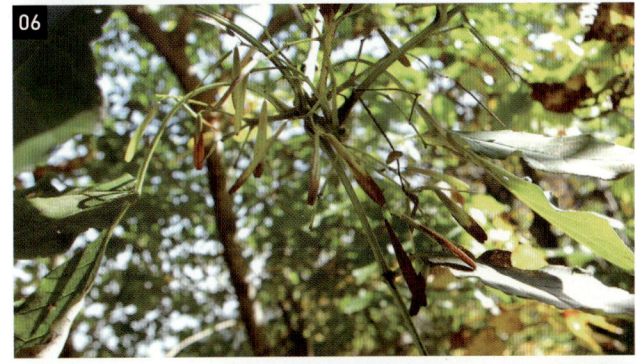

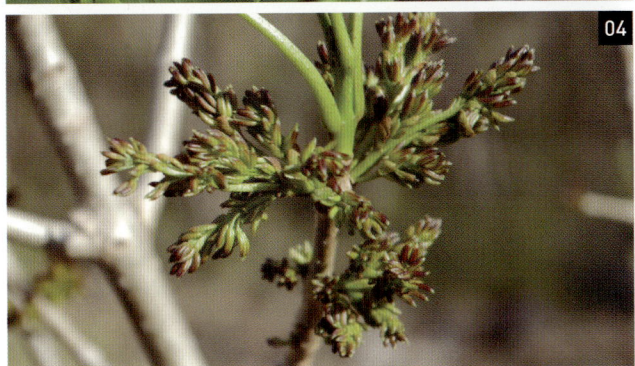

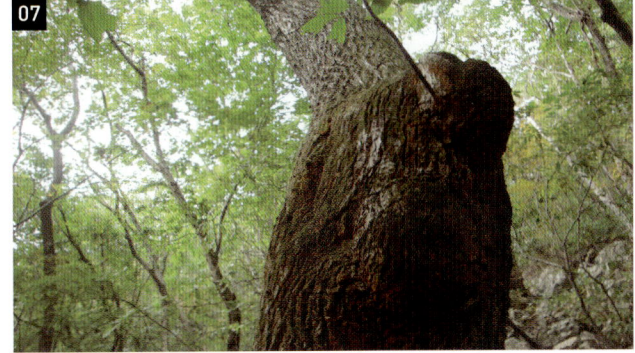

들메나무

163 뚝갈

Patrinia villosa (Thunb.) Juss.

뚝갈

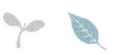
새순 잎 줄기 꽃 열매 씨앗 뿌리

 서늘한 약성 | 소염제, 어혈 빼는 약, 피 맑게 하는 약 등으로 사용

마타리과
여러해살이풀

다른 이름
흰미역취

생약명
백화패장(白花敗醬)

성분
올레노인산(생리활성)
스코폴렉틴(종양억제)
에스쿨레틴(면역력강화)

특징
독성이 없고 쓴맛이 있다.

체질
약성이 서늘하므로 몸에 열이 많은 열체질인 경우, 덥거나 열이 날 때 복용하면 좋다.

서식지
낮은 산부터 높은 산까지 들판의 메마른 땅에 난다.

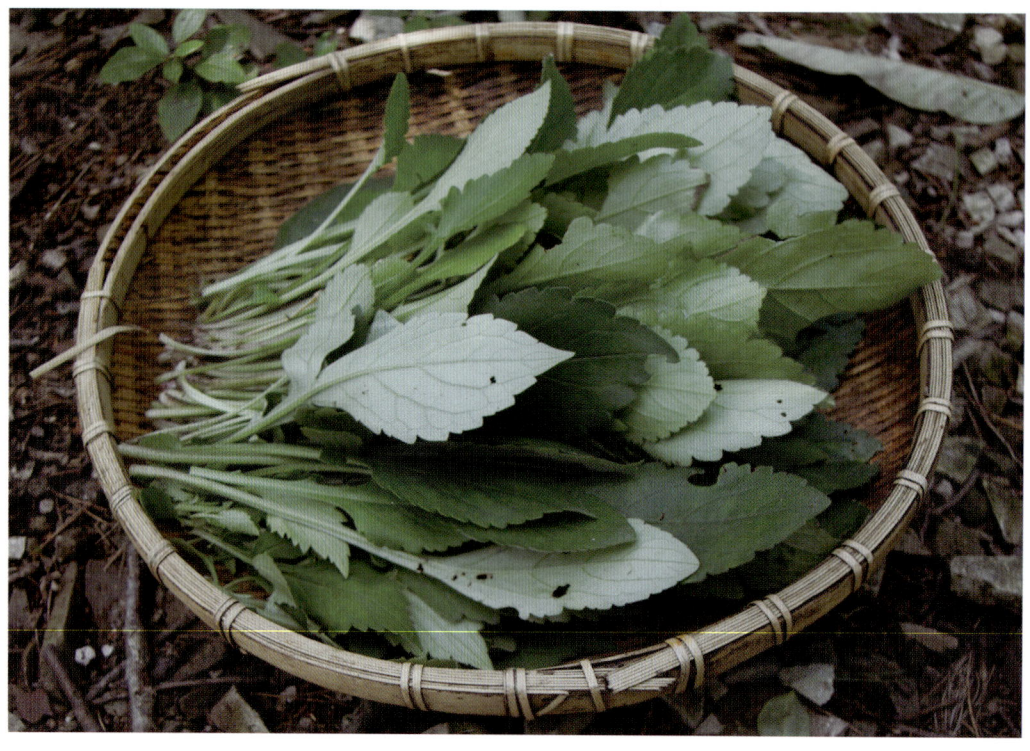

채취한 잎. 7월 24일

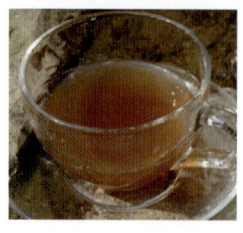

위 잎으로 효소액 담그는 모습.
아래 걸러낸 잎 효소액.

효소액 담그기

- **사용 부위** 잎, 잎+줄기, 잎+줄기+뿌리
- **채취 기간** 3~8월
- **채취 방법** 꽃이나 열매가 달리지 않은 것을 골라 싱싱할 때 딴다. 뿌리를 채취할 때는 크고 잘 여문 것을 고른다.
- **채취시 주의사항** 꽃이나 열매가 달린 것은 약성이 떨어지므로 좋지 않다. 흔치 않은 약초이므로 조금만 채취하고, 나머지 개체와 뿌리는 자연에 남겨둔다.
- **다듬기** 잎이 크거나 뻣뻣할 경우 적당한 크기로 썰고, 뿌리는 물이 잘 나오도록 납작하게 썬다.
- **배합 비율** 잎과 줄기는 발효될 때 물이 많이 나오지 않으므로 재료 : 설탕의 비율을 1 : 1로 한다. 뿌리는 물이 더 나오므로 설탕의 비율을 1 이상으로 늘린다.
- **발효와 숙성 기간** 1차 발효는 100일, 2차 발효와 숙성은 100일 이상 한다.

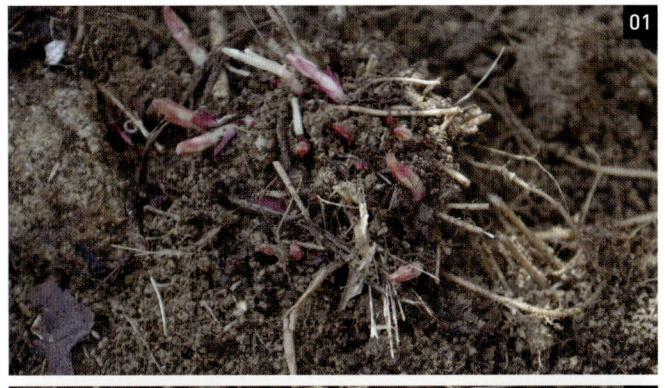

키 1~1.5m. **잎**은 길이 3~15cm의 달걀모양이고, 끝이 갸름하거나 뾰족하다. 잎 가장자리에 물결모양의 톱니가 있고, 잎 뒷면은 조금 희끗하다. 뿌리 잎은 뭉쳐서 나고 날개 달린 잎자루가 있으며, 줄기 잎은 마주 달리고 잎자루가 없다. **줄기**는 곧게 올라오고, 흰 잔털이 빽빽하며, 밑동에서 가지가 뻗어 나와 뿌리를 내린다. **꽃**은 7~8월에 피는데 흰빛을 띠며, 지름이 4mm이고, 가지 끝에 자잘하게 여러 송이가 우산모양으로 뭉쳐 달린다. 꽃부리는 5갈래로 갈라지고, 수술 4개, 암술 1개이다. **열매**는 9~10월에 달걀모양으로 여무는데, 가장자리에 날개가 있으며, 길이는 2~3mm이다. **뿌리줄기**는 굵고, 곁뿌리가 갈라져 나오며, 장 썩은 냄새가 난다.

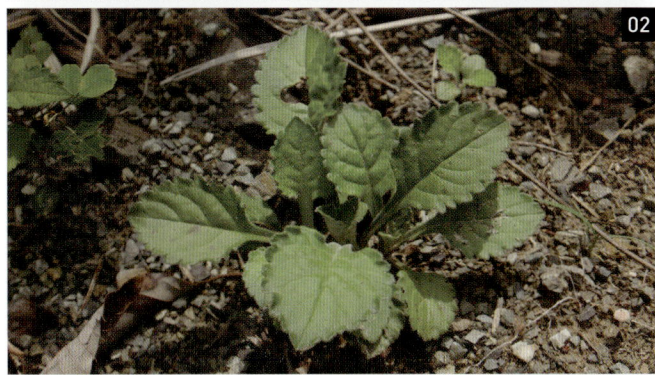

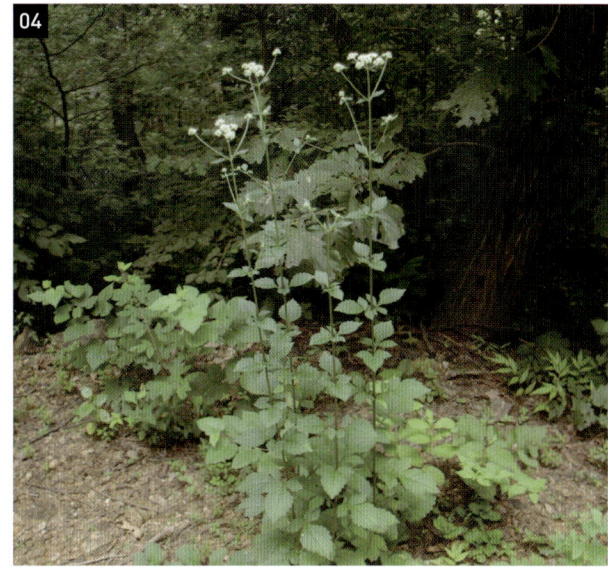

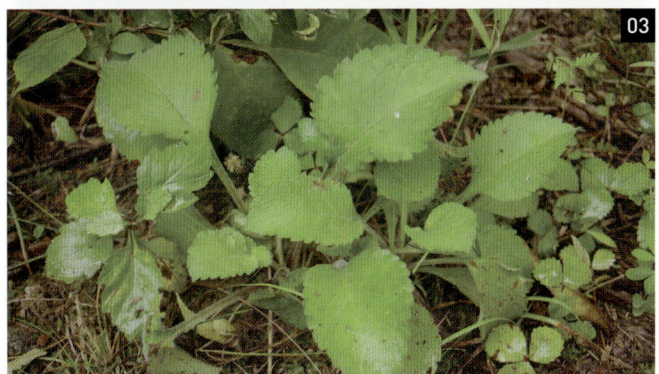

01 묵은 뿌리에서 새순이 올라온다. 4월 10일
02 뿌리 잎은 뭉쳐서 나온다. 7월 9일
03 어린잎으로도 효소액을 담근다. 7월 10일
04 줄기가 곧게 올라와 꽃이 달린다. 8월 2일
05 꽃과 꽃봉오리. 9월 2일
06 열매가 작고 여러 개가 뭉쳐 있다. 10월 12일

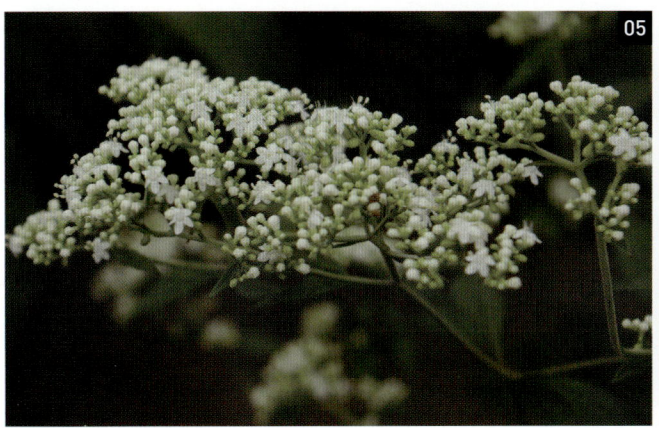

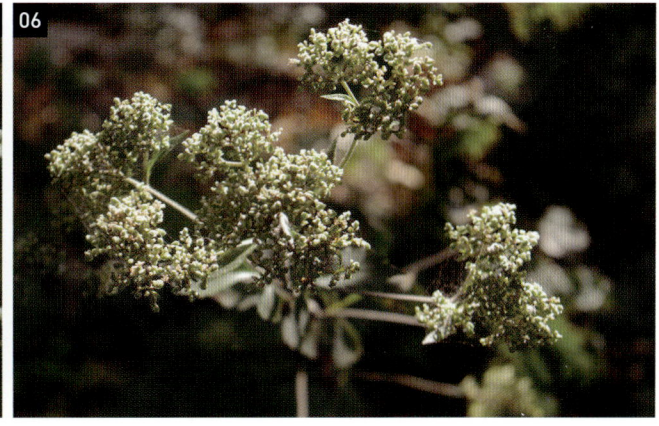

뚝 갈

164 마삭줄

Trachelospermum asiaticum var. *intermedium* Nakai

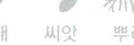

❄ 약간 차가운 약성 | 신경통, 인후염, 피부염, 중풍마비 등에 효과

협죽도과
늘푸른 덩굴나무

생약명
낙석등(絡石藤)

성분
캄페스테롤
(콜레스테롤 흡수방지)
베타 시토스테롤
(혈중콜레스테롤 개선)
루페올(산화방지)
베타 아미린(항염작용)
아르시틴(진균억제)

특징
독성이 없고 쓴맛이 있다.

체질
약성이 약간 차가우므로 몸에 열이 많은 열체질인 경우, 덥거나 열이 날 때 복용하면 좋다.

서식지
산과 들의 자갈밭, 황무지, 해안가에서 자란다.

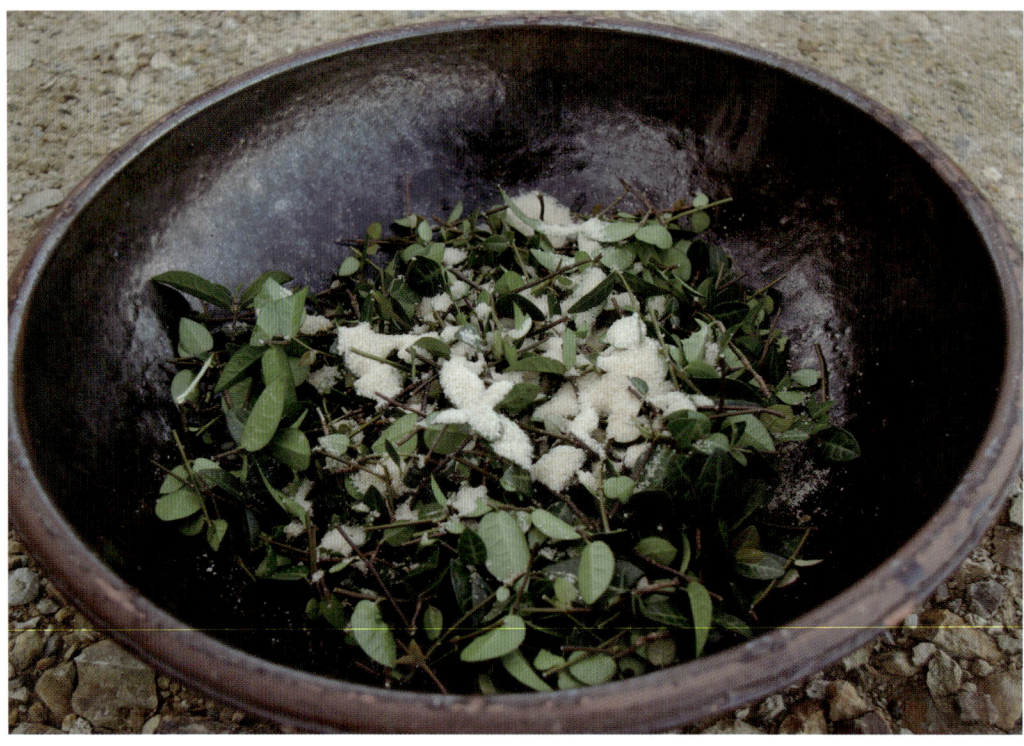

채취한 잎·가지. 9월 7일

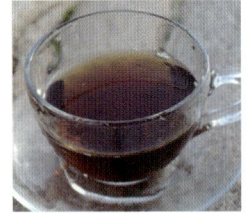

걸러낸 잎·가지 효소액.

효소액 담그기

- **사용 부위** 잎, 잎+가지
- **채취 기간** 1년 내내
- **채취 방법** 꽃이나 열매가 달리지 않고 너무 억세지 않은 것을 골라 싱싱할 때 딴다.
- **채취시 주의사항** 흔치 않은 약초이므로 조금만 채취하고, 나머지 개체와 뿌리는 자연에 남겨둔다.
- **배합 비율** 발효될 때 물이 적게 나오므로 재료 : 설탕의 비율을 1 : 1로 한다. 물 1에 설탕 1로 설탕시럽을 만들어서 재료가 푹 잠기게 붓는 방법도 있다.
- **발효와 숙성 기간** 1차 발효는 100일, 2차 발효와 숙성은 100일 이상 한다.

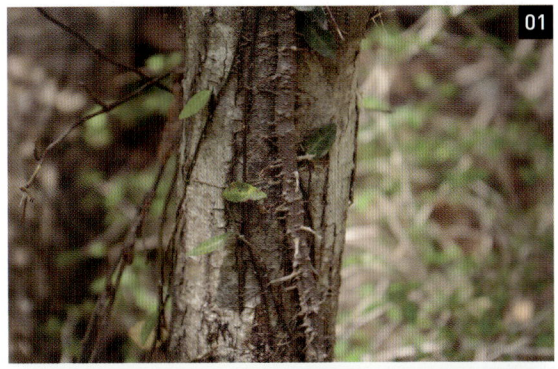

길이 5m. **잎**은 길이 2~5㎝, 너비 1~3㎝의 긴 타원형이고, 끝이 뾰족하다. 잎 가장자리는 밋밋하며, 잎 앞면은 진한 녹색을 띠고 윤기가 있다. 잎자루는 길이 5㎜ 정도이고, 잎이 가지에 마주 달린다. 겨울에도 푸르나 붉게 물들기도 한다. 줄기에 덩굴손이 있어 이웃한 식물에 기대거나 땅 위를 기며 자란다. **줄기**는 껍질이 회갈색을 띠며, 껍질눈이 많다. 줄기를 자르면 흰색 유액이 나온다. **꽃**은 5~6월에 피는데 흰빛을 띠다 점차 노란색이 된다. 지름이 2~3㎝이고, 꽃부리는 5갈래로 갈라진 바람개비 모양이며, 수술은 5개, 암술은 1개이다. **열매**는 9~11월에 여무는데 긴 줄모양이며, 2개가 맞붙어 시옷(ㅅ)모양이다. 열매 길이 12~22㎝이고, 익으면 열매껍질이 갈라져 씨앗이 나온다. 씨앗에 흰색 갓털이 있으며, 바람에 날려간다.

01 다른 나무를 감아 올라간 모습. 4월 15일
02 바위를 뒤덮은 모습. 5월 23일
03 꽃이 바람개비 모양으로 핀다. 6월 2일
04 열매가 시옷(ㅅ)모양이다. 8월 4일
05 덩굴이 뒤엉켜 자라는 모습. 9월 7일
06 겨울에도 잎이 푸르다. 1월 12일

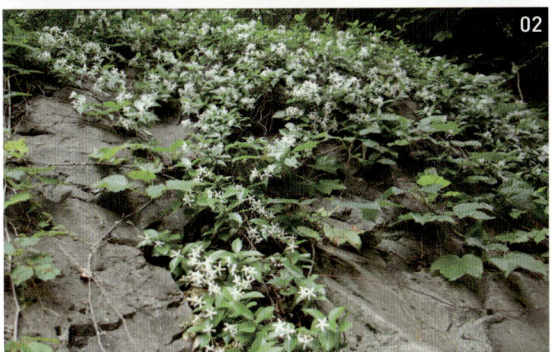

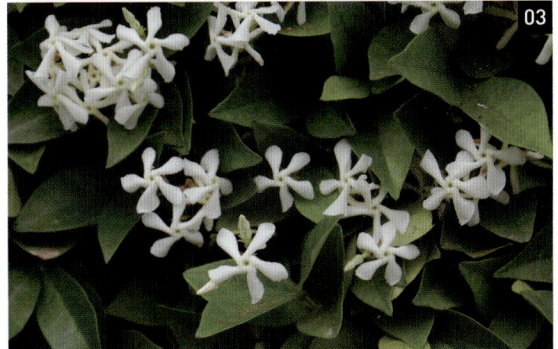

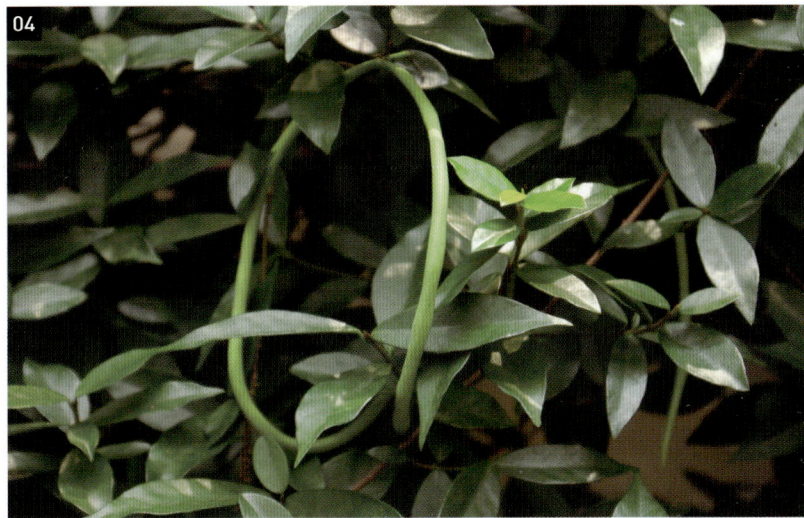

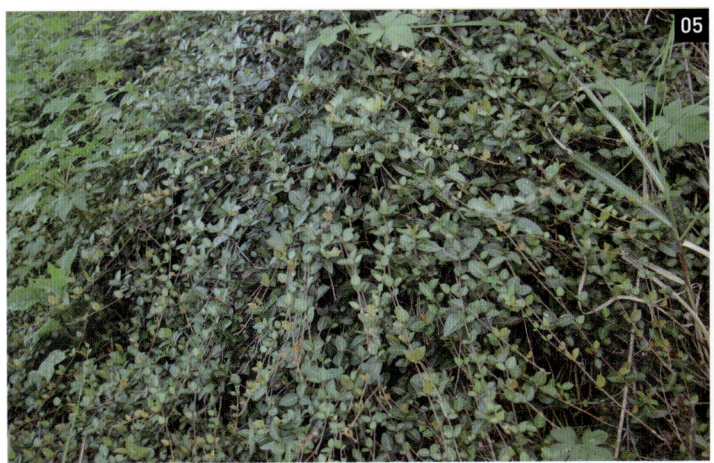

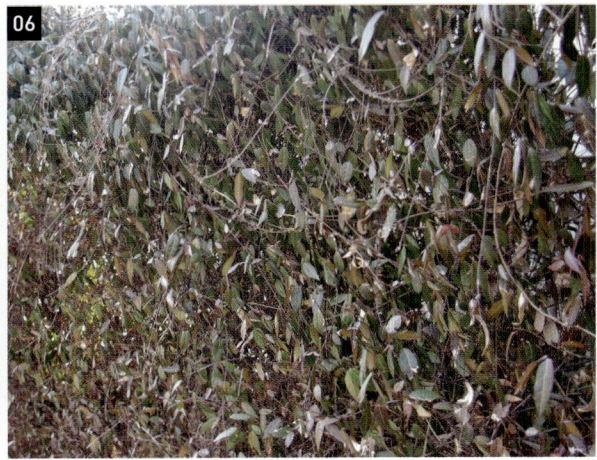

마삭줄

165 마타리

Patrinia scabiosaefolia Fisch. ex Trevir.

새순　잎　줄기　꽃　열매　씨앗　뿌리

 약간 차가운 약성 | 복통, 어혈 푸는 데 효과

마타리과
여러해살이풀

다른 이름
개암취

생약명
패장(敗醬)

성분
올레노인산(생리활성)
타닌(수렴작용)
사포닌(면역력강화)
시니그린(종양억제)
헤데라게닌

특징
독성이 없으며
매운맛과 쓴맛이 있다.

체질
약성이 약간 차가우므로 열이 많은 열체질인 경우, 덥거나 열이 날 때 복용하면 좋다.

서식지
산과 들의 양지바른 풀밭에 난다.

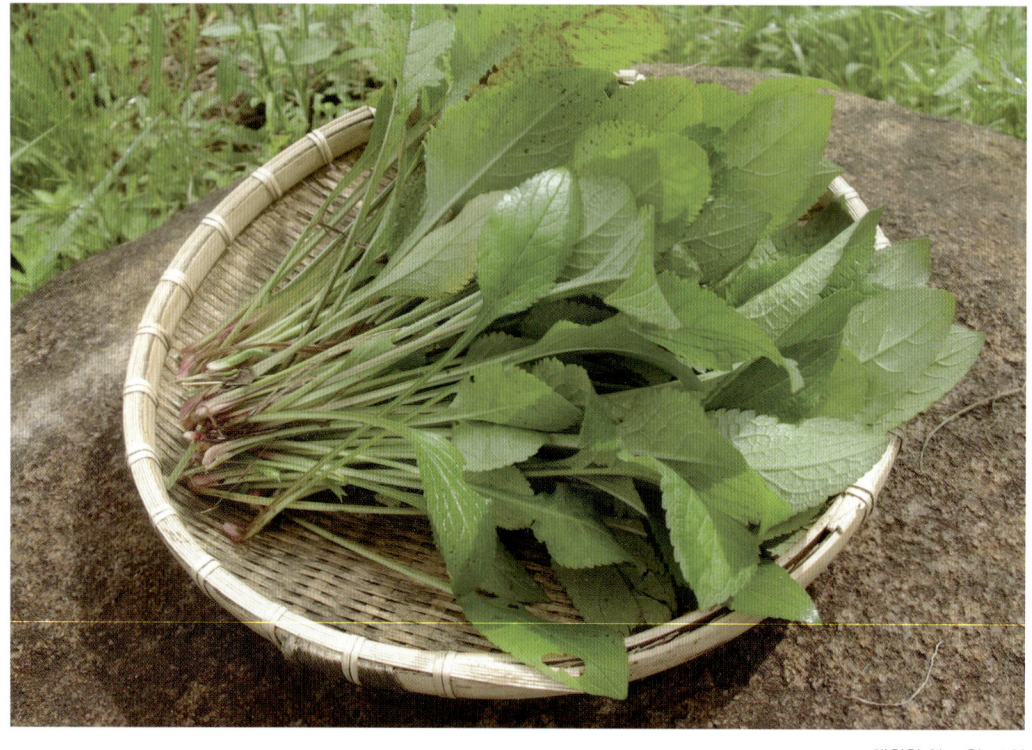

채취한 잎. 7월 12일

효소액 담그기

- **사용 부위** 잎, 잎+줄기
- **채취 기간** 3~7월
- **채취 방법** 꽃이나 열매가 달리지 않은 것을 골라 싱싱할 때 딴다.
- **채취시 주의사항** 꽃이 핀 것은 쓴맛이 더 강해서 좋지 않다.
- **다듬기** 줄기는 담글 때 붕 뜨지 않도록 작게 썬다.
- **배합 비율** 발효될 때 물이 많이 나오지 않으므로 재료 : 설탕의 비율을 1 : 1로 한다.
- **발효와 숙성 기간** 1차 발효는 100일, 2차 발효와 숙성은 100일 이상 한다.

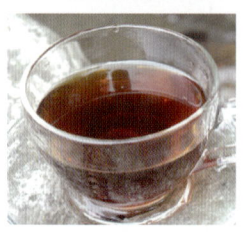

위 잎으로 효소액 담그는 모습.
아래 걸러낸 잎 효소액.

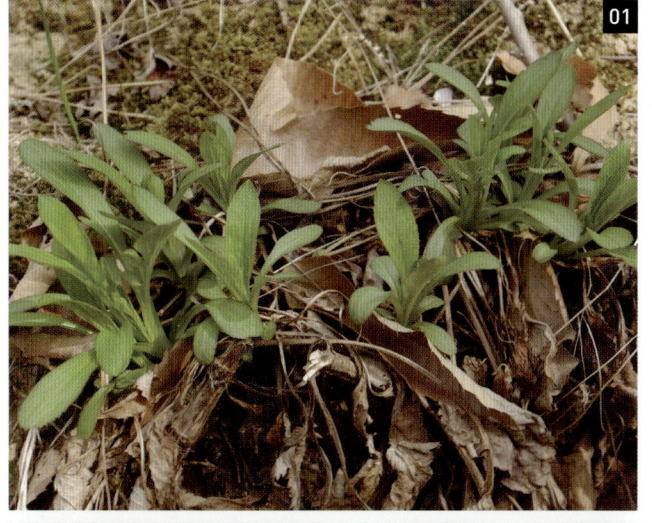

키 60~150㎝. **잎**이 뿌리에는 끝이 갸름한 달걀모양으로 나고, 줄기에는 끝이 뾰족한 깃털모양으로 난다. 잎 가장자리에 톱니가 있기도 하며, 잎 앞뒷면에 잔털이 있다. 잎이 줄기와 가지에 마주 달린다. **줄기**는 곧거나 비스듬히 올라오고, 윗동에서 가지가 갈라져 나온다. **꽃**은 7~8월에 피는데 노란빛을 띠며, 지름 3~4㎜이고, 꽃가지 끝에 자잘하게 여러 송이가 쟁반모양으로 뭉쳐서 달린다. **열매**는 9월에 타원형으로 여물며, 가장자리에 날개가 있다. **뿌리줄기**는 굵고 비스듬히 뻗으며, 잔뿌리가 조금 있다. 약간 비릿한 냄새가 난다.

01 새순은 주걱모양으로 난다. 4월 21일
02 뿌리에 나는 잎은 달걀모양이다. 7월 12일
03 줄기에 나는 잎은 깃털모양이다. 8월 25일
04 줄기 올라온 모습. 7월 12일
05 꽃이 핀 것은 맛이 더 쓰다. 8월 22일
06 꽃이 작고 노란빛을 띤다. 9월 16일
07 열매에 날개가 달려 있다. 9월 20일

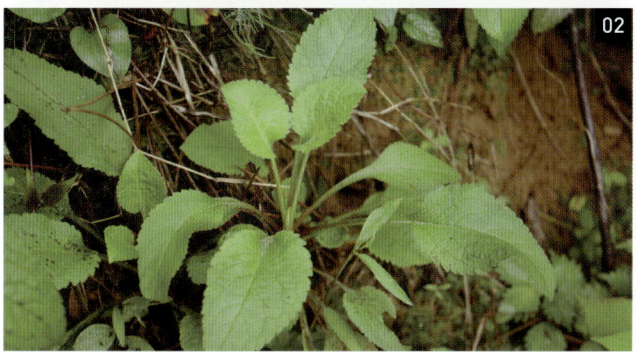

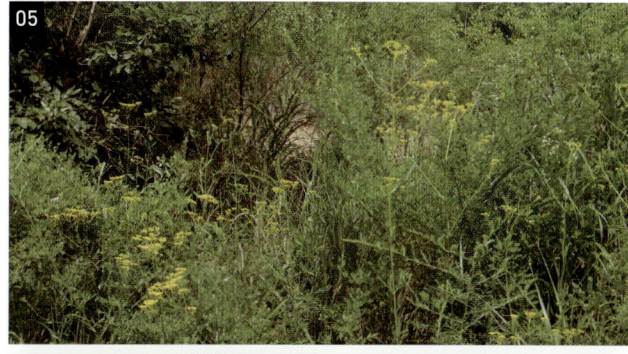

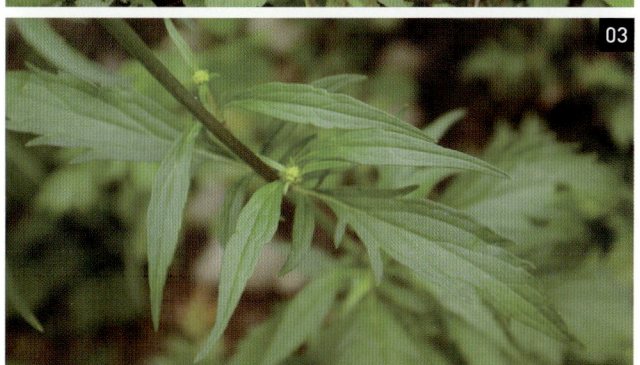

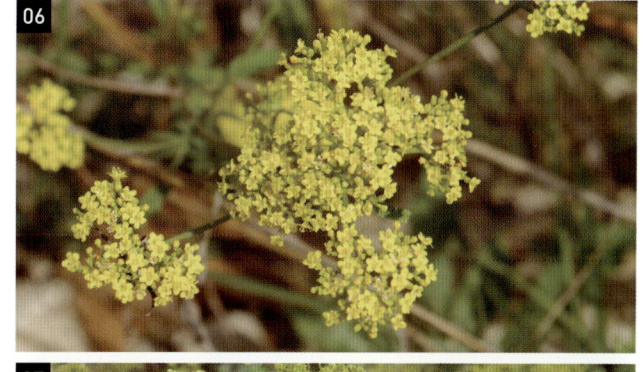

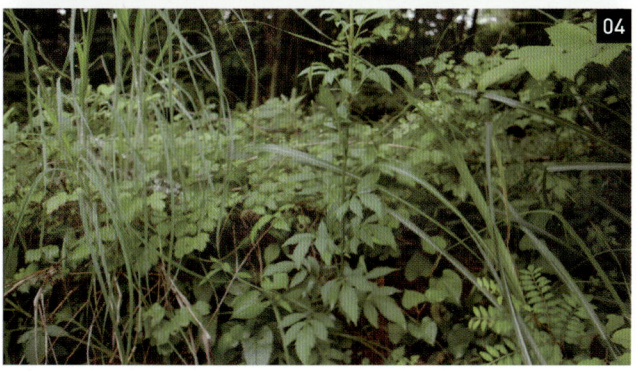

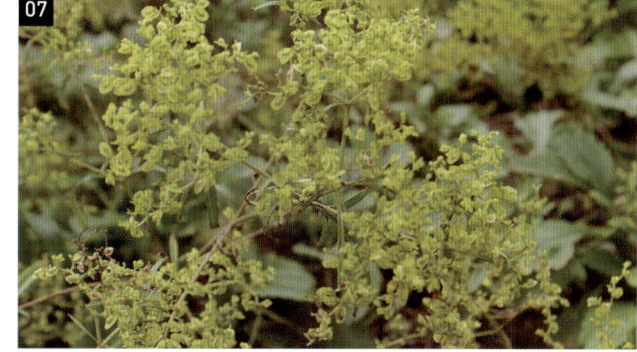

마타리

166 맥문동

Liriope platyphylla Wang et Tang

❄ 차가운 약성 | 기력보강, 심장쇠약, 열내림 등에 효과

백합과
늘푸른 여러해살이풀

다른 이름
겨우살이풀

생약명
맥문동(麥門冬)

성분
사포닌(면역력강화)

특징
독성이 없으며
단맛과 조금 쓴맛이 있다.

체질
약성이 차가우므로
몸에 열이 많은
열체질인 경우,
덥거나 열이 날 때
복용하면 좋은데,
몸이 찬 체질은 장기간
복용하는 것을 삼간다.

서식지
산속 그늘진 곳에 난다.

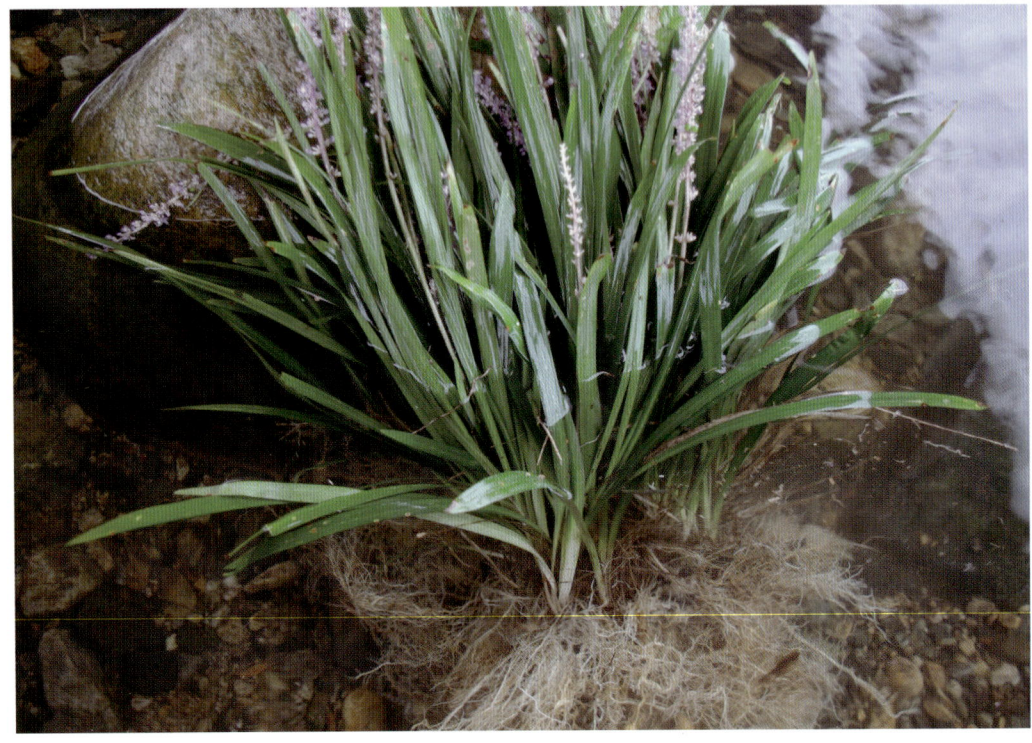

맥문동 씻는 모습. 8월 22일

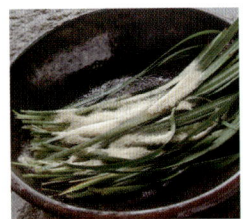

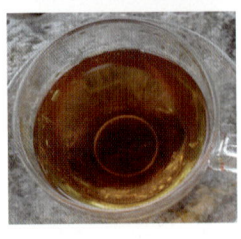

위 잎으로 효소액 담그는 모습.
아래 걸러낸 잎 효소액.

효소액 담그기

- **사용 부위** 잎
- **채취 기간** 3~6월
- **채취 방법** 꽃이나 열매가 달리지 않은 것을 골라 싱싱할 때 따고, 뿌리까지 채취할 때는 잘 여문 것을 고른다. 뿌리를 남겨두면 계속해서 새순이 올라온다.
- **다듬기** 뿌리는 물이 잘 나오도록 납작하게 썬다.
- **배합 비율** 잎과 줄기는 발효될 때 물이 적게 나오므로 재료 : 설탕의 비율을 1 : 1로 한다. 뿌리는 물이 더 나오므로 설탕의 비율을 1 이상으로 늘린다.
- **발효와 숙성 기간** 1차 발효는 100일, 2차 발효와 숙성은 100일 이상 한다.

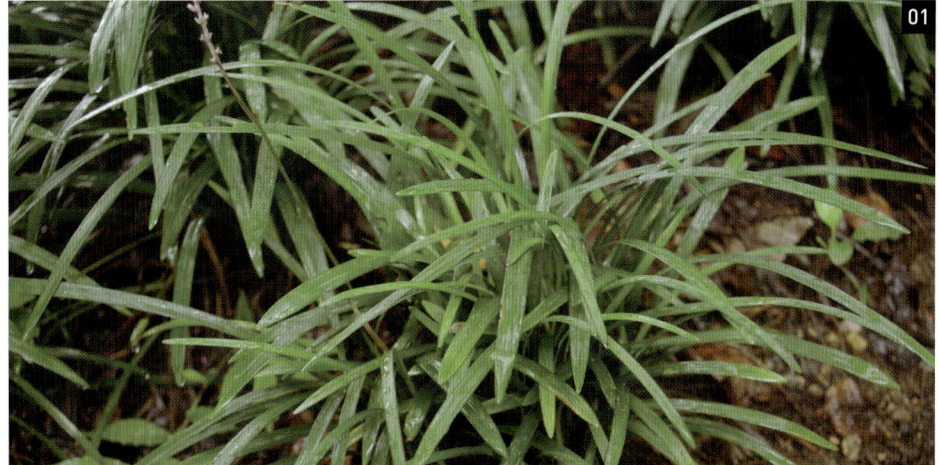

키 30~50㎝. **잎**은 길이 30~50㎝, 너비 8~12㎜의 좁은 칼 같고, 끝이 뾰족하다. 잎이 뿌리에 뭉쳐서 난다. **꽃**은 5~6월 길이 30~50㎝의 연보라색 꽃줄기에 연보라색꽃이 달리는데, 자잘하게 여러 송이가 층층이 달린다. **열매**는 10월에 여무는데, 콩처럼 작고 둥글다. **뿌리**는 길고 잔뿌리가 많으며, 작은 덩이가 생긴다.

---

01 잎이 가늘고 길쭉하다. 8월 22일
02 꽃줄기에 꽃이 달린다. 8월 11일
03 꽃이 핀 것은 맛이 더 쓰다. 8월 22일

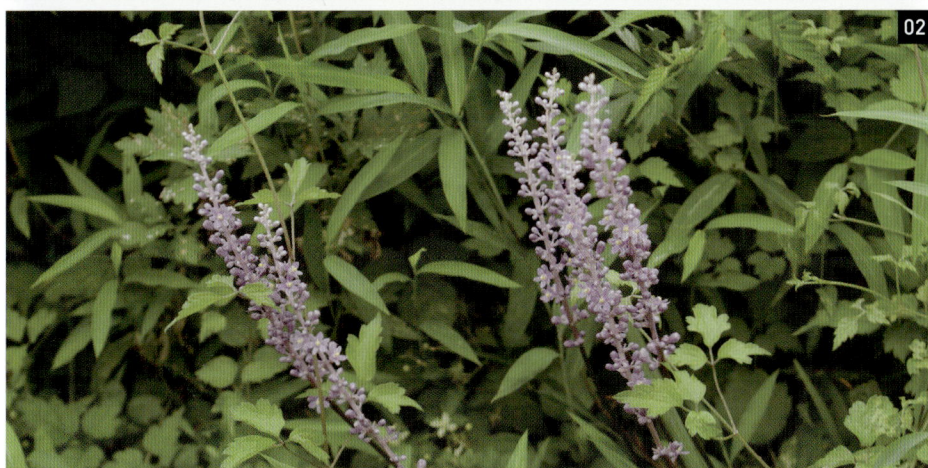

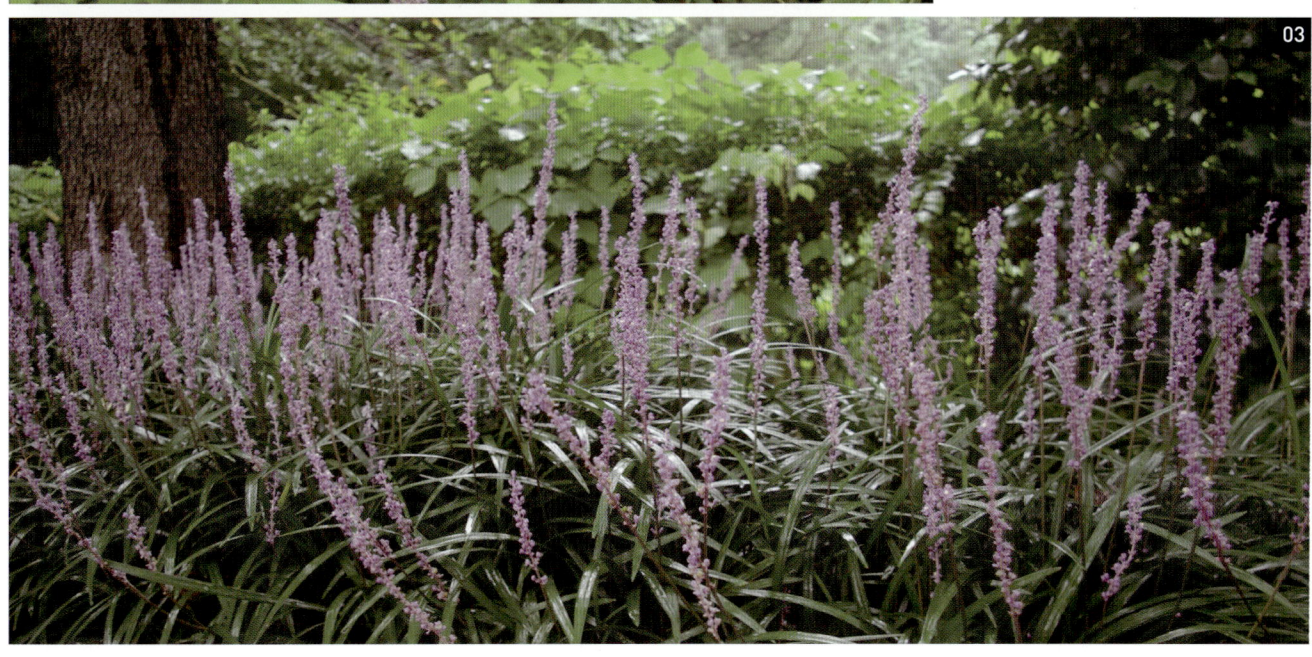

맥문동

167 머위

Petasites japonicus (Siebold & Zucc.) Maxim.

 서늘한 약성 | 기침약, 가래약 등으로 사용

새순　잎　줄기　꽃　열매　씨앗　뿌리

국화과
여러해살이풀

다른 이름
머구

생약명
봉두채(蜂斗菜)

성분
폴리페놀(활성산소방지)
비타민A(시력유지)
비타민B₁(에너지대사 관여)
비타민B₂(빈혈개선)
칼슘(뼈강화)

특징
독성이 없으며
매운맛과 단맛이 있다.

체질
약성이 서늘하므로 몸에 열이 많은 열체질인 경우, 덥거나 열이 날 때 복용하면 좋다.

서식지
산과 들의 습한 땅에 난다.

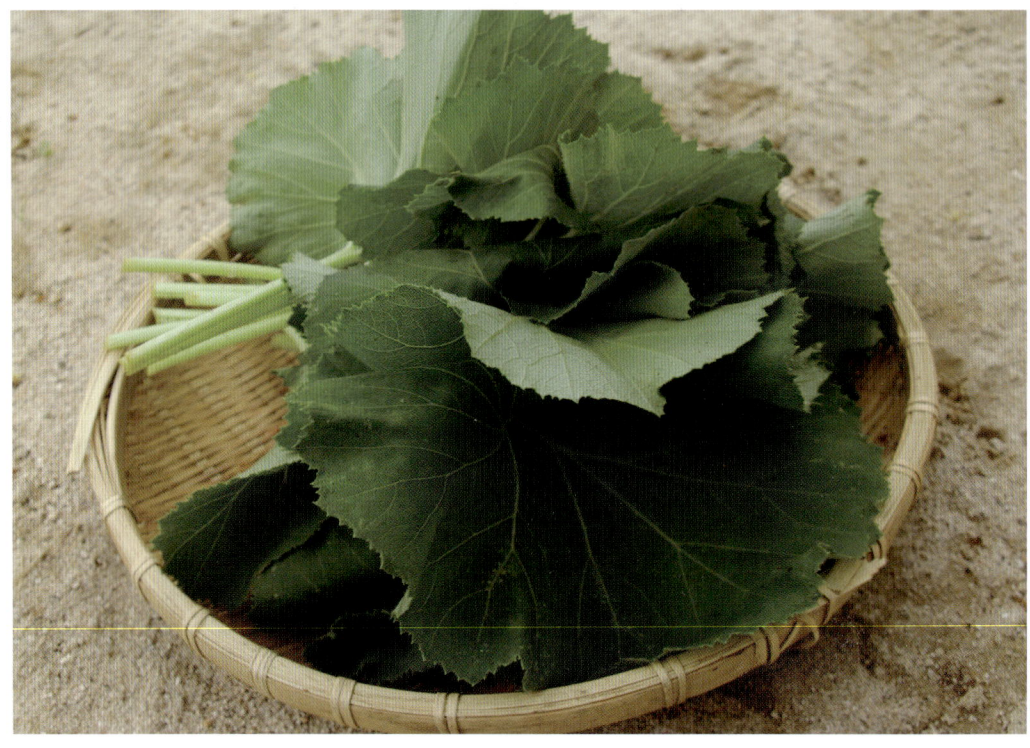

채취한 잎. 5월 20일

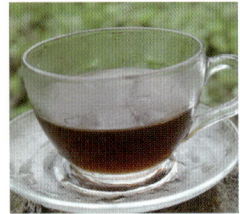

걸러낸 잎 효소액.

효소액 담그기

- **사용 부위** 잎
- **채취 기간** 3~10월. 가을에도 새순이 올라와 계속 채취할 수 있다.
- **채취 방법** 꽃이나 열매가 달리지 않은 것을 골라 싱싱할 때 딴다.
- **다듬기** 잎과 잎자루가 크고 뻣뻣할 경우 적당한 크기로 썬다.
- **배합 비율** 발효될 때 물이 적게 나오므로 잎 : 설탕의 비율을 1 : 1로 한다.
- **발효와 숙성 기간** 1차 발효는 100일, 2차 발효와 숙성은 100일 이상 한다.
- **완성 상태** 잎에 은은한 향이 있어서 발효와 숙성이 잘 되면 그윽한 맛이다.

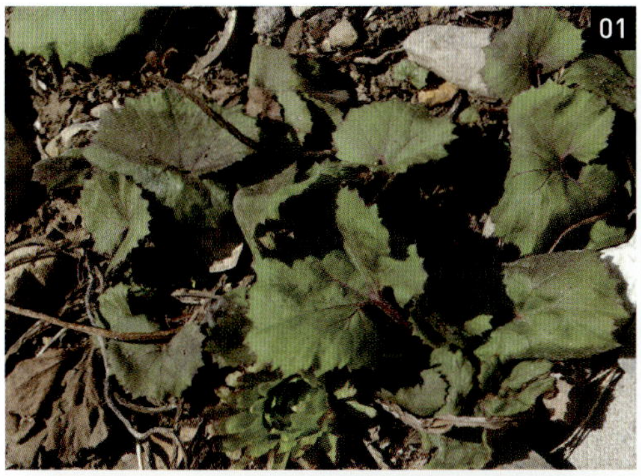

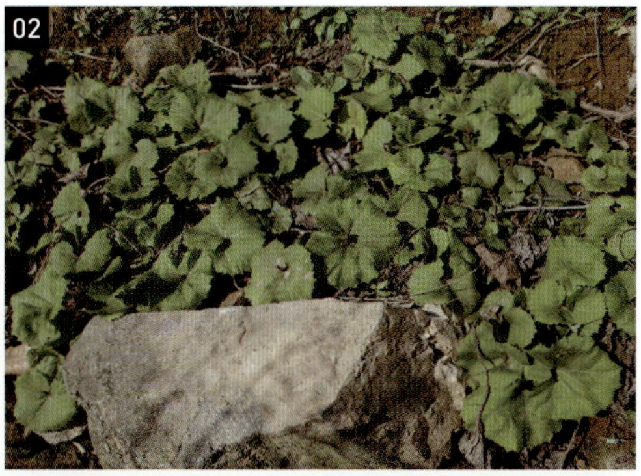

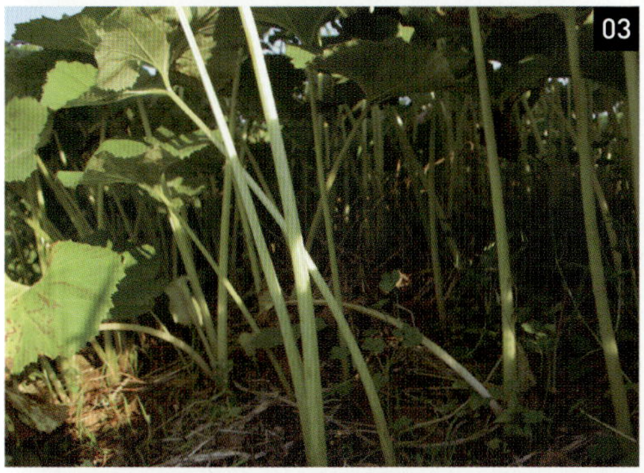

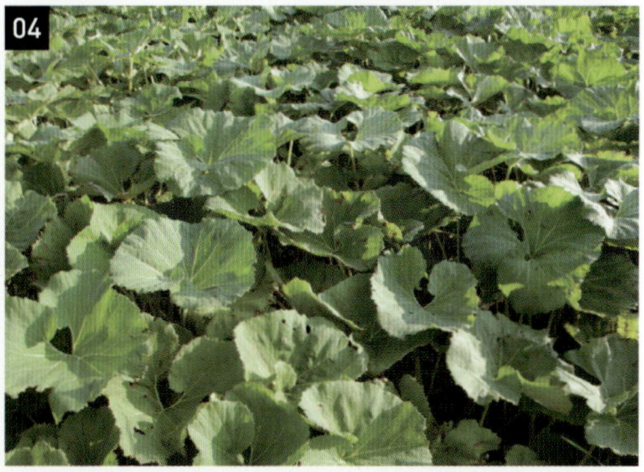

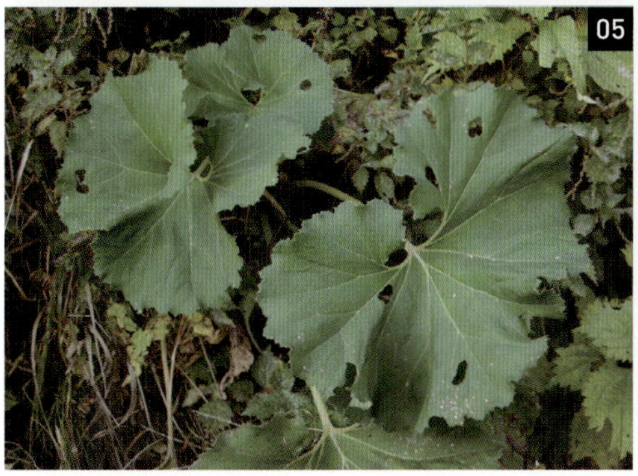

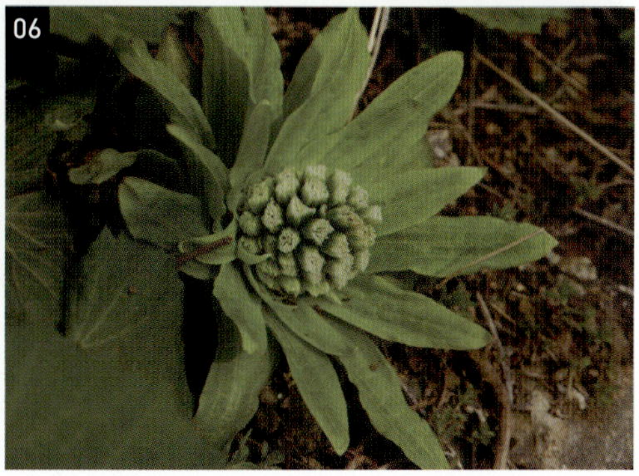

키 5~45㎝. **잎**은 지름이 15~30㎝인 둥근 콩팥모양이고, 잎 가장자리에 불규칙한 톱니가 있으며, 어릴 때는 잔털이 있다가 자라면서 없어진다. 잎자루는 길이 40~60㎝로 윗부분에 홈이 파여 있고, 밑부분은 자줏빛을 띤다. **꽃**은 2~4월 길이 5~45㎝의 꽃줄기 끝에 여러 송이가 뭉쳐서 달리는데, 지름 7~10㎜이고, 흰색이나 노란빛이 도는 흰색을 띤다. **열매**는 6월에 원통모양으로 여무는데 길이가 3.5㎜이고, 지름이 0.5㎜ 정도이다. 흰색 갓털이 달려 있으며 바람에 날려간다. **뿌리**는 사방으로 뻗어 나간다.

01 어린잎은 털이 있고 자줏빛이 돈다. 3월 10일
02 잎에 자줏빛이 없어진 모습. 3월 19일
03 잎자루가 매우 길어진다. 5월 20일
04 잎이 크게 자란 모습. 5월 20일
05 가을에 올라온 잎. 10월 19일
06 꽃봉오리 벌어지는 모습. 3월 28일
07 작은 꽃 여러 송이가 뭉쳐서 핀다. 4월 5일
08 열매 생기는 모습. 4월 11일

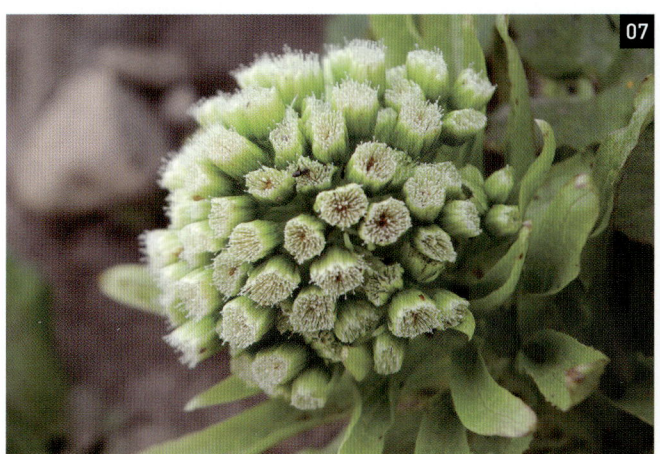
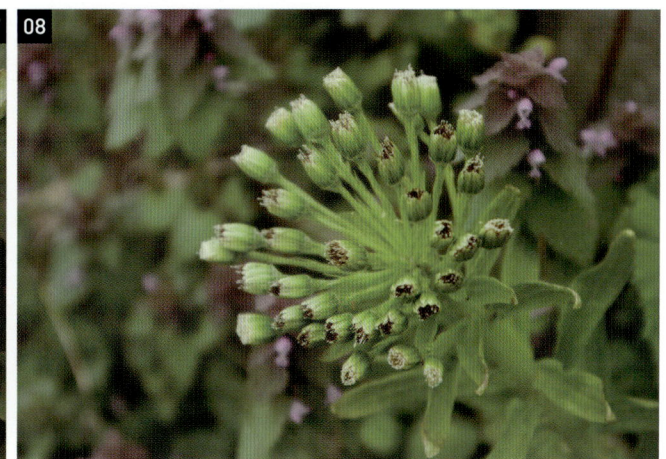

머위

168 모시대

Adenophora remotiflora (S. et Z.) Miq.

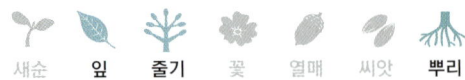

❄ **차가운 약성** | 마른기침, 기관지염, 폐렴, 감기, 피부염 등에 효과

초롱꽃과 / 여러해살이풀

다른 이름
모시잔대

생약명
제니(薺苨)

성분
베타 시토스테롤
(혈중콜레스테롤 개선)
인(혈중콜레스테롤 개선)
칼슘(뼈강화)
단백질(근육강화)
철분(빈혈개선) / 당질 / 회분

특징
독성이 없고 단맛이 있다.

체질
약성이 차가우므로
열이 많은 열체질인 경우,
덥거나 열이 날 때
복용하면 좋은데,
몸이 찬 체질은 장기간
복용하는 것을 삼간다.

서식지
산기슭 반그늘인 곳이나
계곡가에 난다.

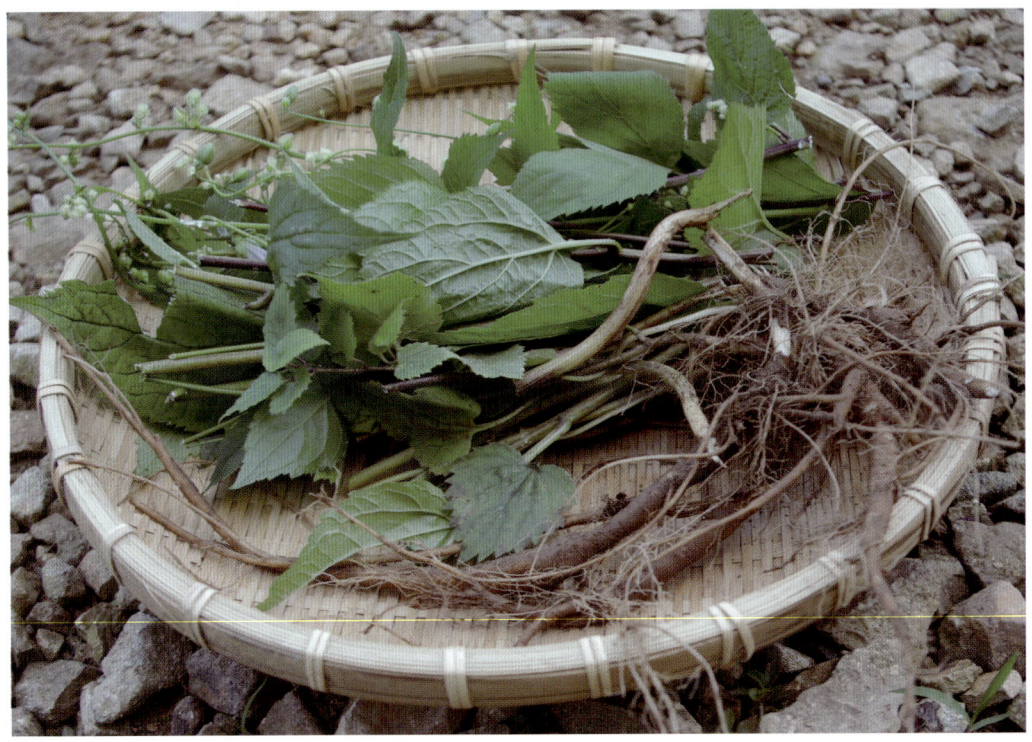

채취한 잎·줄기·뿌리. 7월 28일

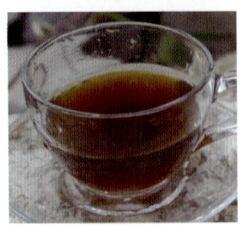

위 잎·줄기·뿌리로 효소액 담그는 모습. **아래** 걸러낸 잎·줄기·뿌리 효소액.

효소액 담그기

- **사용 부위** 잎, 잎+줄기, 잎+줄기+뿌리, 뿌리
- **채취 기간** 3~10월
- **채취 방법** 잎은 꽃이나 열매가 달리지 않고 너무 억세지 않은 것을, 뿌리는 굵고 튼실한 것을 골라 채취한다.
- **채취시 주의사항** 흔치 않은 약초이므로 조금만 채취하고, 나머지 개체와 뿌리는 자연에 남겨둔다.
- **다듬기** 줄기는 담글 때 붕 뜨지 않도록 작게 썰고, 뿌리는 클 경우 물이 잘 나오도록 납작하게 썬다.
- **배합 비율** 잎과 줄기는 발효될 때 물이 적게 나오므로 재료 : 설탕의 비율을 1 : 1로 한다. 뿌리는 물이 좀 더 나오므로 설탕의 비율을 1 이상으로 늘린다.
- **발효와 숙성 기간** 1차 발효는 100일, 2차 발효와 숙성은 100일 이상 한다.
- **완성 상태** 뿌리에 단맛이 있어서 발효와 숙성이 잘 되면 그윽한 맛이다.

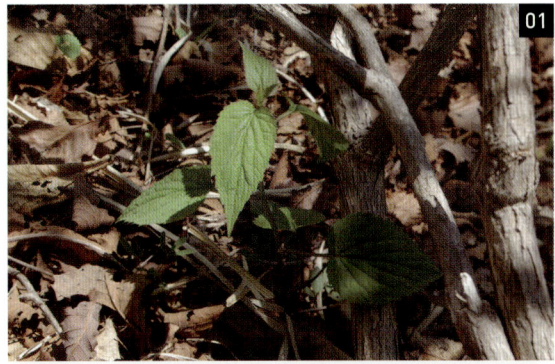

키 40~100㎝. **잎**은 길이 5~20㎝, 너비 3~8㎝의 타원형 또는 긴 심장모양이고, 끝이 뾰족하다. 잎 가장자리에는 날카로운 톱니가 있다. **줄기**는 곧게 올라오고 가늘다. **꽃**은 8~9월에 깔때기모양으로 피는데, 길이 2~3㎝이며 청보라색을 띤다. 꽃부리가 5갈래로 갈라지고, 수술은 5개이며, 암술머리는 3갈래로 갈라진다. **열매**는 10월에 타원형으로 여물며, 익으면 열매껍질이 갈라져 씨앗이 나온다.

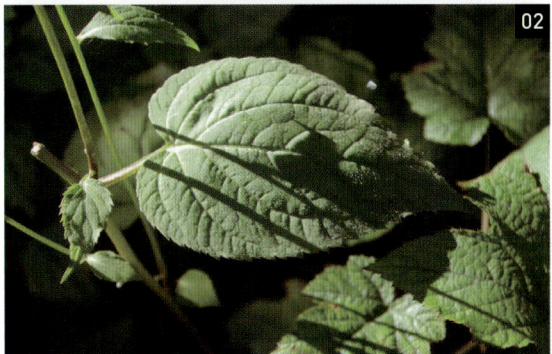

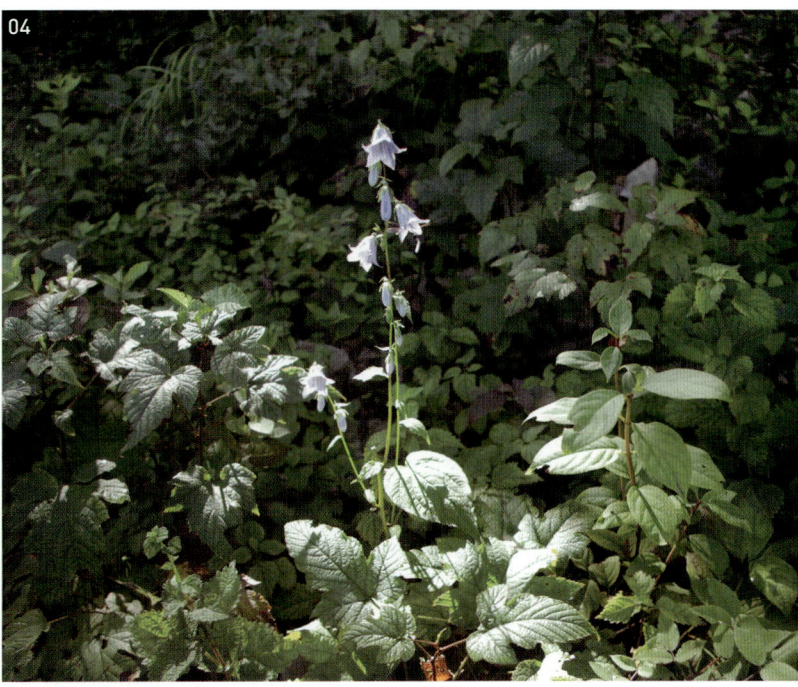

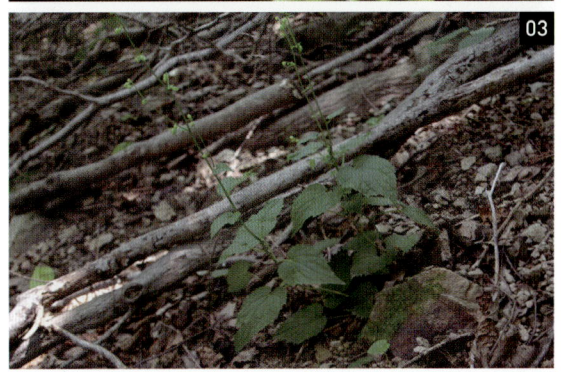

01 어린잎이 자라는 모습. 5월 17일
02 잎 끝이 뾰족하다. 7월 28일
03 줄기가 곧게 올라온다. 7월 28일
04 꽃이 피기 전에 채취한다. 7월 28일
05 꽃과 꽃봉오리 달린 모습. 9월 7일
06 꽃부리가 5갈래로 갈라진다. 7월 28일

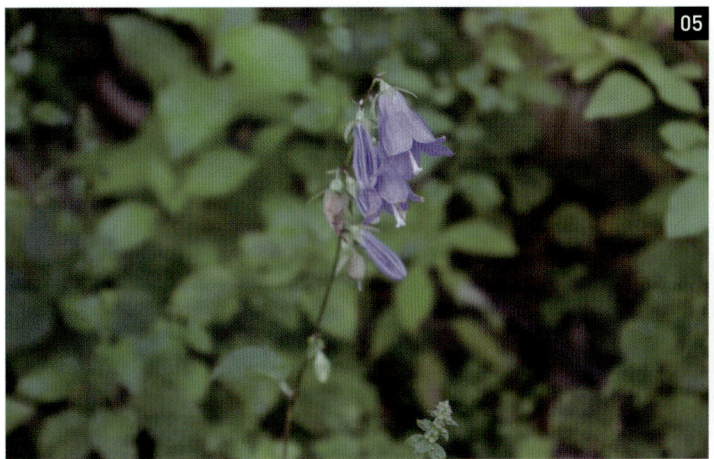
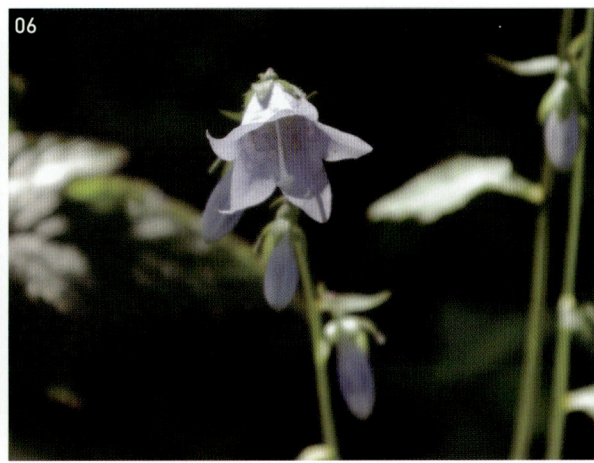

모시대

169 모시풀

Boehmeria nivea (L.) Gaudich.

새순　잎　줄기　꽃　열매　씨앗　뿌리

 차가운 약성 | 세균감염성 고열, 출혈, 장염 등에 효과

쐐기풀과
여러해살이풀

다른 이름
남모시

생약명
저마(苧麻)

성분
루틴(모세혈관강화)
플라보노이드(산화방지)
클로로겐산(종양억제)

특징
독성이 없고 단맛이 있다.

체질
약성이 차가우므로
몸에 열이 많은
열체질인 경우,
덥거나 열이 날 때
복용하면 좋은데,
몸이 찬 체질은 장기간
복용하는 것을 삼간다.

서식지
들판의 촉촉한 땅에
무리지어 난다.

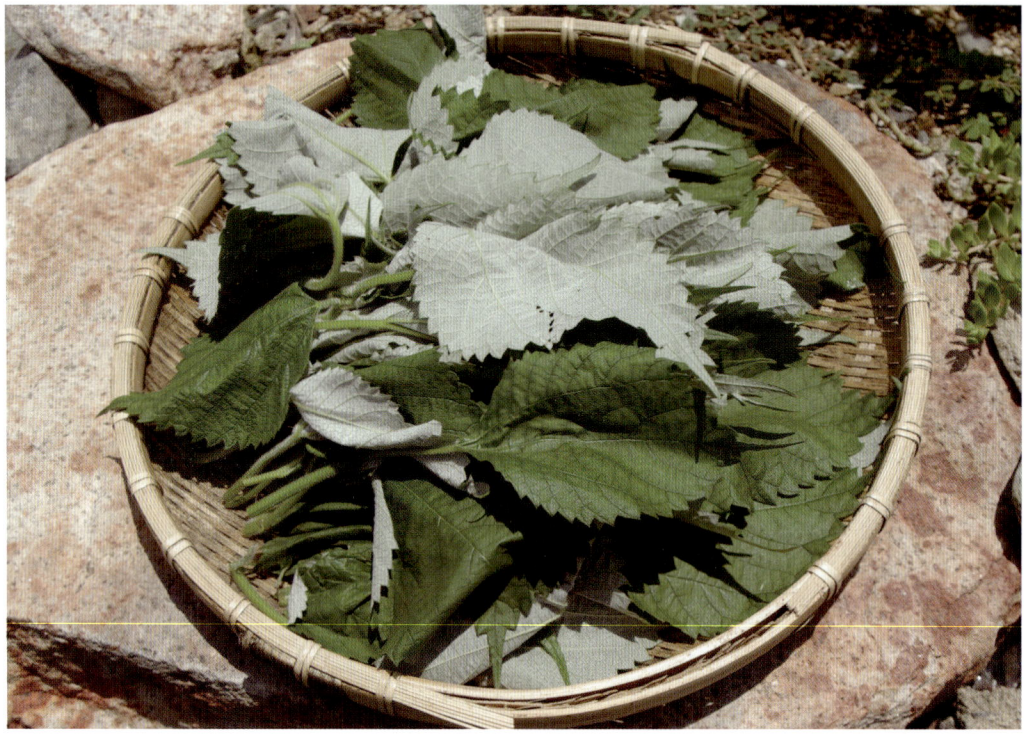

채취한 잎. 7월 9일

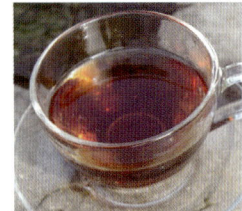

걸러낸 잎 효소액.

효소액 담그기

- **사용 부위** 잎, 잎+줄기
- **채취 기간** 3~7월
- **채취 방법** 꽃이나 열매가 달리지 않은 것을 골라 싱싱할 때 딴다.
- **채취시 주의사항** 흔치 않은 약초이므로 조금만 채취하고, 나머지 개체와 뿌리는 자연에 남겨둔다.
- **다듬기** 잎은 크거나 뻣뻣할 경우 적당한 크기로 썰고, 줄기는 담글 때 붕 뜨지 않도록 작게 썬다.
- **배합 비율** 발효될 때 물이 많이 나오지 않으므로 재료 : 설탕의 비율을 1 : 1로 한다.
- **발효와 숙성 기간** 1차 발효는 100일, 2차 발효와 숙성은 100일 이상 한다.
- **완성상태** 단맛이 있어 발효와 숙성이 잘 되면 그윽한 맛이다.

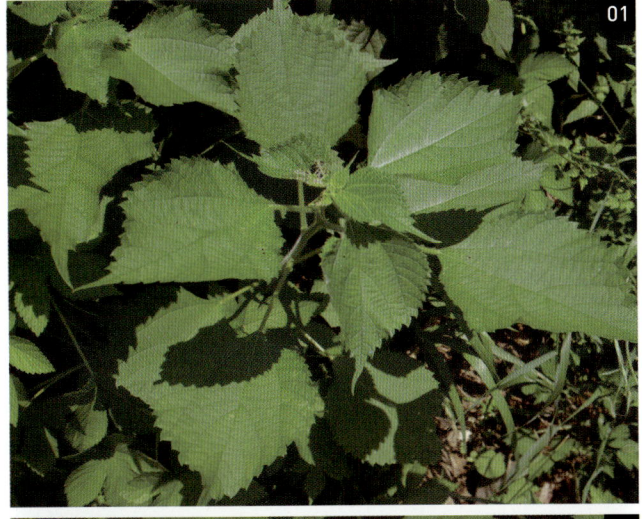

키 1~2m. **잎**은 길이 10~15cm, 너비 6~12cm의 둥근 달걀모양이고, 끝이 꼬리처럼 길다. 잎 가장자리에 고른 톱니가 있고, 잎 뒷면은 흰 솜털이 빽빽해서 희게 보인다. 잎자루에는 길고 짧은 잔털이 있다. 잎이 줄기와 가지에 어긋나게 달린다. **줄기**는 잔털이 있고, 곧게 올라오며, 가지가 갈라져 나온다. **꽃**은 7~8월에 암수꽃이 따로 피는데, 암꽃은 연한 녹색, 수꽃은 노란빛이 도는 흰색을 띤다. 자잘하게 여러 송이가 뭉쳐서 달린다. **열매**는 9월에 타원형으로 여물고, 길이 1mm 정도이다. **뿌리**는 옆으로 뻗으며, 나무처럼 단단하다.

01 잎자루가 길고, 잎 끝이 뾰족하다. 7월 9일
02 잎 뒷면이 희끗하다. 7월 9일
03 줄기가 곧게 올라온다. 7월 9일
04 꽃이 피기 전에 채취한다. 9월 7일
05 수꽃과 수꽃봉오리. 9월 7일
06 암꽃이 핀 모습. 10월 2일
07 열매 생기는 모습. 9월 15일

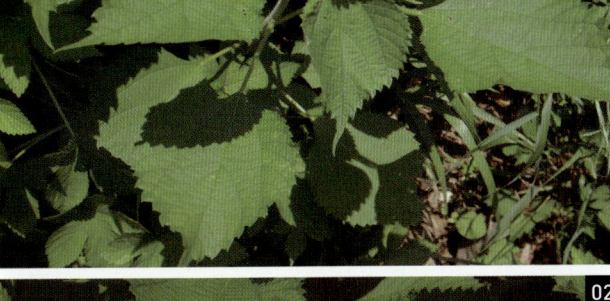

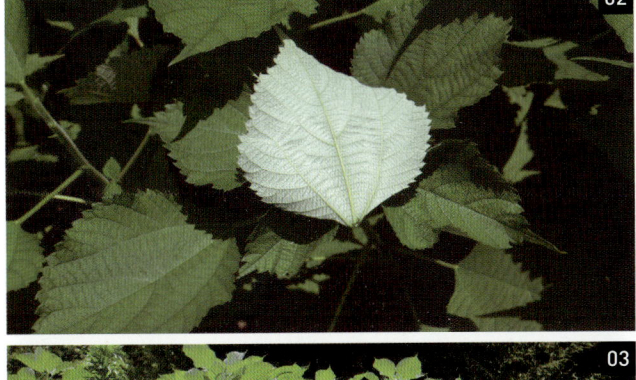

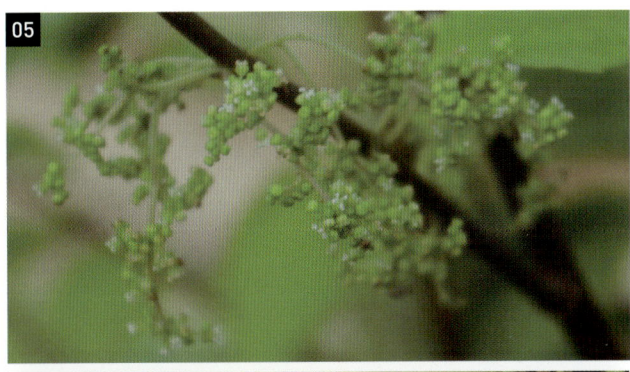

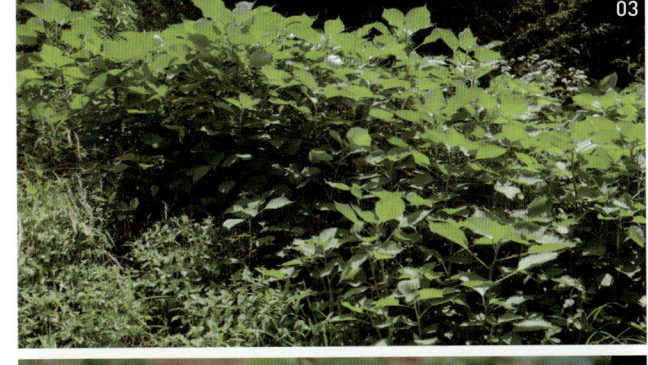

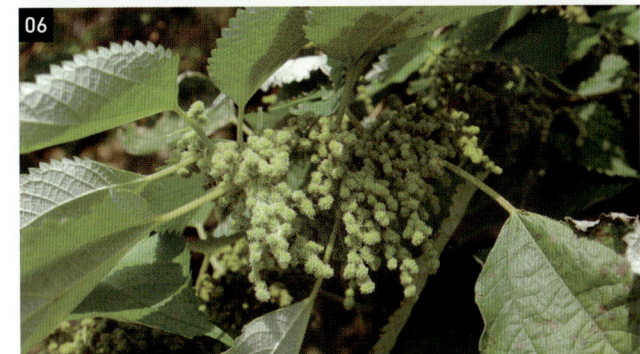

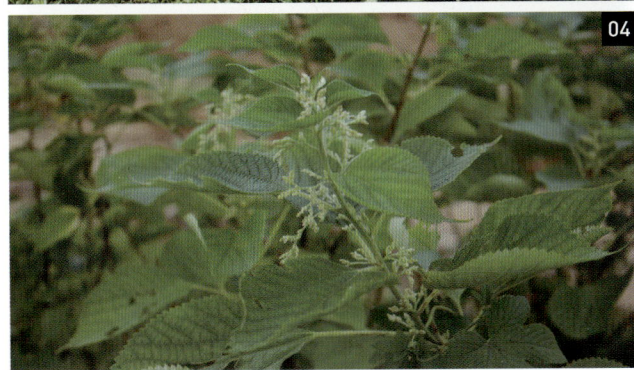

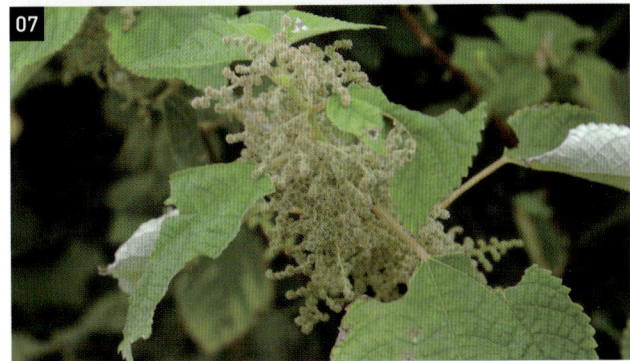

모시풀

170 무궁화

Hibiscus syriacus L.

서늘한 약성 | 간염, 소화불량, 이질설사, 불면증, 악성종기, 아토피, 치질출혈 등에 효과

아욱과
잎지는 작은키나무

생약명
목근화(木槿花)

성분
사포나린(산화방지)
플라본(산화방지)
베타 카로틴(산화방지)
루틴(모세혈관강화)
크립토잔틴(종양억제)

특징
꽃술에 독성이 조금 있으며 쓴맛이 있다.

체질
약성이 서늘하므로 몸에 열이 많은 열체질인 경우, 덥거나 열이 날 때 복용하면 좋다.

서식지
산과 들의 양지바른 곳이나 인가 근처에서 자란다.

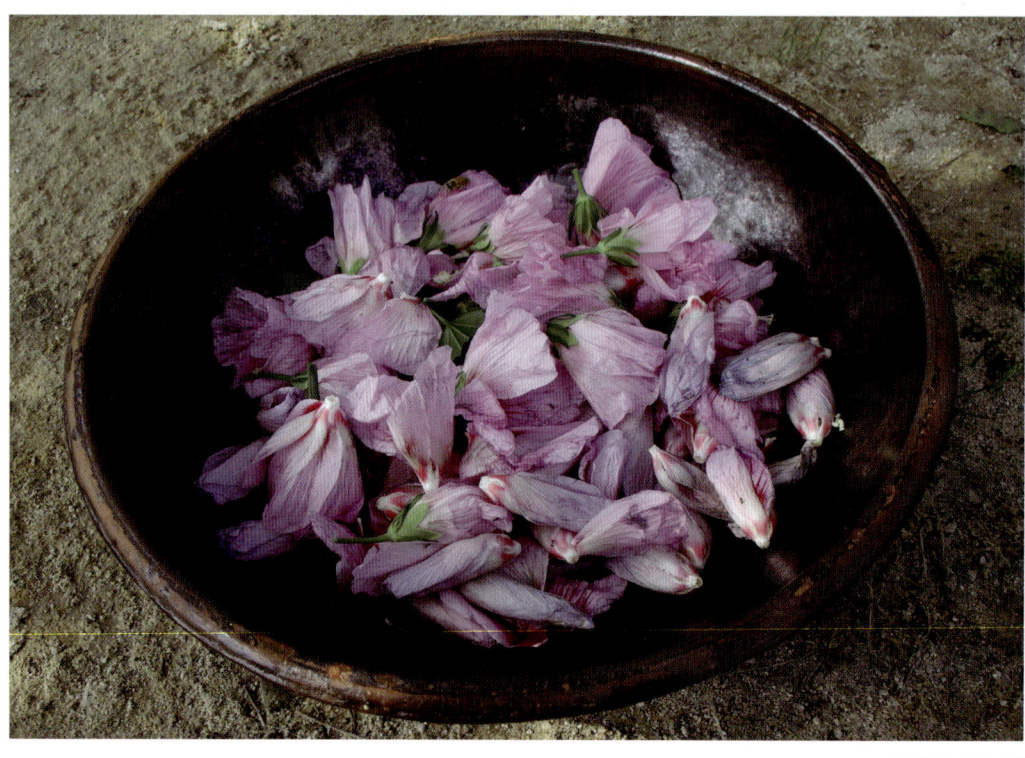

채취한 꽃. 7월 9일

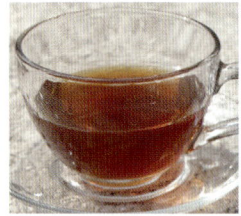

걸러낸 꽃 효소액.

효소액 담그기

- **사용 부위** 꽃
- **채취 기간** 7~9월
- **채취 방법** 꽃이 활짝 피기 전인 이른 아침에 딴다.
- **채취시 주의사항** 도롯가에 나는 것은 매연에 오염되어 있으므로 채취하지 않는다.
- **다듬기** 꽃술은 독성이 조금 있으므로 떼어내고, 벌레 먹은 것이 있으면 골라낸다. 꽃잎에 상처가 잘 생기므로 물에 씻을 때 살살 조심해서 씻는다.
- **배합 비율** 발효될 때 물이 적게 나오므로 재료 : 설탕의 비율을 1 : 1로 한다.
- **발효와 숙성 기간** 1차 발효는 100일, 2차 발효와 숙성은 100일 이상 한다.

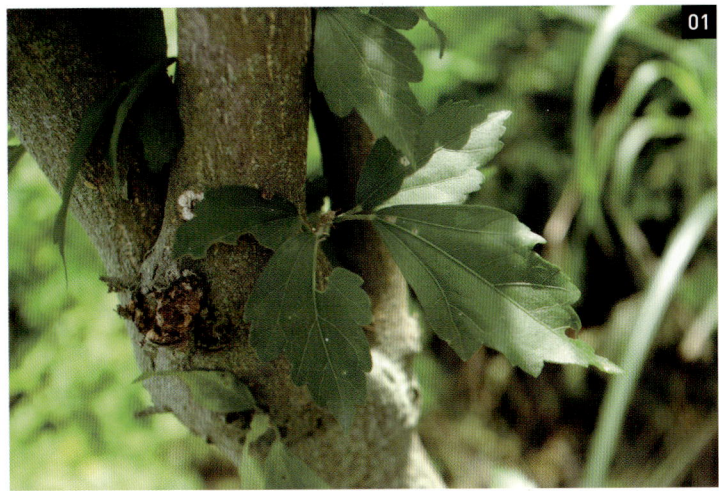

키 3~4m. **잎**은 길이 4~6㎝, 너비 2.5~5㎝의 마름모꼴이고, 3갈래로 얕게 갈라지며, 끝이 갸름하거나 뾰족하다. 잎 위쪽 가장자리에 둔한 톱니가 드문드문 있고, 뒷면에는 잔털이 있다. 잎이 가지에 어긋나게 달린다. **줄기**는 껍질이 회색을 띠고, 세로로 얕게 갈라지며, 진드기가 많이 붙는다. **꽃**은 7~9월에 피는데 흰색, 연분홍색, 붉은색, 연보라색을 띤다. 지름은 7.5㎝ 정도이고, 꽃잎이 5갈래로 깊게 갈라지며, 밑이 붙어 있다. 수술은 긴 수술통(수술대가 모인 기둥모양)에 모여 달리고, 암술은 수술통 끝부분에 있다. 꽃이 새벽에 피었다가 저녁에 떨어진다. **열매**는 10월에 타원형으로 여물고, 끝이 뾰족하다. 익으면 열매껍질이 갈라져 씨앗이 나오는데, 씨앗에 갈색 갓털이 있으며 바람에 날려간다.

01 잎이 마름모꼴이다. 7월 9일
02 꽃이 활짝 피기 전에 채취한다. 7월 9일
03 꽃술은 떼어내야 한다. 8월 19일
04 겨울에도 열매가 달려 있다. 12월 31일
05 밑동 모습. 12월 31일
06 줄기가 세로로 얕게 갈라진다. 12월 31일

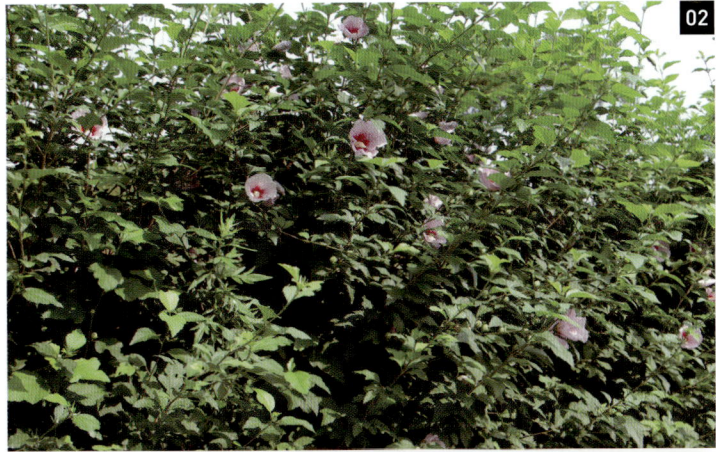

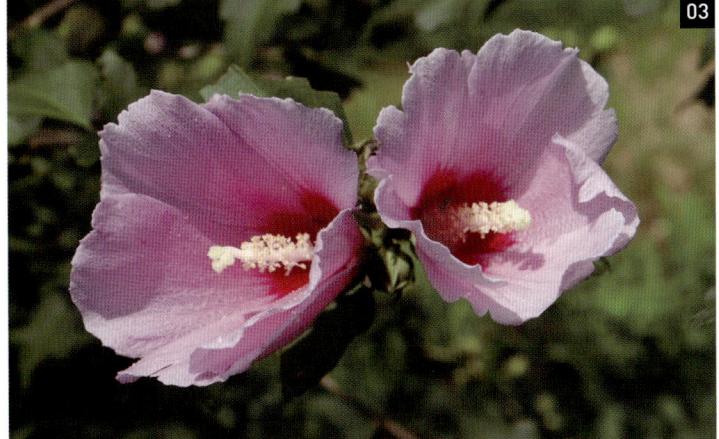

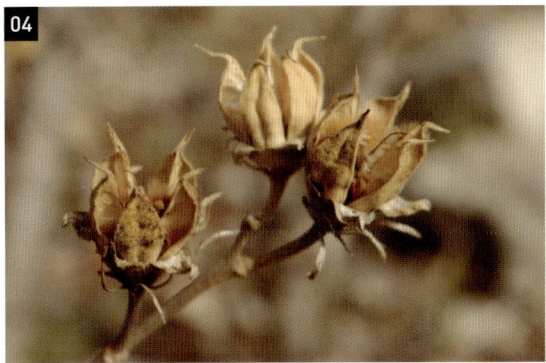

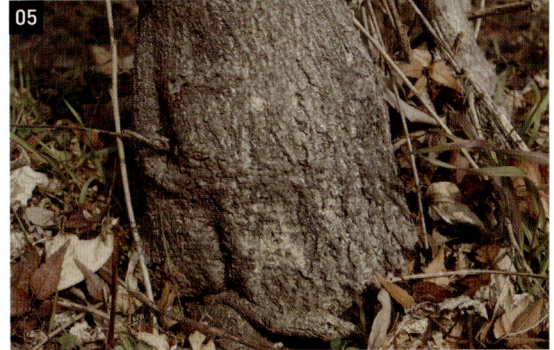

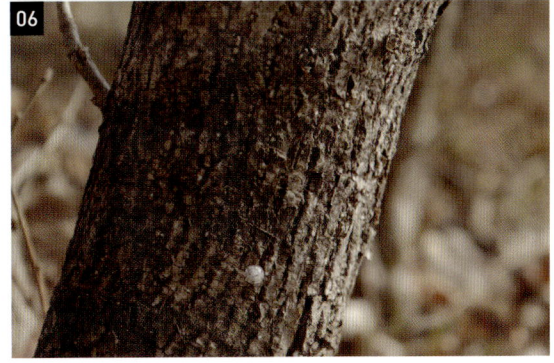

171 물레나물
Hypericum ascyron L.

새순 잎 줄기 꽃 열매 씨앗 뿌리

 차가운 약성 | 고혈압, 간염, 황달, 코피, 습진, 아토피 등에 효과

물레나물과
여러해살이풀

다른 이름
매대채

생약명
홍한련(紅旱蓮)

성분
사포닌(면역력강화)
스테로이드
(소염, 진통, 해열작용)
루틴(모세혈관강화)
타닌(수렴작용)
플라보노이드(산화방지)
카로틴(종양억제)
단백질(근육강화)
아미노산(근육강화)
비타민B_1(에너지대사 관여)
니코틴산(숙취해소)
정유(방향성분)
히페리친(천연항생제)

특징
히페리친이란 독성이 있으나 고양잇과 동물에게 유해한 성분으로 사람에게는 해가 없으며, 쓴맛이 있다.

체질
약성이 차가우므로 몸에 열이 많은 열체질인 경우, 덥거나 열이 날 때 복용하면 좋은데, 몸이 찬 체질은 장기간 복용하는 것을 삼간다.

서식지
산과 들의 양지바른 곳에 난다.

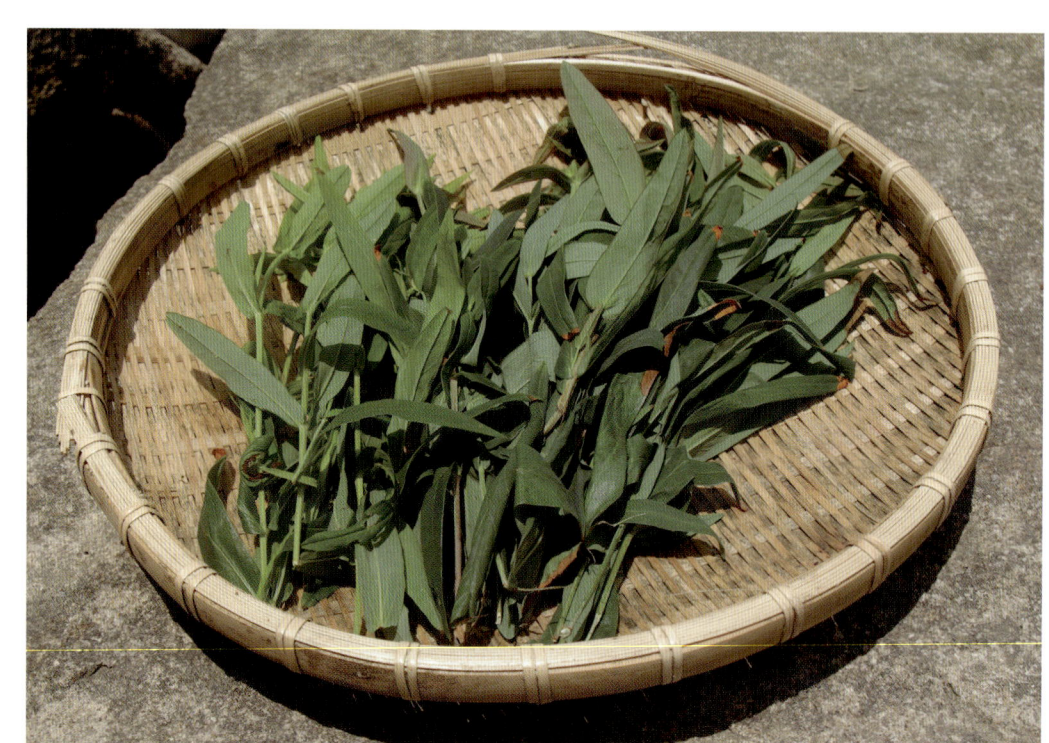

채취한 잎·줄기. 7월 9일

효소액 담그기

- **사용 부위** 잎, 잎+줄기
- **채취 기간** 3~8월
- **채취 방법** 꽃이나 열매가 달리지 않고 너무 억세지 않은 것을 골라 싱싱할 때 딴다.
- **채취시 주의사항** 흔치 않은 약초이므로 조금만 채취하고, 나머지 개체와 뿌리는 자연에 남겨둔다.
- **다듬기** 줄기는 담글 때 붕 뜨지 않도록 작게 썬다.
- **배합 비율** 발효될 때 물이 많이 나오지 않으므로 재료 : 설탕의 비율을 1 : 1로 한다.
- **발효와 숙성 기간** 1차 발효는 100일, 2차 발효와 숙성은 100일 이상 한다.
- **복용시 주의사항** 오래 먹거나 많이 먹으면 피부에 염증이 생길 수 있으므로 소량씩 복용한다.

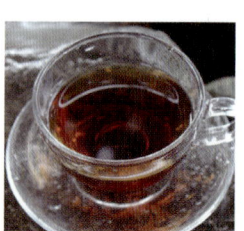

걸러낸 잎·줄기 효소액.

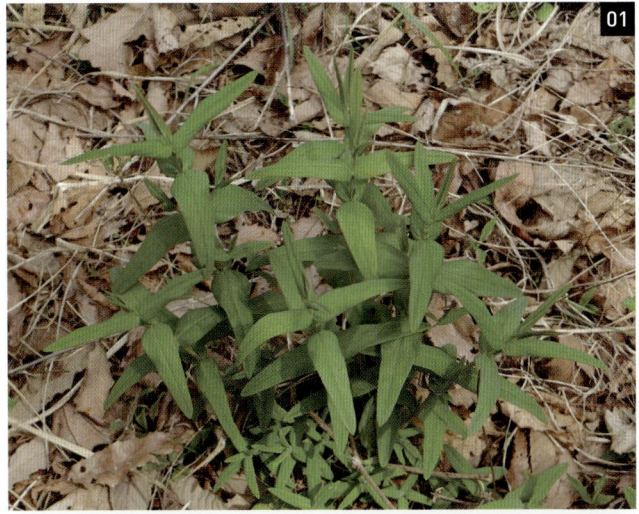

키 1m. **잎**은 길이 5~10cm, 너비 1~2cm의 조금 넓고 긴 피침형이며, 끝이 무디거나 뾰족하다. 잎 가장자리는 밋밋하고, 잎 밑부분이 줄기를 반쯤 감싸며, 잎이 줄기에 마주 달린다. **줄기**는 곧게 올라오고, 가지가 조금 갈라져 나온다. 줄기 밑동이 연갈색을 띠며 나무처럼 단단해진다. **꽃**은 6~8월에 바람개비 모양으로 피는데, 노란색을 띠고, 지름이 4~6cm이다. 꽃잎은 5장이고, 수술이 아주 많으며, 암술은 5갈래이다. **열매**는 9~10월에 달걀모양으로 여무는데 끝이 뾰족하고, 익으면 열매껍질이 갈라져 씨앗이 나온다.

01 줄기가 자라는 모습. 5월 8일
02 잎이 좁고 길다. 6월 18일
03 꽃에 수술이 아주 많다. 6월 25일
04 꽃잎이 바람개비 모양이다. 6월 19일
05 꽃이 피고 지는 모습. 7월 9일
06 풋열매 달린 모습. 7월 28일
07 초봄까지 열매가 달려 있다. 3월 30일

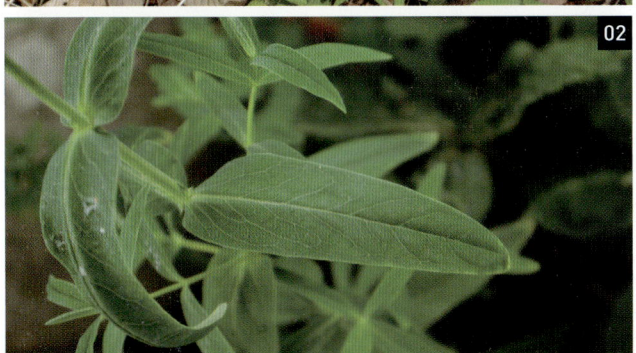

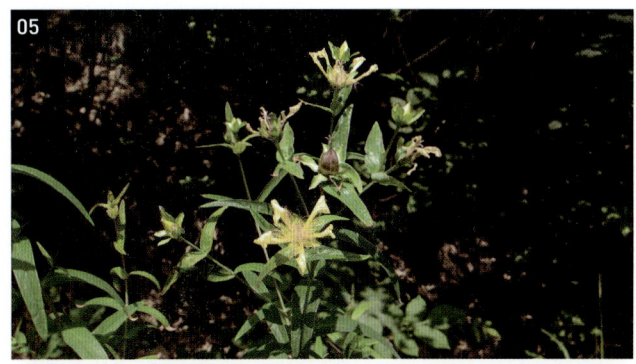

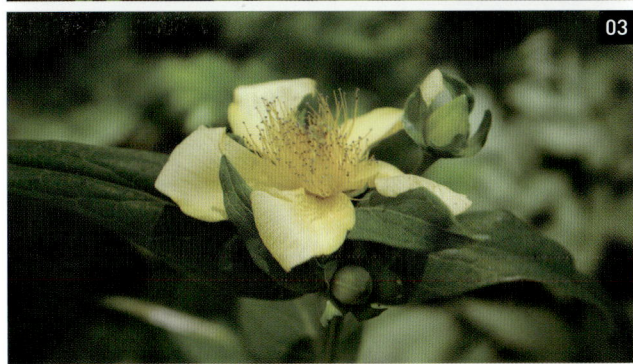

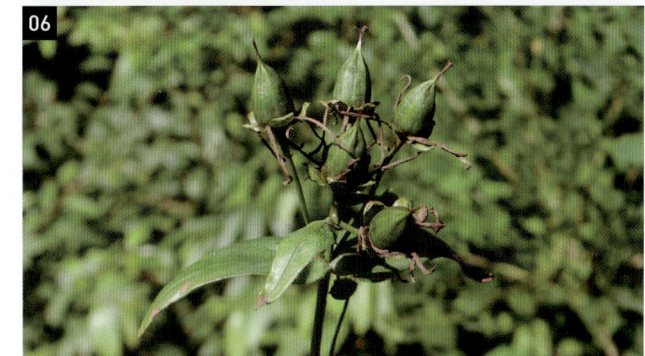

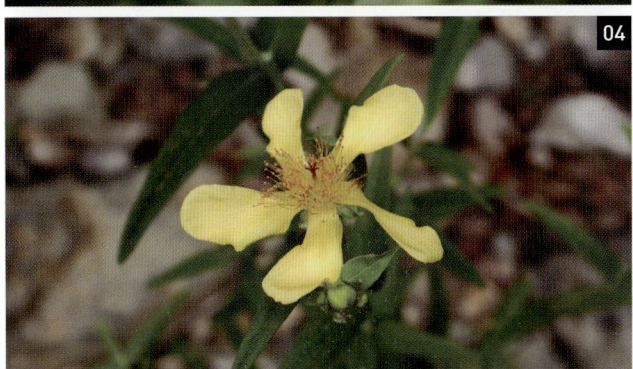

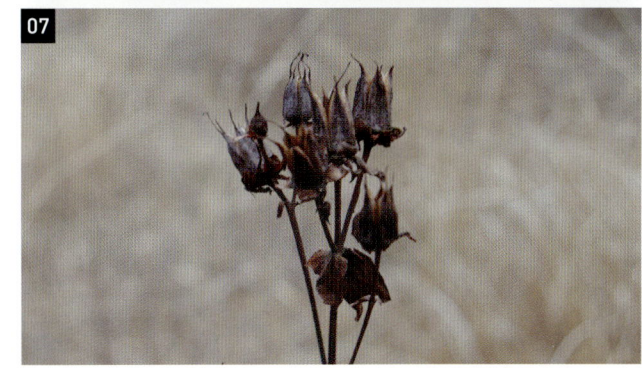

물레나물

172 미나리

Oenanthe javanica (Blume) DC.

서늘한 약성 | 고혈압, 어지럼증, 더위 먹은 데, 황달, 붓기, 생리불순, 숙취해소 등에 효과

미나리과
여러해살이풀

생약명
수근(水芹)

성분
유황(신경안정)
케르세틴(알러지예방)
캠페롤(산화방지)
칼슘(뼈강화)
칼륨
(신경세포와 근육기능강화)
카로틴(종양억제)
철분(빈혈개선)
아연(면역력증가)
비타민A(시력유지)
비타민B1(에너지대사 관여)
비타민B2(빈혈개선)
비타민C(산화방지)
비타민P(모세혈관강화)

특징
독성이 없으며
쓴맛과 단맛이 있다.

체질
약성이 서늘하므로
몸에 열이 많은
열체질인 경우,
덥거나 열이 날 때
복용하면 좋다.

서식지
들의 양지바른 습지,
연못가, 무논에 나며,
농가에서도 재배한다.

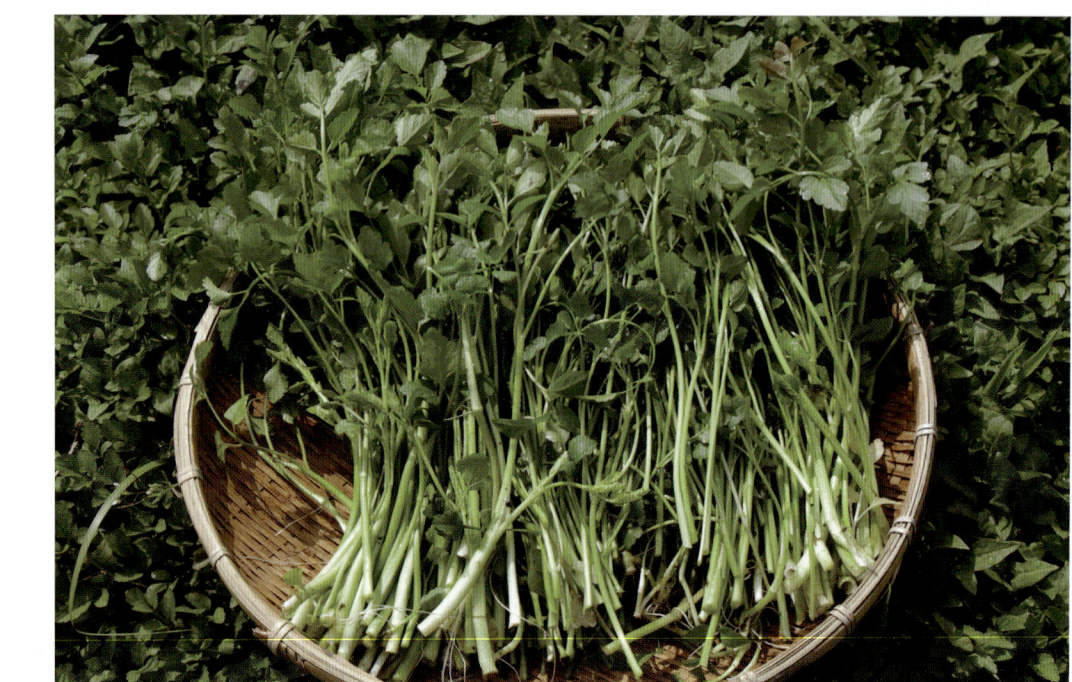

채취한 잎·줄기. 4월 21일

효소액 담그기

- **사용 부위** 잎+줄기　**채취 기간** 3~9월
- **채취 방법** 꽃이나 열매가 달리지 않고 너무 억세지 않은 것을 골라 싱싱할 때 딴다.
- **채취시 주의사항** 재배한 것은 유기농으로 키운 것을 사용하는 것이 좋다.
- **다듬기** 줄기는 담글 때 붕 뜨지 않도록 작게 썬다.
- **배합 비율** 물이 적당히 나오므로 재료 : 설탕의 비율을 1 : 1로 하고, 발효 중에 부족하면 덧넣는다.
- **담그기와 발효시 주의사항** 줄기 속이 비어 있어 붕 뜨기 쉬우므로 무거운 돌로 눌러준다.
- **발효와 숙성 기간** 1차 발효는 100일, 2차 발효와 숙성은 100일 이상 한다.
- **완성 상태** 향이 있어서 발효와 숙성이 잘 되면 그윽한 맛이다.
- **복용시 주의사항** 많이 먹으면 속이 차가워지므로 위장·비장이 약한 사람은 소량만 복용한다.

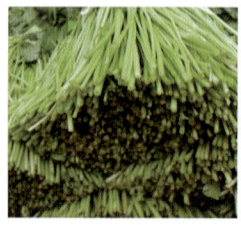 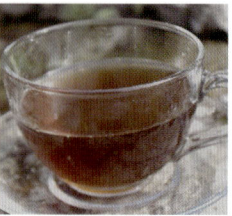

왼쪽 줄기 속이 비어 있어 돌로 눌러주어야 한다.
오른쪽 걸러낸 잎·줄기 효소액.

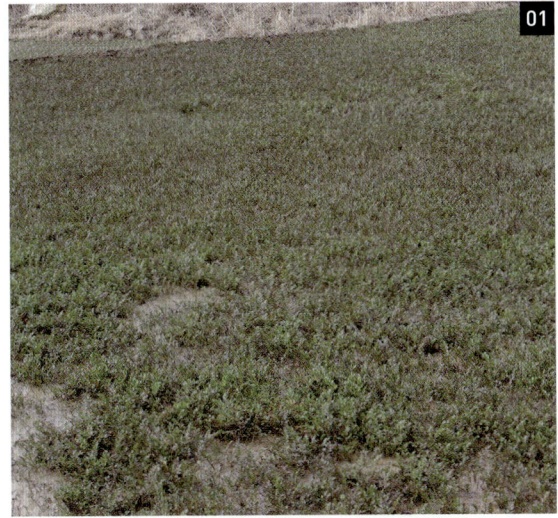

키 30㎝. **잎**은 삼각형의 달걀모양이고, 끝이 갸름하거나 뾰족하며, 1~2회 갈라져 깃털모양이 된다. 잎 가장자리에는 날카로운 톱니가 있다. 전체 잎 길이가 7~15㎝이나, 작은 잎은 1~3㎝이다. 잎이 줄기에 어긋나게 달리며 부드럽다. **줄기**는 곧게 올라오고 밑동에서 가지가 갈라져 나오는데, 줄기 속이 비어 있고 세로로 홈이 있다. 줄기 마디가 땅에 닿으면 뿌리를 내린다. **꽃**은 7~9월에 피는데 흰색을 띠며, 자잘하게 여러 송이가 겹우산모양으로 뭉쳐서 달린다. 꽃잎은 5장이고, 수술이 5개 있다. **열매**는 9월에 타원형으로 여문다.

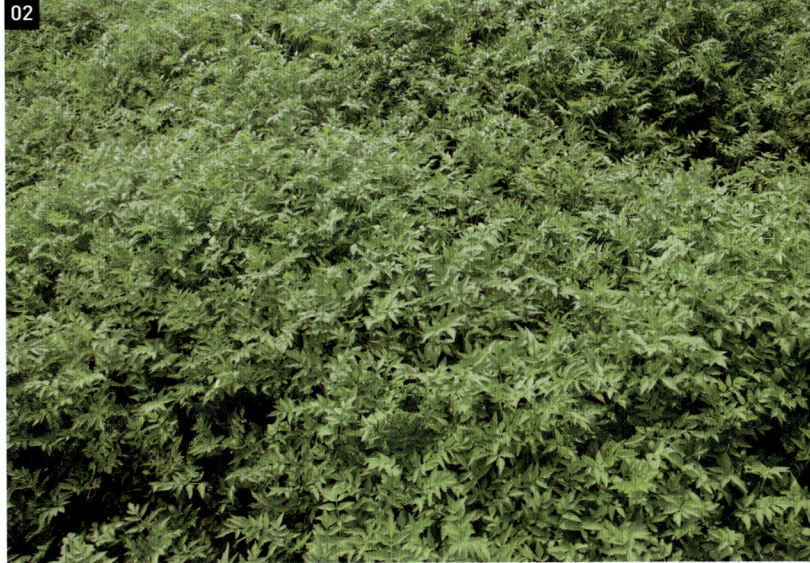

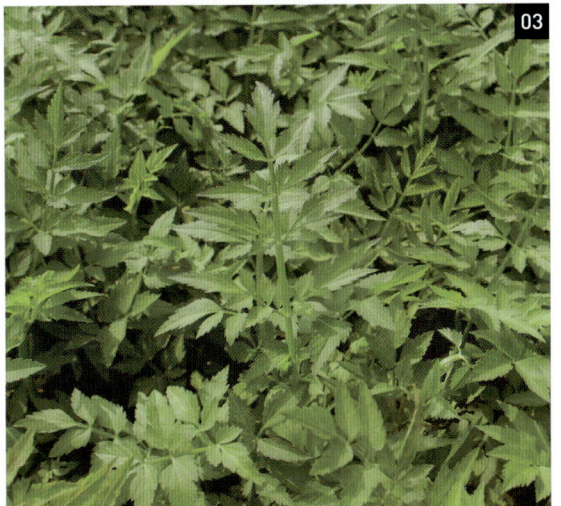

01 초봄에는 붉은빛이 돈다. 3월 3일
02 잎이 무성한 모습. 7월 20일
03 잎이 마주 달린다. 7월 20일
04 꽃이 작고 뭉쳐서 핀다. 9월 16일
05 꽃 핀 군락의 모습. 8월 10일

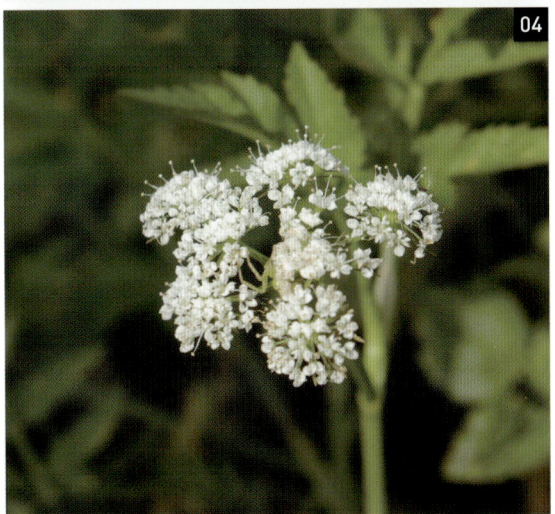

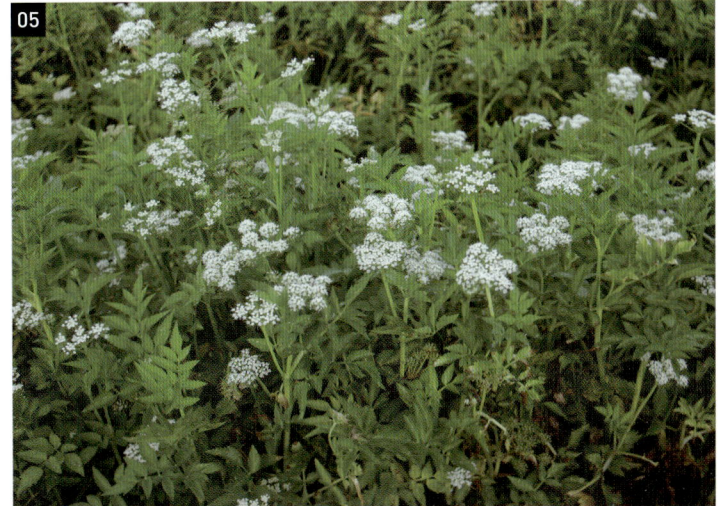

미나리

173 민들레

Taraxacum platycarpum Dahlst.

❄ 차가운 약성 | 피부병, 젖몸살, 갑상샘염, 림프샘염, 급성결막염, 급성편도선염, 고열감기 등에 효과

국화과 / 여러해살이풀

다른 이름
토종민들레

생약명
포공영(蒲公英)

성분
베타 아미린(항염작용)
베타 시토스테롤
(혈중콜레스테롤 개선)
스티그마스테롤(종양억제)
플라보크산틴
(플라보노이드의 일종)
카페인산(산화방지)
비타민C(산화방지)
비타민D(칼슘흡수촉진)
비타민H(탈모예방)
과당(숙취해소)
자당(혈당조절)
포도당(에너지공급)
팔미트산(담즙분비촉진)

특징
독성이 없으며
쓴맛과 단맛이 있다.

체질
약성이 차가우므로
열이 많은 열체질인 경우,
덥거나 열이 날 때
복용하면 좋은데,
몸이 찬 체질은 장기간
복용하는 것을 삼간다.

서식지
낮은 산과 들의
양지바른 곳에 난다.

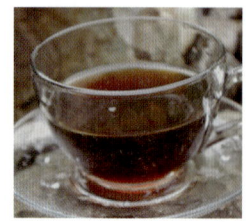
걸러낸 잎 효소액.

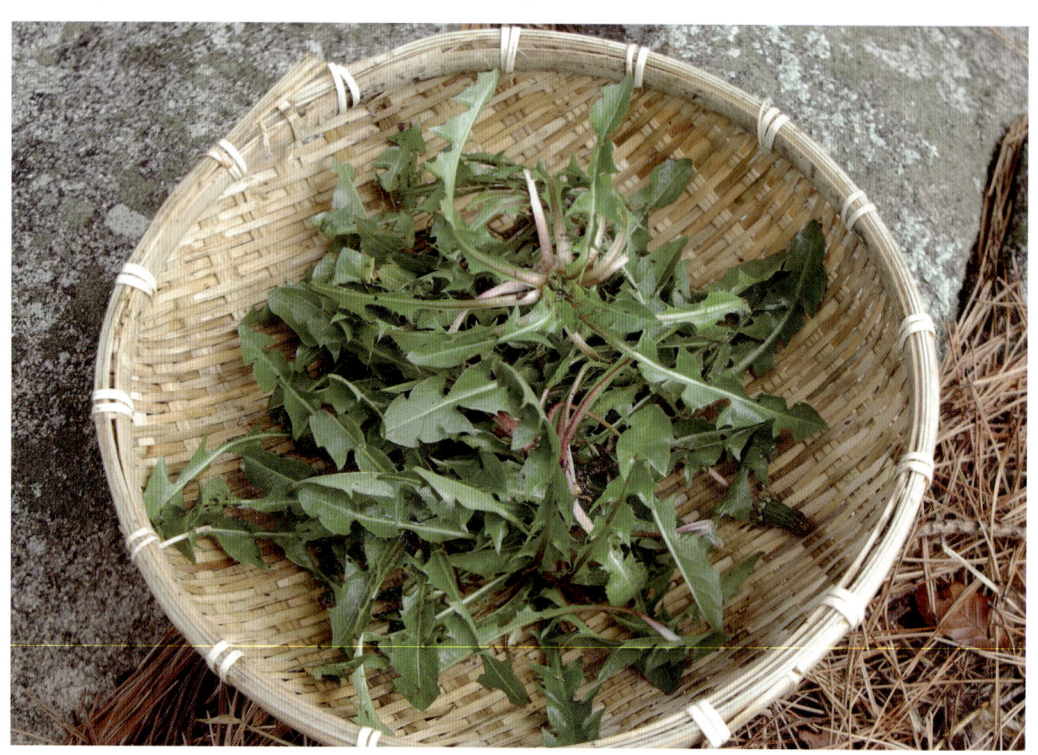
채취한 잎. 4월 11일

효소액 담그기

- **사용 부위** 잎, 잎+뿌리 ■ **채취 기간** 3~6월
- **채취 방법** 잎은 꽃이나 열매가 달리지 않고 너무 억세지 않은 것을 골라 싱싱할 때 딴다. 뿌리는 굵고 튼실한 것을 골라 채취한다.
- **채취시 주의사항** 흔치 않은 약초이므로 조금만 채취하고, 나머지 개체와 뿌리는 자연에 남겨둔다. 약성은 조금 떨어지지만 흔한 서양민들레와 섞어서 담가도 된다.
- **다듬기** 뿌리에 흙이 많으므로 깨끗이 씻고, 맨손으로 다듬으면 손에 검은 물이 들기 쉬우므로 장갑을 낀다. 뿌리가 클 경우에는 물이 잘 나오도록 납작하게 썰어줘도 된다.
- **배합 비율** 잎은 물이 적게 나오므로 재료 : 설탕의 비율을 1 : 1로 하고, 뿌리는 물이 좀 더 나오므로 설탕의 비율을 1 이상으로 늘린다.
- **발효와 숙성 기간** 1차 발효는 100일, 2차 발효와 숙성은 100일 이상 한다.
- **완성 상태** 뿌리에 쌉쌀하면서도 단맛이 있어 발효와 숙성이 잘 되면 개운한 맛이다.
- **복용시 주의사항** 많이 먹으면 속이 차가워지므로 위장이나 비장이 약한 사람은 소량만 복용한다.

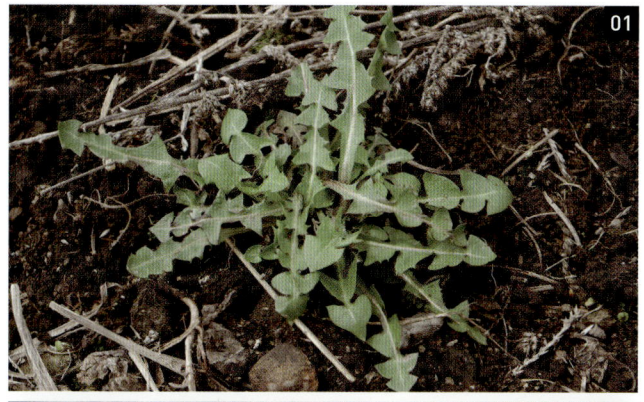

키 10~25㎝. **잎**은 긴 피침형이고, 끝이 갸름하거나 뾰족하며, 가장자리가 6~8갈래로 갈라져 무잎 같다. 잎 가장자리에 불규칙한 톱니와 약간의 잔털이 있고, 잎이 뿌리에 뭉쳐 나와 땅 위로 퍼진다. **꽃**은 4~5월에 꽃줄기가 올라와 지름 25~27㎜의 노란색을 띠는 꽃이 달리며, 잔털로 덮여 있다가 없어진다. 꽃잎처럼 보이는 것은 혀꽃이며, 꽃 밑동을 싸고 있는 비늘모양의 잎조각이 뒤로 젖혀지지 않는다. **열매**는 5~6월에 여무는데, 씨앗이 긴 타원형이고 길이 3~3.5㎜이다. 씨앗에 연한 흰색 갓털이 있으며, 바람에 날려간다. **뿌리**는 길게 뻗으며, 살이 많다. | **유사종** | 서양민들레. 꽃과 잎모양이 민들레와 비슷하나 꽃이 더 크고, 꽃 밑동의 비늘모양의 잎조각이 뒤로 젖혀진다.

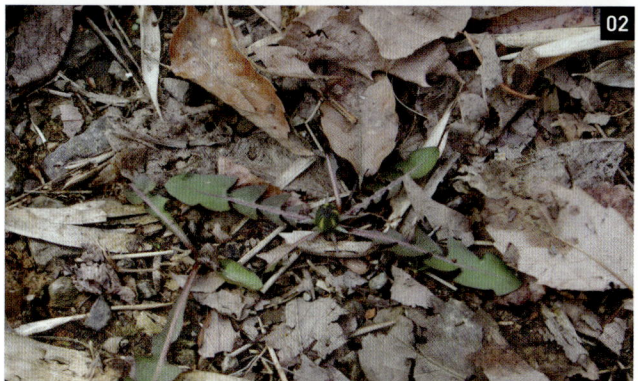

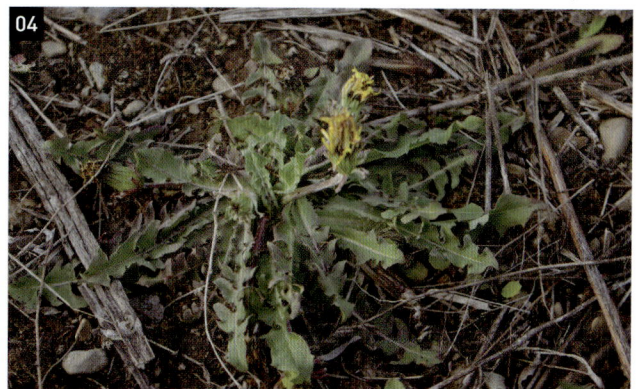

01 잎이 땅 위로 퍼지며 자란다. 4월 2일
02 꽃봉오리 생긴 모습. 4월 17일
03 꽃이 서양민들레(오른쪽)보다 작고 성기다. 4월 2일
04 저녁에 꽃이 시든다. 4월 11일
05 씨앗의 갓털이 옅은 흰색을 띤다. 9월 16일
06 씨앗이 모두 날아간 모습. 5월 20일

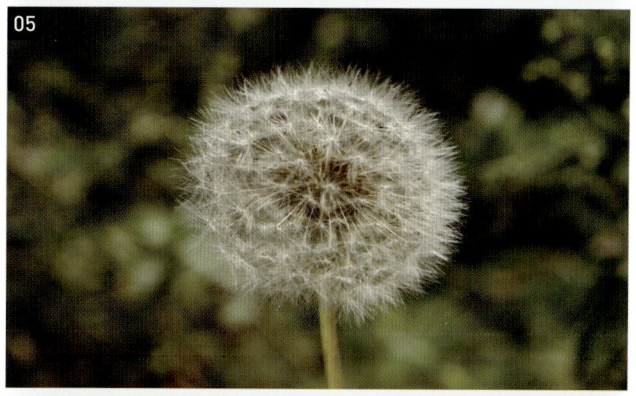

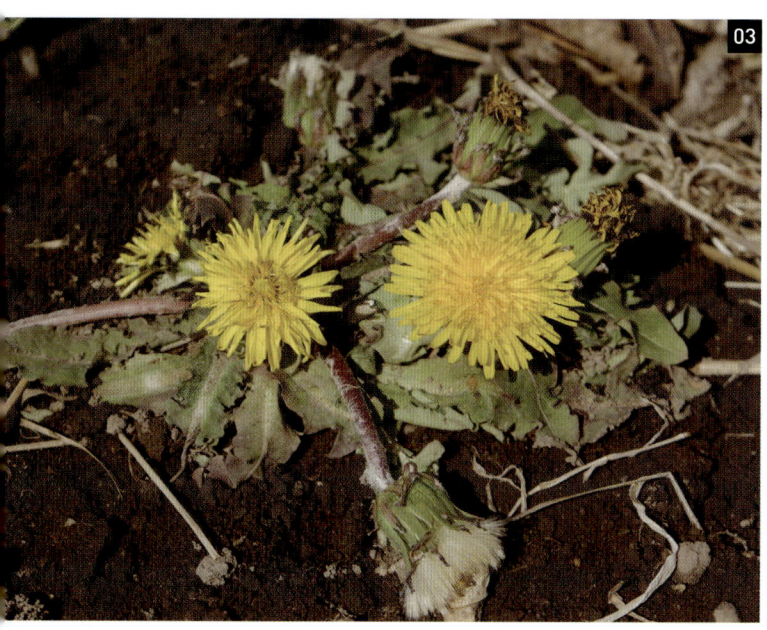

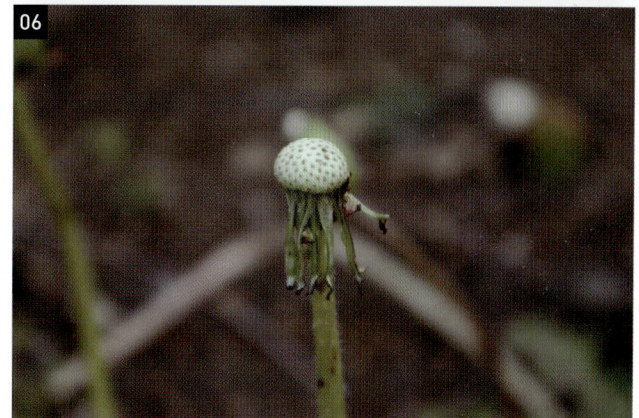

민들레

174 바디나물

Angelica decursiva (Miq.) Franch. & Sav.

 새순 잎 줄기 꽃 열매 씨앗 뿌리

 서늘한 약성 | 기침가래, 기관지염, 신경쇠약 등에 효과

미나리과
여러해살이풀

다른 이름
바디

생약명
전호(前胡)

성분
사포닌(면역력강화)
쿠마린(항혈전제)
움벨리페론(소염작용)
정유(방향성분)

특징
독성이 없으며
매운맛과 쓴맛이 있다.

체질
약성이 서늘하므로
열이 많은 열체질인 경우,
덥거나 열이 날 때
복용하면 좋다.

서식지
산과 들판, 구릉지의
습지에 난다.

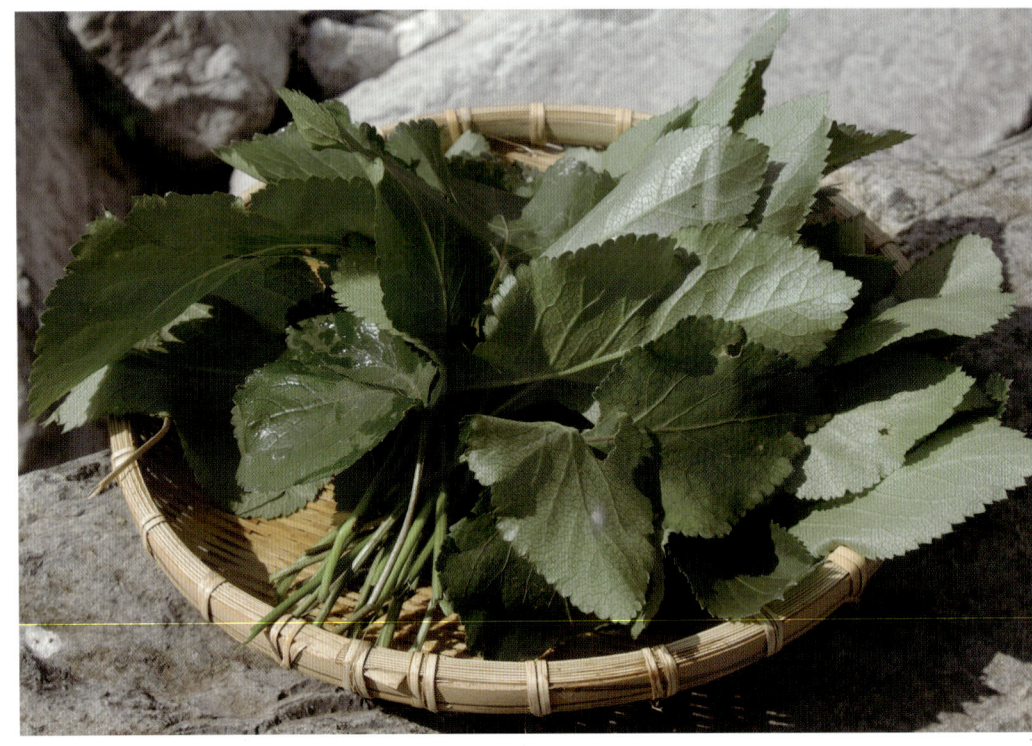

채취한 잎. 7월 29일

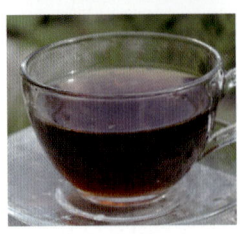

위 잎으로 효소액 담그는 모습.
아래 걸러낸 잎 효소액.

효소액 담그기

- **사용 부위** 잎, 잎+줄기
- **채취 기간** 3~9월. 뿌리를 남겨두면 여름에도 새순이 올라와 채취할 수 있다.
- **채취 방법** 꽃이나 열매가 달리지 않은 것을 골라 싱싱할 때 딴다.
- **채취시 주의사항** 꽃이 핀 것은 쓴맛이 더 강해서 좋지 않다. 흔치 않은 약초이므로 조금만 채취하고, 나머지 개체와 뿌리는 자연에 남겨둔다.
- **다듬기** 잎이 크거나 뻣뻣할 경우 적당한 크기로 썰고, 줄기는 담글 때 붕 뜨지 않도록 작게 썬다.
- **배합 비율** 발효될 때 물이 적게 나오므로 재료 : 설탕의 비율을 1 : 1로 한다.
- **발효와 숙성 기간** 1차 발효는 100일, 2차 발효와 숙성은 100일 이상 한다.
- **완성 상태** 매운맛과 쓴맛이 있어서 발효와 숙성이 잘 되면 개운한 맛이다.

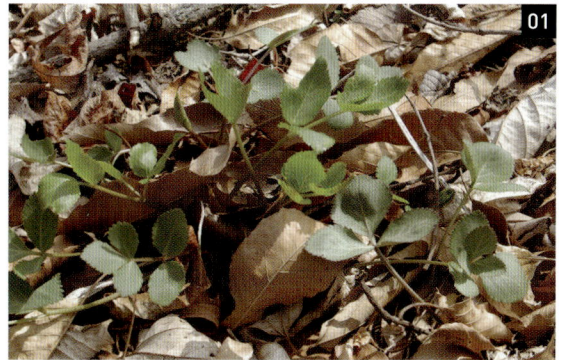

키 80~150㎝. **잎**은 3~5개씩 붙어서 나오며, 뿌리 잎은 끝이 뾰족한 타원형이고, 줄기 잎은 크게 3갈래로 갈라져 깃털모양이 된다. 잎 가장자리에는 날카로운 톱니가 있다. 잎 전체 길이는 10~30㎝이고, 갈라진 잎은 길이 5~10㎝, 너비 2~4㎝이다. 맨 윗동에 나는 잎은 잎자루가 길며, 잎이 줄기와 가지에 어긋나게 달린다. **줄기**는 곧거나 비스듬히 올라오고, 가지가 갈라져 나오며, 세로로 홈이 있다. **꽃**은 8~9월에 피는데 짙은 자주색을 띠며, 자잘하게 여러 송이가 우산모양으로 뭉쳐서 달린다. **열매**는 10월에 납작한 타원형으로 여무는데 길이 5㎜ 정도이고, 가장자리 양쪽에 날개가 붙어 있다. **뿌리**는 굵고, 짧은 뿌리줄기가 있다.

01 뿌리 잎은 타원형이다. 4월 10일
02 여름에 올라온 어린잎. 7월 29일
03 줄기 잎은 깃털 같다. 7월 29일
04 줄기 자라는 모습. 8월 1일
05 꽃과 꽃봉오리. 8월 15일
06 열매가 많이 달린다. 10월 12일

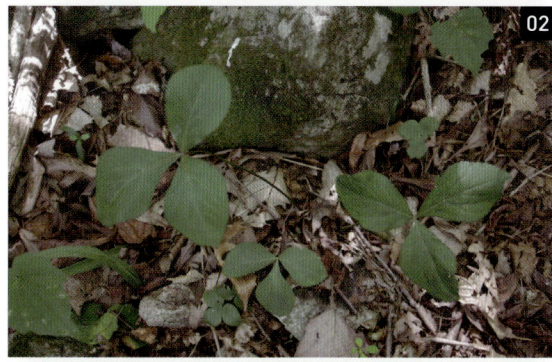

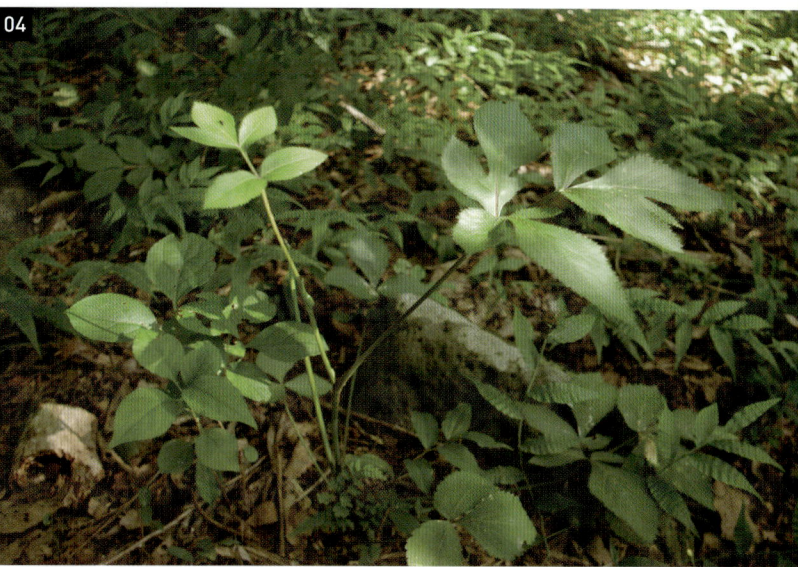

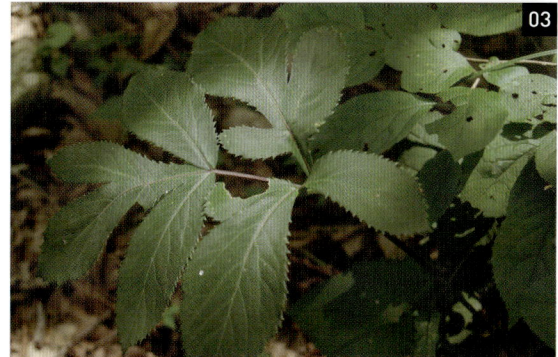

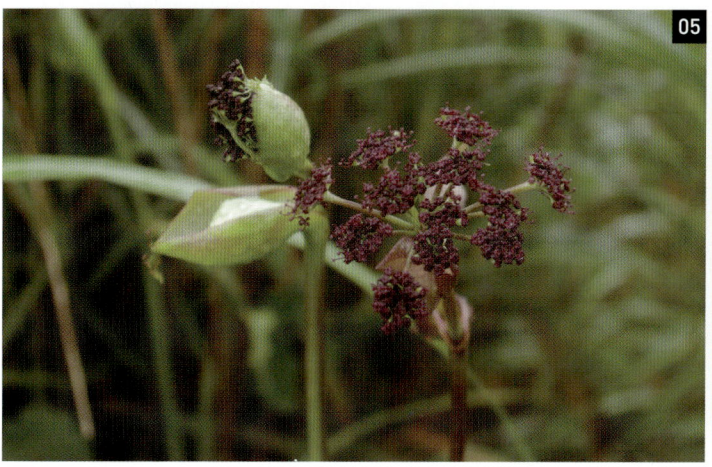

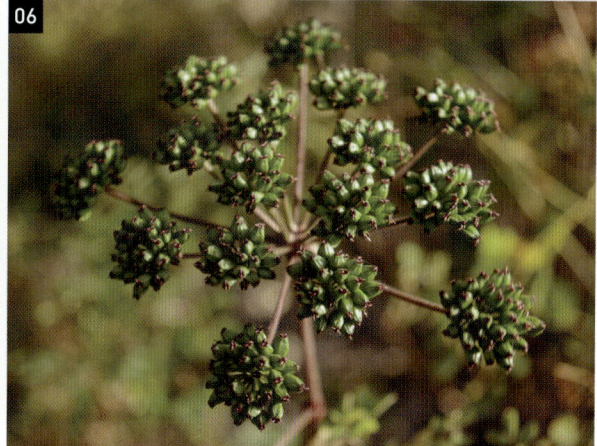

바디나물

175 바위떡풀

Saxifraga fortunei var. *incisolobata* (Engl. & Irmsch.) Nakai

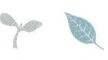
새순 잎 줄기 꽃 열매 씨앗 뿌리

 서늘한 약성 | 신장병, 위장병, 관절염 등에 효과

범의귀과
여러해살이풀

다른 이름
대문자꽃

생약명
화중호이초(華中虎耳草)

성분
칼륨
(신경세포와 근육기능강화)
베르게닌(소염작용)
타닌(수렴작용)

특징
독성이 없고 쓴맛이 있다.

체질
약성이 서늘하므로
몸에 열이 많은
열체질인 경우,
덥거나 열이 날 때
복용하면 좋다.

서식지
깊은 산 촉촉한
바위틈에 난다.

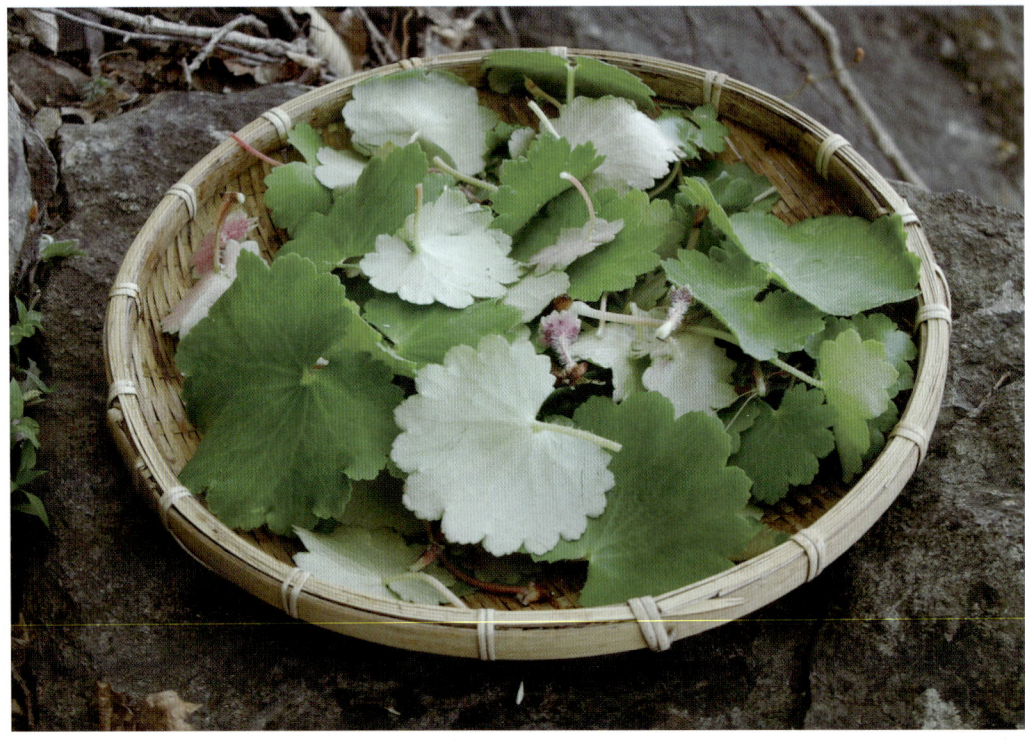

채취한 잎. 5월 17일

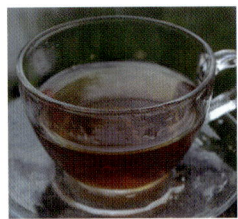

걸러낸 잎 효소액.

효소액 담그기

- **사용 부위** 잎
- **채취 기간** 3~8월
- **채취 방법** 꽃이나 열매가 달리지 않은 것을 골라 싱싱할 때 딴다.
- **채취시 주의사항** 꽃이 핀 것은 쓴맛이 더 강해서 좋지 않다. 흔치 않은 약초이므로 조금만 채취하고, 나머지 개체와 뿌리는 자연에 남겨둔다.
- **다듬기** 잎이 크거나 뻣뻣할 경우에는 적당한 크기로 썬다.
- **배합 비율** 발효될 때 물이 적게 나오므로 재료 : 설탕의 비율을 1 : 1로 한다.
- **발효와 숙성 기간** 1차 발효는 100일, 2차 발효와 숙성은 100일 이상 한다.

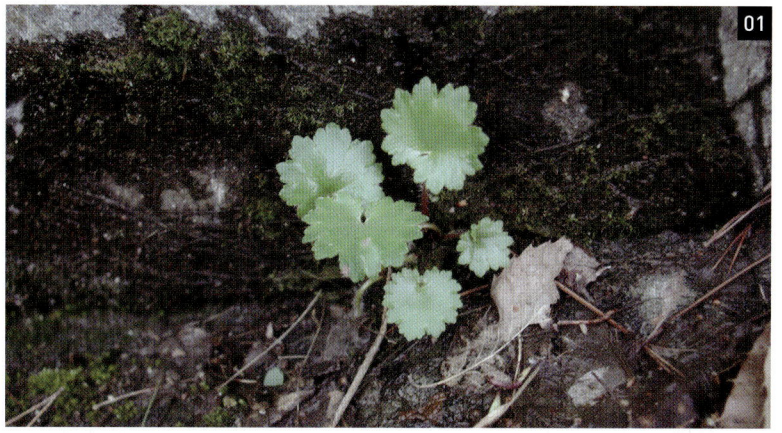

키 5~35㎝. **잎**은 길이 3~15㎝로 둥그스름하거나 콩팥 모양이고, 전체가 평평하거나 조금 오목하며, 두께가 조금 도톰하다. 잎 가장자리는 둥글게 물결모양 같고, 치아모양의 톱니가 있다. 잎 앞면에 잔털이 조금 있고, 뒷면은 조금 희끗하다. 잎자루는 3~30㎝로 길고, 어릴 때 잔털이 있다. 잎이 뿌리에 뭉쳐서 난다. **꽃**은 7~8월에 길이 5~35㎝의 꽃줄기에 달리는데, 흰색을 띤다. 꽃줄기에 짧은 털이 있는 것도 있다. 꽃잎은 5장인데, 위쪽 3장보다 아래쪽 2장이 길다. **열매**는 10월에 달걀모양으로 여무는데, 길이 4~6㎜이고, 끝에 돌기가 2개 있다.

01 촉촉한 바위에 붙어 난다. 5월 17일
02 잎에 털이 조금 있다. 5월 17일
03 잎자루가 길며, 어릴 때는 털이 있다. 7월 27일
04 이끼 낀 바위 위에 무리지어 자라는 모습. 7월 31일
05 꽃잎 2장이 길게 달린다. 9월 12일
06 꽃이 핀 것은 맛이 더 쓰다. 9월 14일

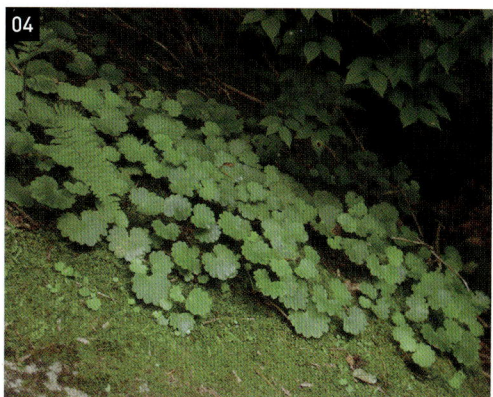

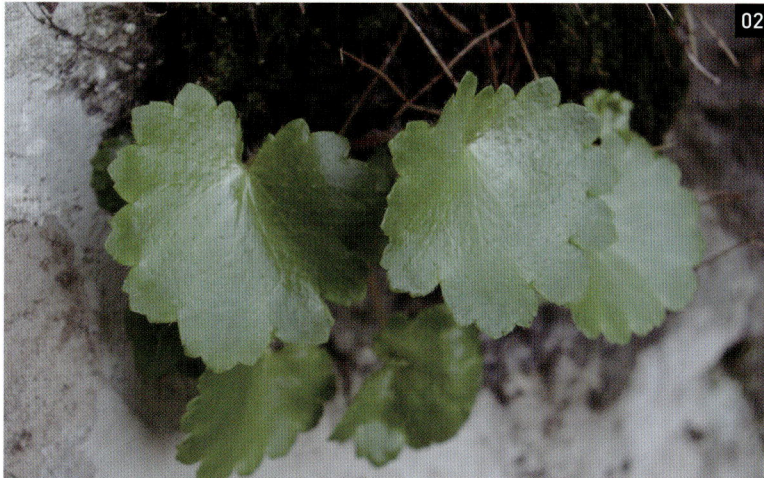

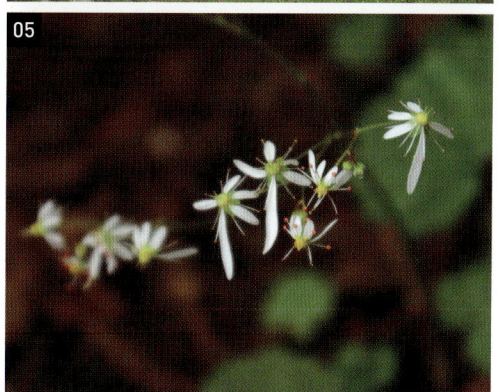

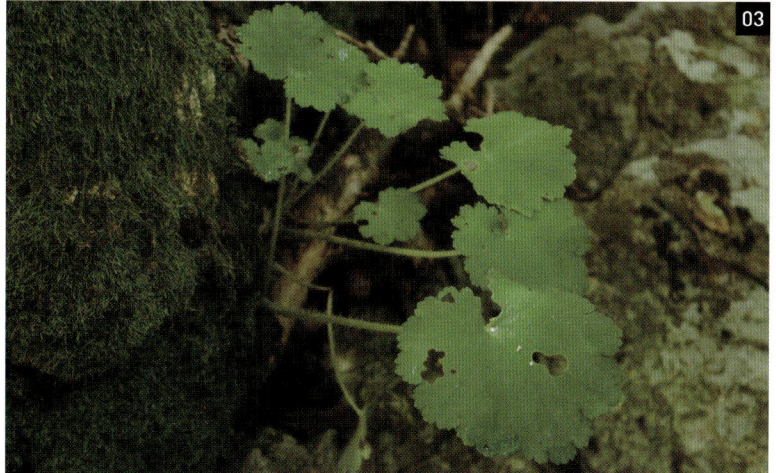

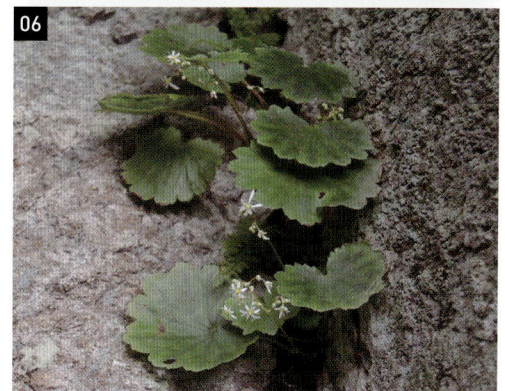

바위떡풀

176 바위솔

Orostachys japonicus A. Berger

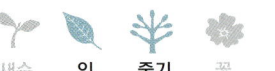
새순 잎 줄기 꽃 열매 씨앗 뿌리

 서늘한 약성 | 간염, 코피, 치질, 습진, 아토피, 종양 등에 효과

돌나물과
여러해살이풀

다른 이름
기와솔

생약명
와송(瓦松)

성분
테르펜(독성중화)
알칼로이드(염증과 통증완화)
말산(피로회복)
수산(신맛성분)

특징
독성이 조금 있으며
쓴맛과 신맛이 있다.

체질
약성이 서늘하므로
열이 많은 열체질인 경우,
덥거나 열이 날 때
복용하면 좋다.

서식지
산속 양지바른 바위,
오래된 기와지붕,
돌담 위에 난다.

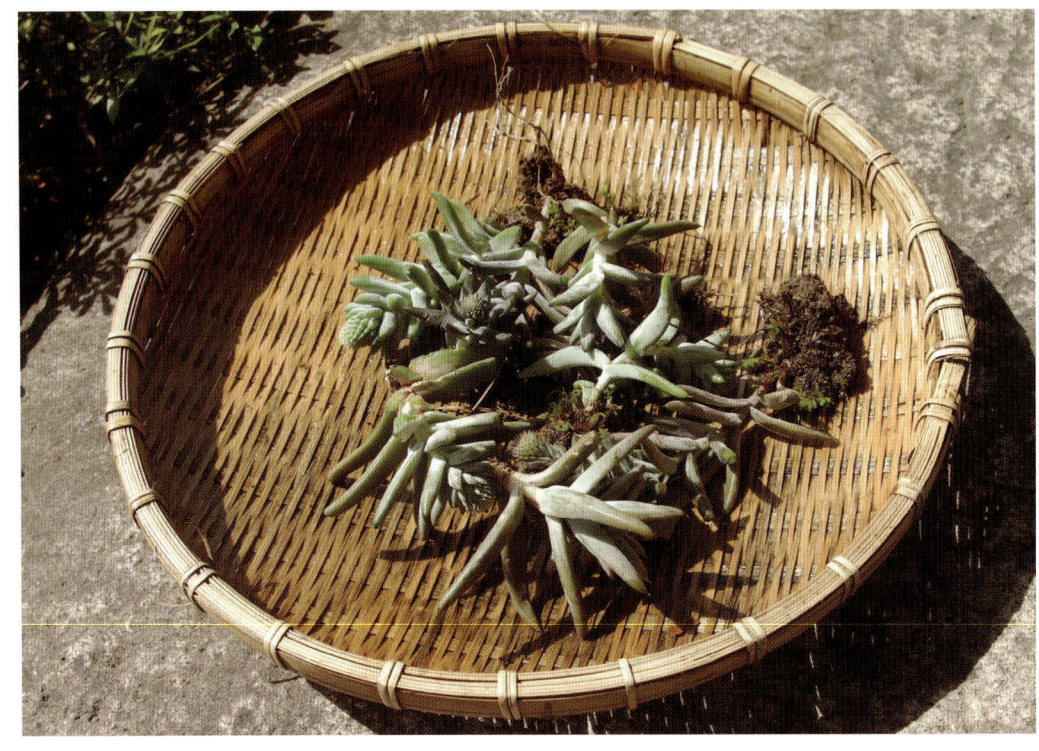

채취한 잎·줄기. 8월 21일

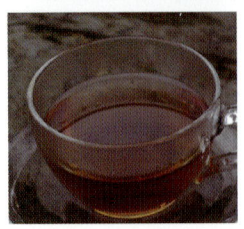

위 잎·줄기로 효소액 담그는 모습.
아래 걸러낸 잎·줄기 효소액.

효소액 담그기

- **사용 부위** 잎+줄기
- **채취 기간** 3~10월
- **채취 방법** 열매가 달리지 않고, 잎이 마르지 않은 것을 골라 싱싱할 때 따다.
- **채취시 주의사항** 흔치 않은 약초이므로 조금만 채취하고, 나머지 개체와 뿌리는 자연에 남겨둔다. 바위나 기와지붕에 붙어서 자라므로 채취할 때 발을 헛디디지 않도록 조심한다.
- **다듬기** 잎은 크거나 뻣뻣할 경우 줄기에서 떼어내어 적당한 크기로 썬다.
- **배합 비율** 발효될 때 물이 많이 나오므로 설탕의 비율을 1 이상으로 늘리고, 발효 중에 설탕이 부족한 듯하면 가끔씩 덧넣는다.
- **발효와 숙성 기간** 1차 발효는 100일, 2차 발효와 숙성은 100일 이상 한다.
- **담그기와 발효시 주의사항** 독성이 조금 있으므로 발효 가스와 함께 배출될 수 있도록 숨 쉬는 항아리에 담그고, 1차 발효가 끝나면 재료를 걸러낸다.
- **복용시 주의사항** 많이 먹으면 속이 차가워지므로 위장이나 비장이 약한 사람은 소량만 복용한다.

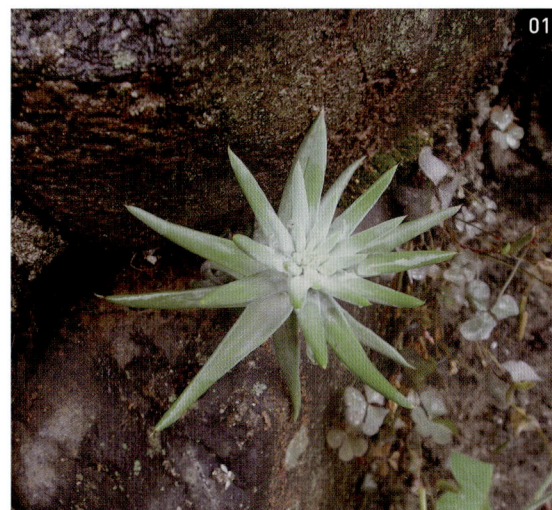

키 20~30㎝. **잎**은 피침형이고, 물기가 많으며, 살집이 있어 통통하다. 잎 끝이 뾰족한데, 밑동에 나는 잎은 끝이 가시처럼 된다. 잎이 흰녹색을 띠는데 자줏빛이 돌기도 하며, 줄기에 사방으로 층층이 달린다. **줄기**는 곧게 올라오고, 물이 많으며 부드럽다. **꽃**은 9월에 피는데 흰색을 띠며, 자잘하게 벼이삭모양으로 촘촘히 뭉쳐서 달린다. 꽃잎은 5장이고, 수술은 10개이다. **열매**는 10월에 여문다. **뿌리**는 가늘게 뻗는다.

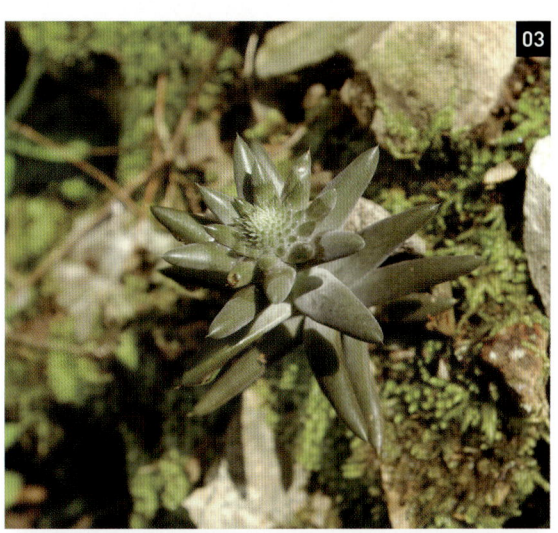

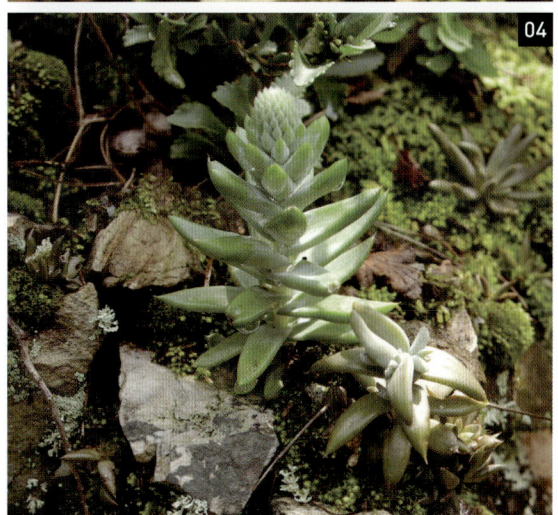

01 잎이 분을 바른 듯 희끗하다. 7월 9일
02 잎이 불그스름해진 모습. 9월 24일
03 밑동의 잎은 끝이 가시처럼 된다. 8월 21일
04 잎이 줄기에 빙 둘러 난다. 8월 21일
05 줄기가 자라는 모습. 8월 21일

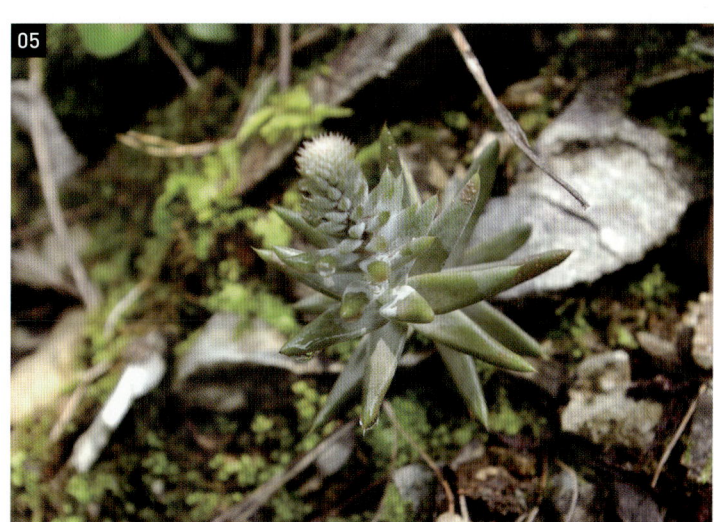

177

Mentha arvensis var. piperascens

박하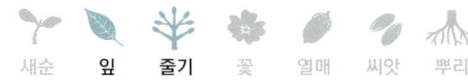

❄ 서늘한 약성 | 감기, 두통, 인후통, 소화불량, 구내염, 치통, 습진, 아토피, 두드러기, 소양증 등에 효과

꿀풀과
여러해살이풀

생약명
박하(薄荷)

성분
L-멘톨(통증과 가려움증진정)
캄펜(해열과 소염작용)
피넨(살균효과)
리모넨(염증제거)
카르본(방향성분)
풀레곤(방향성분)

특징
독성이 없고 매운맛이 있다.

체질
약성이 서늘하므로
몸에 열이 많은
열체질인 경우,
덥거나 열이 날 때
복용하면 좋다.

서식지
들의 촉촉한 곳이나
냇가에 난다.

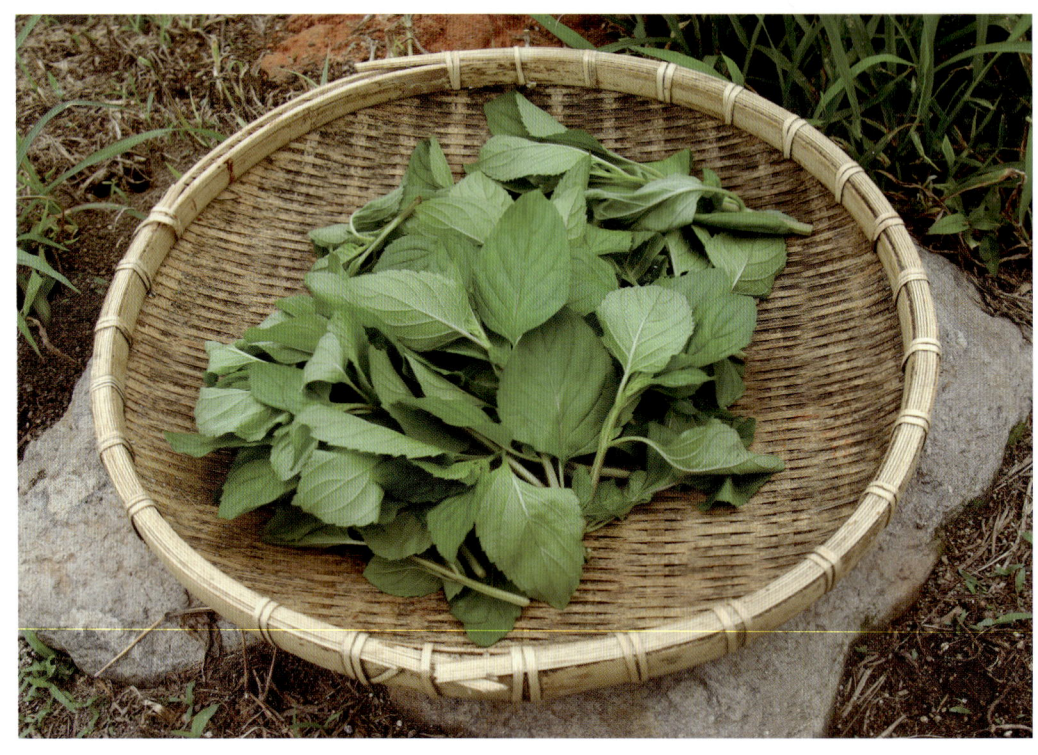

채취한 잎·줄기. 7월 19일

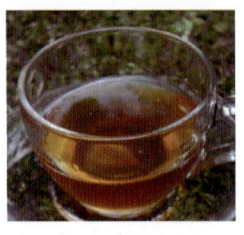

위 잎·줄기로 효소액 담그는 모습.
아래 걸러낸 잎·줄기 효소액.

효소액 담그기

- **사용 부위** 잎, 잎+줄기
- **채취 기간** 3~9월
- **채취 방법** 꽃이나 열매가 달리지 않고 너무 억세지 않은 것을 골라 싱싱할 때 딴다.
- **채취시 주의사항** 흔치 않은 약초이므로 조금만 채취하고, 나머지 개체와 뿌리는 자연에 남겨둔다.
- **다듬기** 줄기는 담글 때 붕 뜨지 않도록 작게 썰고, 잎은 기름샘이 있어서 물에 오래 담가두면 약성분이 씻겨나가므로 짧은 시간 안에 헹군다.
- **배합 비율** 발효될 때 물이 많이 나오지 않으므로 재료 : 설탕의 비율을 1 : 1로 한다.
- **발효와 숙성 기간** 1차 발효는 100일, 2차 발효와 숙성은 100일 이상 한다.
- **완성 상태** 시원한 맛과 향이 있어 발효와 숙성이 잘 되면 개운한 맛이다.
- **복용시 주의사항** 방향성분 중 풀레곤이 생리혈을 내보내는 작용을 하므로 임산부는 먹지 않는다. 허약체질도 먹지 않는 것이 좋다.

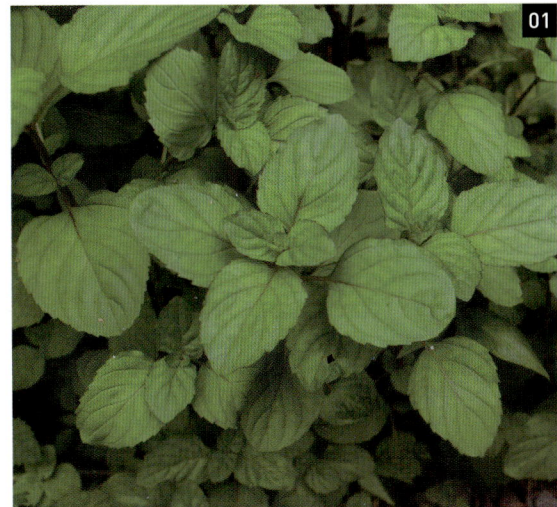

키 60~100cm. **잎**은 길이 2~5cm, 너비 1~2.5cm의 긴 타원형이고, 끝이 갸름하거나 뾰족하다. 잎 가장자리에 날카로운 톱니가 있으며, 잎 겉면에는 기름샘이 있고 시원한 향기가 난다. 잎자루는 길이가 3~10mm이고, 잎이 줄기와 가지에 마주 달린다. **줄기**는 곧게 올라오고, 가지가 갈라져 나온다. 줄기에 모가 나 있고, 잔털이 있으며, 밑동이 붉은자주색을 띤다. **꽃**은 7~9월에 피는데 연보라색이나 흰보라색을 띠며, 자잘한 꽃이 줄기의 잎겨드랑이에 층층이 뭉쳐서 달린다. **열매**는 9~11월에 여물고, 씨앗이 달걀모양이다.

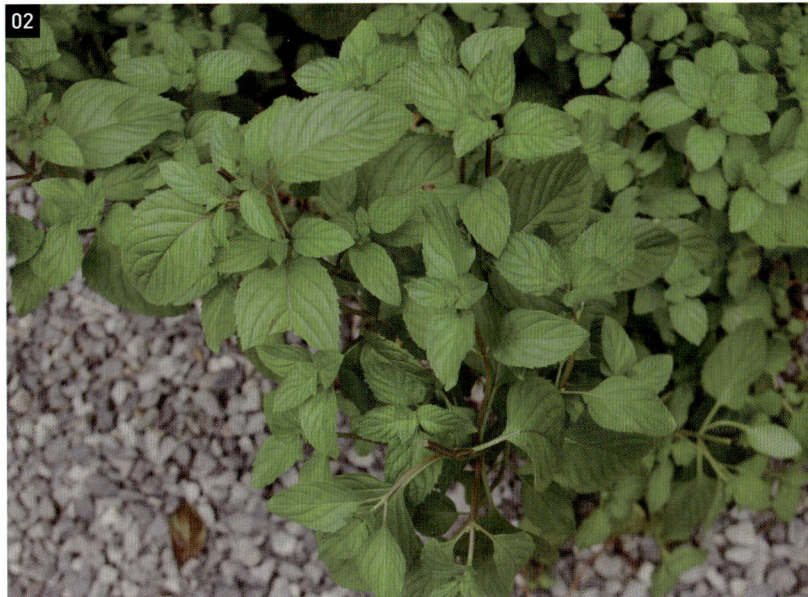

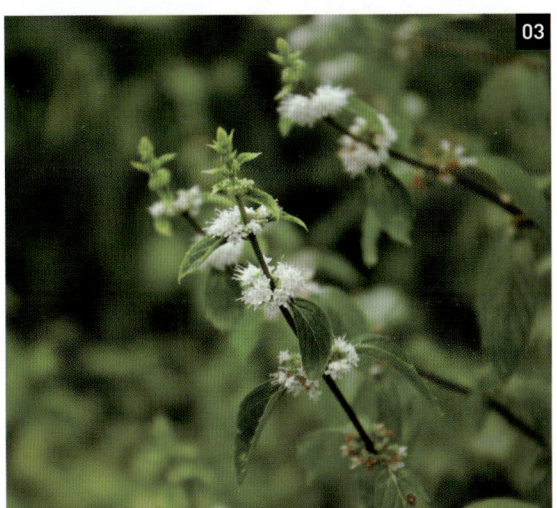

01 잎이 마주 달린다. 7월 19일
02 줄기가 자라는 모습. 7월 19일
03 꽃이 층층이 달린다. 8월 11일
04 꽃이 아주 작다. 8월 11일
05 꽃이 피기 전에 채취한다. 8월 4일

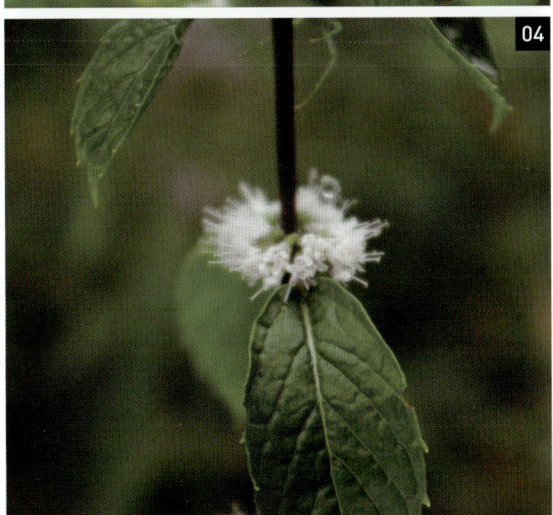

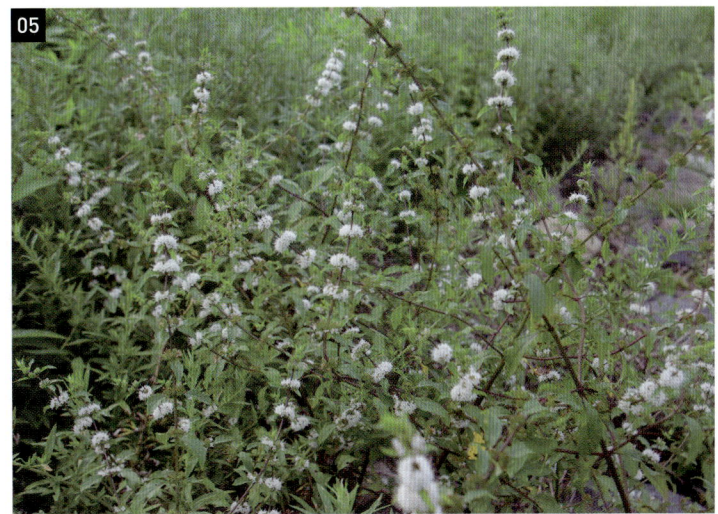

박하

178 배나무

Pyrus pyrifolia var. culta

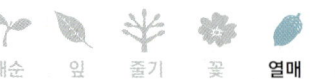

차가운 약성 | 기침, 식중독, 복통, 설사, 습진, 변비, 숙취해소 등에 효과

장미과 / 잎지는 작은큰키나무

생약명
이(梨)

성분
과당(피로회복) / 칼슘(뼈강화)
포도당(에너지공급)
자당(혈당조절) / 타닌(수렴작용)
마그네슘(체내기능유지)
인(혈중콜레스테롤 개선)
비타민C(산화방지)
단백질(근육강화)
시트르산(에너지보충)

특징
씨앗에 독성이 조금 있으며
단맛과 떫은맛과 신맛이 있다.

체질
약성이 차가우므로
열이 많은 열체질인 경우,
덥거나 열이 날 때 복용하면
좋은데, 몸이 찬 체질은 장기간
복용하는 것을 삼간다.

서식지
산과 들의 양지바른 곳에서
자라며, 농가에서도 재배한다.

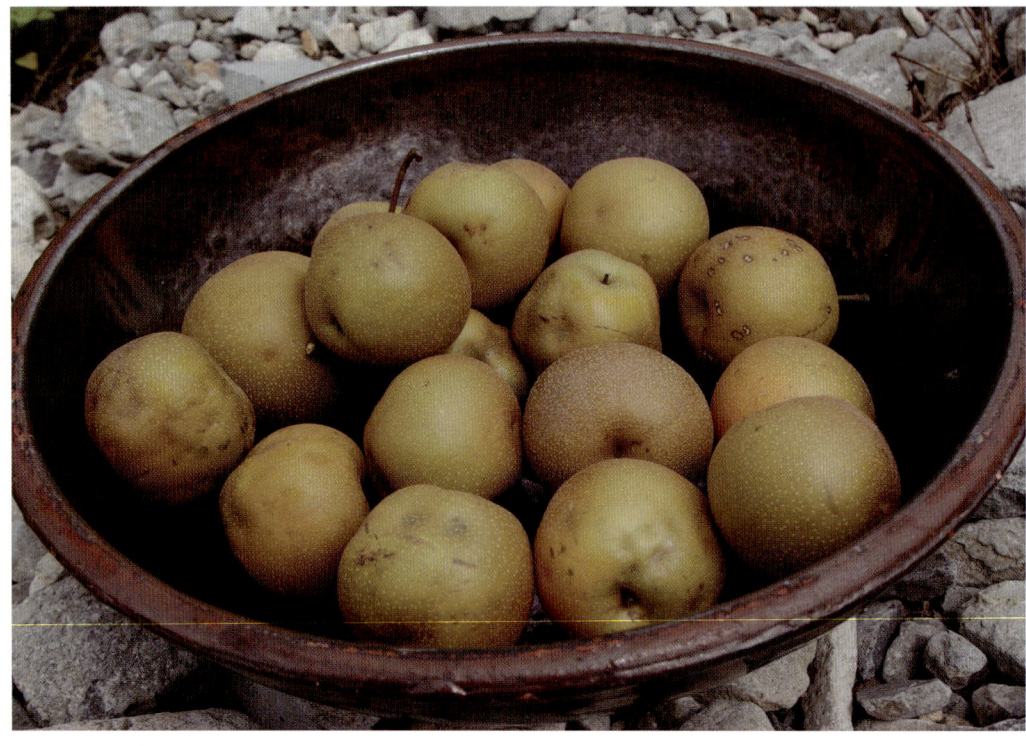

채취한 열매. 8월 12일

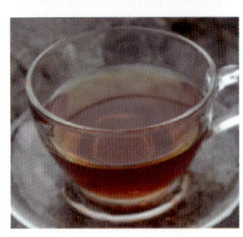

위 열매로 효소액 담그는 모습.
아래 걸러낸 열매 효소액.

효소액 담그기

- **사용 부위** 열매
- **채취 기간** 9~10월
- **채취 방법** 꽃은 너무 활짝 피지 않은 것을, 열매는 너무 익지 않은 것을 골라 싱싱할 때 딴다.
- **채취시 주의사항** 나무가 높으므로 발을 헛디디지 않도록 조심한다.
- **다듬기** 열매는 껍질에 좋은 성분이 있으므로 씻을 때 살살 다루고, 상한 부분이 있으면 칼로 도려낸 뒤 작게 썰어주며, 씨앗에 독성이 조금 있으므로 발라낸다.
- **배합 비율** 꽃은 발효될 때 물이 적게 나오므로 재료 : 설탕의 비율을 1 : 1로 한다. 열매는 물이 많이 나오므로 설탕의 비율을 1 이상으로 늘리고, 발효 중 설탕이 부족한 듯하면 가끔씩 덧넣는다.
- **발효와 숙성 기간** 1차 발효는 200일, 2차 발효와 숙성은 100일 이상 한다.
- **완성 상태** 열매에 달콤한 맛과 향이 있어서 발효와 숙성이 잘 되면 그윽한 맛이 난다.

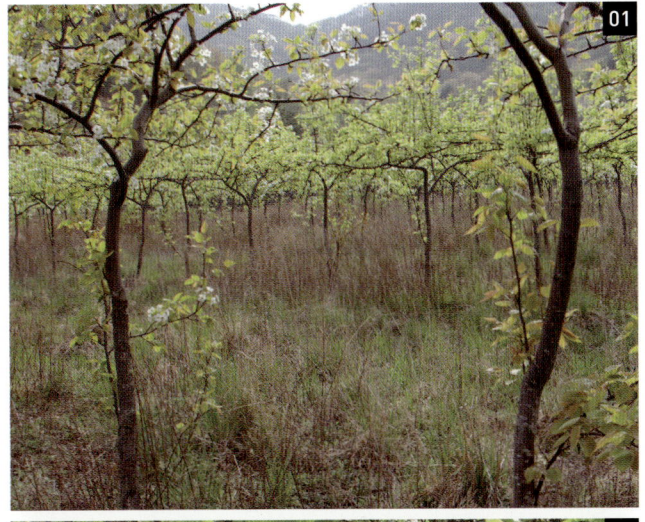

키 5m. **잎**은 타원형이고 끝이 뾰족하며, 잎 가장자리에 잔털 같은 톱니가 있다. 잎 앞뒷면은 비교적 평평하며, 어린잎은 붉은빛이 돈다. 잎이 가지에 어긋나게 달린다. **줄기**는 껍질이 붉은회갈색을 띠며, 점차 세로로 불규칙하게 갈라진다. **꽃**은 4월에 잎보다 먼저 또는 잎과 함께 피며, 흰색을 띤다. 꽃잎은 5장이고, 수술은 여러 개이며, 암술은 2~5개이다. **열매**는 9월에 둥글게 여무는데, 익으면 황금색이 되고, 열매살에 돌세포가 있으며 물이 많다.

| **유사종** | 돌배나무. 꽃모양이 배나무와 같으나, 열매가 작고 단단하다.

01 어린잎과 꽃이 함께 나온 모습. 4월 29일
02 잎이 무성한 모습. 4월 26일
03 잎 앞뒷면이 밋밋한 편이다. 4월 26일
04 꽃으로도 효소액을 담근다. 4월 29일
05 풋열매가 달린 모습. 5월 30일
06 열매가 익어가는 모습. 8월 12일
07 줄기껍질이 세로로 갈라진다. 1월 6일

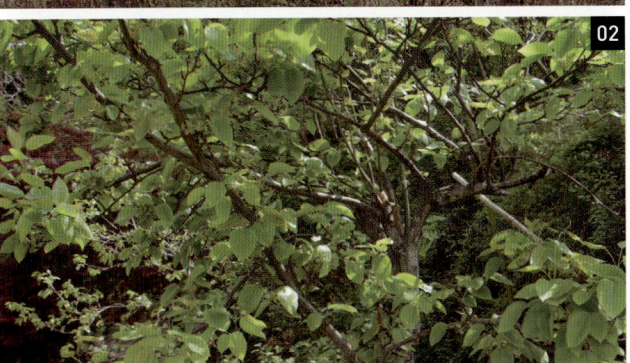

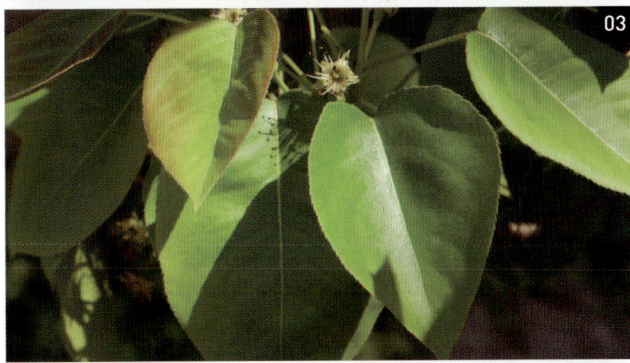

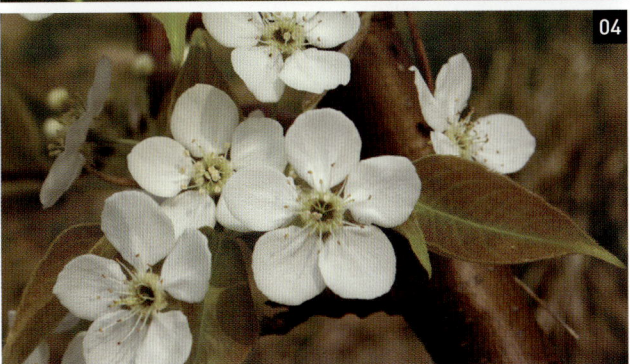

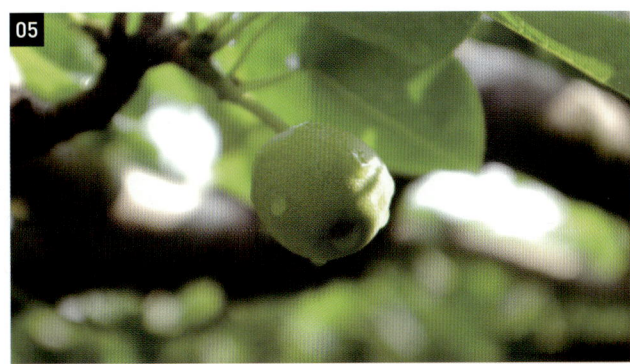

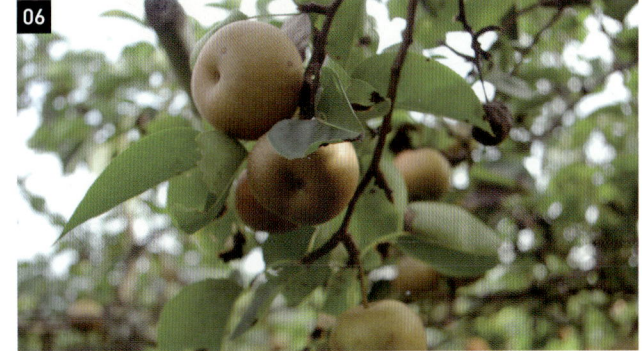

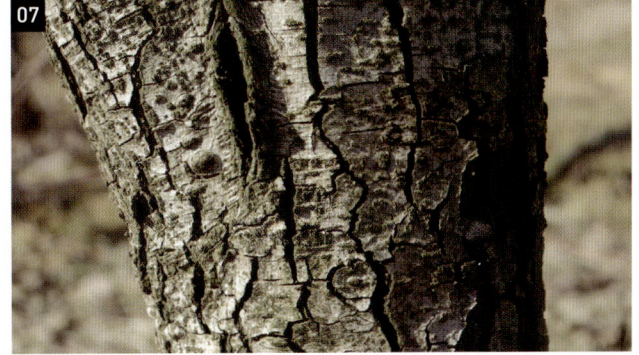

배나무

179 배암차즈기

Salvia plebeia R. BR.

서늘한 약성 | 기침, 가래, 천식, 폐결핵, 산후통, 자궁출혈, 아토피, 습진, 붓기 등에 효과

꿀풀과
두해살이풀

다른 이름
곰보배추

생약명
여지초(荔枝草)

성분
사포닌(면역력강화)
플라보노이드(산화방지)
정유(방향성분)
불포화지방산
(혈중콜레스테롤 개선)
히스피둘린(세포활성화)
유파폴린(종양억제)

특징
독성이 없으며
쓴맛과 매운맛이 있다.

체질
약성이 서늘하므로
열이 많은 열체질인 경우,
덥거나 열이 날 때
복용하면 좋다.

서식지
낮은 산과 들의 도랑가,
논두렁, 묵은 밭에 난다.

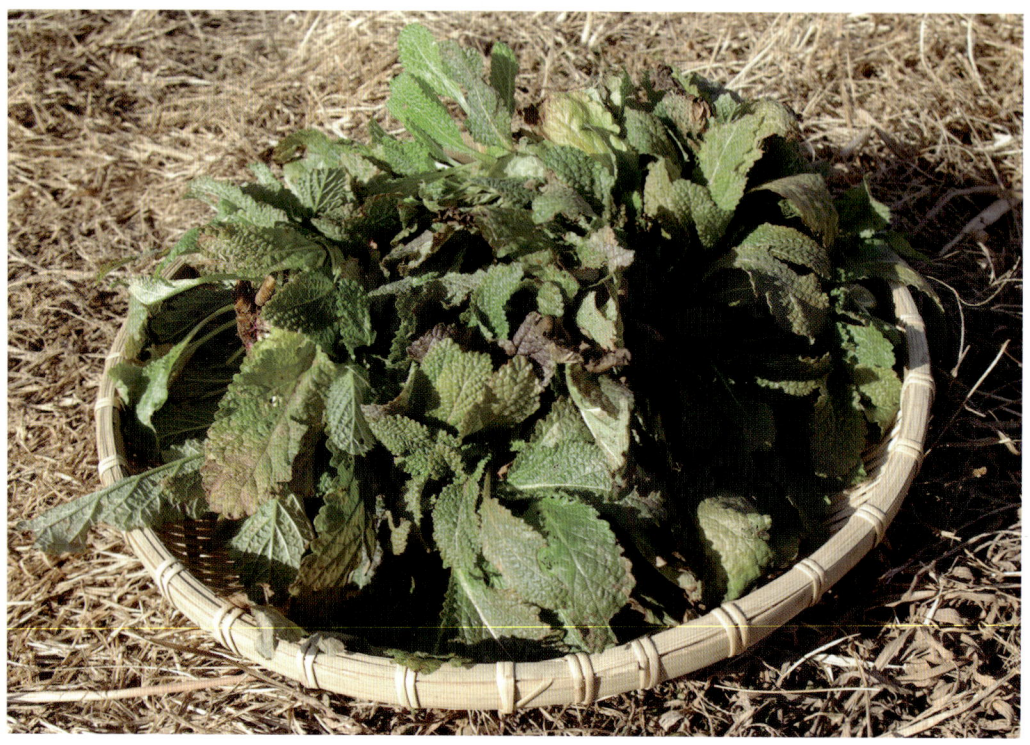

채취한 잎·뿌리. 10월 12일

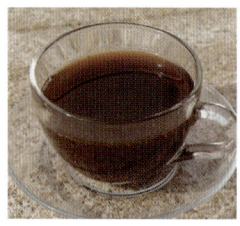

걸러낸 잎·뿌리 효소액.

효소액 담그기

- **사용 부위** 잎, 잎+줄기, 잎+줄기+뿌리, 잎+뿌리
- **채취 기간** 3~10월
- **채취 방법** 잎은 꽃이나 열매가 달리지 않고 너무 억세지 않은 것을 골라 싱싱할 때 따며, 뿌리는 굵고 튼실한 것을 골라 채취한다.
- **채취시 주의사항** 꽃이 핀 것은 쓴맛이 더 강해서 좋지 않다.
- **다듬기** 줄기와 뿌리는 담글 때 붕 뜨지 않도록 작게 썬다.
- **배합 비율** 발효될 때 물이 많이 나오지 않으므로 재료 : 설탕의 비율을 1 : 1로 한다.
- **발효와 숙성 기간** 1차 발효는 100일, 2차 발효와 숙성은 100일 이상 한다.

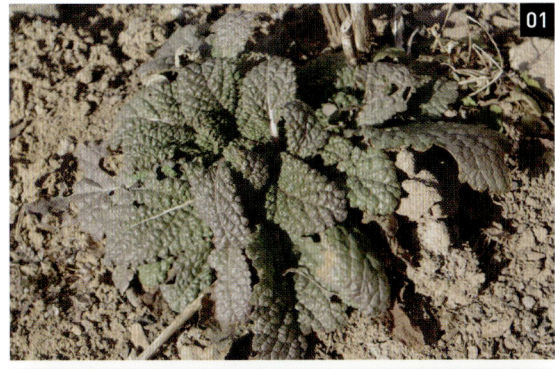
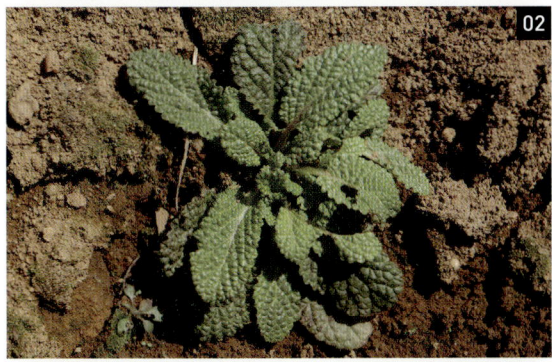
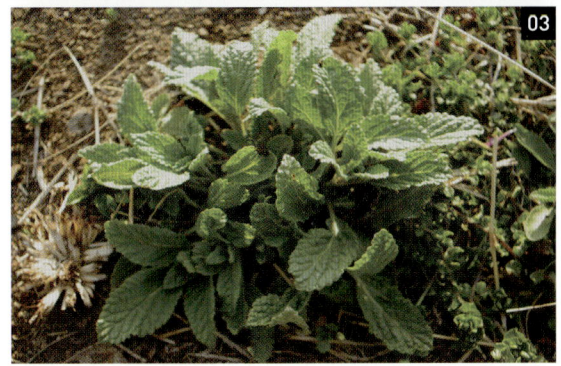

키 30~70cm. **잎**은 길이 3~6cm, 너비 1~2cm의 긴 타원형이고, 우글쭈글한 주름이 많다. 잎 가장자리에 둔한 톱니가 있고, 잎자루 길이가 1~3cm이다. 뿌리 잎은 뭉쳐서 나고, 줄기 잎은 마주 달린다. **줄기**는 곧게 올라오고, 모가 나 있으며, 부드러운 잔털이 있다. **꽃**은 5~7월에 피는데 연보라색을 띠며, 자주색 반점이 있다. 길이 4~5mm이고, 꽃부리가 입술모양으로 갈라지며, 수술은 2개이다. **열매**는 7월에 여무는데, 씨앗이 넓은 타원형이고 지름 0.8mm 정도이다. **뿌리**는 길게 뻗으며, 잔뿌리가 많다.

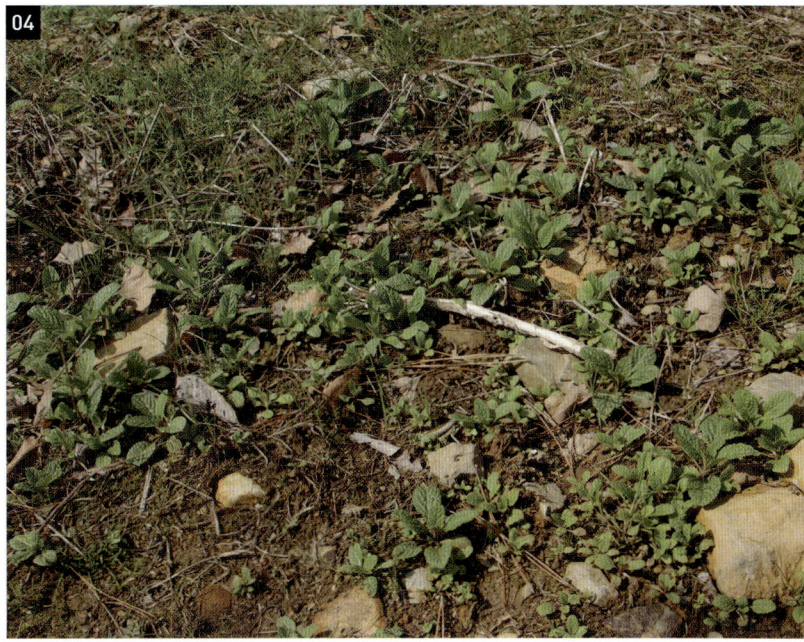

01 묵은대 밑동에 새로 올라온 잎. 1월 12일
02 어린잎은 더 쭈글쭈글하다. 3월 19일
03 잎이 무성한 모습. 4월 13일
04 무리지어 자라는 모습. 4월 17일
05 줄기에 모가 나 있다. 5월 31일
06 꽃이 핀 것은 맛이 더 쓰다. 5월 31일

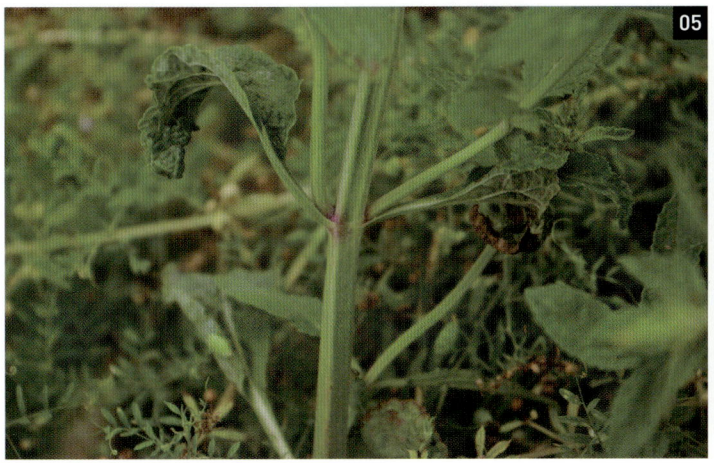
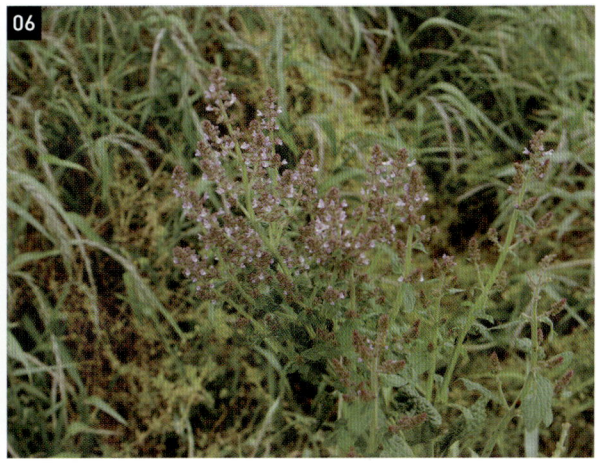

배암차즈기

180 백작약
Paeonia japonica (Makino) Miyabe & Takeda

새순　잎　줄기　꽃　열매　씨앗　뿌리

 약간 차가운 약성 | 생리불순, 소화불량, 두통, 허약체질, 저혈압, 빈혈 등에 효과

미나리아재비과
여러해살이풀

생약명
백작약(白芍藥)

성분
페오놀(통증완화)
파에오니플로린(혈관확장)
타닌(수렴작용)
정유(방향성분)
지방유
전분
점액질

특징
독성이 없으며
단맛과 신맛이 있다.

체질
약성이 약간 차가우므로
몸에 열이 많은
열체질인 경우,
덥거나 열이 날 때
복용하면 좋다.

서식지
깊은 산 반그늘인 곳에
난다.

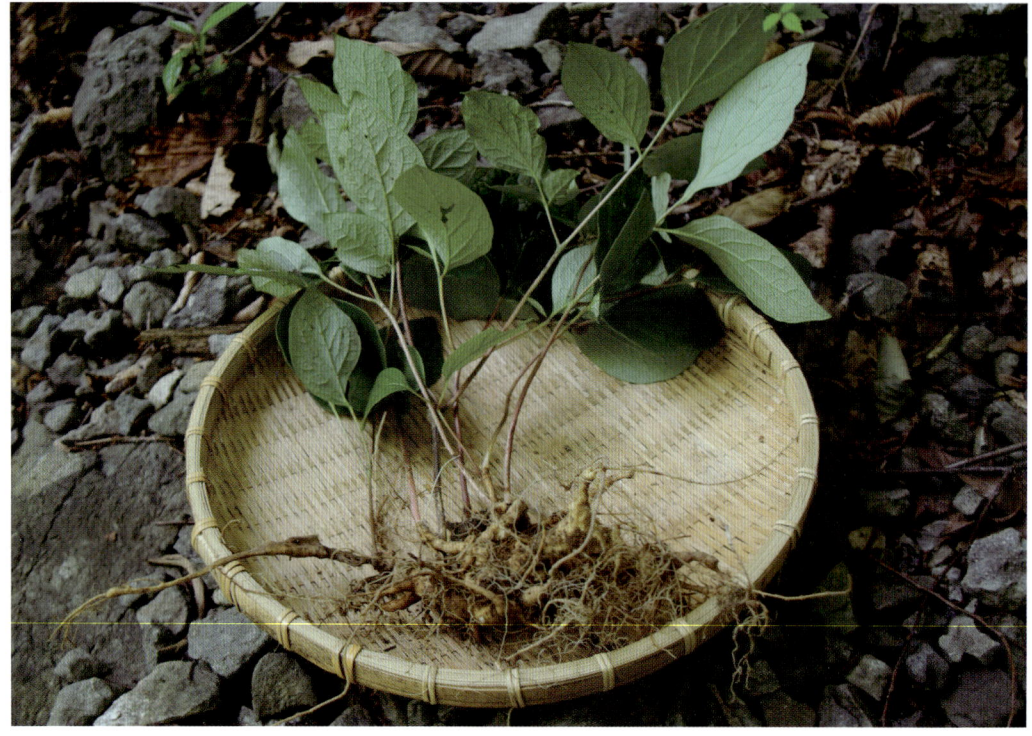

채취한 잎·줄기·뿌리. 7월 28일

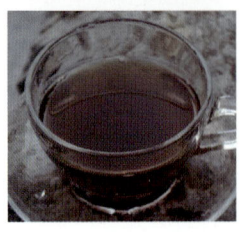

위 잎·줄기·뿌리로 효소액 담그는 모습. **아래** 걸러낸 잎·줄기·뿌리 효소액.

효소액 담그기

- **사용 부위** 잎, 잎+줄기, 잎+줄기+뿌리, 뿌리
- **채취 기간** 3~8월
- **채취 방법** 잎과 줄기는 꽃이나 열매가 달리지 않고 너무 억세지 않은 것을 골라 싱싱할 때 따고, 뿌리는 굵고 튼실한 것을 골라 채취한다.
- **채취시 주의사항** 흔치 않은 약초이므로 조금만 채취하고, 나머지 개체와 뿌리는 자연에 남겨둔다.
- **다듬기** 줄기나 뿌리가 길고 클 경우 작게 썬다.
- **배합 비율** 발효될 때 물이 많이 나오지 않으므로 재료 : 설탕의 비율을 1 : 1로 한다.
- **발효와 숙성 기간** 1차 발효는 100일, 2차 발효와 숙성은 100일 이상 한다.
- **완성 상태** 은은한 향이 있어서 발효와 숙성이 잘 되면 그윽한 맛이 난다.
- **복용시 주의사항** 몸이 허하여 식은땀이 나는 사람은 먹지 않는다.

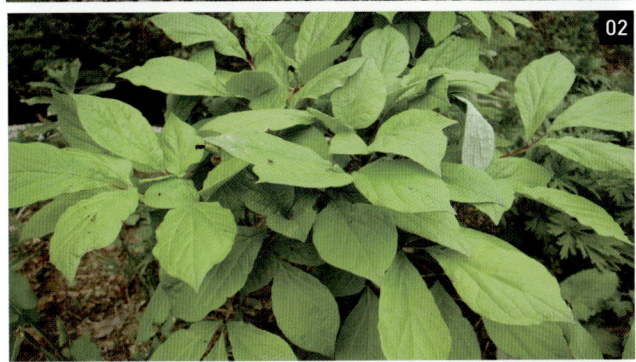

키 40~50㎝. **잎**은 길이 5~12㎝, 너비 3~7㎝의 긴 타원형이고, 끝이 갸름하거나 뾰족하며, 3장씩 모여서 달린다. 잎 가장자리는 밋밋하고, 앞면에 윤기가 약간 있으며, 뒷면은 조금 희끗하다. **줄기**는 곧거나 비스듬히 올라온다. **꽃**은 5~6월에 피는데 흰색을 띠며, 지름이 4~5㎝이다. 꽃잎은 5~7장이고, 수술은 여러 개이며, 씨방은 3~4개이다. **열매**는 8월에 긴 타원형으로 여물고, 익으면 열매껍질이 갈라져 씨앗이 나온다. 열매껍질 안쪽은 붉은색을 띠며, 덜 여문 씨앗은 붉은색, 여문 씨앗은 검은색을 띤다. **뿌리**는 굵고 살이 많은 덩어리로 되어 있으며, 잔뿌리가 있다.

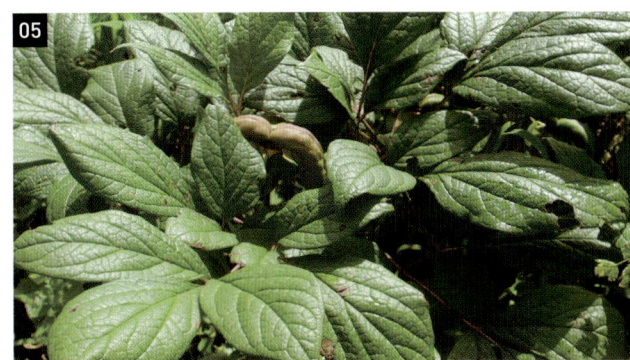

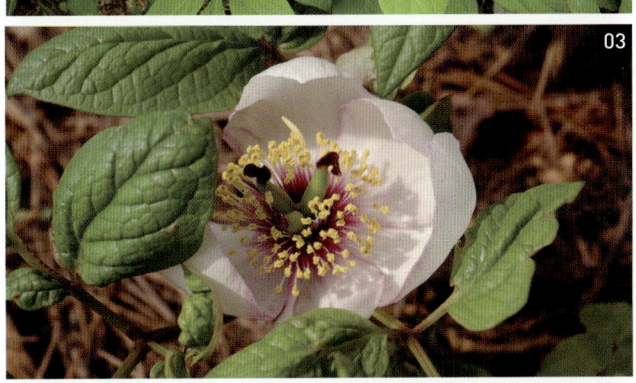

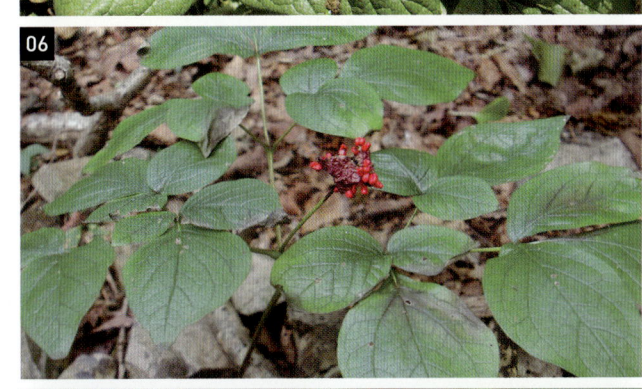

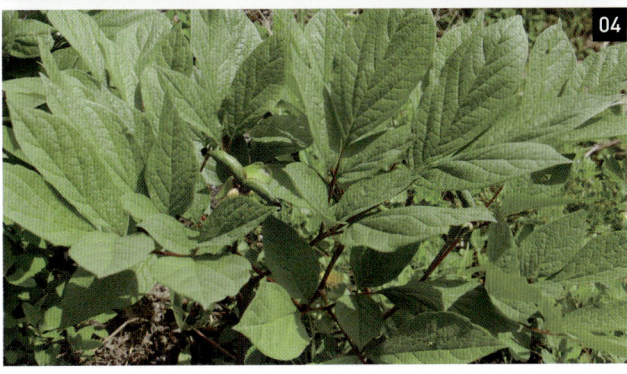

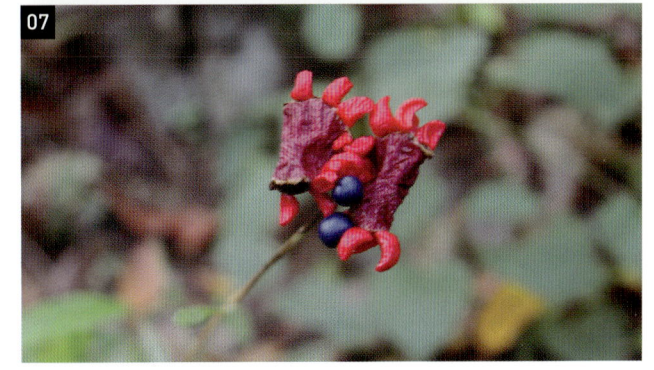

01 산속 반그늘에서 자란다. 7월 28일
02 어린잎 자라는 모습. 5월 24일
03 꽃에 암술대가 3개 있다. 4월 24일
04 풋열매 달린 모습. 5월 24일
05 열매가 익어가는 모습. 7월 27일
06 열매껍질이 벌어져 씨앗이 나온다. 9월 26일
07 붉은 열매껍질 안쪽에 씨앗이 붙어 있다. 10월 18일

181 벌깨덩굴

Meehania urticifolia (Miq.) Makino

새순　잎　줄기　꽃　열매　씨앗　뿌리

 약간 차가운 약성 | 열감기, 간염, 담낭염, 복통설사, 종기 등에 효과

꿀풀과
덩굴성 여러해살이풀

생약명
미한화(美漢花)

성분
레스페딘
(혈중콜레스테롤 개선)
비타민C(산화방지)

특징
독성이 없으며
쓴맛과 매운맛이 있다.

체질
약성이 약간 차가우므로
몸에 열이 많은
열체질인 경우,
덥거나 열이 날 때
복용하면 좋다.

서식지
산과 들의 반그늘이고
촉촉한 곳에 난다.

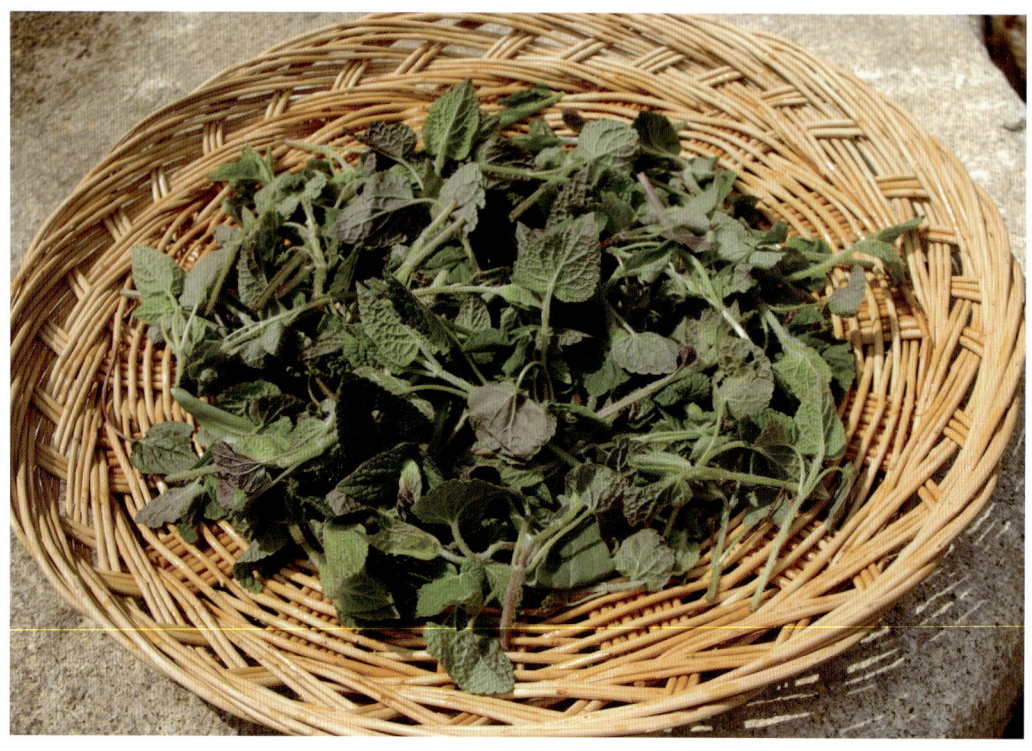

채취한 잎. 4월 4일

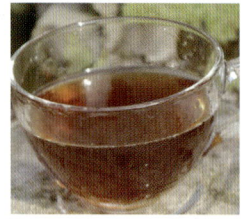

걸러낸 잎 효소액.

효소액 담그기

- **사용 부위** 잎, 잎+줄기
- **채취 기간** 3~8월
- **채취 방법** 꽃이나 열매가 달리지 않고 너무 억세지 않은 것을 골라 싱싱할 때 딴다.
- **배합 비율** 발효될 때 물이 많이 나오지 않으므로 재료 : 설탕의 비율을 1 : 1로 한다.
- **발효와 숙성 기간** 1차 발효는 100일, 2차 발효와 숙성은 100일 이상 한다.
- **완성 상태** 쓴맛과 매운맛이 있어서 발효와 숙성이 잘 되면 개운한 맛이다.

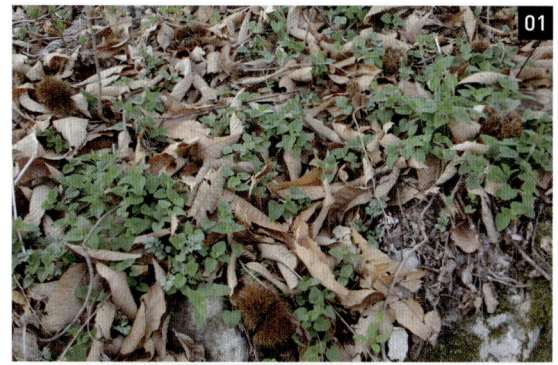

길이 15~30cm. **잎**은 길이 2~5cm, 너비 2~3.5cm의 긴 심장모양이고, 끝이 갸름하거나 뾰족하며, 잎 가장자리에 둔한 톱니가 있다. 잎자루가 있으나, 윗동의 잎은 잎자루가 없다. 잎이 줄기에 마주 달린다. **줄기**는 비스듬히 올라오다가 구부러지거나 땅 위를 기며, 땅에 닿으면 뿌리를 내린다. 줄기에 마디가 있고, 잔털이 조금 있다. **꽃**은 5월에 피는데 흰빛이 도는 청보라색을 띠며, 짙은 자주색 반점이 있다. 길이 4~5cm이며, 꽃부리가 5갈래로 갈라진다. 수술이 4개인데, 그 중 2개는 길다. **열매**는 7~8월에 달걀모양으로 여문다. **뿌리**는 가늘고 길게 뻗으며, 잔뿌리가 있다.

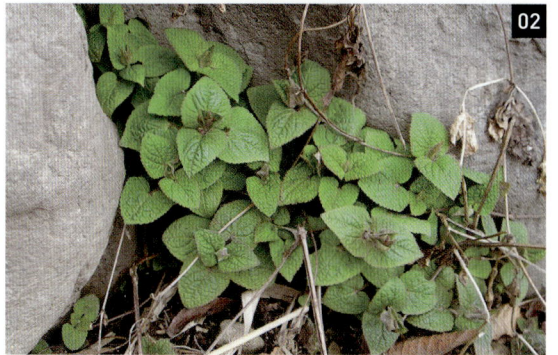

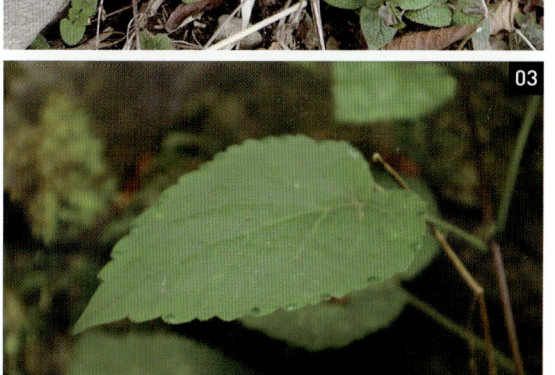

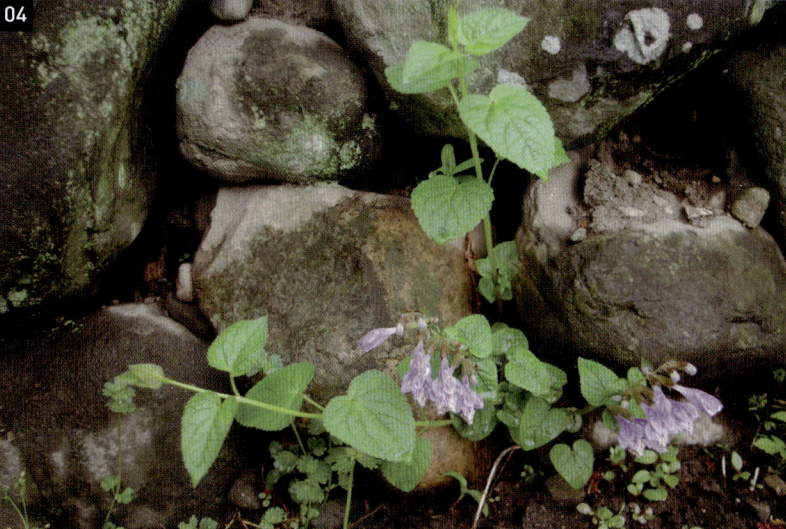

01 새순 올라온 모습. 4월 17일
02 잎이 마주 나온다. 3월 18일
03 다 자란 잎. 8월 12일
04 줄기가 자라는 모습. 5월 26일
05 꽃에 짙은 자주색 반점이 있다. 5월 26일
06 여름철 군락 모습. 8월 12일

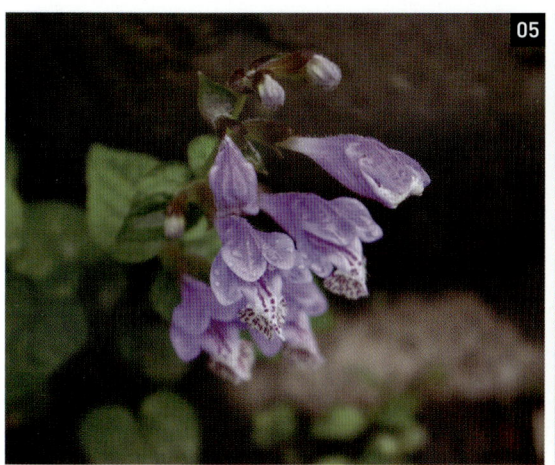

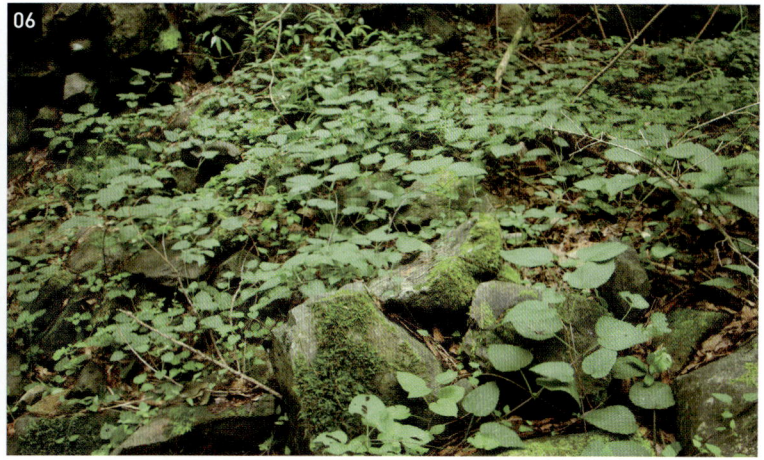

182 벌씀바귀

Ixeris polycephala Cass.

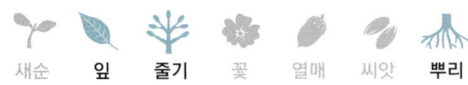

차가운 약성 | 인후염, 복통, 맹장염, 풍진, 젖몸살, 춘곤증 등에 효과

국화과
한두해살이풀

다른 이름
들씀바귀

생약명
다두고매(多頭苦蕒)

특징
독성이 없고 쓴맛이 있다.

체질
약성이 차가우므로
몸에 열이 많은
열체질인 경우,
덥거나 열이 날 때
복용하면 좋다.

서식지
산과 들, 논둑가에 난다.

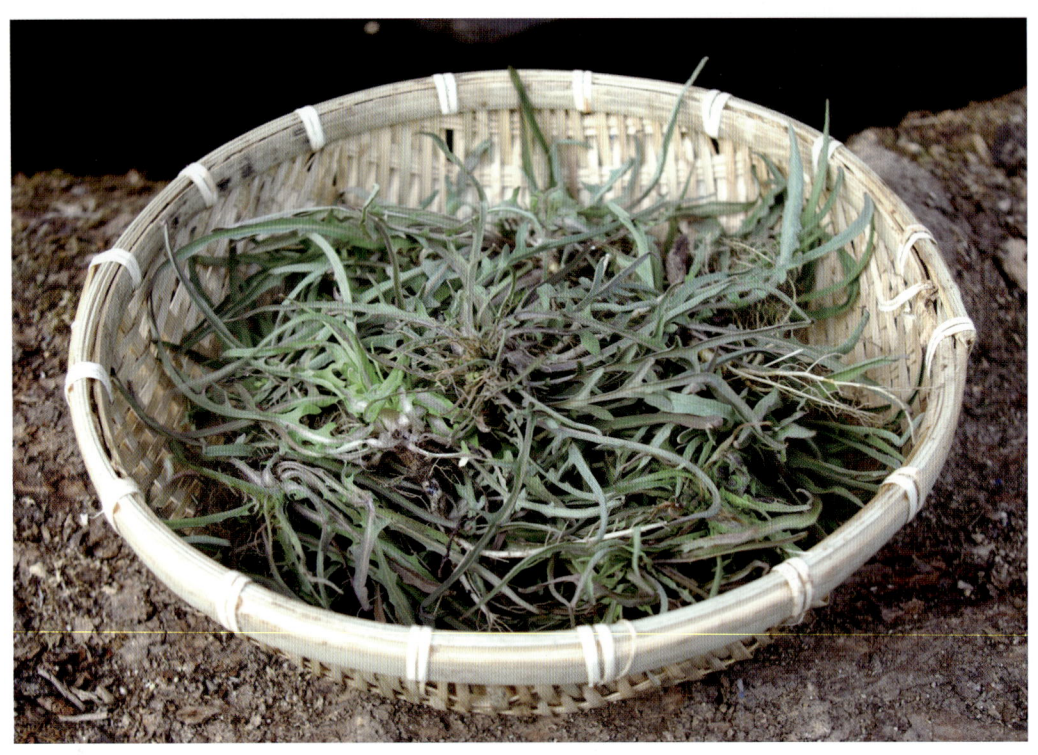

채취한 잎·줄기·뿌리. 4월 6일

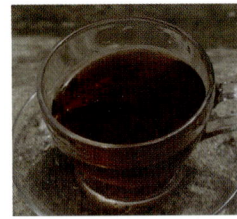

걸러낸 잎·줄기·뿌리 효소액.

효소액 담그기

- **사용 부위** 잎, 잎+줄기, 잎+줄기+뿌리
- **채취 기간** 3~8월
- **채취 방법** 꽃이나 열매가 달리지 않고 너무 억세지 않은 것을 골라 싱싱할 때 딴다.
- **채취시 주의사항** 흔치 않은 약초이므로 조금만 채취하고, 나머지 개체와 뿌리는 자연에 남겨둔다. 꽃이 핀 것은 쓴맛이 더 강해서 좋지 않다.
- **배합 비율** 발효될 때 물이 많이 나오지 않으므로 재료 : 설탕의 비율을 1 : 1로 한다.
- **발효와 숙성 기간** 1차 발효는 100일, 2차 발효와 숙성은 100일 이상 한다.

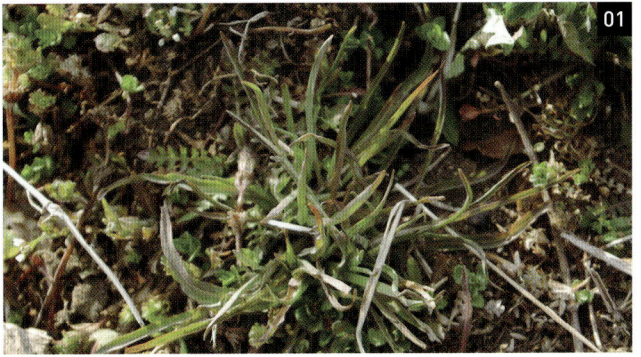

키 15~40㎝. **잎**은 긴 선모양이고, 끝이 뾰족하며, 잎 가장자리에 톱니가 조금 있다. 뿌리 잎은 뭉쳐서 나며, 길이 12~17㎝, 너비 3~8㎜이다. 줄기 잎은 어긋나게 달리고, 밑부분이 줄기를 화살촉모양으로 감싸며, 길이 6~17㎝, 너비 10~17㎜이다. **줄기**는 곧게 올라오고, 밑동에서 가지가 갈라져 나오며, 조금 희끗하고 자줏빛이 돈다. **꽃**은 5~7월에 피는데 노란색을 띠고, 지름이 8~8.5㎜이다. 꽃잎처럼 보이는 혀꽃이 20~25개 있다. **열매**는 6~8월에 여물고, 씨앗이 방추형이다. 씨앗에 흰색 갓털이 있으며 바람에 날려간다. **뿌리**는 굵고 곧게 뻗는다. | **유사종** | 씀바귀. 꽃색이 벌씀바귀와 같으나, 혀꽃이 5~7개로 성기게 달린다.

01 잎이 선모양이다. 4월 6일
02 군락을 이루어 자라는 모습. 4월 11일
03 잎이 무성한 모습. 4월 6일
04 줄기 잎은 아래쪽이 화살촉 같다. 4월 6일

05 꽃봉오리 생기는 모습. 4월 6일
06 꽃이 작게 달린다. 4월 9일
07 꽃이 피고 지는 모습. 4월 6일

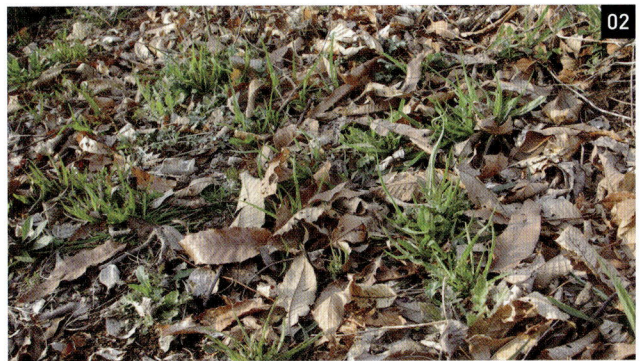

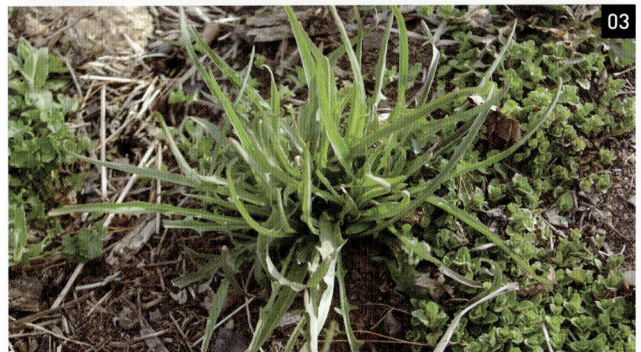

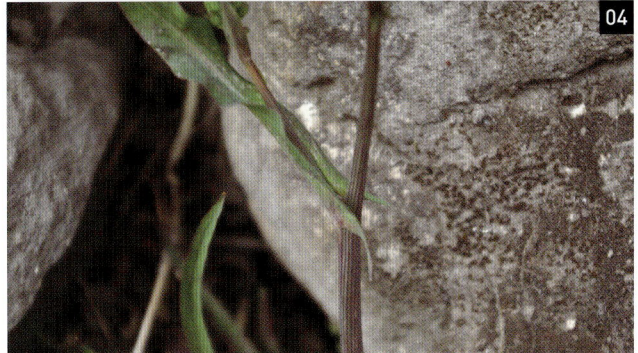

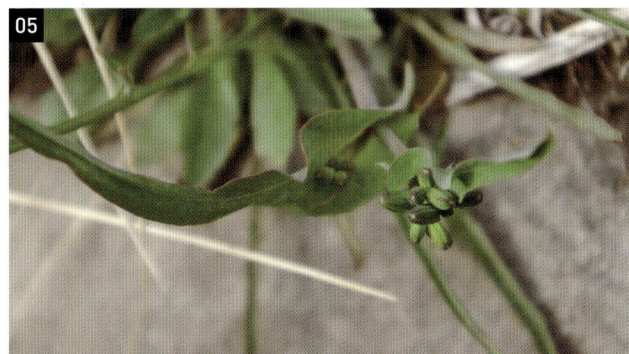

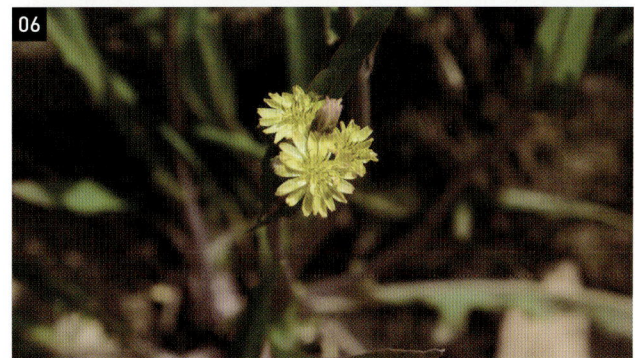

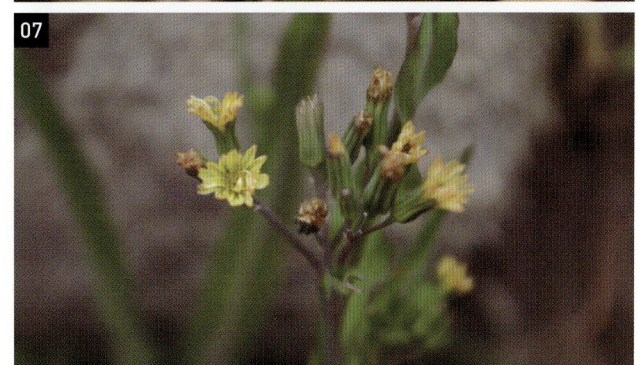

벌 씀 바 귀

183 뻐꾹채

Rhaponticum uniflorum (L.) DC.

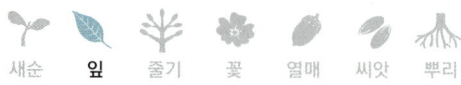
새순 잎 줄기 꽃 열매 씨앗 뿌리

 차가운 약성 | 치질출혈, 골절통증, 젖몸살, 욕창, 두드러기, 가려움증 등에 효과

국화과
여러해살이풀

다른 이름
뻐꾹나물

생약명
누로(漏蘆)

성분
플라보노이드(산화방지)
사포닌(면역력강화)
알칼로이드(염증과 통증완화)
타닌(수렴작용)
비타민C(산화방지)
정유(방향성분)

특징
독성이 없으며
쓴맛과 조금 짠맛이 있다.

체질
약성이 차가우므로
열이 많은 열체질인 경우,
덥거나 열이 날 때
복용하면 좋은데,
몸이 찬 체질은 장기간
복용하는 것을 삼간다.

서식지
산과 들의 양지바르고
메마른 곳에 난다.

걸러낸 잎 효소액.
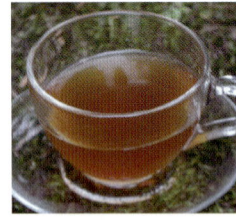

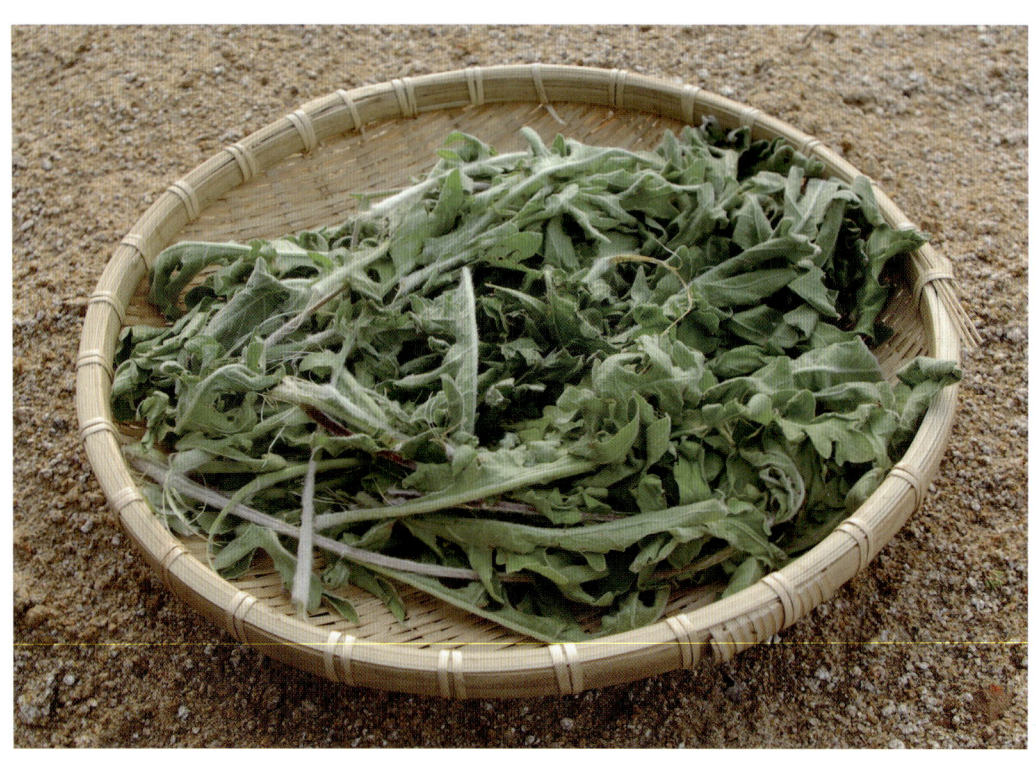
채취한 잎. 5월 24일

효소액 담그기

- **사용 부위** 잎
- **채취 기간** 3~10월
- **채취 방법** 꽃이나 열매가 달리지 않고 너무 억세지 않은 것을 골라 싱싱할 때 딴다.
- **채취시 주의사항** 흔치 않은 약초이므로 조금만 채취하고, 나머지 개체와 뿌리는 자연에 남겨둔다.
- **배합 비율** 발효될 때 물이 많이 나오지 않으므로 재료 : 설탕의 비율을 1 : 1로 한다.
- **발효와 숙성 기간** 1차 발효는 100일, 2차 발효와 숙성은 100일 이상 한다.
- **복용시 주의사항** 허약체질이나 임산부는 먹지 않는다.

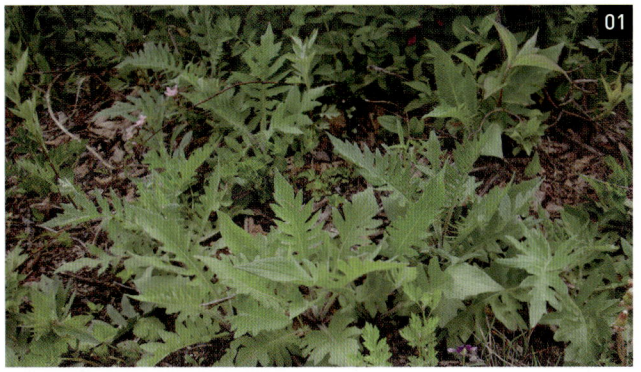

키 30~70cm. **잎**은 길이 15~20cm의 긴 타원형이고, 끝이 갸름하거나 뾰족하며, 6~8쌍으로 완전히 갈라져 깃털모양이 된다. 잎 가장자리에 불규칙한 톱니가 있고, 앞뒷면에는 흰색 잔털이 많다. 잎이 줄기에 어긋나게 달리며, 줄기 잎이 작다. **줄기**는 곧게 올라오고 가지가 없으며, 세로 줄무늬가 있고, 흰색 잔털이 빽빽하다. **꽃**은 6~8월에 피는데 붉은자주색을 띠며, 지름 6~9cm, 길이 3cm 정도이다. 꽃 밑동을 싸고 있는 비늘모양의 잎조각은 반원모양으로 황금갈색을 띠며, 6줄로 달린다. 꽃에 은은한 향기가 있다. **열매**는 9~10월에 여물며, 씨앗은 타원형이고 연갈색 갓털이 있으며 바람에 날려간다. | **유사종** | 산비장이. 꽃이 뻐꾹채와 비슷하나 7~10월에 피며, 꽃 밑동을 싸고 있는 비늘모양의 잎조각이 피침형이다.

01 잎이 깃털처럼 갈라진다. 5월 24일
02 뿌리 잎 자라는 모습. 5월 24일
03 줄기 잎은 작다. 5월 24일
04 줄기와 잎에 잔털이 많다. 5월 24일

05 꽃봉오리 달린 모습. 5월 24일
06 꽃에 벌이 날아든 모습. 5월 24일
07 꽃이 피기 전에 채취한다. 5월 24일

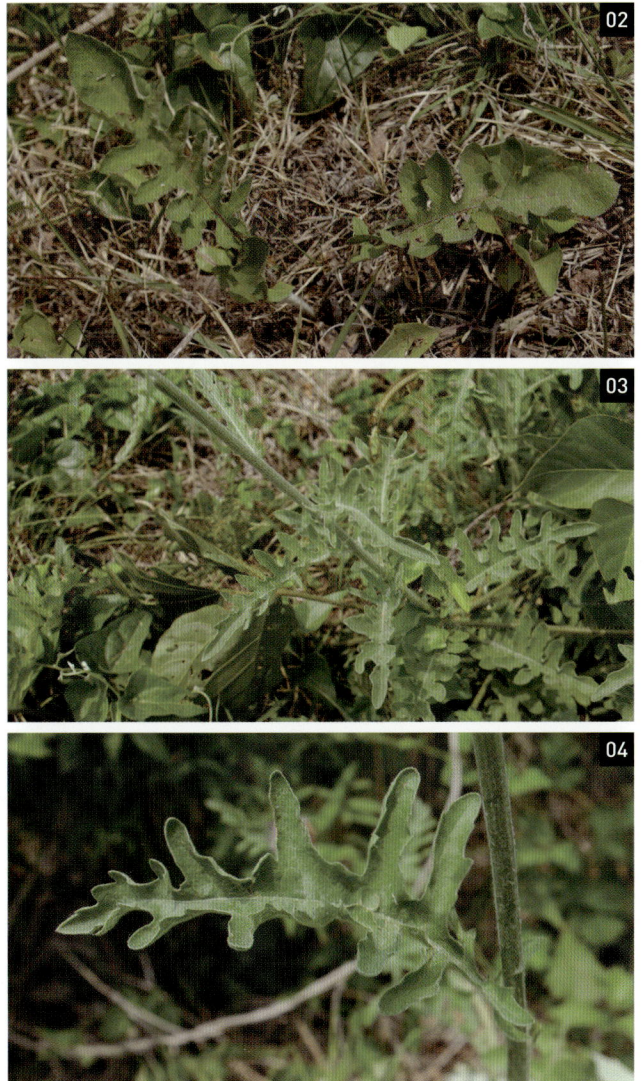

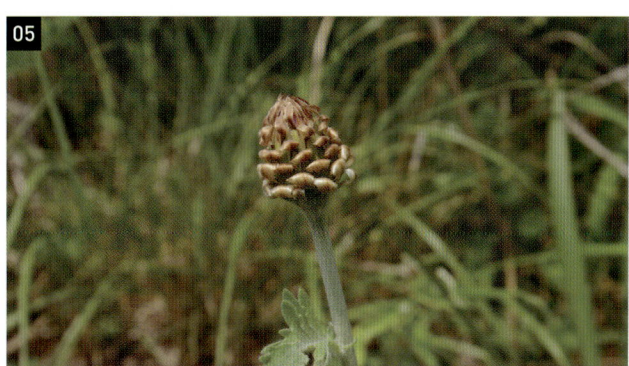

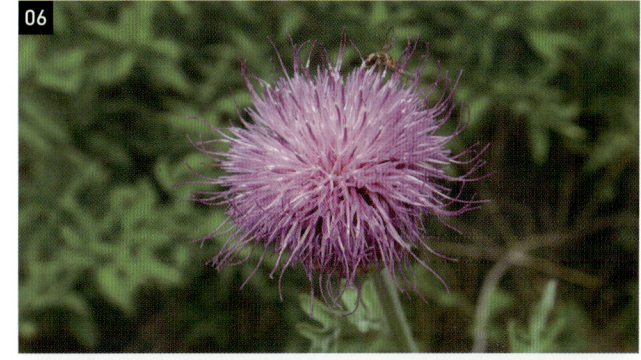

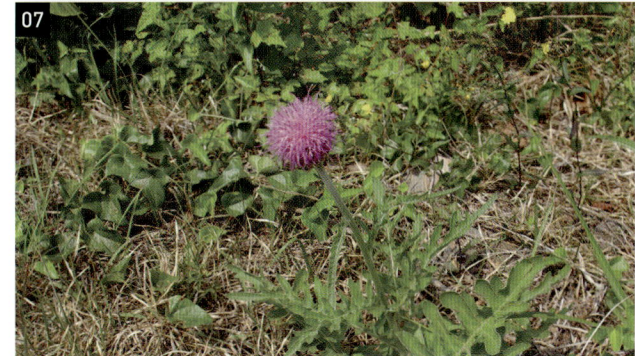

뻐꾹채

184 뽀리뱅이

youngia japonica (L.) DC.

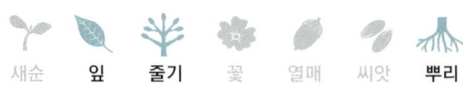

❄ 서늘한 약성 | 목감기, 인후통, 젖몸살, 요도염, 간경화로 인한 복수 등에 효과

국화과
두해살이풀

생약명
황암채(黃鵪菜)

성분
사포닌(면역력강화)
알칼로이드(염증과 통증완화)

특징
독성이 없으며
단맛과 약간 쓴맛이 있다.

체질
약성이 서늘하므로
몸에 열이 많은
열체질인 경우,
덥거나 열이 날 때
복용하면 좋다.

서식지
산과 들의 양지바른
곳에 난다.

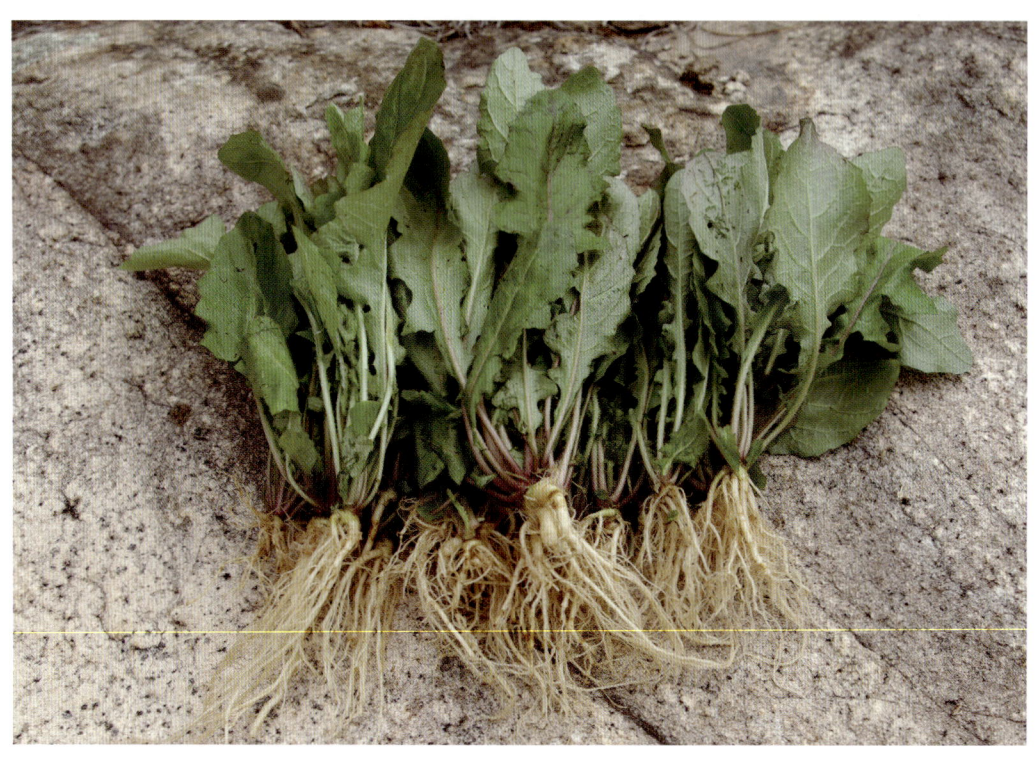

채취한 잎·뿌리. 9월 25일

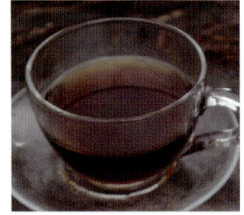

걸러낸 잎·뿌리 효소액.

효소액 담그기

- **사용 부위** 잎, 잎+줄기, 잎+줄기+뿌리, 잎+뿌리
- **채취 기간** 3~8월. 뿌리를 남겨두면 가을에 새순이 올라온다.
- **채취 방법** 잎과 줄기는 꽃이나 열매가 달리지 않고 너무 억세지 않은 것을, 뿌리는 굵고 튼실한 것을 골라 채취한다.
- **채취시 주의사항** 논가나 도롯가에 나는 것은 오염되어 있으므로 채취하지 않는다.
- **다듬기** 줄기는 담글 때 붕 뜨지 않도록 작게 썰고, 뿌리는 굵고 클 경우 물이 잘 나오도록 납작하게 썬다.
- **배합 비율** 잎과 줄기는 발효될 때 물이 많이 나오지 않으므로 재료 : 설탕의 비율을 1 : 1로 한다. 뿌리는 물이 좀 더 나오므로 설탕의 비율을 1 이상으로 늘린다
- **발효와 숙성 기간** 1차 발효는 100일, 2차 발효와 숙성은 100일 이상 한다.
- **완성 상태** 유액이 들어 있어 효소액이 조금 불투명하다.

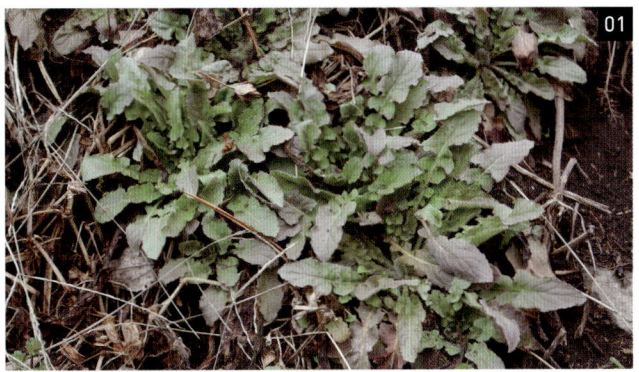

키 15~100cm. **잎**은 뿌리 잎이 거꾸로 된 피침형이고, 무잎처럼 갈라지며, 밑으로 갈수록 작아지고, 길이 8~25cm, 너비 1.7~6cm이다. 줄기 잎은 좁고 긴 피침형이고, 깃털모양으로 갈라지며, 윗동으로 갈수록 작아지고, 길이 8~12cm이다. 잎 뒷면에 잔털이 있으며, 잎이 부드럽다. 뿌리 잎은 뭉쳐서 나고, 줄기 잎은 어긋나게 달린다. **줄기**는 곧게 올라오며, 밑동에서부터 가지가 갈라져 나온다. 줄기에 부드러운 흰색 잔털이 있으며, 어릴 때 검붉은빛이 돌기도 한다. 줄기 속이 비어 있고, 자르면 흰색 유액이 나온다. **꽃**은 5~6월에 피는데 노란색을 띠며, 지름이 7~8mm이다. **열매**는 6월에 여무는데, 씨앗이 불룩하고 긴 통모양이이다. 씨앗에 흰색 갓털이 있으며 바람에 날려간다. **뿌리**는 굵게 뻗으며, 잔뿌리가 많다.

01 어린잎 올라온 모습. 3월 2일
02 잎이 무잎처럼 갈라진다. 3월 12일
03 줄기가 자라는 모습. 5월 26일
04 줄기에 부드러운 잔털이 있다. 5월 26일
05 꽃봉오리 달린 모습. 4월 15일
06 꽃이 노란색으로 핀다. 5월 26일
07 가을에도 새잎이 올라온다. 10월 12일

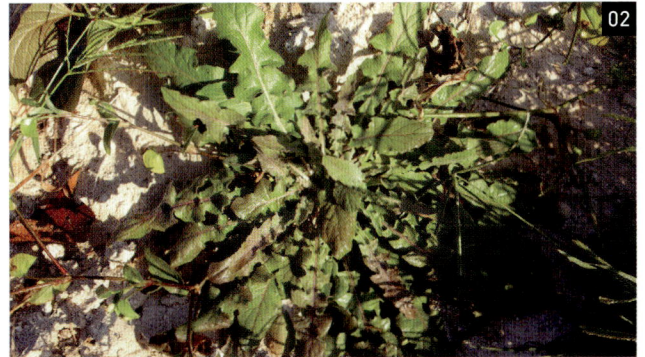

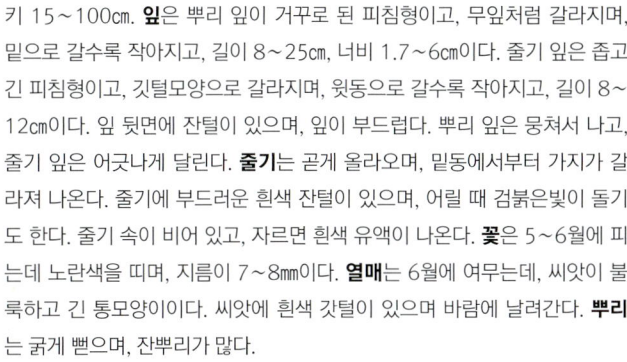

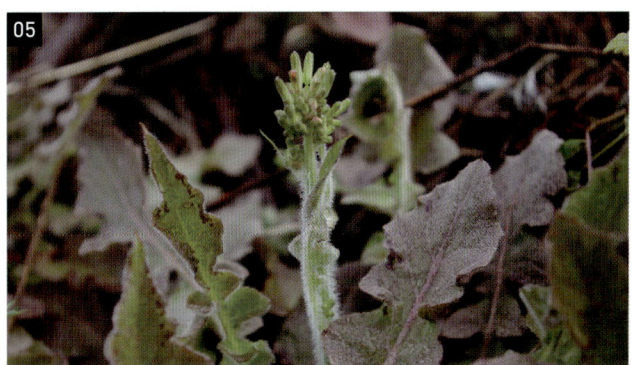

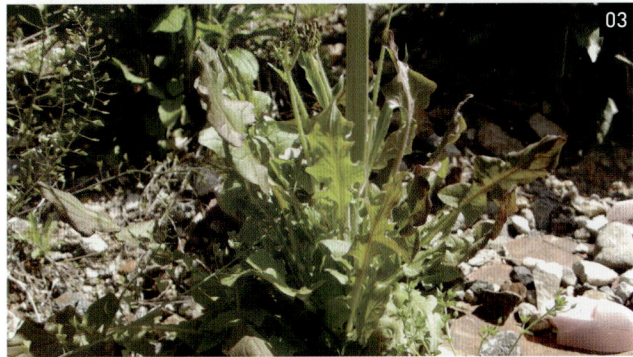

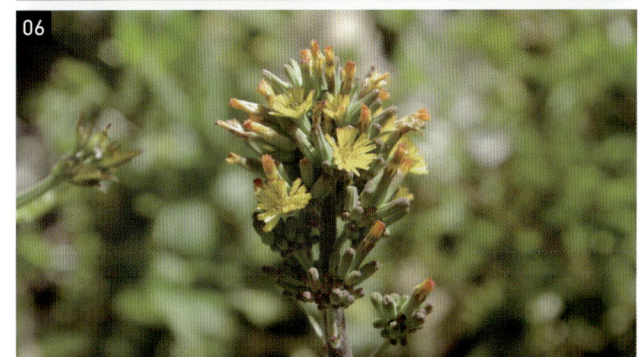

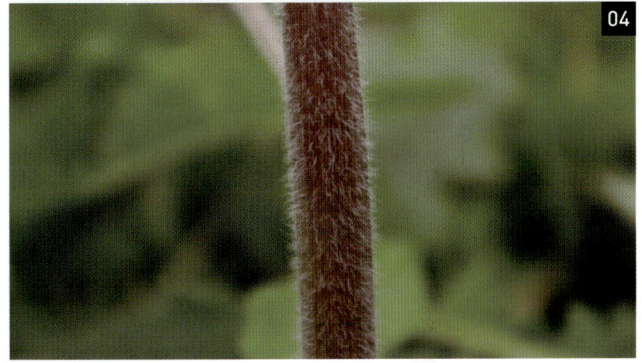

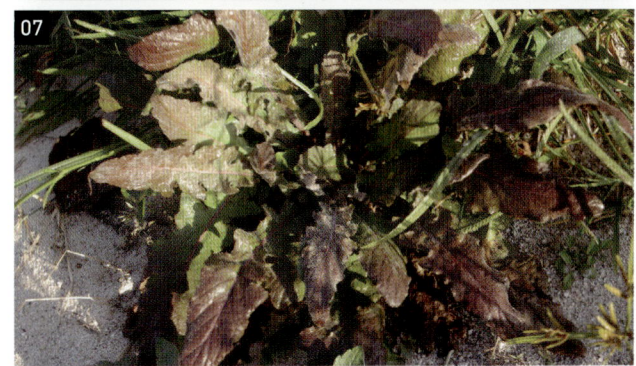

185 뽕나무

Morus alba L.

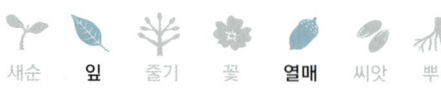

차가운 약성 | 기침, 천식, 신경쇠약, 신경통, 이명증, 시력저하, 숙취해소, 빈혈 등에 효과

뽕나무과 / 잎지는 작은큰키나무

다른 이름
오디나무

생약명
상엽(桑葉, 잎) / 상심(桑葚, 열매)

성분
리날로올(혈중콜레스테롤 저하)
리모넨(염증제거)
장뇌(진균억제)
게라니올(진균억제)
카로틴(종양억제)
비타민A(시력유지)
비타민B1(에너지대사 관여)
비타민B2(빈혈개선)
비타민D(칼슘흡수촉진)
포도당(에너지공급)
올레인산(동맥경화예방)
과당(피로회복) / 타닌(수렴작용)
말산(피로회복) / 펙틴(정장작용)
시트르산(에너지보충)
알파 피넨(방향성분)

특징
독성이 없으며
단맛과 신맛이 있다.

체질
약성이 차가우므로
열이 많은 열체질인 경우,
덥거나 열이 날 때 복용하면
좋은데, 몸이 찬 체질은
장기간 복용하는 것을 삼간다.

서식지
산과 들의 양지바른 곳에서
자라며, 농가에서도 재배한다.

걸러낸 열매 효소액.

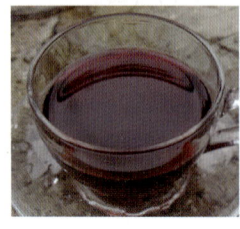

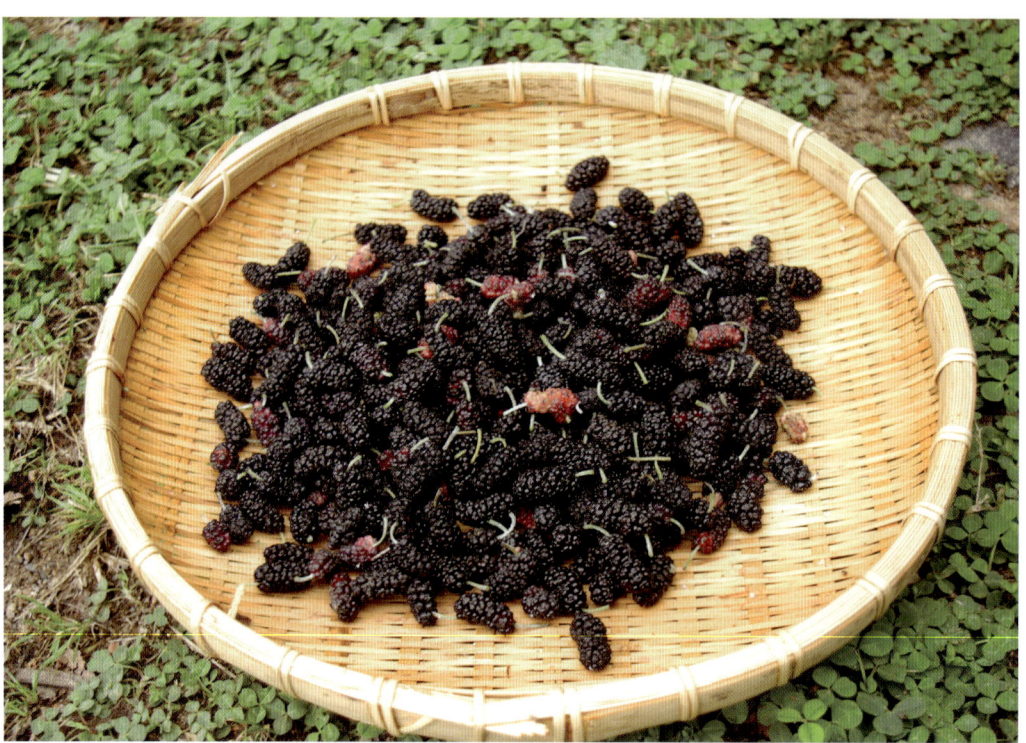

채취한 열매. 6월 17일

효소액 담그기

- **사용 부위** 잎, 열매
- **채취 기간** 3~9월
- **채취 방법** 잎은 어린잎부터 다 자란 잎까지 너무 억세지 않은 것을, 열매는 너무 익지 않은 것을 골라 싱싱할 때 딴다.
- **채취시 주의사항** 잎이 광합성작용을 해야 꽃과 열매가 양분을 얻으므로 너무 많이 채취하지 않는다.
- **다듬기** 열매살이 연해서 물에 씻을 때 살살 다뤄야 한다.
- **배합 비율** 잎은 발효될 때 물이 적게 나오므로 재료 : 설탕의 비율을 1 : 1로 한다. 열매는 물이 많이 나오므로 설탕의 비율을 1 이상으로 늘리고, 발효 중에 설탕이 부족하면 가끔씩 덧넣는다.
- **발효와 숙성 기간** 1차 발효는 100일, 2차 발효와 숙성은 100일 이상 한다.
- **건더기 활용** 걸러내고 남은 건더기는 설탕을 넣고 졸여서 잼처럼 먹는다.
- **복용시 주의사항** 변을 무르게 하는 성질이 있으므로 설사를 하는 사람은 먹지 않는다.

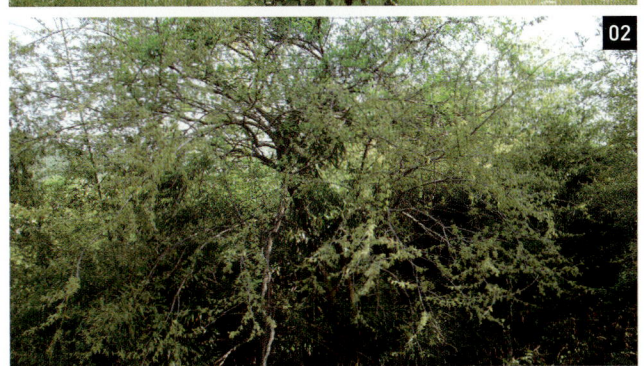

키 10~15m. **잎**은 길이 10cm 정도의 둥글거나 긴 타원형이고, 끝이 뾰족하며, 3~5갈래로 갈라지기도 한다. 잎 가장자리에 둔한 톱니가 있고, 잎 앞면이 거칠며, 뒷면의 잎맥과 잎자루에는 잔털이 있다. 잎이 가지에 어긋나게 달린다. **줄기**는 껍질이 회갈색을 띠며, 점차 세로로 갈라진다. **꽃**은 5월에 암꽃과 수꽃이 다른 나무에 피는데, 수꽃은 이삭모양으로 뭉쳐서 나고 노란갈색이며, 암꽃은 울퉁불퉁한 타원형이고 2갈래로 갈라진 흰색 암술머리가 있다. **열매**는 6~7월에 타원형으로 여무는데 지름이 1~2.5cm이고, 익으면 붉은색에서 검은색이 된다.

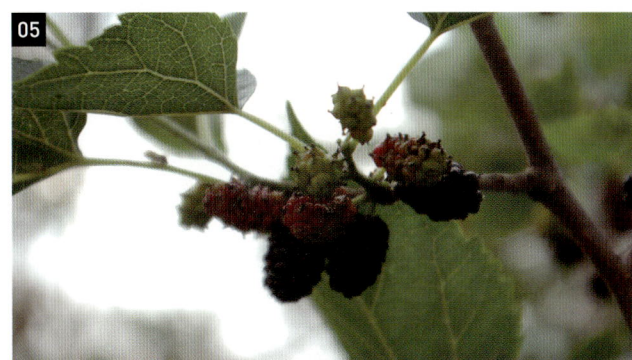

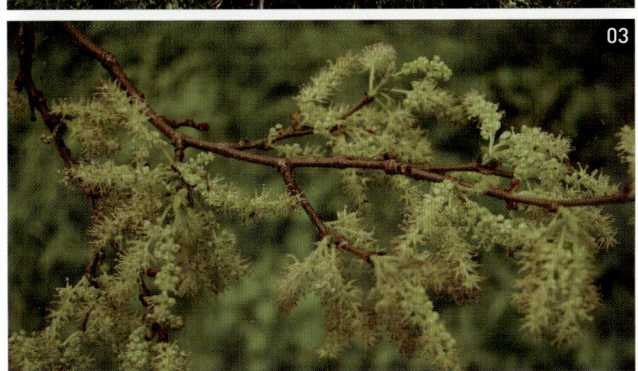

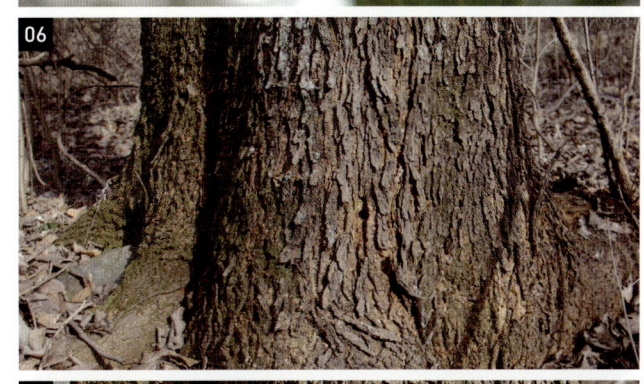

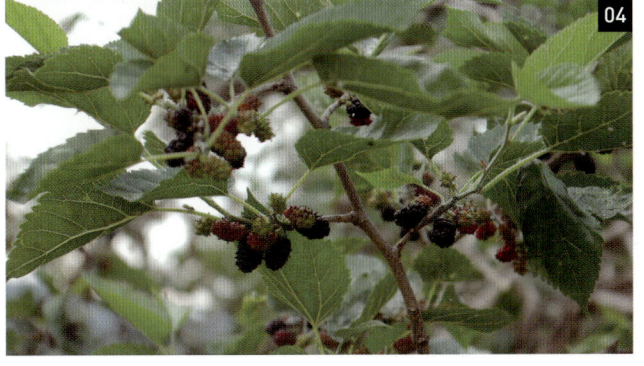

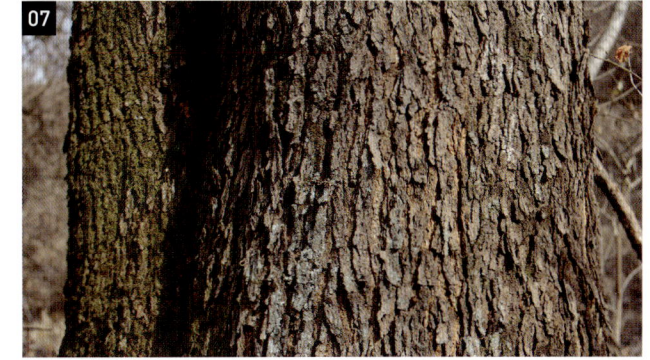

01 잎이 무성한 모습. 6월 17일
02 봄에 꽃 핀 모습. 5월 26일
03 수꽃은 이삭모양으로 달린다. 5월 26일
04 열매 달린 모습. 6월 15일
05 열매가 붉은색에서 검은색이 된다. 6월 15일
06 고목의 줄기 밑동. 12월 31일
07 줄기껍질이 세로로 갈라진다. 12월 31일

186 사과나무

Malus pumila var. dulcissima

사과나무

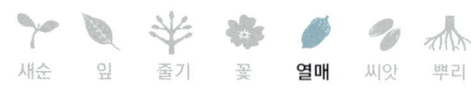

❄ **서늘한 약성** | 소화불량, 구토설사, 변비, 숙취해소, 두통, 산후빈혈, 생리불순 등에 효과

장미과 / 잎지는 작은큰키나무

생약명
평과(苹果)

성분
비타민B1(에너지대사 관여)
비타민B2(빈혈개선)
비타민B6(체내생화학반응 촉진)
비타민C(산화방지)
비타민E(항산화물질생성)
칼륨(신경세포와 근육기능강화)
마그네슘(체내기능유지)
포도당(에너지공급)
펙틴(정장작용) / 칼슘(뼈강화)
과당(피로회복) / 자당(혈당조절)
에스테르(방향성분) / 유기산

특징
씨앗에 독성이 조금 있으며
단맛과 조금 신맛이 있다.

체질
약성이 서늘하므로
열이 많은 열체질인 경우,
덥거나 열이 날 때 복용한다.

서식지
산과 들의 양지바른 곳에서
자라며, 농가에서도 재배한다.

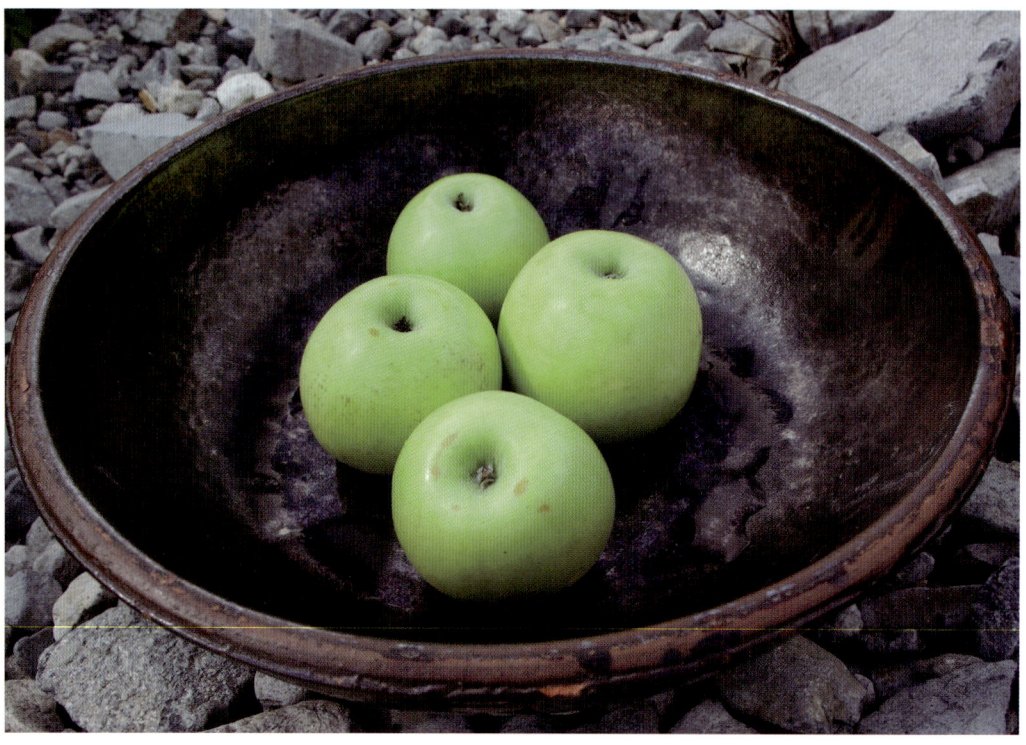

채취한 열매. 8월 21일

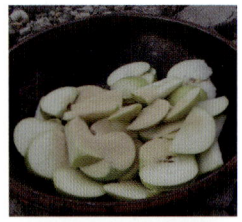

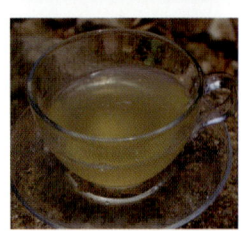

위 열매로 효소액 담그는 모습.
아래 걸러낸 열매 효소액.

효소액 담그기

- **사용 부위** 열매
- **채취 기간** 8~9월
- **채취 방법** 열매는 너무 익지 않은 것을 골라 싱싱할 때 딴다.
- **다듬기** 되도록 유기농으로 재배한 것을 사용하며, 식초 : 물 = 1 : 10 비율로 섞어서 담가두었다가 흐르는 물에 씻은 다음 씨앗을 발라낸다.
- **배합 비율** 발효될 때 물이 많이 나오므로 재료 : 설탕의 비율을 1 : 1 이상으로 늘리고, 발효 중 설탕이 부족하면 가끔씩 덧넣는다.
- **발효와 숙성 기간** 1차 발효는 100일, 2차 발효와 숙성은 100일 이상 한다.
- **완성 상태** 열매에 향기와 새콤달콤한 맛이 있어서 발효와 숙성이 잘 되면 상큼한 맛이 난다.
- **건더기 활용** 걸러내고 남은 건더기는 설탕을 넣고 졸여서 잼처럼 먹는다.
- **복용시 주의사항** 유기산 때문에 속이 쓰릴 수 있으므로 위장이나 비장이 약한 사람은 소량만 복용한다.

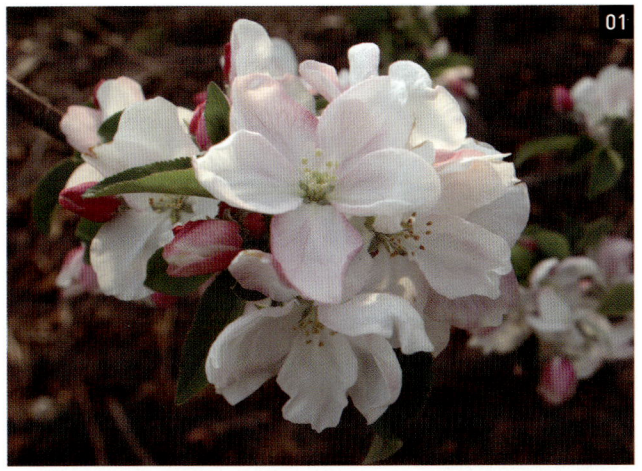

키 5~12m. **잎**은 길이 5~12㎝, 너비 3~6㎝의 타원형이고, 끝이 뾰족하다. 잎 가장자리에 톱니가 있고, 뒷면의 잎맥에는 잔털이 있다. 잎자루는 길이 2~5㎝이며, 잔털이 있다. 잎이 가지에 어긋나게 달린다. **줄기**는 껍질이 어두운 회갈색을 띠며, 껍질눈이 있다. **꽃**은 4~5월에 잎과 함께 피는데 흰 분홍색, 흰색을 띤다. 꽃 지름이 2.5~3.5㎝이고, 꽃잎은 5장이다. **열매**는 8~10월에 둥글게 여물며, 지름이 5~15㎝이다.

01 꽃과 꽃봉오리. 5월 26일
02 풋열매가 달린 모습. 6월 20일
03 열매가 익어가는 모습. 8월 14일
04 잎자루에 잔털이 있다. 8월 19일
05 열매 익은 모습. 10월 31일
06 겨울눈 올라온 모습. 1월 12일
07 줄기에 껍질눈이 있다. 1월 12일

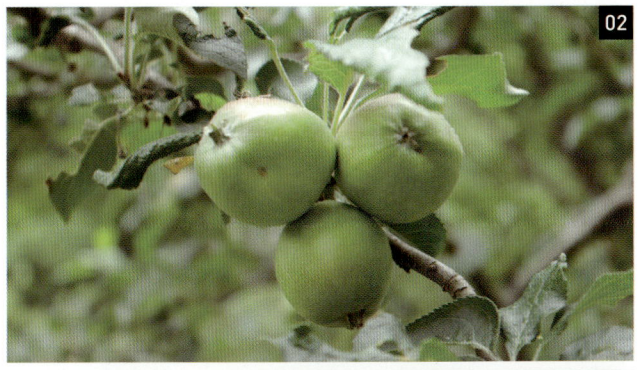
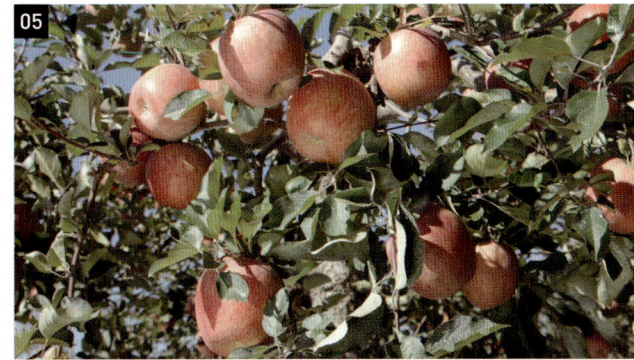
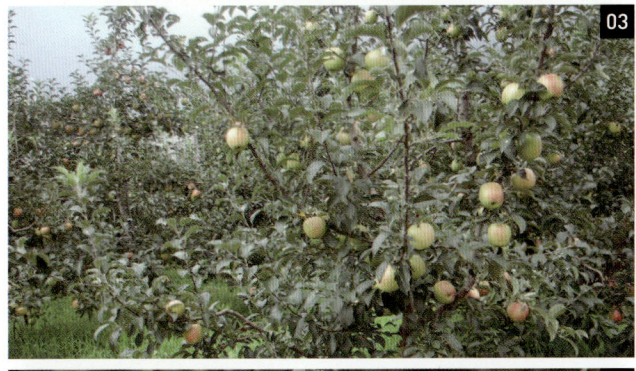
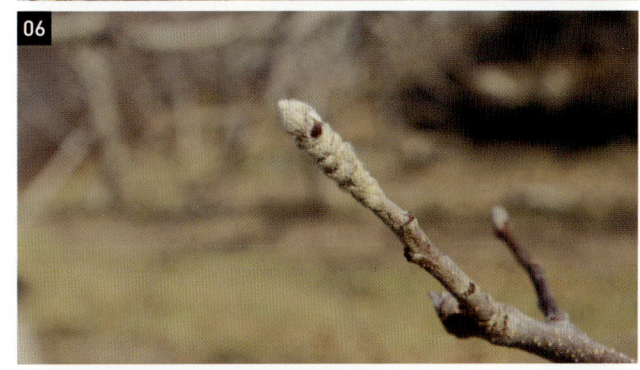
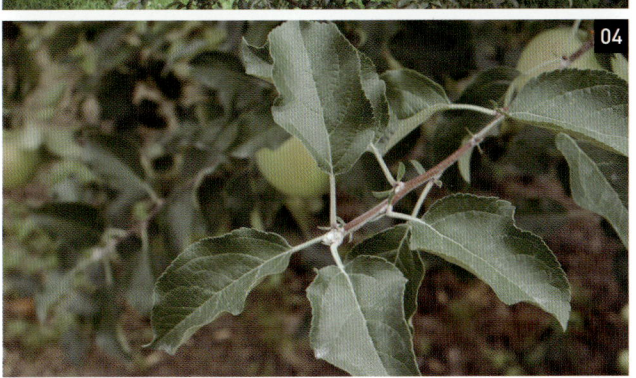
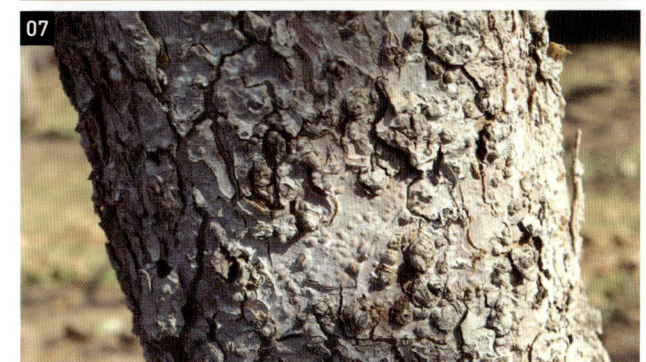

사과나무

187 사람주나무

Sapium japonicum (Siebold & Zucc.) Pax & Hoffm.

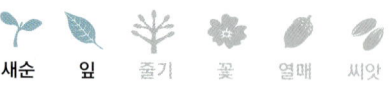

차가운 약성 | 변비, 피부염, 붓기 등에 효과

대극과
잎지는 작은큰키나무

다른 이름
산호자

생약명
백목오구(白木烏桕)

성분
리놀레산(체지방감소)
스테아르산(필수지방산)
테르펜(독성중화)
박카틴(종양억제)
지방산

특징
독성이 없으며 단맛이 있다.

체질
약성이 차가우므로
열이 많은 열체질인 경우,
덥거나 열이 날 때
복용하면 좋은데,
몸이 찬 체질은 장기간
복용하는 것을 삼간다.

서식지
깊은 산 양지바른
너덜바위 지역에서 자란다.

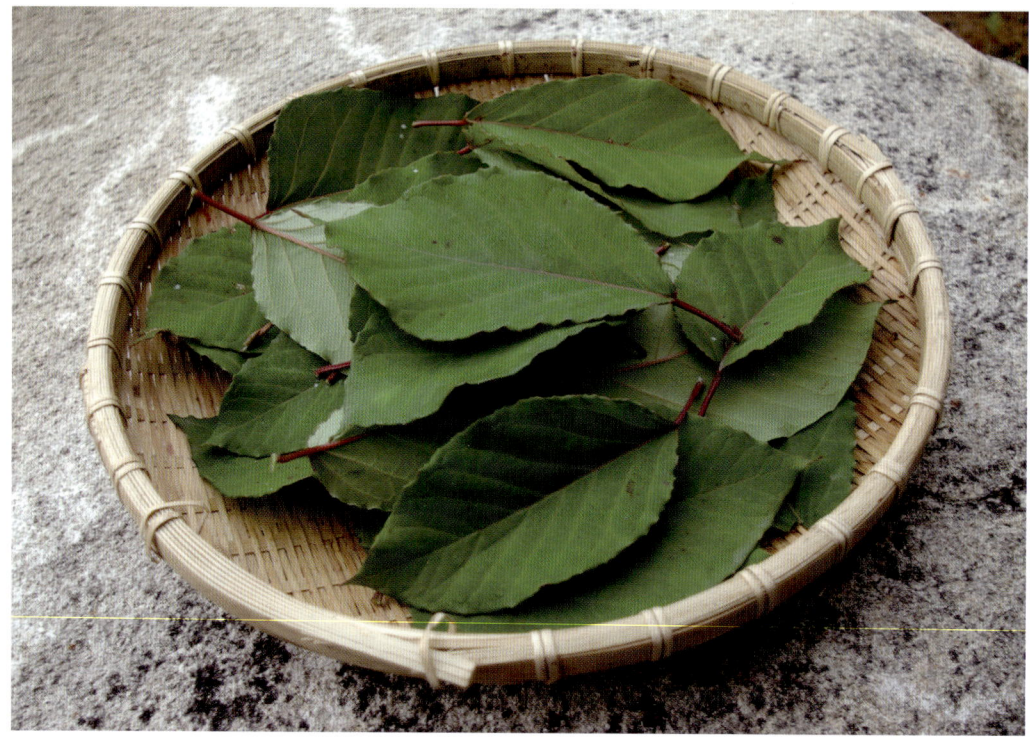

채취한 잎. 6월 20일

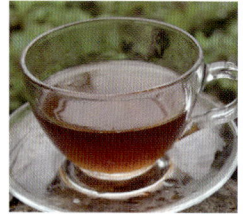

걸러낸 잎 효소액.

효소액 담그기

- **사용 부위** 새순, 잎
- **채취 기간** 3~9월
- **채취 방법** 새순부터 다 자란 잎까지 너무 억세지 않은 것을 골라 싱싱할 때 딴다.
- **채취시 주의사항** 잎이 광합성작용을 해야 꽃이나 열매가 양분을 얻으므로 너무 많이 채취하지 않는다.
- **배합 비율** 발효될 때 물이 적게 나오므로 재료 : 설탕의 비율을 1 : 1로 한다. 물 1에 설탕 1로 설탕시럽을 만들어서 재료가 푹 잠기게 붓는 방법도 있다.
- **발효와 숙성 기간** 1차 발효는 100일, 2차 발효와 숙성은 100일 이상 한다.
- **완성 상태** 유액이 들어 있어 효소액이 조금 불투명하며, 잎에 단맛이 있어서 발효와 숙성이 잘 되면 담백한 맛이 난다.

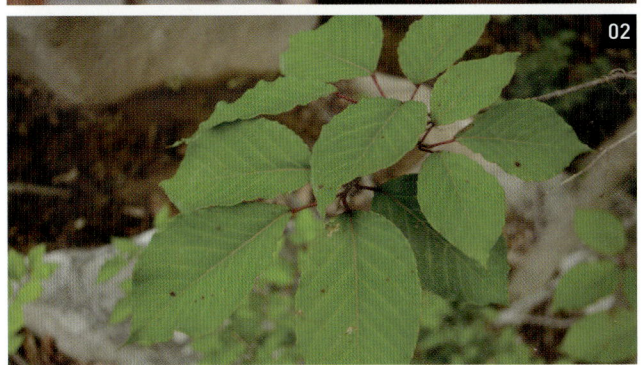

키 5~6m. **잎**은 길이 7~15㎝, 너비 5~10㎝의 타원형이고, 끝이 뾰족하며, 잎 가장자리는 밋밋하거나 조금 물결모양으로 구불거리고 기름점이 있다. 잎자루는 길이 2~3㎝이고, 자르면 유액이 나온다. 잎이 가지에 어긋나게 달리며, 가을에 노랗거나 붉게 물든다. **줄기**는 껍질이 밝은 회갈색을 띠며 밋밋하다. **꽃**은 6월에 피는데 노란녹색을 띠며, 자잘하게 여러 송이가 벼이삭모양으로 뭉쳐서 달린다. 꽃잎은 없고, 꽃받침잎이 3갈래로 갈라지며, 수술은 2~3개, 암술은 3갈래이다. **열매**는 10월에 둥근 공 3개가 맞붙은 모양으로 여물고, 익으면 열매껍질이 3갈래로 갈라져 씨앗이 나온다.

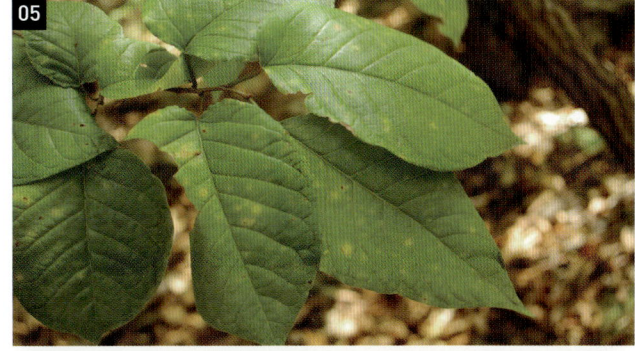

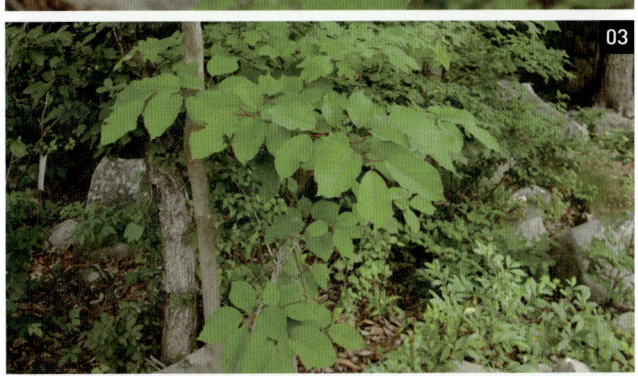

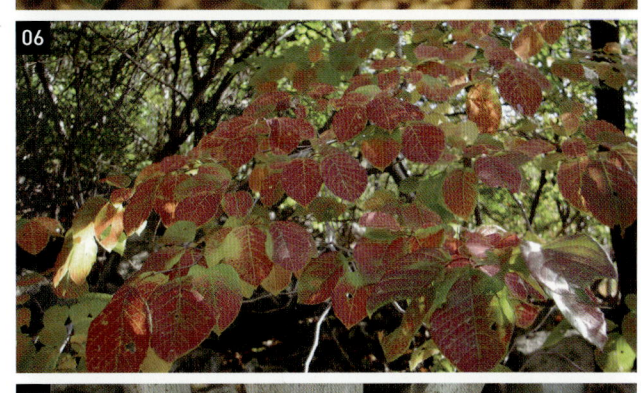

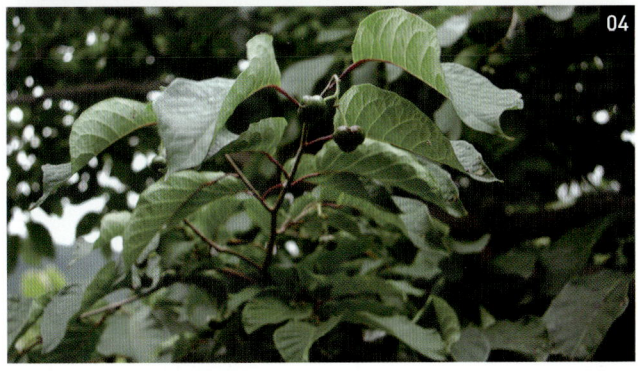

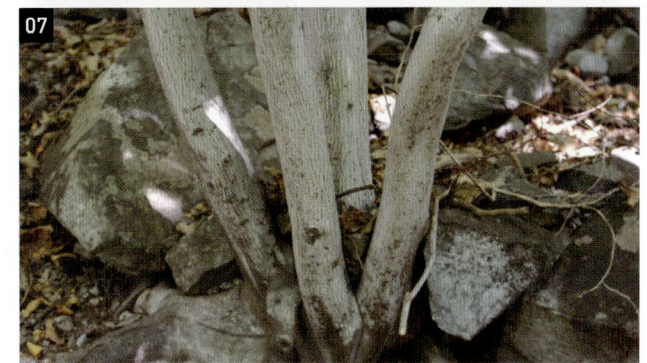

01 새순은 붉은빛을 띤다. 4월 24일
02 잎 달린 모습. 6월 20일
03 어린 나무가 자라는 모습. 6월 20일
04 풋열매가 달린 모습. 8월 28일

05 가을에 잎이 노랗게 되는 모습. 10월 12일
06 붉은 단풍이 들기도 한다. 10월 12일
07 밑동에서 줄기가 갈라진 모습. 10월 12일

사 람 주 나 무

188 사철쑥

Artemisia capillaris Thunb.

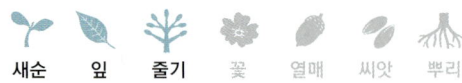
새순 잎 줄기 꽃 열매 씨앗 뿌리

 약간 차가운 약성 | 황달, 습진, 가려움증, 고혈압, 두통, 고열, 더위 먹은 데 효과

국화과
여러해살이풀

다른 이름
인진쑥

생약명
인진호(茵陳蒿)

성분
스코파론(담즙분비촉진)
카필라린(소화촉진)
콜린(숙취해소)
베타 시토스테롤
(혈중콜레스테롤 개선)
클로로겐산(담즙분비촉진)
카페인산(산화방지)
올레인산(동맥경화예방)
칼슘(뼈강화)
칼륨(신경세포와 근육기능강화)
인(혈중콜레스테롤 개선)
철분(빈혈개선)
나트륨(수분유지)

특징
독성이 조금 있으며
쓴맛과 매운맛이 있다.

체질
약성이 조금 차가우므로
열이 많은 열체질인 경우,
덥거나 열이 날 때
복용하면 좋다.

서식지
들의 양지바른 곳, 냇가,
강가, 해안가에 난다.

걸러낸 잎 효소액.

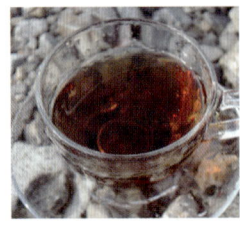

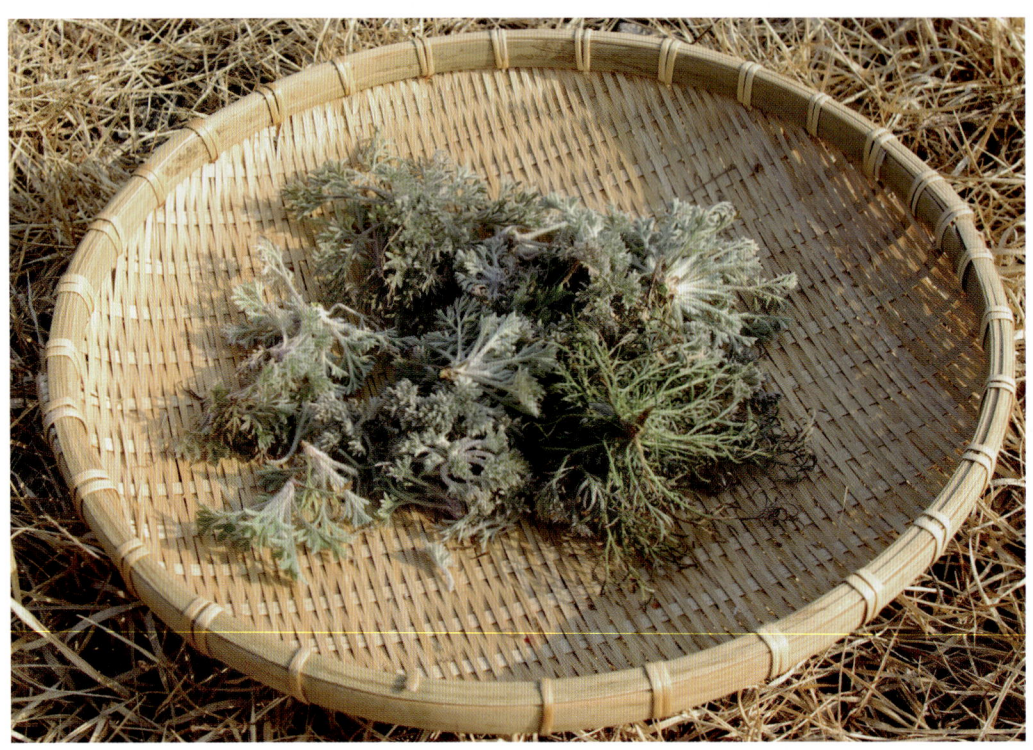

채취한 잎. 12월 28일

효소액 담그기

- **사용 부위** 새순, 잎, 잎+줄기
- **채취 기간** 3~10월. 뿌리를 남겨두면 겨울에도 새순이 올라온다.
- **채취 방법** 꽃이나 열매가 달리지 않고 너무 억세지 않은 것을 골라 싱싱할 때 딴다.
- **채취시 주의사항** 꽃이나 열매를 맺은 것은 맛이 더 쓰고 약성이 떨어지므로 좋지 않다.
- **다듬기** 줄기는 담글 때 붕 뜨지 않도록 작게 썬다.
- **배합 비율** 발효될 때 물이 많이 나오지 않으므로 재료 : 설탕의 비율을 1 : 1로 한다.
- **발효와 숙성 기간** 1차 발효는 100일, 2차 발효와 숙성은 100일 이상 한다.
- **완성 상태** 쓴맛이 강하나 향기가 있어 개운한 맛이다.
- **복용시 주의사항** 간질환 환자는 몸의 습한 기운과 열로 인한 간염 황달이 아닌 경우에는 먹지 않으며, 임산부도 먹어서는 안 된다.

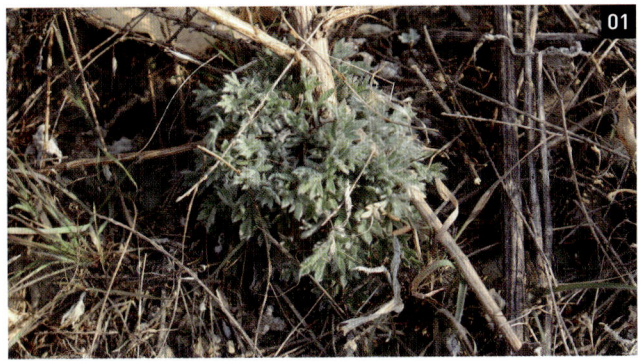

키 1m. **잎** 중에서 뿌리나 줄기 밑동의 잎은 2회 갈라진 깃털모양이고, 비단 같은 솜털로 덮여 있다. 줄기 윗동의 잎은 실처럼 가늘게 갈라진다. 줄기 밑동의 잎은 길이 1.5~9cm이고 전체 너비가 1~7cm인데, 갈라진 잎 너비는 0.3mm 정도이고 줄기 윗동으로 갈수록 작아진다. **줄기**는 곧게 올라오고, 가지가 많이 갈라져 나오며, 밑동이 나무처럼 단단해진다. **꽃**은 8~9월에 피는데 연노란색을 띠며, 머리모양이다. 지름이 2mm 정도이고, 여러 송이가 원뿔모양으로 뭉쳐서 달린다. **열매**는 9~10월에 여물며, 씨앗 길이가 0.8mm 정도이다. | **유사종** | 더위지기. 다른 이름으로 한국인진으로도 불리는데, 갈라진 잎이 실처럼 가늘지 않다.

01 묵은 줄기 밑동에서 올라온 새순. 12월 28일
02 묵은 줄기 끝에도 새순이 올라온다. 12월 28일
03 새순에 솜털이 많다. 12월 28일
04 줄기 윗동의 잎은 실처럼 가늘다. 7월 3일

05 줄기가 곧게 올라온다. 6월 12일
06 꽃이 핀 것은 맛이 더 쓰다. 9월 10일
07 열매가 아주 많이 달린다. 12월 28일

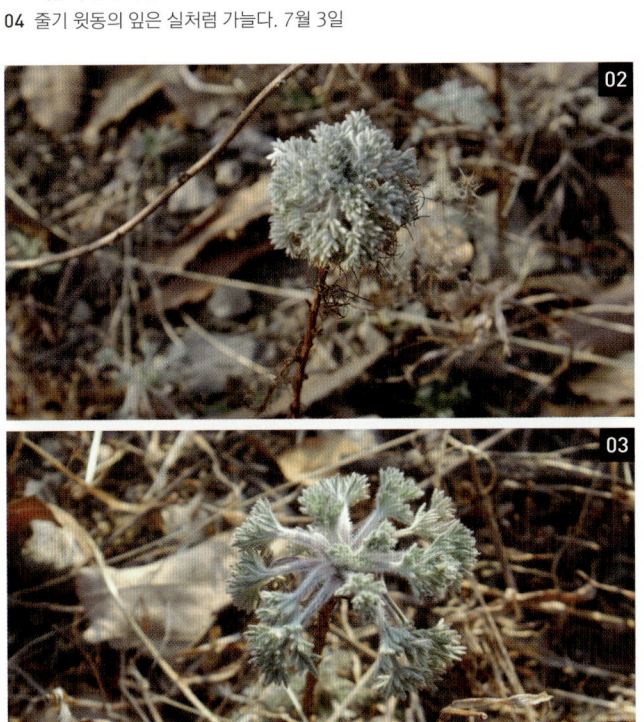

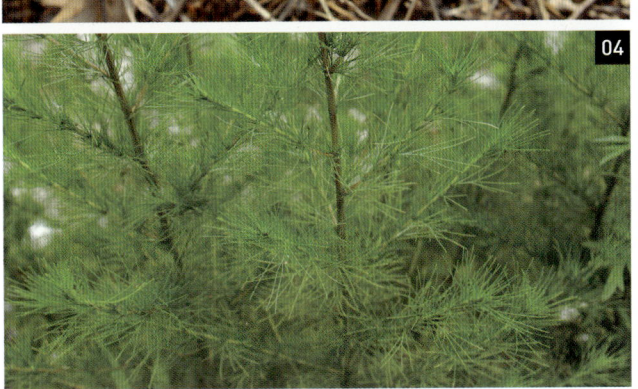

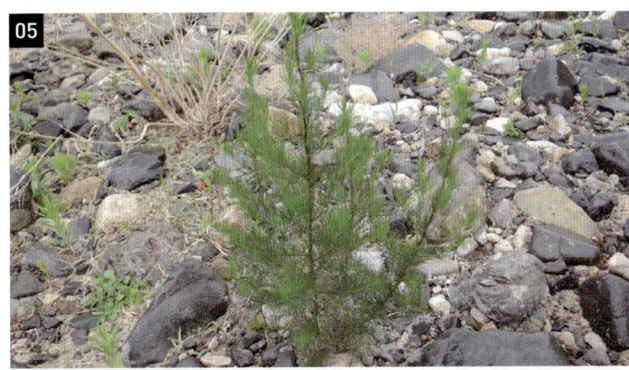

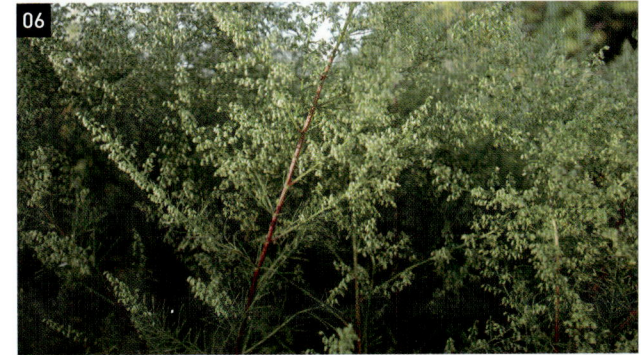

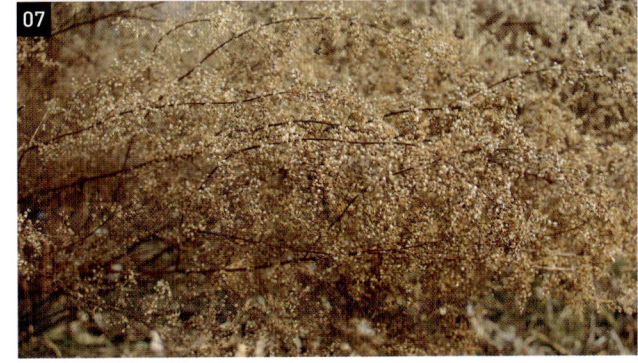

사철쑥

189 산국

Chrysanthemum boreale Makino

차가운 약성 | 열감기, 화병, 고혈압, 어지럼증, 두통, 여드름, 아토피, 습진 등에 효과

국화과
여러해살이풀

다른 이름
개국화

생약명
고의(苦薏)

성분
아피게닌(염증억제)
리나린(산화방지)
세르키테르펜(종양억제)
정유(방향성분)

특징
독성이 조금 있으며
쓴맛이 있다.

체질
약성이 차가우므로
열이 많은 열체질인 경우,
덥거나 열이 날 때
복용하면 좋은데,
몸이 찬 체질은 장기간
복용하는 것을 삼간다.

서식지
산과 들의 양지바르고
비탈진 곳에 난다.

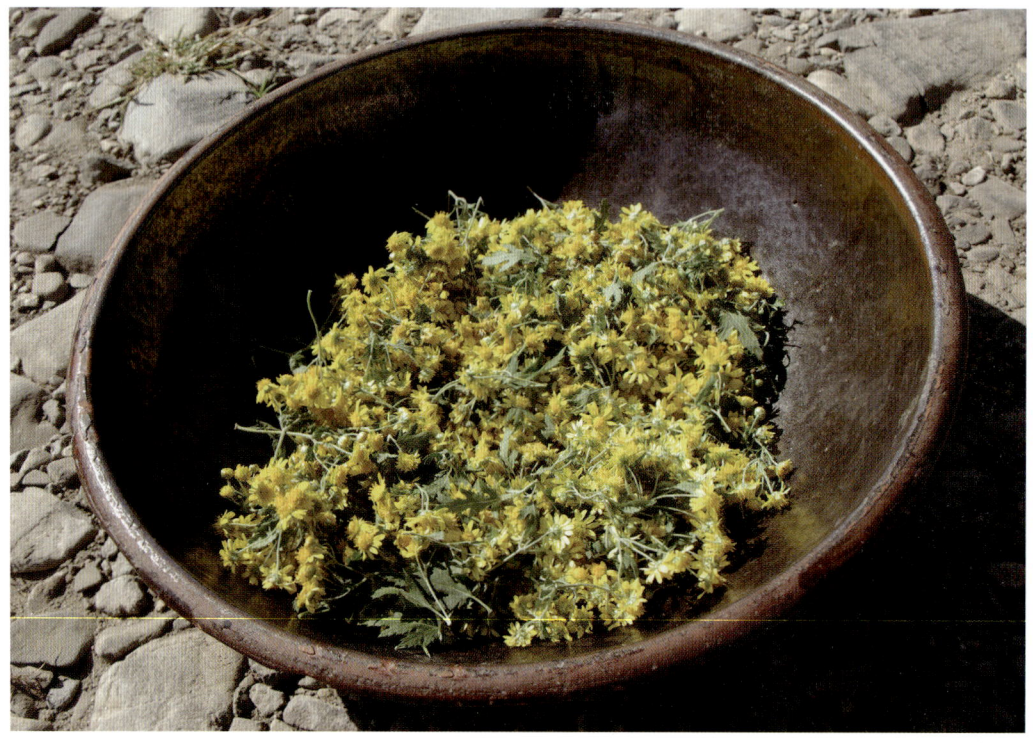

채취한 꽃. 9월 8일

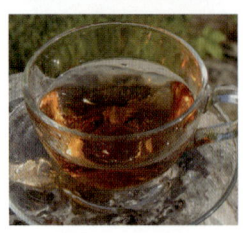

위 꽃으로 효소액 담그는 모습.
아래 걸러낸 꽃 효소액.

효소액 담그기

- **사용 부위** 잎, 잎+줄기, 잎+줄기+꽃, 꽃
- **채취 기간** 3~11월
- **채취 방법** 잎과 줄기는 너무 억세지 않은 것을, 꽃은 서리를 맞기 전 활짝 핀 것을 골라 싱싱할 때 딴다.
- **채취시 주의사항** 흔치 않은 약초이므로 조금만 채취하고, 나머지 개체와 뿌리는 자연에 남겨둔다.
- **다듬기** 줄기는 담글 때 붕 뜨지 않도록 작게 썬다.
- **배합 비율** 발효될 때 물이 많이 나오지 않으므로 재료 : 설탕의 비율을 1 : 1로 한다.
- **발효와 숙성 기간** 1차 발효는 100일, 2차 발효와 숙성은 100일 이상 한다.
- **완성 상태** 꽃에 쓴맛이 강하지만 발효와 숙성이 잘 되면 개운한 맛이다.
- **담그기와 복용시 주의사항** 독성이 조금 있으므로 발효 가스와 함께 배출될 수 있도록 숨 쉬는 항아리에 담그는 것이 좋다. 많이 먹으면 위장에 무리가 되므로 소량씩 복용하고, 찬바람을 쏘여 머리가 아프거나 위장이 약한 사람은 먹지 않는다.

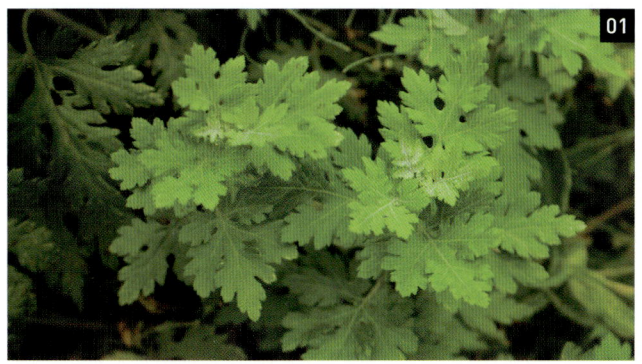

키 1m. **잎**은 길이 5~7cm, 너비 4~7cm의 긴 타원형이고, 깊게 갈라져서 깃털모양이 된다. 잎 가장자리에 날카로운 톱니가 있고, 잎자루는 길이 1~2cm이며, 잎이 줄기와 가지에 어긋나게 달린다. **줄기**는 곧게 올라오고, 밑동에서부터 가지가 많이 갈라져 나오며, 흰색 잔털이 있다. **꽃**은 9~10월에 피는데 노란색을 띤다. 지름은 1.5cm 정도이고, 여러 송이가 우산모양으로 뭉쳐서 달린다. 꽃잎처럼 보이는 것은 혀꽃으로 타원형이다. 꽃에 강한 향기가 있고, 쓴맛이 강하다. **열매**는 10~11월에 여물며, 씨앗 길이가 1mm 정도이다. **뿌리**는 길게 뻗는다. | **유사종** | 감국. 꽃모양이 산국과 비슷하나, 크기가 크고 한 가지에 적게 달린다.

01 잎으로도 효소액을 담근다. 7월 9일
02 줄기 자라는 모습. 7월 9일
03 줄기에 흰색 잔털이 있다. 7월 9일
04 줄기가 곧게 자란다. 7월 9일
05 꽃이 작고 많이 달린다. 9월 8일
06 큰 군락을 이룬 모습. 10월 31일
07 감국(오른쪽)보다 꽃이 작다. 10월 12일

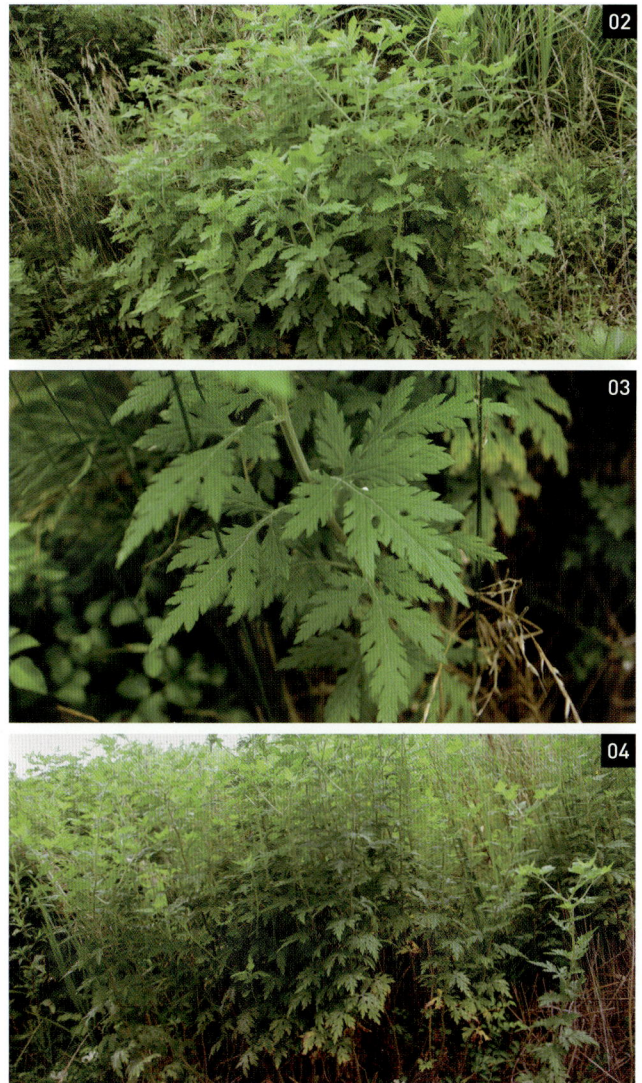

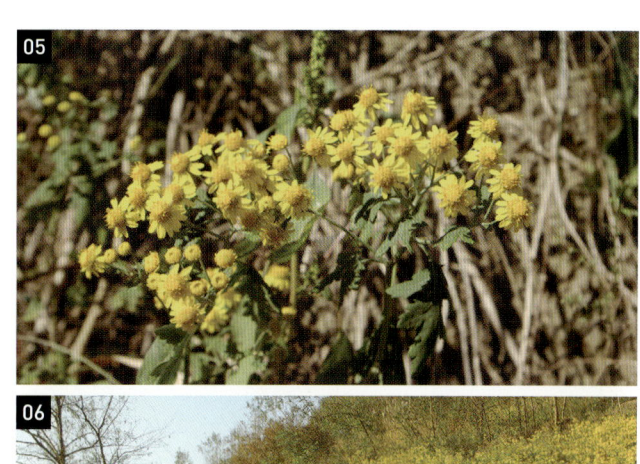

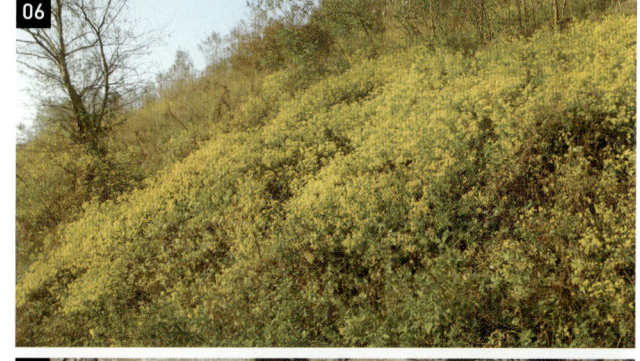

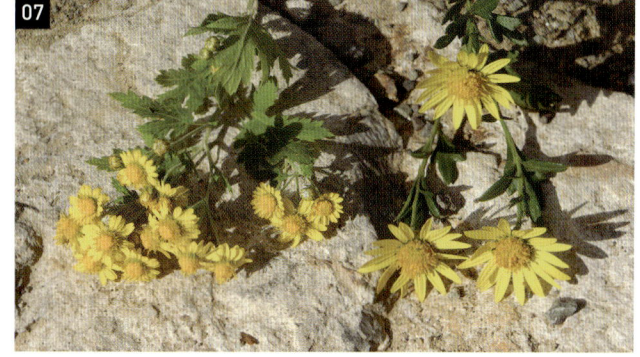

산국

190 산박하

Isodon inflexus (Thunb.) Kudo.

 새순　잎　줄기　꽃　열매　씨앗　뿌리

❄ 서늘한 약성 | 소화불량, 급성담낭염, 위염, 감기 등에 효과

꿀풀과
여러해살이풀

다른 이름
향다채

생약명
산박하(山薄荷)

성분
리모넨(염증제거)
캄펜(해열과 소염작용)
타닌(수렴작용)
로즈마린산(산화방지)
멘솔(진정작용)

특징
독성이 없으며
쓴맛과 매운맛이 있다.

체질
약성이 서늘하므로
열이 많은 열체질인 경우,
덥거나 열이 날 때
복용하면 좋다.

서식지
산과 들의 반그늘이고
촉촉한 곳에 난다.

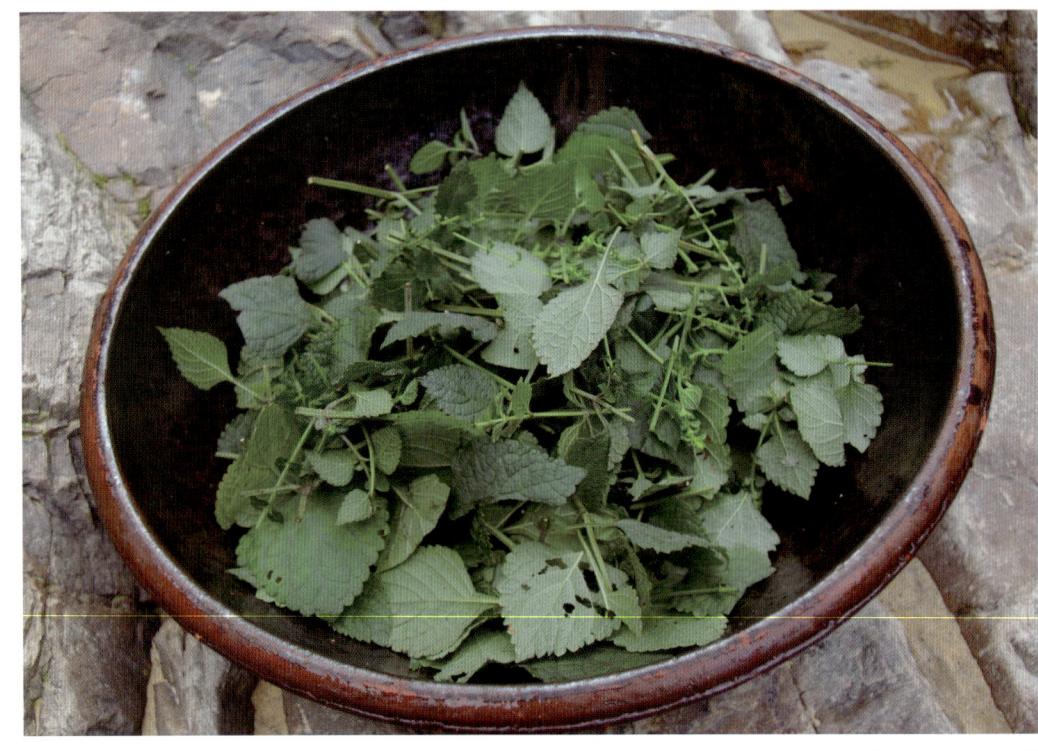

채취한 잎·줄기. 8월 16일

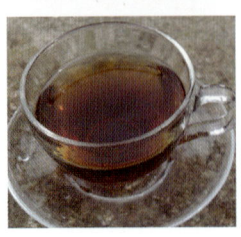

위 잎·줄기로 효소액 담그는 모습.
아래 걸러낸 잎·줄기 효소액.

효소액 담그기

- **사용 부위** 잎, 잎+줄기
- **채취 기간** 3~10월
- **채취 방법** 꽃이 활짝 피거나 열매가 달리지 않은 것을 골라 싱싱할 때 딴다.
- **채취시 주의사항** 흔치 않은 약초이므로 조금만 채취하고, 나머지 개체와 뿌리는 자연에 남겨둔다.
- **다듬기** 줄기는 담글 때 붕 뜨지 않도록 작게 썬다.
- **배합 비율** 발효될 때 물이 많이 나오지 않으므로 재료 : 설탕의 비율을 1 : 1로 한다.
- **발효와 숙성 기간** 1차 발효는 100일, 2차 발효와 숙성은 100일 이상 한다.
- **완성 상태** 쓴맛과 매운맛이 있어서 발효와 숙성이 잘 되면 개운한 맛이다.

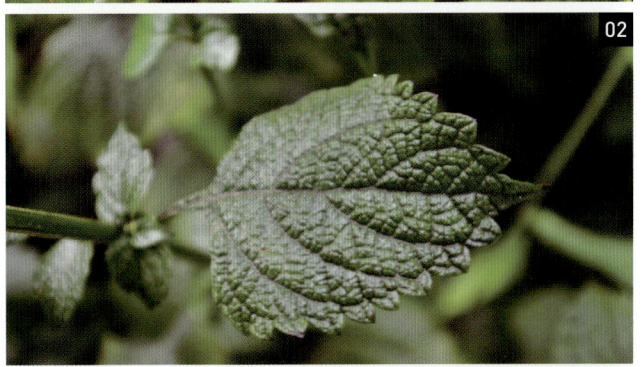

키 40~100cm. **잎**은 길이 3~6cm, 너비 2~4cm로 삼각형의 달걀모양이고, 끝이 뾰족하다. 잎 가장자리에 부드러운 톱니가 있고, 앞면에 우글쭈글한 주름이 많으며, 앞뒷면의 잎맥에 잔털이 있다. 잎자루에는 날개가 있고, 잎이 줄기와 가지에 마주 달리며, 잎의 향이 약하다. **줄기**는 곧게 올라오고, 밑동에서부터 가지가 갈라져 나오며, 모가 나 있고, 잔털이 있다. **꽃**은 6~7월에 피는데 연한 청보라색을 띠며, 안쪽에 자주색 무늬가 있다. 길이가 8~10mm이며, 입술모양으로 갈라진다. 수술은 4개이고, 암술대는 2갈래로 갈라진다. **열매**는 9~10월에 둥글게 여문다.

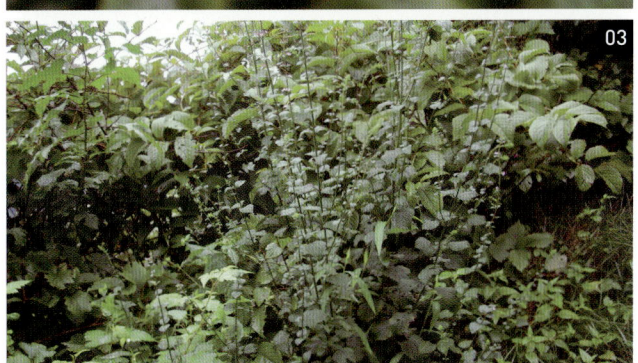

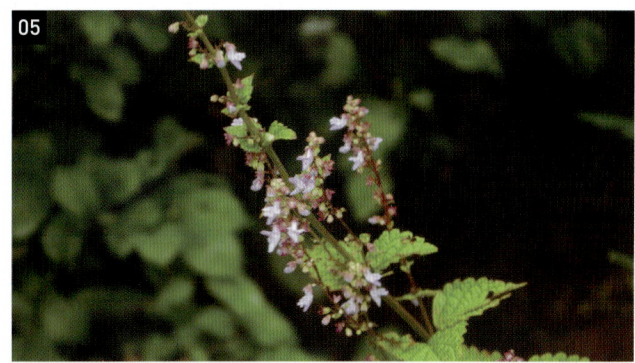

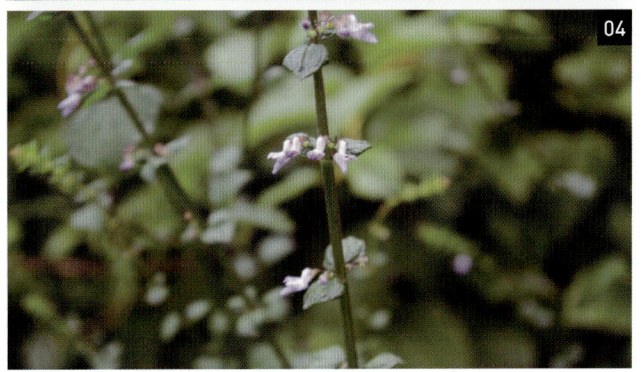

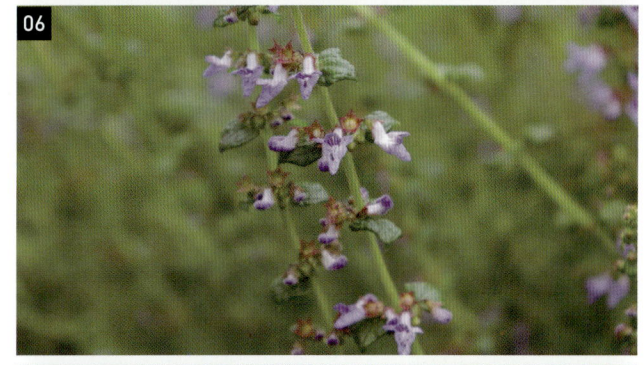

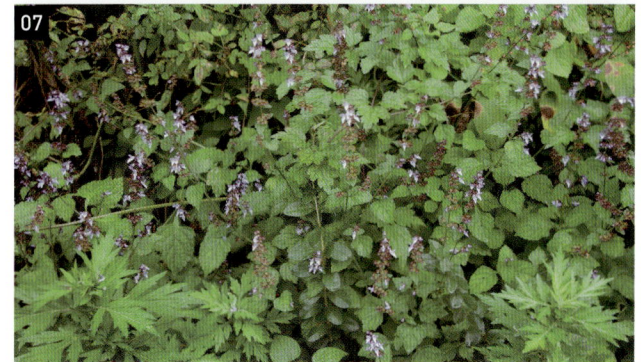

01 잎자루에 날개가 있다. 8월 15일
02 잎에서 향이 그다지 나지 않는다. 8월 15일
03 줄기가 곧게 올라온다. 8월 15일
04 꽃이 작게 달린다. 8월 15일

05 줄기에 꽃과 잎 달린 모습. 8월 15일
06 꽃이 피기 전에 채취한다. 9월 16일
07 꽃봉오리와 꽃 달린 모습. 10월 12일

산 박 하

191 산비장이

Serratula coronata var. *insularis* (Iljin) Kitam. for. insularis

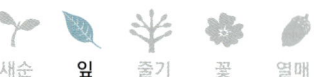

서늘한 약성 | 기침, 가래, 감기, 빈혈, 소화불량, 치질 등에 효과

국화과
여러해살이풀

생약명
위니호채(偽泥胡菜)

성분
이눌린(위와 장기능강화)

특징
독성이 없으며
쓴맛과 매운맛이 있다.

체질
약성이 서늘하므로
몸에 열이 많은
열체질인 경우,
덥거나 열이 날 때
복용하면 좋다.

서식지
산과 들의 양지바르고
촉촉한 곳에 난다.

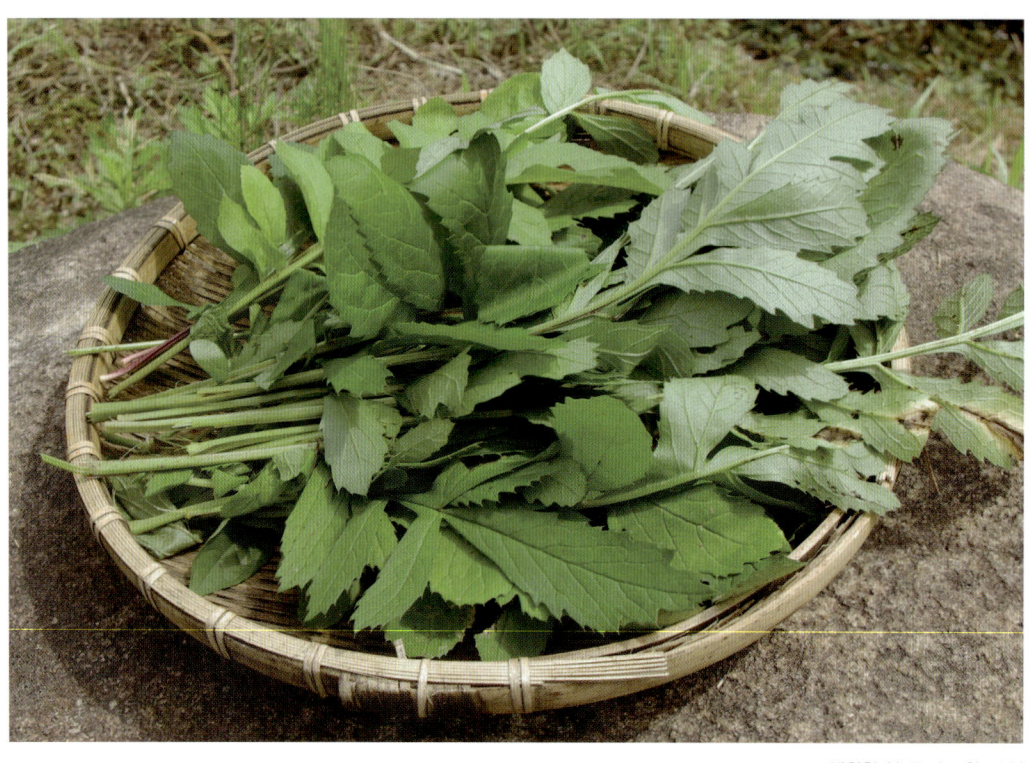

채취한 잎·줄기. 7월 24일

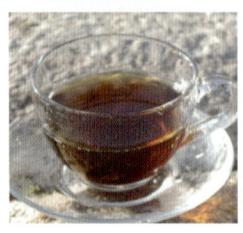

위 잎으로 효소액 담그는 모습.
아래 걸러낸 잎 효소액.

효소액 담그기

- **사용 부위** 잎
- **채취 기간** 3~11월
- **채취 방법** 꽃이나 열매가 달리지 않고 너무 억세지 않은 것을 골라 싱싱할 때 딴다.
- **채취시 주의사항** 흔치 않은 약초이므로 조금만 채취하고, 나머지 개체와 뿌리는 자연에 남겨둔다.
- **배합 비율** 발효될 때 물이 많이 나오지 않으므로 재료 : 설탕의 비율을 1 : 1로 한다.
- **발효와 숙성 기간** 1차 발효는 100일, 2차 발효와 숙성은 100일 이상 한다.
- **완성 상태** 쓴맛과 매운맛이 있어서 발효와 숙성이 잘 되면 개운한 맛이다.

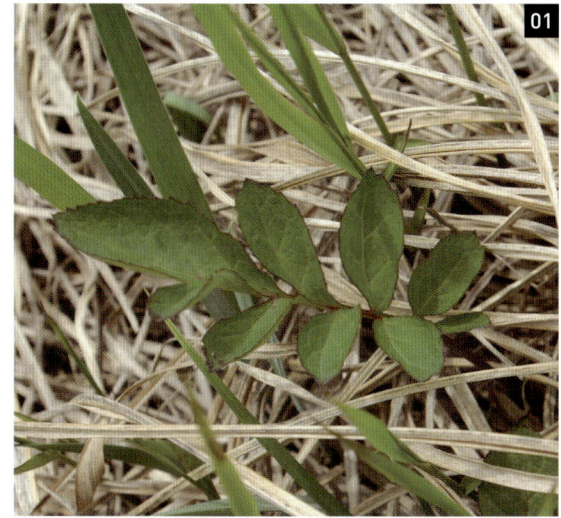

키 30~140cm. **잎**은 타원형이고 끝이 뾰족하며, 6~7쌍으로 완전히 갈라져 깃털모양이 되고, 줄기 윗동의 잎이 작다. 잎 가장자리에 불규칙한 톱니가 있고, 잎자루 길이가 11~30cm이다. 잎이 줄기에 어긋나게 달리며, 부드럽다. **줄기**는 곧게 올라오며, 밑동이 나무처럼 단단해지고, 세로로 줄이 있다. **꽃**은 7~10월에 피는데 붉은연자주색을 띠며, 지름 3~4cm, 길이 25~28mm이다. 꽃 밑동을 싸고 있는 비늘모양의 잎조각은 피침형이고, 검붉은자주색을 띠며, 6줄로 달린다. **열매**는 10~11월에 여무는데, 씨앗이 원통모양이고 지름 6mm 정도이다. 씨앗에 연갈색 갓털이 있으며 바람에 날려간다. | **유사종** | 뻐꾹채. 꽃이 산비장이와 비슷하나 6~8월에 피며, 꽃 밑동을 싸고 있는 비늘모양의 잎조각이 반원모양이고 황금갈색을 띤다.

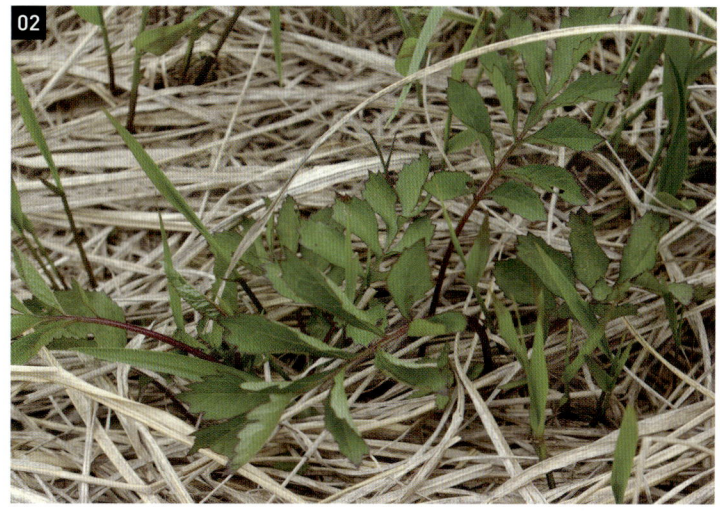

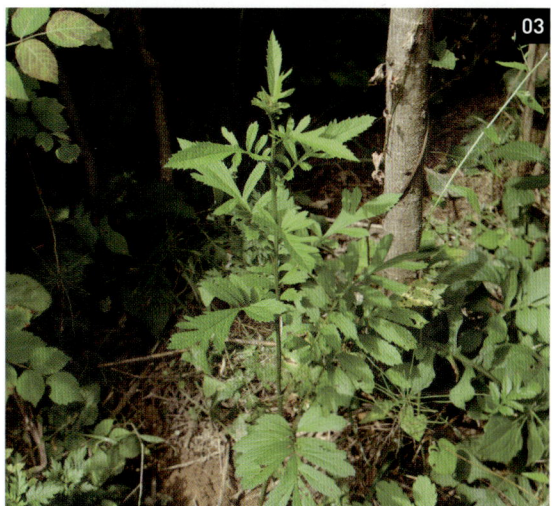

01 잎이 완전히 갈라져 깃털처럼 된다. 5월 24일
02 뿌리 잎이 여러 개 올라온 모습. 5월 24일
03 줄기가 곧게 올라온다. 7월 24일
04 꽃과 꽃봉오리. 8월 15일
05 꽃이 지고 갈색으로 열매를 맺는 모습. 10월 20일

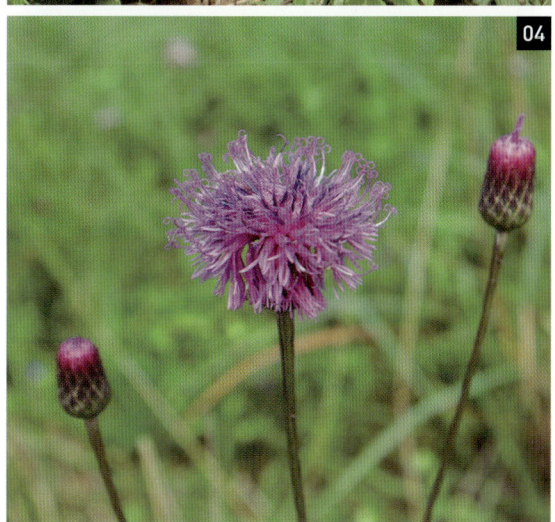

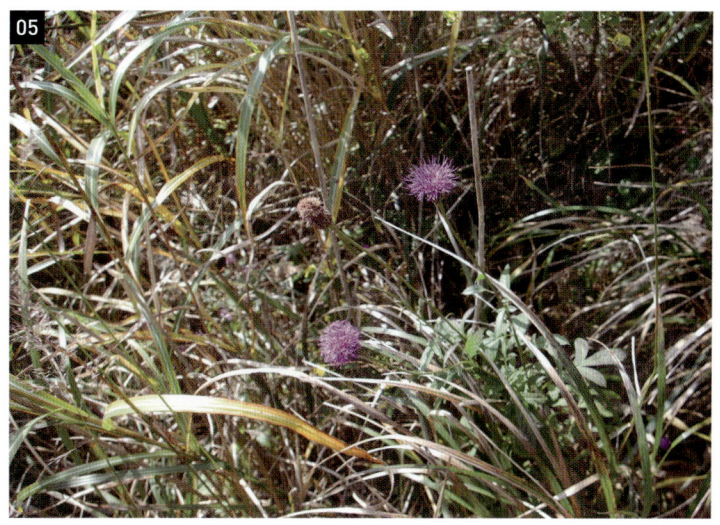

192 산수국

Hydrangea serrata for. acuminata (S. et Z.) Wils.

❄ 서늘한 약성 | 기침, 고열, 두근거림, 심신안정 등에 효과

범의귀과
잎지는 작은키나무

다른 이름
감차

생약명
토상산(土常山)

성분
루틴(모세혈관강화)
알칼로이드(염증과 통증완화)
필로둘신(감미성분)

특징
독성이 없으며
단맛과 떫은맛이 있다.

체질
약성이 서늘하므로
몸에 열이 많은
열체질인 경우,
덥거나 열이 날 때
복용하면 좋다.

서식지
산속 반그늘인 곳,
계곡가에서 자란다.

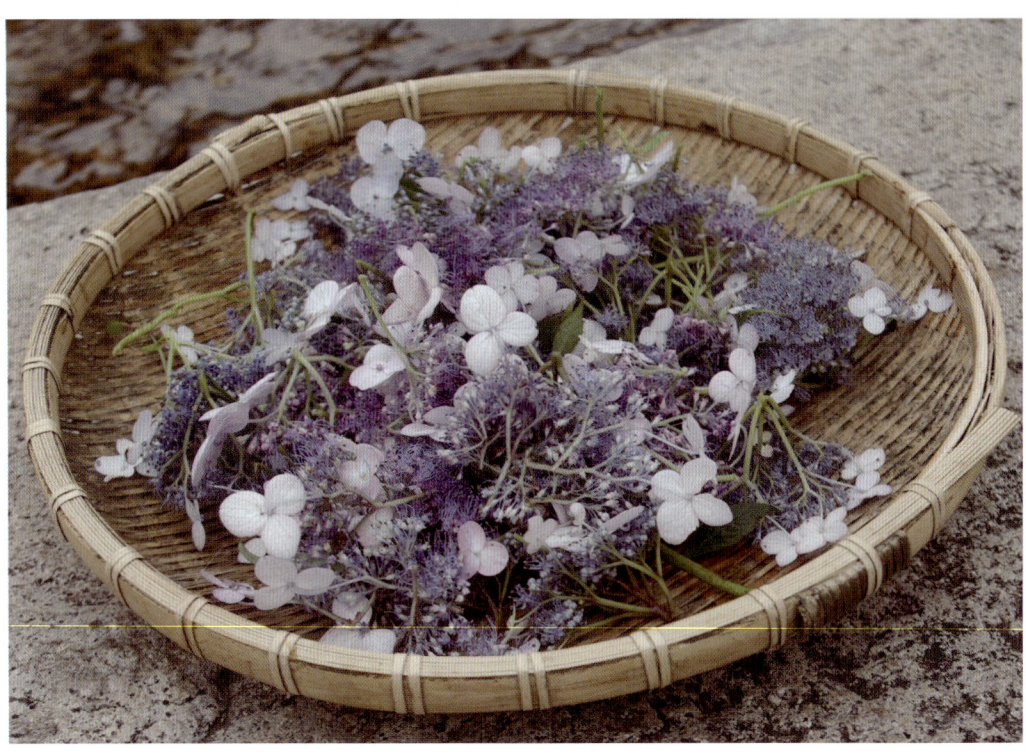

채취한 꽃. 7월 9일

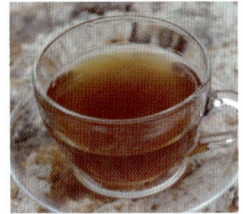

걸러낸 꽃 효소액.

효소액 담그기

- **사용 부위** 잎, 잎+꽃, 꽃
- **채취 기간** 3~9월
- **채취 방법** 잎은 어린잎부터 다 자란 잎까지 너무 억세지 않은 것을, 꽃은 너무 활짝 피지 않은 것을 골라 싱싱할 때 딴다.
- **배합 비율** 발효될 때 물이 적게 나오므로 재료 : 설탕의 비율을 1 : 1로 한다.
- **발효와 숙성 기간** 1차 발효는 100일, 2차 발효와 숙성은 100일 이상 한다.
- **완성 상태** 꽃에 은은한 향이 있어서 발효와 숙성이 잘 되면 그윽한 맛이다.

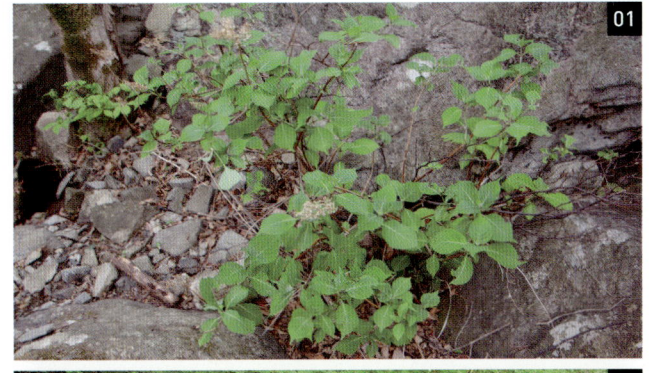

키 1m. **잎**은 길이 5~15cm, 너비 2~10cm의 타원형이고, 끝이 갸름하거나 뾰족하다. 잎 가장자리에 날카로운 톱니가 있고, 뒷면의 잎맥에는 잔털이 있으며, 잎이 가지에 마주 달린다. **줄기**는 껍질이 갈색을 띠고, 검은갈색 반점이 있다. 어린 가지는 녹색을 띠고, 잔털이 있다. **꽃**은 7~8월에 피는데 흰색 또는 하늘색을 띠며, 점차 분홍색, 파란색, 보라색이 된다. 가장자리에 달리는 헛꽃은 크기가 크고 열매를 맺지 못한다. 가운데 달리는 진짜 꽃은 크기가 작고, 꽃잎과 수술이 각 5개, 암술대는 3~4개이다. **열매**는 9~10월에 타원형으로 여문다.

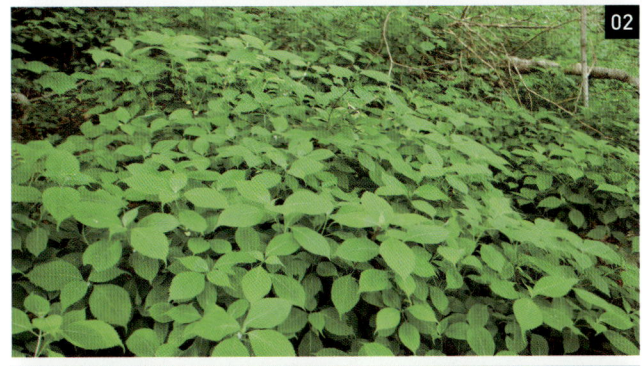

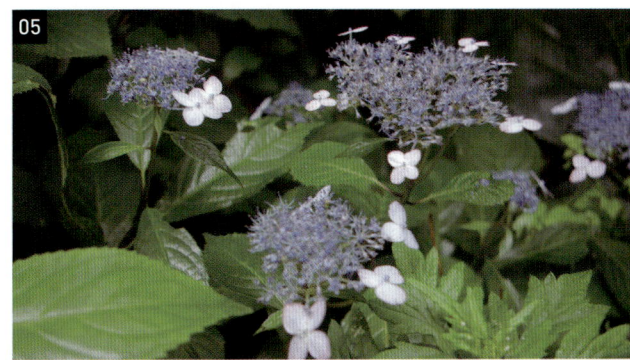

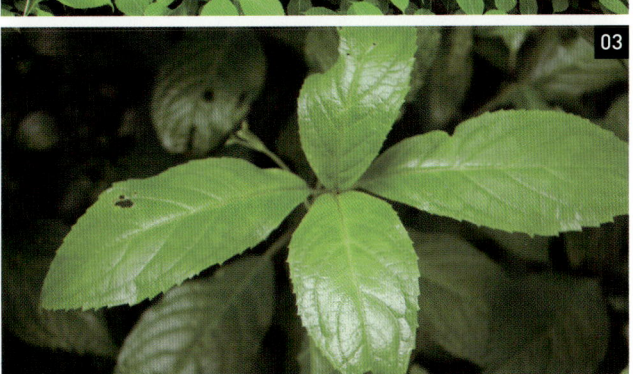

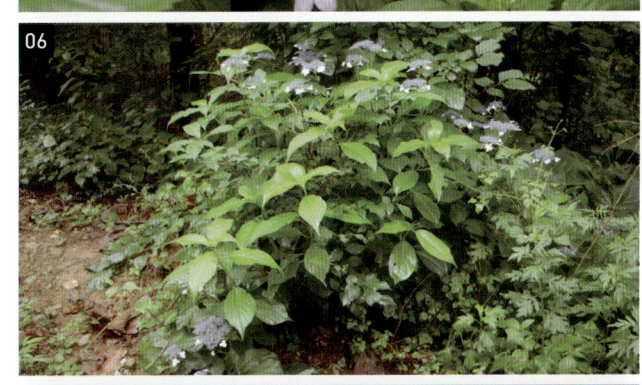

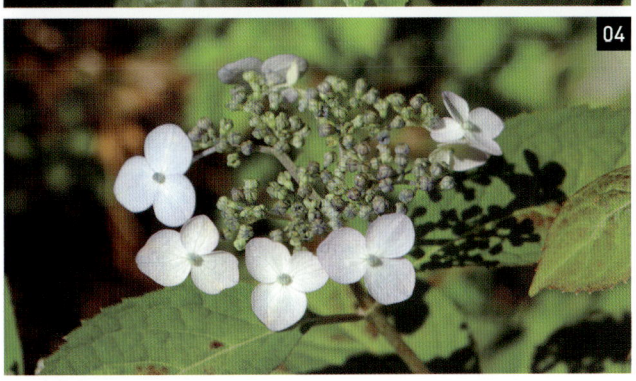

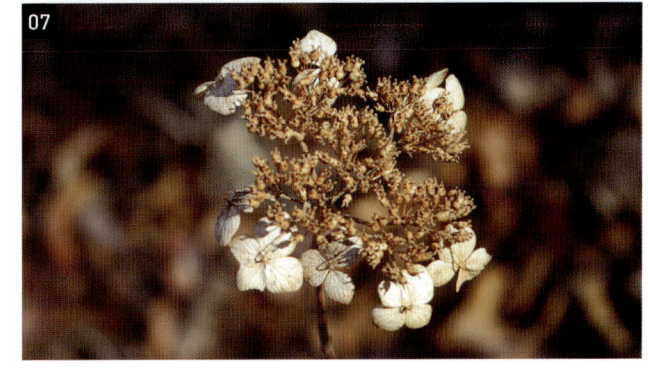

01 어린 나무가 자라는 모습. 4월 16일
02 잎으로도 효소액을 담근다. 5월 24일
03 잎 달린 모습. 7월 9일
04 큰 것은 헛꽃이고, 작은 것이 진짜 꽃이다. 6월 11일
05 꽃색이 변해가는 모습. 7월 9일
06 꽃이 너무 활짝 피기 전에 채취한다. 7월 9일
07 겨울에 열매 달린 모습. 1월 28일

산 수 국

193 산씀바귀

Lactuca raddeana Max.

차가운 약성 | 고혈압, 복통, 설사, 팔다리저림, 피부염, 아토피, 습진, 붓기 등에 효과

국화과
한두해살이풀

생약명
산고채(山苦菜)

성분
트리테르페노이드
(면역력증진)

특징
독성이 없으며
쓴맛이 있다.

체질
약성이 차가우므로
몸에 열이 많은
열체질인 경우,
덥거나 열이 날 때
복용하면 좋은데,
몸이 찬 체질은 장기간
복용하는 것을 삼간다.

서식지
산속의 숲 가장자리,
계곡가에 난다.

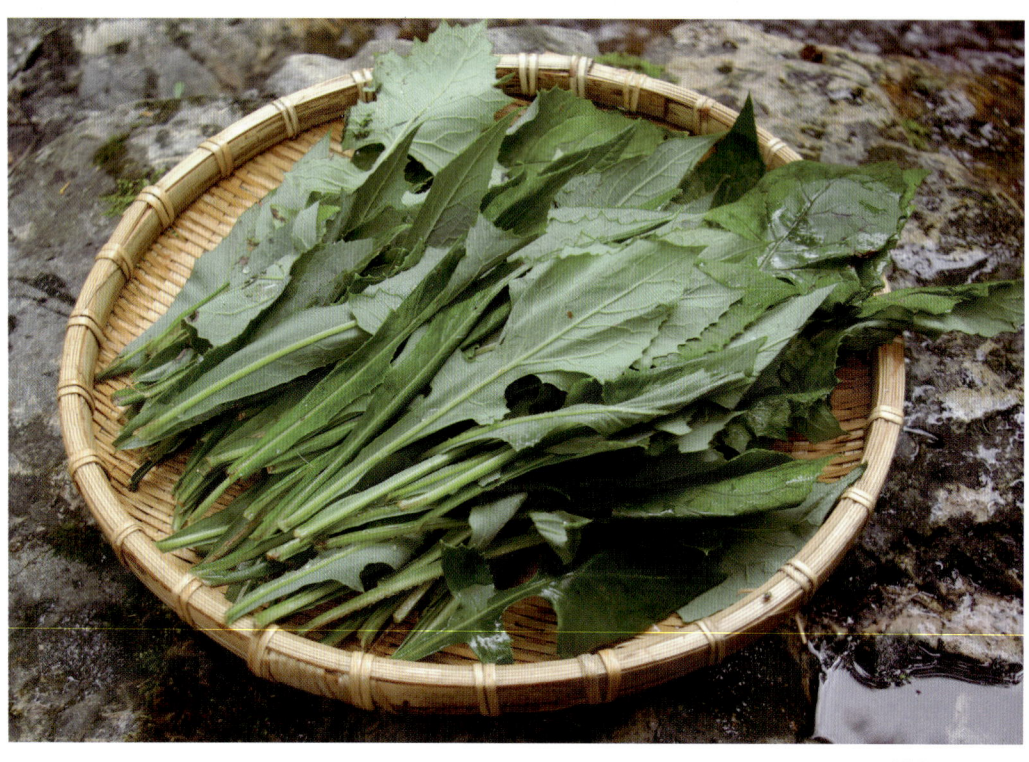

채취한 잎. 8월 2일

효소액 담그기

- **사용 부위** 잎
- **채취 기간** 3~9월
- **채취 방법** 꽃이나 열매가 달리지 않고 너무 억세지 않은 것을 골라 싱싱할 때 딴다.
- **채취시 주의사항** 흔치 않은 약초이므로 조금만 채취하고, 나머지 개체와 뿌리는 자연에 남겨둔다. 꽃이나 열매를 맺은 것은 약성이 떨어지므로 좋지 않다.
- **배합 비율** 발효될 때 물이 많이 나오지 않으므로 재료 : 설탕의 비율을 1 : 1로 한다.
- **발효와 숙성 기간** 1차 발효는 100일, 2차 발효와 숙성은 100일 이상 한다.

걸러낸 잎 효소액.

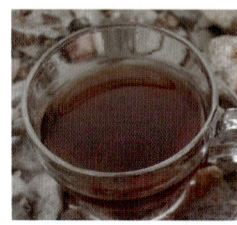

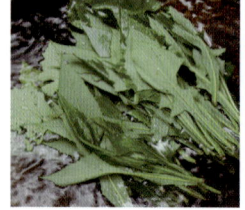 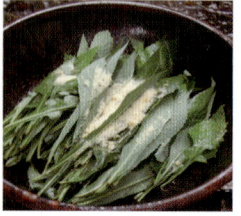

왼쪽 자연의 물로 씻는 것이 좋다.
오른쪽 잎으로 효소액 담그는 모습.

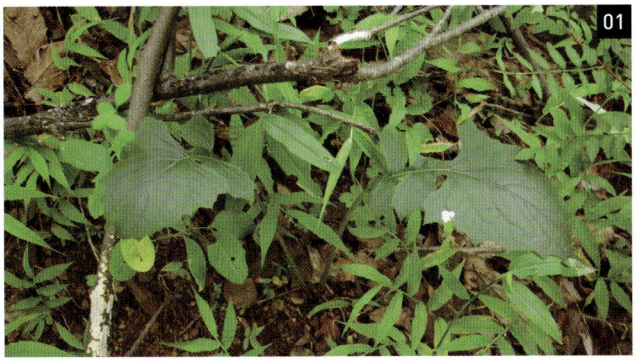

키 65~150cm. **잎**은 길이 8~11cm의 피침 같은 타원형이고, 중간 아래쪽이 1~3쌍으로 갈라져 약간 깃털처럼 되며, 밑부분은 좁아져서 날개 같다. 중간 잎의 아래쪽 가장자리에 불규칙한 톱니가 있다. 줄기 윗동의 잎은 작고, 잎이 줄기에 어긋나게 달린다. **줄기**는 곧게 올라오고, 잔털이 있다. **꽃**은 8~10월에 피는데 노란색을 띠며, 지름이 1.5cm 정도이다. 꽃잎처럼 보이는 것은 혀꽃이며, 6개씩 달린다. **열매**는 9월에 여무는데, 씨앗이 달걀모양이고 지름 2.5~3mm이다. 씨앗에는 흰색 갓털이 있으며 바람에 날려간다. **뿌리**는 굵게 뻗는다. | **유사종** | 씀바귀. 꽃이 산씀바귀와 비슷하나, 잎 아래쪽이 줄기를 귀모양으로 감싼다.

01 뿌리에서 올라온 잎. 8월 12일
02 잎의 중간 아래쪽이 갈라진다. 8월 2일
03 잎에 불규칙한 톱니가 있다. 8월 12일
04 줄기가 자란 모습. 8월 12일
05 꽃과 꽃봉오리 달린 모습. 8월 2일
06 꽃이 핀 것은 맛이 더 쓰다. 8월 2일
07 열매에 흰색 갓털이 있다. 8월 12일

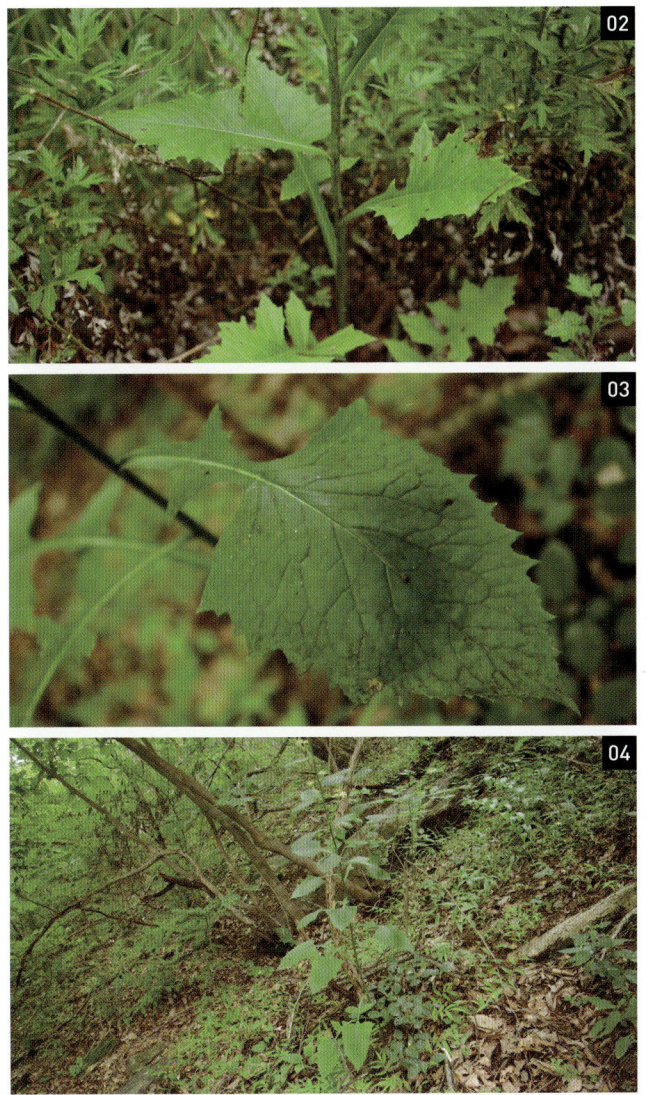

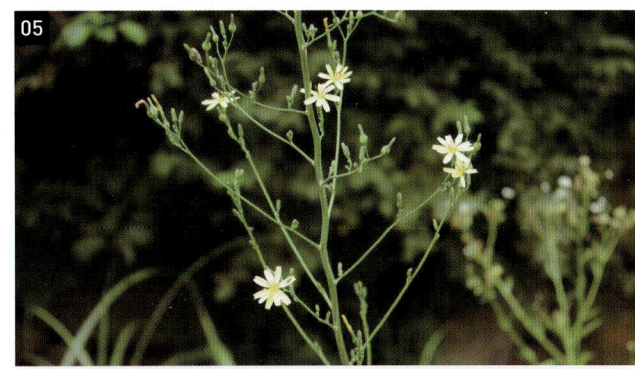

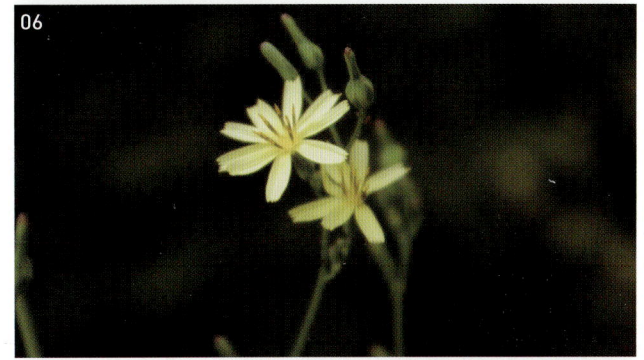

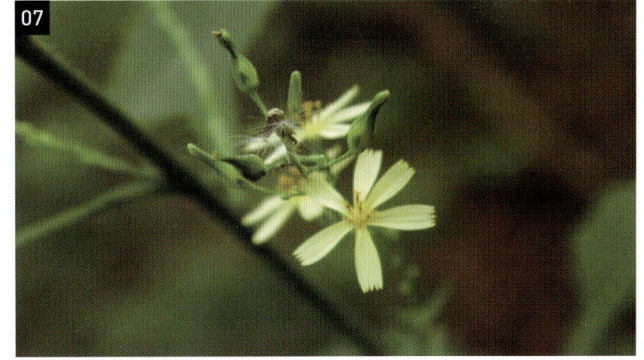

194 삼백초

Saururus chinensis Baill.

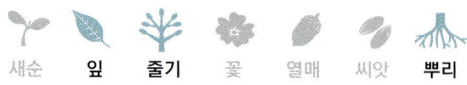

차가운 약성 | 간염, 황달, 이질설사, 아토피, 여드름, 피부염, 붓기 등에 효과

삼백초과
여러해살이풀

생약명
삼백초(三白草)

성분
이소케르세틴
(플라보노이드 유도체)
케르세틴(알러지예방)
타닌(수렴작용)
아미노산(근육강화)
유기산

특징
독성이 조금 있으며
단맛과 매운맛이 있다.

체질
약성이 차가우므로
열이 많은 열체질인 경우,
덥거나 열이 날 때
복용하면 좋은데,
몸이 찬 체질은 장기간
복용하는 것을 삼간다.

서식지
산과 들의 촉촉한 곳이나
물가에 나며, 농가에서도
재배한다.

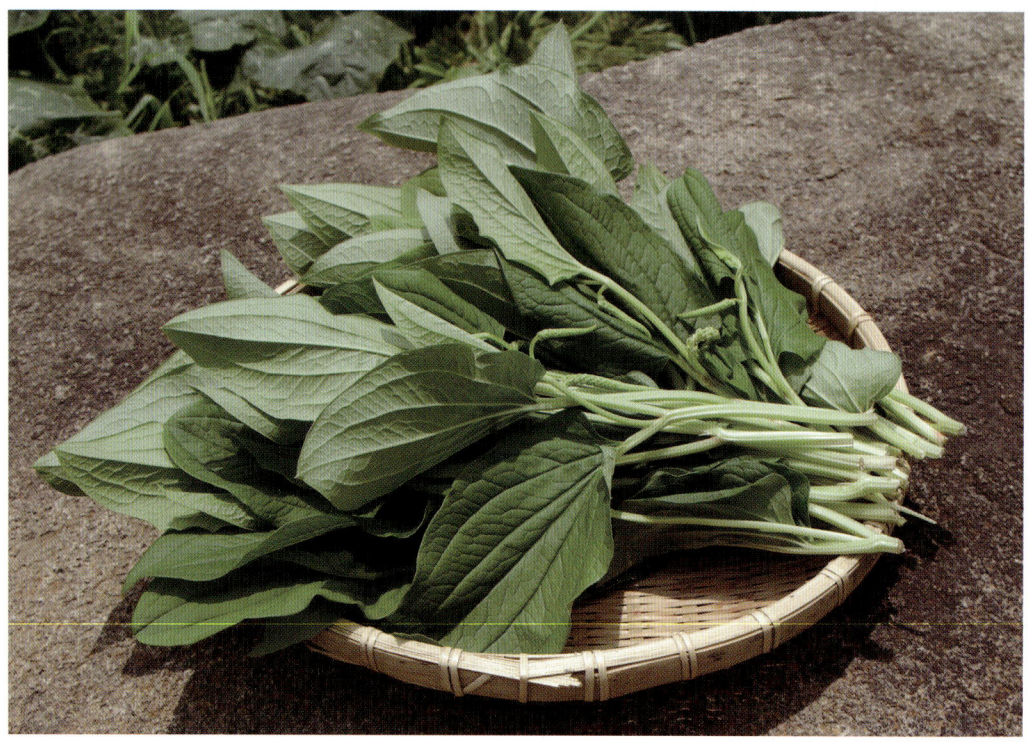

채취한 잎·줄기. 6월 17일

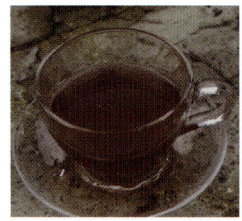

걸러낸 잎·줄기 효소액.

효소액 담그기

- **사용 부위** 잎, 잎+줄기, 잎+줄기+뿌리, 뿌리 **채취 기간** 3~10월
- **채취 방법** 잎은 어린잎부터 다 자란 잎까지 너무 억세지 않은 것을, 뿌리는 굵고 튼실한 것을 골라 채취한다.
- **채취시 주의사항** 흔치 않은 약초이므로 조금만 채취하고, 나머지 개체와 뿌리는 자연에 남겨둔다.
- **다듬기** 줄기와 뿌리는 담글 때 붕 뜨지 않도록 작게 썬다.
- **배합 비율** 잎과 줄기는 발효될 때 물이 적게 나오므로 재료 : 설탕의 비율을 1 : 1로 하고, 뿌리는 물이 좀 더 나오므로 설탕의 비율을 1 이상으로 늘린다.
- **발효와 숙성 기간** 1차 발효는 100일, 2차 발효와 숙성은 100일 이상 한다.
- **담그기와 발효시 주의사항** 독성이 조금 있으므로 발효 가스와 함께 배출될 수 있도록 숨 쉬는 항아리에 담고, 1차 발효가 끝나면 재료를 걸러낸다.
- **완성 상태** 은은한 향이 있어서 발효와 숙성이 잘 되면 그윽한 맛이 난다.
- **복용시 주의사항** 독성분을 많이 먹으면 속이 차가워지므로 위장·비장이 약한 사람은 먹지 않는다.

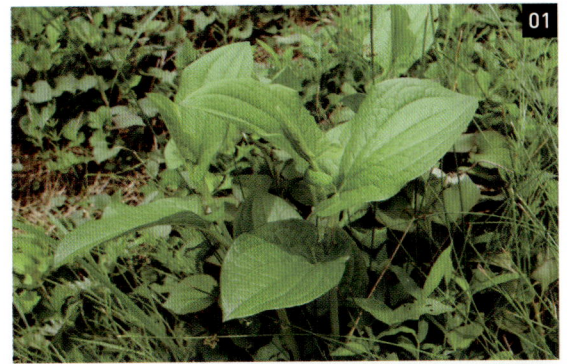

키 50~100㎝. **잎**은 길이 5~15㎝의 긴 심장모양이고, 끝이 뾰족하다. 잎 가장자리는 밋밋하고, 앞면에 잎맥이 5~7개 있다. 꽃이 필 무렵에 줄기 윗동의 잎 2~3장이 흰색이 된다. 잎자루는 길이가 1~5㎝이며, 잎이 줄기에 어긋나게 달린다. **줄기**는 곧게 올라오며, 잎이 달린 자리에 마디가 있다. **꽃**은 6~8월에 피는데 흰색을 띠며, 자잘하게 여러 송이가 이삭모양으로 뭉쳐서 달린다. 꽃차례 길이는 10~15㎝이다. 꽃잎은 없고, 수술은 6~7개, 암술은 3~5개이다. **열매**는 8~10월에 둥글게 여문다. **뿌리**는 옆으로 뻗는다.

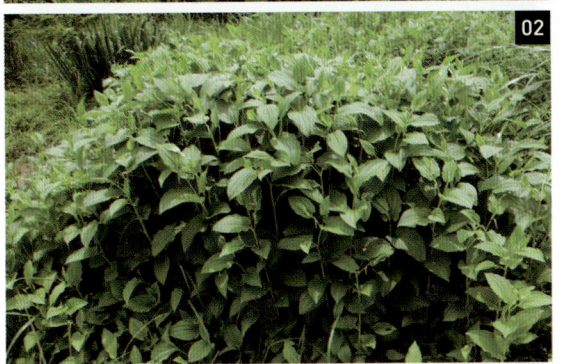

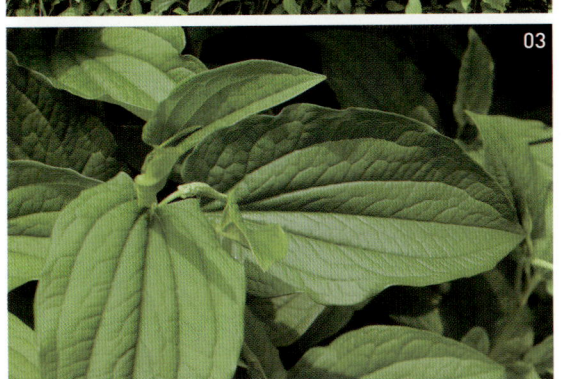

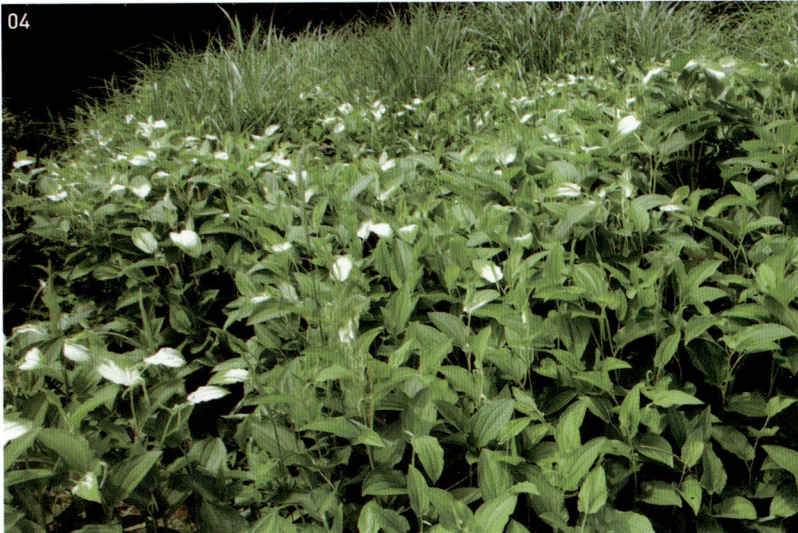

01 줄기와 잎이 자라는 모습. 6월 17일
02 줄기가 곧게 자란다. 6월 17일
03 꽃봉오리 생기는 모습. 6월 17일
04 꽃이 필 무렵부터 잎이 흰색이 된다. 7월 9일
05 꽃이 핀 군락 모습. 7월 9일
06 꽃과 흰색으로 변한 잎. 7월 9일

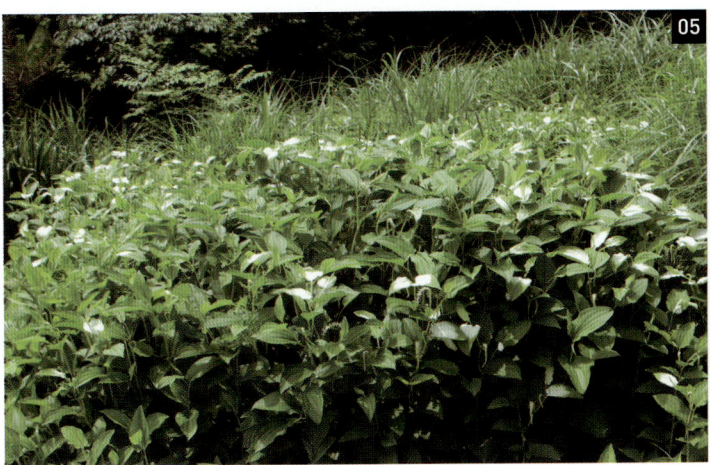

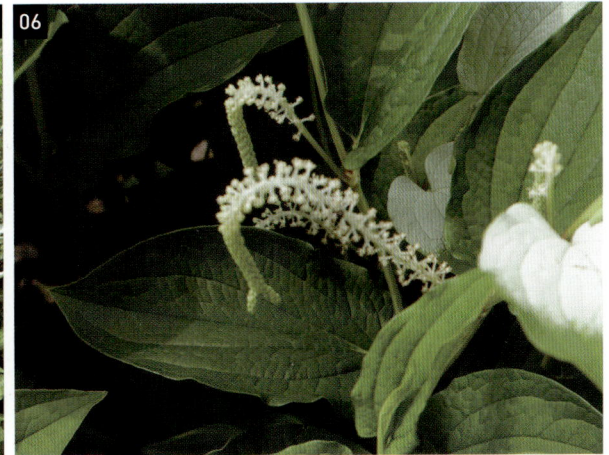

195 서덜취

Saussurea grandifolia Maxim.

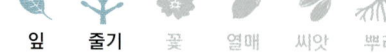

❄ 차가운 약성 | 고혈압 등에 효과

국화과
여러해살이풀

다른 이름
곤데서리

생약명
대엽풍모국(大葉風毛菊)

성분
플라보노이드(산화방지)
폴리페놀(혈압상승억제)

특징
독성이 없고 쓴맛이 있다.

체질
약성이 차가우므로
몸에 열이 많은
열체질인 경우,
덥거나 열이 날 때
복용하면 좋은데,
몸이 찬 체질은 장기간
복용하는 것을 삼간다.

서식지
깊은 산 반그늘인 곳이나
골짜기의 계곡가에 난다.

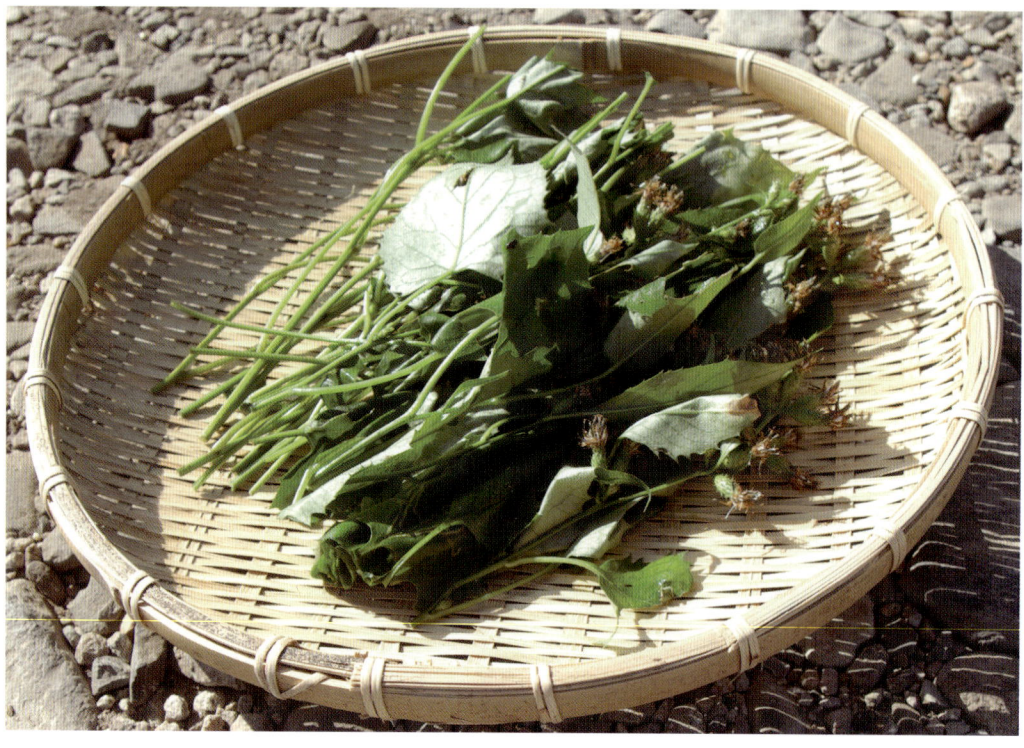

채취한 잎·줄기. 10월 18일

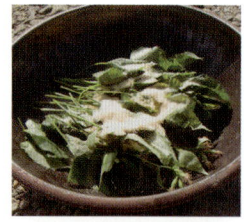
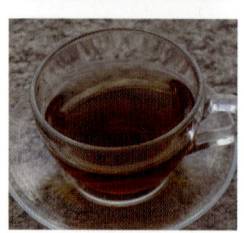

위 잎·줄기로 효소액 담그는 모습.
아래 걸러낸 잎·줄기 효소액.

효소액 담그기

- **사용 부위** 잎, 잎+줄기
- **채취 기간** 3~10월
- **채취 방법** 잎은 어린잎부터 다 자란 잎까지 너무 억세지 않은 것을, 꽃은 너무 활짝 피지 않은 것을 골라 싱싱할 때 딴다.
- **채취시 주의사항** 흔치 않은 약초이므로 조금만 채취하고, 나머지 개체와 뿌리는 자연에 남겨둔다.
- **다듬기** 줄기는 담글 때 붕 뜨지 않도록 작게 썬다.
- **배합 비율** 발효될 때 물이 많이 나오지 않으므로 재료 : 설탕의 비율을 1 : 1로 한다.
- **발효와 숙성 기간** 1차 발효는 100일, 2차 발효와 숙성은 100일 이상 한다.

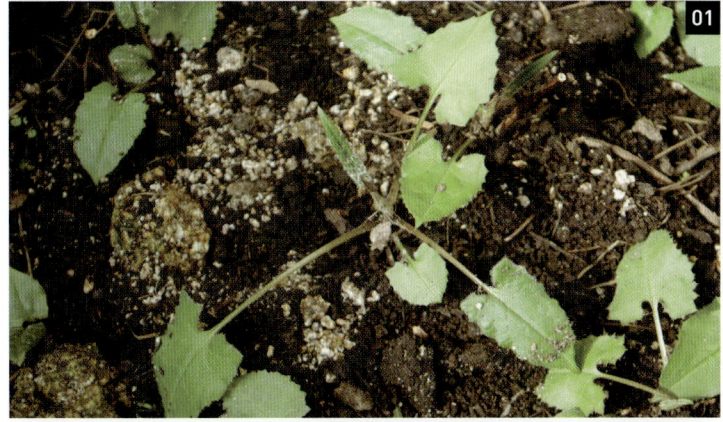

키 30~50cm. **잎**은 길이 10~15cm의 긴 심장모양이고, 끝이 뾰족하며, 잎 가장자리에 날카로운 톱니가 있고, 앞뒷면에는 잔털이 있다. 줄기 윗동의 잎은 작고 잎자루 길이가 5~12cm이지만, 줄기 윗동의 잎자루는 짧다. 잎이 줄기에 어긋나게 달린다. **줄기**는 곧게 올라오고, 윗동에서 가지가 갈라져 나온다. **꽃**은 7~10월에 피는데 흰자주색을 띠며, 지름 18~20mm, 길이 14~16.5mm이다. **열매**는 10~11월에 여물고, 씨앗에 흰색 갓털이 있으며 바람에 날려간다.

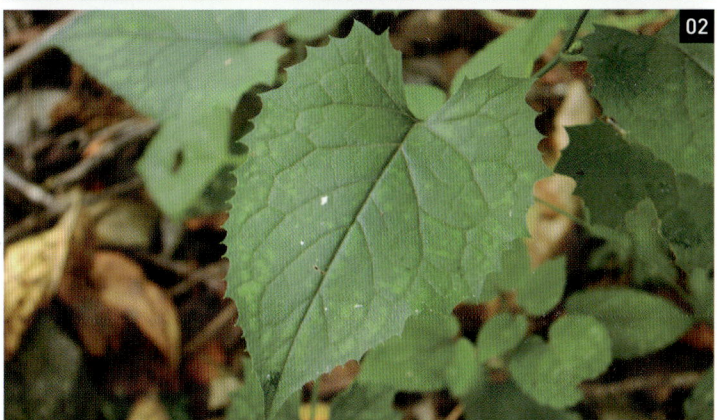

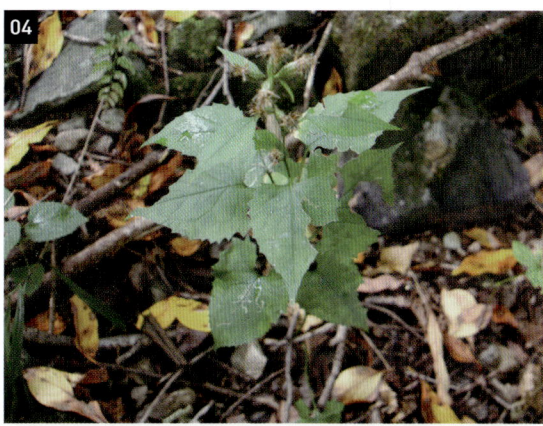

01 새순 올라온 모습. 2월 25일
02 잎이 긴 심장모양이고 날카로운 톱니가 있다. 10월 18일
03 줄기에 잎 달린 모습. 10월 19일
04 줄기 자라는 모습. 10월 18일
05 꽃 핀 모습. 10월 18일
06 꽃이 지고 열매가 달린 모습. 10월 18일

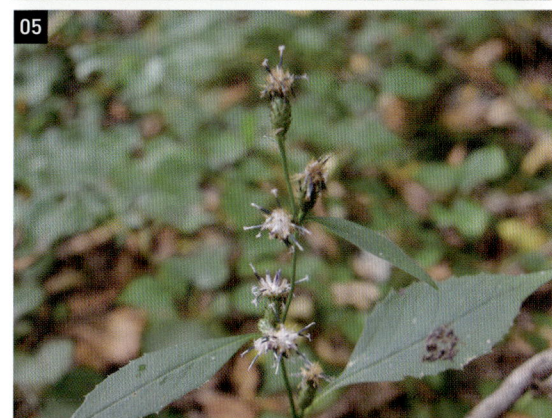

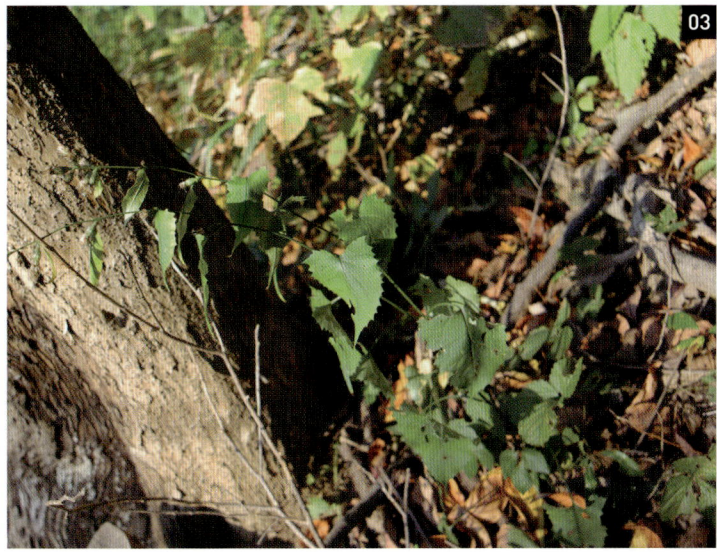

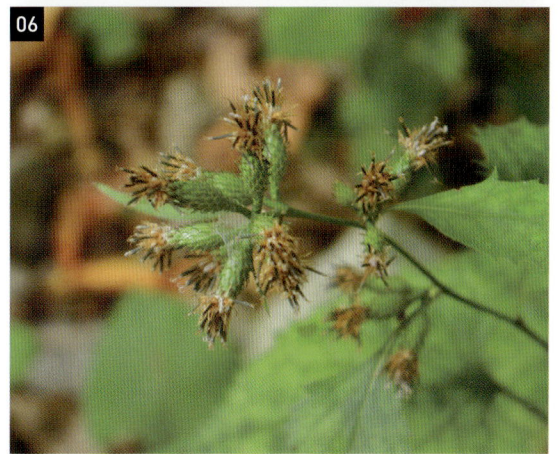

서덜취

196 서양민들레
Taraxacum officinale Weber

차가운 약성 | 피부병, 젖몸살, 갑상샘염, 림프샘염, 급성결막염, 급성편도선염, 고열감기 등에 효과

국화과
여러해살이풀

생약명
포공영(蒲公英)

성분
베타 아미린(항염작용)
베타 시토스테롤
(혈중콜레스테롤 개선)
스티그마스테롤(종양억제)
플라보크산틴
(플라보노이드의 일종)
카페인산(산화방지)
비타민C(산화방지)
비타민D(칼슘흡수촉진)
비타민H(탈모예방)
과당(숙취해소)
자당(혈당조절)
포도당(에너지공급)
팔미트산(담즙분비촉진)

특징
독성이 없으며
쓴맛과 단맛이 있다.

체질
약성이 차가우므로
열이 많은 열체질인 경우,
덥거나 열이 날 때
복용하면 좋은데,
몸이 찬 체질은 장기간
복용하는 것을 삼간다.

서식지
들의 양지바른 곳에 난다.

채취한 잎·뿌리. 8월 12일

효소액 담그기

- **사용 부위** 잎, 잎+뿌리 ■ **채취 기간** 3~6월
- **채취 방법** 잎은 꽃과 열매가 달리지 않고 너무 억세지 않은 것을, 뿌리는 굵고 튼실한 것을 채취한다.
- **다듬기** 뿌리에 흙이 많으므로 깨끗이 씻고, 맨손으로 다듬으면 손에 검은 물이 들기 쉬우므로 장갑을 낀다. 뿌리가 클 경우에는 물이 잘 나오도록 납작하게 썬다.
- **배합 비율** 잎은 물이 적게 나오므로 재료 : 설탕의 비율을 1 : 1로 하고, 뿌리는 물이 좀 더 나오므로 설탕의 비율을 1 이상으로 늘린다.
- **발효와 숙성 기간** 1차 발효는 100일, 2차 발효와 숙성은 100일 이상 한다.
- **완성 상태** 뿌리에 쌉쌀하면서 단맛이 있어 발효와 숙성이 잘 되면 개운한 맛이다.
- **복용시 주의사항** 많이 먹으면 속이 차가워지므로 위장·비장이 약한 사람은 소량만 복용한다.

걸러낸 잎·뿌리 효소액.

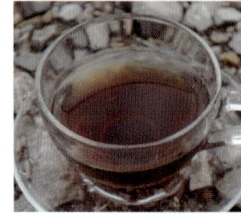

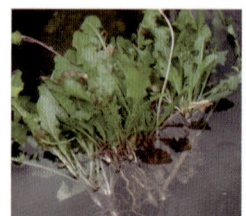
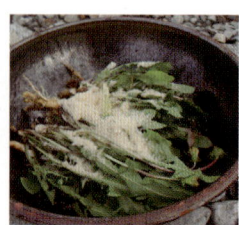

왼쪽 자연의 물로 씻는 것이 좋다.
오른쪽 잎·뿌리로 효소액 담그는 모습.

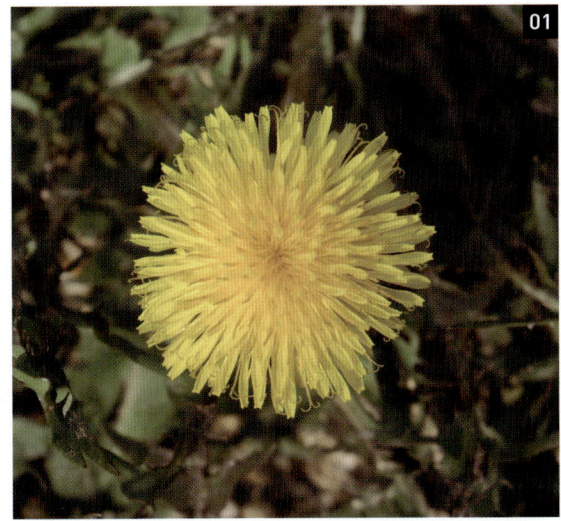

키 15~30㎝. **잎**은 길이 7~25㎝의 긴 피침형이고, 끝이 갸름하거나 뾰족하며, 가장자리가 아래쪽으로 깃털처럼 갈라진다. 잎 가장자리에는 날카로운 톱니가 드문드문 있고, 잎이 뿌리에 뭉쳐서 난다. **꽃**은 3~9월에 꽃줄기가 올라와 꽃이 달리는데, 노란색을 띠며 지름이 2~5㎝이다. 꽃잎처럼 보이는 것은 혀꽃이며, 겹으로 빽빽이 달린다. 꽃의 밑동을 싸고 있는 비늘모양의 잎조각은 뒤로 젖혀진다. **열매**는 4~10월에 여무는데, 씨앗이 원통모양으로 길이가 2~4㎜이고 빽빽하게 달린다. 씨앗에 흰색 갓털이 있으며 바람에 날려간다. **뿌리**는 굵고 길게 뻗는다.

| **유사종** | 민들레. 꽃과 잎이 서양민들레와 비슷하나 꽃이 작고 혀꽃 수가 적으며, 꽃 밑동의 비늘모양의 잎조각이 뒤로 젖혀지지 않는다.

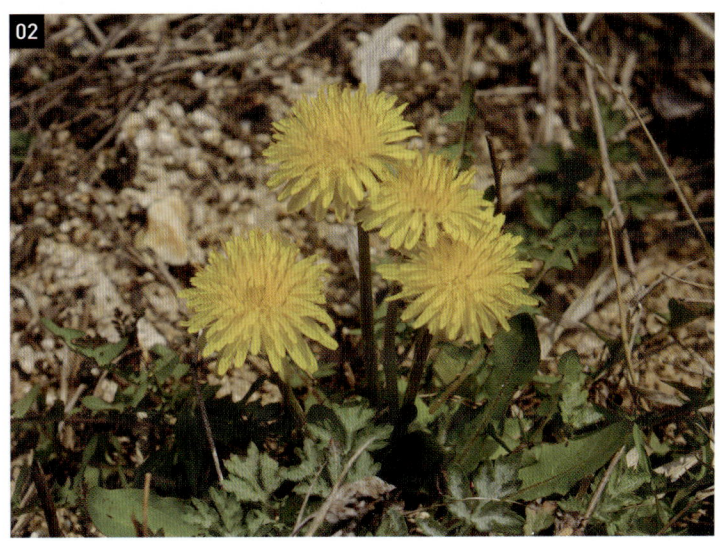

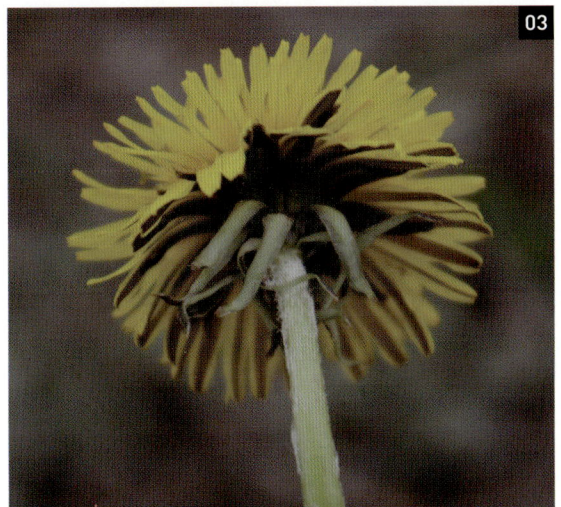

01 혀꽃이 빽빽하게 달린다. 4월 6일
02 꽃 핀 모습. 4월 6일
03 꽃 밑동의 잎조각이 뒤로젖혀진다. 4월 11일
04 씨앗에 갓털이 있다. 10월 18일
05 번식력이 강해서 큰 군락을 이룬다. 5월 24일

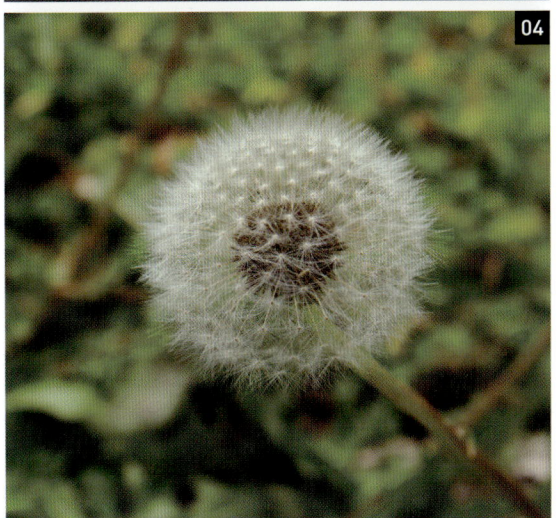

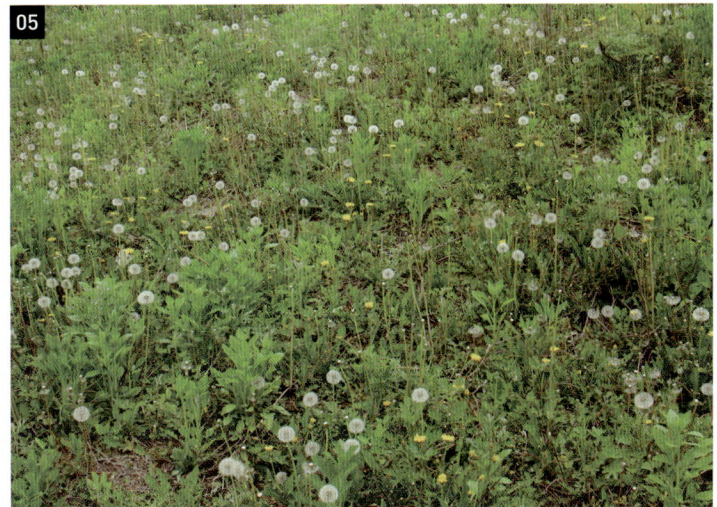

서양민들레

197 선씀바귀

Ixeris strigosa (H. Lev. & Vaniot) J. H. Pak & Kawano compositae

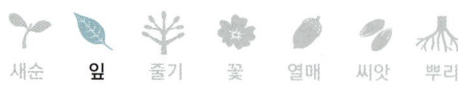

차가운 약성 | 맹장염, 장염, 이질설사, 만성골반염, 기침, 폐결핵, 습진 등에 효과

국화과
여러해살이풀

생약명
산고매(山苦毎)

성분
페놀(산화방지)
리놀렌산(불포화지방산)
팔미트산(담즙분비촉진)
아미노산(근육강화)
칼슘(뼈강화)
칼륨
(신경세포와 근육기능강화)
인(혈중콜레스테롤 개선)
마그네슘(체내기능유지)
나트륨(수분유지)
아연(면역력증진)
철분(빈혈개선)

특징
독성이 없으며
쓴맛과 단맛이 있다.

체질
약성이 차가우므로
몸에 열이 많은
열체질인 경우,
덥거나 열이 날 때
복용하면 좋은데,
몸이 찬 체질은 장기간
복용하는 것을 삼간다.

서식지
산과 들의 양지바르고
메마른 곳에 난다.

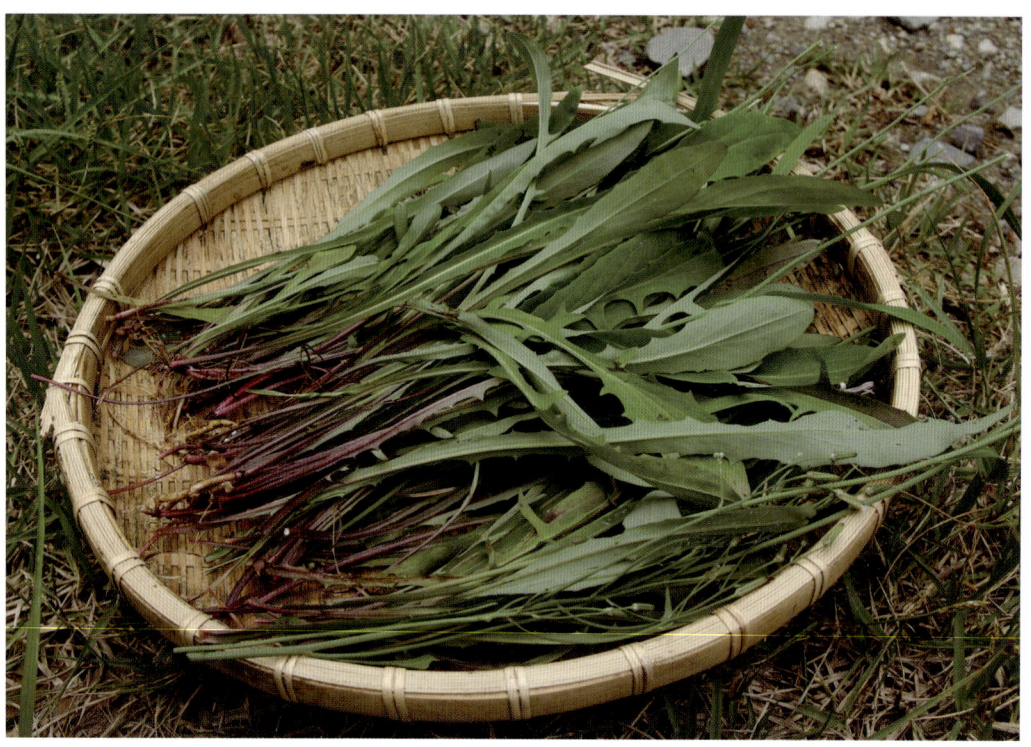

채취한 잎. 7월 9일

효소액 담그기

- **사용 부위** 잎
- **채취 기간** 3~10월
- **채취 방법** 꽃이나 열매가 달리지 않고 너무 억세지 않은 것을 골라 싱싱할 때 딴다.
- **채취시 주의사항** 흔치 않은 약초이므로 조금만 채취하고, 나머지 개체와 뿌리는 자연에 남겨둔다.
- **배합 비율** 발효될 때 물이 많이 나오지 않으므로 재료 : 설탕의 비율을 1 : 1로 한다.
- **발효와 숙성 기간** 1차 발효는 100일, 2차 발효와 숙성은 100일 이상 한다.

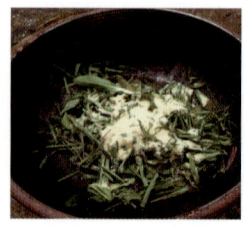 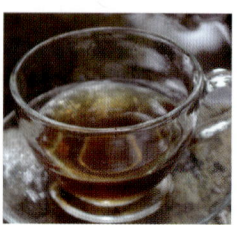

왼쪽 잎으로 효소액 담그는 모습.
오른쪽 걸러낸 잎 효소액.

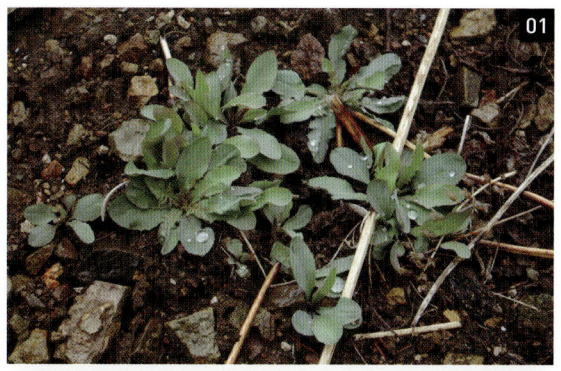

키 20~50㎝. **잎**이 뿌리 잎은 피침 같은 긴 타원형이고, 끝이 갸름하거나 뾰족하며, 가장자리는 깃털처럼 갈라지거나 치아 같은 톱니가 있다. 길이 8~24㎝이고, 너비 5~15㎜이다. 줄기 잎은 깃털처럼 갈라지거나 밋밋하며, 길이가 1~4㎝이다. 꽃줄기 잎은 피침형이고, 길이 2~4㎜이다. **줄기**는 곧거나 비스듬히 올라오고, 줄기를 자르면 흰색 유액이 나온다. **꽃**은 5~6월에 피는데 흰자주색을 띠고, 지름이 2~2.5㎝이다. 꽃잎처럼 보이는 것은 혀꽃으로 23~27개씩 달린다. **열매**는 7월에 여무는데, 씨앗이 길이 5.5~7㎜이고 흰색 갓털이 있으며 바람에 날려간다. **뿌리**는 가늘다.

| **유사종** | 씀바귀. 꽃이 노랗고 혀꽃이 5~7개로 성긴 것이 선씀바귀와 다르다.

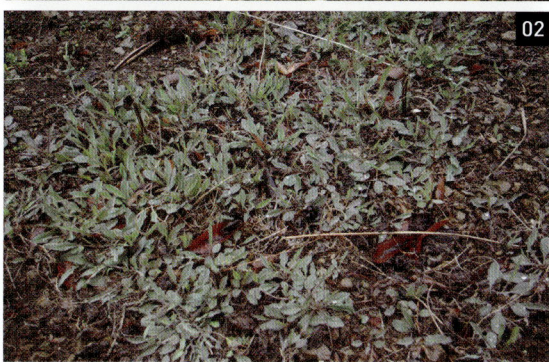

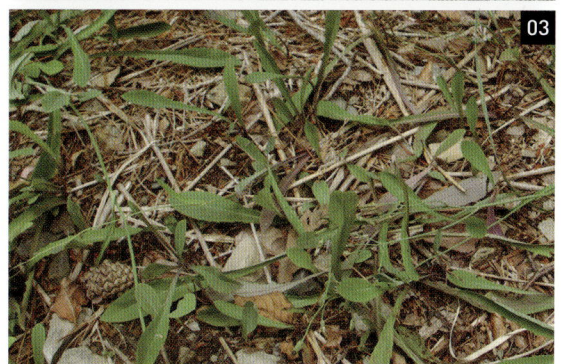

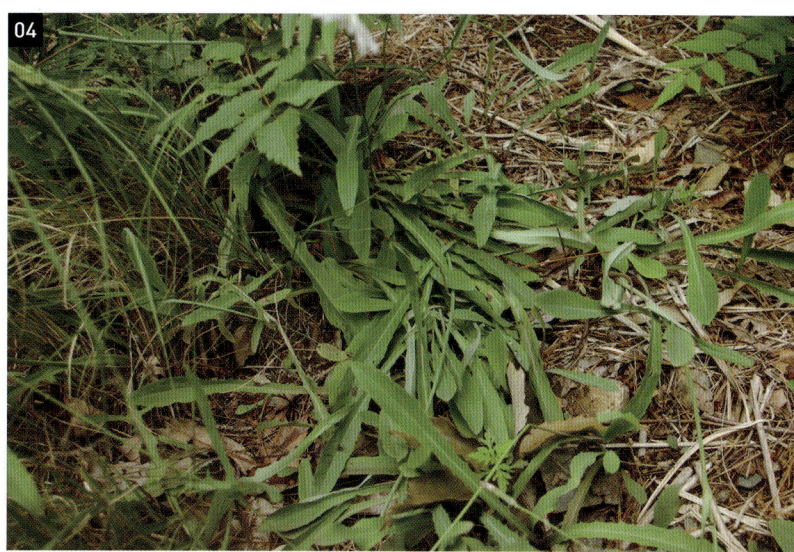

01 새순 올라온 모습. 4월 7일
02 새순이 나온 군락 모습. 4월 7일
03 잎이 길어지는 모습. 7월 9일
04 잎이 무더기로 올라온 모습. 7월 9일
05 꽃과 꽃봉오리 달린 모습. 7월 9일
06 꽃이 흰자주색을 띤다. 7월 9일

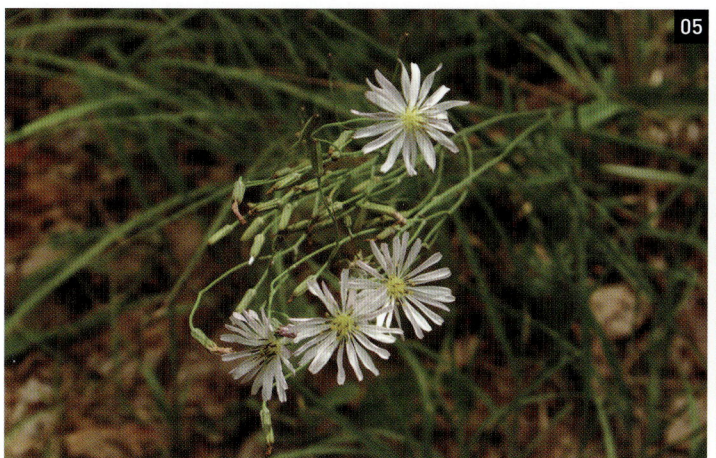

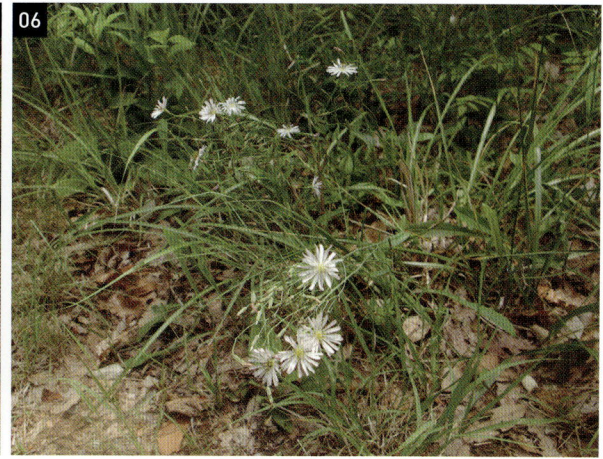

198 선인장

Opuntia ficus-indica Mill.

새순 / 잎 / 줄기 / 꽃 / 열매 / 씨앗 / 뿌리

차가운 약성 | 폐렴, 기침, 인후통, 유선염, 치질, 이질설사 등에 효과

선인장과
여러해살이풀

다른 이름
백년초

생약명
선인장(仙人掌)

성분
플라보노이드(산화방지)
베타 카로틴(산화방지)
아미노산(근육강화)
칼슘(뼈강화)
철분(빈혈개선)
단백질(근육강화)
비타민C(산화방지)
말산(피로회복)
호박산(피로회복) / 다당류

특징
독성이 없으며
쓴맛과 신맛이 있다.

체질
약성이 차가우므로
열이 많은 열체질인 경우,
덥거나 열이 날 때 복용하면
좋은데, 몸이 찬 체질은
장기간 복용하는 것을 삼간다.

서식지
남부지방의 건조하고
모래 섞인 땅에 난다.

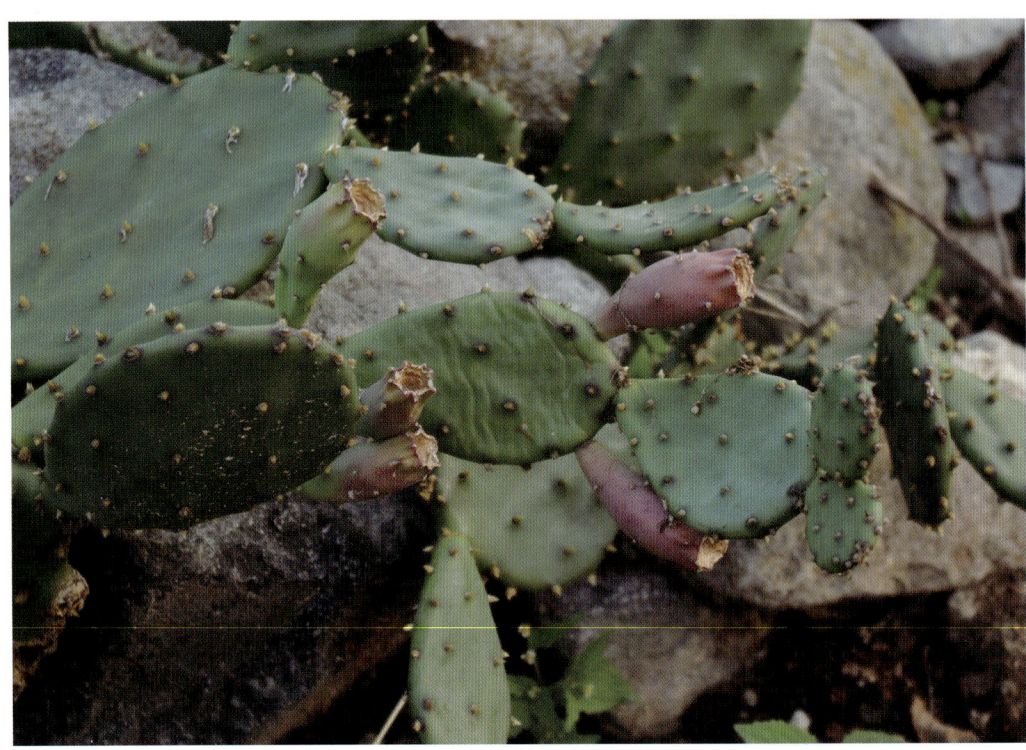

줄기와 가지가 편평한 타원형이다. 10월 31일

걸러낸 줄기 효소액.

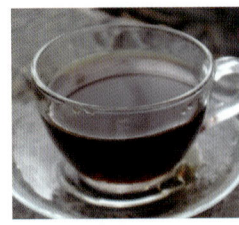

효소액 담그기

- **사용 부위** 줄기, 줄기+열매, 열매
- **채취 기간** 3~9월
- **채취 방법** 줄기는 시들지 않은 것을, 열매는 너무 익지 않은 것을 골라 싱싱할 때 딴다.
- **채취시 주의사항** 가시가 많으므로 채취하고 다듬을 때 장갑을 낀다. 선인장 종류 중에는 껍질에 독성이 있는 것도 있으므로 약용으로 알려진 것만 사용한다.
- **다듬기** 줄기와 열매 모두 물이 잘 나오도록 납작하게 썬다.
- **배합 비율** 발효될 때 물이 적당히 나오므로 설탕의 비율을 1 이상으로 한다.
- **발효와 숙성 기간** 1차 발효는 100일, 2차 발효와 숙성은 100일 이상 한다.
- **완성 상태** 쓴맛과 신맛이 있어서 발효와 숙성이 잘 되면 개운한 맛이다.

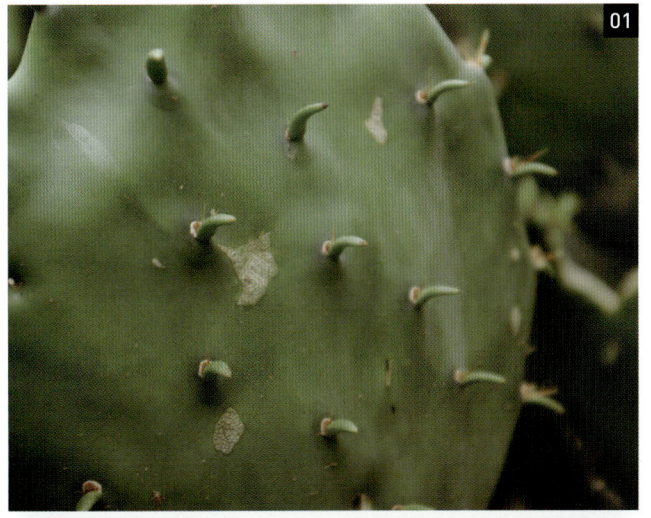

키 2m. **잎**이 퇴화되어 가시처럼 된다. 가시는 길이 1~3㎝이고 어릴 때는 푸르다 점차 갈색이 되며, 다 자라면 떨어진다. 가시가 줄기에 드문드문 붙어 있다. **줄기**는 가지와 함께 편평한 타원형으로 이어진다. 밑동은 짧고 납작하며, 껍질은 두껍고 짙은 녹색을 띠며, 살에 물이 많다. **꽃**은 4~6월에 피는데 노란색을 띠고, 지름 2~3㎝이다. 꽃잎은 여러 장이고 겹겹이 달리며, 수술은 여러 개이고 암술은 1개이다. **열매**는 9월에 통모양으로 여물고, 익으면 붉은자주색이다. **뿌리**는 가늘게 뻗으며, 잔뿌리가 있다.

01 잎이 퇴화되어 가시처럼 된다. 7월 3일
02 꽃봉오리 달린 모습. 6월 16일
03 노란색 꽃이 핀다. 6월 2일
04 꽃에 수술이 많다. 7월 9일
05 꽃이 시들어가는 모습. 7월 9일
06 풋열매 달린 모습. 7월 3일
07 열매가 익어가는 모습. 10월 31일

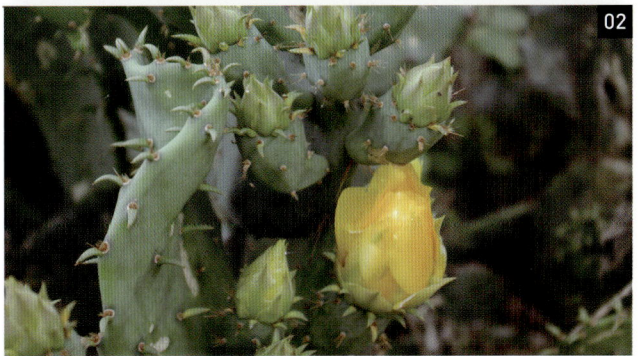
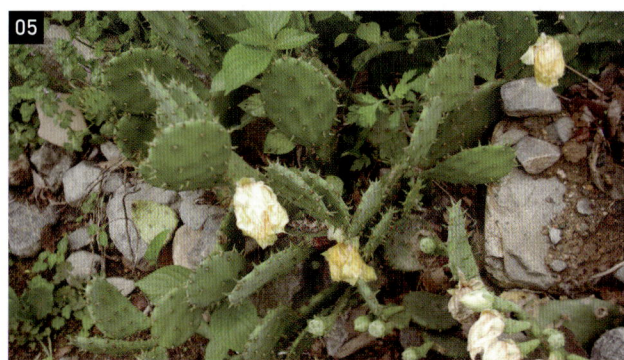
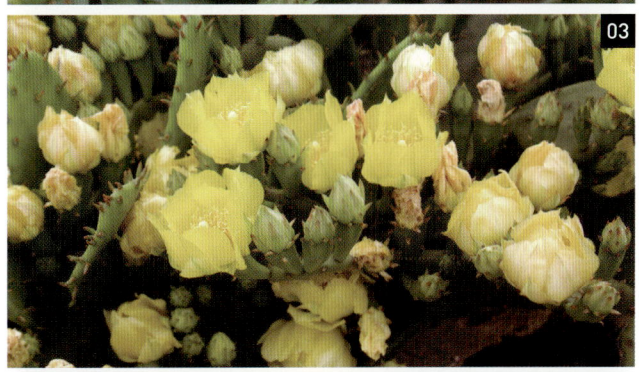
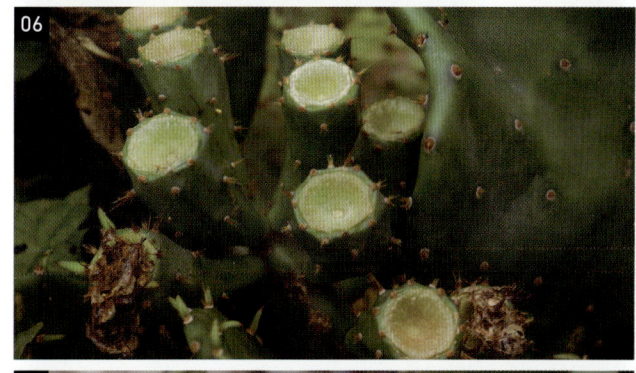
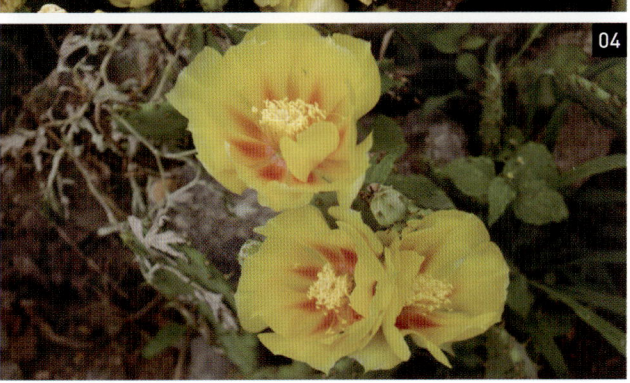
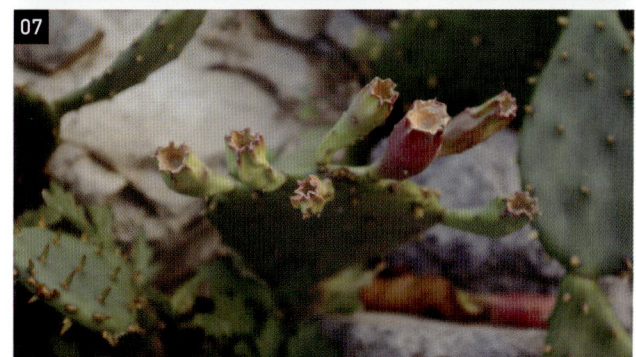

199 솜나물
Leibnitzia anandria (L.) Nakai

차가운 약성 | 천식, 기침, 설사, 관절통, 류머티즘 등에 효과

국화과
여러해살이풀

다른 이름
부싯깃나물

생약명
대정초(大丁草)

성분
사포닌(면역력강화)
베타 시스테롤(종양억제)
타락사스테롤
(혈중콜레스테롤 개선)

특징
독성이 없으며 쓴맛이 있다.

체질
약성이 차가우므로
열이 많은 열체질인 경우,
덥거나 열이 날 때
복용하면 좋은데,
몸이 찬 체질은 장기간
복용하는 것을 삼간다.

서식지
낮은 산과 들의
양지바른 곳에 난다.

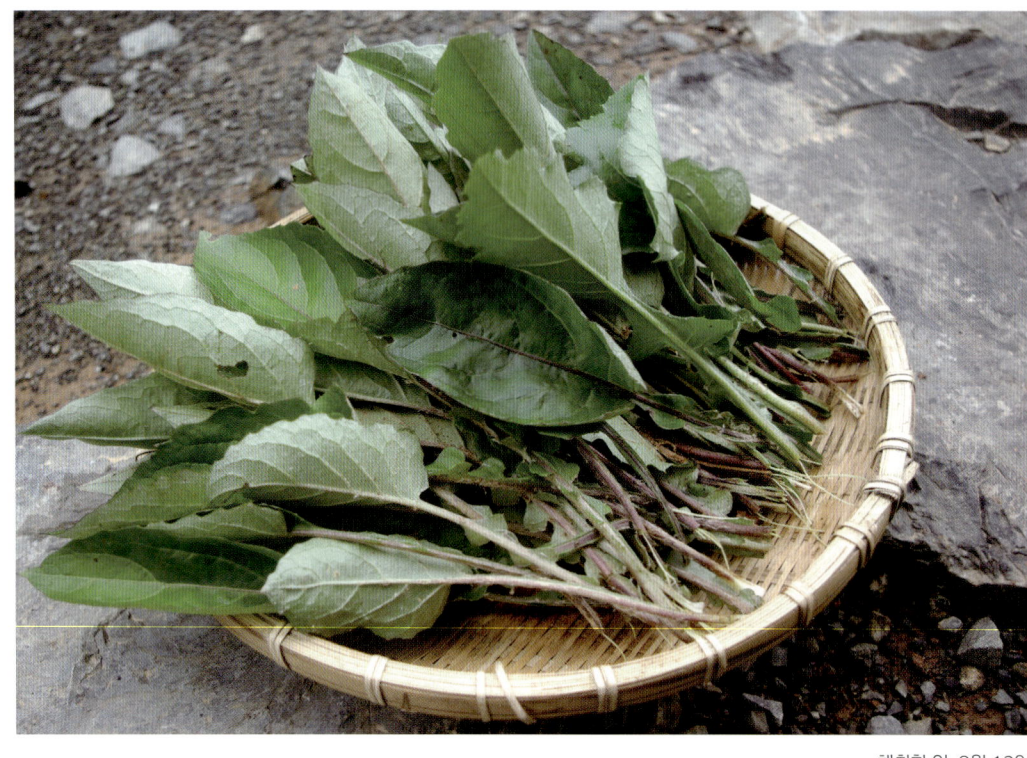

채취한 잎. 8월 13일

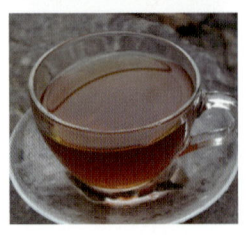

위 잎으로 효소액 담그는 모습.
아래 걸러낸 잎 효소액.

효소액 담그기

- **사용 부위** 잎
- **채취 기간** 3~9월
- **채취 방법** 꽃이나 열매가 달리지 않고 너무 억세지 않은 것을 골라 싱싱할 때 딴다.
- **채취시 주의사항** 흔치 않은 약초이므로 조금만 채취하고, 나머지 개체와 뿌리는 자연에 남겨둔다.
- **배합 비율** 발효될 때 물이 적게 나오므로 재료 : 설탕의 비율을 1 : 1로 한다.
- **발효와 숙성 기간** 1차 발효는 100일, 2차 발효와 숙성은 100일 이상 한다.
- **복용시 주의사항** 수산이 들어 있어서 너무 많이 먹으면 신장에 결석이 생길 수 있으므로 소량만 복용한다.

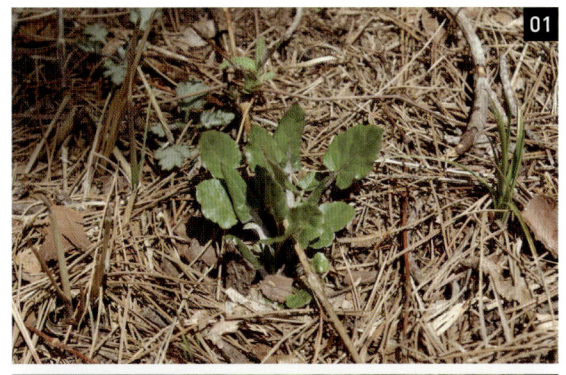

키 10~60㎝. **잎**은 봄잎이 타원형이고, 끝이 무디거나 뾰족하며, 어릴 때 잎 뒷면이 솜털로 덮여 있다. 가을잎은 긴 타원형이고, 아래쪽이 무잎처럼 갈라지며, 가장자리에 불규칙한 톱니가 있다. 길이 10~16㎝, 너비 3~4.5㎝인데, 봄잎은 크기가 작다. 잎이 뿌리에 뭉쳐서 난다. **줄기**가 곧게 올라오는데, 어린 줄기는 솜털이 빽빽하고 붉은 자줏빛이 돈다. 봄줄기는 높이가 10~20㎝이고, 가을줄기는 높이가 30~60㎝이다. **꽃**은 5~9월에 피는데, 봄꽃은 겉면이 붉은자주색을 띠고 안쪽은 흰색을 띠며, 열매를 맺지 못한다. 가을꽃은 꽃봉오리가 벌어지지 않으며, 열매를 맺는다. **열매**는 9월에 여물고, 씨앗에 연갈색 갓털이 있으며, 바람에 날려간다.

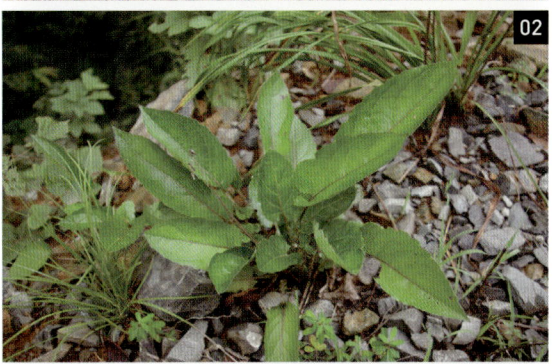

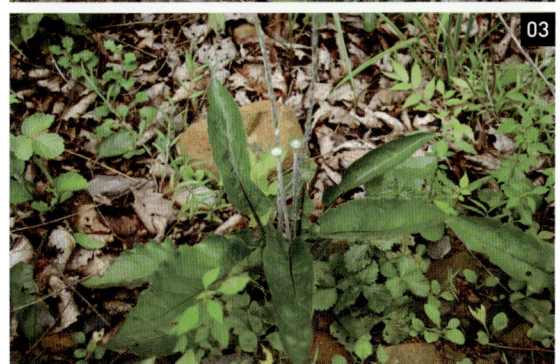

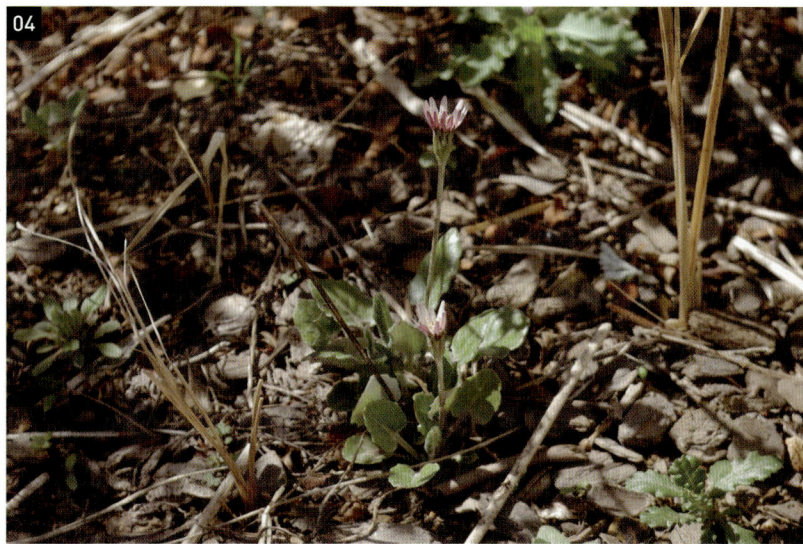

01 봄잎은 작은 타원형이다. 4월 4일
02 가을잎은 크고 길쭉하다. 8월 13일
03 줄기에 솜털이 있다. 8월 13일
04 봄꽃은 열매를 맺지 못한다. 3월 27일
05 가을꽃은 꽃봉오리가 벌어지지 않는다. 8월 13일
06 가을꽃에서 맺힌 열매. 9월 22일

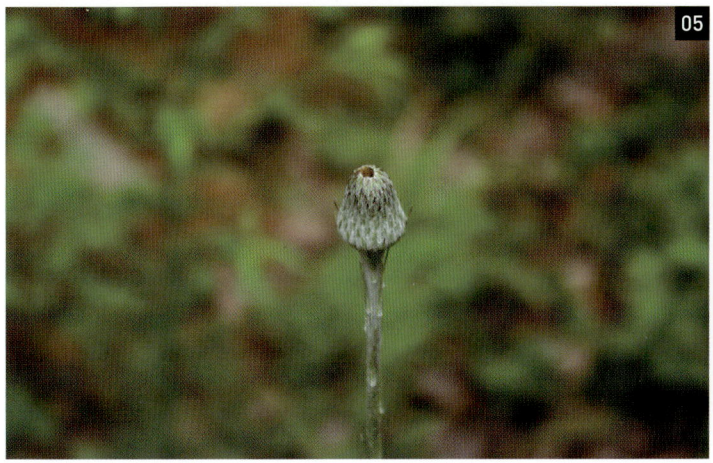

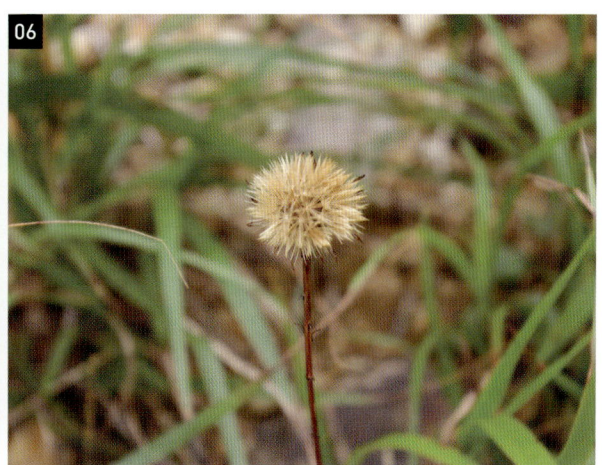

솜나물

200 쇠비름

Portulaca oleracea L.

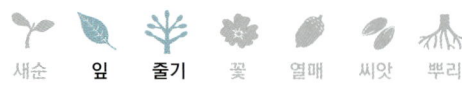
새순 · 잎 · 줄기 · 꽃 · 열매 · 씨앗 · 뿌리

 차가운 약성 | 침침한 눈, 식중독, 아토피, 신장염, 장염, 이질설사 등에 효과

쇠비름과
여러해살이풀

다른 이름
돼지풀

생약명
마치현(馬齒莧)

성분
사포닌(면역력강화)
알라닌(간해독)
베타 카로틴(산화방지)
토코페롤(항산화물질생성)
비타민B1(에너지대사 관여)
비타민C(산화방지)
자당(혈당조절)
과당(숙취해소)
포도당(에너지공급)
수산(신맛성분)
녹말

특징
독성이 없으며
신맛과 단맛이 있다.

체질
약성이 차가우므로
몸에 열이 많은
열체질인 경우,
덥거나 열이 날 때
복용하면 좋은데,
몸이 찬 체질은 장기간
복용하는 것을 삼간다.

서식지
산과 들의 양지바른
곳에 난다.

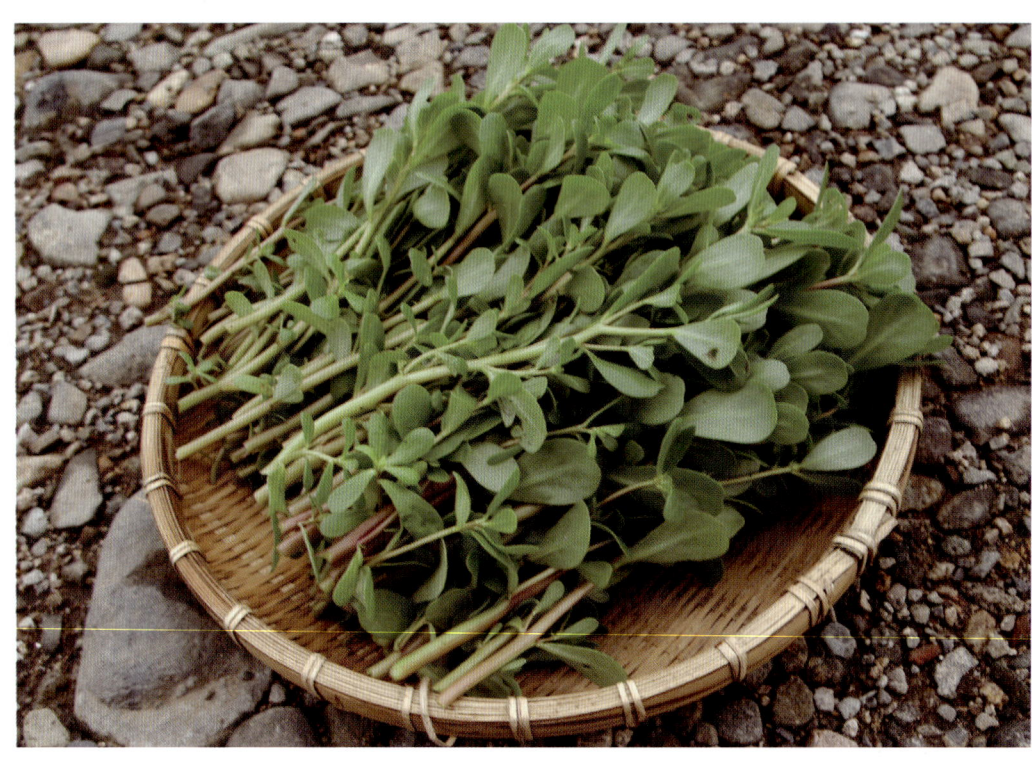

채취한 잎·줄기. 8월 16일

효소액 담그기

- **사용 부위** 잎+줄기
- **채취 기간** 3~10월. 뿌리를 남겨두면 계속해서 새순이 올라온다.
- **채취 방법** 너무 억세지 않은 것을 골라 싱싱할 때 딴다.
- **배합 비율** 발효될 때 물이 많이 나오므로 재료 : 설탕의 비율을 1 : 1 이상으로 한다.
- **발효와 숙성 기간** 1차 발효는 100일, 2차 발효와 숙성은 100일 이상 한다.
- **완성 상태** 잎에 시큼한 맛이 있어서 발효와 숙성이 잘 되면 개운한 맛이다.
- **복용시 주의사항** 많이 먹으면 속이 차가워지므로 장이 좋지 않아 설사를 하는 사람, 습관성 유산을 하는 여성, 임산부는 먹지 않는다.

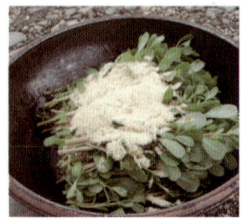
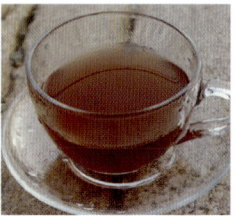

왼쪽 잎·줄기로 효소액 담그는 모습.
오른쪽 걸러낸 잎·줄기 효소액.

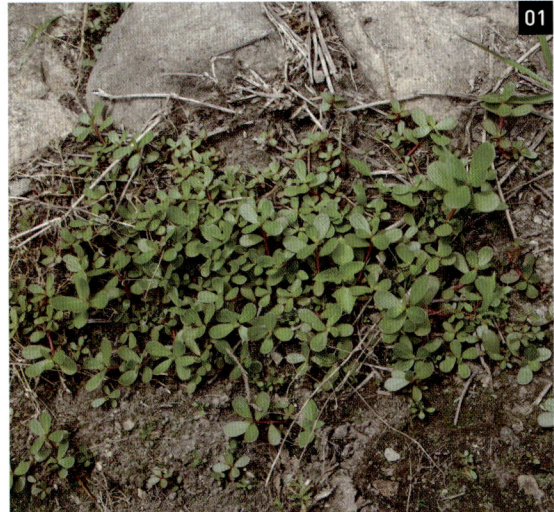

길이 30㎝. **잎**은 길이 15~25㎜, 너비 5~15㎜의 긴 타원형이고, 끝이 둥글며, 잎 가장자리는 밋밋하다. 잎이 도톰하고 물기가 많으며, 잎에 검붉은빛이 돌기도 한다. 잎이 줄기에 어긋나게 달리는데, 줄기 끝에는 빙 둘러 난다. **줄기**는 비스듬히 자라거나 옆으로 퍼지며, 가지가 많이 갈라져 나온다. 줄기에 붉은빛이 돌고, 털이 없다. **꽃**은 6~10월에 피는데 노란색을 띠고, 지름이 8㎜ 정도이다. 꽃잎은 5장이고, 수술은 7~12개, 암술은 1개이다. **열매**는 8~10월에 타원형으로 여문다. **뿌리**는 길게 뻗으며, 뿌리를 손으로 비비면 붉게 변한다.

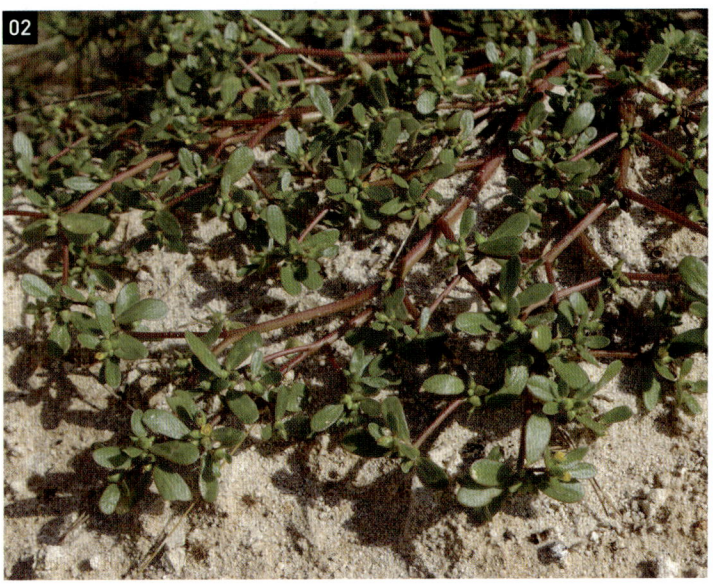

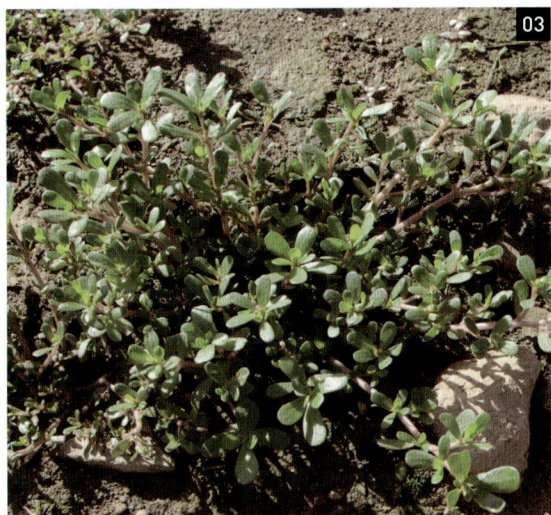

01 어린잎 자라는 모습. 6월 11일
02 줄기가 붉고, 잎이 작은 혀모양이다. 9월 30일
03 줄기가 자라는 모습. 6월 20일
04 가지가 사방으로 퍼진다. 9월 30일
05 꽃이 작고 노란색이다. 9월 30일

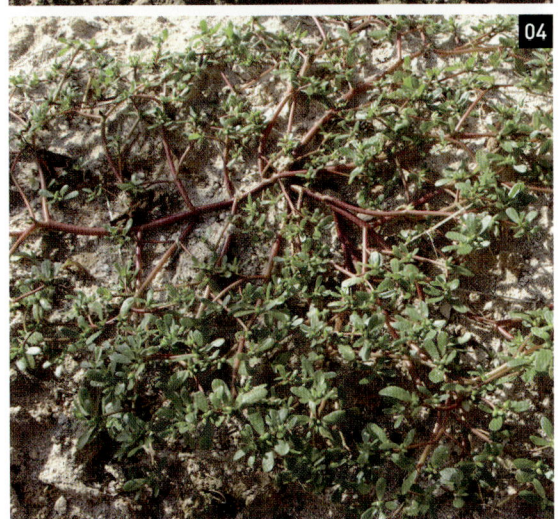

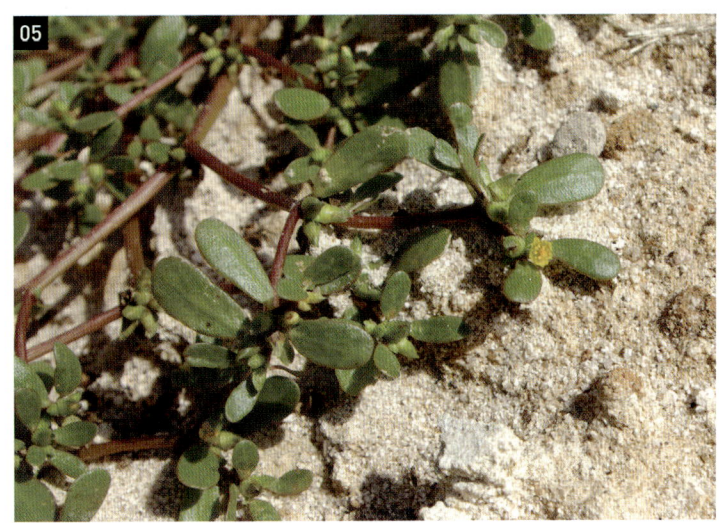

201 쇠서나물

Picris hieracioides var. *glabrescens* Ohwl.

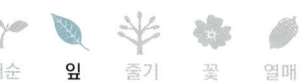

❄ 서늘한 약성 | 유행성감기, 젖멍울, 만성설사, 피부염, 아토피 등에 효과

국화과
두해살이풀

생약명
모련채(毛蓮菜)

성분
락투신(통증완화)
타닌(수렴작용)

특징
독성이 없으며
쓴맛과 매운맛이 있다

체질
약성이 서늘하므로
몸에 열이 많은
열체질인 경우,
덥거나 열이 날 때
복용하면 좋다.

서식지
산과 들의 양지바른 곳,
길가에 난다.

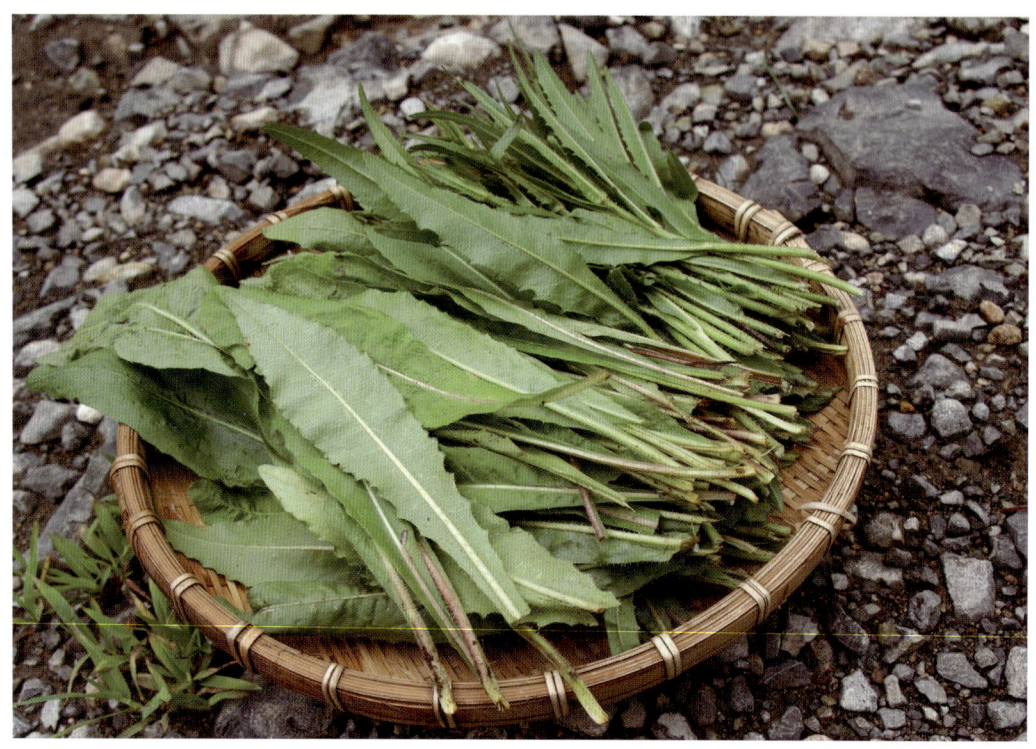

채취한 잎. 8월 15일

효소액 담그기

- **사용 부위** 잎
- **채취 기간** 3~10월
- **채취 방법** 꽃이나 열매가 달리지 않고 너무 억세지 않은 것을 골라 싱싱할 때 딴다.
- **채취시 주의사항** 꽃이 핀 것은 쓴맛이 더 강해서 좋지 않다.
- **배합 비율** 발효될 때 물이 많이 나오지 않으므로 재료 : 설탕의 비율을 1 : 1로 한다.
- **발효와 숙성 기간** 1차 발효는 100일, 2차 발효와 숙성은 100일 이상 한다

걸러낸 잎 효소액.

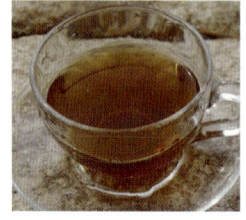

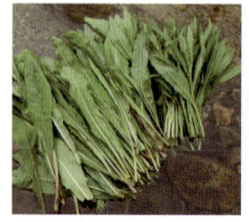
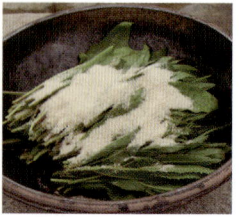

왼쪽 자연의 물로 씻는 것이 좋다.
오른쪽 잎으로 효소액 담그는 모습.

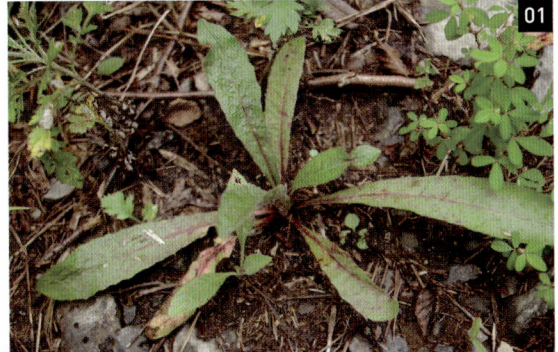

키 90cm. **잎**은 길이 8~22cm, 너비 1~4cm의 좁고 긴 타원형이고, 끝이 갸름하거나 뾰족하다. 잎 가장자리에 물결모양의 톱니가 있고, 잎 전체에 거친 털이 있으며, 뿌리 잎에 간혹 붉은 얼룩이 생기기도 한다. 뿌리 잎은 뭉쳐서 나고, 줄기 잎은 어긋나게 달린다. **줄기**는 곧게 올라오고, 가지가 갈라져 나오며, 붉은갈색의 거친 털이 있다. 줄기나 가지를 자르면 흰색 유액이 나온다. **꽃**은 6~9월에 피는데 노란색이나 연노란색을 띠고, 지름이 2~2.5cm이다. **열매**는 9~10월에 여무는데, 씨앗에 흰색 갓털이 있으며 바람에 날려간다.

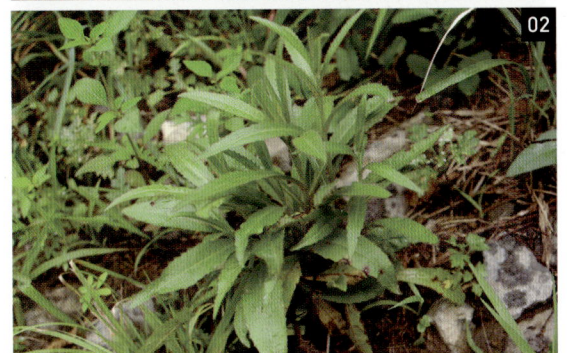

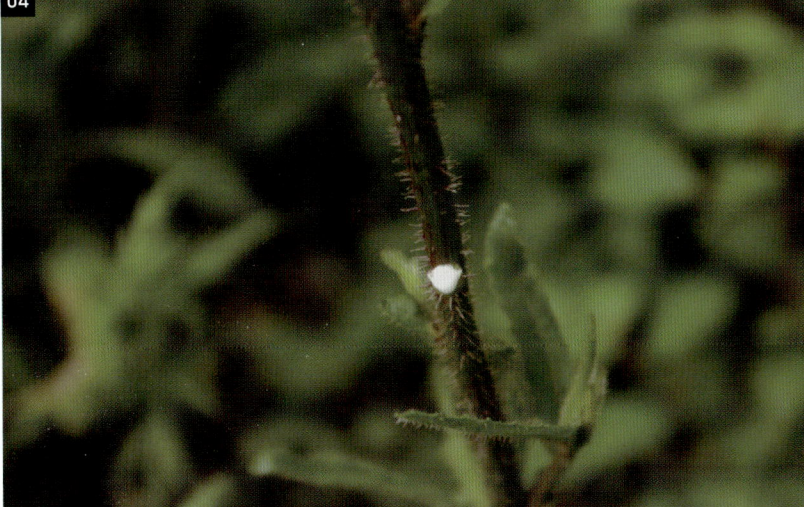

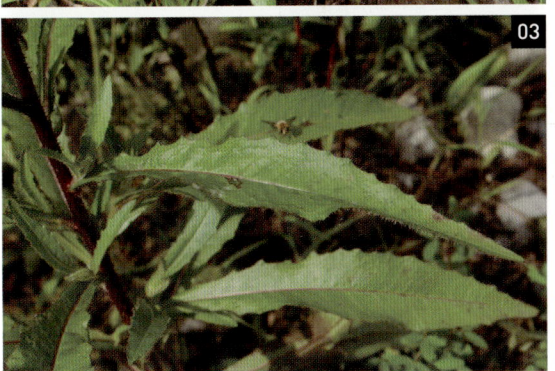

01 뿌리 잎에 붉은 얼룩이 생긴 모습. 8월 15일
02 잎이 무성한 모습. 8월 15일
03 잎을 돌돌 말면 쇳소리가 나면서 풀린다. 8월 15일
04 가지를 자르면 흰색 유액이 나온다. 8월 15일
05 꽃봉오리가 달린 전체 모습. 8월 15일
06 꽃이 피기 전에 채취한다. 8월 15일

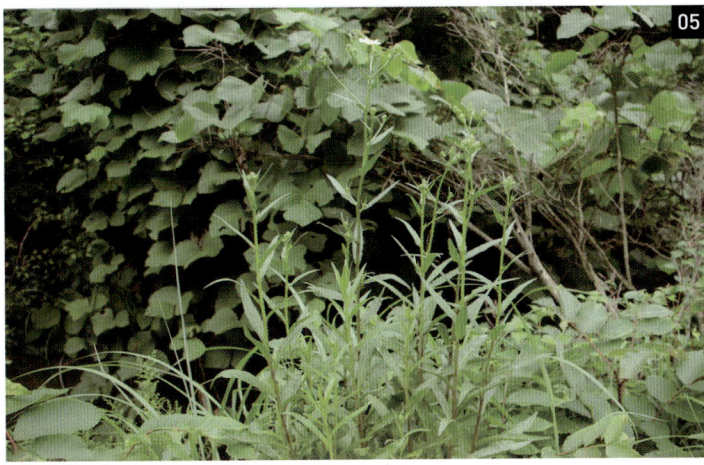

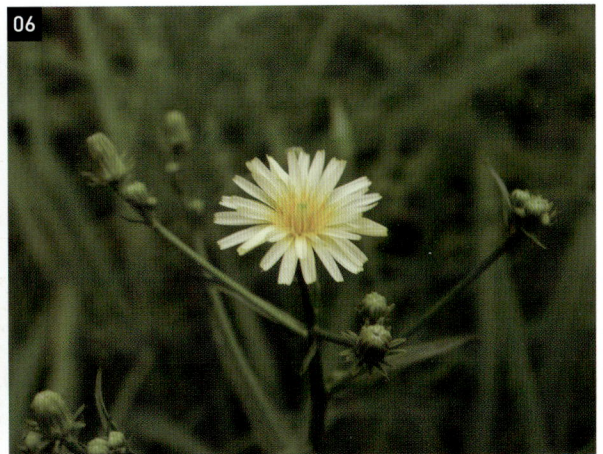

쇠서나물

202 수영
Rumex acetosa L.

새순 잎 줄기 꽃 열매 씨앗 뿌리

 차가운 약성 | 아토피, 피부염, 치질출혈, 변비, 이질설사, 생리혈과다 등에 효과

마디풀과
여러해살이풀

다른 이름
시금초

생약명
산모(酸模)

성분
에모딘(위장기능강화)
타닌(수렴작용)
탄산칼슘
(신체의 성장과 기능유지)
비타민C(산화방지)

특징
독성이 없으며
쓴맛과 신맛이 있다.

체질
약성이 차가우므로
열이 많은 열체질인 경우,
덥거나 열이 날 때
복용하면 좋은데,
몸이 찬 체질은 장기간
복용하는 것을 삼간다.

서식지
산과 들의 풀밭에 난다.

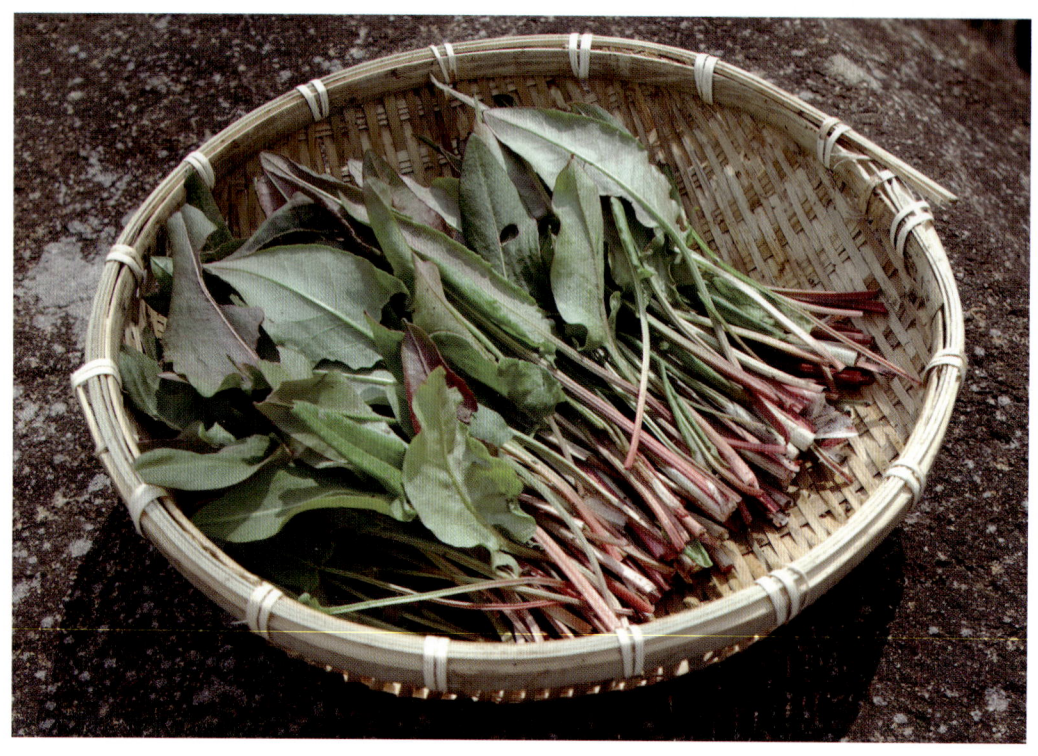

채취한 잎. 4월 11일

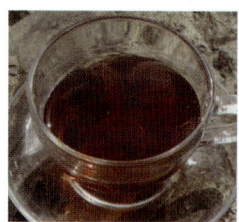

걸러낸 잎 효소액.

효소액 담그기

- **사용 부위** 잎, 잎+줄기, 잎+줄기+뿌리
- **채취 기간** 3~8월
- **채취 방법** 꽃이 활짝 피거나 열매가 달리기 전에 너무 억세지 않은 것을 골라 싱싱할 때 채취한다.
- **다듬기** 줄기와 뿌리는 담글 때 붕 뜨지 않도록 작두로 작게 썬다.
- **배합 비율** 발효될 때 물이 많이 나오지 않으므로 재료 : 설탕의 비율을 1 : 1로 한다.
- **발효와 숙성 기간** 1차 발효는 100일, 2차 발효와 숙성은 100일 이상 한다.
- **완성 상태** 시큼한 맛이 있어서 발효와 숙성이 잘 되면 개운한 맛이다.
- **복용시 주의사항** 수산이 들어 있어서 너무 많이 먹으면 신장에 결석이 생길 수도 있으므로 소량만 복용하는 것이 좋다.

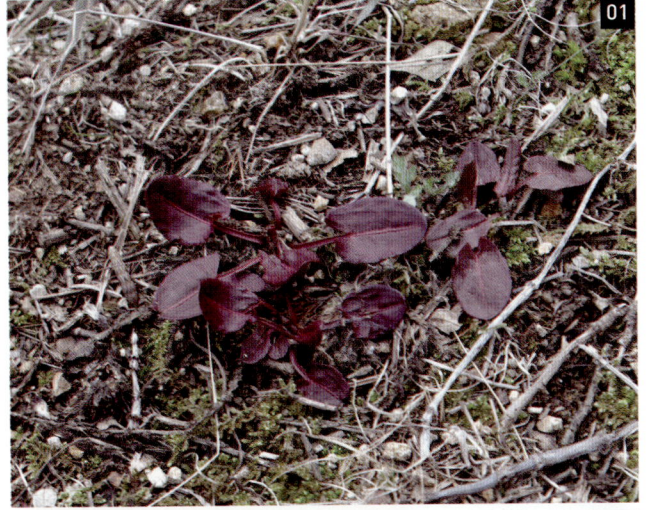

키 30~80cm. **잎**은 길이 3~6cm, 너비 1~2cm의 피침형이다. 뿌리 잎은 잎자루가 길며, 줄기 잎은 줄기를 둘러싸고 어릴 때 붉은자줏빛이 돌기도 한다. 뿌리 잎은 뭉쳐서 나고, 줄기 잎은 어긋나게 달린다. **줄기**는 곧게 올라오고, 중간이 조금 굽으며, 세로로 홈이 여러 개 있고, 붉은자줏빛을 띠기도 한다. **꽃**은 5~6월에 피는데 붉은녹색을 띠며, 꽃잎은 없고 꽃받침잎이 6개이다. **열매**는 8월에 3개의 날개로 싸인 납작한 타원형으로 여물고, 가운데 씨앗이 들어 있다.

01 새순은 붉은자줏빛을 띤다. 4월 5일
02 잎이 파릇하게 자라는 모습. 4월 17일
03 뿌리 잎은 잎자루가 길다. 5월 26일
04 줄기 잎은 줄기를 감싼다. 5월 26일
05 줄기가 자라는 모습. 5월 26일
06 꽃봉오리 달린 모습. 5월 26일
07 열매 맺는 모습. 6월 5일

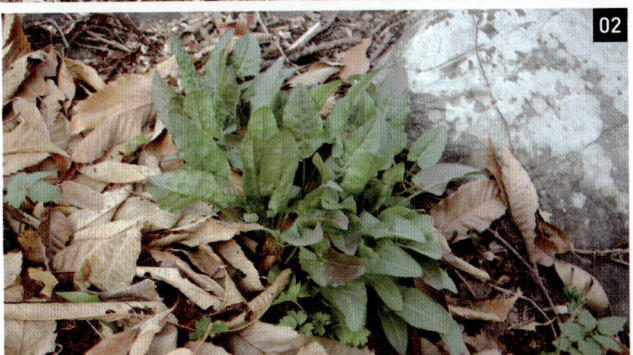
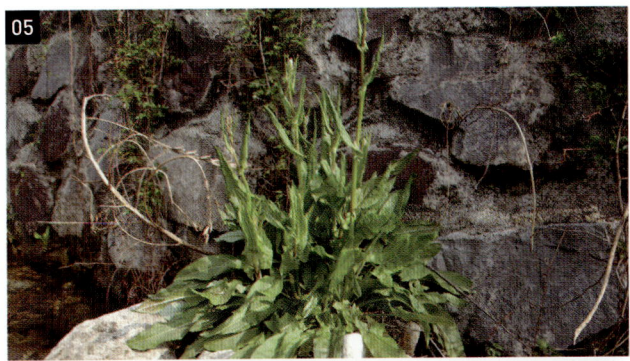
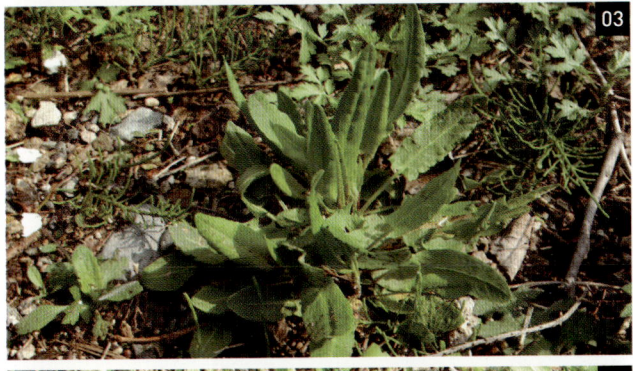
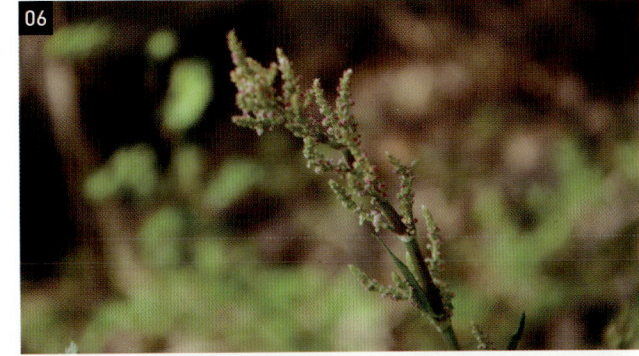
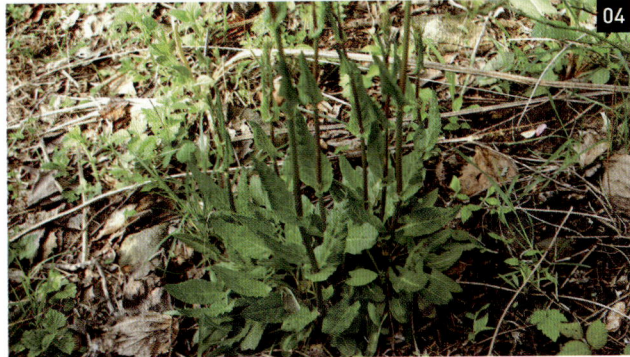
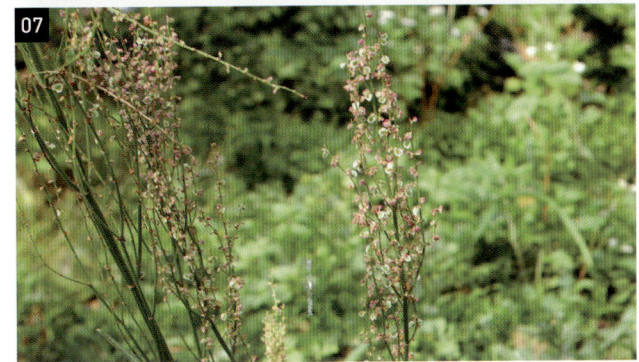

203 승마

cimicifuga heracleifolia Komarov

약간 차가운 약성 | 두통감기, 목감기, 탈항, 자궁하수, 생리혈과다, 종기, 인후통, 치통 등에 효과

미나리아재비과
여러해살이풀

다른 이름
끼멸가리

생약명
승마(升麻)

성분
사포닌(면역력강화)
알칼로이드(염증과 통증완화)
카페인산(산화방지)
살리실산(해열과 진통효과)
타닌(수렴작용) / 수지

특징
독성이 없으며
단맛과 매운맛이 있다.

체질
약성이 약간 차가우므로
열이 많은 열체질인 경우,
덥거나 열이 날 때
복용하면 좋다.

서식지
깊은 산 숲속의 양지바르거나
반그늘인 곳에 난다.

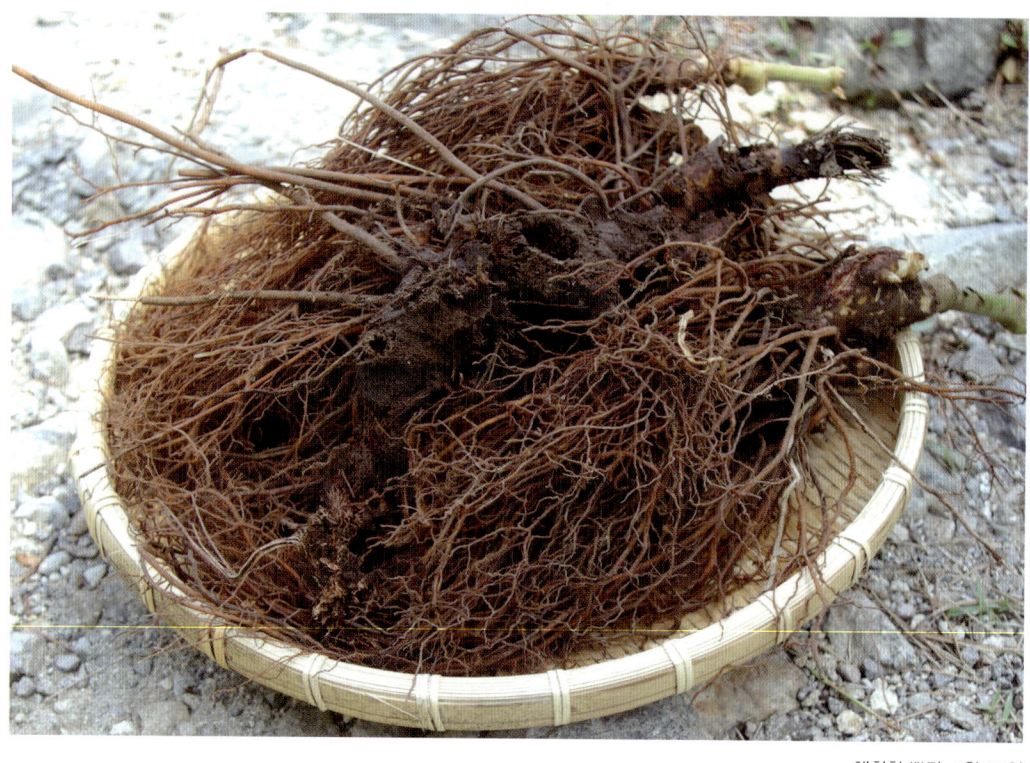

채취한 뿌리. 7월 28일

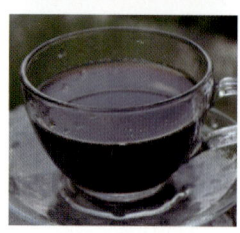

위 뿌리로 효소액 담그는 모습.
아래 걸러낸 뿌리 효소액.

효소액 담그기

- **사용 부위** 뿌리
- **채취 기간** 봄, 가을
- **채취 방법** 뿌리는 굵고 튼실한 것을 골라 채취한다.
- **다듬기** 뿌리가 크고 단단하므로 작두로 썬다.
- **배합 비율** 발효될 때 물이 많이 나오지 않으므로 재료 : 설탕의 비율을 1 : 1로 한다. 물 1에 설탕 1로 설탕시럽을 만들어서 재료가 푹 잠기게 붓는 방법도 있다.
- **발효와 숙성 기간** 발효가 더디므로 1차 발효는 150일, 2차 발효와 숙성은 100일 이상 한다.
- **복용시 주의사항** 많이 먹으면 두통이 올 수 있으므로 소량씩 복용한다. 기운을 위로 올리는 성질이 있으므로 상체가 성하고 하체가 허한 사람, 홍역발진이 올라온 경우, 음기가 허하여 열이 나는 여성은 먹지 않는다. 승마의 일종인 유럽승마(*Cimicifuga racemosa*)는 간 손상이 우려된다는 보고가 있으므로 의사의 처방 없이는 사용하지 않는다.

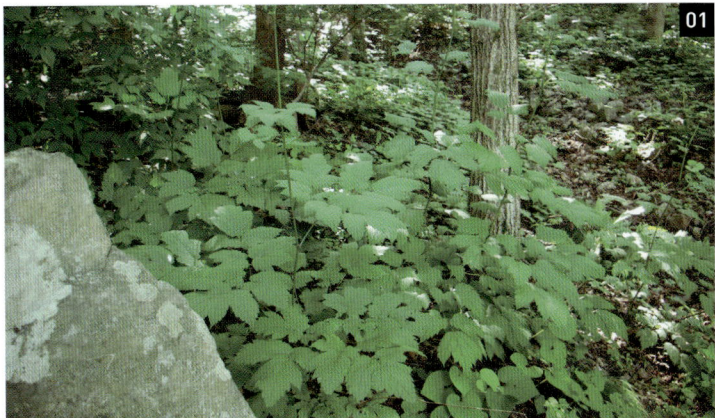

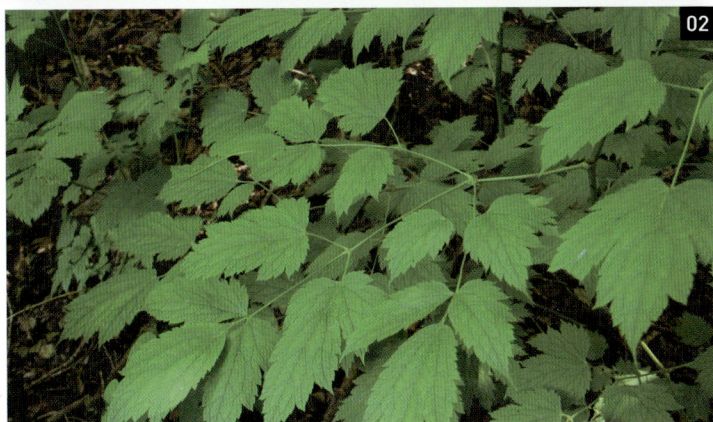

키 1m. **잎**은 달걀모양이고 끝이 뾰족하며 흔히 2~3갈래로 갈라지는데, 3개씩 2~3갈래로 갈라진 잎줄기에 깃털처럼 달린다. 잎 가장자리에는 불규칙한 톱니가 있다. **줄기**는 곧게 올라온다. **꽃**은 8~9월에 피는데 흰색을 띠며, 자잘하게 여러 송이가 뭉쳐서 달린다. 꽃잎은 2~3장이다. **열매**는 10월에 여무는데, 열매에 암술대가 붙어 있다. **뿌리**는 굵게 뻗으며, 잔뿌리가 많고, 뿌리껍질이 검붉은갈색을 띤다.

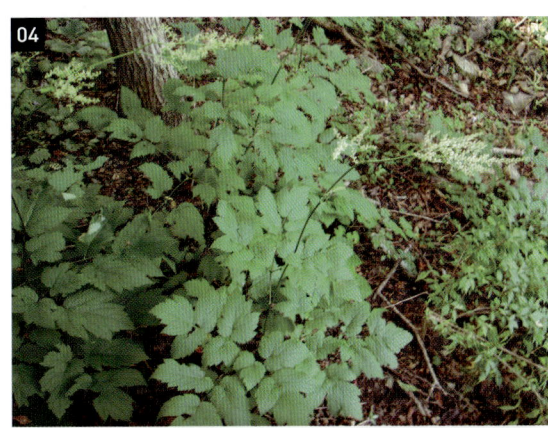

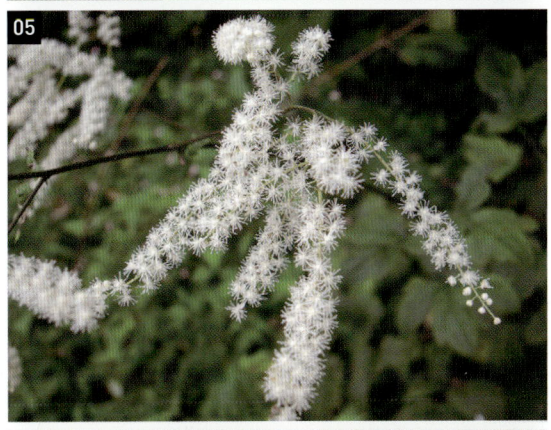

01 반그늘인 곳에서 자라는 모습. 7월 28일
02 잎이 달린 모습. 7월 28일
03 줄기가 길게 올라온다. 7월 28일
04 꽃봉오리가 벼이삭처럼 달린다. 9월 7일
05 꽃이 흰색으로 핀다. 9월 14일
06 열매 맺힌 모습. 9월 22일

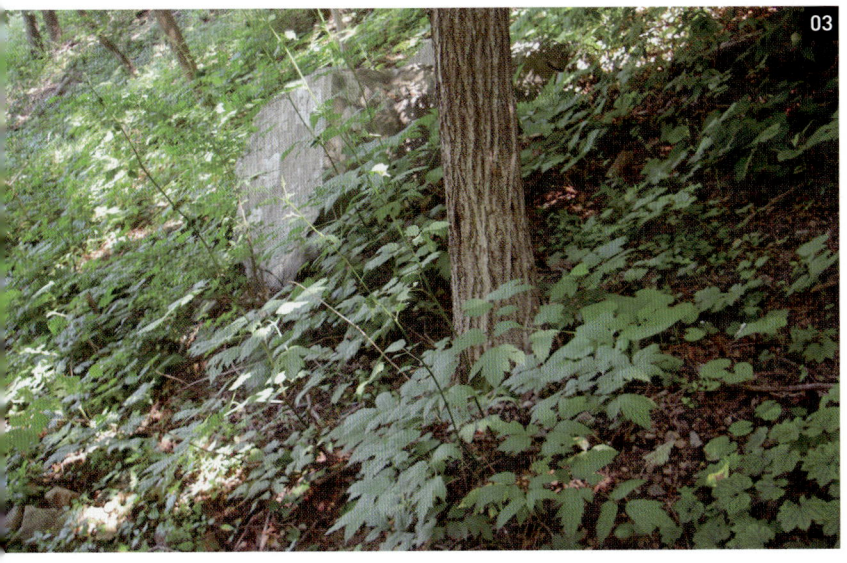

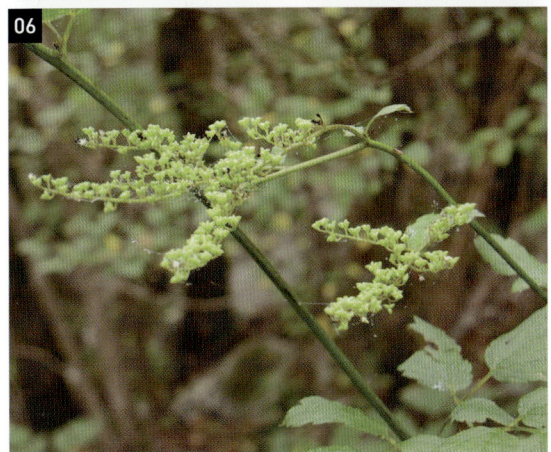

승마

204 시호
Bupleurum falcatum Linne

약간 차가운 약성 | 오한과 고열, 기침, 감기, 피로, 간질환, 청력장애, 생리불순, 자궁하수 등에 효과

미나리과
여러해살이풀

생약명
시호(柴胡)

성분
사포닌(면역력강화)
루틴(모세혈관강화)
올레인산(동맥경화예방)
팔미트산(담즙분비촉진)
쿠마린(항혈전제)
플라보노이드(산화방지)

특징
독성이 없으며 쓴맛이 있다.

체질
약성이 약간 차가우므로 몸에 열이 많은 열체질인 경우, 덥거나 열이 날 때 복용하면 좋다.

서식지
산속의 양지바르거나 반그늘인 곳에서 자란다.

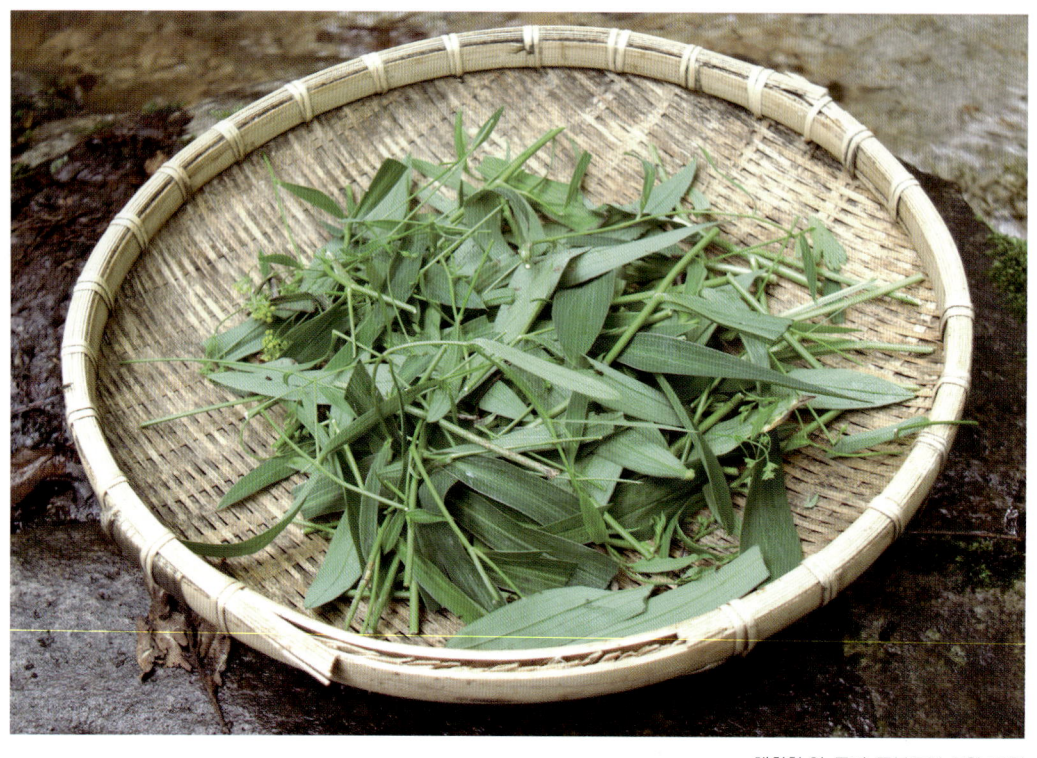

채취한 잎·줄기·꽃봉오리. 7월 10일

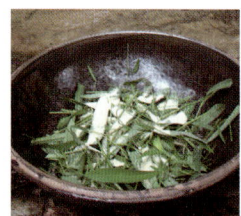
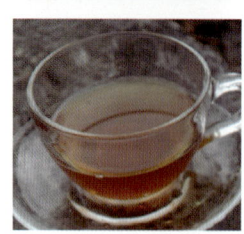

위 잎·줄기·꽃봉오리로 효소액 담그는 모습. **아래** 걸러낸 잎·줄기·꽃봉오리 효소액.

효소액 담그기

- **사용 부위** 잎, 잎+줄기, 잎+줄기+뿌리, 뿌리
- **채취 기간** 봄, 가을
- **채취 방법** 잎은 꽃이나 열매가 달리지 않고 너무 억세지 않은 것을, 뿌리는 굵고 튼실한 것을 골라 채취한다.
- **채취시 주의사항** 흔치 않은 약초이므로 조금만 채취하고, 나머지 개체와 뿌리는 자연에 남겨둔다.
- **다듬기** 줄기와 뿌리는 담글 때 붕 뜨지 않도록 작게 썰고, 동이나 철과 상극이므로 쇠붙이 도구를 사용하지 않는다.
- **배합 비율** 발효될 때 물이 적게 나오므로 재료 : 설탕의 비율을 1 : 1로 한다.
- **발효와 숙성 기간** 1차 발효는 100일, 2차 발효와 숙성은 100일 이상 한다.
- **복용시 주의사항** 몸이 허하여 열이 나는 사람, 위장이나 비장이 약한 사람은 먹지 않는다.

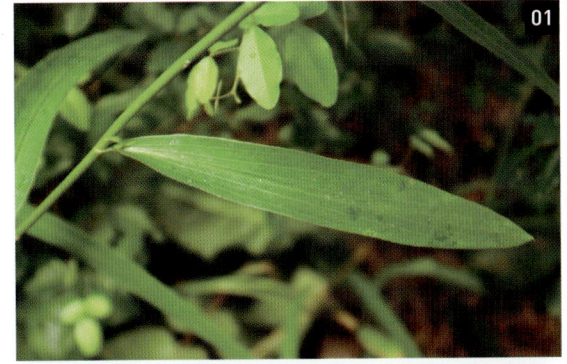

키 40~70㎝. **잎**은 긴 선모양이고, 끝이 뾰족하다. 잎 가장자리가 밋밋하고, 잎 앞뒷면에 잎맥이 세로로 있으며, 잎 뒷면은 조금 희끗하다. 뿌리 잎은 뭉쳐서 나고, 길이 10~30㎝이다. 줄기 잎은 어긋나게 달리고, 길이 4~10㎝, 너비 5~15㎜이다. **줄기**는 곧거나 비스듬히 올라오고, 가지가 조금 갈라져 나온다. 줄기의 잎 달린 자리가 마디처럼 된다. **꽃**은 8~9월에 피는데 노란색을 띠며, 자잘하게 여러 송이가 겹우산모양으로 뭉쳐서 달린다. 꽃잎과 수술은 각 5개이다. **열매**는 9~10월에 타원형으로 여무는데, 길이가 3㎜ 정도이다. **뿌리**는 굵고 짧게 뻗으며, 수염뿌리가 많고, 뿌리껍질이 밝은갈색을 띤다.

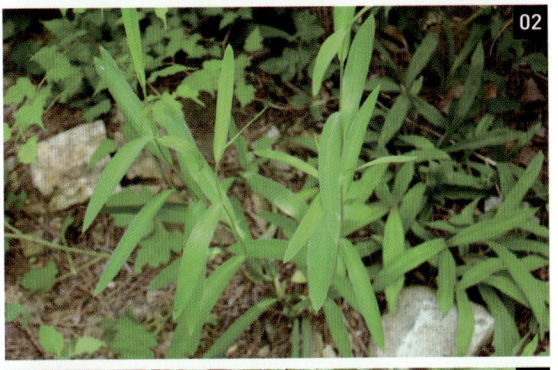

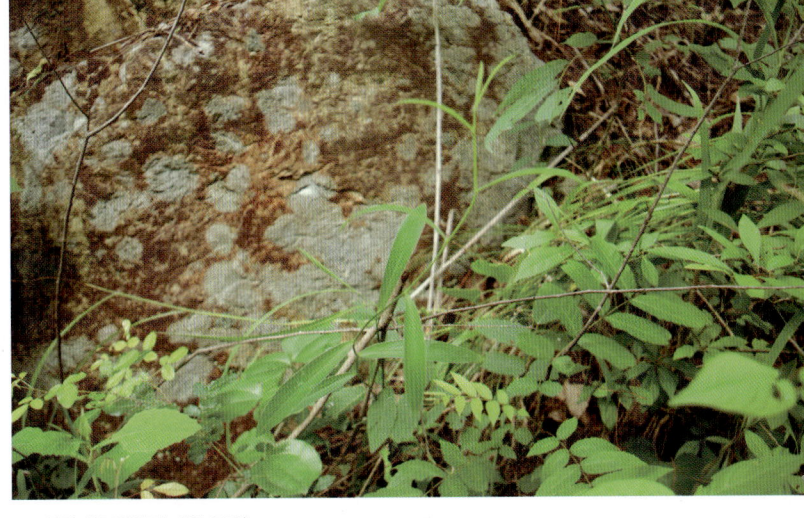

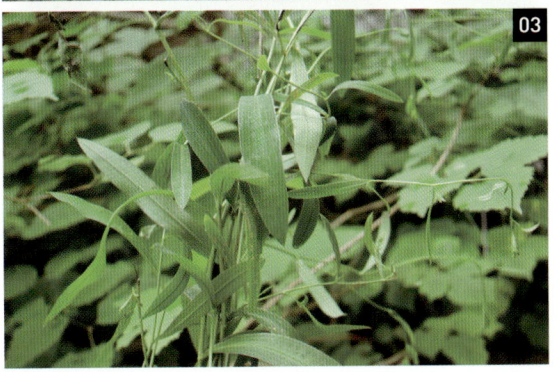

01 잎이 선모양이다. 6월 20일
02 잎이 어긋나게 달린다. 7월 10일
03 줄기가 뭉쳐서 올라온 모습. 7월 10일
04 줄기가 가늘게 올라온다. 7월 10일
05 꽃봉오리와 꽃 달린 모습. 7월 19일
06 꽃이 작다. 7월 19일

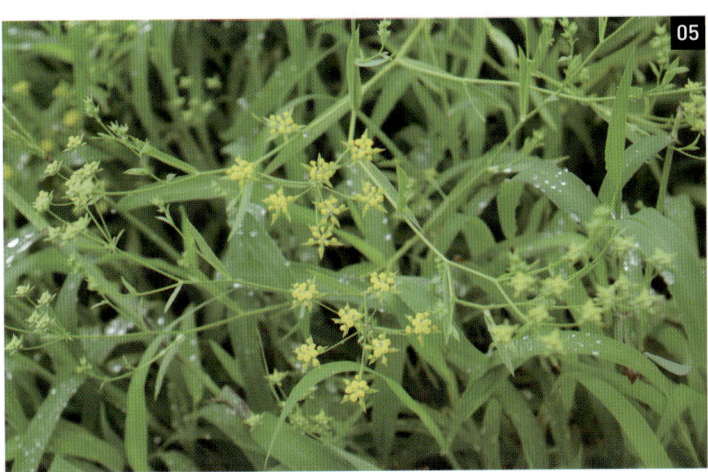
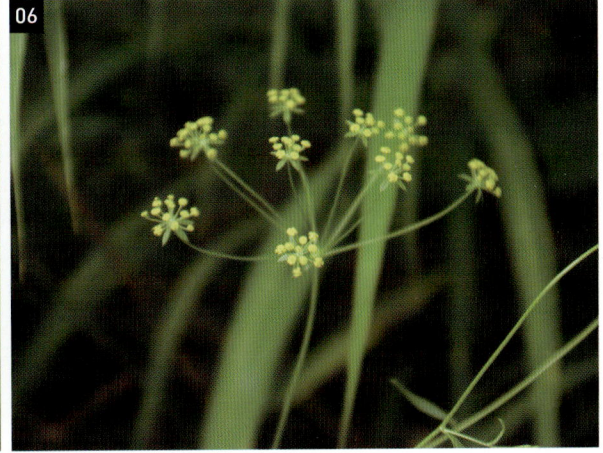

시호

205 쑥부쟁이

Aster yomena (Kitam.) Honda

서늘한 약성 | 열감기, 기관지염, 편도선염, 간염, 이질 등에 효과

국화과
여러해살이풀

생약명
산백국(山白菊)

성분
사포닌(면역력강화)
플라보노이드(산화방지)
아미노산(근육강화)
타닌(수렴작용)
단백질(근육강화)
탄수화물(에너지공급)

특징
독성이 없으며
쓴맛과 매운맛이 있다.

체질
약성이 서늘하므로
열이 많은 열체질인 경우,
덥거나 열이 날 때
복용하면 좋다.

서식지
산과 들의 양지바르고
습한 곳에 난다.

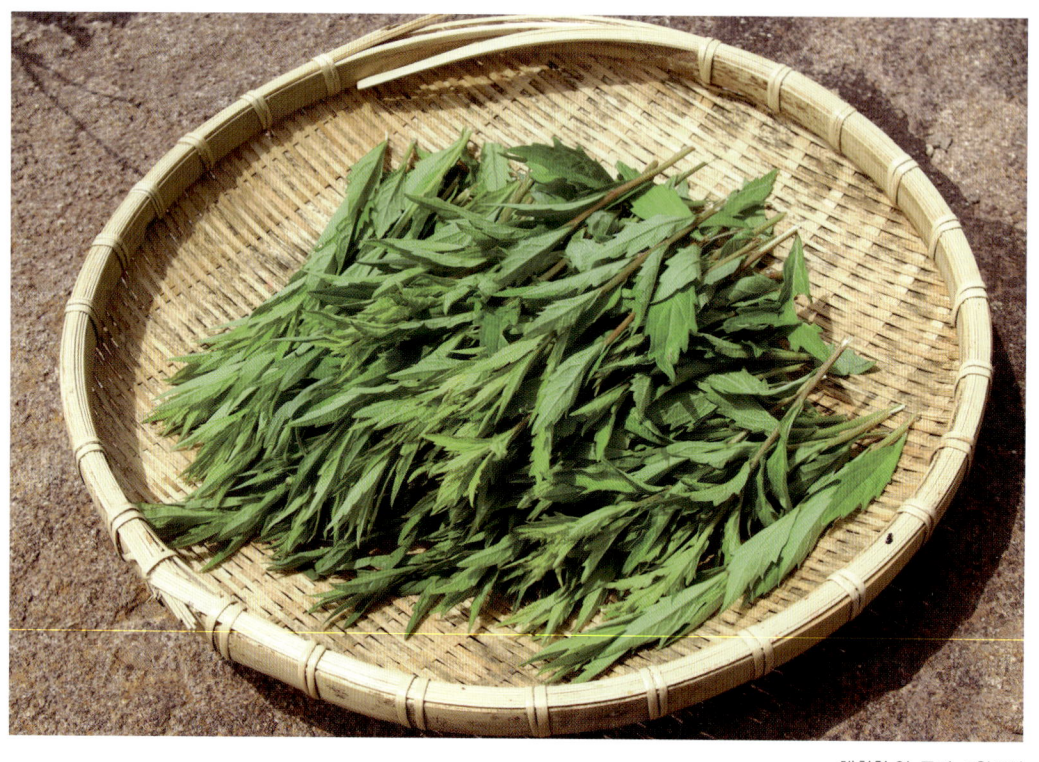

채취한 잎·줄기. 7월 9일

효소액 담그기

- **사용 부위** 잎, 잎+줄기, 잎+줄기+꽃, 꽃
- **채취 기간** 3~10월. 여름에도 새순이 올라온다.
- **채취 방법** 잎은 어린잎부터 다 자란 잎까지 너무 억세지 않은 것을, 꽃은 너무 활짝 피지 않은 것을 골라 싱싱할 때 딴다.
- **채취시 주의사항** 흔치 않은 약초이므로 조금만 채취하고, 나머지 개체와 뿌리는 자연에 남겨둔다.
- **다듬기** 줄기는 담글 때 붕 뜨지 않도록 작게 썬다.
- **배합 비율** 발효될 때 물이 많이 나오지 않으므로 재료 : 설탕의 비율을 1 : 1로 한다.
- **발효와 숙성 기간** 1차 발효는 100일, 2차 발효와 숙성은 100일 이상 한다.
- **완성 상태** 쓴맛과 매운맛이 있어서 발효와 숙성이 잘 되면 개운한 맛이다.

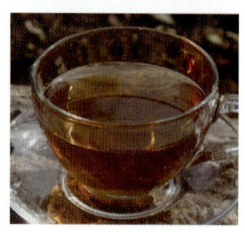

위 잎·줄기로 효소액 담그는 모습.
아래 걸러낸 잎·줄기 효소액.

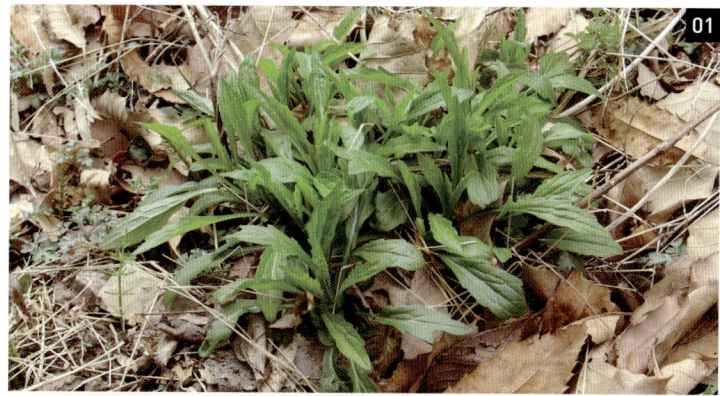

키 30~100cm. **잎**은 길이 8~10cm, 너비 3cm 정도의 긴 타원형이며, 줄기 윗동의 잎이 작다. 잎 끝이 뾰족하고, 가장자리에 불규칙한 톱니가 있으며, 잎이 줄기와 가지에 어긋나게 달린다. **줄기**는 곧게 올라오고, 윗동에서 가지가 갈라져 나오며, 줄기에 붉은 갈색빛이 돌기도 한다. **꽃**은 7~10월에 피는데 흰자주색을 띠고, 지름이 2.5~3cm이다. **열매**는 9~10월에 여무는데, 씨앗에 길이 0.5mm 정도의 갓털이 있으며 바람에 날려간다. | **유사종** | 개쑥부쟁이. 꽃이 쑥부쟁이와 비슷하나 줄기와 잎에 털이 있다.

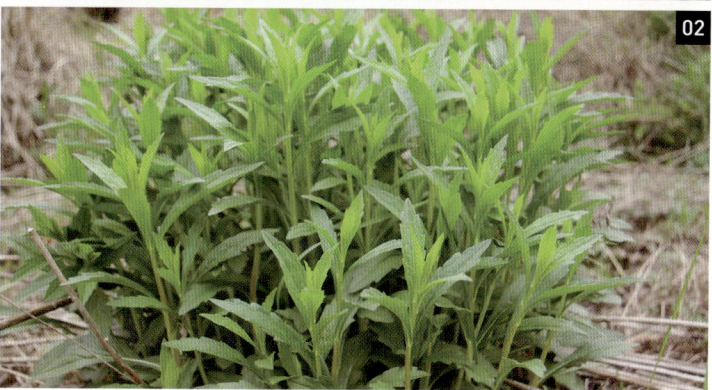

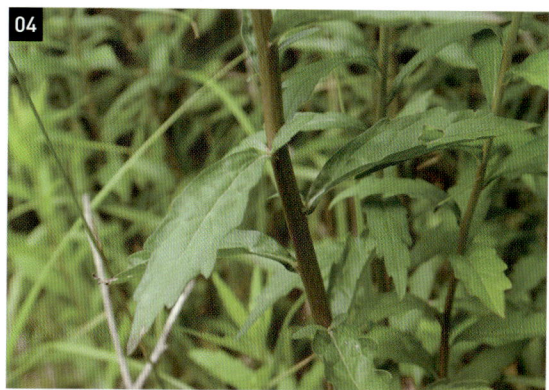

01 어린잎 올라온 모습. 4월 15일
02 줄기 자라는 모습. 4월 24일
03 줄기가 무더기로 올라온다. 7월 9일
04 줄기에 잎 달린 모습. 7월 9일
05 꽃에 연한 자줏빛이 돈다. 10월 13일
06 꽃 핀 모습. 10월 13일

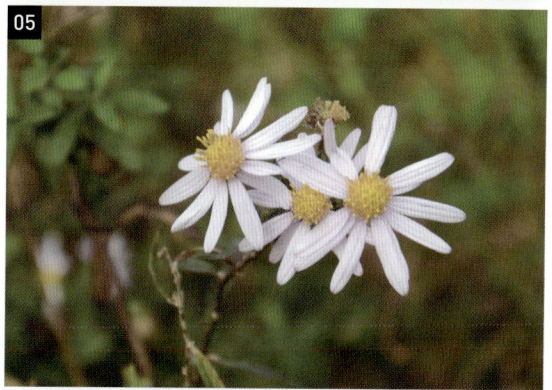

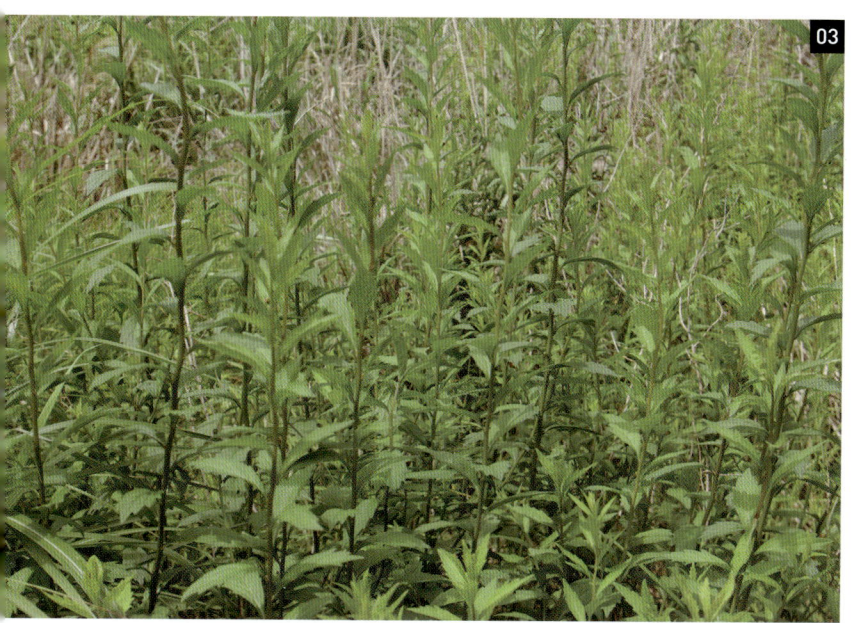

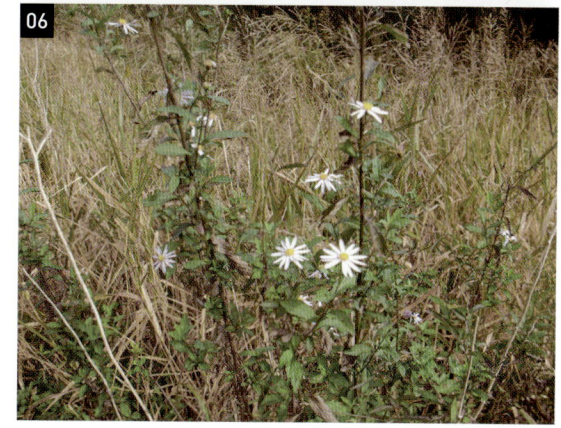

쑥부쟁이

206 쓴바귀

Ixeridium dentatum
(Thunb. ex Mori)
Tzvelev

새순 　잎 　줄기 　꽃 　열매 　씨앗 　뿌리

 약간 차가운 약성 | 산후통, 폐렴, 장염, 이질설사, 생리불순, 맹장염, 구내염 등에 효과

국화과
여러해살이풀

다른 이름
쓴나물

생약명
고채(苦菜)

성분
알리파틱(종양억제)
시나로사이드
(혈중콜레스테롤 개선)
단백질(근육강화)
비타민A(시력유지)
비타민B₁(에너지대사 관여)
비타민C(산화방지)
칼슘(뼈강화)
철분(빈혈개선)
섬유소(장개선)
지질 / 당질

특징
독성이 없으며
쓴맛과 매운맛이 있다..

체질
약성이 약간 차가우므로
열이 많은 열체질인 경우,
덥거나 열이 날 때
복용하면 좋다.

서식지
산과 들의 양지바르거나
반그늘인 곳에 난다.

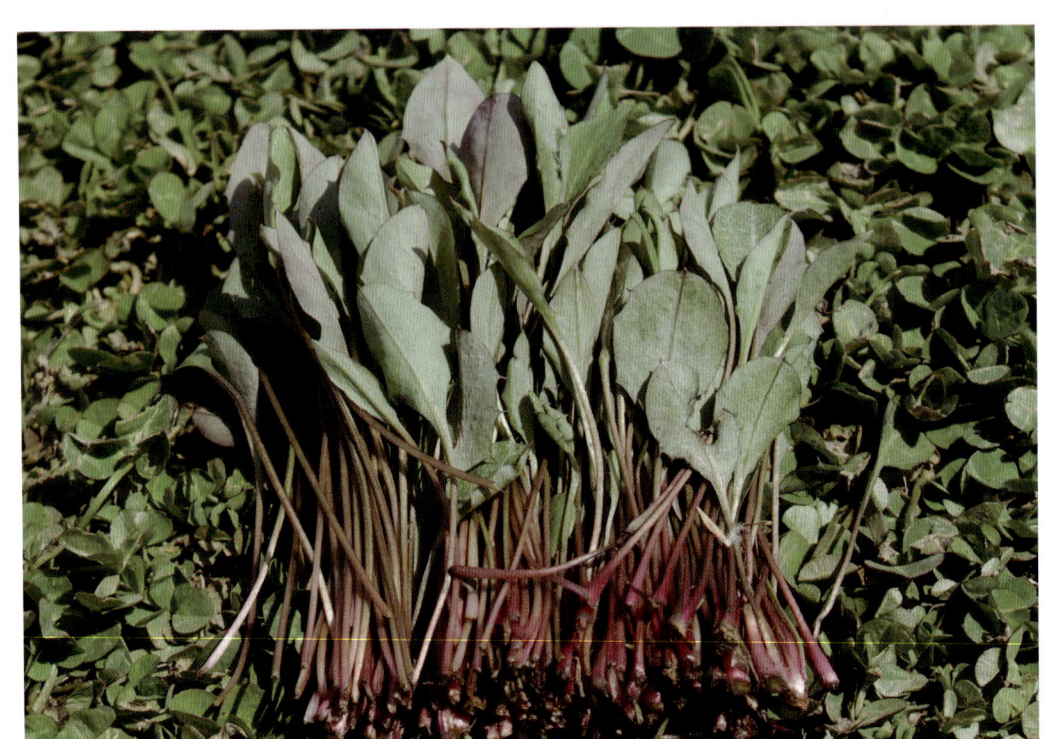

채취한 잎. 3월 29일

효소액 담그기

- **사용 부위** 잎, 줄기, 뿌리
- **채취 기간** 3~9월
- **채취 방법** 꽃이나 열매가 달리지 않고 너무 억세지 않은 것을 골라 싱싱할 때 딴다.
- **채취시 주의사항** 흔치 않은 약초이므로 조금만 채취하고, 나머지 개체와 뿌리는 자연에 남겨둔다. 꽃이나 열매가 달린 것은 약성이 떨어지므로 좋지 않다.
- **배합 비율** 발효될 때 물이 많이 나오지 않으므로 재료 : 설탕의 비율을 1 : 1로 한다.
- **발효와 숙성 기간** 1차 발효는 100일, 2차 발효와 숙성은 100일 이상 한다.
- **완성 상태** 쓴맛과 매운맛이 있어서 발효와 숙성이 잘 되면 개운한 맛이다.

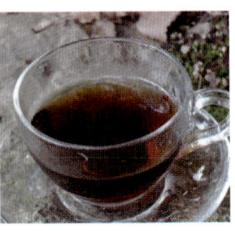

걸러낸 잎 효소액.

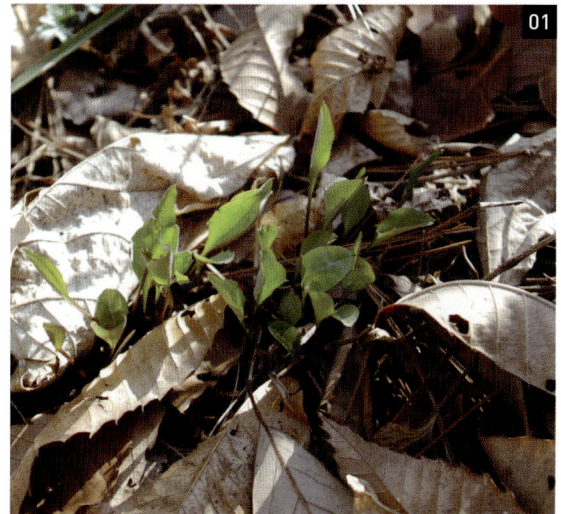

키 20~50㎝. **잎**은 긴 타원형이나 피침형이고, 끝이 갸름하거나 뾰족하다. 뿌리 잎은 중간 아래쪽에 치아모양의 톱니가 있거나 날개처럼 된다. 줄기 잎은 아래쪽이 줄기를 감싼다. 잎 길이는 7~10㎝이다. 뿌리 잎은 뭉쳐서 나고, 줄기 잎은 어긋나게 달린다. **줄기**는 곧게 올라오고, 윗동에서 가지가 갈라져 나온다. 줄기나 잎을 자르면 흰색 유액이 나온다. **꽃**은 5~7월에 피는데 노란색을 띠며, 꽃잎처럼 보이는 것은 혀꽃이고 5~8개씩 달린다. **열매**는 6~8월에 여무는데, 씨앗에 연갈색 갓털이 있으며 바람에 날려간다. **뿌리**는 가늘고 길게 뻗는다.

| **유사종** | 산씀바귀. 꽃이 씀바귀와 비슷하나, 잎 아래쪽이 줄기를 감싸지 않는다.

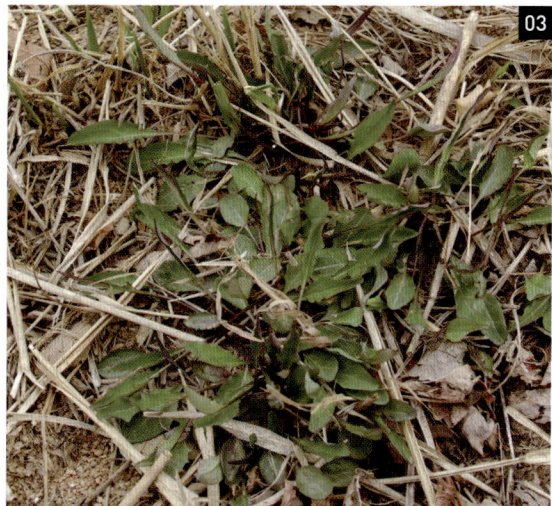

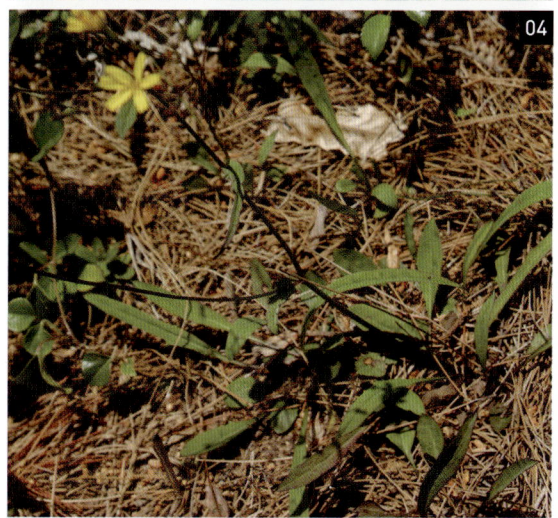

01 새순 올라오는 모습. 4월 6일
02 어린잎 자라는 모습. 4월 3일
03 잎이 타원형이나 피침형이다. 4월 2일
04 줄기가 자란 모습. 5월 20일
05 꽃 핀 모습. 6월 18일

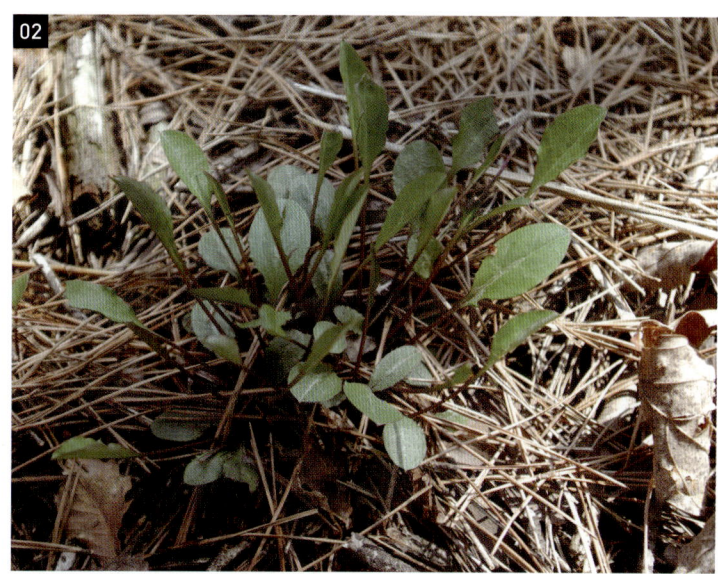

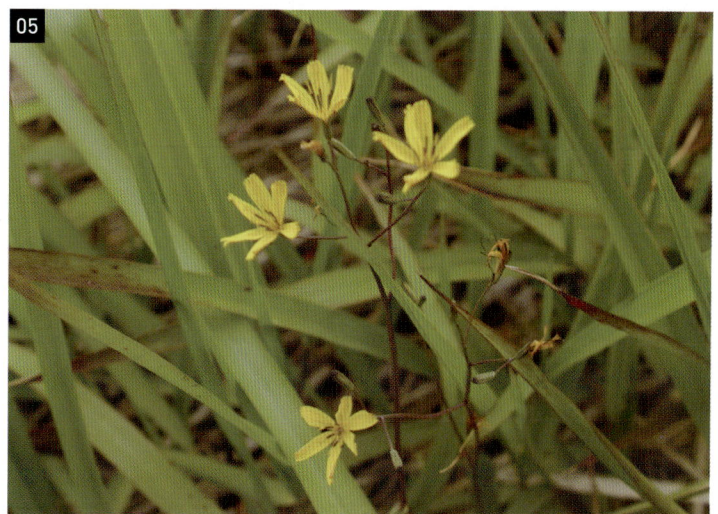

207 약모밀

Houttuynia cordata Thunb.

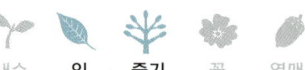

약간 차가운 약성 | 폐렴, 기관지염, 신장염, 붓기, 장염, 비뇨기감염, 습진, 아토피 등에 효과

삼백초과 / 여러해살이풀

생약명
어성초(魚腥草)

성분
리날로올
(혈중콜레스테롤 저하)
코르닌(부교감신경 흥분작용)
캄펜(해열과 소염작용)
비타민B₁(에너지대사 관여)
칼륨
(신경세포와 근육기능강화)
리보플라빈(장개선)
니아신(혈액순환촉진)
알파 피넨(방향성분)

특징
독성이 없으며 신맛이 있다.

체질
약성이 약간 차가우므로
열이 많은 열체질인 경우,
덥거나 열이 날 때
복용하면 좋다.

서식지
산과 들의 반그늘인 곳에 나며,
농가에서도 재배한다.

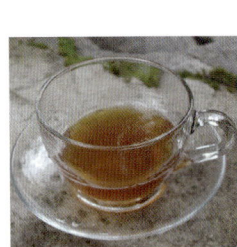

걸러낸 잎 효소액.

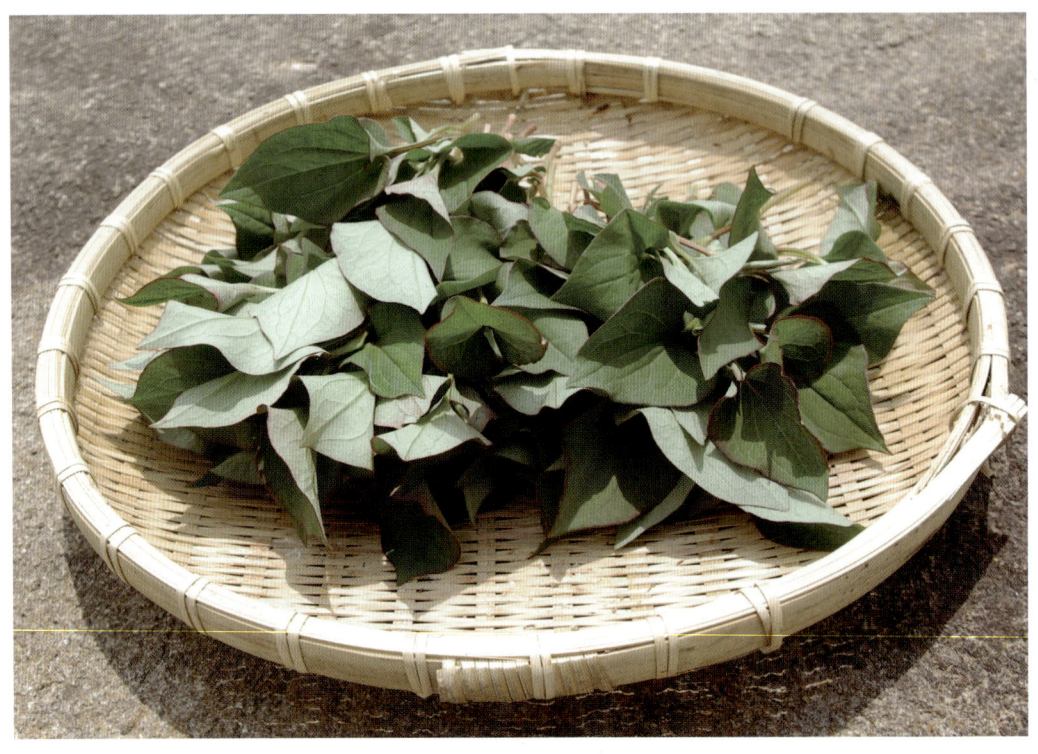

채취한 잎. 6월 17일

효소액 담그기

- **사용 부위** 잎, 잎+줄기, 잎+줄기+뿌리, 뿌리
- **채취 기간** 3~9월
- **채취 방법** 잎은 열매가 달리지 않고 너무 억세지 않은 것을 골라 싱싱할 때 따며, 뿌리는 굵고 튼실한 것을 골라 채취한다.
- **채취시 주의사항** 잎에서 비릿한 냄새가 나므로 채취하고 다듬을 때 장갑을 끼는 것이 좋다.
- **다듬기** 뿌리는 담글 때 붕 뜨지 않도록 작게 썬다.
- **배합 비율** 발효될 때 물이 많이 나오지 않으므로 재료 : 설탕의 비율을 1 : 1로 한다.
- **발효와 숙성 기간** 1차 발효는 100일, 2차 발효와 숙성은 100일 이상 한다.
- **완성 상태** 잎에 시큼한 맛이 있어서 발효와 숙성이 잘 되면 개운한 맛이다.

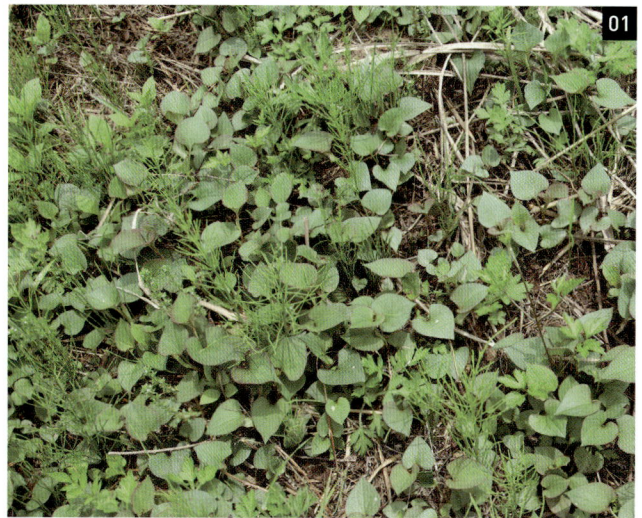

키 20~50cm. **잎**은 길이 3~8cm, 너비 3~6cm의 넓거나 긴 심장모양이고, 끝이 뾰족하다. 잎 가장자리는 밋밋하고 붉은빛이 돌기도 하며, 잎자루가 있고 아래쪽에 턱잎이 있다. 잎이 줄기에 어긋나게 달리며, 잎에서 비릿한 냄새가 난다. **줄기**는 곧게 올라오며, 세로줄이 있고, 조금 붉은빛을 띤다. **꽃**은 5~6월에 피며, 흰색을 띤다. 꽃잎처럼 보이는 것은 꽃의 밑동을 싸고 있는 비늘잎 조각이고, 자잘한 꽃들이 뭉쳐진 꽃차례가 있다. **열매**는 9월에 여물고, **뿌리줄기**가 옆으로 길게 뻗는다.

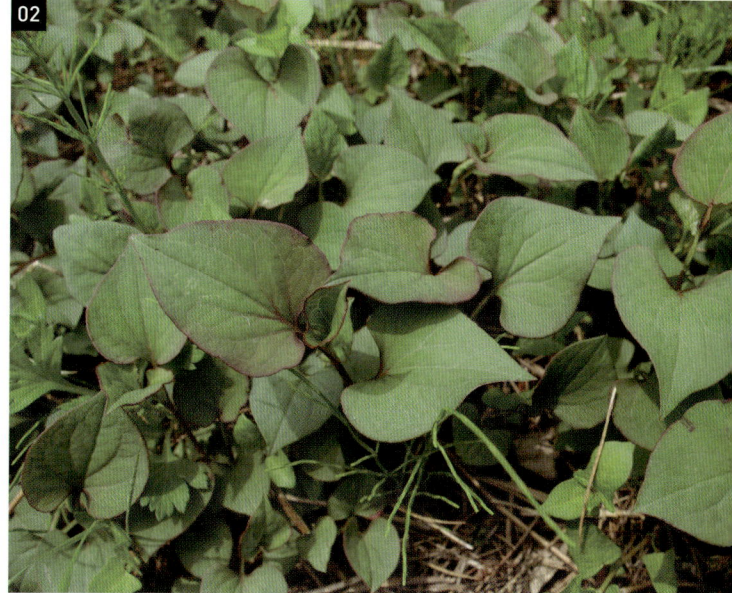

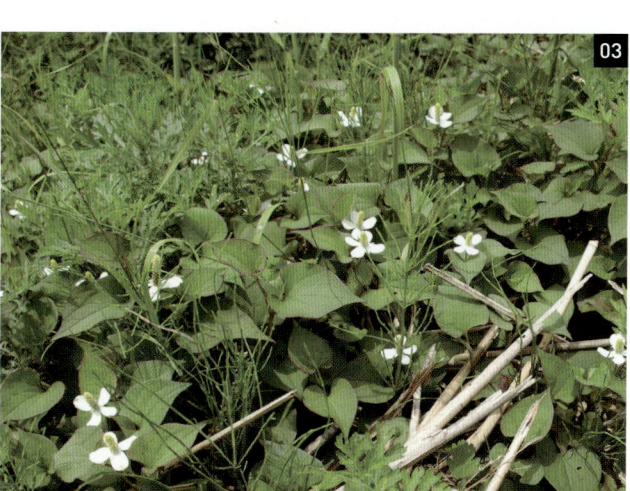

01 뿌리 잎이 올라온 모습. 6월 17일
02 잎이 심장모양이다. 6월 17일
03 줄기가 자라는 모습. 6월 17일
04 꽃이 흰색이다. 6월 17일
05 꽃 핀 군락지 모습. 6월 17일

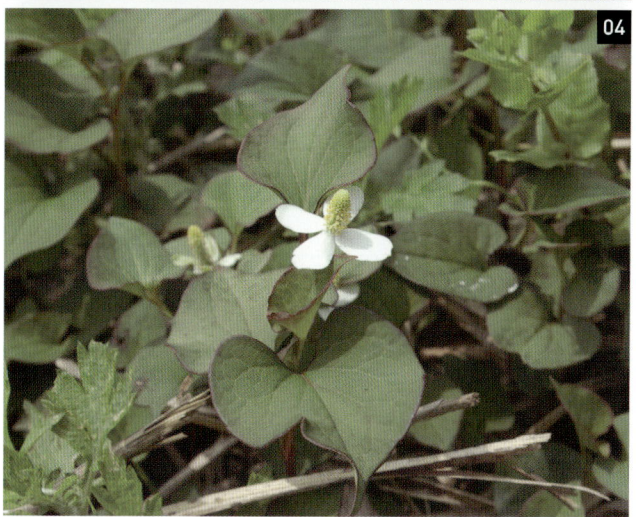

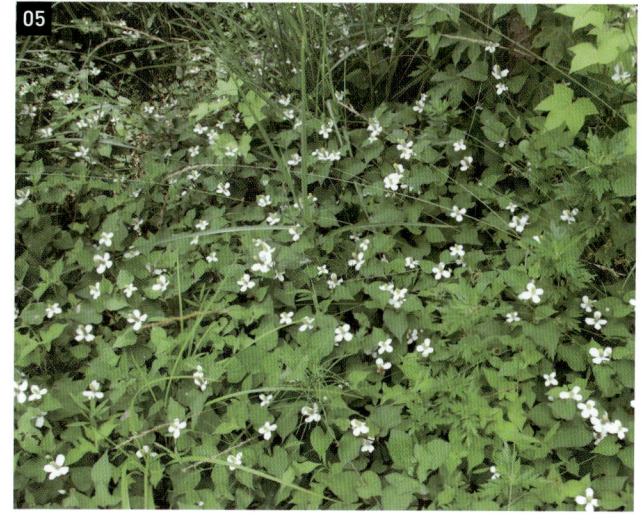

약모밀

208 엉겅퀴

Cirsium japonicum var. maackii (Maxim.) Matsum.

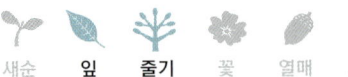
새순 잎 줄기 꽃 열매 씨앗 뿌리

 서늘한 약성 | 폐결핵, 폐렴, 위염, 장염, 관절염 등에 효과

국화과
여러해살이풀

다른 이름
가시나물

생약명
대계(大薊)

성분
베타 아미린(항염작용)
스티그마스테롤(종양억제)
베타 시토스테롤
(혈중콜레스테롤 개선)
트리테르펜(염증억제)
단백질(근육강화)

특징
독성이 없으며
쓴맛과 단맛이 있다.

체질
약성이 서늘하므로
열이 많은 열체질인 경우,
덥거나 열이 날 때
복용하면 좋다.

서식지
산과 들의 양지바른
곳에 난다.

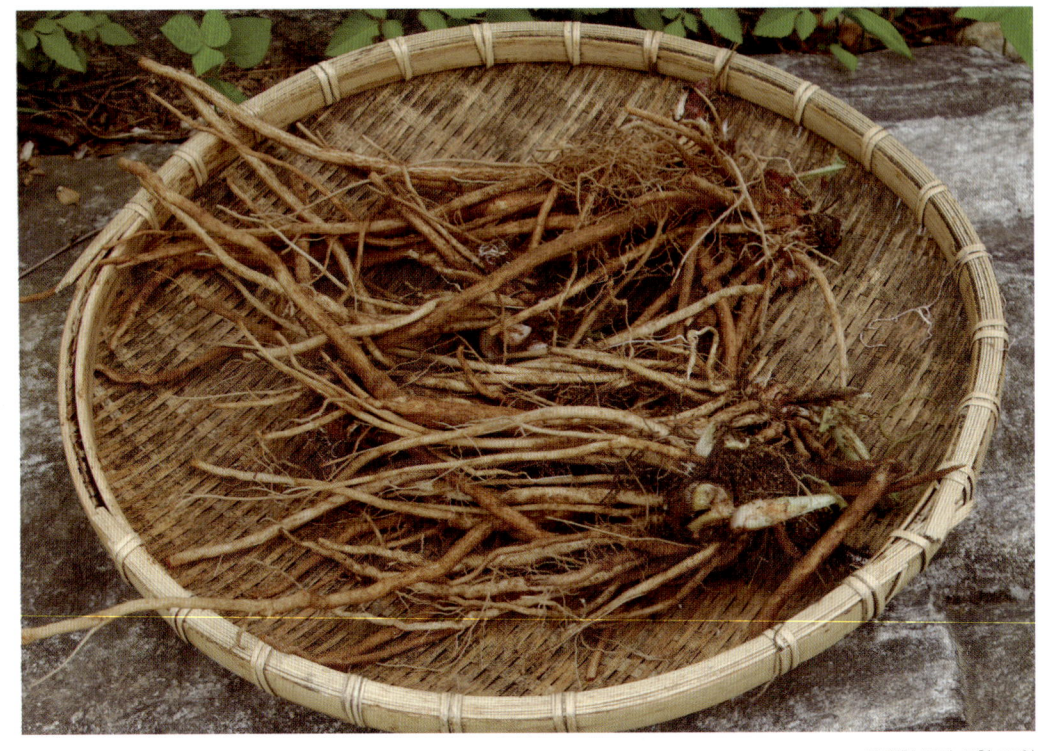

채취한 뿌리. 7월 10일

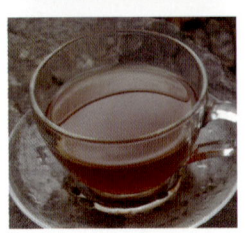

위 뿌리로 효소액 담그는 모습.
아래 걸러낸 뿌리 효소액.

효소액 담그기

- **사용 부위** 잎, 잎+줄기, 잎+줄기+뿌리, 뿌리
- **채취 기간** 3~9월. 뿌리를 남겨두면 여름에도 잎이 올라온다.
- **채취 방법** 잎은 꽃이나 열매가 달리지 않고 너무 억세지 않은 것을 골라 싱싱할 때 따고, 뿌리는 굵고 튼실한 것을 골라 채취한다.
- **채취시 주의사항** 잎에 가시가 많으므로 채취하고 다듬을 때 장갑을 낀다.
- **다듬기** 뿌리가 굵고 클 경우에는 작두로 썬다.
- **배합 비율** 잎과 줄기는 발효될 때 물이 적게 나오므로 재료 : 설탕의 비율을 1 : 1로 한다. 뿌리는 물이 좀 더 나오므로 설탕의 비율을 1 이상으로 늘린다.
- **발효와 숙성 기간** 1차 발효는 100일, 2차 발효와 숙성은 100일 이상 한다.
- **복용시 주의사항** 많이 먹으면 속이 차가워지므로 위장이나 비장이 약한 사람은 먹지 않는다.

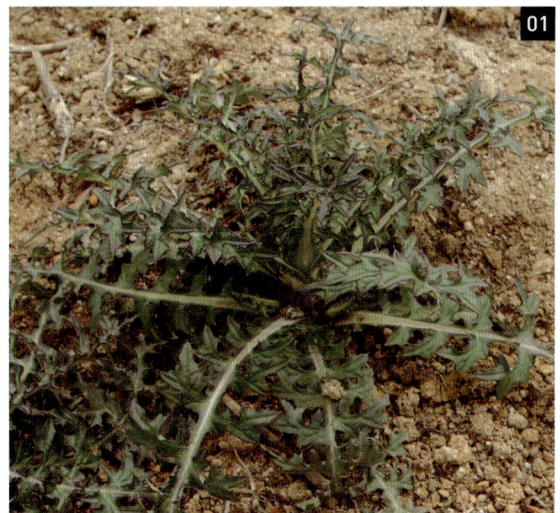

키 50~100㎝. **잎**은 피침 같은 타원형이고, 끝이 깃털처럼 갈라지며, 끝에 날카로운 가시톱니가 있다. 뿌리 잎은 가장자리가 6~7쌍으로 갈라지며, 줄기 잎은 가장자리가 한 번 더 갈라지고 아래쪽이 줄기를 감싼다. 잎 뒷면에는 잔털이 있다. 뿌리 잎은 길이 15~30㎝, 너비 6~15㎝이며, 줄기 잎은 작다. 뿌리 잎은 뭉쳐서 나고, 줄기 잎은 어긋나게 달린다. **줄기**는 흰색 잔털이 있고, 곧게 올라와서 가지가 갈라져 나온다. **꽃**은 7~10월에 피는데 붉은자주색을 띠고, 지름이 3~5㎝이다. **열매**는 8~9월에 여무는데, 씨앗에 흰색 갓털이 있으며 바람에 날려간다. **뿌리**는 길게 뻗는다.

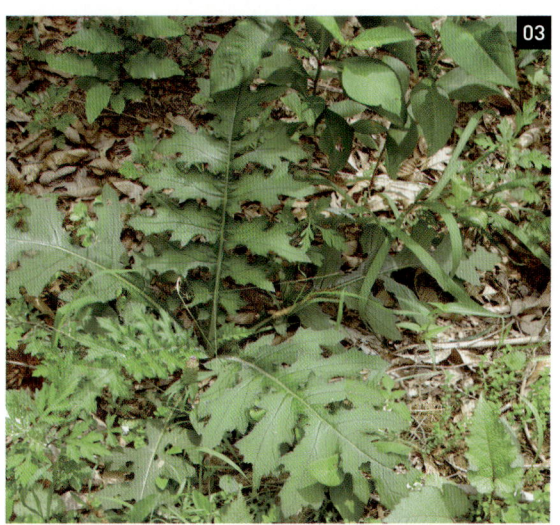

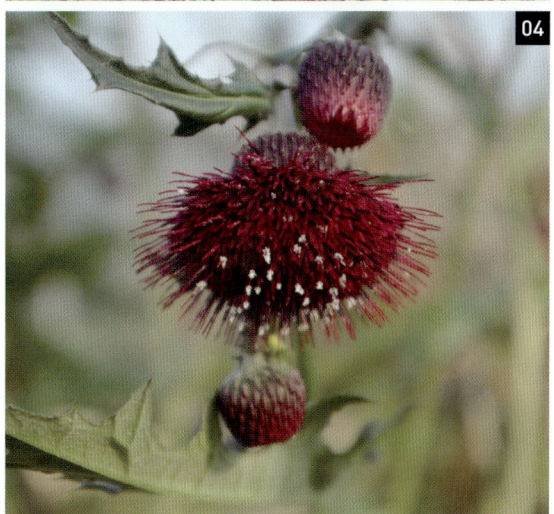

01 잎이 깃털처럼 갈라진다. 4월 9일
02 잎에 가시털이 있다. 5월 3일
03 여름에 올라온 잎. 7월 9일
04 꽃과 꽃봉오리. 5월 27일
05 줄기에 꽃 핀 모습. 7월 9일

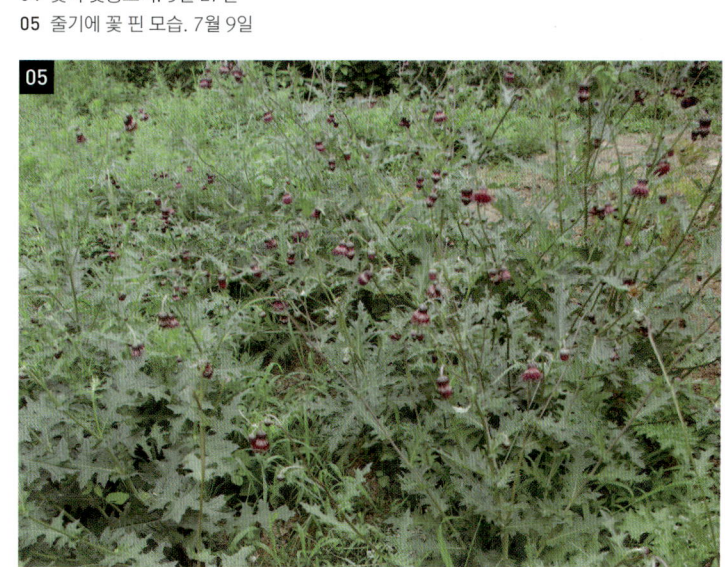

엉 겅 퀴

209 오리방풀

Isodon excisus (Maxim.) Kudo

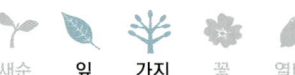

 서늘한 약성 | 위염, 복수 찬 데, 골절, 폐경, 초기암 등에 효과

꿀풀과
여러해살이풀

생약명
구엽초(龜葉草)

성분
엔메인(위장강화)
오리도닌(종양억제)

특징
독성이 없으며 쓴맛이 있다.

체질
약성이 서늘하므로
몸에 열이 많은
열체질인 경우,
덥거나 열이 날 때
복용하면 좋다.

서식지
깊은 산 반그늘이고
촉촉한 곳에 난다.

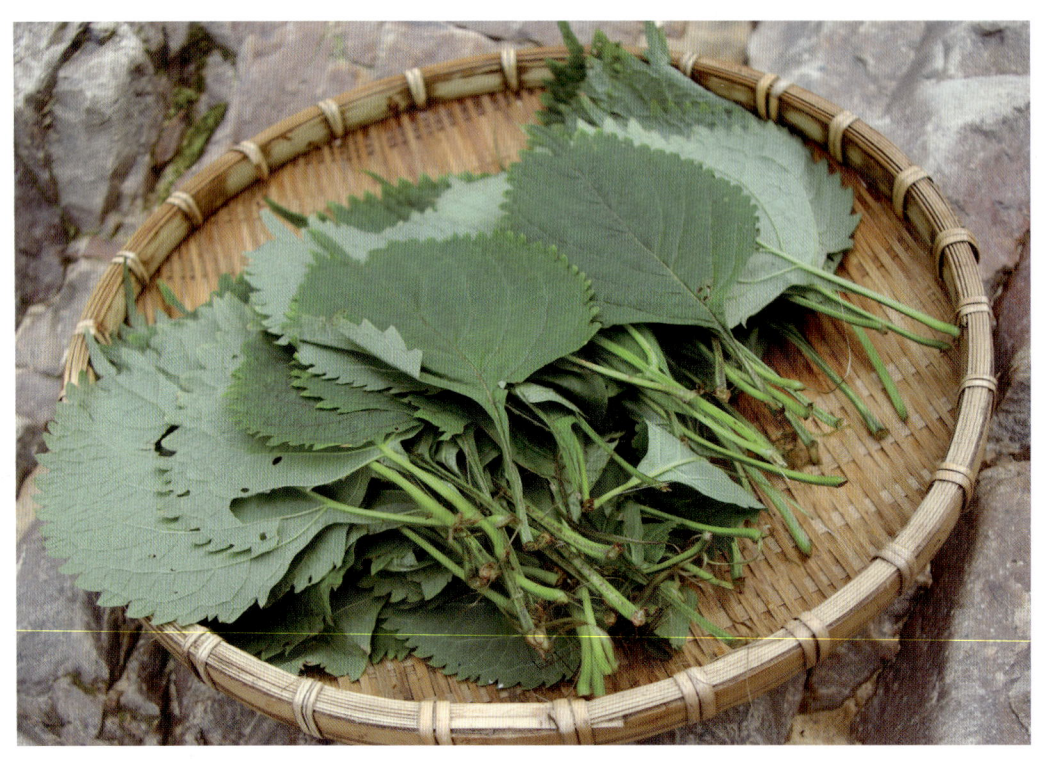

채취한 잎. 8월 16일

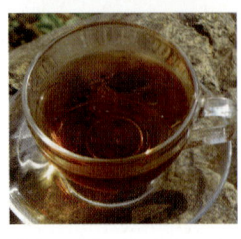

위 잎으로 효소액 담그는 모습.
아래 걸러낸 잎 효소액.

효소액 담그기

- **사용 부위** 잎, 잎+가지
- **채취 기간** 3~10월
- **채취 방법** 꽃이나 열매가 달리지 않고 너무 억세지 않은 것을 골라 싱싱할 때 딴다.
- **채취시 주의사항** 흔치 않은 약초이므로 조금만 채취하고, 나머지 개체와 뿌리는 자연에 남겨둔다.
- **다듬기** 가지는 담글 때 붕 뜨지 않도록 작게 썬다.
- **배합 비율** 발효될 때 물이 적게 나오므로 재료 : 설탕의 비율을 1 : 1로 한다.
- **발효와 숙성 기간** 1차 발효는 100일, 2차 발효와 숙성은 100일 이상 한다.
- **완성 상태** 쓴맛이 있어서 발효와 숙성이 잘 되면 개운한 맛이다.

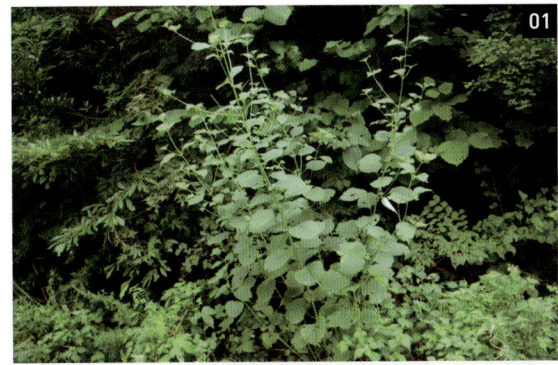

키 50~100㎝. **잎**은 길이 5~8㎝의 둥근 달걀모양이고, 끝이 3갈래로 얕게 갈라지며, 맨 끝은 꼬리처럼 뾰족하다. 잎 아래는 좁아져서 날개처럼 되고, 잎 가장자리에 규칙적인 톱니가 있다. 잎이 줄기에 마주 달린다. **줄기**는 곧게 올라오고, 밑동에서부터 가지가 갈라져 나온다. 줄기에 모가 나 있고, 세로로 홈이 있으며, 밑으로 향한 잔털이 있다. **꽃**은 6~8월에 피는데 흰보라색을 띠며, 길이가 8~12㎜이다. 꽃부리가 입술모양으로 갈라지고, 수술이 4개인데 그 중 2개가 길다. **열매**는 9~10월에 여문다.

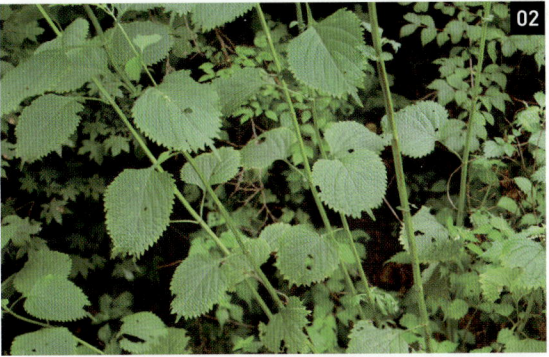

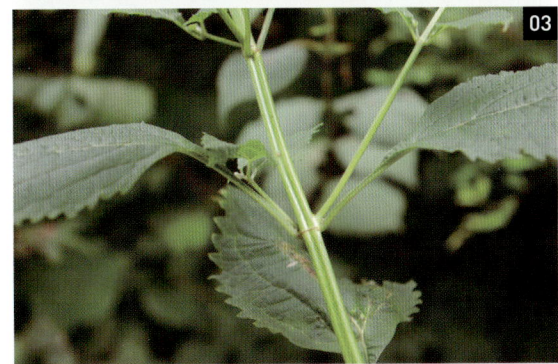

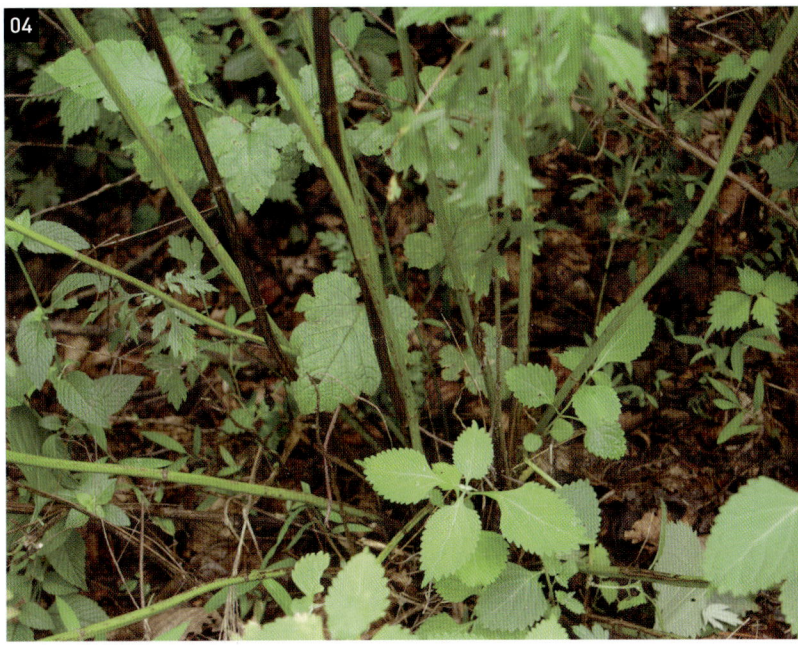

01 잎 끝이 꼬리처럼 뾰족하다. 8월 16일
02 줄기가 곧게 올라온다. 8월 16일
03 줄기가 네모지고 홈이 있다. 8월 16일
04 줄기가 무더기로 올라온다. 8월 16일
05 꽃봉오리 맺힌 모습. 9월 15일
06 꽃이 피기 전에 채취한다. 9월 15일

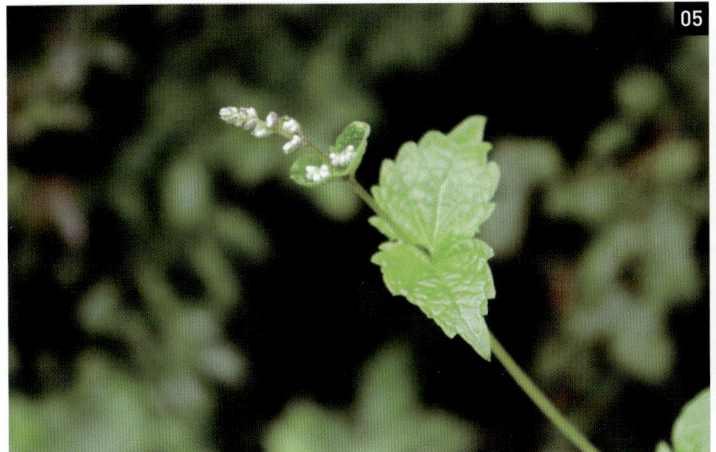

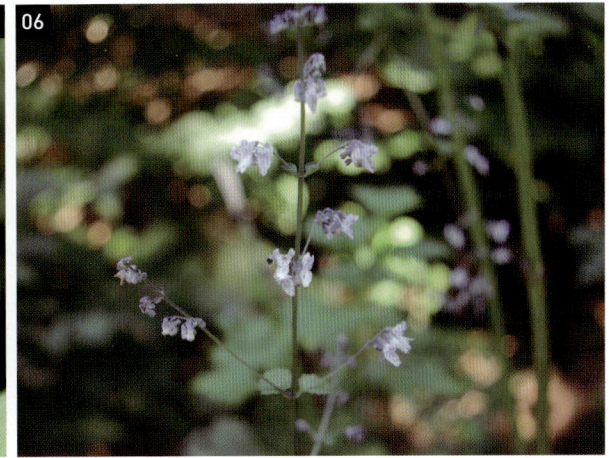

오리방풀

210 오이풀
Sanguisorba officinalis l.

새순 · 잎 · 줄기 · 꽃 · 열매 · 씨앗 · 뿌리

❄ **약간 차가운 약성** | 코피, 피오줌, 치질출혈, 생리혈과다, 신경통, 치통, 종기, 아토피, 기미 등에 효과

장미과 / 여러해살이풀

다른 이름
외순나물

생약명
지유(地楡)

성분
캠페롤(산화방지)
케르세틴(알러지예방)
카테킨(체지방분해)
타닌(수렴작용)
비타민C(산화방지)
단백질(근육강화)
탄수화물(에너지공급)
칼슘(뼈강화) / 지방

특징
독성이 없으며
쓴맛과 신맛이 있다.

체질
약성이 약간 차가우므로
열이 많은 열체질인 경우,
덥거나 열이 날 때
복용하면 좋다.

서식지
산과 들의 양지바른
곳에 난다.

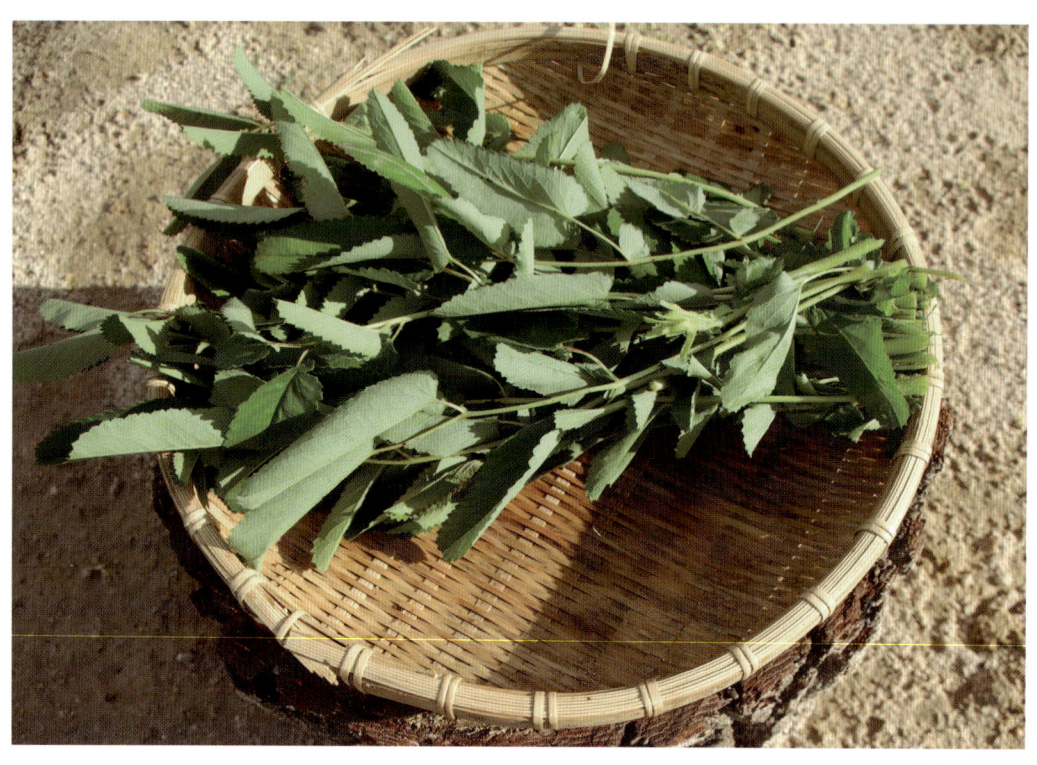

채취한 잎·줄기. 6월 20일

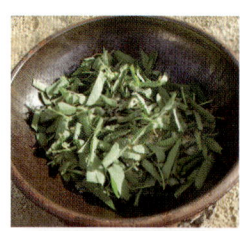

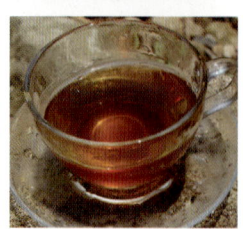

위 잎·줄기로 효소액 담그는 모습.
아래 걸러낸 잎·줄기 효소액.

효소액 담그기

- **사용 부위** 잎, 잎+줄기
- **채취 기간** 3~9월
- **채취 방법** 꽃이나 열매가 달리지 않고 너무 억세지 않은 것을 골라 싱싱할 때 딴다.
- **채취시 주의사항** 꽃이나 열매를 맺은 것은 약성이 떨어지므로 좋지 않다.
- **배합 비율** 발효될 때 물이 많이 나오지 않으므로 재료 : 설탕의 비율을 1 : 1로 한다.
- **발효와 숙성 기간** 1차 발효는 100일, 2차 발효와 숙성은 100일 이상 한다.
- **복용시 주의사항** 많이 먹으면 속이 차가워지므로 허약체질은 먹지 않는다.

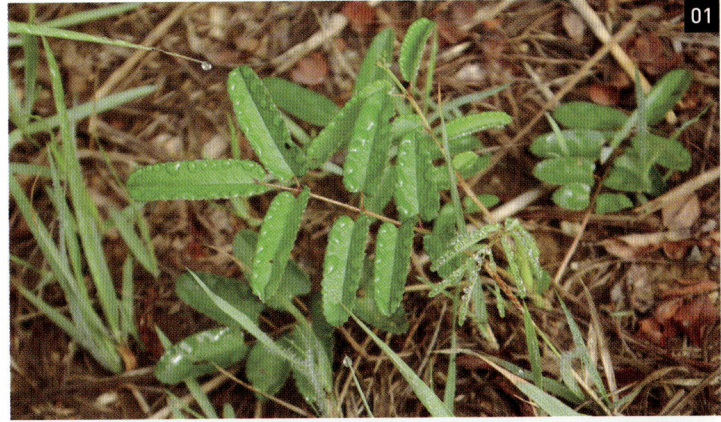

키 30~150cm. **잎**은 길이 2.5~5cm, 너비 1~2.5cm의 타원형이며, 5~11장이 깃털모양으로 달린다. 잎 가장자리에 삼각형의 톱니가 있고, 잎자루는 길이 6~30mm이다. 잎줄기가 줄기와 가지에 어긋나게 달리고, 잎에서 약하게 오이냄새가 난다. **줄기**는 털이 없고, 곧게 올라오며, 윗동에서 가지가 갈라져 나온다. **꽃**은 7~9월에 피는데 자주색을 띠며, 자잘하게 여러 송이가 벼이삭모양으로 뭉쳐서 달린다. 꽃차례는 길이 1~2.5cm, 지름 6~8mm이며, 꽃잎은 없고 꽃받침잎이 4개이다. **열매**는 10월에 여문다.

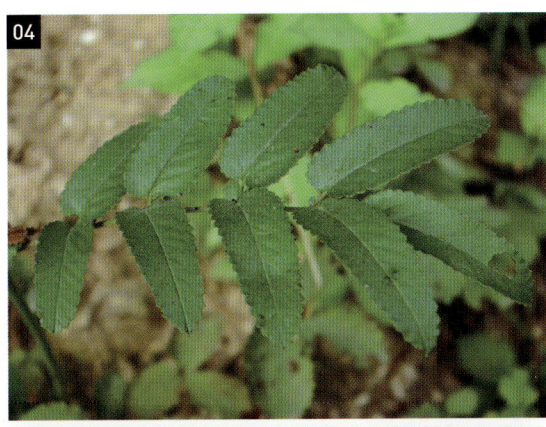

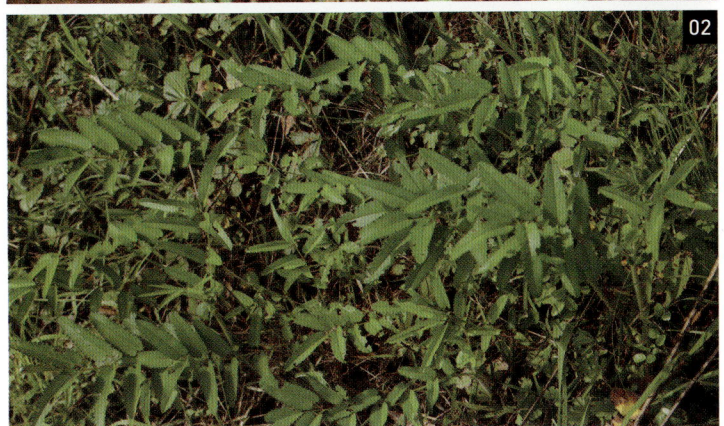

01 작은 잎들이 깃털모양으로 달린다. 7월 9일
02 줄기와 잎이 자라는 모습. 7월 12일
03 줄기 올라온 모습. 7월 29일
04 잎에서 약하게 오이냄새가 난다. 8월 1일
05 꽃이 피는 모습. 8월 1일
06 꽃이 피기 전에 채취한다. 8월 13일

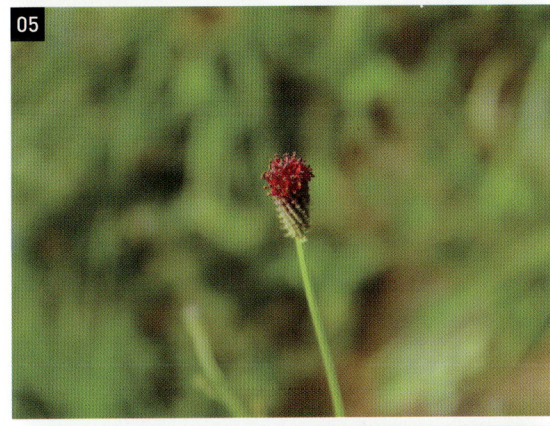

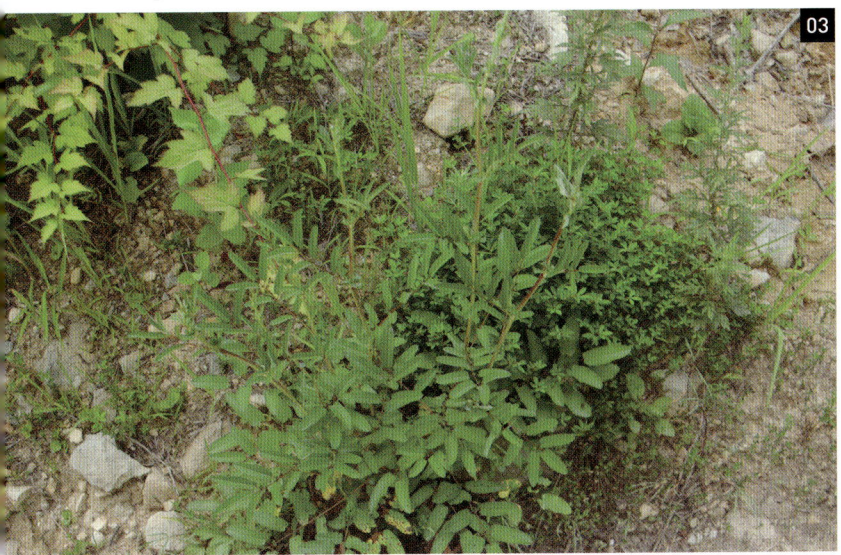

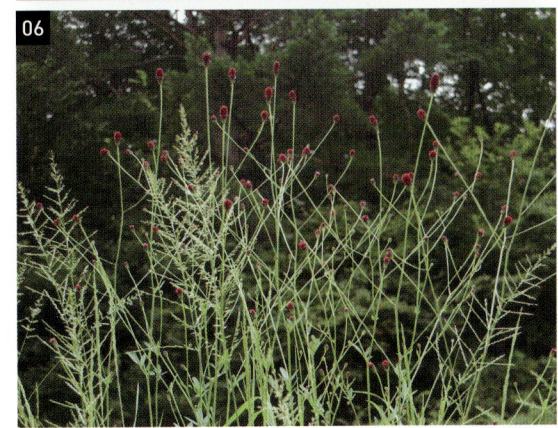

211 왕고들빼기

Lactuca indica L.

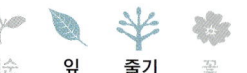

❄ **차가운 약성** | 위장병, 편도선염, 기관지염, 감기 열내림 등에 효과

국화과
한두해살이풀

다른 이름
쓴동이

생약명
활혈초(活血草)

성분
비타민A(시력유지)
베타 카로틴(항산화작용)
칼륨
(신경세포와 근육기능강화)
칼슘(뼈강화)
인(혈중콜레스테롤 개선)
철분(빈혈개선)
베타 아미린(항염작용)
타락사스테롤
(혈중콜레스테롤 개선)

특징
독성이 없으며 쓴맛이 있다.

체질
약성이 차가우므로
몸에 열이 많은
열체질인 경우,
덥거나 열이 날 때
복용하면 좋은데,
몸이 찬 체질은 장기간
복용하는 것을 삼간다.

서식지
낮은 산, 양지바른
풀밭에 나며, 척박한
곳에서도 잘 자란다.

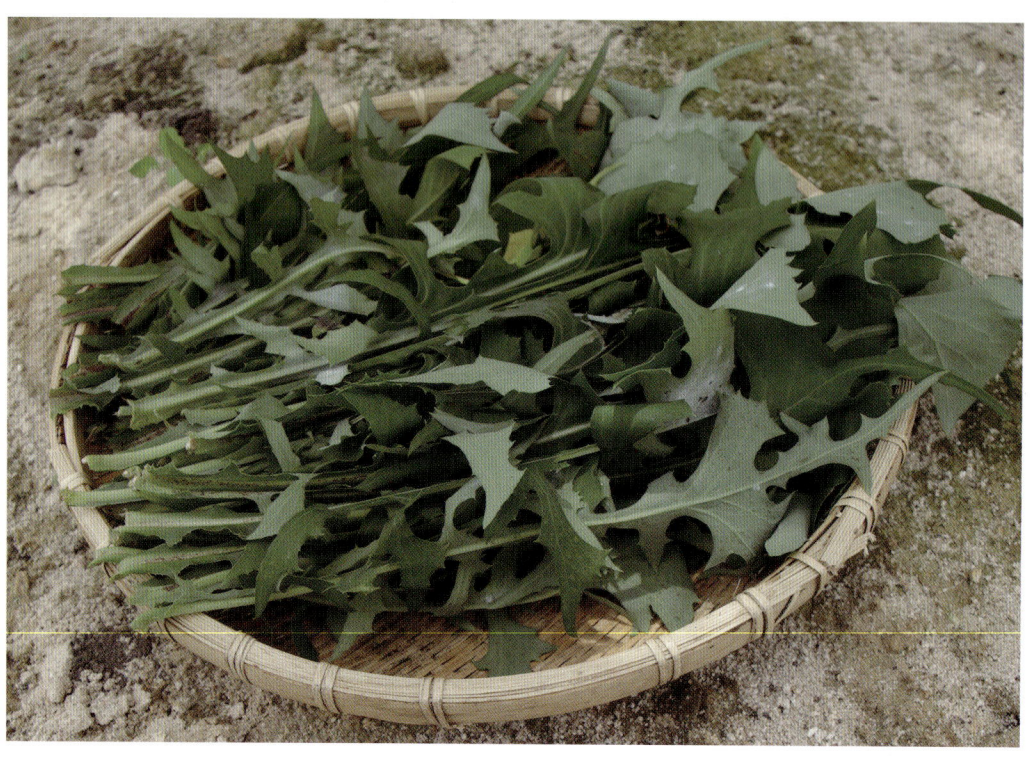

채취한 잎. 7월 9일

효소액 담그기

- **사용 부위** 잎, 잎+줄기, 잎+줄기+뿌리, 뿌리 ■ **채취 기간** 3~9월
- **채취 방법** 꽃이 핀 것은 쓴맛이 더 강하므로 잎이나 줄기는 꽃이나 열매가 달리지 않은 것을 골라 싱싱할 때 따며, 뿌리까지 채취할 때는 잘 여문 것을 고른다.
- **다듬기** 잎이 크거나 뻣뻣할 경우 적당한 크기로 썰고, 뿌리는 물이 잘 나오도록 납작하게 썬다.
- **배합 비율** 잎과 줄기는 물이 많이 나오지 않으므로 잎과 설탕의 비율을 1 : 1로 한다. 뿌리는 물이 좀 더 나오므로 설탕의 비율을 1 이상으로 늘린다.
- **발효와 숙성 기간** 1차 발효는 100일, 2차 발효와 숙성은 100일 이상 한다.
- **완성 상태** 잎에 유액이 들어 있어 효소액이 조금 불투명하다.

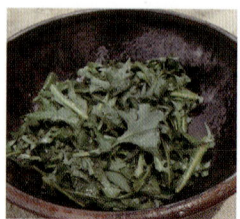 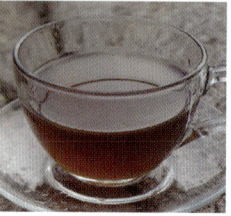

왼쪽 잎을 썰어 효소액 담그는 모습.
오른쪽 걸러낸 잎 효소액.

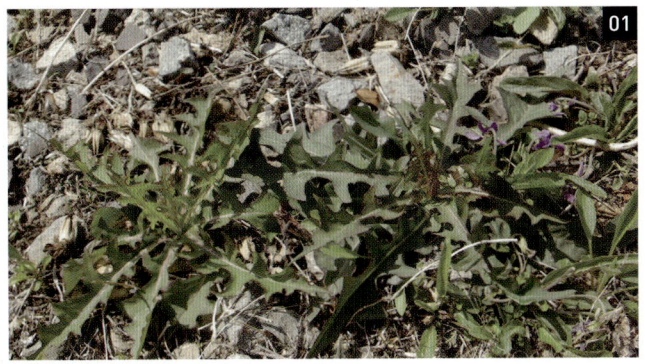

키 1~2m. **잎**은 길이 10~30㎝로 길쭉하다. 뿌리에 나는 잎은 창모양으로 갈라지는데, 줄기 윗동에 나는 잎은 갈라짐이 없으며, 잎 가장자리에 불규칙한 톱니가 있다. 뿌리 잎은 둥그렇게 뭉쳐서 나고, 줄기 잎은 어긋나게 달린다. **줄기**는 곧게 올라오고, 가지가 갈라져 나온다. 잎과 줄기를 자르면 하얀 유액이 나온다. **꽃**은 7~9월에 피는데 들국화모양이고, 지름이 2㎝ 정도이다. 꽃봉오리는 자줏빛을 띤 녹색을 띠고, 꽃은 노란흰색을 띤다. **열매**는 9월에 여무는데, 씨앗이 타원형이고 흰색 갓털이 있으며 바람에 날려간다. **뿌리**는 굵고 잔뿌리가 많다. | **유사종** | 고들빼기. 전체 모습이 비슷하나 키도 작고 잎도 작으며, 꽃이 노란색이다.

01 주로 양지바른 곳에 난다. 4월 13일
02 잎이 크고 창모양으로 갈라진다. 7월 9일
03 잎이 매우 크게 달린다. 7월 9일
04 줄기가 2m까지 자란다. 9월 7일
05 노란흰색 꽃이 핀다. 10월 10일
06 꽃이 핀 것은 맛이 더 쓰다. 10월 10일
07 씨앗에 갓털이 있다. 10월 31일

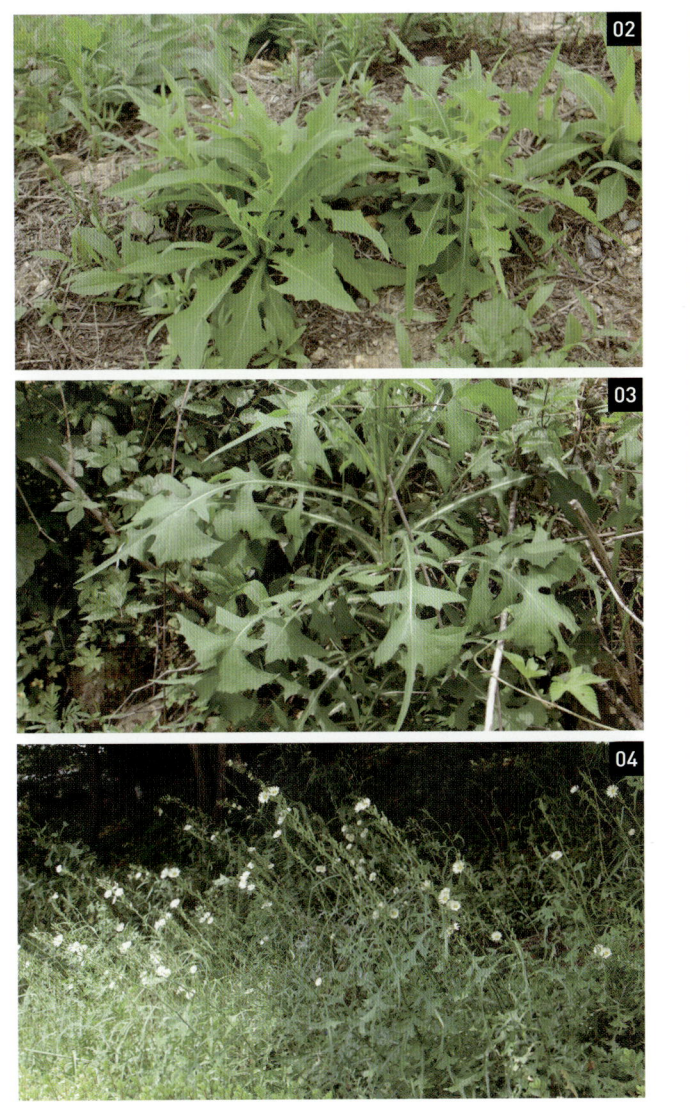

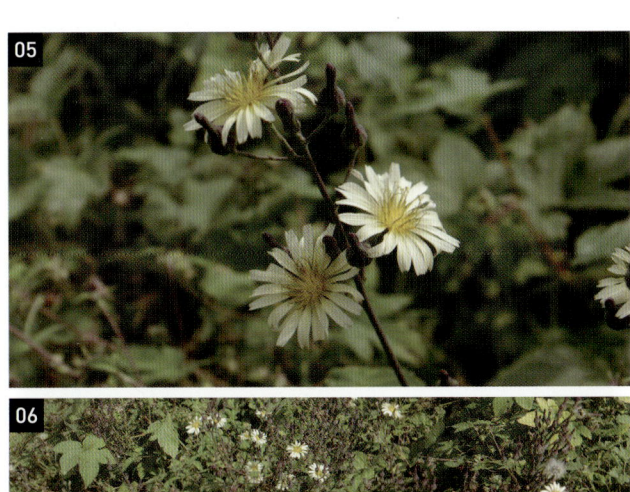

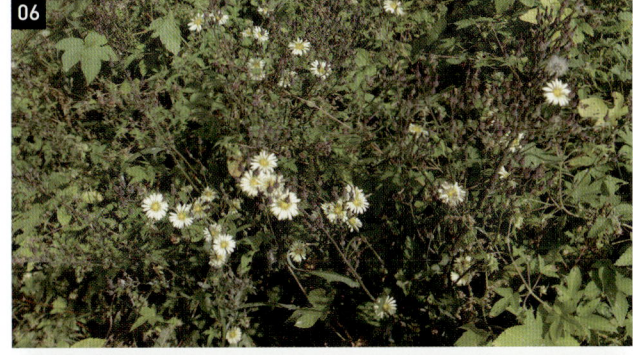

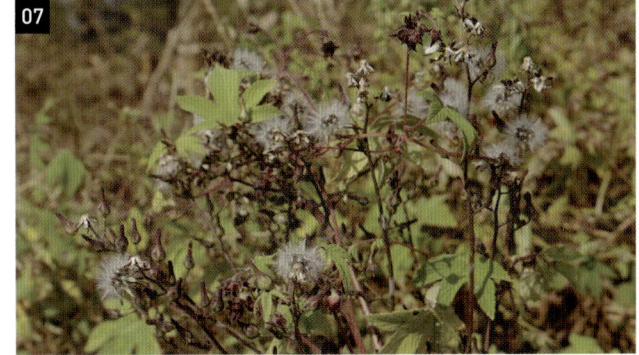

212 왕머루

Vitis amurensis Rupr.

새순 잎 줄기 꽃 열매 씨앗 뿌리

❄ **서늘한 약성** | 간염, 관절염, 근육통, 복통, 신경성두통, 몸살감기, 외상통증 등에 효과

포도과
잎지는 덩굴나무

생약명
산포도(山葡萄)
산등등과(山藤藤果)

성분
칼슘(뼈강화)
인(혈중콜레스테롤 개선)
철분(빈혈개선)
비타민C(산화방지)
라세미산(피로회복)
시트르산(에너지보충)

특징
독성이 없으며 신맛이 있다.

체질
약성이 서늘하므로
몸에 열이 많은
열체질인 경우,
덥거나 열이 날 때
복용하면 좋다.

서식지
깊은 산 계곡가나
바위 옆에서 자란다.

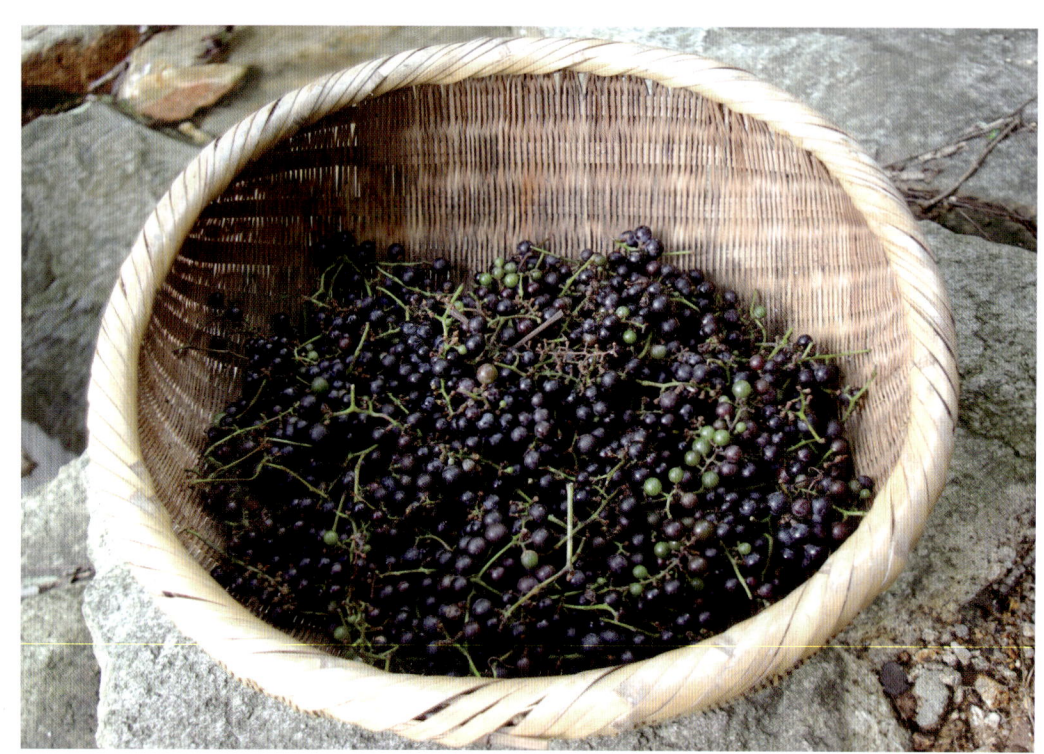

채취한 열매. 9월 12일

효소액 담그기

- **사용 부위** 열매　**채취 기간** 9월
- **채취 방법** 너무 익지 않은 것을 골라 싱싱할 때 딴다.
- **채취시 주의사항** 흔치 않은 약초이므로 줄기나 뿌리가 훼손되지 않도록 하며, 덩굴성이고 바위에 붙어 자라는 경우가 많으므로 채취할 때 발을 헛디디지 않도록 조심한다.
- **다듬기** 열매를 하나씩 떼어내지 말고 가지에 달린 채로 사용한다.
- **배합 비율** 재료 : 설탕의 비율을 1 : 1 이상으로 하고, 발효 중 설탕이 부족하면 가끔씩 덧넣는다.
- **발효와 숙성 기간** 1차 발효는 100일, 2차 발효와 숙성은 100일 이상 한다.
- **완성 상태** 열매에 신맛이 있어서 발효와 숙성이 잘 되면 상큼한 맛이 난다.

왼쪽 자연의 물로 씻는 것이 좋다.
오른쪽 열매로 효소액 담그는 모습.

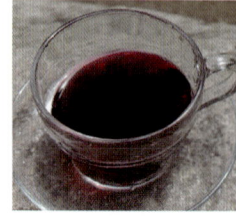

걸러낸 열매 효소액.

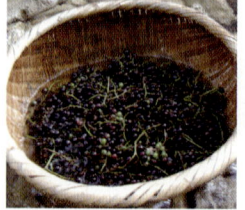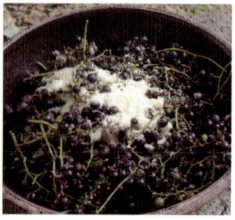

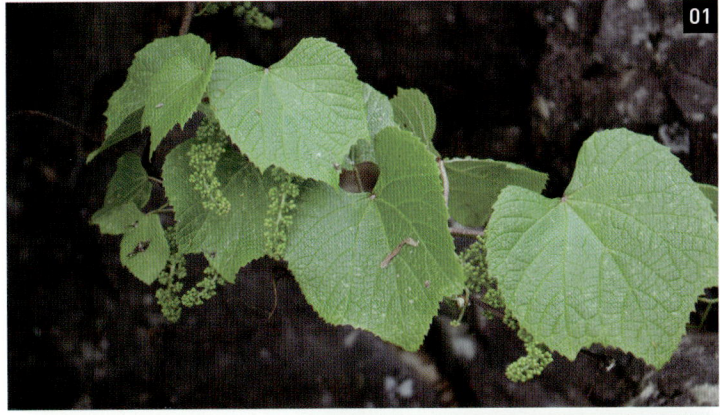

길이 10m. **잎**은 길이 15~20㎝의 둥근 달걀모양이고, 끝이 3~5갈래로 얕게 갈라지며, 잎 가장자리에 날카로운 톱니가 있고, 잎맥 위에 잔털이 있다. 잎이 가지에 어긋나게 달리고, 가을에 붉게 물든다. **줄기**에 덩굴손이 있어서 이웃한 식물에 기대거나 바위 위를 기며 자란다. 덩굴손은 잎자루와 마주 난다. 어린 가지에 솜털이 있다가 점차 없어진다. **꽃**은 6월에 피는데 노란녹색을 띠며, 자잘하게 여러 송이가 벼이삭모양으로 뭉쳐서 달린다. 암꽃과 수꽃이 다른 나무에 달리며, 수꽃에는 수술이 5개, 암꽃에는 5개의 헛수술과 1개의 암술이 있다. **열매**는 9월에 둥글게 여무는데 지름이 6~8㎜이고, 익으면 검은자주색이 된다.

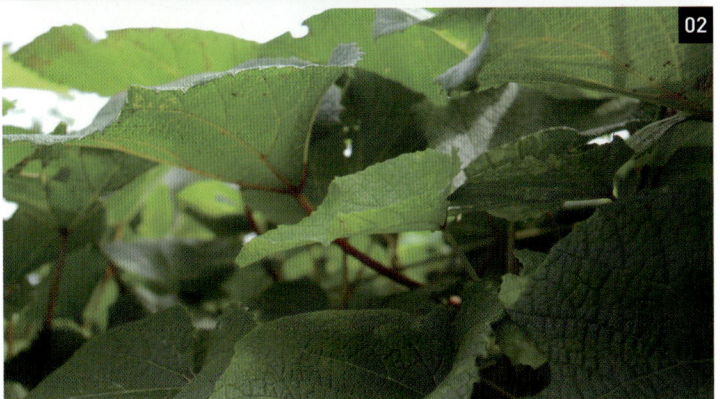

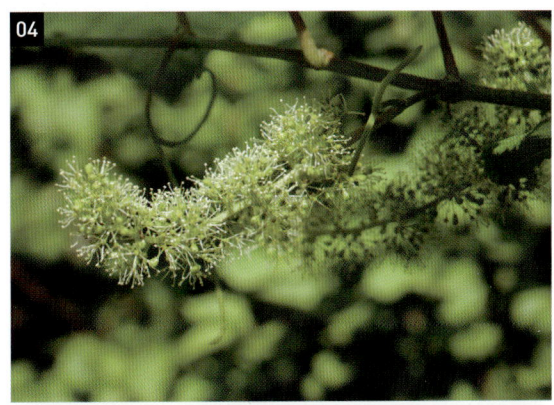

01 어린잎과 꽃봉오리. 5월 14일
02 잎이 다 자란 모습. 7월 9일
03 덩굴이 바위 위를 기는 모습. 9월 12일
04 꽃이 벼이삭처럼 뭉쳐서 달린다. 5월 10일
05 풋열매 달린 모습. 7월 9일
06 열매가 거무스름하게 익는다. 9월 12일

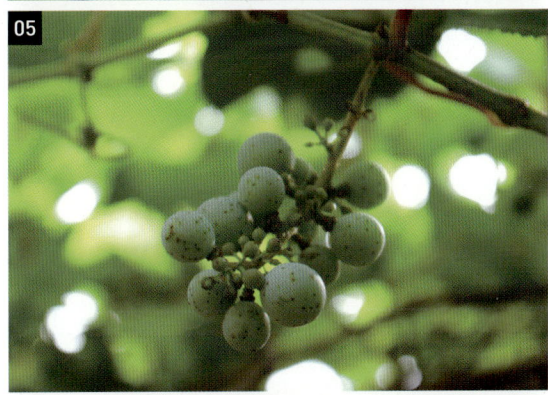

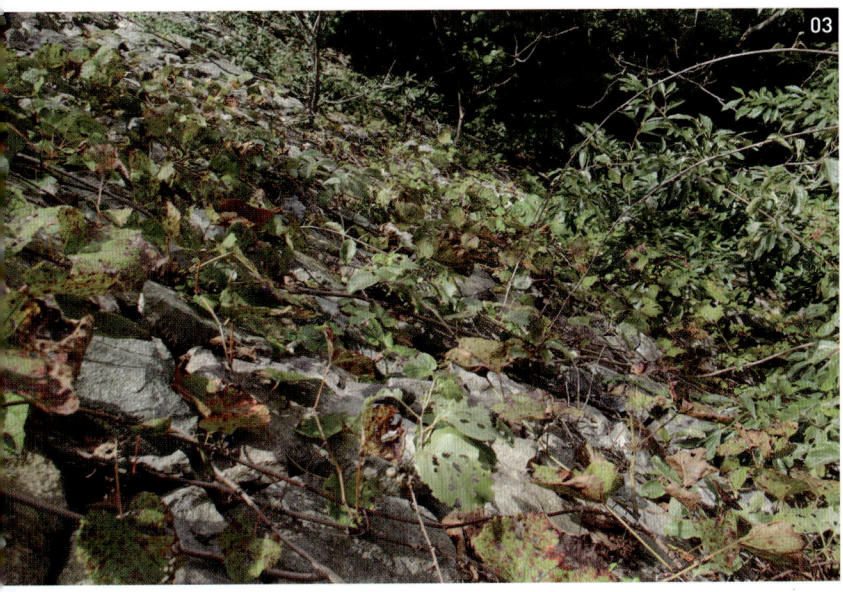

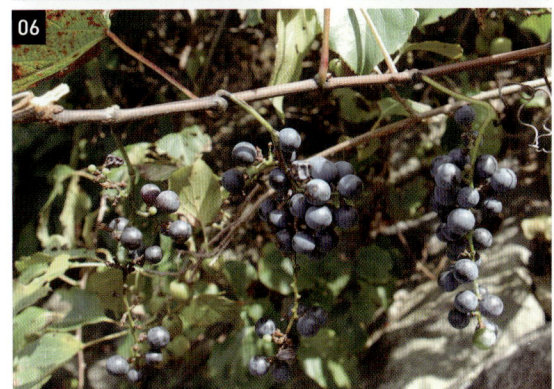

왕머루

213 용담

Gentiana scabra var. buergeri

용담

차가운 약성 | 두통, 급성결막염, 눈충혈, 청력저하, 황달성간염, 비뇨기염, 방광염 등에 효과

용담과
여러해살이풀

생약명
용담초(龍膽草)

성분
알칼로이드
(염증과 통증완화)
베타 시토스테롤
(혈중콜레스테롤 개선)

특징
독성이 없으며
쓴맛이 있다.

체질
약성이 차가우므로
몸에 열이 많은
열체질인 경우,
덥거나 열이 날 때
복용하면 좋은데,
몸이 찬 체질은 장기간
복용하는 것을 삼간다.

서식지
산속 양지바른 곳에 난다.

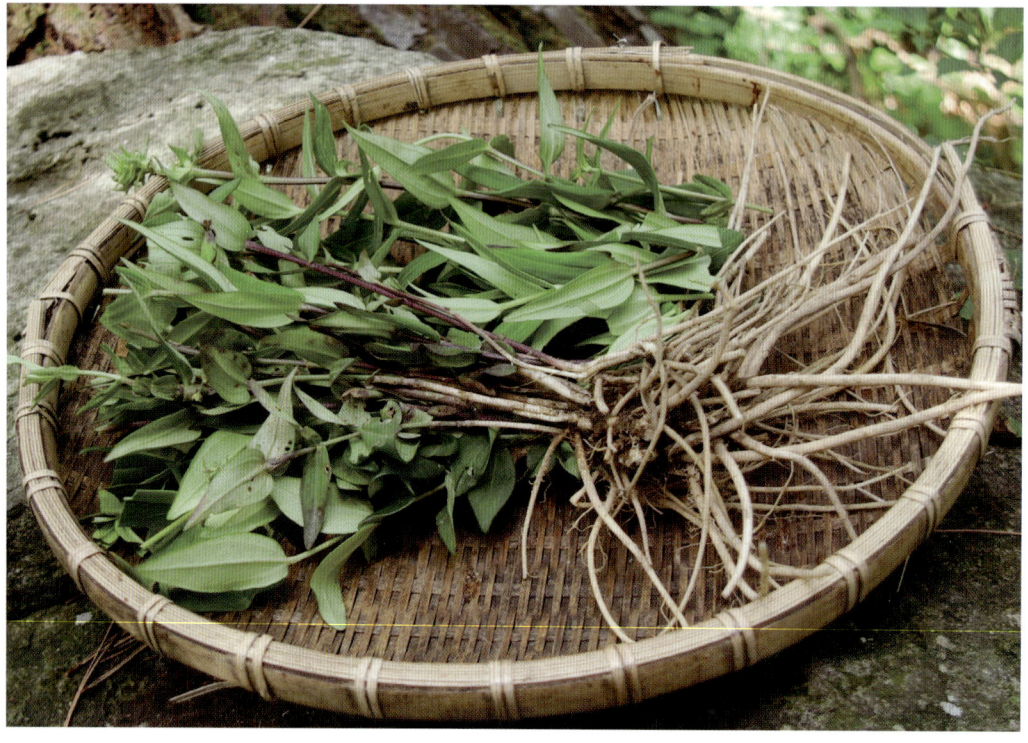

채취한 잎·줄기·뿌리. 7월 27일

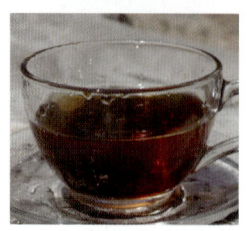

위 잎·줄기·뿌리로 효소액 담그는 모습. **아래** 걸러낸 잎·줄기·뿌리 효소액.

효소액 담그기

- **사용 부위** 잎, 잎+줄기, 잎+줄기+뿌리
- **채취 기간** 3~11월
- **채취 방법** 잎은 꽃이나 열매가 달리지 않고 너무 억세지 않은 것을 골라 싱싱할 때 따고, 뿌리는 굵고 튼실한 것을 골라 채취한다.
- **채취시 주의사항** 흔치 않은 약초이므로 조금만 채취하고, 나머지 개체와 뿌리는 자연에 남겨둔다.
- **다듬기** 줄기와 뿌리가 클 경우 담글 때 붕 뜨지 않도록 작게 썬다.
- **배합 비율** 잎과 줄기는 발효될 때 물이 적게 나오므로 재료 : 설탕의 비율을 1 : 1로 하고, 뿌리는 물이 좀 더 나오므로 설탕의 비율을 1 이상으로 늘린다.
- **발효와 숙성 기간** 1차 발효는 100일, 2차 발효와 숙성은 100일 이상 한다.
- **복용시 주의사항** 약성이 강하므로 위장이나 비장이 약한 사람, 빈속일 경우에는 먹지 않으며, 소량씩 물을 많이 타서 마시는 것이 좋다.

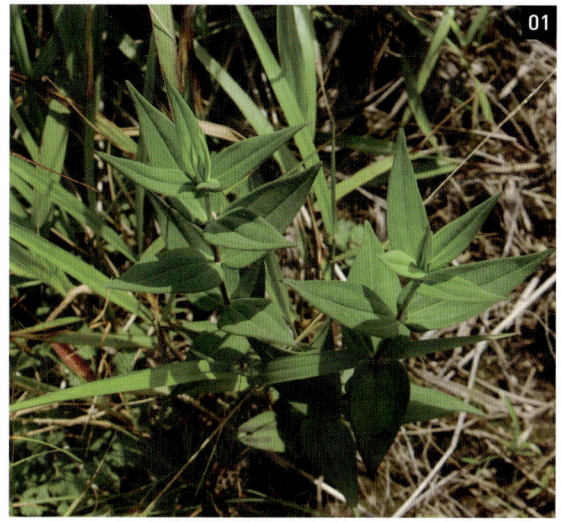

키 20~60cm. **잎**은 길이 4~8cm, 너비 1~3cm의 피침형이고, 끝이 뾰족하다. 잎에 잎맥이 3개 있고, 잎 가장자리가 밋밋하다. 잎자루는 없고, 잎이 줄기에 마주 달린다. **줄기**는 짙은 자줏빛이 돌고, 곧게 올라온다. 줄기에 꽃이 달리면 쓰러지기도 한다. **꽃**은 7~9월에 피는데 청보라색을 띠고, 길이가 4.5~6cm이다. 꽃부리가 5갈래로 갈라지고, 수술은 5개, 암술은 1개이다. **열매**는 10~11월에 여물며, 씨앗에 넓은 피침형 날개가 있다. **뿌리**는 사방으로 뻗는다.

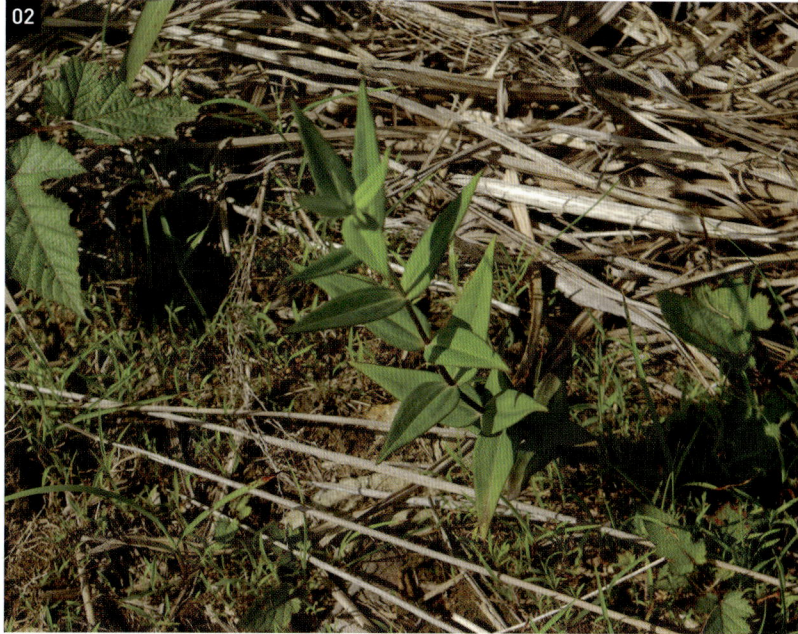

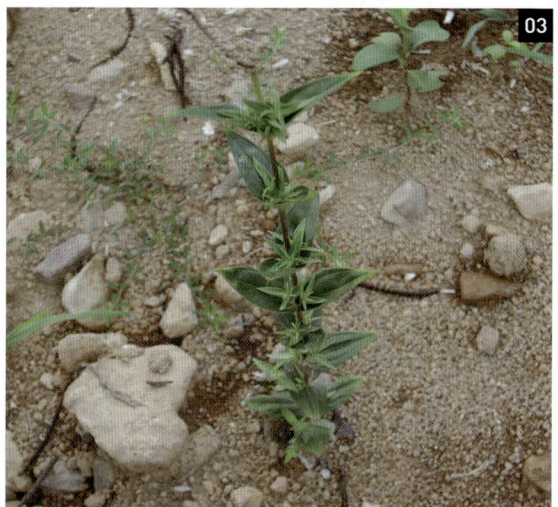

01 잎이 마주 난다. 7월 27일
02 꽃이 피면 줄기가 쓰러지기도 한다. 7월 27일
03 줄기와 잎 색깔이 짙어진 모습. 9월 7일
04 가을에 꽃이 핀 모습. 10월 8일
05 꽃이 청보라색이다. 10월 8일

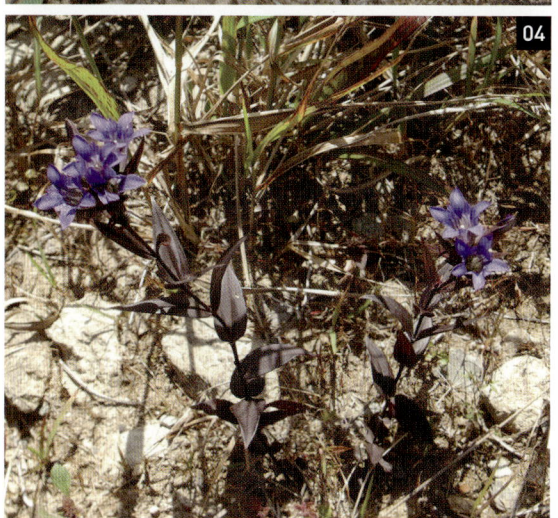

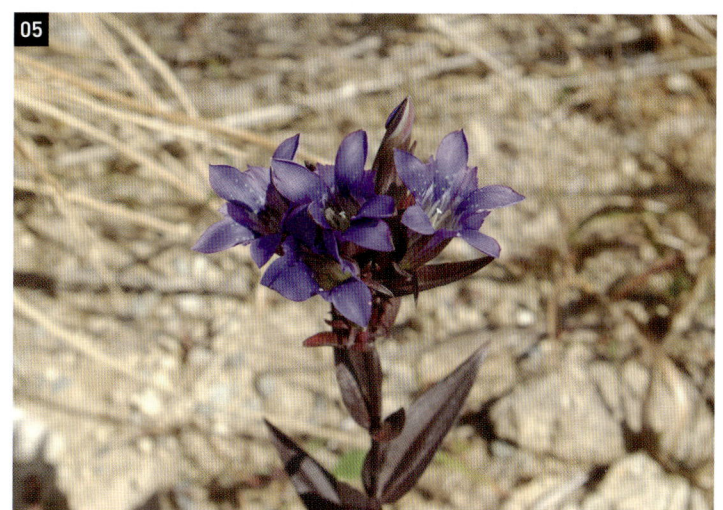

214 원산딱지꽃

Potentilla nipponica TH. Wolf

원산딱지꽃

새순　잎　줄기　꽃　열매　씨앗　뿌리

 차가운 약성 | 오랜설사, 출혈성치질, 류머티즘, 아토피 등에 효과

장미과
여러해살이풀

다른 이름
넓은딱지

생약명
위릉채(萎陵菜)

특징
독성이 없고 쓴맛이 있다.

체질
약성이 차가우므로
몸에 열이 많은
열체질인 경우,
덥거나 열이 날 때
복용하면 좋은데,
몸이 찬 체질은 장기간
복용하는 것을 삼간다.

서식지
산과 들의 양지바른 곳이나
냇가, 바닷가에 난다.

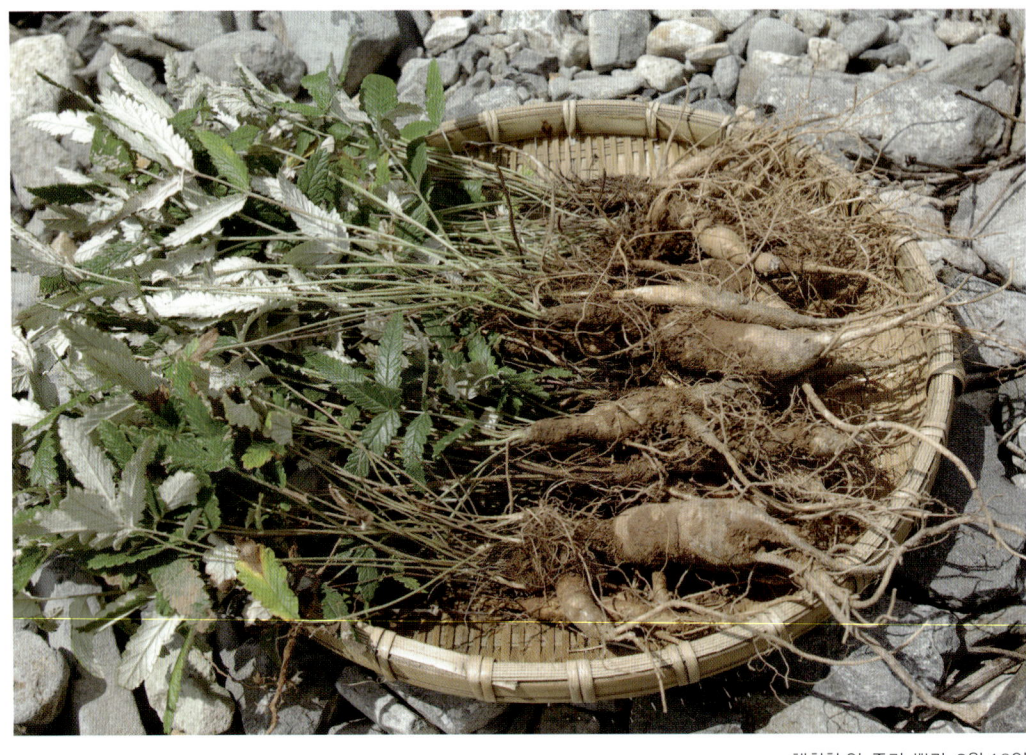

채취한 잎·줄기·뿌리. 8월 19일

효소액 담그기

- **사용 부위** 잎, 잎+줄기, 잎+줄기+뿌리
- **채취 기간** 3~10월
- **채취 방법** 꽃이나 열매가 달리지 않고 너무 억세지 않은 것을 골라 싱싱할 때 딴다.
- **채취시 주의사항** 흔치 않은 약초이므로 조금만 채취하고, 나머지 개체와 뿌리는 자연에 남겨둔다.
- **다듬기** 줄기나 뿌리가 클 경우에는 적당한 크기로 썬다.
- **배합 비율** 잎과 줄기는 발효될 때 물이 적게 나오므로 재료 : 설탕의 비율을 1 : 1로 하고, 뿌리는 물이 좀 더 나오므로 설탕의 비율을 1 이상으로 늘린다.
- **발효와 숙성 기간** 1차 발효는 100일, 2차 발효와 숙성은 100일 이상 한다.

왼쪽 자연의 물로 씻는 것이 좋다.
오른쪽 잎·줄기·뿌리로 효소액 담그는 모습.

걸러낸 잎·줄기·뿌리 효소액.

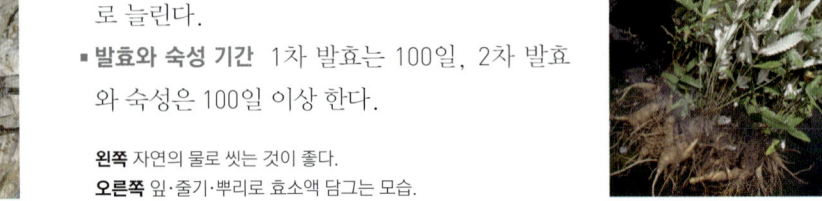

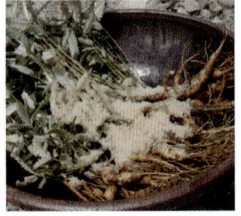

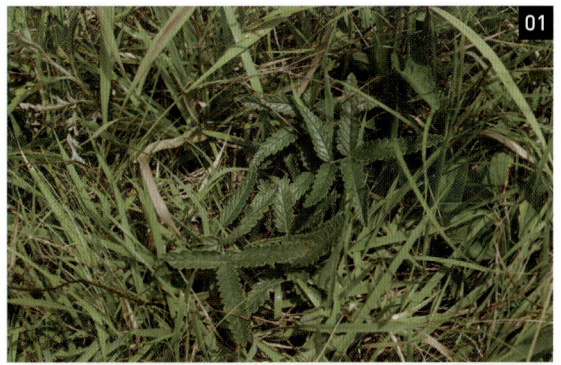
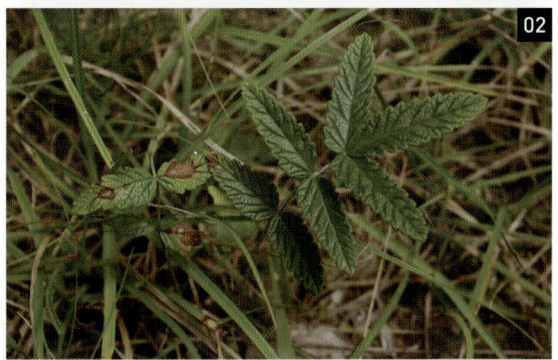
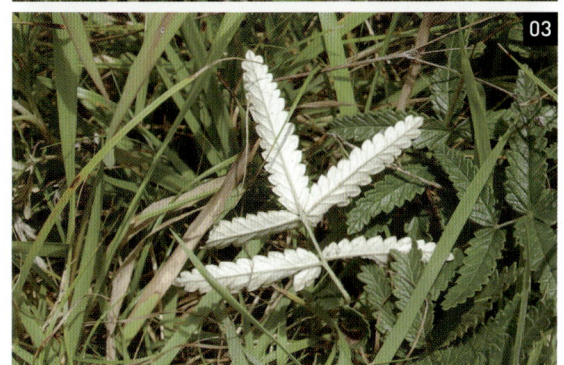
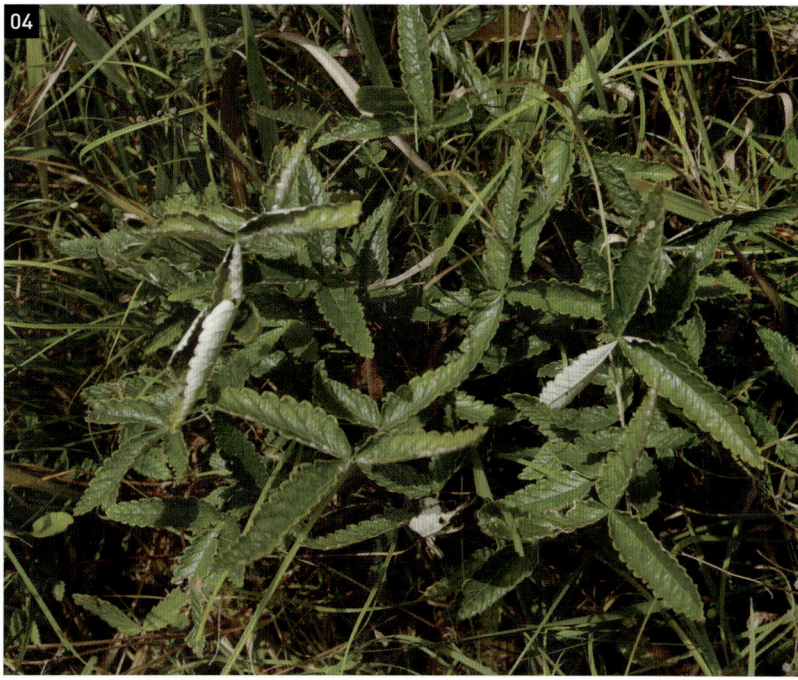

키 60㎝로 우리나라가 원산지이다. **잎**은 길고 좁은 타원형이고, 7~13장이 깃털모양으로 달리며, 갈래조각은 끝이 둔하다. 잎 뒷면은 흰색 솜털로 덮여 있고, 잎 사이에 작은 잎조각이 없으며, 잎줄기가 줄기에 어긋나게 달린다. **줄기**는 무더기로 올라온다. **꽃**은 7~8월에 피는데 노란색을 띠고, 지름이 13㎜ 정도이다. 꽃잎은 5장이고, 꽃받침에 흰색 솜털이 있다. **열매**는 9~10월에 여문다. **뿌리**는 굵게 뻗으며, 잔뿌리가 많다.

01 어린잎 자라는 모습. 8월 19일
02 잎이 깃털처럼 달린다. 8월 19일
03 잎 뒷면이 희다. 8월 19일
04 잎이 안쪽으로 말리는 모습. 8월 19일
05 여러 줄기가 뭉쳐서 올라온다. 8월 19일
06 작은 군락의 모습. 8월 19일

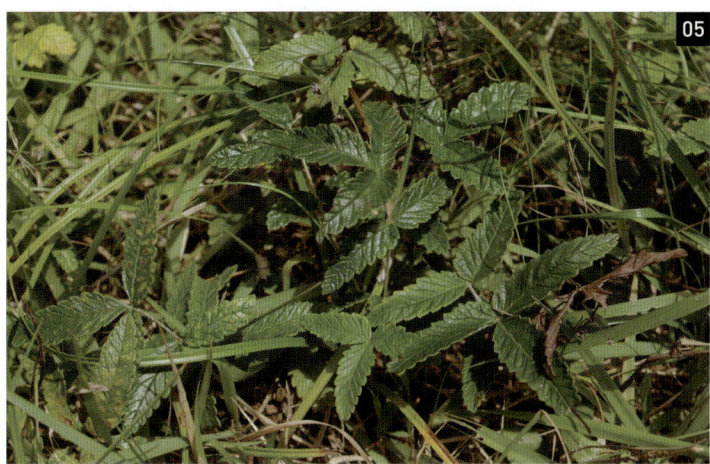
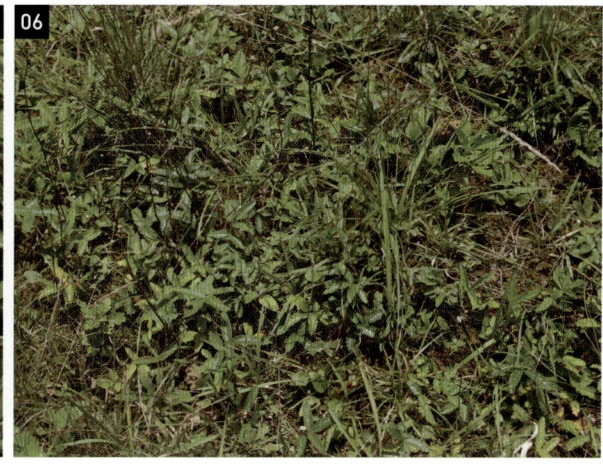

215 으름

Akebia quinata (Thunb.) Decne.

 차가운 약성 | 오십견, 신경통, 생리통, 동맥경화, 소화불량, 복통설사 등에 효과

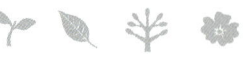
새순 잎 줄기 꽃 열매 씨앗 뿌리

으름덩굴과
잎지는 덩굴나무

다른 이름
조선바나나

생약명
팔월찰(八月札)

성분
사포닌(면역력강화)
올레인산(동맥경화예방)
리놀렌산(불포화지방산)
팔미트산(담즙분비촉진)
비타민C(산화방지)
포도당(에너지공급)

특징
독성이 없으며
단맛이 있다.

체질
약성이 차가우므로
몸에 열이 많은
열체질인 경우,
덥거나 열이 날 때
복용하면 좋은데,
몸이 찬 체질은 장기간
복용하는 것을 삼간다.

서식지
산속 반그늘이나
그늘진 곳에서 자란다.

채취한 열매. 9월 30일

걸러낸 열매 효소액.
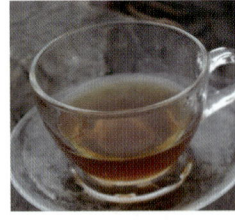

효소액 담그기

- **사용 부위** 열매
- **채취 기간** 10월
- **채취 방법** 너무 익지 않은 것을 골라 싱싱할 때 딴다.
- **채취시 주의사항** 흔치 않은 약초이므로 조금만 채취하고 일부는 자연에 남겨두며, 덩굴이 높이 올라가기도 하므로 채취할 때 발을 헛디디지 않도록 조심한다.
- **다듬기** 껍질에도 약성이 있으므로 통째로 사용하고, 발효가 잘 되도록 납작하게 썬다.
- **배합 비율** 발효될 때 물이 많이 나오지 않으므로 재료 : 설탕의 비율을 1 : 1로 한다.
- **발효와 숙성 기간** 1차 발효는 100일, 2차 발효와 숙성은 100일 이상 한다.
- **완성 상태** 열매에 달콤한 맛과 은은한 향이 있어서 발효와 숙성이 잘 되면 그윽한 맛이다.

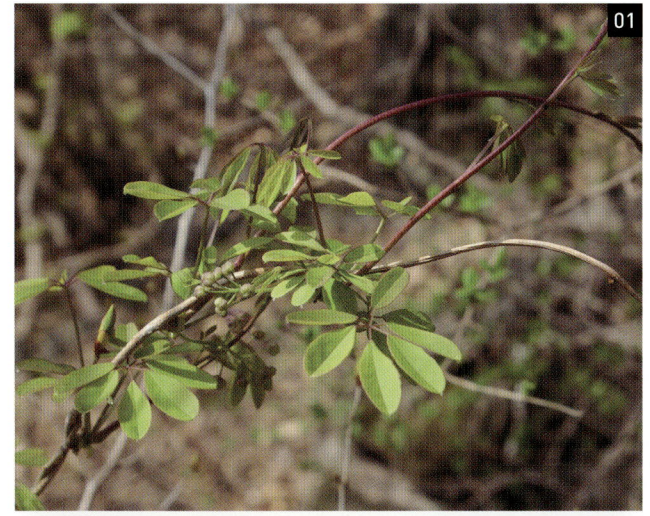

길이 5m. **잎**은 길이 3~6cm의 타원형이고, 5장씩 빙 둘러 나서 손바닥모양이 된다. 잎 가장자리가 밋밋하다. **줄기**는 이웃한 식물에 기대거나 땅 위를 기며 자라며, 껍질이 갈색을 띠고 껍질눈이 있다. **꽃**은 5~6월에 피는데 자줏빛이 도는 연갈색을 띤다. 암꽃과 수꽃이 한 나무에 달리는데, 암꽃은 지름 2.5~3cm이고, 수꽃은 그보다 작다. 꽃잎은 없고, 3갈래의 꽃덮이가 꽃잎처럼 펴진다. **열매**는 10월에 긴 타원형으로 여무는데 길이가 6~10cm이다. 익으면 자줏빛 도는 갈색이고, 열매껍질이 세로로 갈라진다.

---

01 잎이 5장씩 달린다. 4월 5일
02 이웃 나무를 뒤덮은 모습. 7월 10일
03 꽃 핀 모습. 5월 26일
04 풋열매 달린 모습. 9월 30일
05 열매가 익으면 반으로 갈라진다. 9월 30일
06 덩굴이 뒤엉켜 있는 겨울 모습. 1월 6일
07 줄기에 껍질눈이 있다. 1월 4일

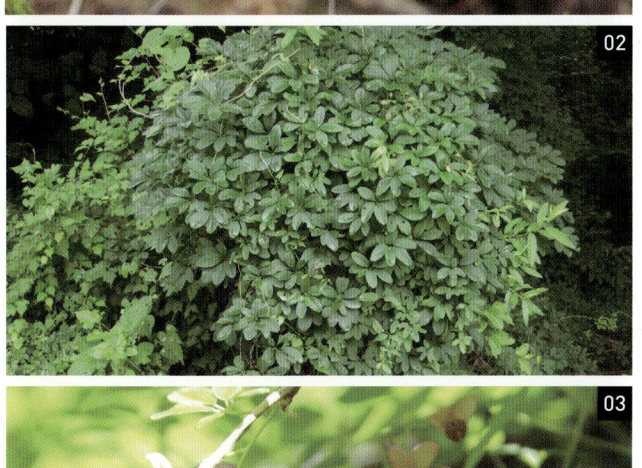

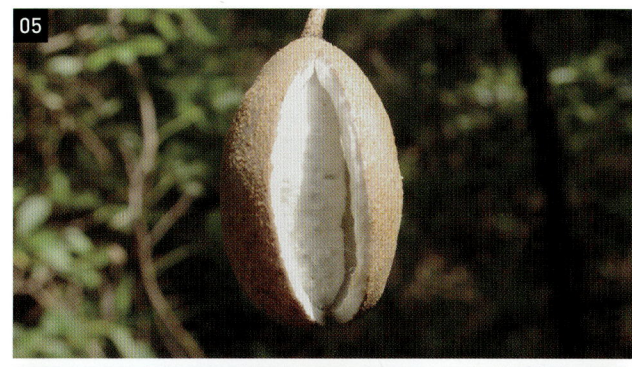

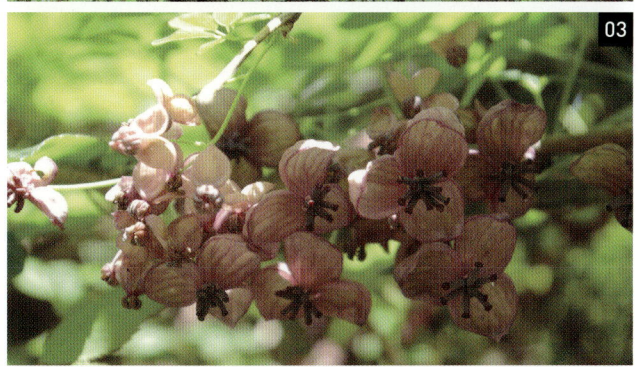

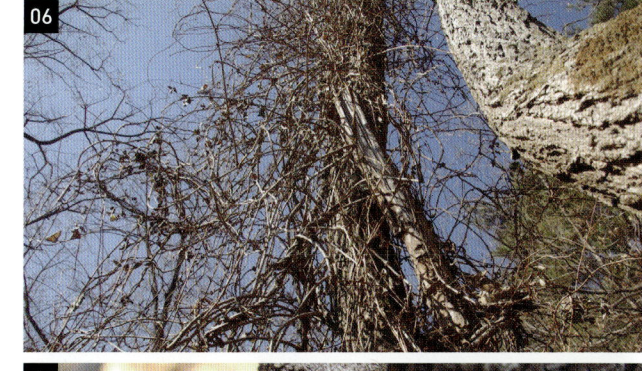

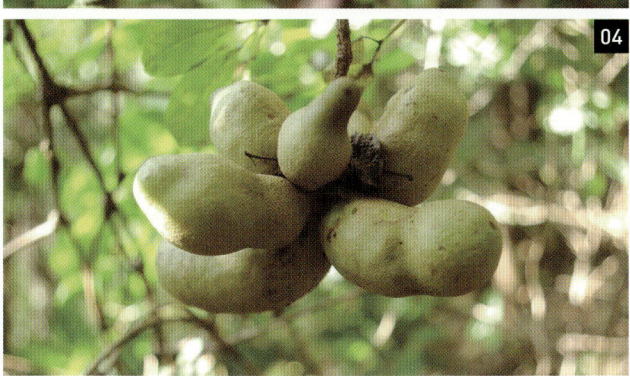

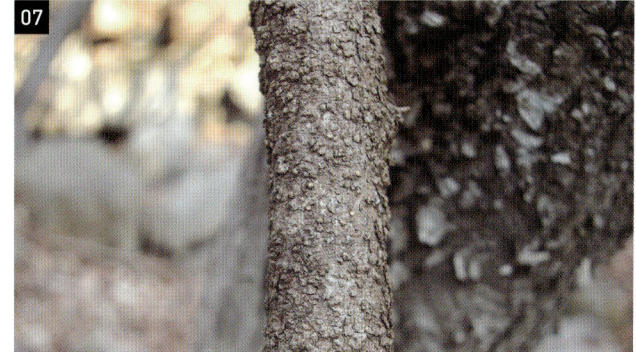

216 이고들빼기

Crepidiastrum denticulatum (Houtt.) Pak & Kawano

❄ 서늘한 약성 | 두통, 맹장염, 장염, 젖몸살, 이질설사, 치질, 요로결석 등에 효과

국화과
한두해살이풀

다른 이름
깃고들빼기

생약명
고매채(苦買菜)

성분
베타 아미린(항염작용)
타락사스테롤
(혈중콜레스테롤 개선)
헥사코사놀(동맥경화예방)

특징
독성이 없으며 쓴맛이 있다.

체질
약성이 서늘하므로
몸에 열이 많은
열체질인 경우,
덥거나 열이 날 때
복용하면 좋다.

서식지
산과 들의 양지바르거나
반그늘이며 메마른
곳에 난다.

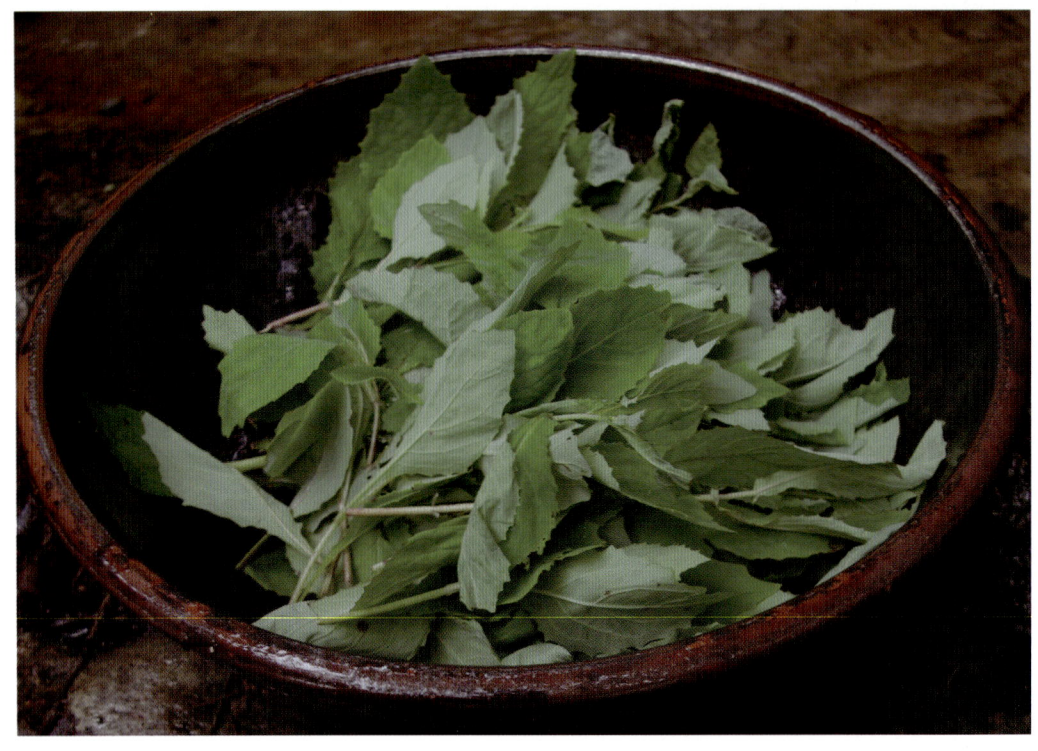

채취한 잎·줄기. 7월 10일

효소액 담그기

- **사용 부위** 잎, 잎+줄기
- **채취 기간** 3~10월
- **채취 방법** 꽃이나 열매가 달리지 않고 너무 억세지 않은 것을 골라 싱싱할 때 딴다.
- **채취시 주의사항** 꽃이 핀 것은 쓴맛이 더 강해서 좋지 않다.
- **다듬기** 줄기는 담글 때 붕 뜨지 않도록 작게 썬다.
- **배합 비율** 발효될 때 물이 많이 나오지 않으므로 재료 : 설탕의 비율을 1 : 1로 한다.
- **발효와 숙성 기간** 1차 발효는 100일, 2차 발효와 숙성은 100일 이상 한다.
- **완성 상태** 쓴맛이 있어서 발효와 숙성이 잘 되면 개운한 맛이다.

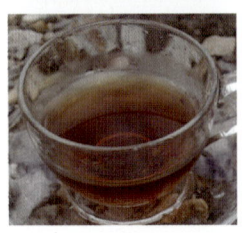

위 잎·줄기로 효소액 담그는 모습.
아래 걸러낸 잎·줄기 효소액.

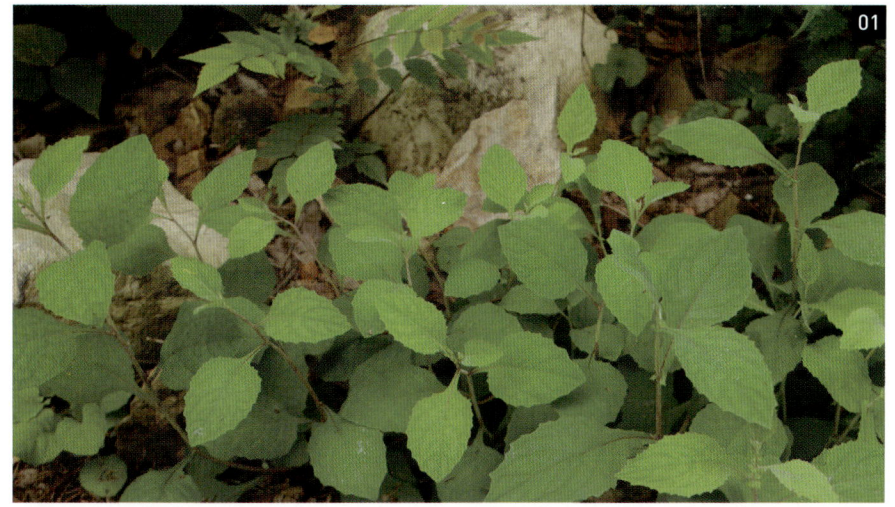

키 30~70㎝. **잎**은 길이 6~11㎝, 너비 3~7㎝의 타원형이고, 끝이 갸름하며, 가장자리에는 치아 같은 톱니가 있다. 뿌리와 줄기 밑동의 잎은 날개 달린 잎자루가 있으며, 줄기 윗동의 잎은 잎자루가 없고 밑부분이 줄기를 반쯤 감싸기도 한다. 잎이 줄기에 어긋난다. **줄기**는 곧게 올라오고 가늘며, 밑동에서 가지가 갈라져 나온다. 줄기에 자줏빛이 돌고, 줄기와 잎을 자르면 흰색 유액이 나온다. **꽃**은 8~10월에 피는데 노란색을 띠고, 지름 15㎜ 정도이다. **열매**는 9~10월에 여무는데, 씨앗에 길이 3㎜의 흰색 갓털이 있으며 바람에 날려간다. **뿌리**는 굵고 길게 뻗는다.

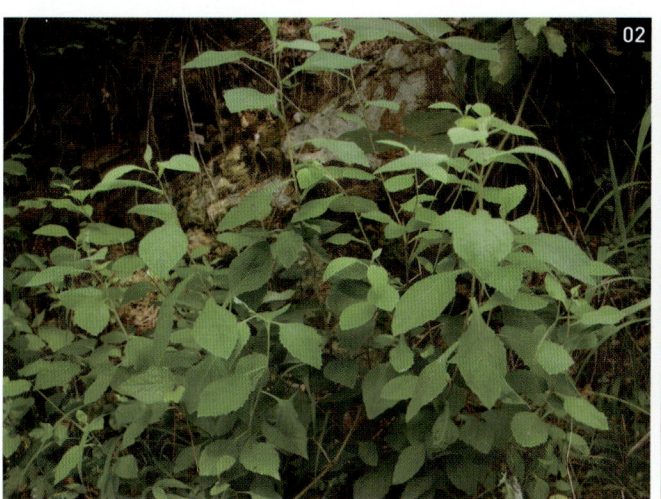
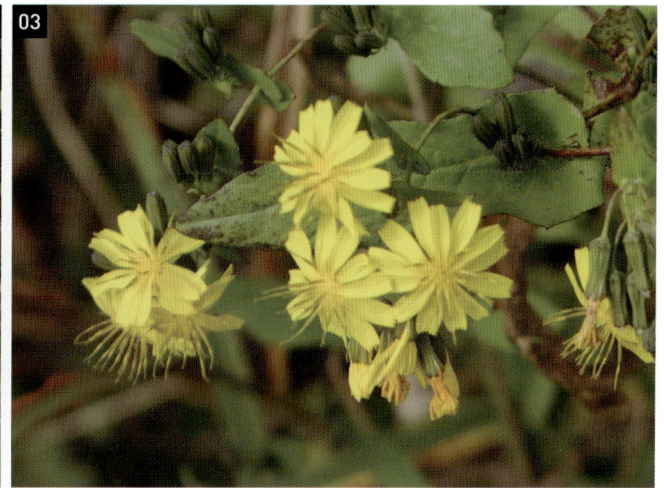
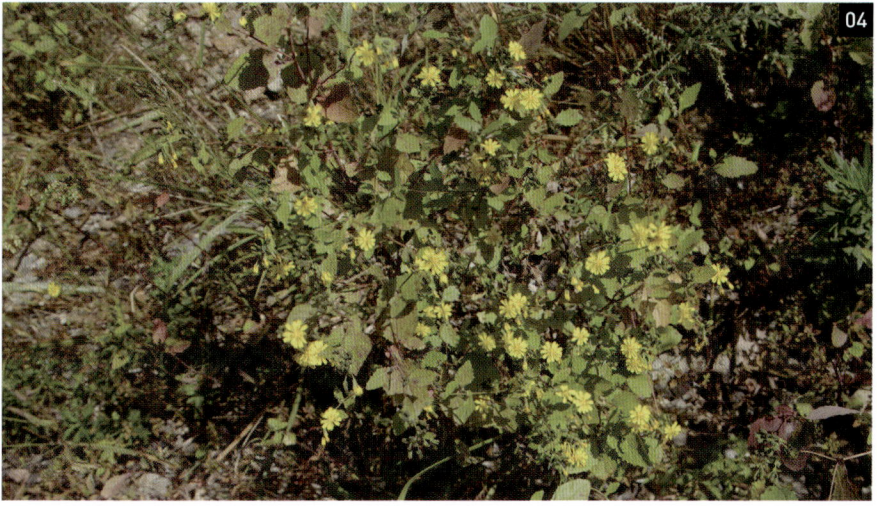

01 줄기와 잎 자라는 모습. 7월 10일
02 줄기가 자란 모습. 7월 10일
03 꽃과 꽃봉오리. 10월 8일
04 꽃이 핀 것은 맛이 더 쓰다. 10월 5일

217

Leonurus sibiricus L.

익모초

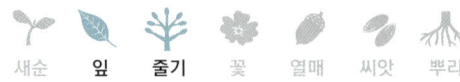
새순 / 잎 / 줄기 / 꽃 / 열매 / 씨앗 / 뿌리

 서늘한 약성 | 생리불순, 난산, 태반이 잘 나오지 않을 때, 산통, 산후출혈, 악성피부염 등에 효과

꿀풀과 / 두해살이풀

다른 이름
육모초

생약명
익모초(益母草)

성분
루틴(모세혈관강화)
사포닌(면역력강화)
레오누린(자궁수축)
피토스테롤(콜레스테롤 저하)
플라보노이드(산화방지)
비타민A(시력유지)
정유(방향성분) / 지방

특징
독성이 없으며
쓴맛과 매운맛이 있다.

체질
약성이 서늘하므로
열이 많은 열체질인 경우,
덥거나 열이 날 때
복용하면 좋다.

서식지
산기슭이나 들의
양지바른 곳에 난다.

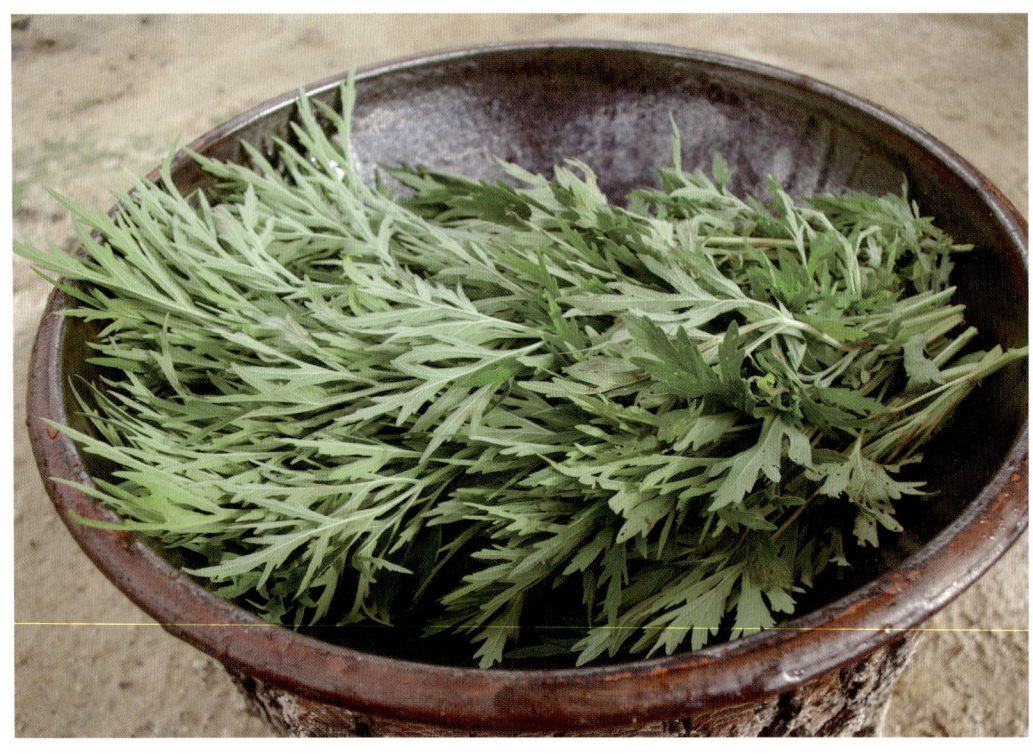

채취한 잎·줄기. 6월 20일

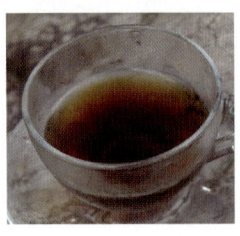

위 잎·줄기로 효소액 담그는 모습.
아래 걸러낸 잎·줄기 효소액.

효소액 담그기

- **사용 부위** 잎, 잎+줄기
- **채취 기간** 3~10월. 음력 5월 5일경에 채취한 것이 약성이 가장 좋다.
- **채취 방법** 꽃이나 열매가 달리지 않고 너무 억세지 않은 것을 골라 싱싱할 때 딴다.
- **채취시 주의사항** 흔치 않은 약초이므로 조금만 채취하고, 나머지 개체와 뿌리는 자연에 남겨둔다. 꽃이나 열매를 맺은 것은 약성이 떨어지므로 좋지 않다.
- **다듬기** 줄기는 담글 때 붕 뜨지 않도록 작게 썬다.
- **배합 비율** 발효될 때 물이 많이 나오지 않으므로 재료 : 설탕의 비율을 1 : 1로 한다.
- **발효와 숙성 기간** 1차 발효는 100일, 2차 발효와 숙성은 100일 이상 한다.
- **담그기와 복용시 주의사항** 쇠붙이와 상극이므로 나무칼을 사용하는 것이 좋고, 자궁을 수축시키는 성질이 있으므로 임신 중에는 먹지 않으며, 복용 후 몸을 따듯하게 해준다.

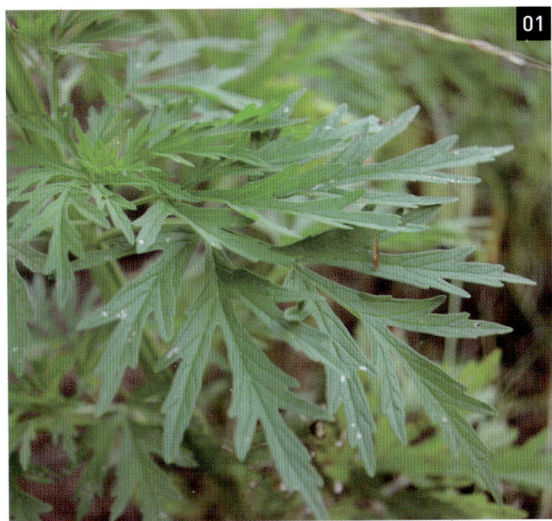

키 70~100㎝. **잎** 전체모양이 넓으며, 3갈래로 갈라지고 다시 2~3갈래로 갈라져서 깃털모양이 된다. 잎 가장자리에 무딘 톱니가 있고, 잎이 줄기와 가지에 마주 달린다. **줄기**는 곧게 올라오고 가지가 갈라져 나오며, 모가 나 있고, 흰색 잔털이 있다. **꽃**은 7~8월에 피는데 흰빛이 도는 붉은자주색을 띠고, 길이 6~7㎜이며, 줄기 마디에 층층이 뭉쳐서 달린다. 꽃부리는 입술모양으로 갈라진다. 수술은 4개이고 그 중 2개가 길다. **열매**는 9~10월에 여물며, 씨앗이 넓은 달걀모양이다.

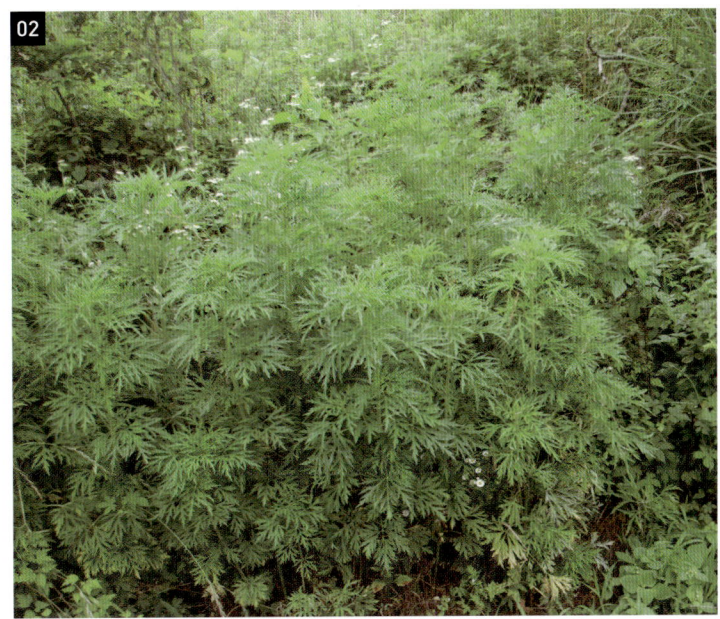

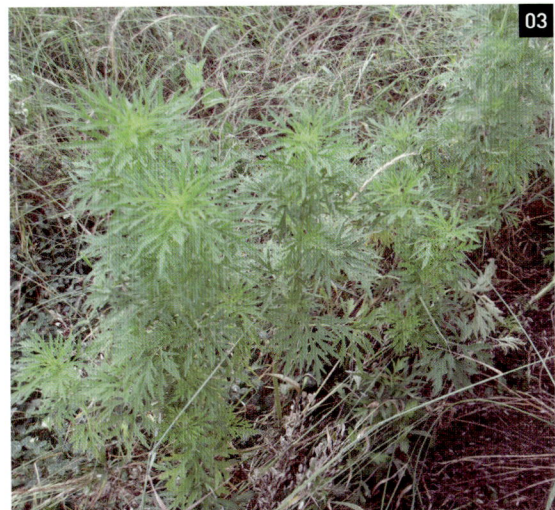

01 잎이 갈라져서 깃털모양이 된다. 6월 20일
02 잎이 무성한 모습. 7월 9일
03 줄기가 곧게 올라온다. 6월 20일
04 꽃이 층층이 달린다. 7월 9일
05 꽃이 피기 전에 채취한다. 7월 9일

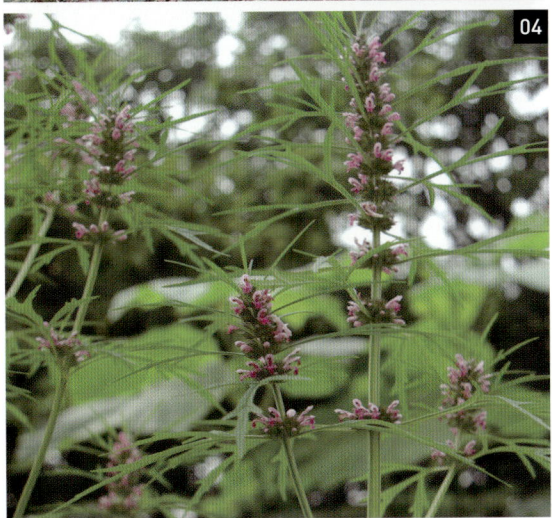

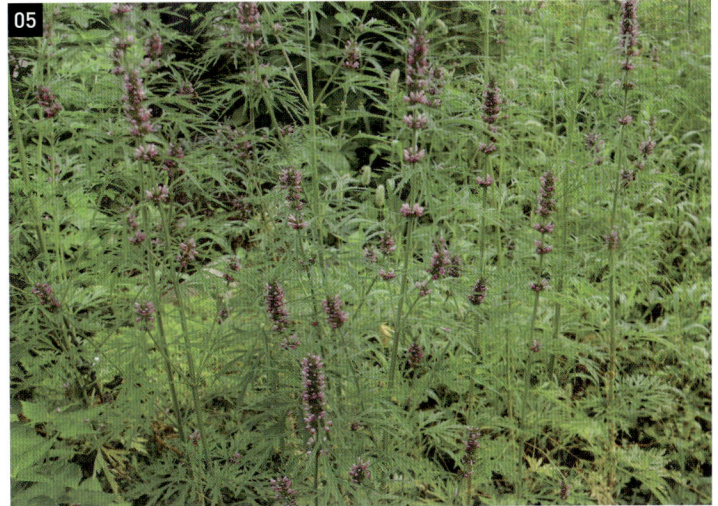

익모초

218 인동덩굴
lonicera japonica Thunb.

새순 잎 줄기 꽃 열매 씨앗 뿌리

차가운 약성 | 열병, 장염, 전염성간염, 상처감염, 이하선염, 치질 등에 효과

인동과
반늘푸른 덩굴나무
다른 이름
인동초
생약명
금은화(金銀花)
성분
사포닌(면역력강화)
플라보노이드(산화방지)
타닌(수렴작용)
알칼로이드(염증과 통증완화)
루테올린(염증제거)
이노시톨(간지방제거)
특징
독성이 조금 있으며
단맛이 있다.
체질
약성이 차가우므로
몸에 열이 많은
열체질인 경우,
덥거나 열이 날 때
복용하면 좋은데,
몸이 찬 체질은 장기간
복용하는 것을 삼간다.
서식지
산기슭의 양지바르거나
반그늘인 곳에 난다.

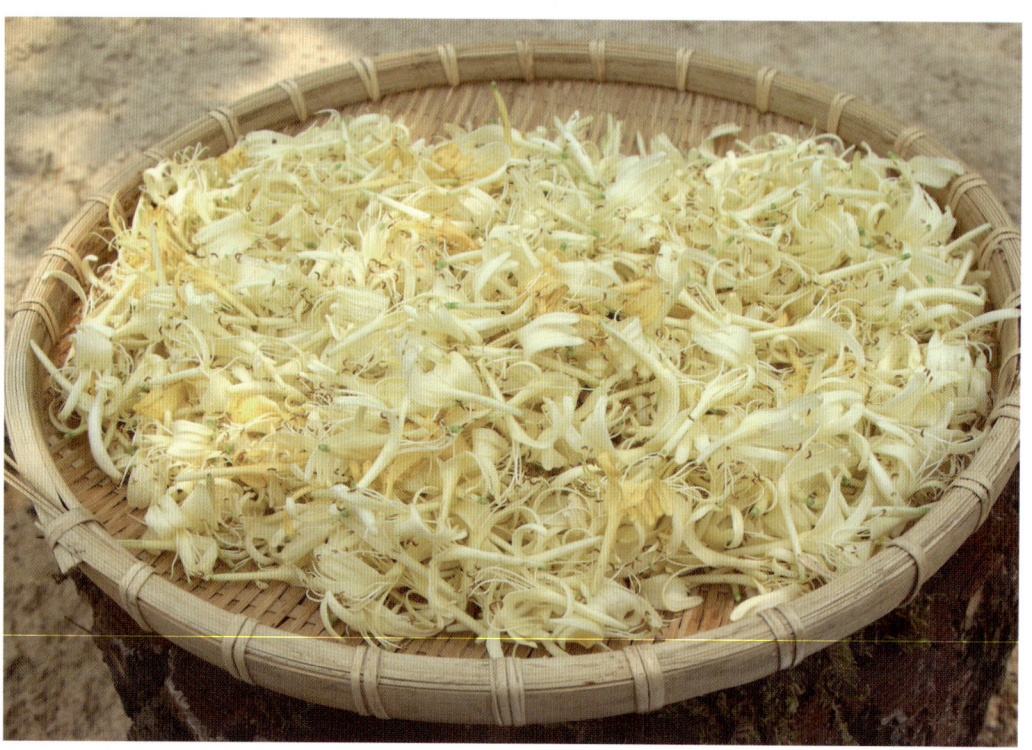

채취한 꽃. 6월 15일

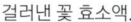
걸러낸 꽃 효소액.

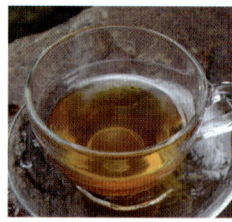

효소액 담그기

- **사용 부위** 잎, 잎+꽃, 꽃
- **채취 기간** 3~10월
- **채취 방법** 잎은 어린잎부터 다 자란 잎까지 너무 억세지 않은 것을, 꽃은 너무 활짝 피지 않은 것을 골라 싱싱할 때 딴다.
- **배합 비율** 발효될 때 물이 많이 나오지 않으므로 재료 : 설탕의 비율을 1 : 1로 한다.
- **발효와 숙성 기간** 1차 발효는 100일, 2차 발효와 숙성은 100일 이상 한다.
- **담그기와 발효시 주의사항** 독성이 조금 있으므로 발효 가스와 함께 배출될 수 있도록 숨 쉬는 항아리에 담그고, 1차 발효가 끝나면 재료를 걸러낸다. 쇠붙이와 상극이므로 쇠로 된 칼이나 그릇은 사용하지 않는다.
- **복용시 주의사항** 많이 먹으면 간에 무리가 갈 수 있으므로 소량씩 복용한다.

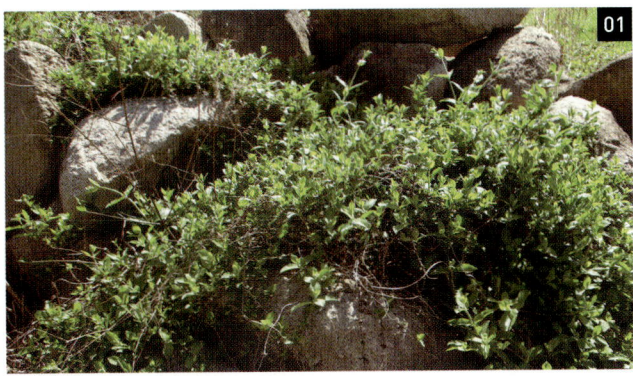

길이 3~5m. **잎**은 길이 3~8cm, 너비 1~3cm의 긴 타원형이고, 끝이 갸름하거나 뾰족하며, 가장자리는 밋밋하다. 어릴 때는 잎 앞뒷면에 잔털이 있다가 점차 뒷면에만 조금 남으며, 잎자루는 길이 5mm 정도이고 잔털이 있다. 잎이 가지에 마주 달리고, 남부지방에서는 겨울에도 잎이 붙어 있다. **줄기**에 덩굴손이 있어서 이웃한 식물을 오른쪽으로 감아 올라가거나, 바위 위를 기며 자란다. 줄기껍질은 붉은갈색을 띠고 노란갈색 잔털이 있으며, 줄기 속이 비어 있다. **꽃**은 6~7월에 피고 흰색을 띠는데, 하루가 지나면 노란색이 된다. 꽃부리는 입술모양으로 갈라지고 끝이 5갈래이며, 수술은 5개, 암술은 1개이다. **열매**는 9~10월에 둥글게 여무는데 지름이 7~8mm이며, 익으면 검은색이다.

01 바위 위를 기며 자라는 모습. 5월 26일
02 가지가 올라오는 모습. 5월 26일
03 줄기와 잎. 7월 19일
04 꽃봉오리와 꽃 달린 모습. 6월 15일
05 꽃이 흰색에서 노란색이 된다. 6월 15일
06 남쪽에서는 겨울에도 잎이 푸르다. 1월 2일
07 덩굴이 다른 나무를 감아 올라간 모습. 1월 12일

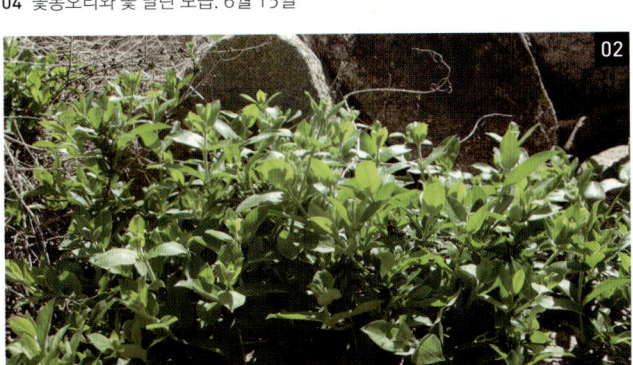

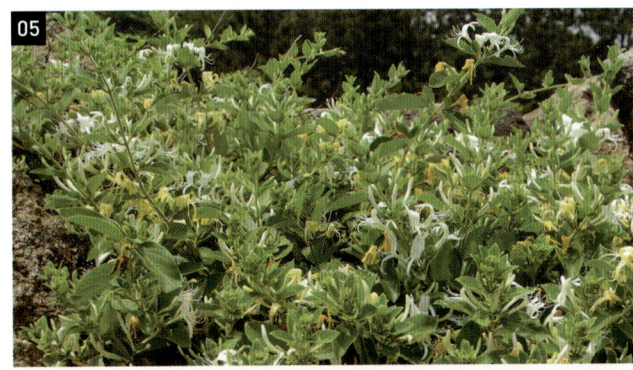

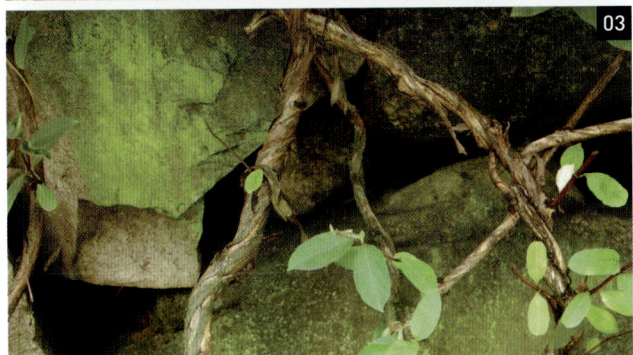

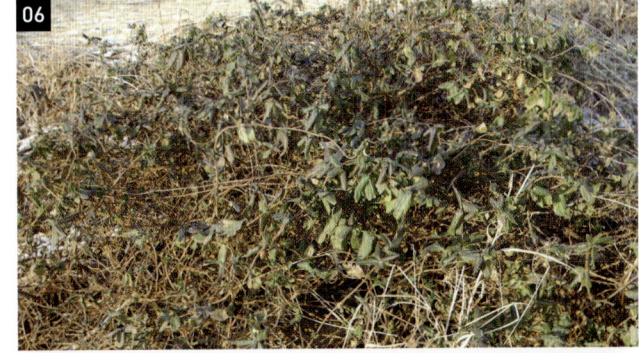

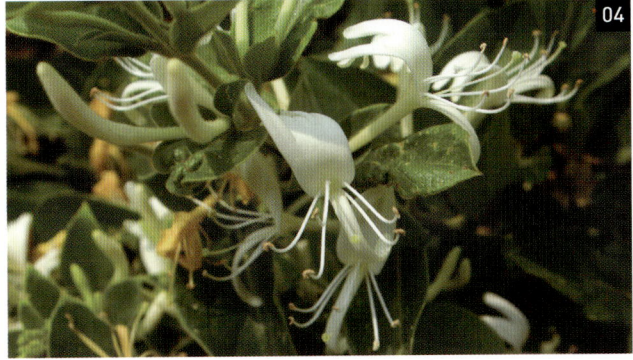

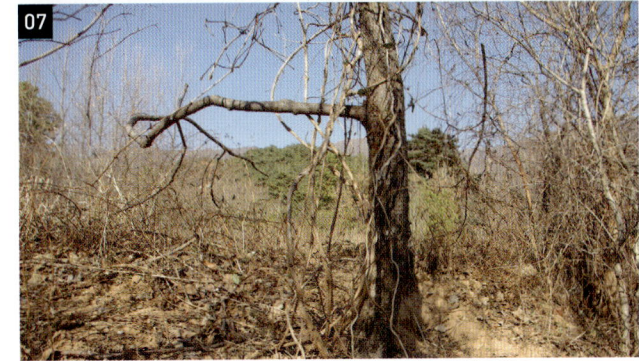

인동덩굴

219 자주꿩의다리

Thalictrum uchiyamai Nakai

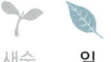 새순 잎 줄기 꽃 열매 씨앗 뿌리

❄ **차가운 약성** | 고열, 화병, 더위로 인한 설사, 결막염, 피부염, 폐렴, 편도선염 등에 효과

미나리아재비과
여러해살이풀

생약명
자당송초(紫唐松草)

성분
테탄드린(면역력강화)
베르베린(진균억제)

특징
독성이 조금 있고
쓴맛이 있다.

체질
약성이 차가우므로
몸에 열이 많은
열체질인 경우,
덥거나 열이 날 때
복용하면 좋은데,
몸이 찬 체질은 장기간
복용하는 것을 삼간다.

서식지
산속의 반그늘이고
촉촉한 바위 옆에 난다.

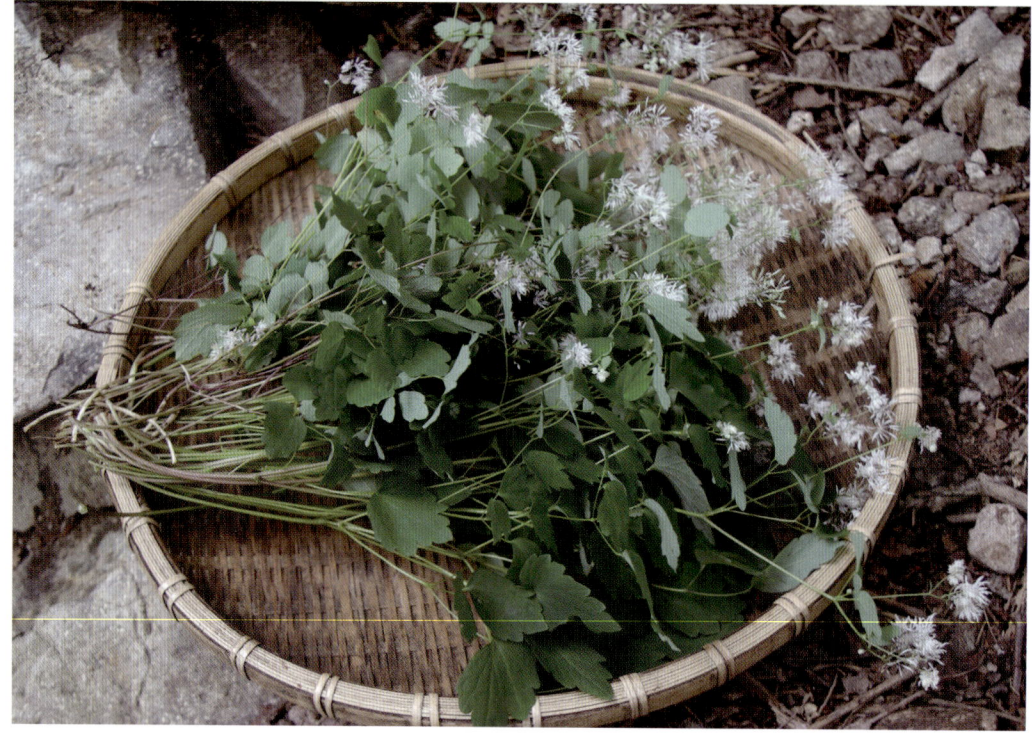

채취한 잎·줄기·꽃. 7월 27일

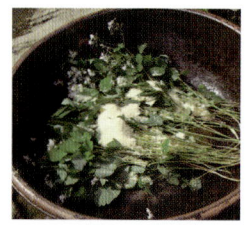
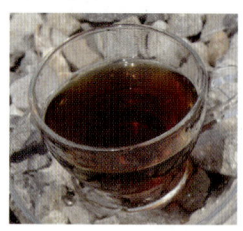

위 잎·줄기·꽃으로 효소액 담그는 모습. **아래** 걸러낸 잎·줄기·꽃 효소액.

효소액 담그기

- **사용 부위** 잎+줄기, 잎+줄기+꽃
- **채취 기간** 3~10월
- **채취 방법** 열매가 달리지 않고 너무 억세지 않은 것을 골라 싱싱할 때 딴다.
- **채취시 주의사항** 흔치 않은 약초이므로 조금만 채취하고 나머지 개체와 뿌리는 자연에 남겨두며, 바위에 붙어 있으므로 채취할 때 발을 헛디디지 않도록 조심한다. 열매가 달린 것은 약성이 떨어져서 좋지 않다.
- **배합 비율** 발효될 때 물이 많이 나오지 않으므로 재료 : 설탕의 비율을 1 : 1로 한다.
- **발효와 숙성 기간** 1차 발효는 100일, 2차 발효와 숙성은 100일 이상 한다.
- **담그기와 복용시 주의사항** 독성이 조금 있으므로 발효 가스와 함께 배출될 수 있도록 숨 쉬는 항아리에 담그는 것이 좋고, 잘 숙성시켜서 소량씩 복용한다.

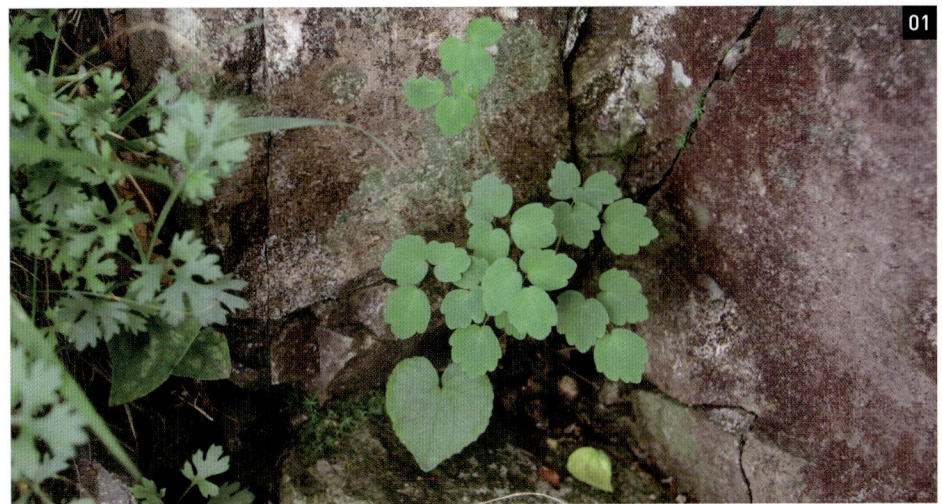

키 60㎝. **잎**은 둥글거나 심장 같은 달걀모양이고, 끝이 3갈래로 얕게 갈라지거나 큰 톱니가 있으며, 2~3회 3장씩 달린다. **줄기**는 곧게 올라오고 가늘며, 가지가 조금 갈라져 나온다. 줄기에 털이 없고, 자줏빛이 돌기도 한다. **꽃**은 6~7월에 피며 흰자주색을 띤다. 꽃잎은 없고 꽃받침잎이 4~5개이며, 수술은 많고 암술은 3~5개이다. **열매**는 9~10월에 여문다.

| **유사종** | 좀꿩의다리. 잎이 자주꿩의다리와 비슷하나, 꽃이 노란연녹색을 띤다.

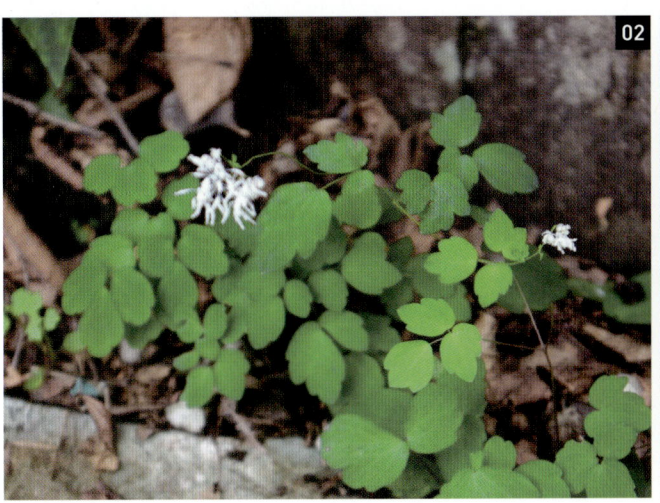
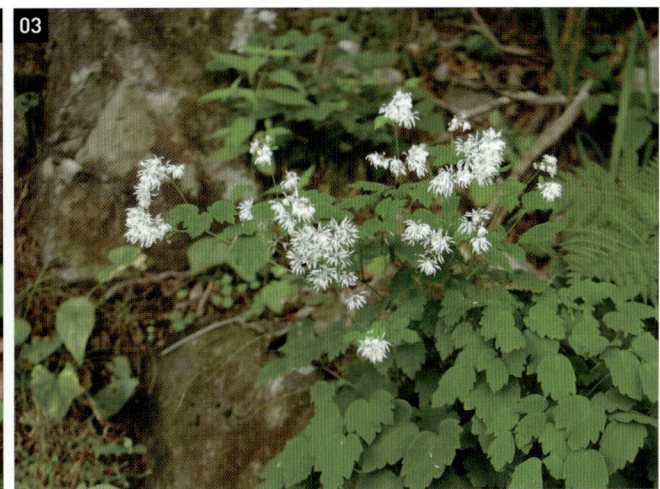
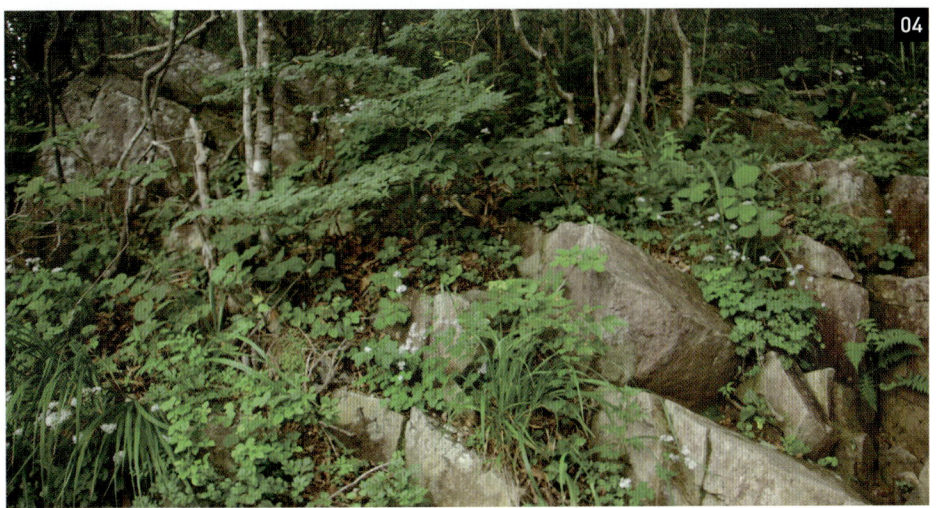

01 촉촉한 바위 옆에서 자라는 모습. 7월 27일
02 잎이 3갈래로 얕게 갈라지거나 큰 톱니가 있다. 7월 27일
03 꽃잎이 없는 꽃이 핀다. 7월 27일
04 군락을 이룬 모습. 7월 27일

자주꿩의다리

220 자주쓴풀

Swertia pseudochinensis H. Hara

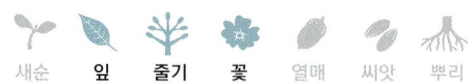

 차가운 약성 | 위장병, 소화불량, 두통, 치통, 결막염, 황달성간염, 결석, 치질, 탈모 등에 효과

용담과
두해살이풀

다른 이름
자지쓴풀

생약명
유모장아채(瘤毛獐牙菜)

성분
올레아놀릭산(노화방지)
아마로게닌(쓴맛배당체)
겐티아닌(염증제거)

특징
독성이 없고 쓴맛이 있다.

체질
약성이 차가우므로 몸에 열이 많은 열체질인 경우, 덥거나 열이 날 때 복용하면 좋은데, 몸이 찬 체질은 장기간 복용하는 것을 삼간다.

서식지
산속의 양지바르거나 반그늘인 곳에 난다.

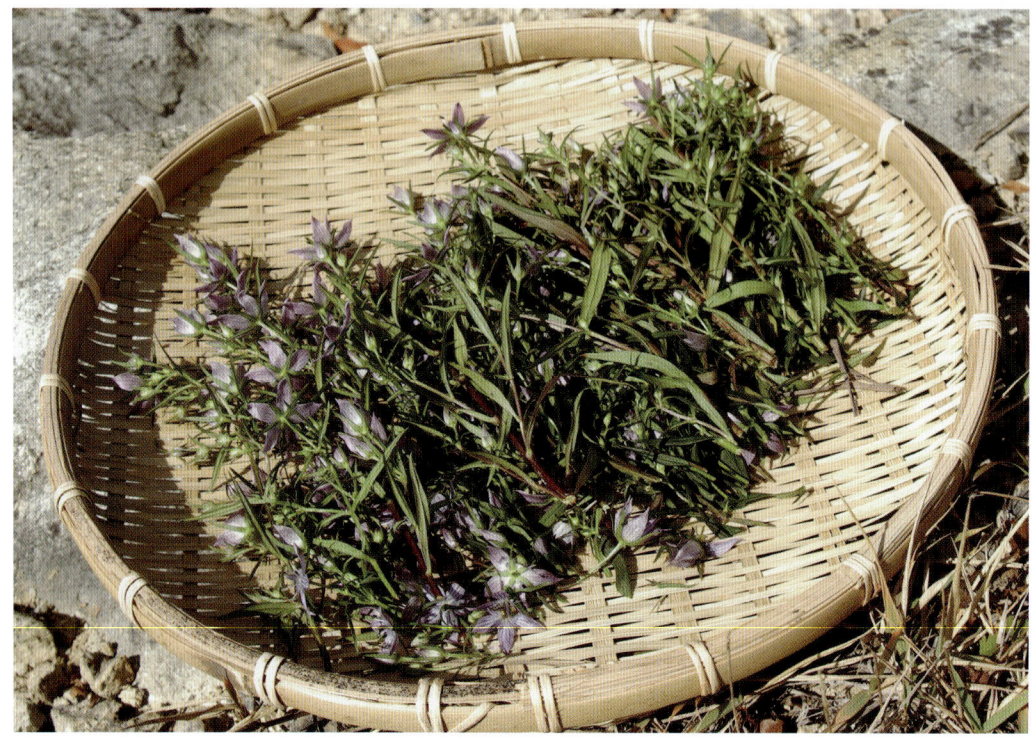

채취한 잎·줄기·꽃. 10월 18일

효소액 담그기

- **사용 부위** 잎+줄기, 잎+줄기+꽃
- **채취 기간** 3~10월
- **채취 방법** 잎은 어린잎부터 다 자란 잎까지 너무 억세지 않은 것을, 꽃은 너무 활짝 피지 않은 것을 골라 싱싱할 때 딴다.
- **채취시 주의사항** 흔치 않은 약초이므로 조금만 채취하고, 나머지 개체와 뿌리는 자연에 남겨둔다.
- **다듬기** 줄기는 담글 때 붕 뜨지 않도록 작게 썬다.
- **배합 비율** 발효될 때 물이 적게 나오므로 재료 : 설탕의 비율을 1 : 1로 한다.
- **발효와 숙성 기간** 1차 발효는 100일, 2차 발효와 숙성은 100일 이상 한다.
- **완성 상태** 쓴맛이 매우 강하므로 소량씩 복용하는 것이 좋다.

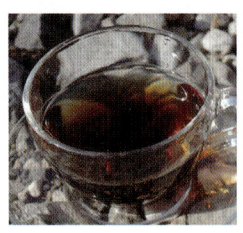

위 잎·줄기·꽃으로 효소액 담그는 모습. **아래** 걸러낸 잎·줄기·꽃 효소액.

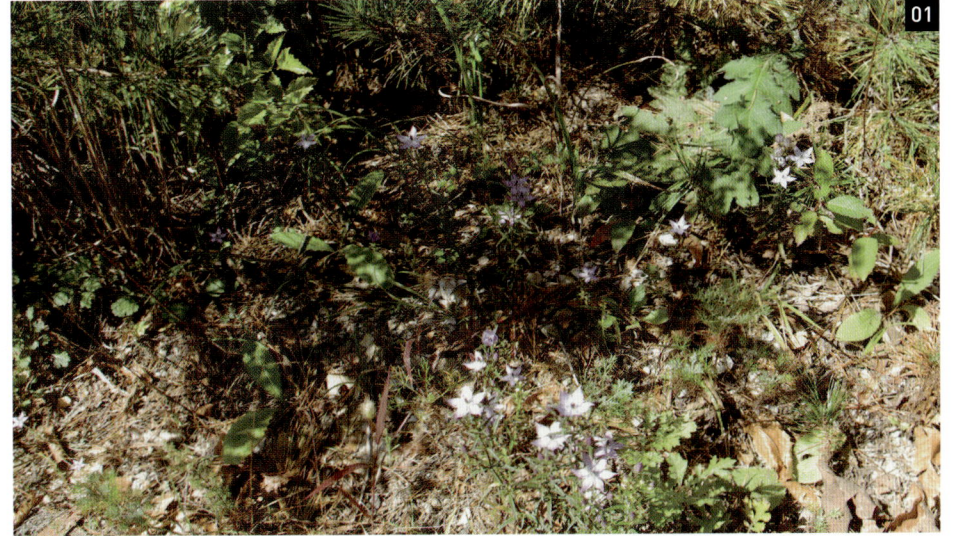

키 15~30㎝. **잎**은 길이 2~4㎝, 너비 3~8㎜의 가늘고 긴 피침형이고, 양 끝이 뾰족하다. 잎 가장자리는 밋밋하고, 앞면에 윤기가 있다. 잎자루는 없으며, 잎이 줄기에 마주 달린다. **줄기**는 곧게 올라오고, 잎겨드랑이에서 가지가 갈라져 나온다. 줄기에 모가 나 있고, 털이 없으며, 검은자줏빛이 돈다. **꽃**은 9~10월에 피는데 길이 1㎝ 정도이고, 흰자주색을 띠며, 짙은 자주색의 세로 줄무늬가 있다. 꽃잎과 꽃받침은 5장이고, 수술은 5개이며, 암술대는 2갈래로 갈라지고 밑부분에 털이 있다. **열매**는 11월에 여물며, 씨앗이 둥근 모양이다.

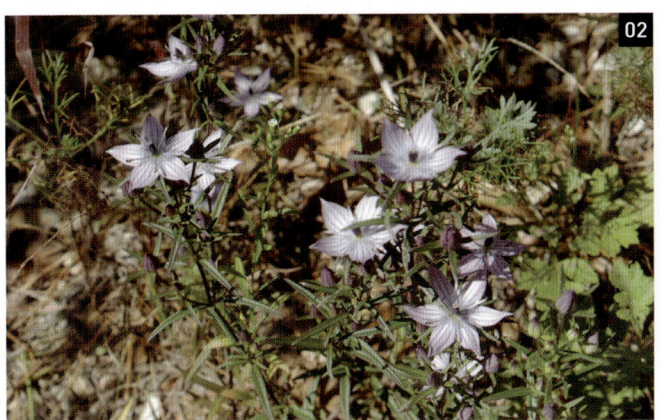

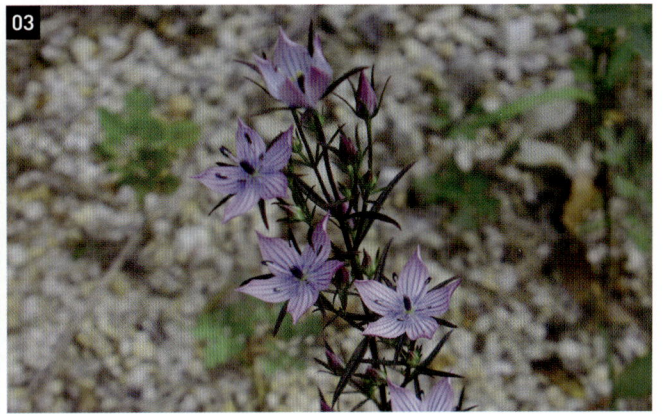

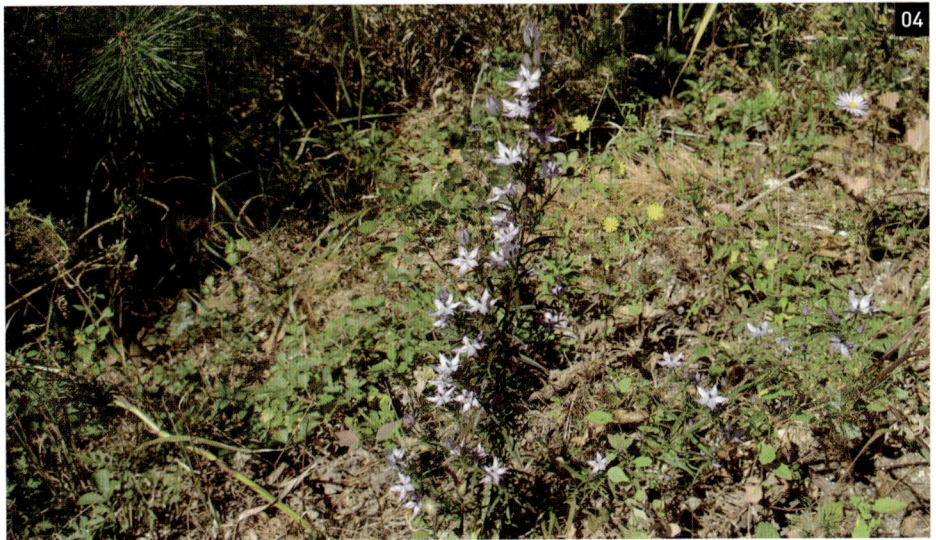

01 군락을 이루어 자라는 모습. 10월 18일
02 잎이 가늘고 뾰족하다. 10월 18일
03 꽃잎에 줄무늬가 있다. 10월 18일
04 줄기가 곧게 올라온다. 10월 18일

자주쓴풀

221 잔대

Adenophora triphylla var. japonica (Regel) H. Hara

❄ 약간 차가운 약성 | 기침, 가래, 천식, 폐렴, 기관지염, 고혈압 등에 효과

초롱꽃과
여러해살이풀

다른 이름
딱주

생약명
사삼(沙蔘)

성분
트리테르페노이드 사포닌
(종양억제)
셀레늄(종양억제)
단백질(근육강화)
비타민E(항산화물질생성)
당질

특징
독성이 없으며
쓴맛과 단맛이 있다.

체질
약성이 약간 차가우므로
열이 많은 열체질인 경우,
덥거나 열이 날 때
복용하면 좋다.

서식지
산속 양지바른 곳에 나며,
농가에서도 재배한다.

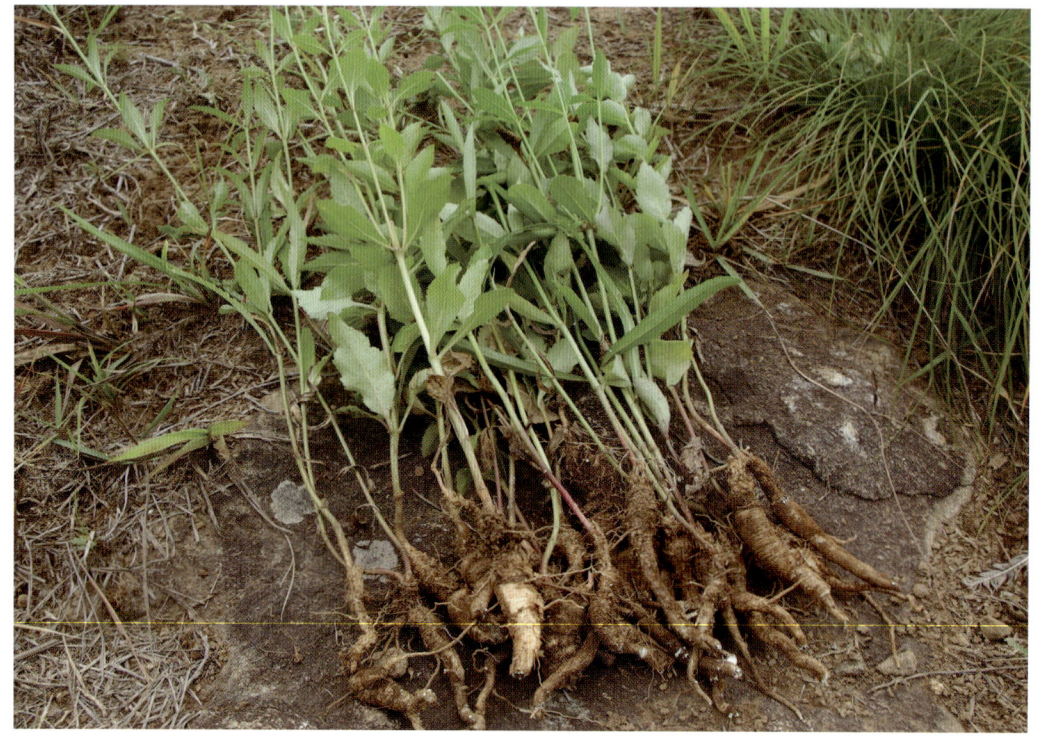

채취한 잎·줄기·뿌리. 8월 12일

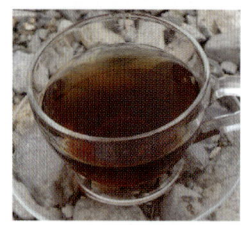

위 잎·줄기·뿌리로 효소액 담그는 모습. **아래** 걸러낸 잎·줄기·뿌리 효소액.

효소액 담그기

- **사용 부위** 잎, 잎+줄기, 잎+줄기+뿌리, 뿌리 ▪ **채취 기간** 3~10월
- **채취 방법** 잎은 꽃이나 열매가 달리지 않고 너무 억세지 않은 것을 골라 싱싱할 때 따고, 뿌리는 굵고 튼실한 것을 골라 채취한다.
- **다듬기** 줄기는 담글 때 붕 뜨지 않도록 작게 썬다. 뿌리는 흙이 나오지 않을 때까지 잘 씻으며, 굵고 클 경우 납작하게 썬다.
- **배합 비율** 잎과 줄기는 발효될 때 물이 적게 나오므로 재료 : 설탕의 비율을 1 : 1로 하고, 뿌리는 물이 좀 더 나오므로 설탕의 비율을 1 이상으로 늘린다.
- **발효와 숙성 기간** 1차 발효는 100일, 2차 발효와 숙성은 100일 이상 한다.
- **완성 상태** 뿌리에 유액이 들어 있어서 효소액이 조금 불투명한데, 발효와 숙성이 잘 되면 담백한 맛이다.
- **복용시 주의사항** 많이 먹으면 속이 차가워지므로 속이 차고 소화가 잘 안 되는 사람은 복용하지 않는다.

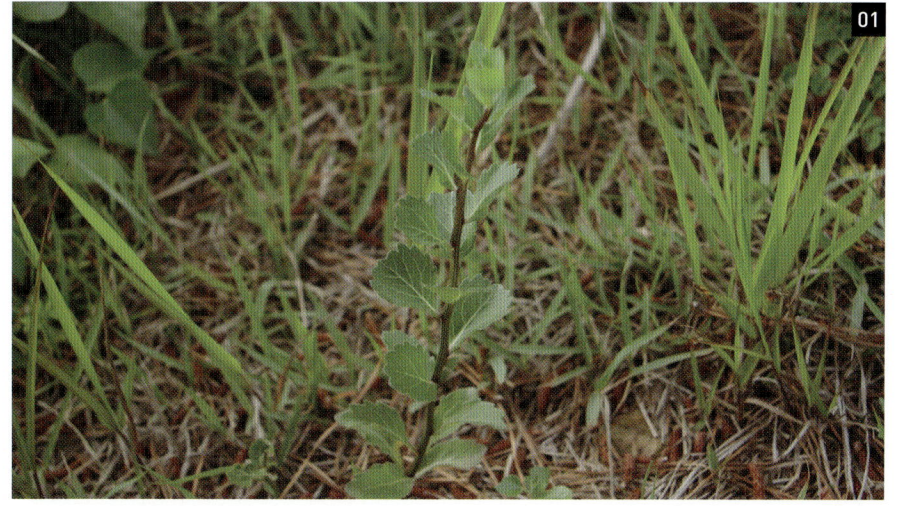

키 40~120cm. **잎**은 길이 4~8cm, 너비 5~40mm의 길거나 둥근 타원형이고, 양 끝이 좁으며, 가장자리에 고른 톱니가 있다. 뿌리 잎은 뭉쳐서 나고, 줄기 잎은 어긋나거나 마주나거나 빙 둘러서 난다. **줄기**는 곧게 올라오는데, 잔털과 붉은자주색 얼룩이 있다. **꽃**은 7~8월에 피는데 연보라색을 띠고, 길이 13~33mm이며, 꽃부리가 5갈래로 갈라져 종모양이다. 수술은 5개이고, 암술대는 3갈래로 갈라지며 꽃부리 밖으로 나온다. **열매**는 10월에 종지모양으로 여물며, 익으면 열매껍질이 갈라져 씨앗이 나온다. **뿌리**는 굵고, 껍질을 벗기면 흰색 유액이 나온다.

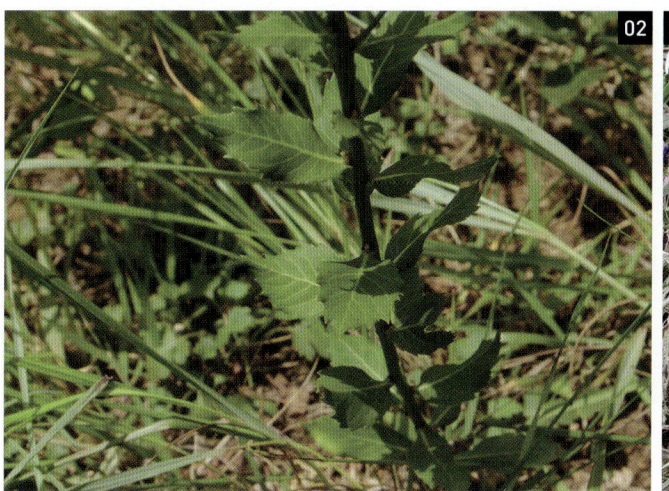
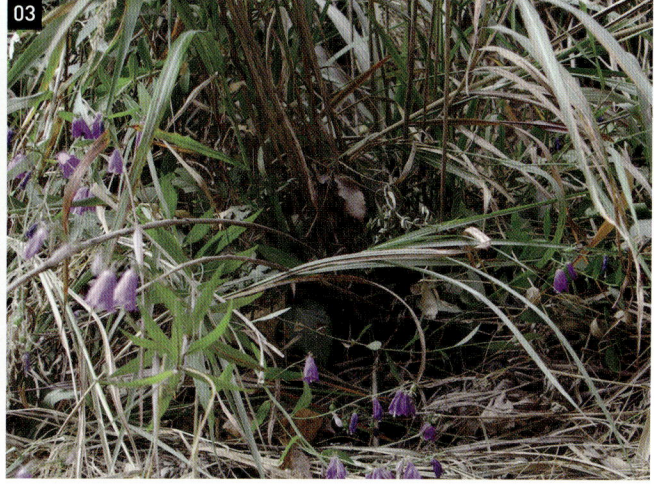
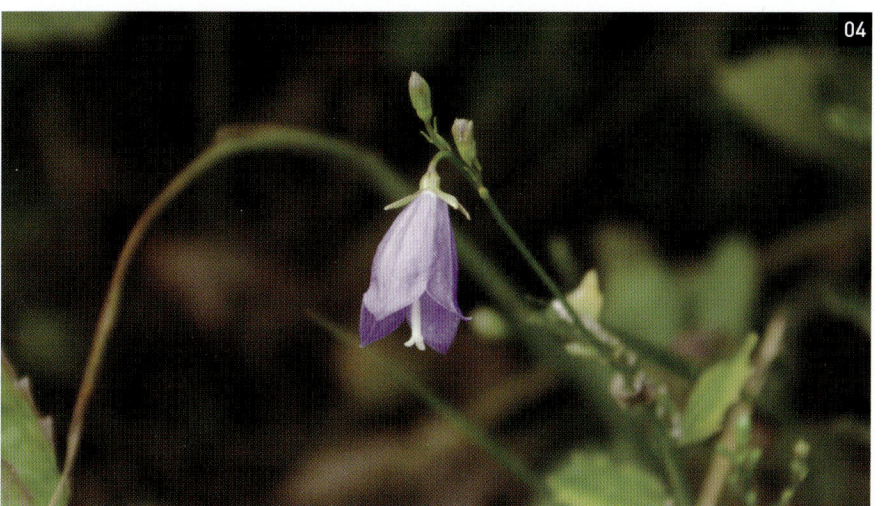

01 줄기 자라는 모습. 6월 21일
02 잎에 톱니가 있다. 8월 26일
03 연보라색 꽃이 핀다. 10월 8일
04 꽃이 종모양으로 달린다. 9월 14일

잔대

222 정영엉겅퀴

Cirsium chanroenicum (L.) Nakai

 새순 잎 줄기 꽃 열매 씨앗 뿌리

 서늘한 약성 | 감기, 고혈압, 변비, 붓기 등에 효과

국화과
여러해살이풀

생약명
대계(小薊)

성분
실리마린(담낭보호)

특징
독성이 없고 쓴맛이 있다.

체질
약성이 서늘하므로 몸에 열이 많은 열체질인 경우, 덥거나 열이 날 때 복용하면 좋다.

서식지
깊은 산 반그늘인 곳에 난다.

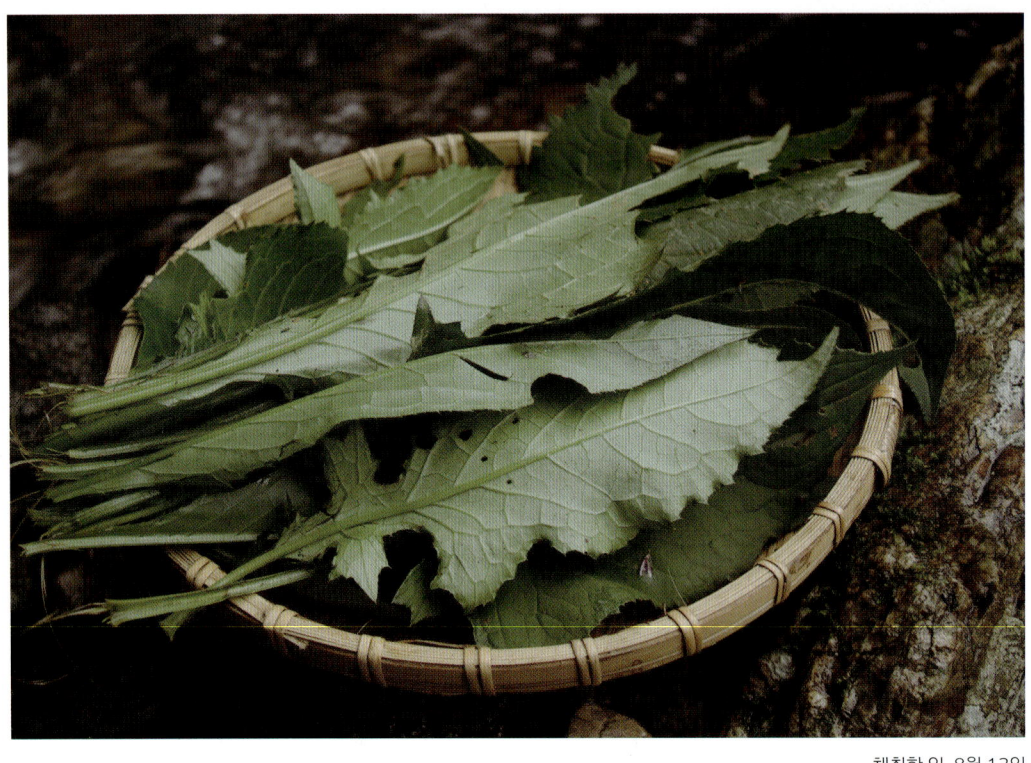

채취한 잎. 8월 13일

효소액 담그기

- **사용 부위** 잎, 잎+줄기 **채취 기간** 3~10월
- **채취 방법** 꽃이나 열매가 달리지 않은 것을 골라 싱싱할 때 딴다.
- **채취시 주의사항** 흔치 않은 약초이므로 조금만 채취하고, 나머지 개체와 뿌리는 자연에 남겨둔다. 꽃이 핀 것은 쓴맛이 더 강해서 좋지 않다.
- **다듬기** 잎이 크거나 뻣뻣할 경우에는 적당한 크기로 썬다.
- **배합 비율** 발효될 때 물이 적게 나오므로 재료 : 설탕의 비율을 1 : 1로 한다.
- **발효와 숙성 기간** 1차 발효는 100일, 2차 발효와 숙성은 100일 이상 한다.
- **완성 상태** 잎에 은은한 향이 있어서 발효와 숙성이 잘 되면 그윽한 맛이다.

왼쪽 자연의 물로 씻는 것이 좋다.
오른쪽 잎으로 효소액 담그는 모습.

걸러낸 잎 효소액.

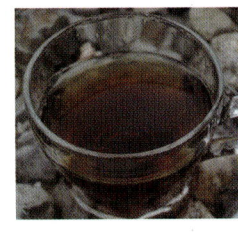

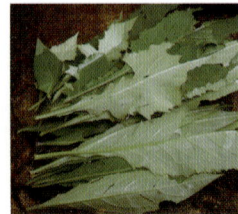 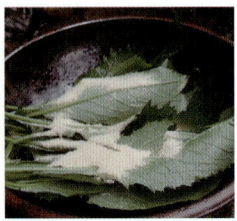

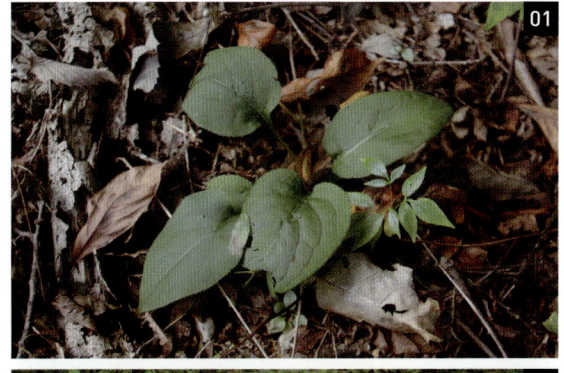

키 50~100cm. **잎**은 길이 11~16cm의 달걀모양으로 길거나 좁으며, 끝이 뾰족하다. 잎 가장자리에는 바늘 같은 톱니가 있거나 밋밋하며, 잎자루는 길이 4.5~5cm이다. 뿌리 잎은 뭉쳐서 나고 조금 둥그스름하며, 줄기 잎은 어긋나게 달리고 갸름하고 크며, 줄기 윗동의 잎은 작고 좁다. **줄기**는 곧거나 비스듬히 올라오고, 윗동에서 가지가 조금 갈라져 나온다. **꽃**은 7~10월에 피는데 노란빛이 도는 흰색을 띠며, 작은 꽃들이 모여 한 송이처럼 되고, 꽃 전체지름이 2.5~3cm이다. 각각의 꽃부리는 통모양이고, 길이 18mm 정도이다. **열매**는 10~11월에 길이 4mm 정도의 납작하고 긴 타원형으로 여물며, 씨앗에 갈색 갓털이 있고 바람에 날려간다. **뿌리**는 굵고 길게 뻗는다.

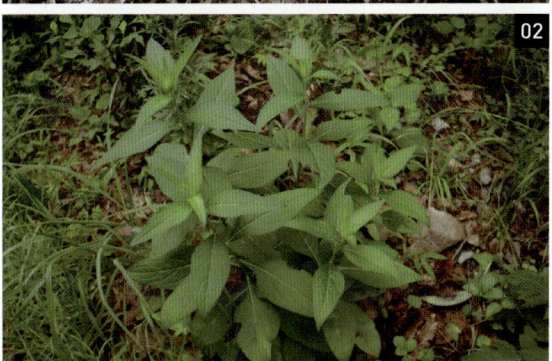

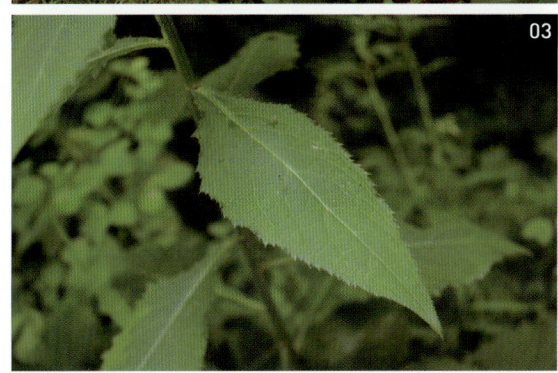

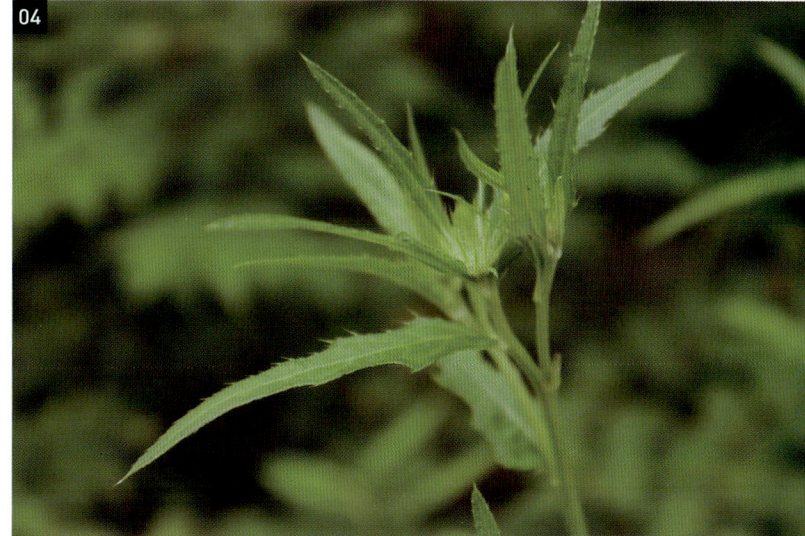

01 뿌리 잎은 둥그스름하다. 4월 18일
02 줄기가 자라는 모습. 8월 13일
03 톱니가 날카로운 잎도 있다. 8월 13일
04 윗동의 잎은 작고 좁다. 8월 13일
05 꽃봉오리와 갓 핀 꽃. 9월 14일
06 수술이 길게 뻗어 굽은 모습. 9월 14일

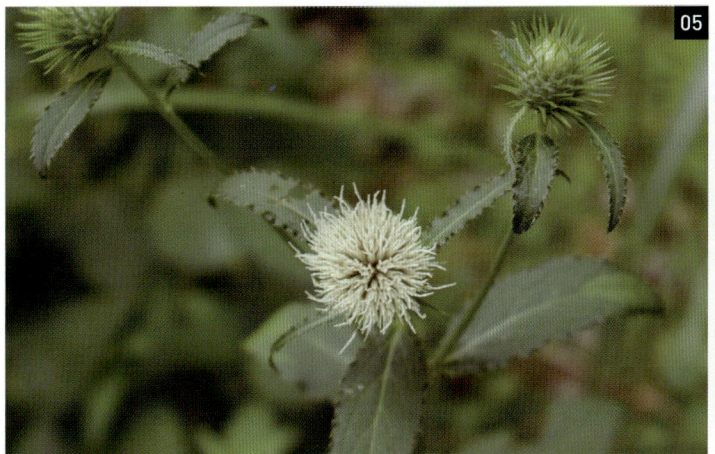

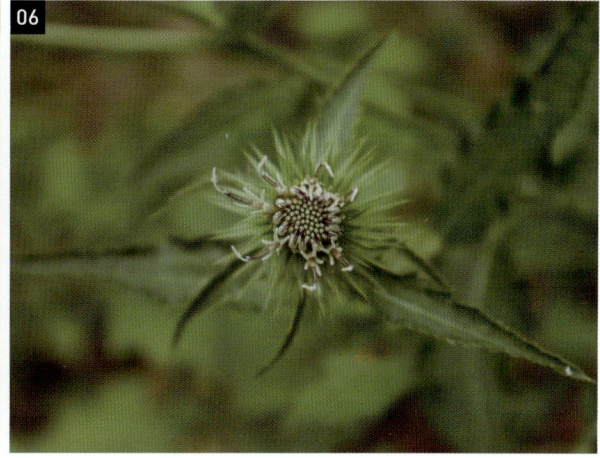

정영엉겅퀴

223 제비쑥

Artemisia japonica Thunb.

❄ 차가운 약성 | 더위 먹은 데, 여름감기, 폐결핵, 고혈압, 습진, 아토피, 숙취해소 등에 효과

국화과
여러해살이풀

생약명
초호(草蒿)

성분
리모넨(염증제거)
캄펜(해열과 소염작용)
베타 아미린(항염작용)
미르센(세포손상억제)
비타민A(시력유지)
비타민C(산화방지)
인(혈중콜레스테롤 개선)
철분(빈혈개선)
칼슘(뼈강화)
칼륨
(신경세포와 근육기능강화)
알파 피넨(방향성분)

특징
독성이 없으며
쓴맛과 단맛이 있다.

체질
약성이 차가우므로
몸에 열이 많은
열체질인 경우,
덥거나 열이 날 때
복용하면 좋은데,
몸이 찬 체질은 장기간
복용하는 것을 삼간다.

서식지
산과 들의 풀밭에 난다.

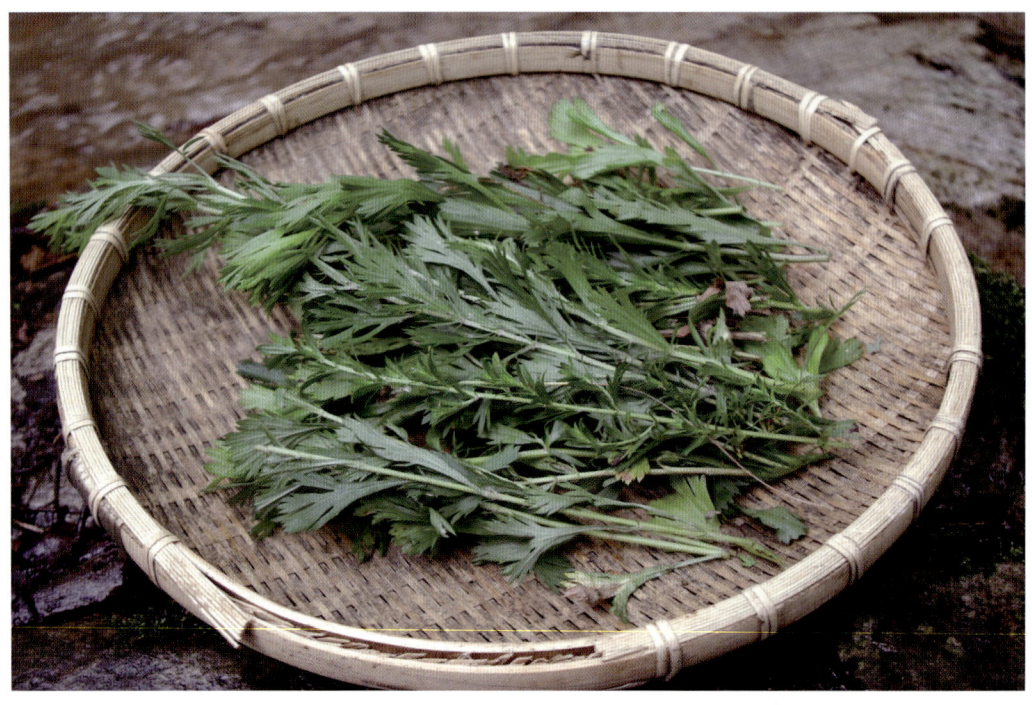

채취한 잎·줄기. 7월 10일

효소액 담그기

- **사용 부위** 잎+줄기 **채취 기간** 3~10월
- **채취 방법** 꽃이나 열매가 달리지 않고 너무 억세지 않은 것을 골라 싱싱할 때 딴다.
- **채취시 주의사항** 꽃이나 열매가 달린 것은 약성이 떨어지므로 좋지 않다.
- **다듬기** 줄기는 담글 때 붕 뜨지 않도록 작게 썬다.
- **배합 비율** 발효될 때 물이 적게 나오므로 재료 : 설탕의 비율을 1 : 1로 한다.
- **발효와 숙성 기간** 1차 발효는 100일, 2차 발효와 숙성은 100일 이상 한다.
- **완성 상태** 잎에 향기가 있어서 발효와 숙성이 잘 되면 그윽한 맛이다.
- **복용시 주의사항** 많이 먹으면 속이 차가워지므로 위장이나 비장이 약한 사람, 허약해서 땀이 나는 사람, 임산부는 먹지 않는다.

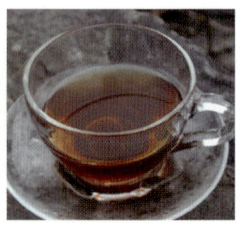

왼쪽 잎·줄기로 효소액 담그는 모습.
오른쪽 걸러낸 잎·줄기 효소액.

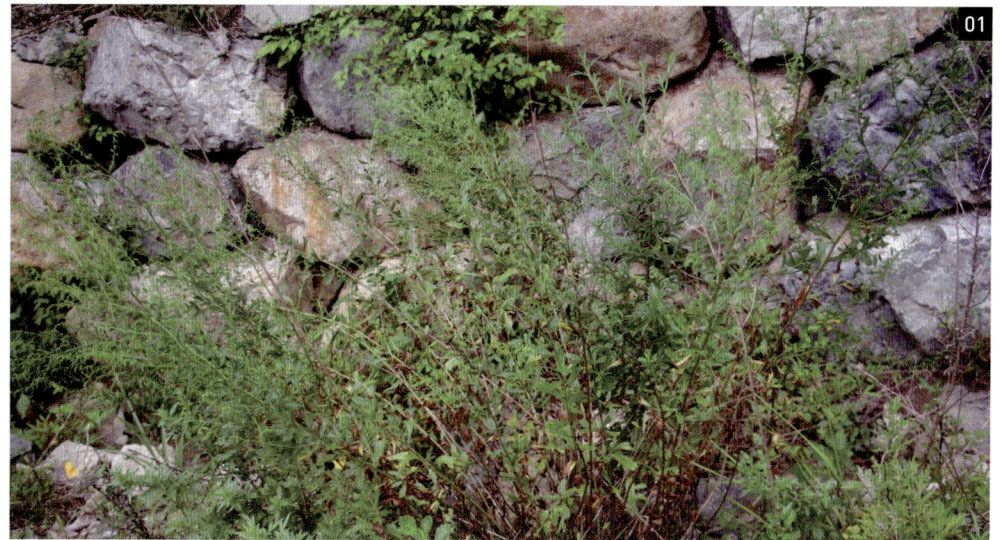

키 30~90cm. **잎**은 길이 3.5~8cm, 너비 8~30mm로 주걱모양이고, 끝이 치아모양으로 얕게 갈라지며, 잎 앞뒷면에 잔털이 있다. 줄기 윗동의 잎은 작고 좁으며, 잎이 줄기와 가지에 어긋나게 달린다. **줄기**는 곧게 올라오고, 윗동에서 가지가 갈라져 나오며, 줄기 밑동이 붉은자주색을 띠고 잔털이 있다. **꽃**은 7~9월에 피는데 노란연녹색을 띠며, 자잘하게 여러 송이가 원뿔모양으로 뭉쳐서 달린다. **열매**는 10월에 여물며, 씨앗이 타원형이다.

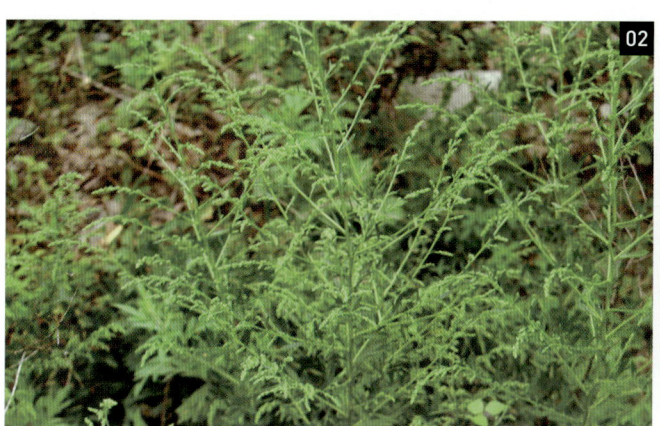
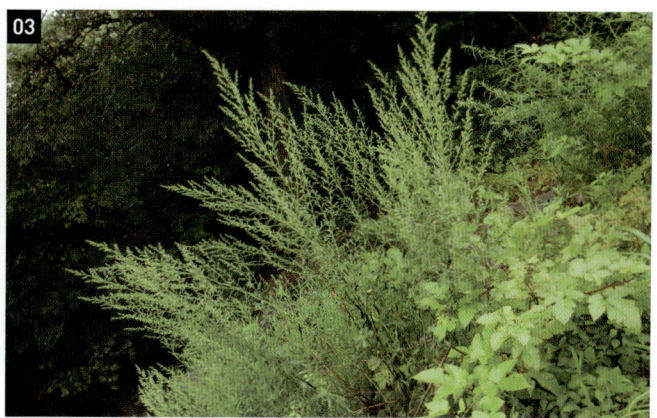
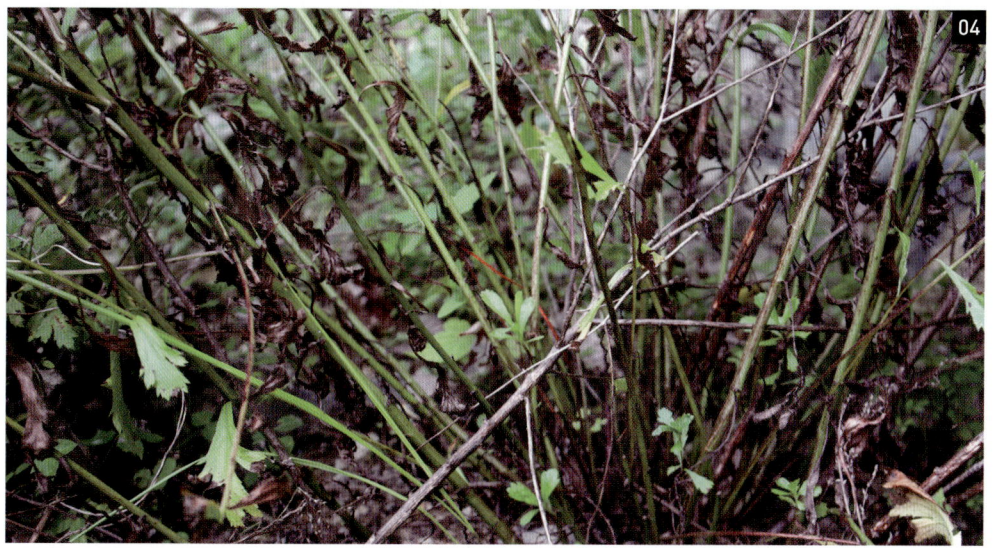

01 줄기가 무더기로 올라온다. 8월 2일
02 꽃봉오리 달린 모습. 8월 2일
03 꽃이 피기 전에 채취한다. 8월 15일
04 줄기 밑동. 8월 2일

제비쑥

224 조밥나물

Hieracium umbellatum L.

❄️ **서늘한 약성** | 아토피, 피부염, 비뇨기감염, 이질설사, 변비 등에 효과

국화과
여러해살이풀

생약명
조선산유국(朝鮮山柳菊)

성분
아피게닌(염증억제)
루테올린(염증제거)
케르세틴(알러지예방)
리나린(산화방지)
캠페롤(산화방지)
하이페로사이드(산화방지)

특징
독성이 없고 쓴맛이 있다.

체질
약성이 서늘하므로
몸에 열이 많은
열체질인 경우,
덥거나 열이 날 때
복용하면 좋다.

서식지
산과 들의 양지바르거나
반그늘이고
촉촉한 곳에 난다.

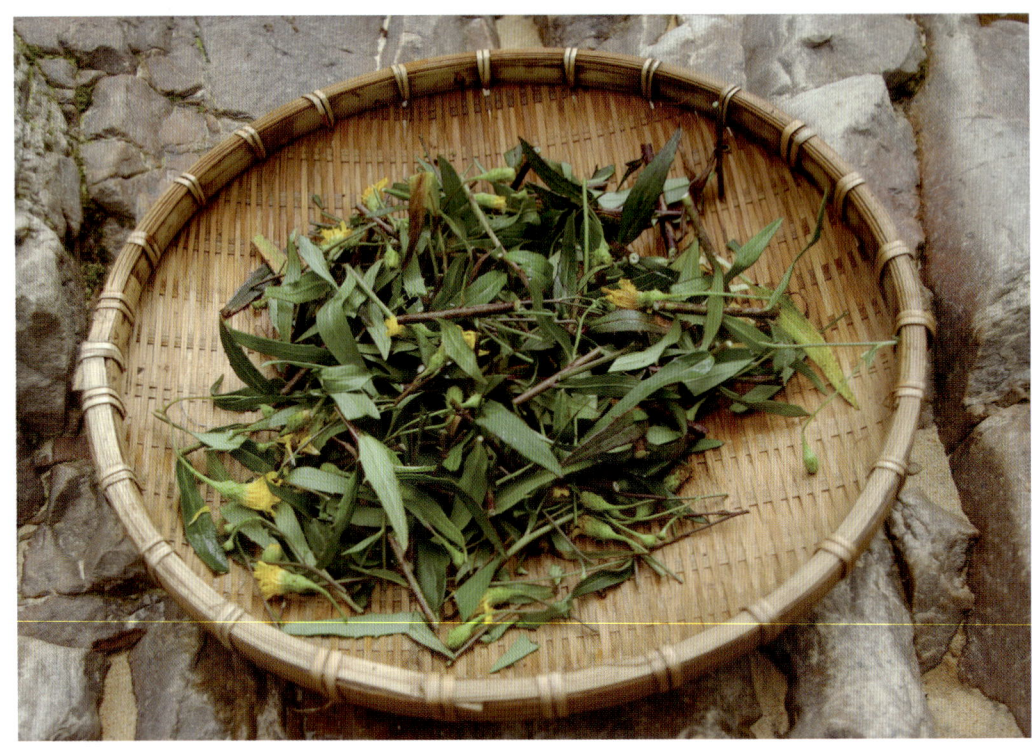

채취한 잎·줄기·꽃. 8월 16일

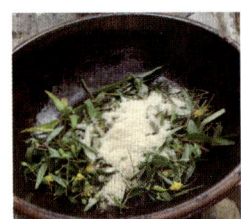
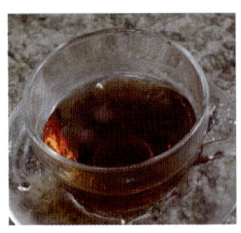

위 잎·줄기·꽃으로 효소액 담그는 모습. **아래** 걸러낸 잎·줄기·꽃 효소액.

효소액 담그기

- **사용 부위** 잎+줄기, 잎+줄기+꽃
- **채취 기간** 3~11월
- **채취 방법** 열매가 달리지 않고 너무 억세지 않은 것을 골라 싱싱할 때 딴다.
- **채취시 주의사항** 열매가 달린 것은 약성이 떨어지므로 좋지 않다.
- **다듬기** 줄기는 담글 때 붕 뜨지 않도록 작게 썬다.
- **배합 비율** 발효될 때 물이 많이 나오지 않으므로 재료 : 설탕의 비율을 1 : 1로 한다.
- **발효와 숙성 기간** 1차 발효는 100일, 2차 발효와 숙성은 100일 이상 한다.

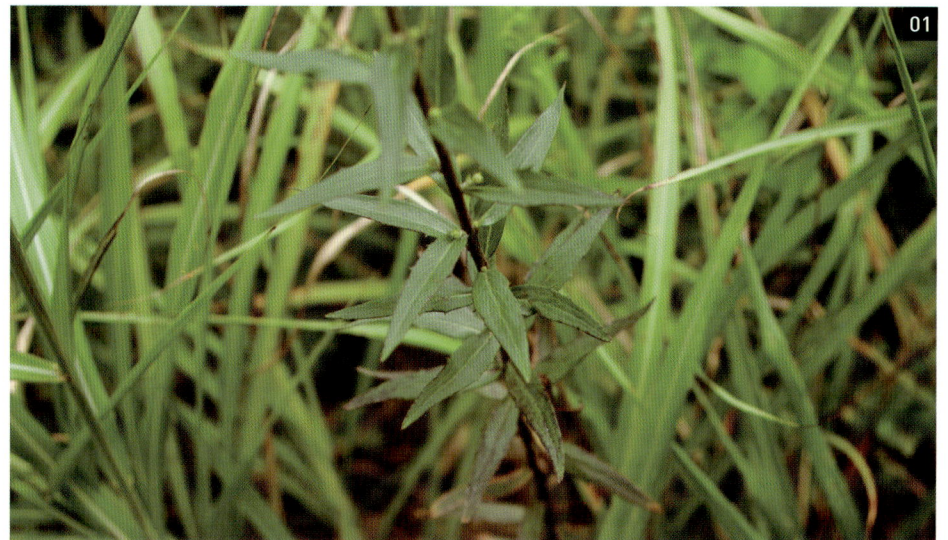

키 30~100cm. **잎**은 길이 4~12cm, 너비 5~12mm의 피침형이고, 끝이 뾰족하다. 잎 가장자리에 날카로운 톱니가 있고, 앞면이 거칠며, 잎이 조금 두껍다. 잎이 줄기와 가지에 어긋나게 달린다. **줄기**는 곧게 올라오고, 윗동에서 가지가 조금 갈라져 나오며, 줄기를 자르면 흰색 유액이 나온다. **꽃**은 7~10월에 피며 노란색을 띤다. 꽃잎처럼 보이는 것은 혀꽃으로 길이가 10~18mm이다. 꽃자루에 잔털이 있다. **열매**는 10~11월에 여물며, 씨앗은 길이 2.5~3mm이고 길이 7mm의 갈색 갓털이 있으며 바람에 날려간다.

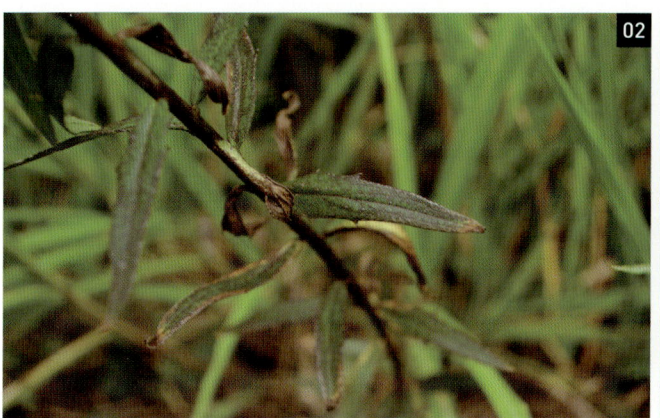
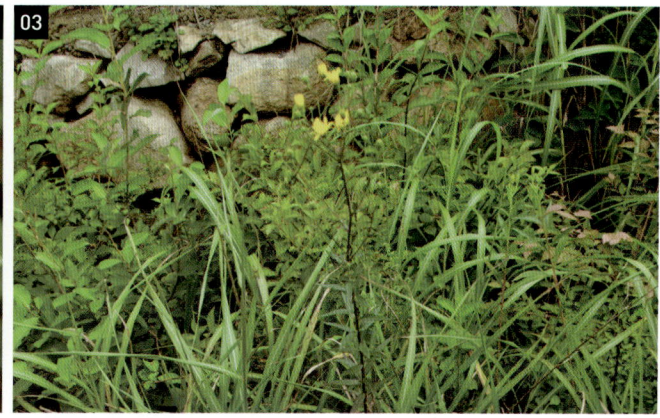
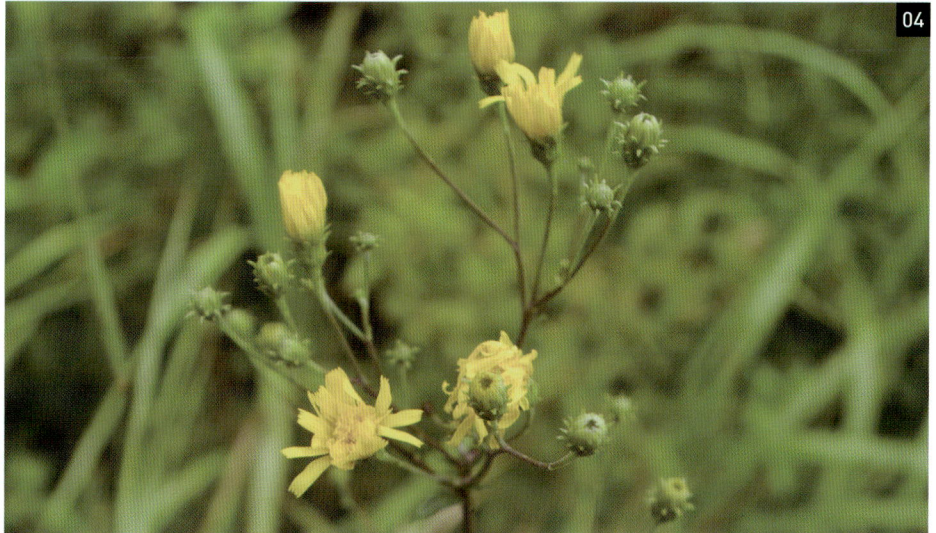

01 잎이 줄기에 어긋난다. 8월 16일
02 잎이 조금 두껍고 뾰족하다. 8월 16일
03 가지 끝에 꽃이 달린다. 8월 16일
04 꽃이 노란색이다. 8월 16일

조밥나물

225 좀꿩의다리

Thalictrum minus var. hypoleucum (S. et Z.) Miq.

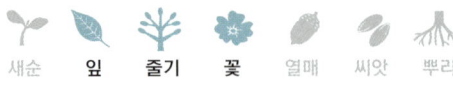

❄ **차가운 약성** | 백일해, 아토피, 습진, 피부염, 치통 등에 효과

미나리아재비과
여러해살이풀

생약명
연과초(烟鍋草)

성분
알칼로이드
(염증과 통증완화)

특징
독성이 조금 있고
쓴맛이 있다.

체질
약성이 차가우므로
몸에 열이 많은
열체질인 경우,
덥거나 열이 날 때
복용하면 좋은데,
몸이 찬 체질은 장기간
복용하는 것을 삼간다.

서식지
산과 들의 양지바른
곳에 난다.

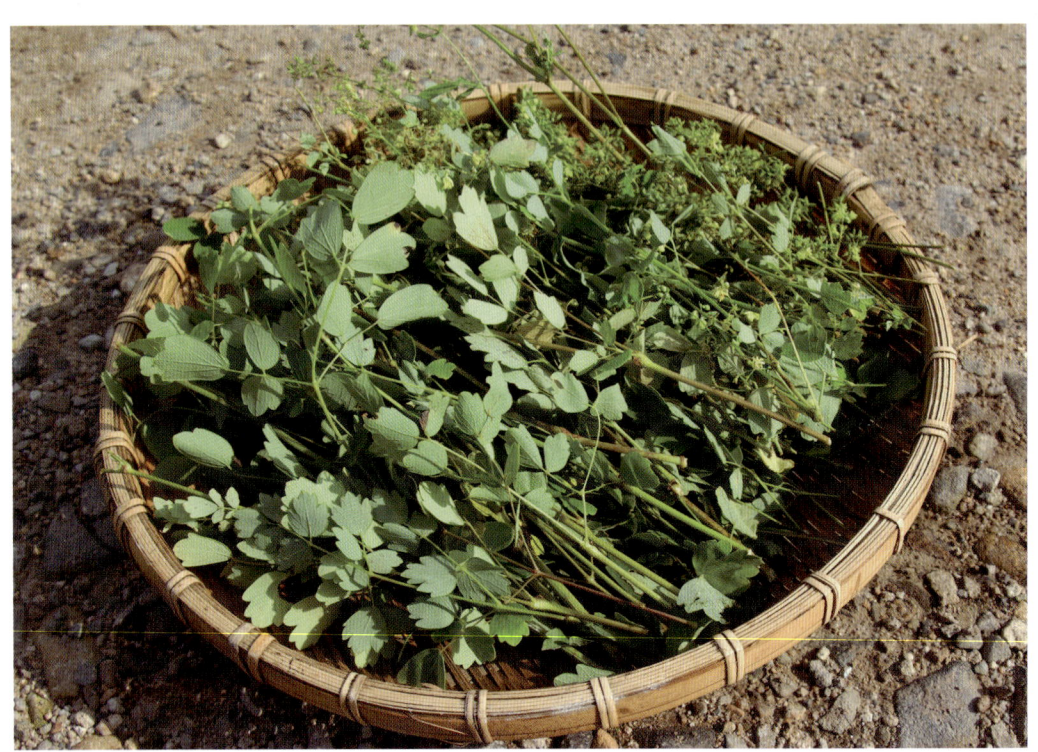

채취한 잎·줄기·꽃. 7월 7일

효소액 담그기

- **사용 부위** 잎+줄기, 잎+줄기+꽃
- **채취 기간** 3~9월
- **채취 방법** 열매가 달리지 않고 너무 억세지 않은 것을 골라 싱싱할 때 딴다.
- **채취시 주의사항** 흔치 않은 약초이므로 조금만 채취하고, 나머지 개체와 뿌리는 자연에 남겨둔다.
- **배합 비율** 발효될 때 물이 많이 나오지 않으므로 재료 : 설탕의 비율을 1 : 1로 한다.
- **발효와 숙성 기간** 1차 발효는 100일, 2차 발효와 숙성은 100일 이상 한다.
- **담그기와 복용시 주의사항** 독성이 조금 있으므로 발효 가스와 함께 배출될 수 있도록 숨 쉬는 항아리에 담그는 것이 좋으며, 잘 숙성시켜서 소량씩 복용한다.

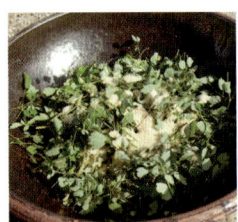
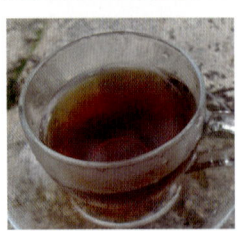

위 잎·줄기·꽃으로 효소액 담그는 모습. **아래** 걸러낸 잎·줄기·꽃 효소액.

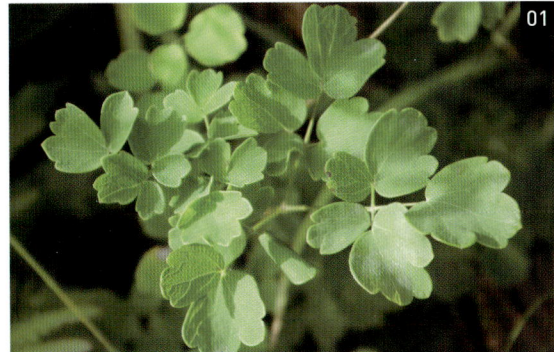

키 50~100cm. **잎**은 길이 1~3cm의 긴 타원형이고, 끝이 2~3갈래로 얕게 갈라지며, 2~4회 3장씩 달린다. 잎 뒷면은 조금 희끗하다. **줄기**는 곧게 올라오고, 윗동에서 가지가 갈라져 나온다. **꽃**은 7~8월에 피며 노란연녹색을 띤다. 꽃잎은 없고, 꽃받침잎이 3~4개이며, 수술은 10~17개, 암술은 2~6개이다. **열매**는 9월에 여물며, 씨앗이 달걀모양이다.

| **유사종** | 자주꿩의다리. 잎이 좀꿩의다리와 비슷하나, 꽃이 흰자주색을 띤다.

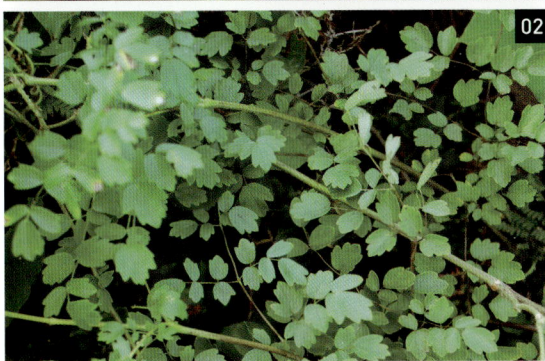

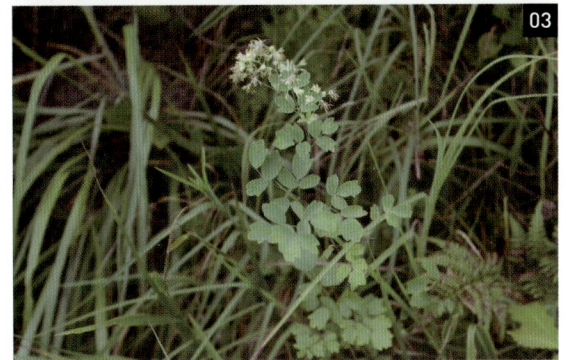

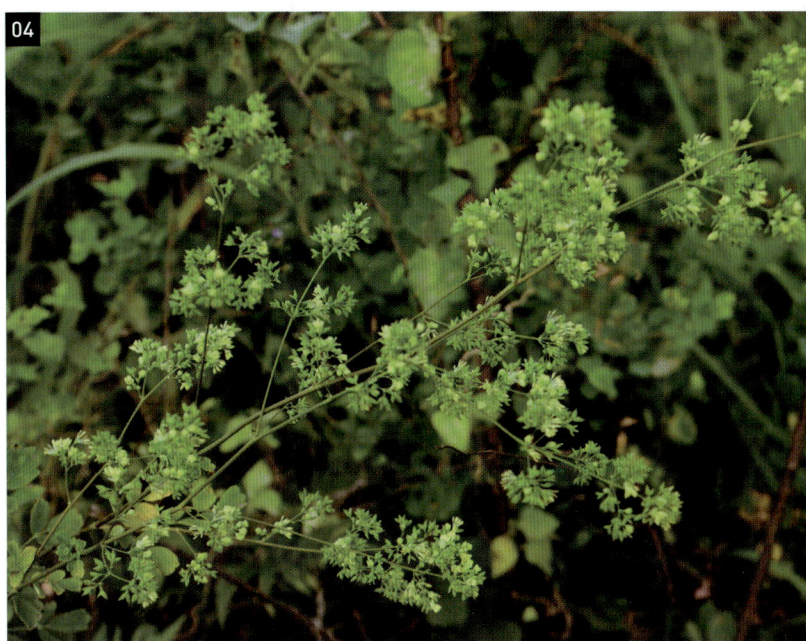

01 잎 끝이 얕게 갈라진다. 7월 7일
02 줄기와 가지에 잎 달린 모습. 7월 7일
03 꽃 핀 모습. 7월 7일
04 가지에 꽃 달린 모습. 7월 7일
05 꽃이 노란연녹색을 띤다. 7월 7일
06 잎이 노랗게 물드는 모습. 7월 7일

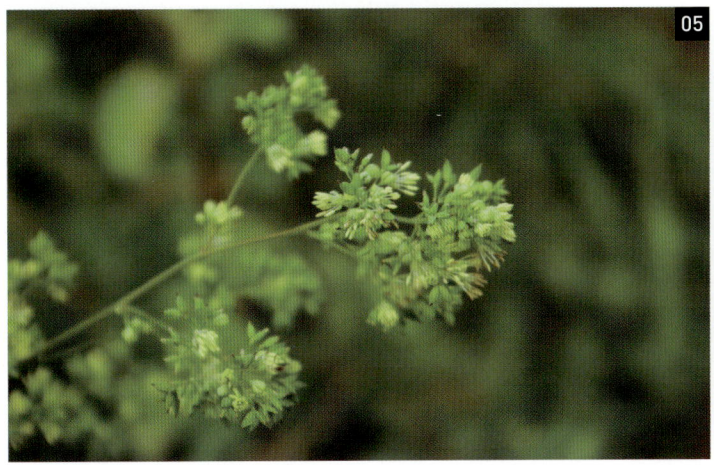

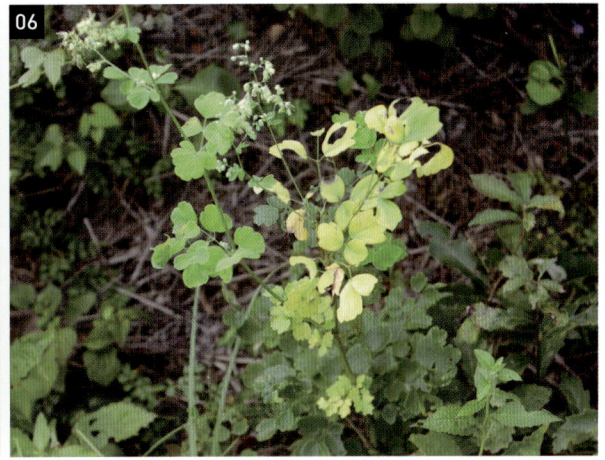

좀꿩의다리

226 좀씀바귀

Lxeris stolonifera A. Gray

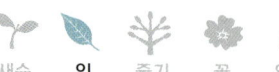

서늘한 약성 | 젖몸살, 폐결핵, 비뇨기감염, 뾰루지, 피부염 등에 효과

국화과
여러해살이풀

다른 이름
둥근잎씀바귀

생약명
암고채(巖苦菜)

특징
독성이 없고 쓴맛이 있다.

체질
약성이 서늘하므로
몸에 열이 많은
열체질인 경우,
덥거나 열이 날 때
복용하면 좋다.

서식지
산과 들의 양지바르고
메마른 곳에 난다.

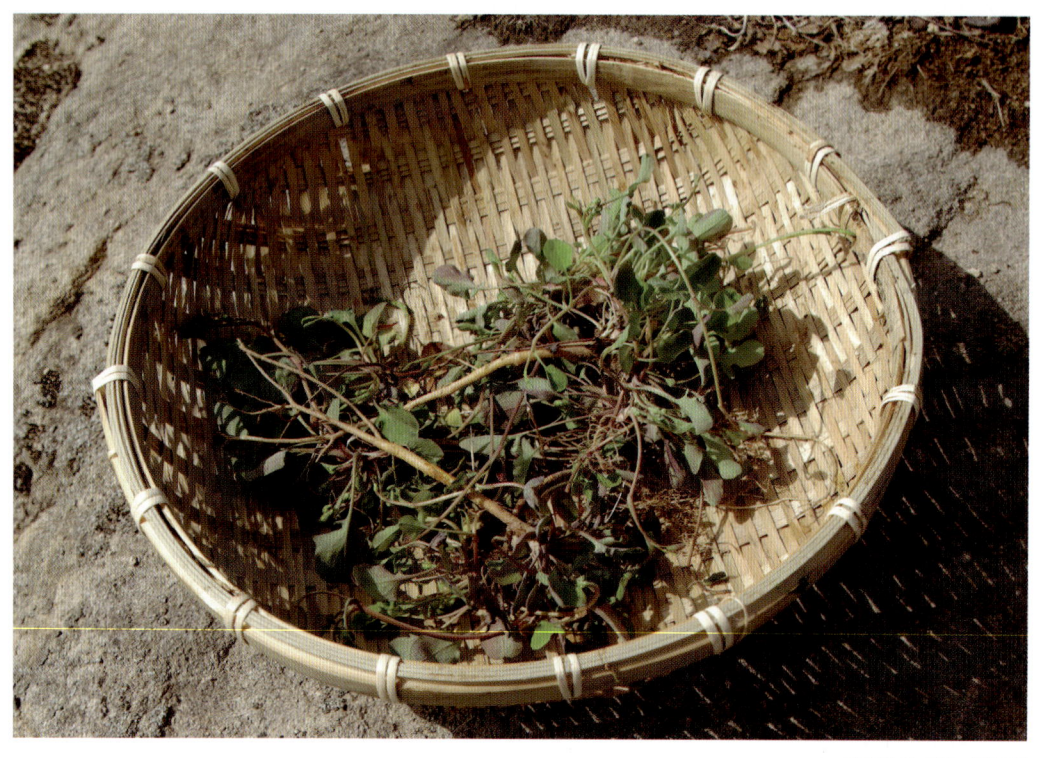

채취한 잎·뿌리. 4월 9일

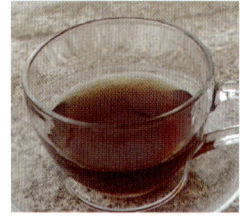

걸러낸 잎·뿌리 효소액.

효소액 담그기

- **사용 부위** 잎+뿌리
- **채취 기간** 3~8월
- **채취 방법** 잎은 꽃이나 열매가 달리지 않은 것을, 뿌리는 굵고 튼실한 것을 골라 채취한다.
- **채취시 주의사항** 흔치 않은 약초이므로 조금만 채취하고, 나머지 개체와 뿌리는 자연에 남겨둔다. 꽃이나 열매가 달린 것은 약성이 떨어지므로 좋지 않다.
- **다듬기** 뿌리가 클 경우 작게 썰어주는 것이 좋다.
- **배합 비율** 발효될 때 물이 많이 나오지 않으므로 재료 : 설탕의 비율을 1 : 1로 한다.
- **발효와 숙성 기간** 1차 발효는 100일, 2차 발효와 숙성은 100일 이상 한다.
- **완성 상태** 쓴맛이 있어서 발효와 숙성이 잘 되면 개운한 맛이다.

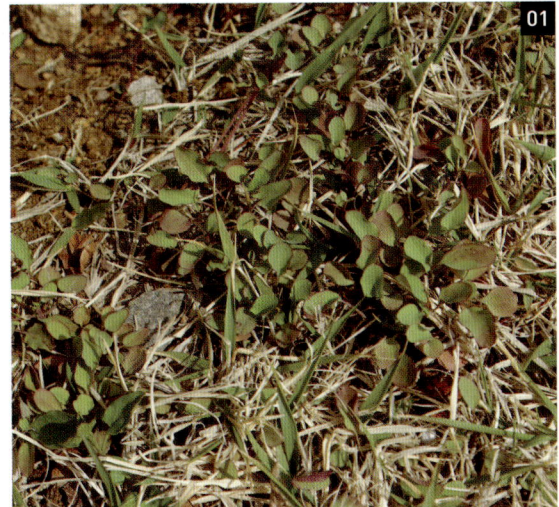

길이 10cm. **잎**은 길이 7~20mm, 너비 5~15mm의 둥근 달걀모양이다. 잎 가장자리가 거의 밋밋하고, 불규칙한 톱니가 조금 있거나 약간 갈라지기도 하며, 잎자루 길이가 1~5cm이다. 뿌리 잎은 뭉쳐서 나고, 줄기 잎은 어긋난다. **줄기**는 땅 위를 기며 자라고, 가지가 갈라져 나온다. 줄기에 붉은자줏빛이 돌기도 하며, 줄기마디가 땅에 닿으면 뿌리를 내린다. **꽃**은 5~6월에 피는데 노란색을 띠고, 지름이 2~2.5cm이다. **열매**는 8월에 여무는데, 씨앗이 방추형이다. 씨앗에 좁은 날개가 있고, 흰색 갓털이 있으며, 바람에 날려간다. **뿌리**는 길게 뻗는다. | **유사종** | 씀바귀. 꽃색이 좀씀바귀와 같으나 잎이 크고, 혀꽃이 5~7개로 성기게 달린다.

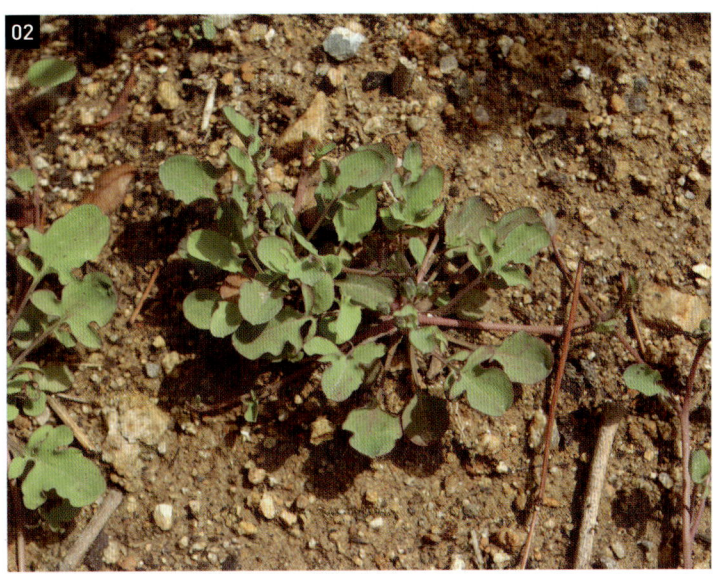

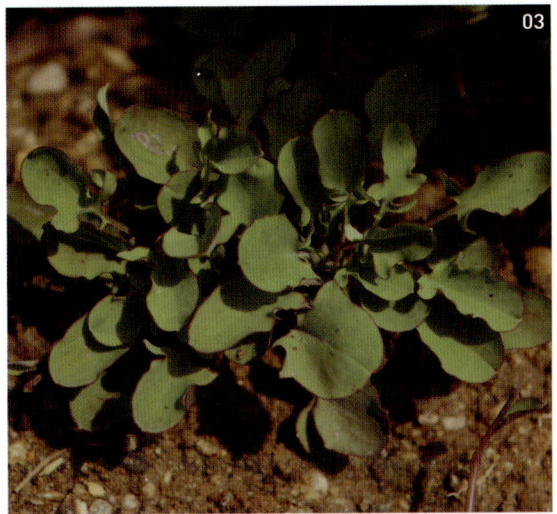

01 잎 크기가 작다. 4월 9일
02 줄기가 땅 위를 기며 자란다. 4월 9일
03 잎 가장자리가 거의 밋밋하다. 4월 9일
04 꽃이 노란색을 띤다. 4월 9일
05 뿌리를 길게 뻗는다. 4월 9일

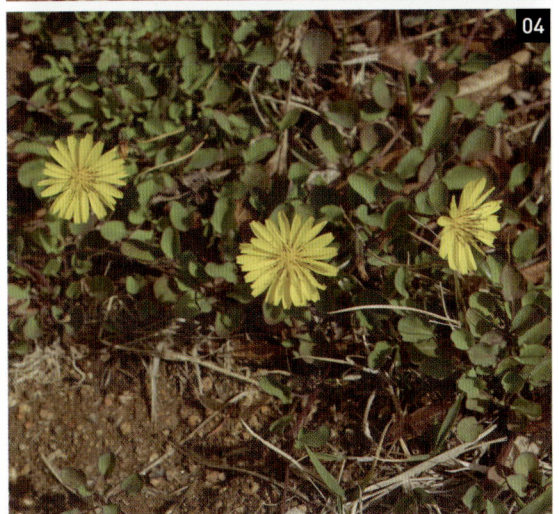

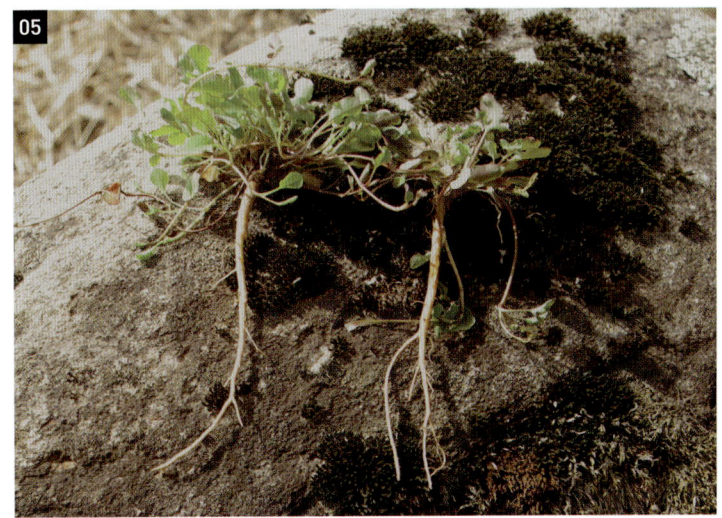

좀씀바귀

227 지칭개

Hemistepa lyrata Bunge

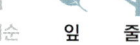

서늘한 약성 | 치루, 아토피, 피부염, 골절상 등에 효과

국화과
두해살이풀

생약명
니호채(泥胡菜)

성분
아피게닌(염증억제)
아스트라갈린
(플라보노이드의 일종)
비타민C(산화방지)

특징
독성이 없으며 쓴맛이 있다.

체질
약성이 서늘하므로
몸에 열이 많은
열체질인 경우,
덥거나 열이 날 때
복용하면 좋다.

서식지
들이나 밭, 논가에 난다.

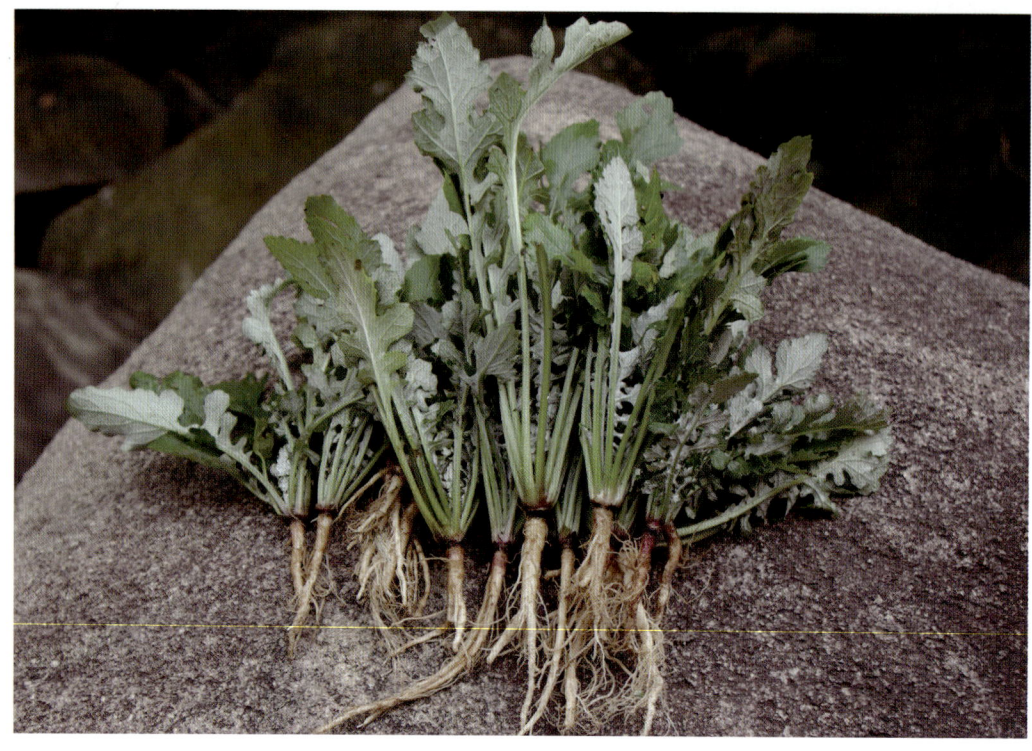

채취한 잎·뿌리. 9월 28일

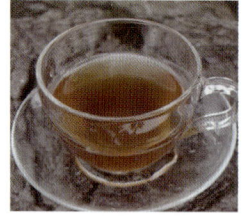

걸러낸 잎·뿌리 효소액.

효소액 담그기

- **사용 부위** 잎, 잎+줄기, 잎+줄기+뿌리, 잎+뿌리
- **채취 기간** 3~9월. 뿌리를 남겨두면 여름에도 새순이 올라와 계속 채취할 수 있다.
- **채취 방법** 잎은 어린잎부터 다 자란 잎까지 너무 억세지 않은 것을, 뿌리는 굵고 튼실한 것을 골라 채취한다.
- **채취시 주의사항** 열매를 맺은 것은 약성이 떨어지므로 좋지 않다.
- **다듬기** 줄기는 담글 때 붕 뜨지 않도록 작게 썰며, 뿌리도 클 경우에 작게 써는 것이 좋다.
- **배합 비율** 잎과 줄기는 발효될 때 물이 많이 나오지 않으므로 재료 : 설탕의 비율을 1 : 1로 하고, 뿌리는 물이 좀 더 나오므로 설탕의 비율을 1 이상으로 늘린다.
- **발효와 숙성 기간** 1차 발효는 100일, 2차 발효와 숙성은 100일 이상 한다.

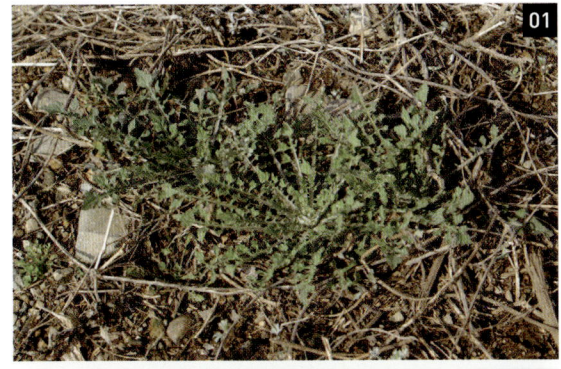

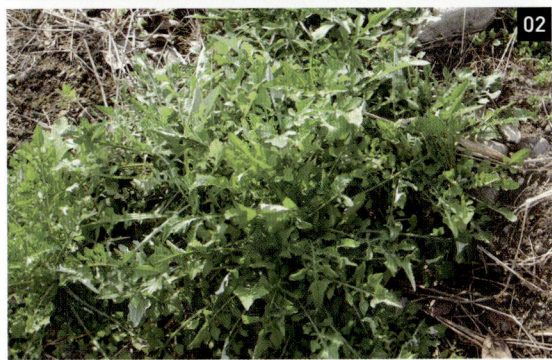

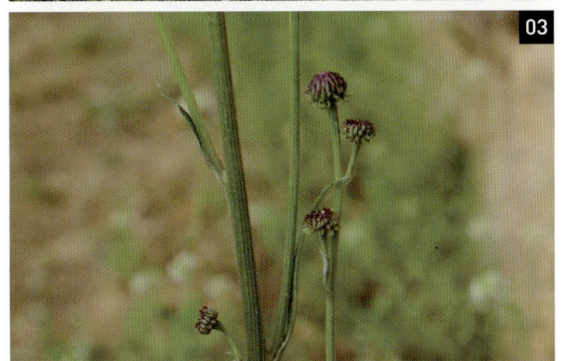

키 60~80㎝. **잎**은 길이 7~21㎝의 피침 같은 타원형이며, 가장자리는 갈라져서 깃털모양이 되고 톱니가 있다. 줄기 윗동의 잎은 피침형이며, 줄기 윗동으로 갈수록 잎이 작다. 어릴 때는 잎 뒷면에 흰 잔털이 있다. 뿌리 잎은 뭉쳐서 나고, 줄기 잎은 어긋난다. **줄기**는 곧게 올라오고 가지가 조금 갈라져 나오며, 세로로 홈이 여러 개 있고, 속이 비어 있다. **꽃**은 5~7월에 피는데 꽃봉오리가 짙은 자주색을 띤다. 꽃은 흰보라색을 띠며, 길이가 13~14㎜이다. **열매**는 6~8월에 여물며, 씨앗에 흰색 갓털이 있고 바람에 날려간다. **뿌리**는 굵게 뻗으며, 잔뿌리가 있다.

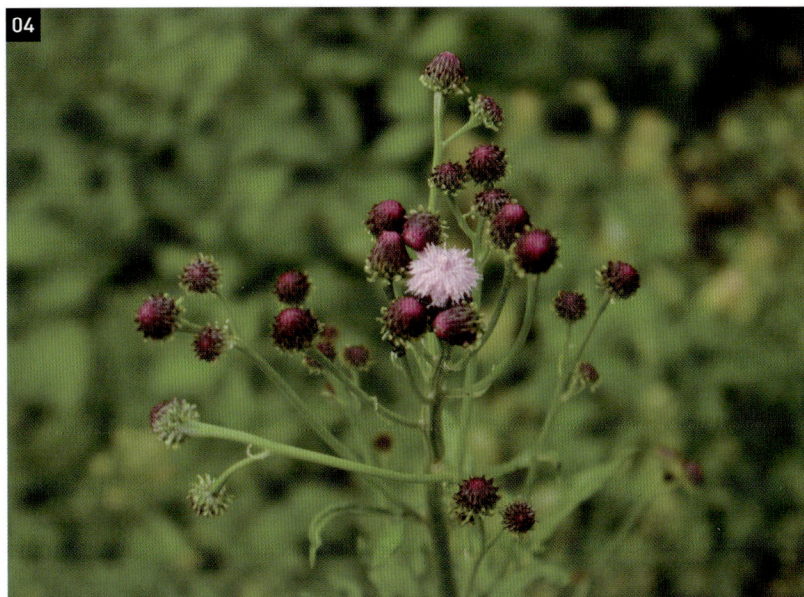

01 뿌리 잎은 사방으로 퍼져 난다. 3월 3일
02 잎이 갈라져 깃털모양이 된다. 4월 17일
03 줄기에 세로 홈이 있다. 4월 21일
04 꽃과 꽃봉오리. 5월 11일
05 씨앗에 갓털이 있다. 6월 2일
06 가을에 올라온 잎. 9월 28일

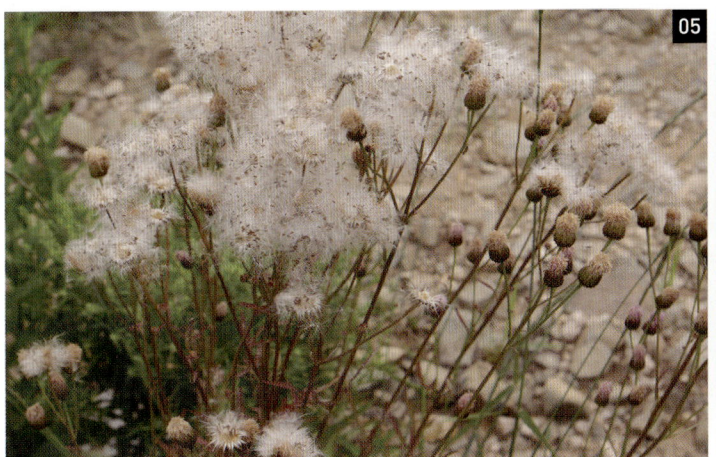

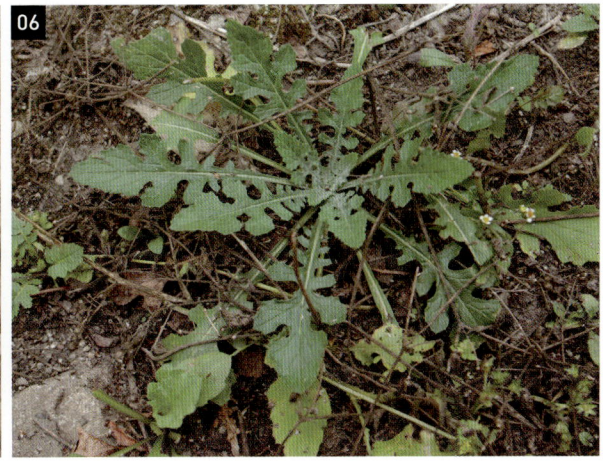

지칭개

228 진득찰
Siegesbeckia glabrescens Makino

새순 잎 줄기 꽃 열매 씨앗 뿌리

 차가운 약성 | 중풍마비, 고혈압, 신경통, 풍진, 아토피, 습진, 탈모 등에 효과

국화과
한해살이풀
생약명
희렴(稀薟)
성분
사포닌(면역력강화)
알칼로이드(염증과 통증완화)
시토스테롤
(콜레스테롤 흡수방지)
다우코스테롤(소화촉진)
정유(방향성분)
특징
독성이 없으며
쓴맛과 매운맛이 있다.
체질
약성이 차가우므로
몸에 열이 많은
열체질인 경우,
덥거나 열이 날 때
복용하면 좋은데,
몸이 찬 체질은 장기간
복용하는 것을 삼간다.
서식지
들의 양지바른 곳에 난다.

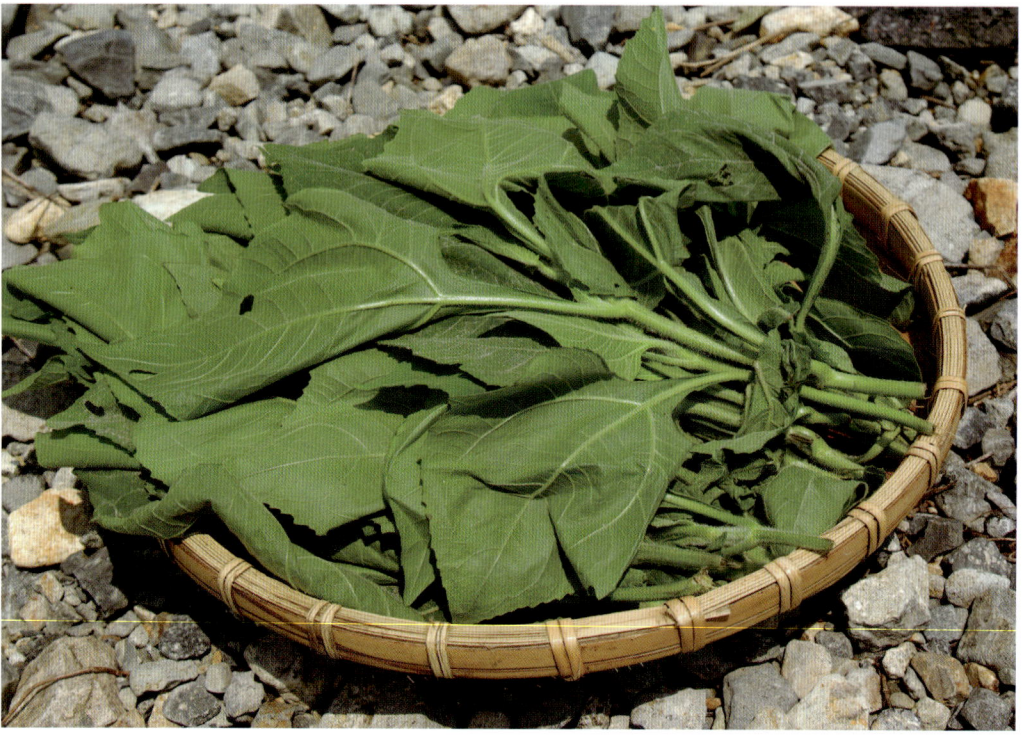

채취한 잎·줄기. 7월 11일

효소액 담그기

- **사용 부위** 잎, 잎+줄기 **채취 기간** 3~10월
- **채취 방법** 꽃이나 열매가 달리지 않고 너무 억세지 않은 것을 골라 싱싱할 때 딴다.
- **채취시 주의사항** 흔치 않은 약초이므로 조금만 채취하고, 나머지 개체와 뿌리는 자연에 남겨둔다.
- **다듬기** 줄기는 담글 때 붕 뜨지 않도록 작게 썬다. 꽃봉오리가 달릴 무렵에는 끈적거리므로 채취하고 다듬을 때 장갑을 끼는 것이 좋다.
- **배합 비율** 발효될 때 물이 많이 나오지 않으므로 재료 : 설탕의 비율을 1 : 1로 한다.
- **발효와 숙성 기간** 1차 발효는 100일, 2차 발효와 숙성은 100일 이상 한다.
- **복용시 주의사항** 너무 많이 먹으면 토하므로 소량씩 물을 많이 타서 복용한다.

왼쪽 자연의 물로 씻는 것이 좋다.
오른쪽 잎·줄기로 효소액 담그는 모습.

걸러낸 잎·줄기 효소액.

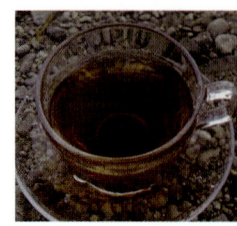
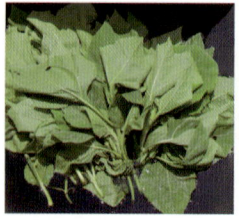
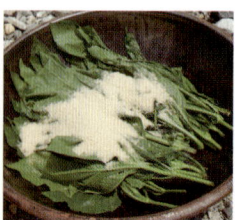

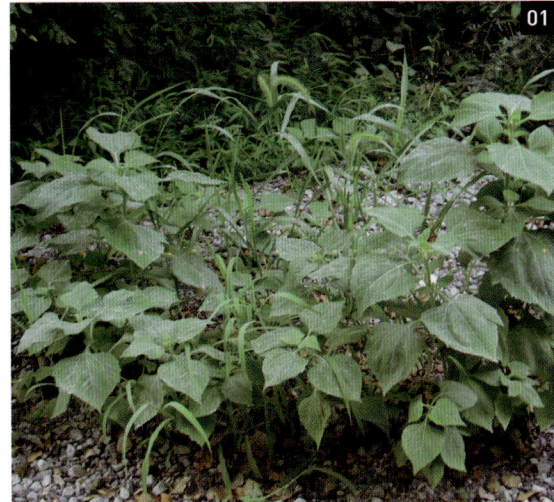

키 35~100cm. **잎**은 삼각형의 달걀모양이고, 끝이 뾰족하며, 아래가 좁아져서 날개처럼 된다. 잎 가장자리에 불규칙한 톱니가 있고, 잎이 줄기와 가지에 마주 난다. **줄기**는 곧게 올라오고, 가지가 마주 나며, 누운 잔털이 있다. **꽃**은 8~9월에 피는데 노란색을 띤다. 꽃의 밑동을 싸고 있는 비늘모양의 잎조각은 주걱모양이고 끈끈이털이 있다. **열매**는 10월에 여무는데, 씨앗이 달걀모양이고 길이가 2mm 정도이다. 열매가 다른 물체에 잘 달라붙는다.

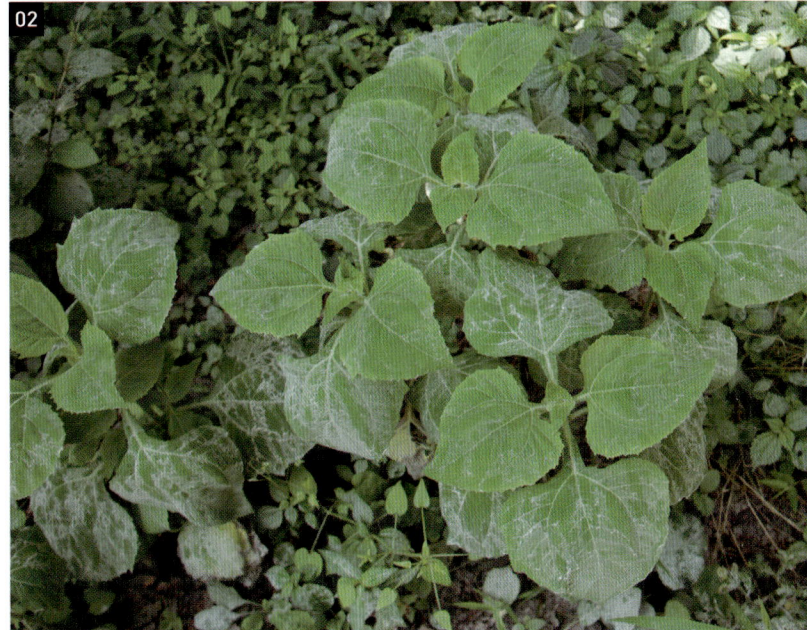

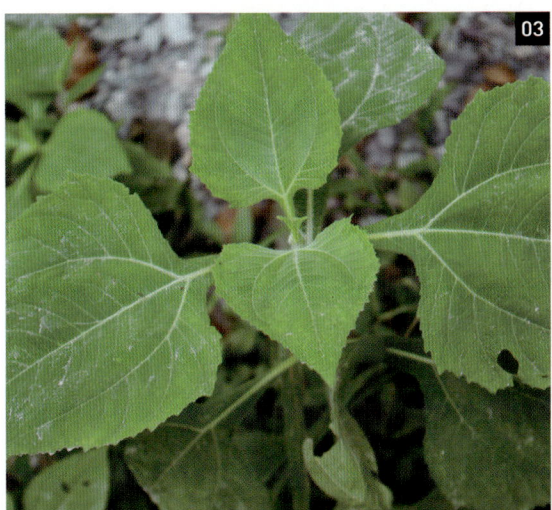

01 줄기가 곧게 올라온다. 7월 11일
02 소나무 꽃가루로 덮인 모습. 7월 11일
03 잎이 마주 난다. 7월 11일
04 잎 밑부분이 날개처럼 된다. 7월 11일
05 꽃이 노란색으로 핀다. 9월 24일

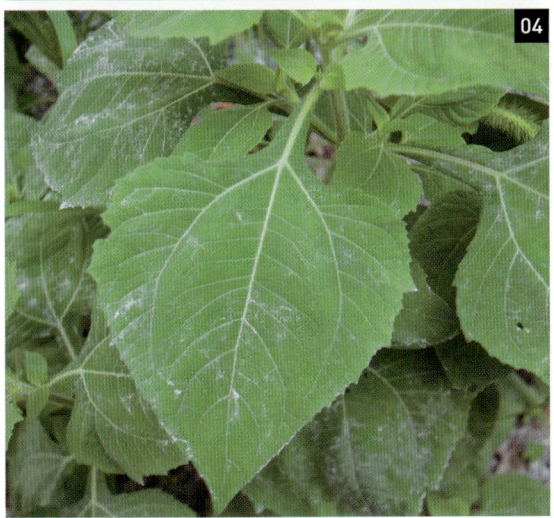

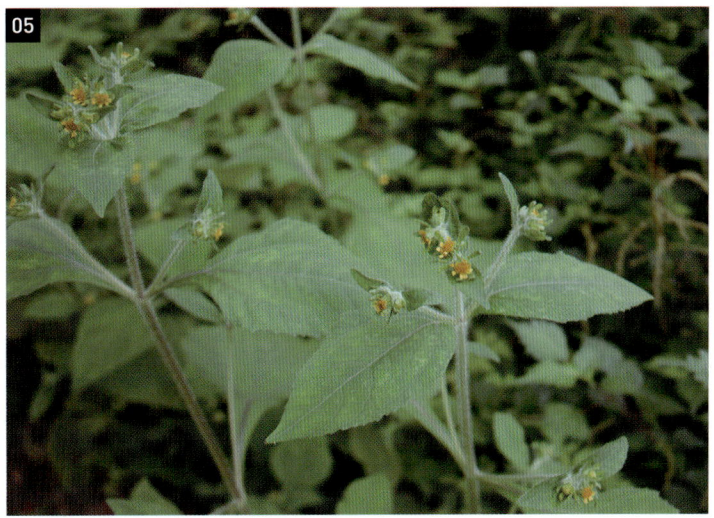

진득찰

229 질경이

Plantago asiatica L.

 차가운 약성 | 기침, 가래, 천식, 결막염, 장염, 위염, 요도염, 신장염 등에 효과

새순 잎 줄기 꽃 열매 씨앗 뿌리

질경이과
여러해살이풀

다른 이름
배부장이

생약명
차전(車前)

성분
칼륨
(신경세포와 근육기능강화)
비타민B$_1$(에너지대사 관여)
비타민C(산화방지)
단백질(근육강화)
당분

특징
독성이 없고 단맛이 있다.

체질
약성이 차가우므로
몸에 열이 많은
열체질인 경우,
덥거나 열이 날 때
복용하면 좋은데,
몸이 찬 체질은 장기간
복용하는 것을 삼간다.

서식지
들의 양지바른 곳이나
길가에 난다.

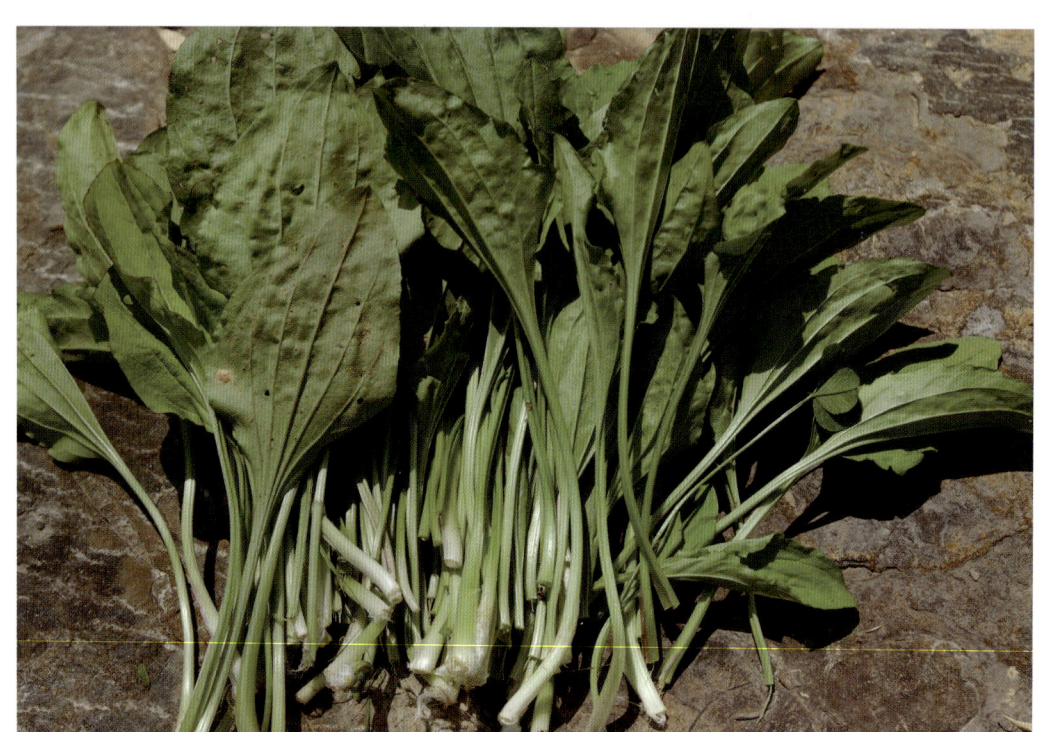

채취한 잎. 5월 20일

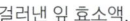
걸러낸 잎 효소액.

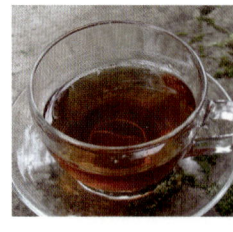

효소액 담그기

- **사용 부위** 잎
- **채취 기간** 3~9월
- **채취 방법** 꽃이나 열매가 달리지 않고 너무 억세지 않은 것을 골라 싱싱할 때 딴다.
- **채취시 주의사항** 논가나 도롯가에 나는 것은 오염되어 있으므로 채취하지 않으며, 뿌리는 약성이 강해서 사용하지 않는다.
- **배합 비율** 발효될 때 물이 많이 나오지 않으므로 재료 : 설탕의 비율을 1 : 1로 한다.
- **발효와 숙성 기간** 1차 발효는 100일, 2차 발효와 숙성은 100일 이상 한다.
- **완성 상태** 잎에 단맛이 있어 발효와 숙성이 잘 되면 그윽한 맛이다.
- **복용시 주의사항** 많이 먹으면 속이 차가워지므로 신장이 약한 사람, 피로가 심한 사람은 먹지 않는다.

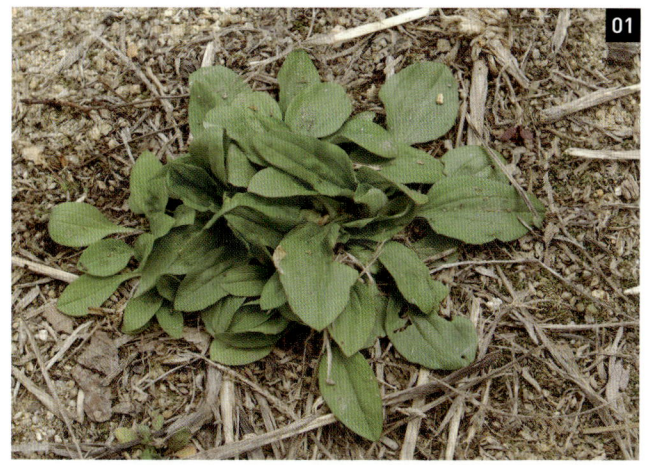

키 10~50cm. **잎**은 길이 4~15cm, 너비 3~8cm의 타원형이고, 끝이 갸름하거나 뾰족하다. 잎 가장자리는 물결처럼 구불거리고, 잎 앞뒷면에 세로로 잎맥이 있다. 잎자루는 짧거나 길며, 잎이 뿌리에 뭉쳐서 난다. **꽃**은 6~7월에 피는데 흰색을 띠며, 긴 꽃줄기 끝에 자잘하게 벼이삭모양으로 뭉쳐서 달린다. **열매**는 7~9월에 여무는데 양 끝이 뾰족한 타원형이다. 익으면 검은 갈색이 되고, 열매껍질이 갈라져 씨앗이 나온다. **뿌리**는 가늘게 뻗는다.

01 잎이 뭉쳐서 올라온다. 4월 10일
02 잎 가장자리가 물결모양이다. 4월 30일
03 꽃줄기가 올라와 꽃이 달린다. 9월 5일
04 꽃이 벼이삭처럼 뭉쳐서 달린다. 5월 20일
05 풋열매가 달린 모습. 5월 31일
06 열매가 익어가는 모습. 5월 24일
07 크게 군락을 이루어 자란다. 7월 5일

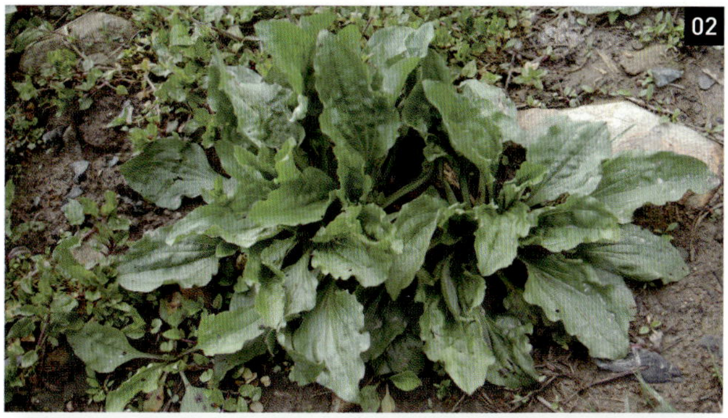

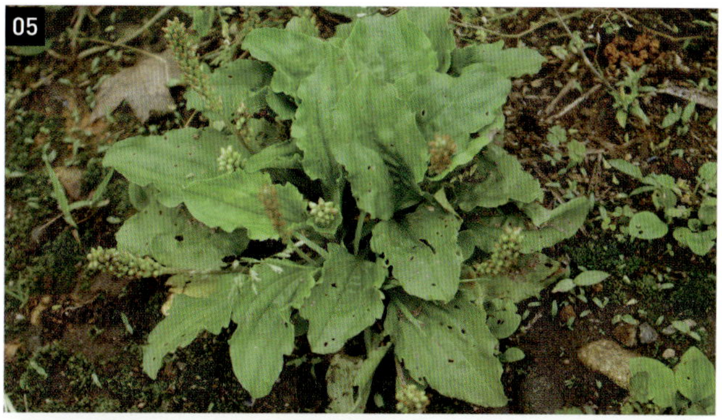

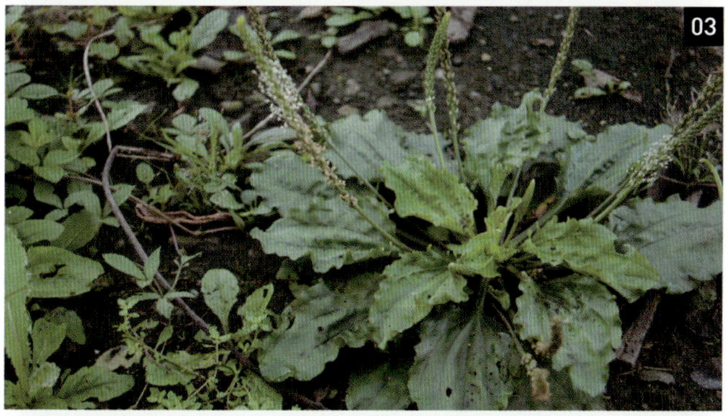

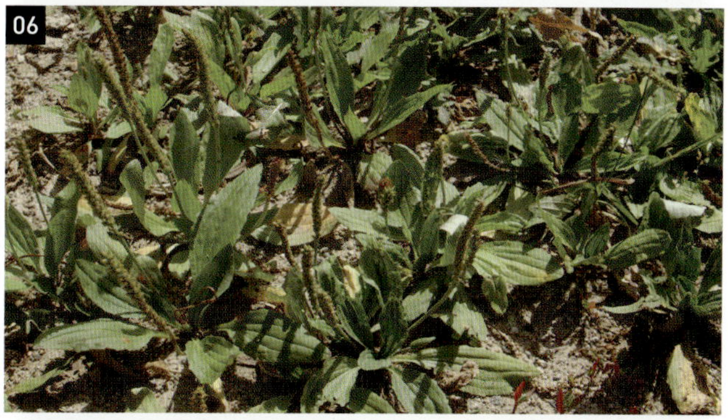

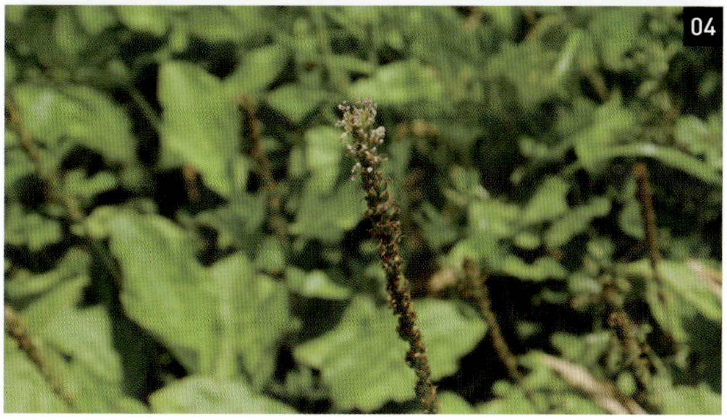

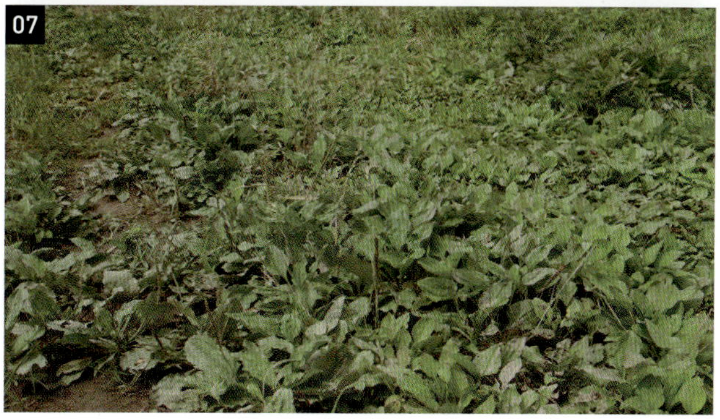

질경이

230 찔레꽃

Rosa multiflora Thunb.

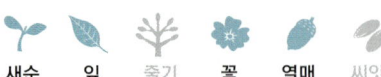
새순 잎 줄기 꽃 열매 씨앗 뿌리

 차가운 약성 | 더위 먹은 데, 구토, 관절염, 식욕부진, 건망증, 중풍마비, 생리불순, 생리통 등에 효과

장미과 / 잎지는 작은키나무

생약명
장미(薔薇) / 영실(營實)

성분
사포닌(면역력강화)
루틴(모세혈관강화)
아미노산(근육강화)
아스트라갈린
(플라보노이드 일종)
비타민C(산화방지)
지방산

특징
씨앗에 독성이 조금 있으며 쓴맛과 신맛과 떫은맛이 있다.

체질
약성이 차가우므로 열이 많은 열체질인 경우, 덥거나 열이 날 때 복용하면 좋은데, 몸이 찬 체질은 장기간 복용하는 것을 삼간다.

서식지
산의 양지바른 기슭이나 골짜기, 냇가에서 자란다.

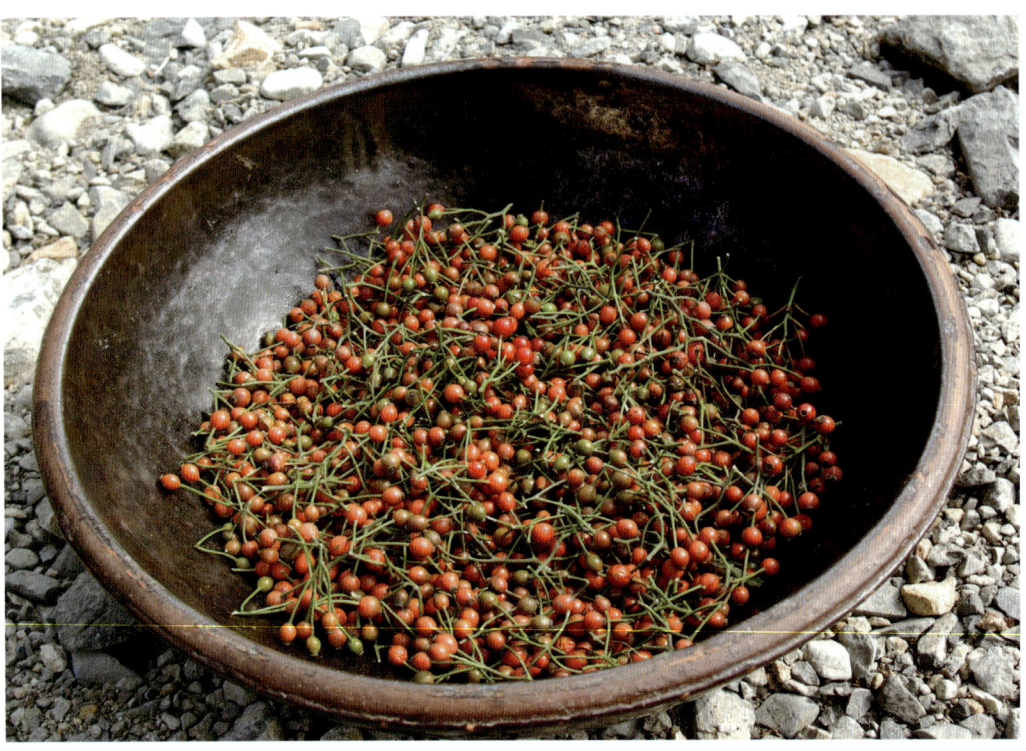
채취한 열매. 9월 8일

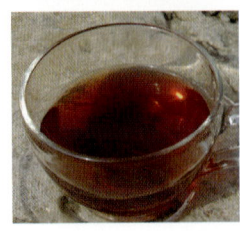
위 열매로 효소액 담그는 모습.
아래 걸러낸 열매 효소액.

효소액 담그기

- **사용 부위** 새순, 잎, 잎+꽃, 꽃, 잎+열매, 열매
- **채취 기간** 3~9월
- **채취 방법** 잎은 새순부터 다 자란 잎까지 너무 억세지 않은 것을, 꽃은 너무 활짝 피지 않은 것을, 열매는 너무 익지 않은 것을 골라 싱싱할 때 딴다.
- **채취시 주의사항** 줄기에 가시가 많으므로 채취하고 다듬을 때 장갑을 끼는 것이 좋다. 잎이 광합성 작용을 해야 꽃이나 열매가 양분을 얻으므로 너무 많이 채취하지 않는다.
- **배합 비율** 새순과 잎과 꽃은 발효될 때 물이 많이 나오지 않으므로 재료 : 설탕의 비율을 1 : 1로 한다. 열매는 물 1에 설탕 1로 설탕시럽을 만들어서 재료가 푹 잠기게 붓는다.
- **발효와 숙성 기간** 1차 발효는 100일, 2차 발효와 숙성은 100일 이상 한다.
- **담그기와 발효시 주의사항** 열매로 담글 경우 씨앗에 독성이 조금 있으므로 발효 가스와 함께 배출될 수 있도록 숨 쉬는 항아리에 담고, 1차 발효가 끝나면 재료를 걸러낸다.
- **완성 상태** 꽃과 열매에 은은한 향이 있어서 발효와 숙성이 잘 되면 그윽한 맛이다.

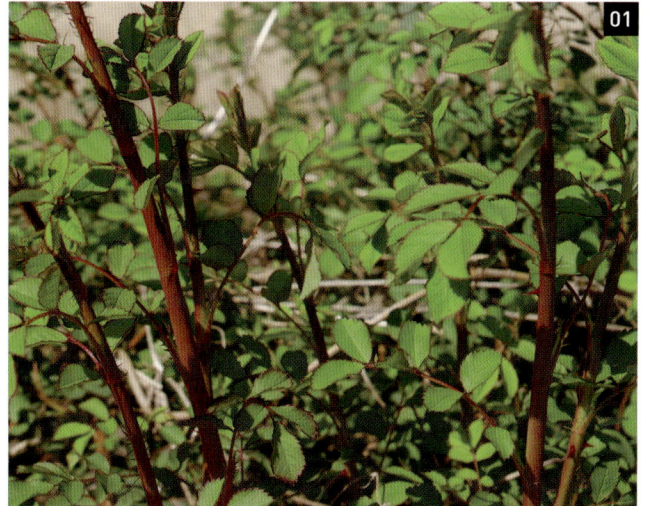

키 1~2m. **잎**은 길이 2~4cm의 타원형이고, 끝이 뾰족하며, 잎줄기에 잎이 5~9장이 달려 깃털모양이다. 잎 가장자리에는 잔 톱니가 있다. 잎줄기는 가지에 어긋나게 달리며, 아래쪽에 턱잎이 있다. **줄기**는 껍질이 붉은갈색에서 점차 노란갈색이 되며, 얇게 껍질이 벗겨져 너덜너덜해진다. 가지에는 날카로운 가시가 있다. **꽃**은 5월에 피는데 흰색을 띠고, 지름이 2cm 정도이다. 꽃잎과 꽃받침잎이 각 5장이고, 수술이 많으며, 꽃에 향기가 있다. **열매**는 9월에 둥글게 여무는데 지름이 6~9mm이고, 익으면 붉은색이다.

01 새순으로도 효소액을 담근다. 4월 21일
02 잎이 깃털모양으로 달린다. 6월 8일
03 꽃으로도 효소액을 담근다. 5월 24일
04 꽃에 향기가 있다. 5월 24일
05 열매가 붉게 익는다. 9월 8일
06 열매 달린 모습. 10월 31일
07 줄기에 가시가 있다. 1월 4일

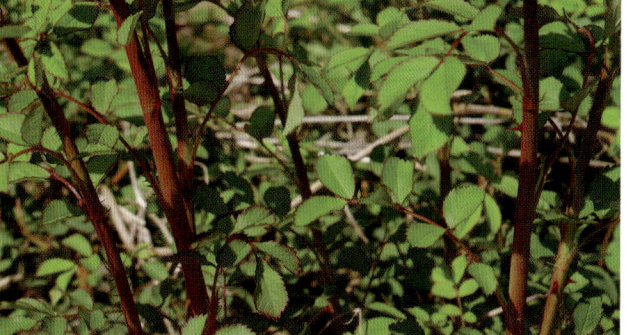

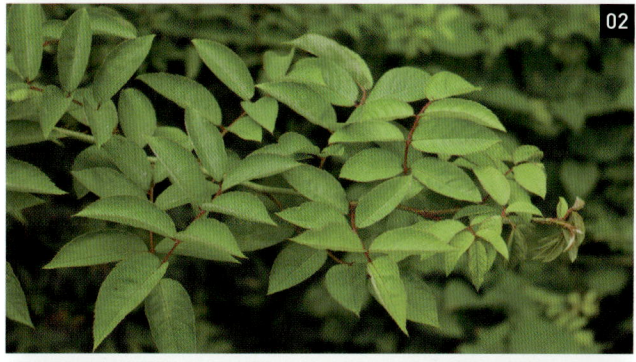

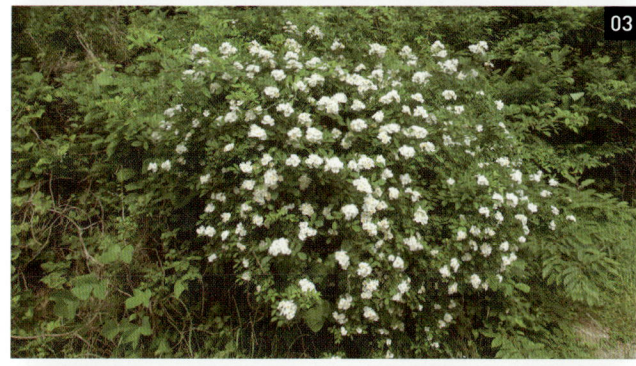

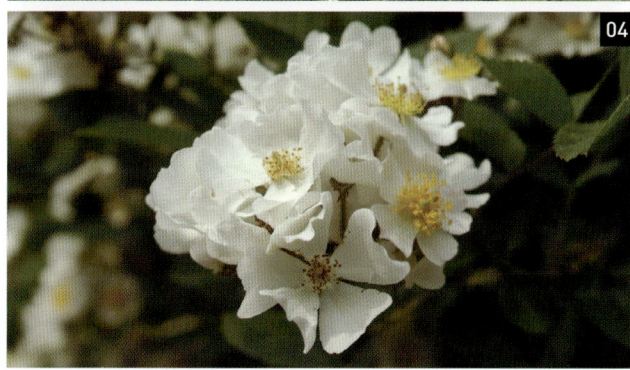

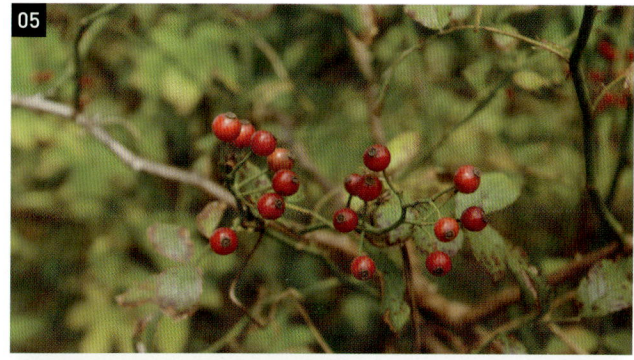

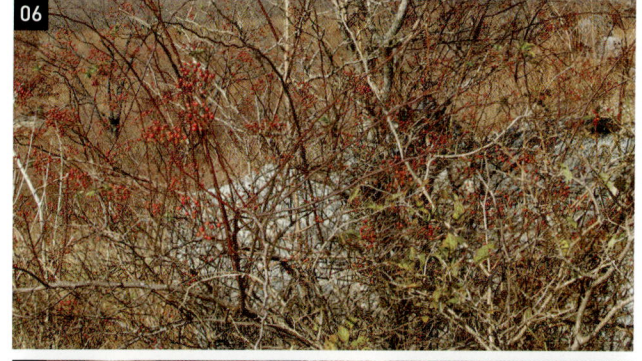

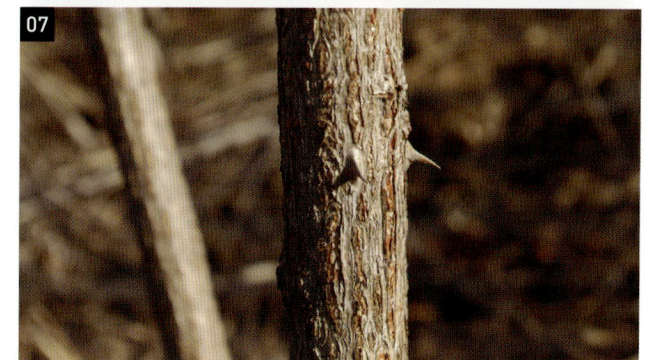

찔레꽃

231 차나무

Thea sinensis L.

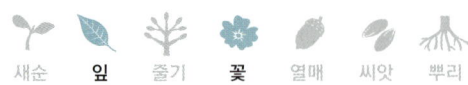

서늘한 약성 | 코감기, 위장병, 두통, 숙취해소 등에 효과

차나무과
늘푸른 작은키나무

생약명
다엽(茶葉)
다화(茶花)

성분
카페인(각성효과)
카테킨(체지방분해)
타닌(수렴작용)
플라보노이드(산화방지)
비타민C(산화방지)
정유(방향성분)

특징
독성이 없으며
조금 쓴맛이 있다.

체질
약성이 서늘하므로
몸에 열이 많은
열체질인 경우,
덥거나 열이 날 때
복용하면 좋다.

서식지
중부 이남의
산기슭에서 자란다.

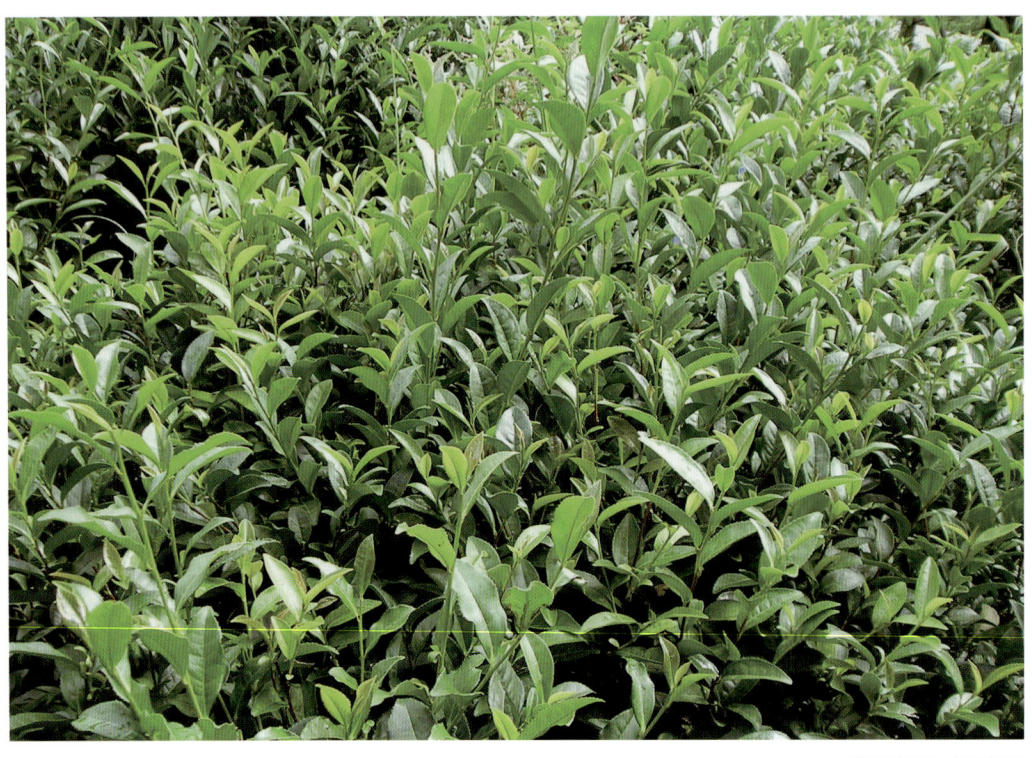

잎 달린 모습. 8월 29일

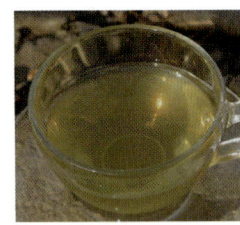

걸러낸 잎 효소액.

효소액 담그기

- **사용 부위** 잎, 꽃
- **채취 기간** 3~11월
- **채취 방법** 잎은 어린잎부터 다 자란 잎까지 너무 억세지 않은 것을, 꽃은 너무 활짝 피지 않은 것을 골라 싱싱할 때 딴다.
- **배합 비율** 발효될 때 물이 적게 나오므로 재료 : 설탕의 비율을 1 : 1로 한다.
- **발효와 숙성 기간** 1차 발효는 100일, 2차 발효와 숙성은 100일 이상 한다.
- **담그기와 발효시 주의사항** 물기가 있으면 산화되어 잘 부패하므로 물기를 완전히 제거해야 하며, 맨 위를 무거운 돌로 눌러주는 것이 좋다.
- **복용시 주의사항** 각성 효과가 있으므로 불면증, 고혈압이 있는 사람은 먹지 않는다.

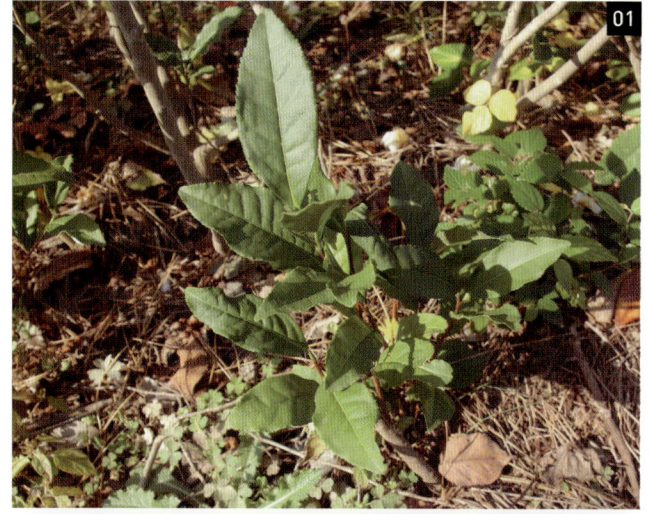

키 1~8m. **잎**은 길이 6~20㎝, 너비 3~4㎝의 긴 타원형이고, 끝이 갸름하거나 뾰족하며, 조금 두껍다. 잎 가장자리에 잔 톱니가 있고, 앞면에 조금 윤기가 있으며, 뒷면은 회녹색이다. 잎이 가지에 어긋나게 달린다. **줄기**는 껍질이 회갈색을 띤다. **꽃**은 10~11월에 피는데 흰색을 띠고, 지름이 3~8㎝이다. 꽃잎은 6~8장이고, 꽃받침은 5갈래로 갈라진다. **열매**는 11월에 삼각형의 공모양으로 여물며, 익으면 갈색이 되고 열매껍질이 갈라져 씨앗이 나온다.

01 어린 나무가 자라는 모습. 11월 4일
02 잎 가장자리에 잔 톱니가 있다. 12월 30일
03 꽃봉오리 달린 모습. 11월 4일
04 꽃이 흰색을 띤다. 11월 4일
05 풋열매 달린 모습. 7월 22일
06 줄기 밑동. 12월 30일
07 줄기껍질이 회갈색이다. 12월 30일

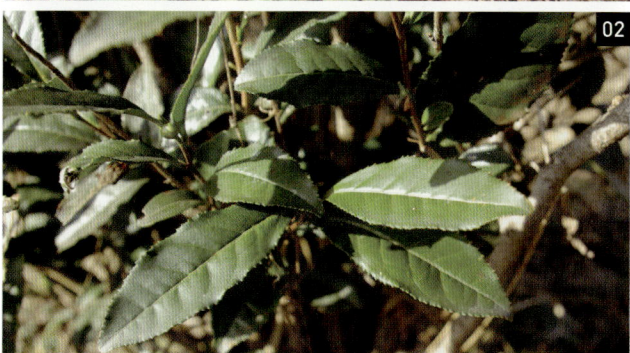

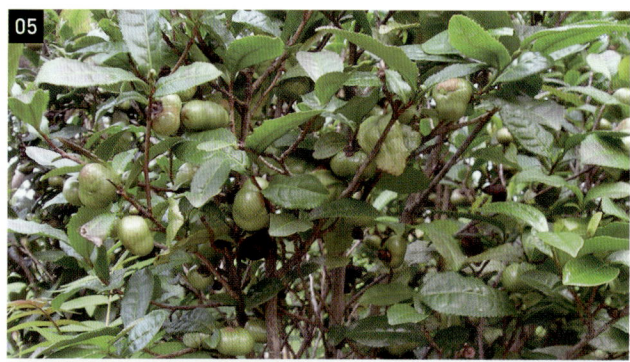

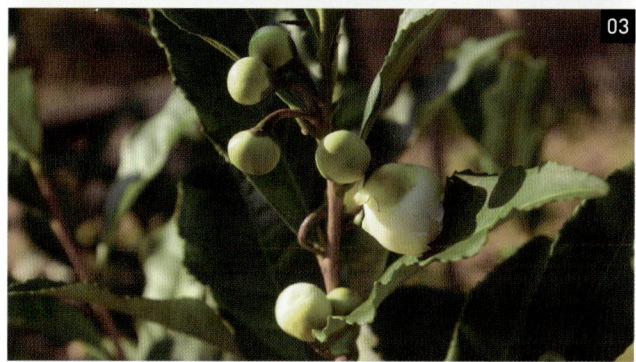

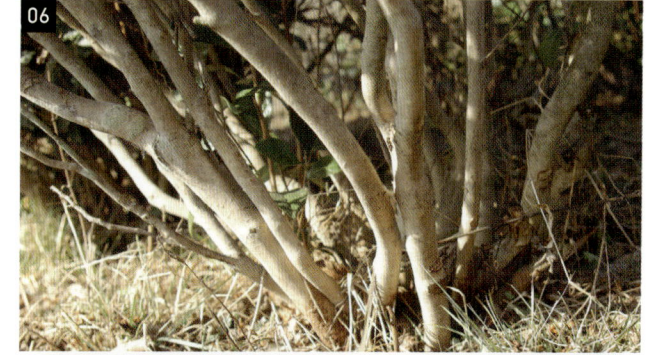

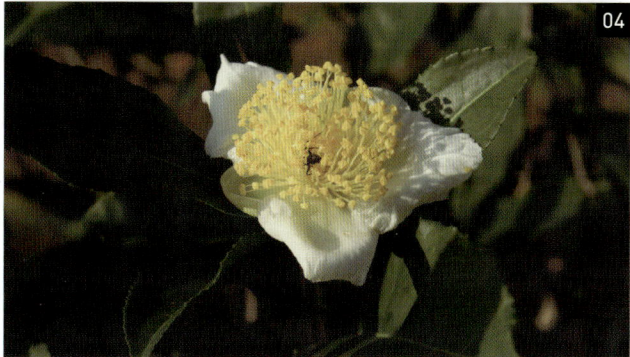

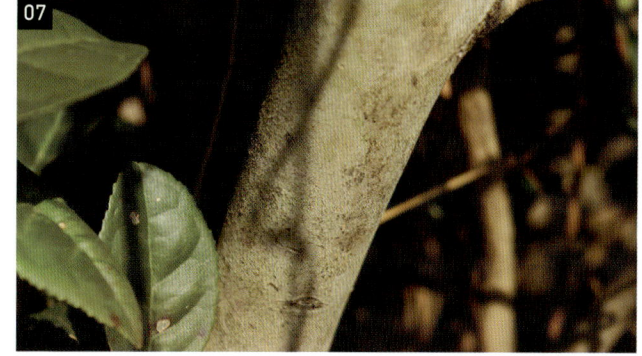

차나무

232 참나리

Lilium lancifolium Thunb.

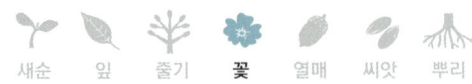

약간 차가운 약성 | 산후여성질환, 간질환, 불면증, 만성기침, 폐결핵, 변비 등에 효과

백합과
여러해살이풀

다른 이름
호랑나리

생약명
백합(百合)

성분
파에오니플로린
(통증과 염증억제)
페오놀(통증완화)
타닌(수렴작용)
베타 카로틴(산화방지)
비타민B1(에너지대사 관여)
비타민B2(빈혈개선)
비타민C(산화방지)
리놀렌산(불포화지방산)
단백질(근육강화)

특징
꽃술에 독성이
조금 있으며,
쓴맛과 단맛과 신맛이 있다.

체질
약성이 약간 차가우므로
몸에 열이 많은
열체질인 경우,
덥거나 열이 날 때
복용하면 좋다.

서식지
산과 들의 양지바른
곳에 난다.

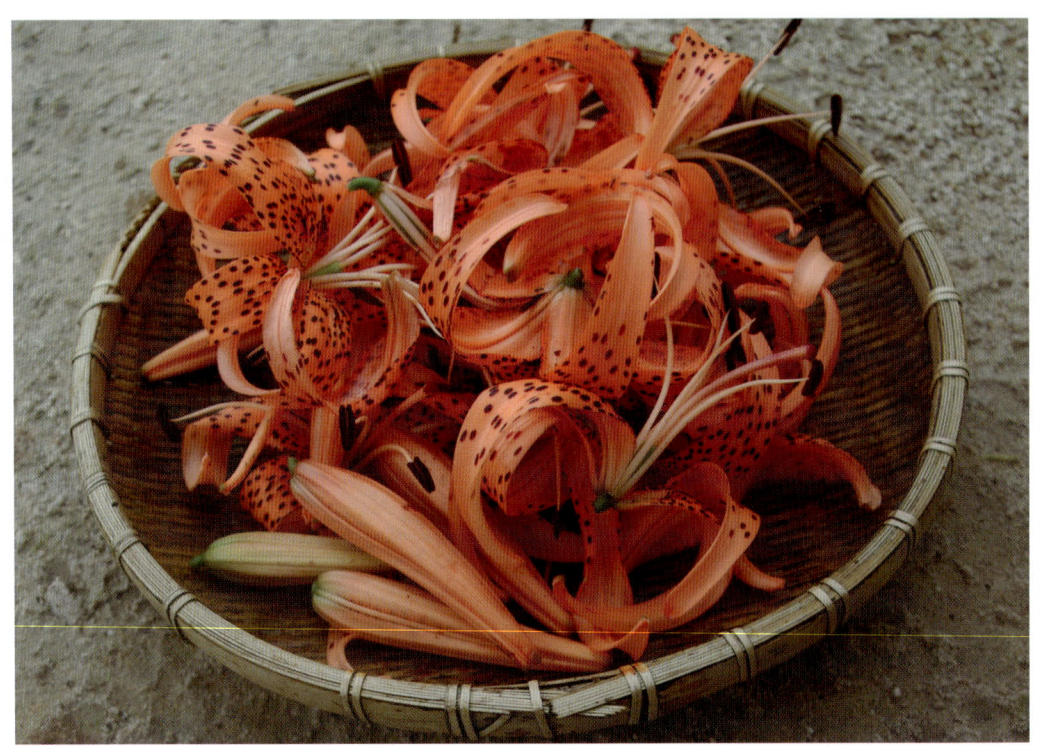

채취한 꽃·꽃봉오리. 7월 19일

효소액 담그기

- **사용 부위** 꽃, 꽃봉오리 **채취 기간** 7~8월
- **채취 방법** 꽃봉오리부터 다 핀 꽃까지 너무 활짝 피지 않은 것을 골라 싱싱할 때 딴다.
- **다듬기** 꽃술에 독성이 있으므로 떼어내야 한다.
- **배합 비율** 발효될 때 물이 많이 나오지 않으므로 재료 : 설탕의 비율을 1 : 1로 한다.
- **발효와 숙성 기간** 1차 발효는 100일, 2차 발효와 숙성은 100일 이상 한다.
- **완성 상태** 달고 쓰고 신맛이 있어서 발효와 숙성이 잘 되면 오묘한 맛이다.
- **복용시 주의사항** 임산부는 먹지 않는다.

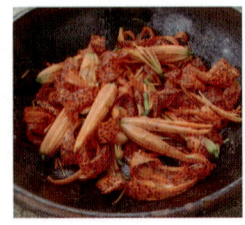 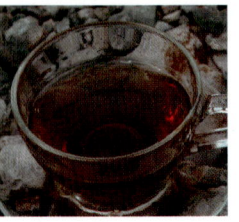

왼쪽 꽃으로 효소액 담그는 모습.
오른쪽 걸러낸 꽃 효소액.

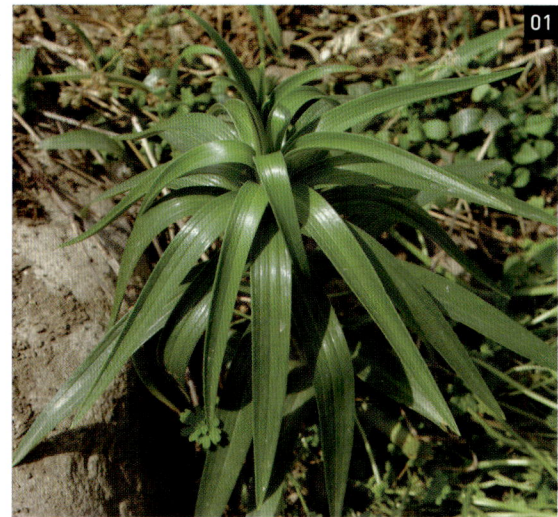

키 1~2m. **잎**은 피침형이고, 끝이 뾰족하며, 조금 두껍다. 잎 앞면에 조금 윤기가 있다. 잎 길이는 5~18㎝, 너비는 5~15㎜이며, 줄기 윗동의 잎은 작다. 잎이 줄기에 촘촘이 어긋나게 달린다. 잎겨드랑이에 검은 구슬눈이 생기며, 땅에 떨어져 싹이 나온다. **줄기**는 곧게 올라오고, 끝이 굽으며, 검은자주색 반점이 있다. 어릴 때는 거미줄 같은 흰색 잔털로 덮여 있다. **꽃**은 7~8월에 피는데 선명한 주황색을 띠며, 검은자주색 반점이 있다. 꽃잎처럼 보이는 것은 꽃덮이로 6장이며, 수술은 6개, 암술은 1개이다. **열매**는 잘 맺히지 않는다. **뿌리**는 알처럼 둥글고, 잔뿌리가 있다.

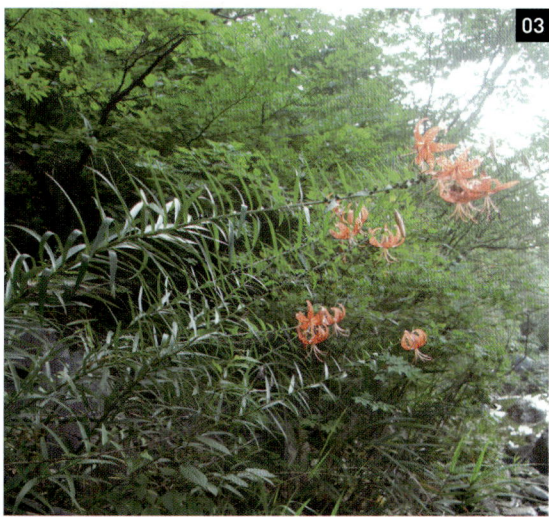

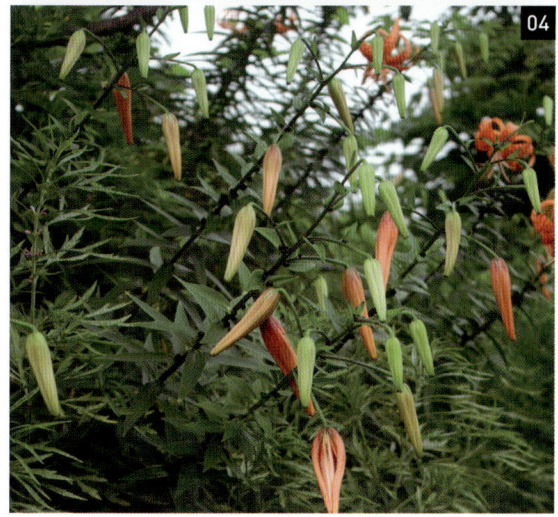

01 잎이 촘촘하게 달린다. 5월 3일
02 줄기가 곧게 올라온다. 5월 31일
03 줄기 끝이 조금 구부러진다. 7월 29일
04 꽃봉오리로 효소액을 담근다. 7월 22일
05 꽃에 반점이 있다. 7월 29일

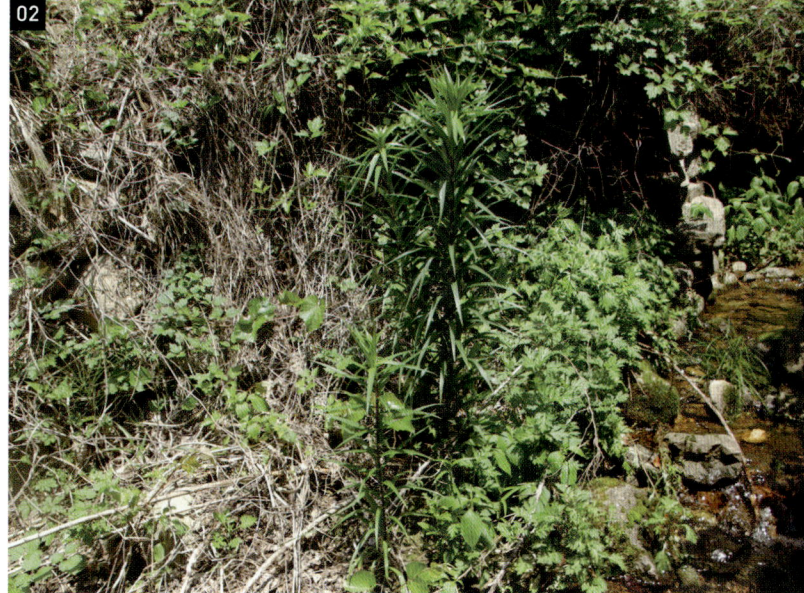

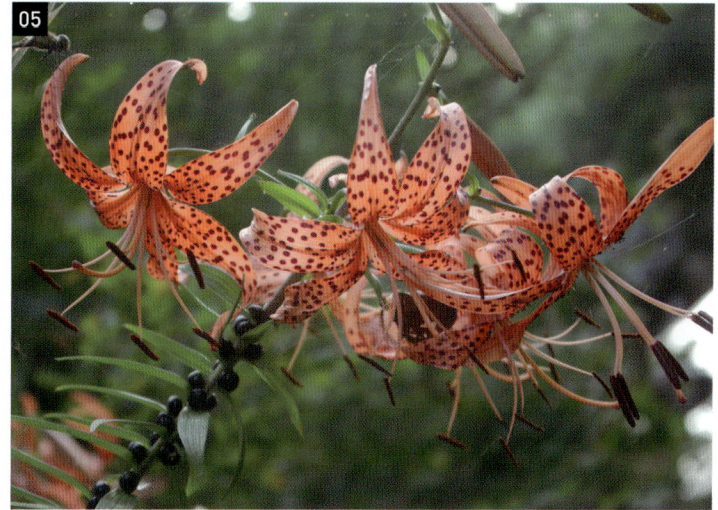

참나리

233 참취

Aster scaber Thunb.

새순　잎　줄기　꽃　열매　씨앗　뿌리

❄ **차가운 약성** | 두통감기, 결막염, 인후염, 신경통, 타박상통증 등에 효과

국화과
여러해살이풀

생약명
동풍채(東風菜)

성분
쿠마린(항혈전제)
칼륨
(신경세포와 근육기능강화)
칼슘(뼈강화)
단백질(근육강화)
철분(빈혈개선)
인(혈중콜레스테롤 개선)

특징
독성이 없으며
단맛과 매운맛이 있다.

체질
약성이 차가우므로
몸에 열이 많은
열체질인 경우,
덥거나 열이 날 때
복용하면 좋은데,
몸이 찬 체질은 장기간
복용하는 것을 삼간다.

서식지
낮은 산과 들의
양지바르거나
반그늘인 곳에 난다.

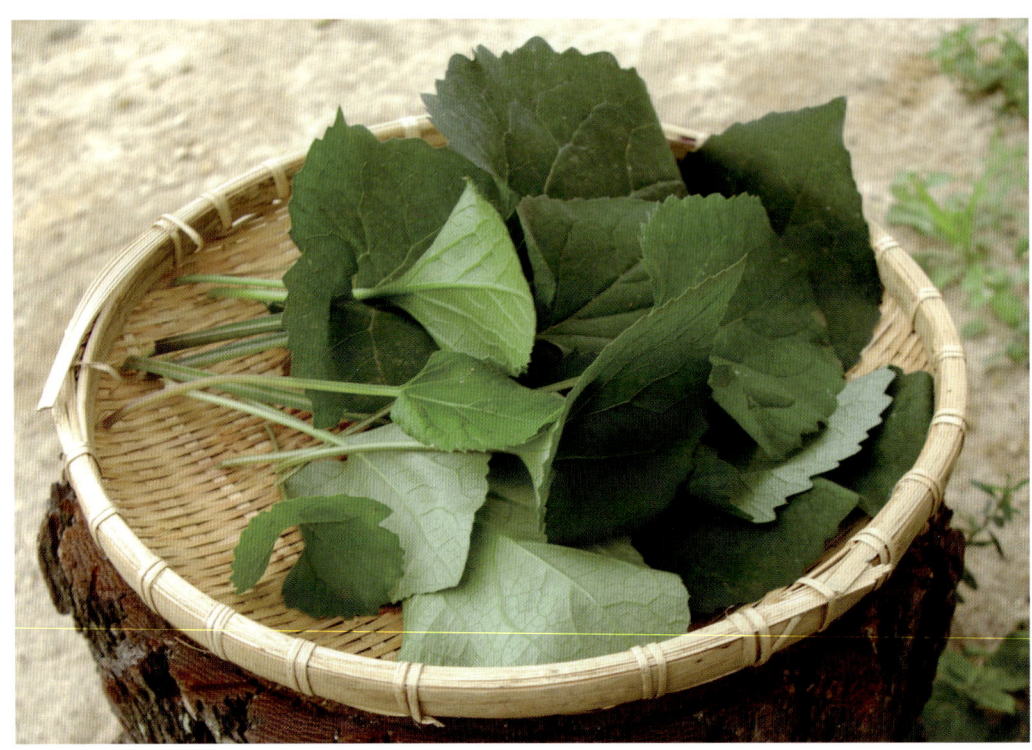

채취한 잎. 6월 20일

걸러낸 잎 효소액.

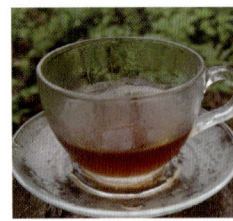

효소액 담그기

- **사용 부위** 잎, 잎+줄기
- **채취 기간** 3~11월. 뿌리를 남겨두면 여름에도 새순이 올라와 계속 채취할 수 있다.
- **채취 방법** 꽃이나 열매가 달리지 않고 너무 억세지 않은 것을 골라 싱싱할 때 딴다.
- **채취시 주의사항** 꽃이나 열매를 맺은 것은 약성이 떨어지므로 좋지 않다.
- **다듬기** 줄기는 담글 때 붕 뜨지 않도록 작게 썬다.
- **배합 비율** 발효될 때 물이 많이 나오지 않으므로 재료 : 설탕의 비율을 1 : 1로 한다.
- **발효와 숙성 기간** 1차 발효는 100일, 2차 발효와 숙성은 100일 이상 한다.
- **완성 상태** 잎에 독특한 향이 있어서 발효와 숙성이 잘 되면 그윽한 맛이다.

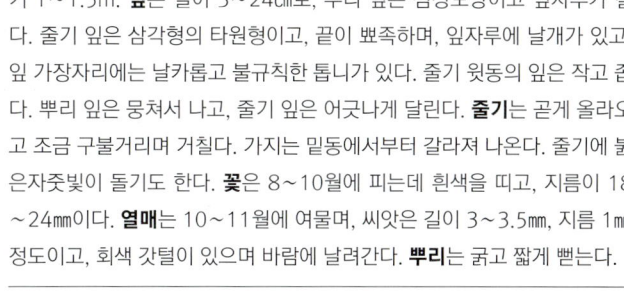

키 1~1.5m. **잎**은 길이 3~24㎝로, 뿌리 잎은 심장모양이고 잎자루가 길다. 줄기 잎은 삼각형의 타원형이고, 끝이 뾰족하며, 잎자루에 날개가 있고, 잎 가장자리에는 날카롭고 불규칙한 톱니가 있다. 줄기 윗동의 잎은 작고 좁다. 뿌리 잎은 뭉쳐서 나고, 줄기 잎은 어긋나게 달린다. **줄기**는 곧게 올라오고 조금 구불거리며 거칠다. 가지는 밑동에서부터 갈라져 나온다. 줄기에 붉은자줏빛이 돌기도 한다. **꽃**은 8~10월에 피는데 흰색을 띠고, 지름이 18~24㎜이다. **열매**는 10~11월에 여물며, 씨앗은 길이 3~3.5㎜, 지름 1㎜ 정도이고, 회색 갓털이 있으며 바람에 날려간다. **뿌리**는 굵고 짧게 뻗는다.

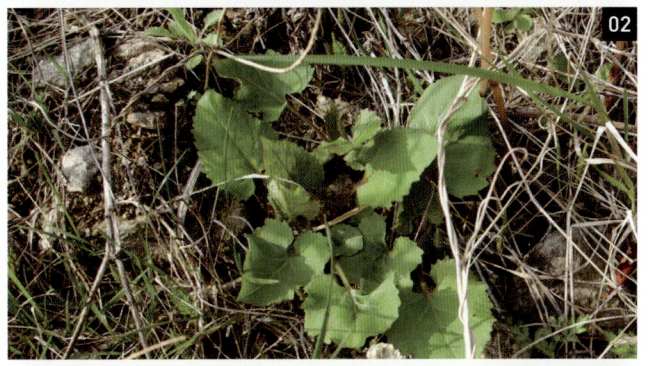

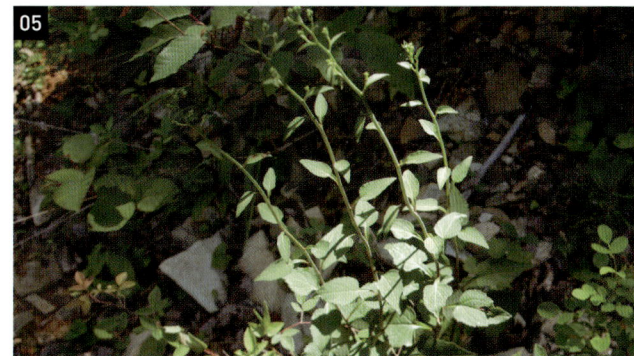

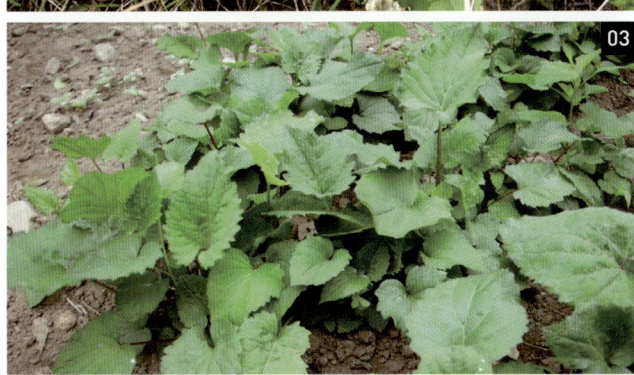

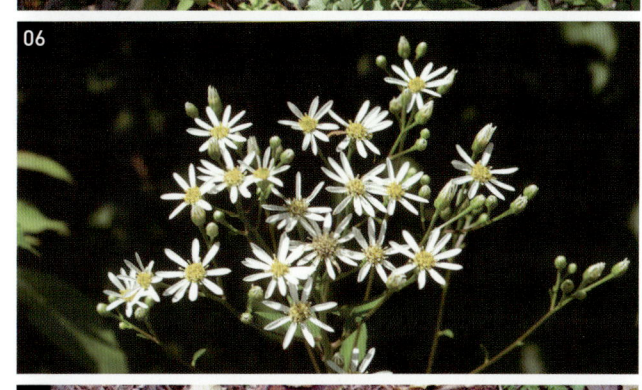

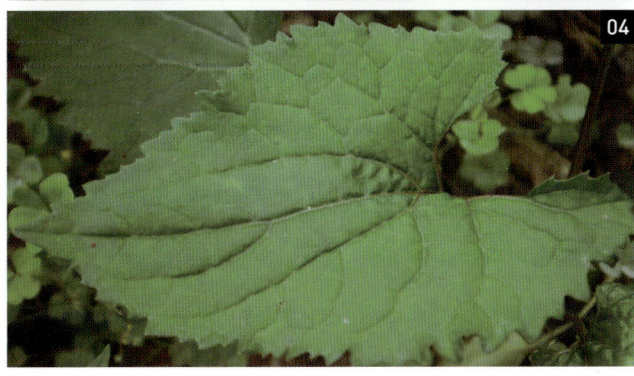

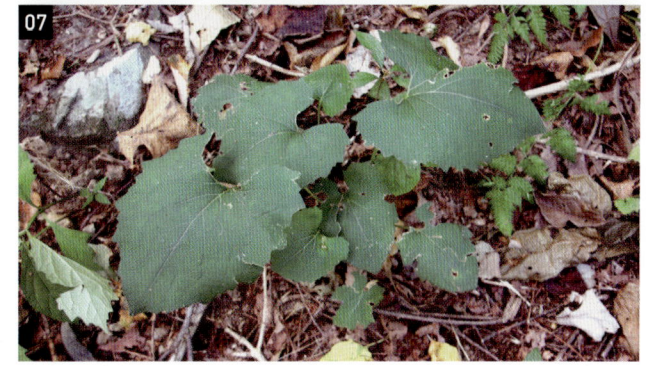

01 묵은대에서 새순 올라온 모습. 4월 8일
02 어린잎이 자라는 모습. 5월 26일
03 잎이 자란 모습. 7월 9일
04 뿌리 잎은 크다. 6월 24일

05 줄기 윗동의 잎은 작다. 7월 28일
06 꽃이 피기 전에 채취한다. 7월 28일
07 가을에 올라온 잎. 10월 18일

참취

234 천문동

Asparagus cochinchinensis (Lour.) Merr.

 차가운 약성 | 음기부족으로 인한 열, 폐결핵, 기관지염, 변비 등에 효과

백합과
덩굴성 여러해살이풀

다른 이름
홀아비좆

생약명
천문동(天門冬)

성분
사포닌(면역력강화)
아스파라긴산(숙취해소)
베타 시토스테롤
(혈중콜레스테롤 개선)
스테로이드
(소염, 진통, 해열작용)

특징
뿌리에 생긴 심에
독성이 조금 있으며,
단맛과 쓴맛이 있다.

체질
약성이 차가우므로
몸에 열이 많은
열체질인 경우,
덥거나 열이 날 때
복용하면 좋은데,
몸이 찬 체질은 장기간
복용하는 것을 삼간다.

서식지
중남부지방의 강이나
바닷가 바위 옆이나
모래 많은 땅에 난다.

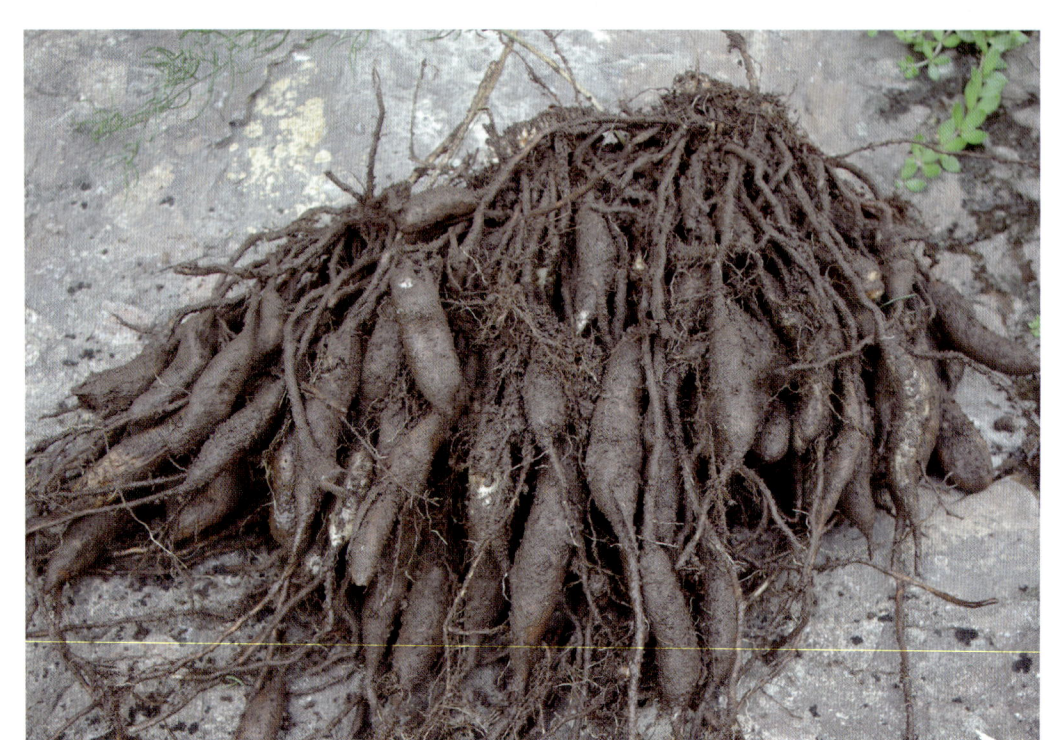

채취한 뿌리. 9월 24일

걸러낸 뿌리 효소액.

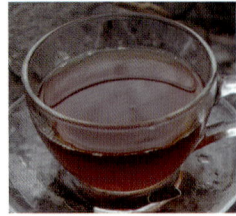

효소액 담그기

- **사용 부위** 뿌리
- **채취 기간** 3~10월
- **채취 방법** 굵고 튼실한 것을 골라 채취한다.
- **채취시 주의사항** 흔치 않은 약초이므로 조금만 채취하고, 나머지 개체와 뿌리는 자연에 남겨둔다.
- **다듬기** 물이 잘 나오도록 작게 썰어주는 것이 좋다.
- **배합 비율** 발효될 때 물이 많이 나오므로 설탕의 비율을 1 이상으로 한다.
- **발효와 숙성 기간** 1차 발효는 100일, 2차 발효와 숙성은 100일 이상 한다.
- **완성 상태** 뿌리에 점액이 있어서 효소액이 조금 불투명하다.
- **담그기와 복용시 주의사항** 뿌리가 큰 것은 심이 들어 있으므로 반으로 갈라서 제거하고, 많이 먹으면 속이 차가워지므로 배가 차고 설사를 자주 하는 사람은 먹지 않는다.

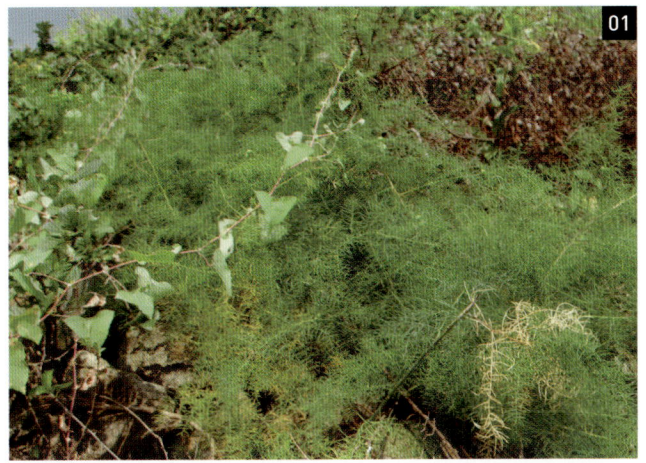

길이 1~2m. **잎**은 막질의 바늘모양이고, 끝이 뾰족하며, 줄기와 가지에 어긋난다. **줄기**는 이웃한 식물에 기대거나 땅 위를 기며 자란다. **꽃**은 5~6월에 피는데 연노란색을 띠고, 길이 3㎜ 정도이다. 꽃잎은 6장이고, 수술은 6개이며, 암술대는 3갈래로 갈라진다. **열매**는 7~8월에 둥글게 여무는데, 지름이 6㎜ 정도이다. **뿌리**는 길이 5~15㎝로 굵고 길게 뻗으며, 가운데가 고구마 모양으로 부풀고 연하다. 뿌리를 자르면 반투명의 끈적한 점액이 나온다.

01 잎과 줄기가 무성한 모습. 7월 31일
02 줄기 올라오는 모습. 4월 12일
03 줄기의 가시와 잎. 6월 16일
04 꽃이 작게 달린다. 6월 16일
05 풋열매 달린 모습. 7월 10일
06 열매가 붉게 익는다. 10월 5일
07 줄기가 무더기로 올라온다. 1월 12일

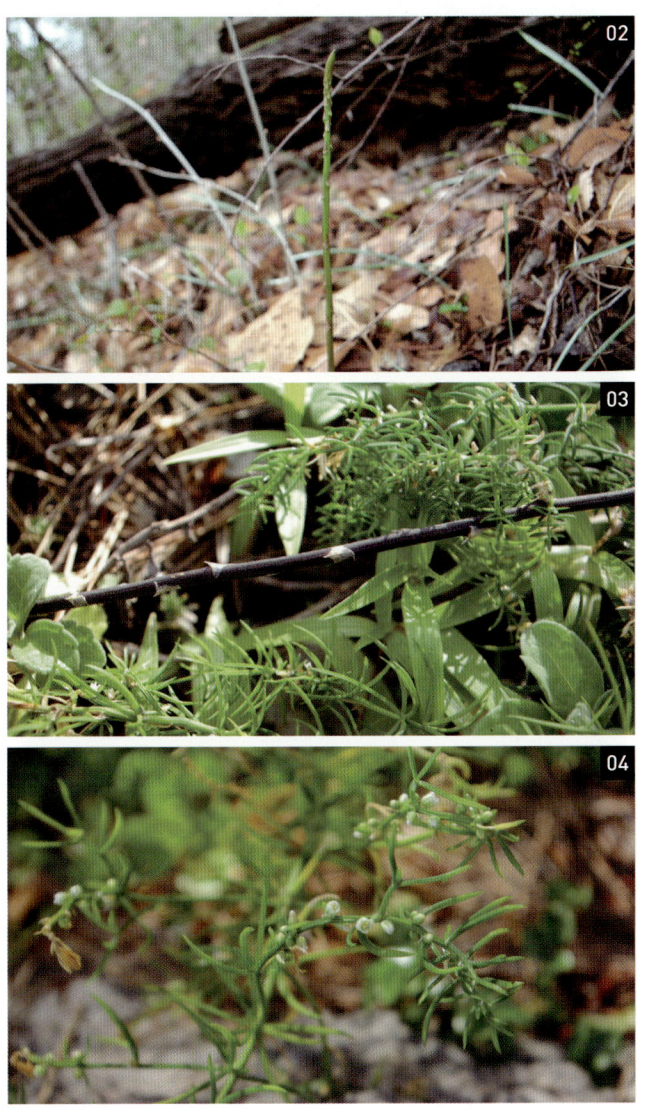

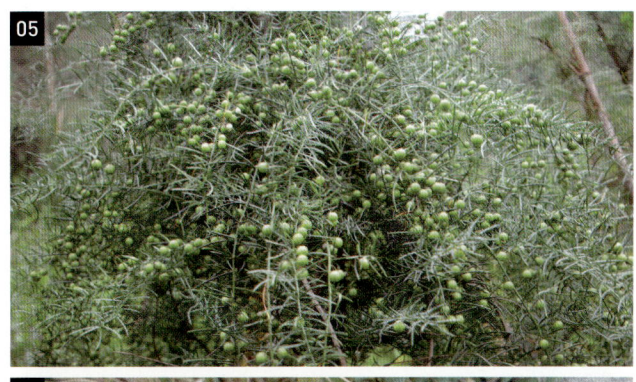

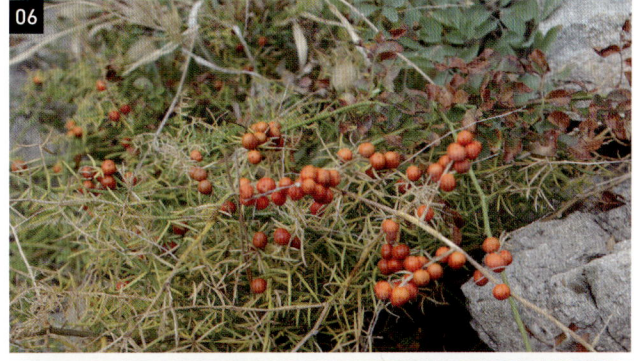

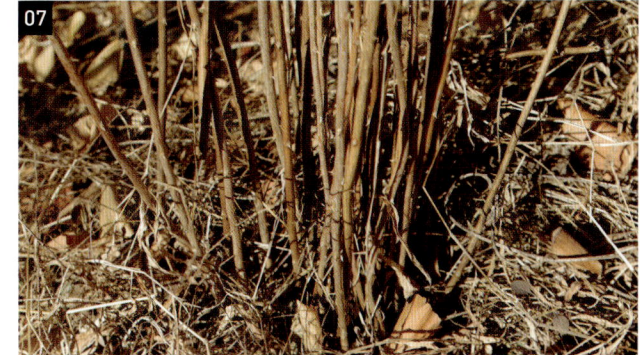

천문동

235 청실배나무

Pyrus nankaiensis Max. var. ovoidea Rehder

차가운 약성 | 기침, 가래, 천식, 더위 먹은 데, 땀 많은 데, 열병 등에 효과

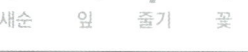

장미과
잎지는 큰키나무

■ **생약명**
산리(山梨)

■ **성분**
과당(피로회복)
포도당(에너지공급)
자당(혈당조절)
타닌(수렴작용)
마그네슘(체내기능유지)
칼슘(뼈강화)
인(혈중콜레스테롤 개선)
비타민B₁(에너지대사 관여)
비타민B₂(빈혈개선)
비타민C(산화방지)
단백질(근육강화)
구연산(에너지보충)

■ **특징**
씨앗에 독성이 조금 있으며 단맛이 있다.

■ **체질**
약성이 차가우므로 몸에 열이 많은 열체질인 경우, 덥거나 열이 날 때 복용하면 좋은데, 몸이 찬 체질은 장기간 복용하는 것을 삼간다.

■ **서식지**
중부 이남의 산과 들이나 마을 근처에서 자란다.

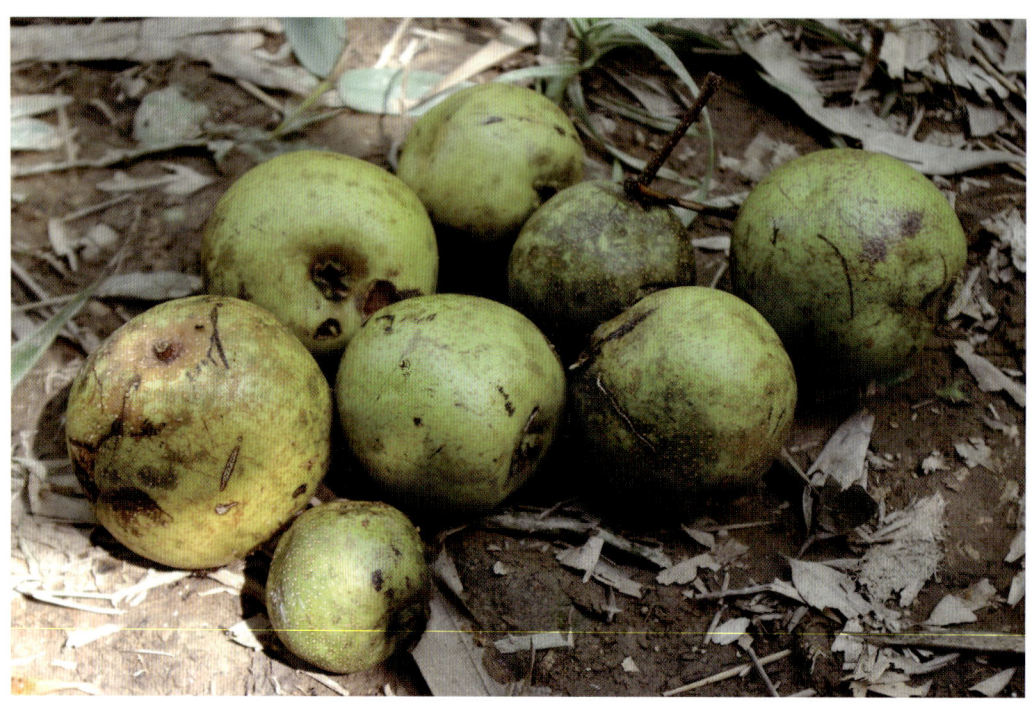

채취한 열매. 9월 30일

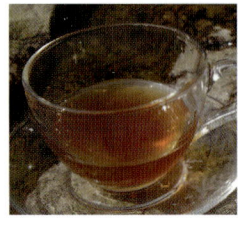

걸러낸 열매 효소액.

효소액 담그기

- **사용 부위** 열매 ■ **채취 기간** 8~9월
- **채취 방법** 열매는 풋열매부터 익은 열매까지 너무 익지 않은 것을 골라 싱싱할 때 딴다.
- **채취시 주의사항** 나무가 높으니 발을 헛디디지 않도록 조심한다. 떨어진 열매를 채취할 수도 있다.
- **다듬기** 껍질에 좋은 성분이 들어 있으므로 씻을 때 살살 씻고, 상한 부분은 칼로 도려낸다. 열매를 통째로 담가도 되는데, 작게 썰어서 담그면 물이 빨리 나와 발효시간이 줄어든다.
- **배합 비율** 발효될 때 물이 많이 나오지 않으므로 재료 : 설탕의 비율을 1 : 1로 한다.
- **발효와 숙성 기간** 1차 발효는 200일, 2차 발효와 숙성은 100일 이상 한다.
- **담그기와 발효시 주의사항** 씨앗에 독성이 조금 있으므로 발효 가스와 함께 배출될 수 있도록 숨 쉬는 항아리에 담그고, 1차 발효가 끝나면 재료를 걸러낸다.

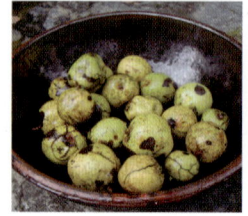
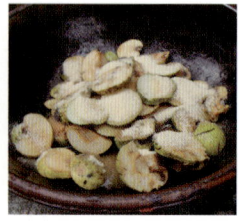

왼쪽 열매 씻은 모습.
오른쪽 열매로 효소액 담그는 모습.

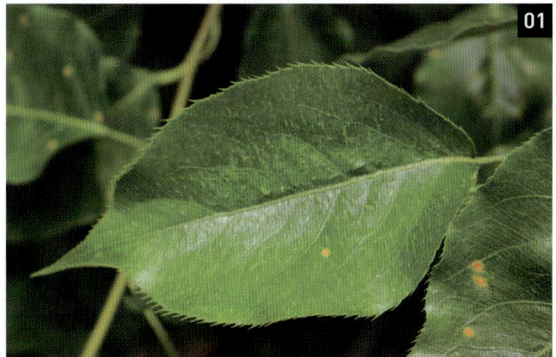

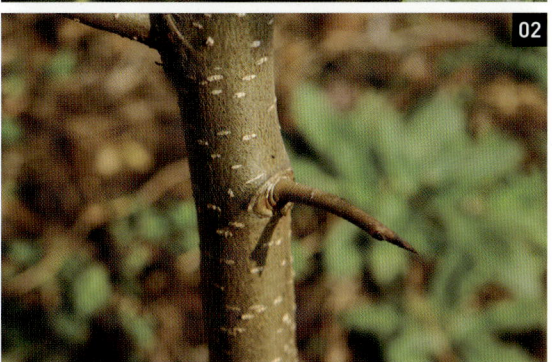

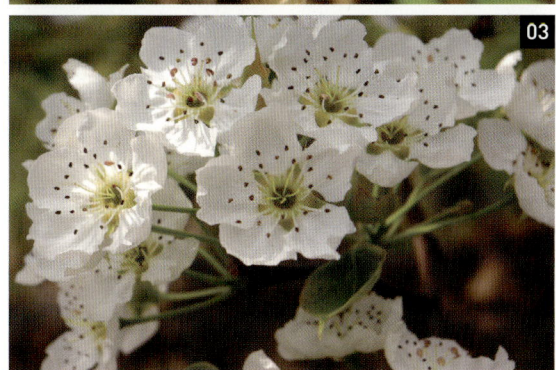

키 10㎝. **잎**은 길이 5~10㎝의 타원형이고, 끝이 꼬리처럼 뾰족하다. 잎 앞면에 윤기가 있고, 가장자리에 잔털 같은 톱니가 있으며, 잎이 가지에 어긋나게 달린다. **줄기**는 껍질이 회갈색을 띠며, 점차 직사각형의 비늘처럼 갈라진다. 어린 가지는 가시처럼 된다. **꽃**은 4~5월에 잎과 함께 피는데 흰색을 띠고, 지름이 3~3.5㎝이다. 꽃잎은 5장이다. **열매**는 8~9월에 둥글게 여무는데, 열매가 다 익어도 짙은 녹색을 띠고, 땅에 떨어지면 붉은노란색으로 변한다. 열매 속살에 돌세포가 적고, 단맛이 강하다.

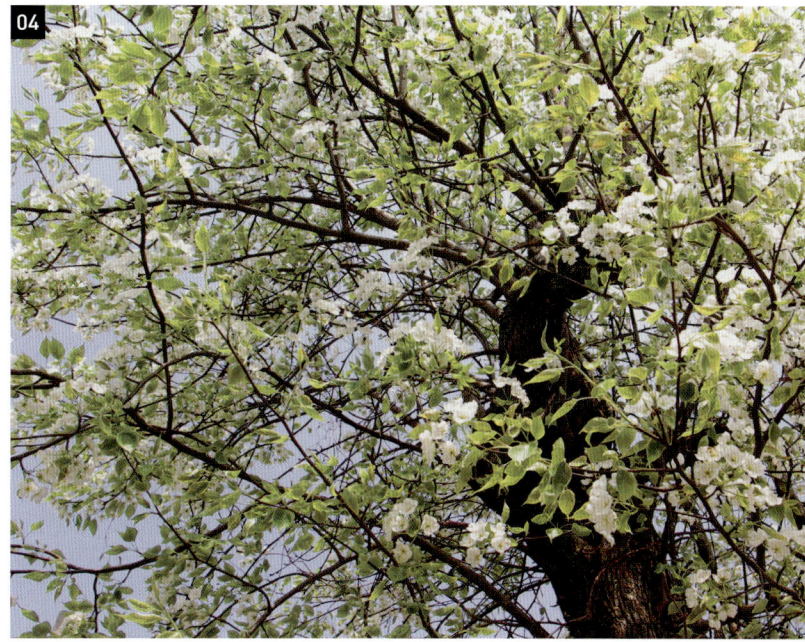

01 잎 끝이 꼬리처럼 길다. 5월 9일
02 어린 가지가 가시처럼 된다. 12월 7일
03 꽃잎이 5장이다. 4월 12일
04 꽃과 잎이 함께 핀다. 4월 12일
05 열매가 작은 편이다. 8월 9일
06 줄기껍질이 갈라진 모습. 7월 9일

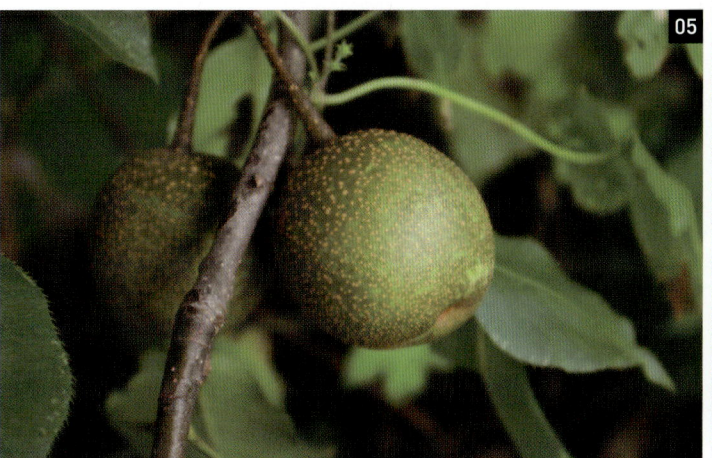

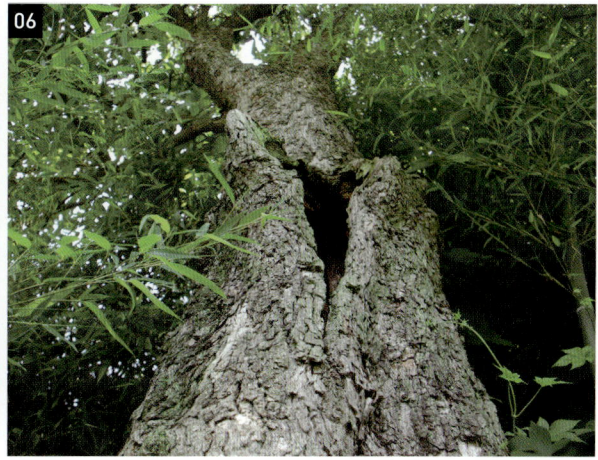

236 층층잔대

Adenophora verticillata Fisch.

약간 차가운 약성 | 기침, 가래, 천식, 폐렴, 기관지염, 인후통 등에 효과

초롱꽃과
여러해살이풀

생약명
남사삼(南沙參)

성분
트리테르페노이드 사포닌
(종양억제)
셀레늄(종양억제)
단백질(근육강화)
비타민E(항산화물질 생성)
당질

특징
독성이 없으며
단맛과 조금 쓴맛이 있다.

체질
약성이 약간 차가우므로
몸에 열이 많은
열체질인 경우,
덥거나 열이 날 때
복용하면 좋다.

서식지
산과 들의 양지바른 곳에서 자란다.

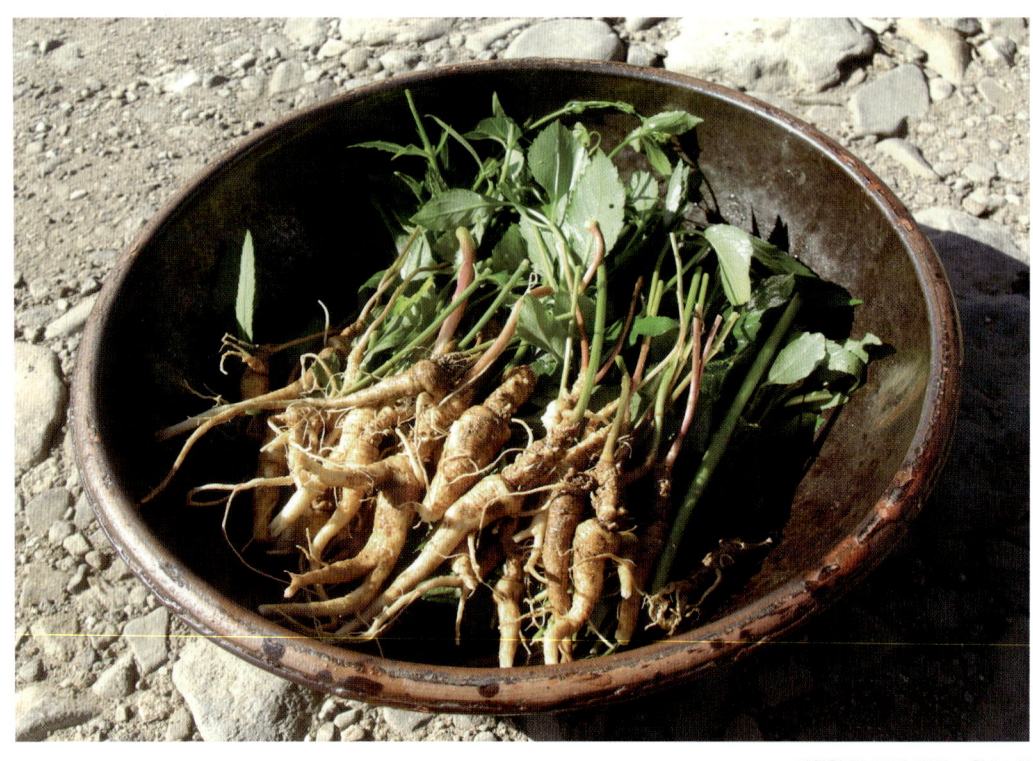

채취한 잎·줄기·뿌리. 7월 30일

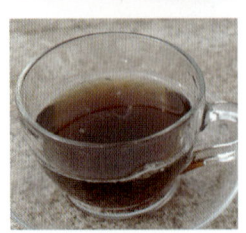

위 잎·줄기·뿌리로 효소액 담그는 모습. 아래 걸러낸 잎·줄기·뿌리 효소액.

효소액 담그기

- **사용 부위** 잎, 잎+줄기, 잎+줄기+뿌리, 뿌리　■ **채취 기간** 3~11월
- **채취 방법** 잎은 꽃이나 열매가 달리지 않고 너무 억세지 않은 것을 골라 싱싱할 때 따고, 뿌리는 굵고 튼실한 것을 골라 채취한다.
- **다듬기** 줄기는 담글 때 붕 뜨지 않도록 작게 썬다. 뿌리는 흙이 나오지 않을 때까지 잘 씻어주며, 굵고 클 경우 납작하게 썬다.
- **배합 비율** 잎과 줄기는 발효될 때 물이 적게 나오므로 재료 : 설탕의 비율을 1 : 1로 하고, 뿌리는 물이 좀 더 나오므로 설탕의 비율을 1 이상으로 늘린다.
- **발효와 숙성 기간** 1차 발효는 100일, 2차 발효와 숙성은 100일 이상 한다.
- **완성 상태** 뿌리에 유액이 들어 있어서 효소액이 조금 불투명하고, 발효와 숙성이 잘 되면 담백한 맛이다.
- **복용시 주의사항** 많이 먹으면 속이 차가워지므로 속이 차고 소화가 잘 안 되는 사람은 복용하지 않는다.

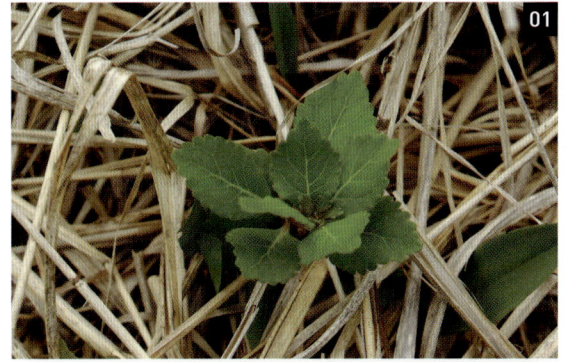

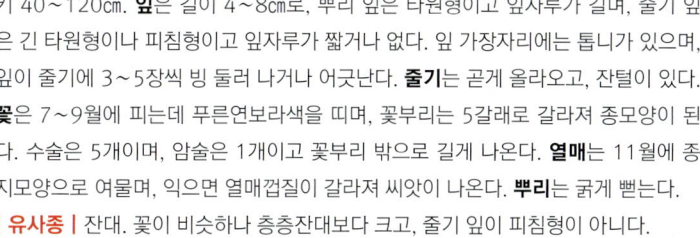

키 40~120cm. **잎**은 길이 4~8cm로, 뿌리 잎은 타원형이고 잎자루가 길며, 줄기 잎은 긴 타원형이나 피침형이고 잎자루가 짧거나 없다. 잎 가장자리에는 톱니가 있으며, 잎이 줄기에 3~5장씩 빙 둘러 나거나 어긋난다. **줄기**는 곧게 올라오고, 잔털이 있다. **꽃**은 7~9월에 피는데 푸른연보라색을 띠며, 꽃부리는 5갈래로 갈라져 종모양이 된다. 수술은 5개이며, 암술은 1개이고 꽃부리 밖으로 길게 나온다. **열매**는 11월에 종지모양으로 여물며, 익으면 열매껍질이 갈라져 씨앗이 나온다. **뿌리**는 굵게 뻗는다.

| **유사종** | 잔대. 꽃이 비슷하나 층층잔대보다 크고, 줄기 잎이 피침형이 아니다.

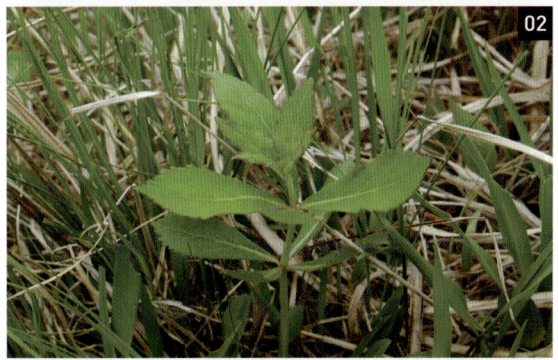

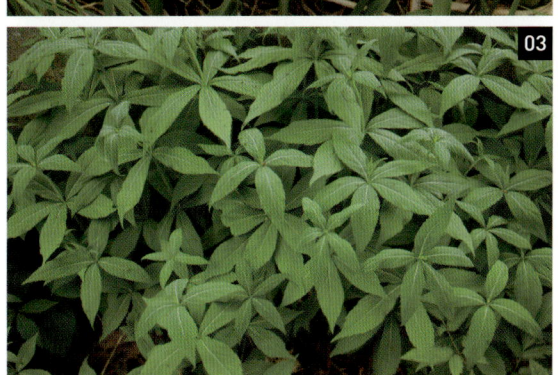

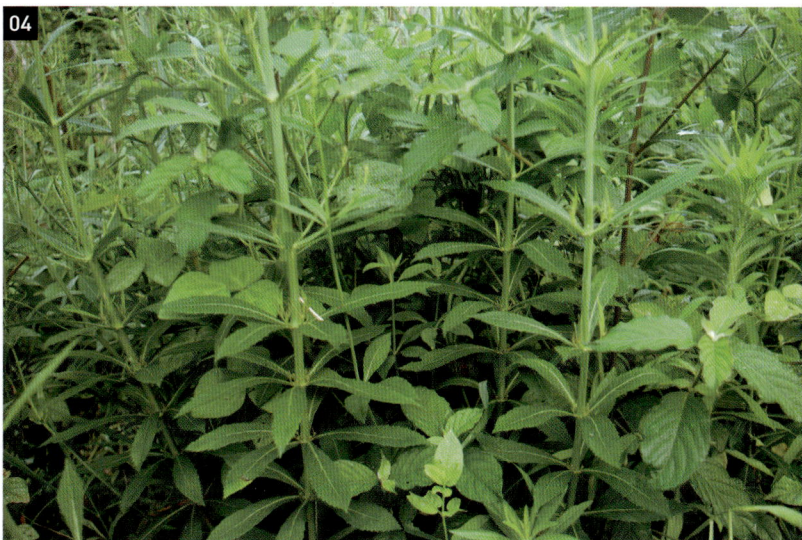

01 어린잎 자라는 모습. 5월 24일
02 잎이 줄기에 빙 둘러 난다. 5월 24일
03 잎이 타원형이나 피침형이다. 5월 24일
04 잎이 층층이 달린 모습. 7월 27일
05 꽃봉오리 달린 모습. 8월 11일
06 꽃이 작고 암술이 길게 나온다. 8월 11일

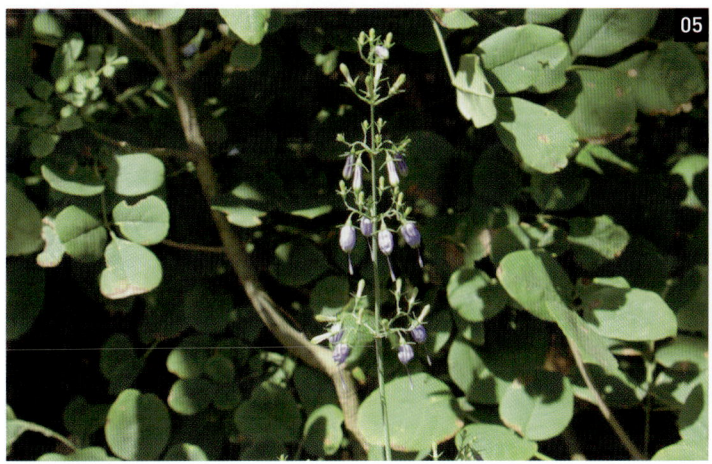

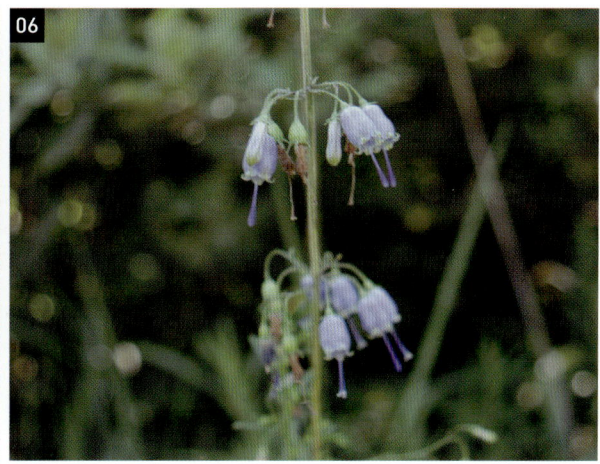

층층잔대

237 치자나무

Gardenia jasminoides for. *Grandiflora* Makino

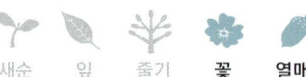

❄ 차가운 약성 | 고열감기, 결막염, 황달성간염, 화병 등에 효과

꼭두서니과
늘푸른 작은키나무

생약명
치자(梔子)

성분
플라보노이드(산화방지)
타닌(수렴작용)
펙틴(정장작용)
타르타르산(염증완화)
크로신(노란색소)
정유(방향성분)

특징
독성이 없으며 쓴맛이 있다.

체질
약성이 차가우므로 몸에 열이 많은 열체질인 경우, 덥거나 열이 날 때 복용하면 좋은데, 몸이 찬 체질은 장기간 복용하는 것을 삼간다.

서식지
남부지방 들판의 양지바른 곳에서 자라며, 농가에서도 재배한다.

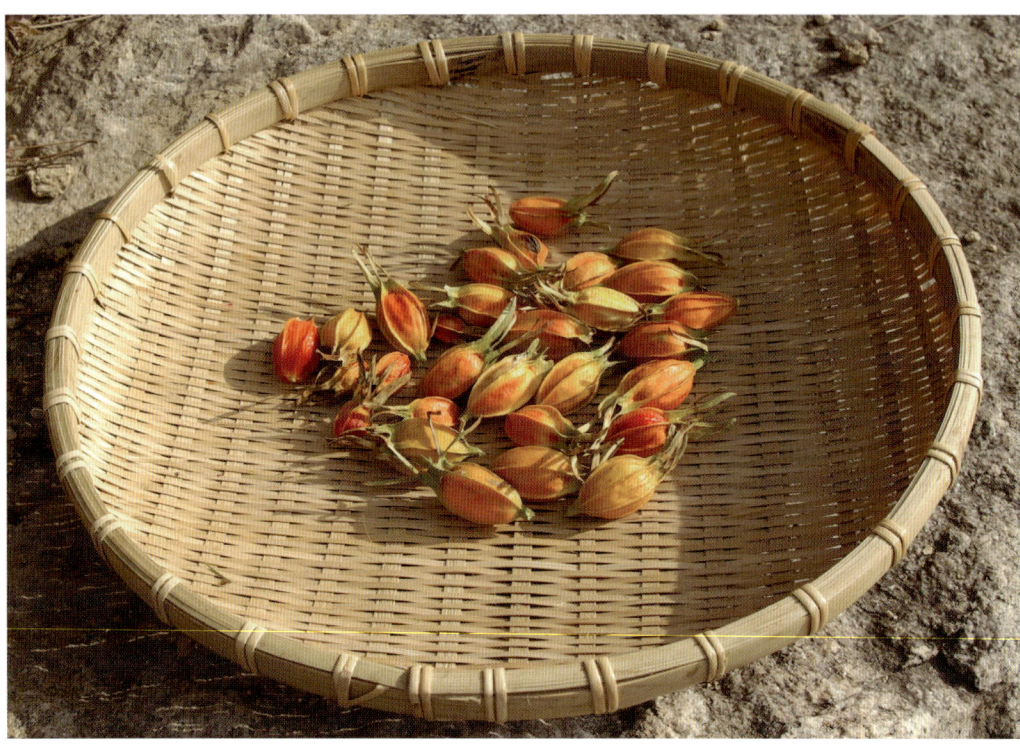

채취한 열매. 9월 29일

걸러낸 열매 효소액.

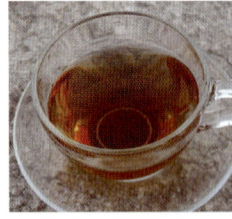

효소액 담그기

- **사용 부위** 꽃, 열매
- **채취 기간** 6~9월
- **채취 방법** 꽃은 너무 활짝 피지 않은 것을, 열매는 풋열매부터 익은 열매까지 너무 익지 않은 것을 골라 싱싱할 때 딴다.
- **배합 비율** 발효될 때 물이 적게 나오므로 재료 : 설탕의 비율을 1 : 1로 한다. 열매는 물 1에 설탕 1로 설탕시럽을 만들어서 재료가 푹 잠기게 붓는 방법도 있다.
- **발효와 숙성 기간** 1차 발효는 100일, 2차 발효와 숙성은 100일 이상 한다.
- **복용시 주의사항** 많이 먹으면 속이 차가워지므로 장이 약해 설사를 하는 사람은 먹지 않는다.

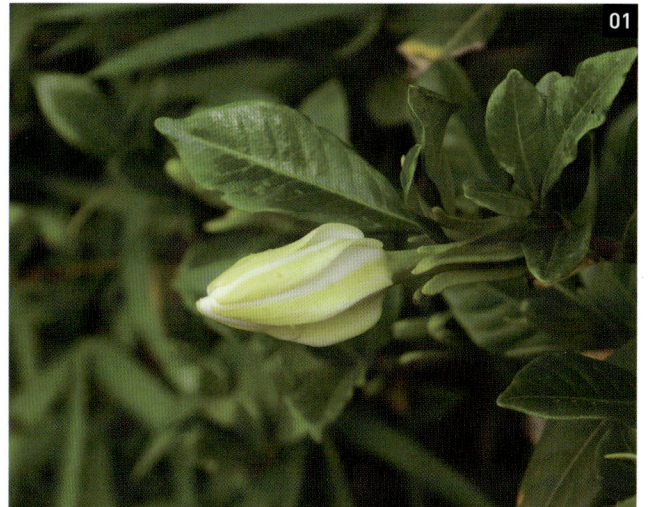

키 1~2m. **잎**은 길이 3~15cm의 긴 타원형이고, 끝이 뾰족하며, 조금 두껍다. 잎 가장자리는 밋밋하고, 앞면에 윤기가 있다. 잎이 가지에 마주 달리며, 겨울에도 푸르다. **줄기**는 껍질이 회갈색을 띠며, 어린 가지에 잔털이 있다. **꽃**은 6~7월에 피는데 흰색을 띠다 점차 흰노란색으로 변하고, 지름이 6~7cm이며, 향기가 있다. 꽃잎과 수술은 각 6~7개이다. **열매**는 9월에 길이 3.5cm 정도의 타원형으로 여무는데, 모서리가 6개이고, 꽃받침이 붙어 있으며, 익으면 주황색이다.

01 꽃봉오리와 잎. 6월 17일
02 꽃이 흰색에서 흰노란색이 된다. 6월 17일
03 꽃 핀 모습. 7월 9일
04 열매에 모서리가 있다. 9월 29일
05 겨울에도 잎이 푸르다. 12월 29일
06 겨울에도 열매가 달려 있다. 12월 29일
07 줄기가 뭉쳐서 올라온다. 1월 6일

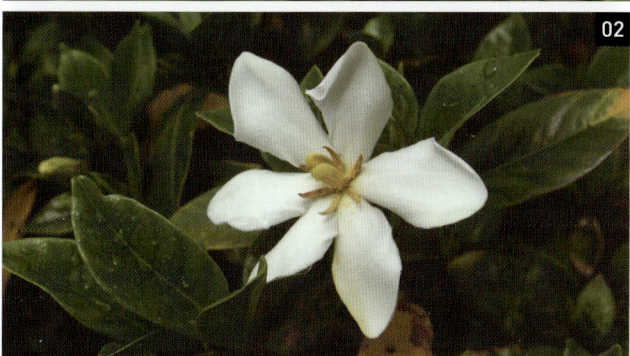
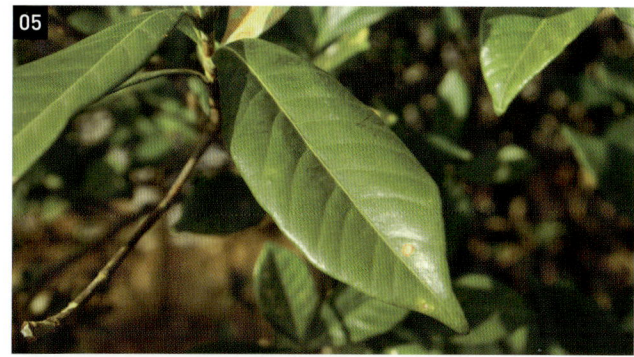
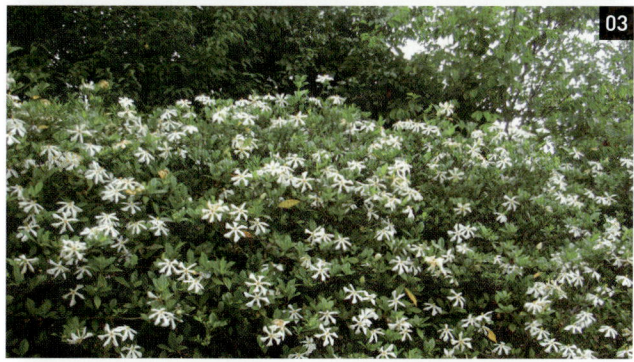
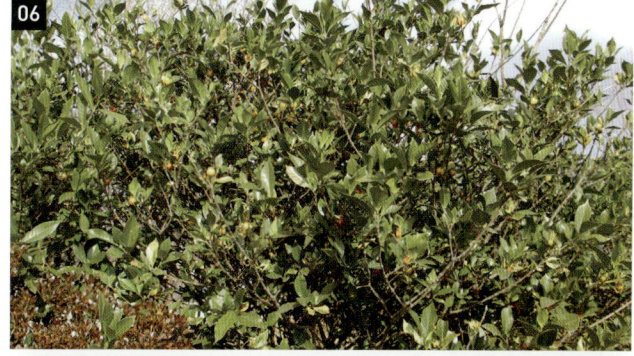
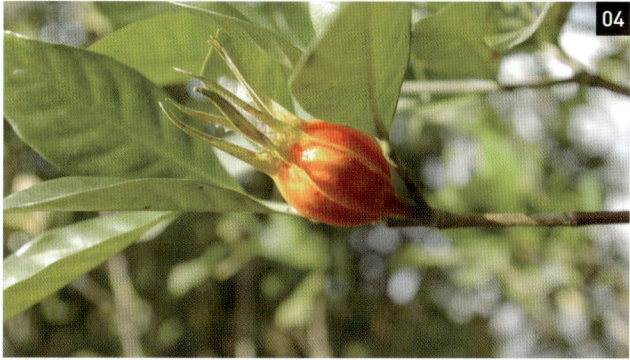
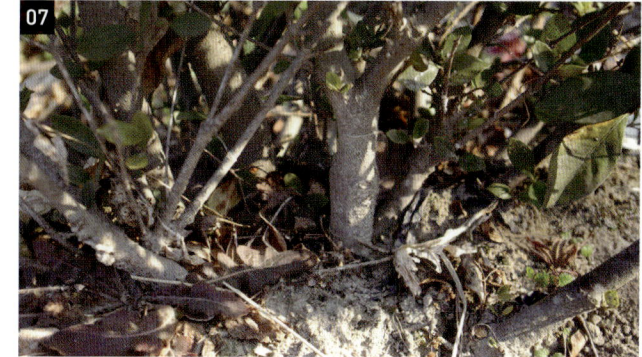

치자나무

238

Pueraria lobata (Willd.) Ohwi

칡

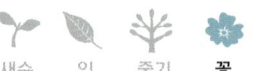
새순 잎 줄기 꽃 열매 씨앗 뿌리

 서늘한 약성 | 숙취해소, 간질환, 고혈압, 고열, 설사, 붓기 등에 효과

콩과 / 잎지는 넓은잎덩굴나무

생약명
갈근(葛根) / 갈화(葛花)

성분
폴리페놀(혈압상승억제)
케르세틴(알러지예방)
베타 시토스테롤
(혈중콜레스테롤 개선)
칼륨(신경세포와 근육기능강화)
비타민C(산화 방지)
비타민E(항산화물질 생성)
단백질(근육강화)
아연(면역력증가)
엽산(적혈구생성)
철분(빈혈개선) / 칼슘(뼈강화)
나트륨(수분유지) / 당류 / 지질

특징
독성이 없으며
단맛과 조금 쓴맛이 있다.

체질
약성이 서늘하므로 열이 많은
열체질인 경우, 덥거나
열이 날 때 복용하면 좋다.

서식지
산속 양지바른 곳에서 자란다.

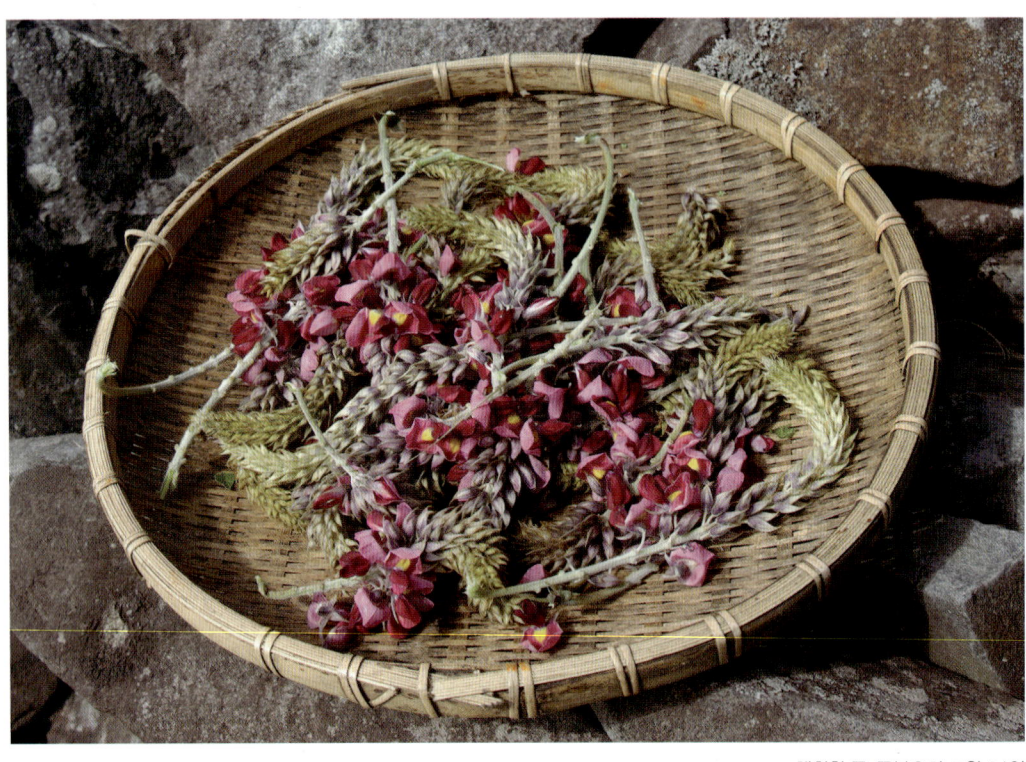

채취한 꽃·꽃봉오리. 7월 24일

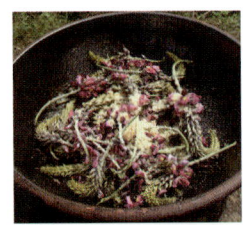
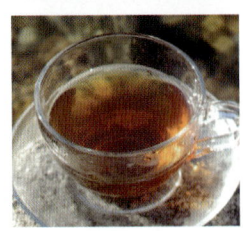

위 꽃·꽃봉오리로 효소액 담그는 모습. **아래** 걸러낸 꽃·꽃봉오리 효소액.

효소액 담그기

- **사용 부위** 꽃+뿌리
- **채취 기간** 3~11월
- **채취 방법** 꽃은 꽃봉오리부터 다 핀 꽃까지 너무 활짝 피지 않은 것을, 뿌리는 굵고 튼실한 것을 골라 채취한다.
- **채취시 주의사항** 뿌리는 땅을 깊이 파서 캐내야 하므로 발을 헛디디지 않도록 조심한다.
- **다듬기** 뿌리는 흙을 깨끗이 제거하고 씻은 뒤 물기를 완전히 빼서 작두로 썬다.
- **배합 비율** 꽃은 발효될 때 물이 적게 나오므로 재료 : 설탕의 비율을 1 : 1로 한다. 뿌리는 물이 많이 나오므로 설탕의 비율을 1 이상으로 늘린다.
- **발효와 숙성 기간** 1차 발효는 100일, 2차 발효와 숙성은 100일 이상 한다.
- **완성 상태** 단맛과 은은한 향이 있어서 발효와 숙성이 잘 되면 그윽한 맛이다.
- **복용시 주의사항** 많이 먹으면 속이 차가워지므로 위장이 차서 토하는 사람, 몸이 허약해서 땀 흘리는 사람은 먹지 않는다.

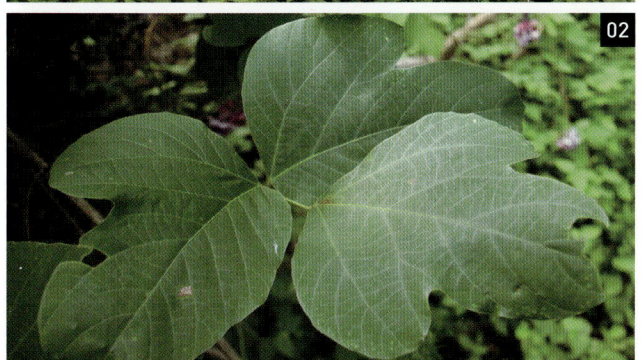

길이 10m. **잎**은 넓은 타원형이나 둥근 마름모꼴이고, 끝이 3갈래로 얕게 갈라지기도 하며, 3장씩 달린다. 잎 가장자리가 밋밋하며, 어린잎은 갈색 잔털이 있다. 잎 길이와 너비는 10~150cm이다. 잎자루는 길이 1~2cm이며, 바늘모양의 턱잎이 있다. **줄기**는 이웃한 나무를 감아 올라가거나 바위에 기대어 자라며, 껍질은 갈색을 띠고 껍질눈이 있다. **꽃**은 8월에 피는데 붉은자주색을 띠고, 나비모양이다. **열매**는 9~10월에 꼬투리모양으로 여물며, 길이 4~9cm, 너비 8~10mm이고, 굵은 갈색 털이 있다. 익으면 열매껍질이 갈라져 씨앗이 나온다. **뿌리**는 굵고 질기며, 땅속 깊이 뻗어 나간다.

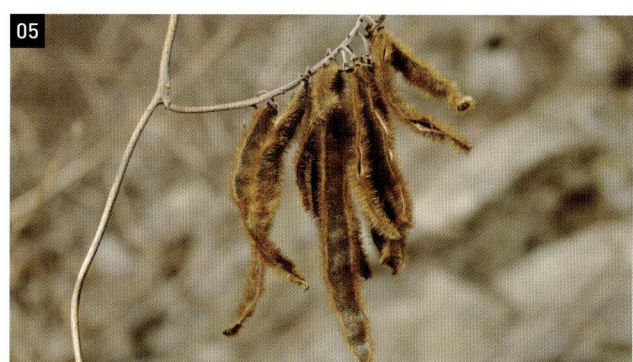

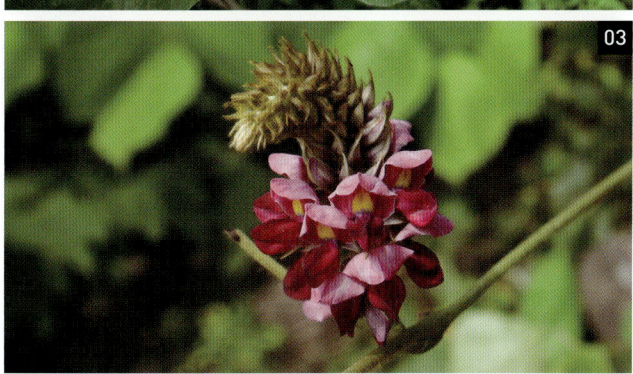

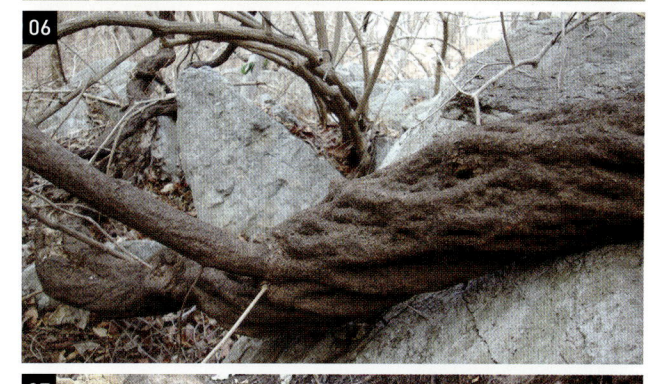

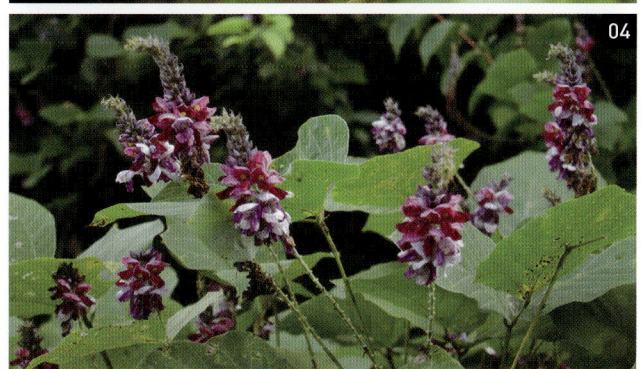

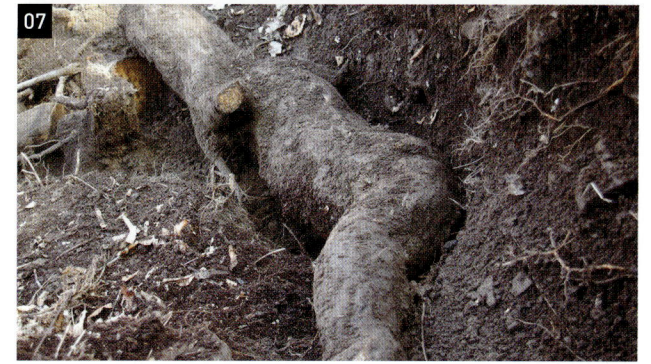

01 번식력이 강해서 덩굴이 길게 자란다. 7월 9일
02 잎이 3장씩 달린다. 8월 21일
03 꽃이 나비모양으로 핀다. 7월 24일
04 꽃이 피고 지는 모습. 8월 21일

05 열매에 털이 많다. 1월 2일
06 줄기가 바위 위로 뻗어가는 모습. 2월 29일
07 땅속에서 뿌리를 캐내는 모습. 3월 21일

239 큰개현삼

Scrophularia kakudensis Franch

서늘한 약성 | 폐렴, 폐결핵, 인후통, 고혈압, 식은땀, 불면증, 신경통 등에 효과

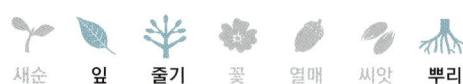

현삼과
여러해살이풀

생약명
대산현삼(大山玄蔘)

성분
하파기드(염증억제)
메톡시시나민산(혈압강하)
피토스테롤
(콜레스테롤 수치저하)
알칼로이드(염증과 통증완화)
리놀렌산(불포화지방산)

특징
독성이 없으며
단맛과 쓴맛과 짠맛이 있다.

체질
약성이 서늘하므로
몸에 열이 많은
열체질인 경우,
덥거나 열이 날 때
복용하면 좋다.

서식지
산과 들의 양지바르거나
반그늘인 곳에 난다.

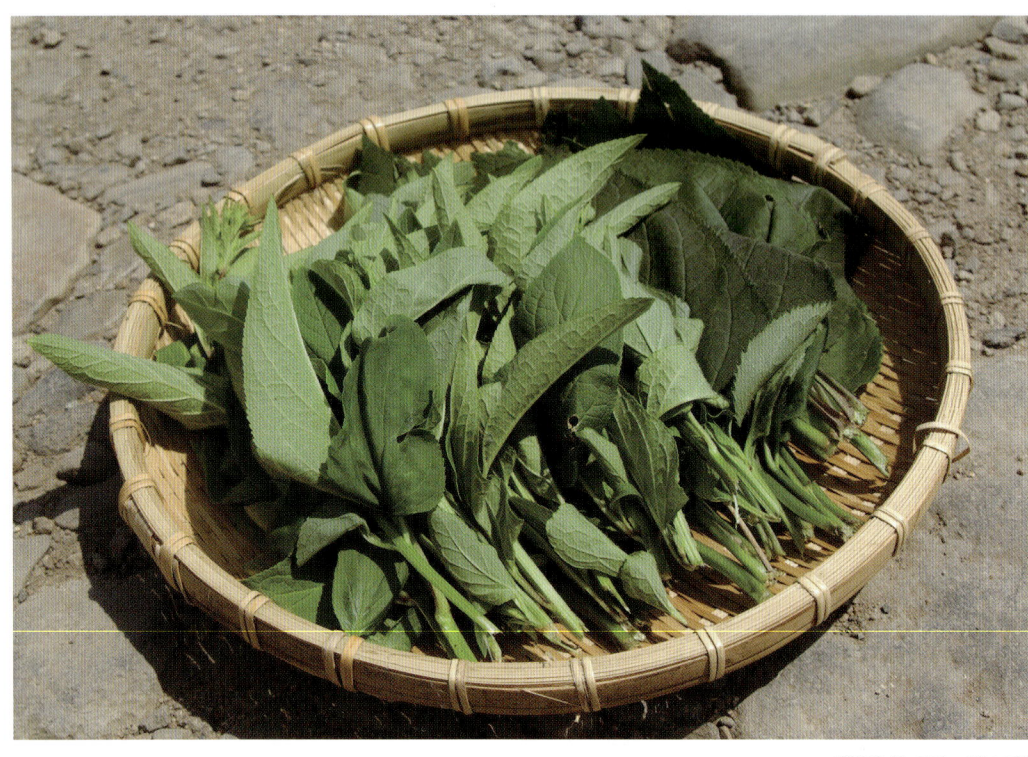

채취한 잎·줄기. 7월 30일

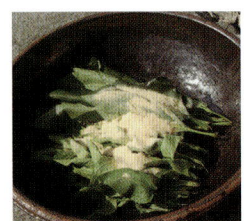
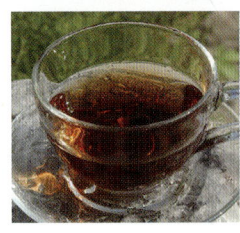

위 잎·줄기로 효소액 담그는 모습
아래 걸러낸 잎·줄기 효소액.

효소액 담그기

- **사용 부위** 잎, 잎+줄기, 잎+줄기+뿌리, 뿌리
- **채취 기간** 3~10월
- **채취 방법** 잎은 어린잎부터 다 자란 잎까지 너무 억세지 않은 것을, 뿌리는 굵고 튼실한 것을 골라 채취한다.
- **채취시 주의사항** 흔치 않은 약초이므로 조금만 채취하고, 나머지 개체와 뿌리는 자연에 남겨둔다.
- **다듬기** 줄기는 담글 때 붕 뜨지 않도록 작게 썰고, 뿌리는 물이 잘 나오도록 납작하게 썬다.
- **배합 비율** 잎과 줄기는 발효될 때 물이 많이 나오지 않으므로 재료 : 설탕의 비율을 1 : 1로 하고, 뿌리는 물이 좀 더 나오므로 설탕의 비율을 1 이상으로 늘린다.
- **발효와 숙성 기간** 1차 발효는 100일, 2차 발효와 숙성은 100일 이상 한다.
- **복용시 주의사항** 많이 먹으면 심장에 무리가 가고 구토나 설사를 할 수 있으므로 소량씩 복용하며, 속이 차가워지므로 위장이나 비장이 약한 사람은 먹지 않는다.

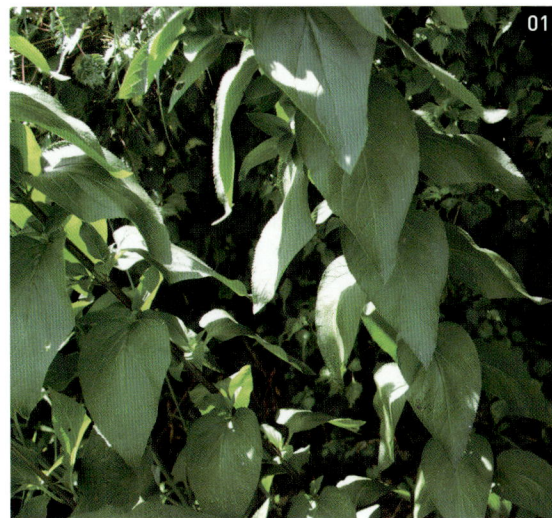

키 100~130㎝. **잎**은 길이 5~14㎝의 긴 타원형이고, 끝이 뾰족하며, 잎 가장자리에 잔 톱니가 있다. 잎이 줄기와 가지에 마주 달린다. **줄기**는 곧게 올라오고 가지가 갈라져 나오며, 모가 나 있고, 붉은 얼룩이 있다. **꽃**은 8~9월에 피는데 검붉은색을 띠고, 꽃부리가 입술처럼 갈라지며, 수술이 4개인데 그 중 2개가 길다. **열매**는 9~10월에 달걀모양으로 여무는데, 지름이 5~8㎜이며, 익으면 열매껍질이 2갈래로 갈라져 씨앗이 나온다. **뿌리**는 굵게 뻗는다.

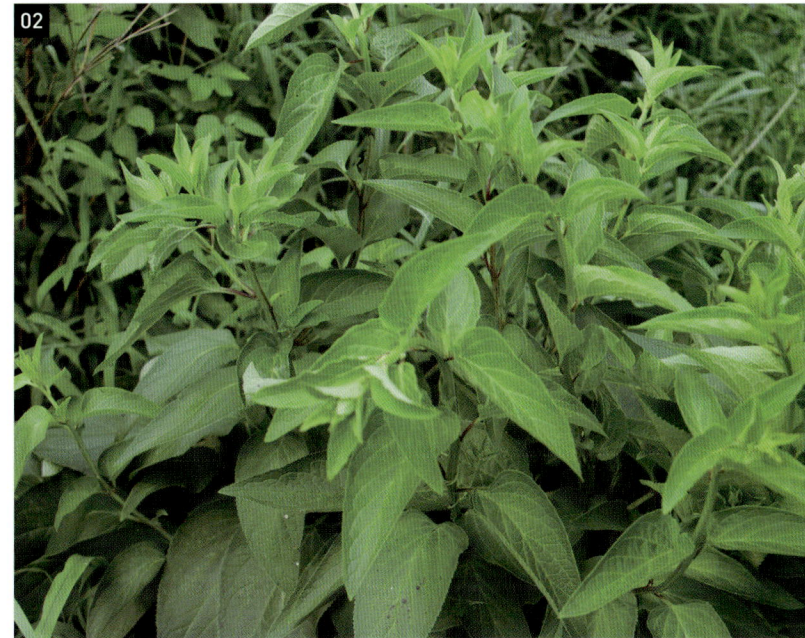

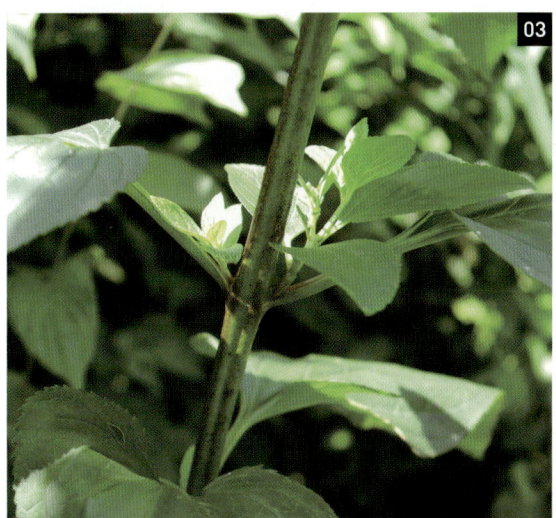

01 잎이 줄기에 마주 달린다. 7월 30일
02 줄기가 자라는 모습. 7월 30일
03 줄기에 붉은 얼룩이 있다. 7월 30일
04 꽃봉오리 달린 모습. 7월 30일
05 꽃이 검붉은색을 띤다. 7월 30일

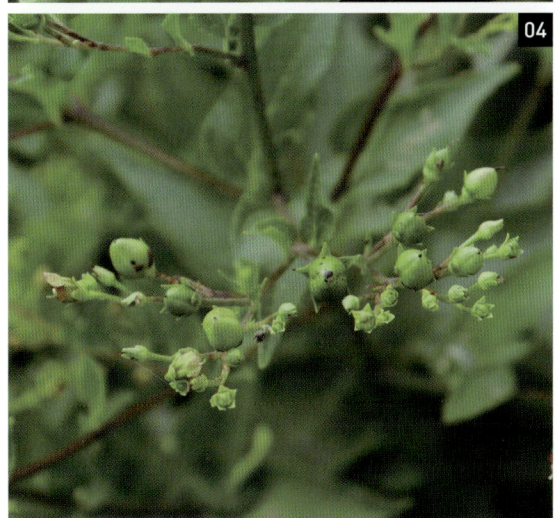

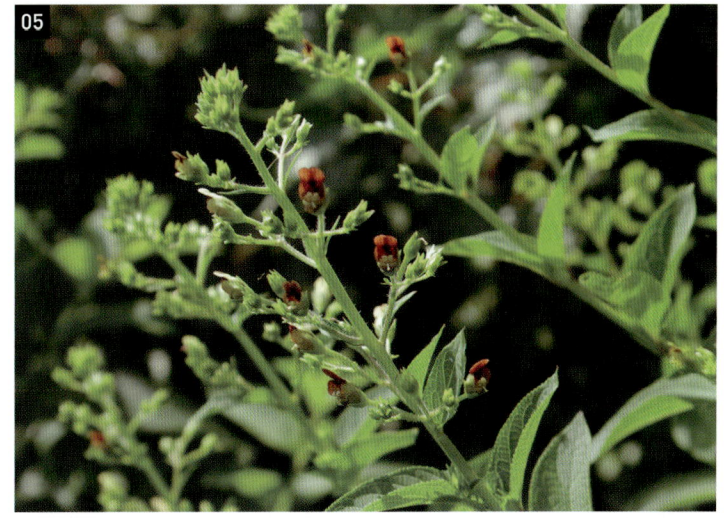

240 큰방가지똥

Sonchus asper (L.) Hill

차가운 약성 | 황달성간염, 이질설사, 아토피, 피부염, 맹장염, 화상 등에 효과

국화과
한두해살이풀

생약명
속단국(續斷菊)
전고채(滇苦菜)

성분
베타 아미린(항염작용)
아피게닌(염증억제)
루페올(산화방지)
비타민C(산화방지)
리나린(산화방지)
올레노인산(생리활성)
우르솔산(비만억제)
카로틴(종양억제)

특징
독성이 없고 쓴맛이 있다.

체질
약성이 차가우므로 몸에 열이 많은 열체질인 경우, 덥거나 열이 날 때 복용하면 좋은데, 몸이 찬 체질은 장기간 복용하는 것을 삼간다.

서식지
낮은 산과 들의 양지바른 곳에 난다.

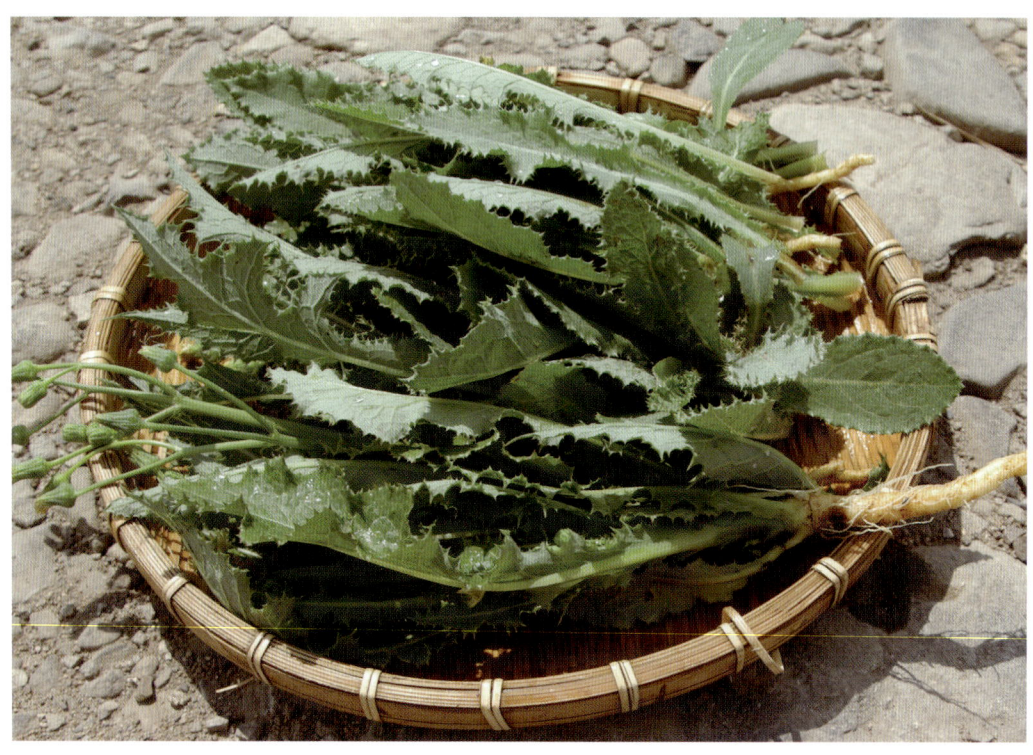

채취한 잎·줄기·꽃봉오리·뿌리. 8월 3일

효소액 담그기

- **사용 부위** 잎, 잎+줄기+꽃봉오리, 잎+줄기+꽃봉오리+뿌리, 잎+뿌리
- **채취 기간** 3~10월
- **채취 방법** 잎은 열매가 달리지 않고 싱싱한 것을, 뿌리는 굵고 튼실한 것을 골라 채취한다.
- **채취시 주의사항** 잎에 가시가 많으므로 채취하고 다듬을 때 장갑을 끼는 것이 좋다.
- **다듬기** 잎과 줄기와 뿌리 모두 담글 때 붕 뜨지 않도록 작게 썬다.
- **배합 비율** 물이 많이 나오지 않으므로 재료 : 설탕의 비율을 1 : 1로 한다.
- **발효와 숙성 기간** 1차 발효는 100일, 2차 발효와 숙성은 100일 이상 한다.

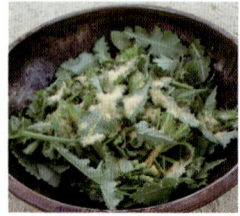 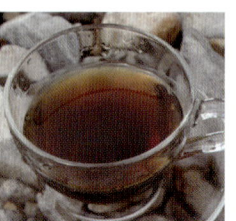

왼쪽 잎·줄기·꽃봉오리·뿌리로 효소액 담그는 모습.
오른쪽 걸러낸 잎·줄기·꽃봉오리·뿌리 효소액.

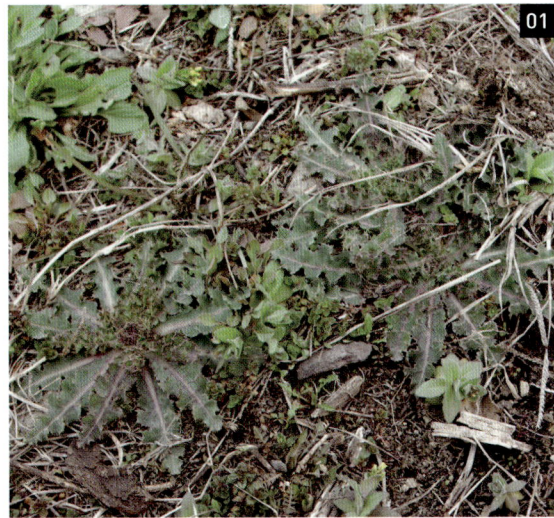

키 40~120㎝. **잎**은 길이 15~25㎝의 긴 타원형이고, 가장자리가 불규칙하게 갈라지며, 가시 같은 톱니가 있다. 뿌리 잎은 뭉쳐서 나고, 줄기 잎은 어긋나며 줄기를 둥글게 감싼다. **줄기**는 곧게 올라오고, 속이 비어 있으며, 자르면 흰색 유액이 나온다. **꽃**은 6~7월에 피는데 노란색을 띠고, 지름이 2㎝ 정도이다. **열매**는 9~10월에 여무는데, 씨앗이 타원형이고 길이 7~8㎜이며, 흰회색 갓털이 있고 바람에 날려간다. **뿌리**는 굵게 뻗는다.

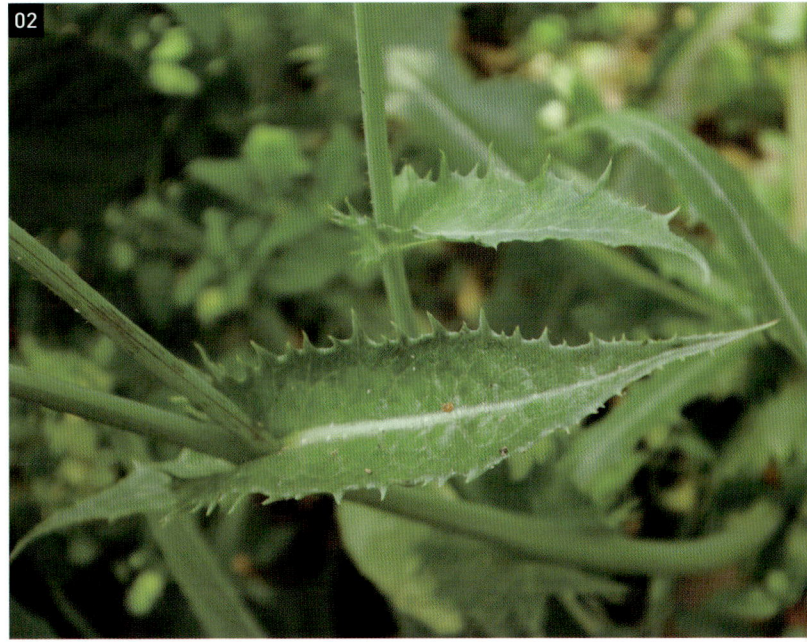

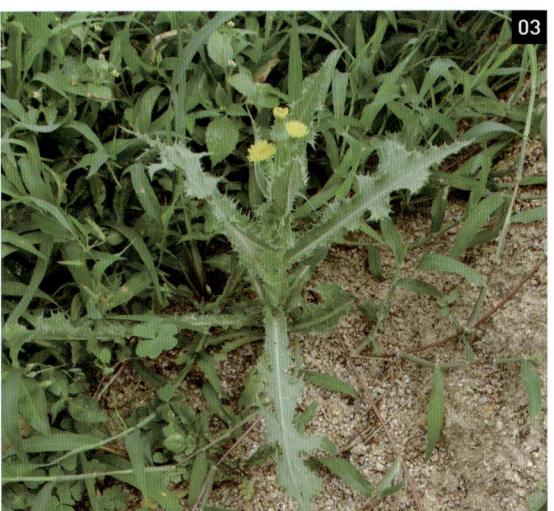

01 뿌리 잎은 뭉쳐서 난다. 3월 27일
02 잎이 줄기를 감싼다. 8월 3일
03 줄기 자라는 모습. 8월 3일
04 꽃과 꽃봉오리 달린 모습. 8월 3일
05 열매 달린 모습. 5월 21일

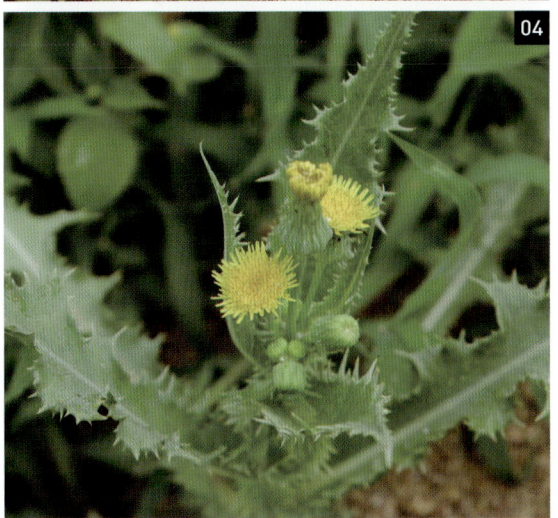

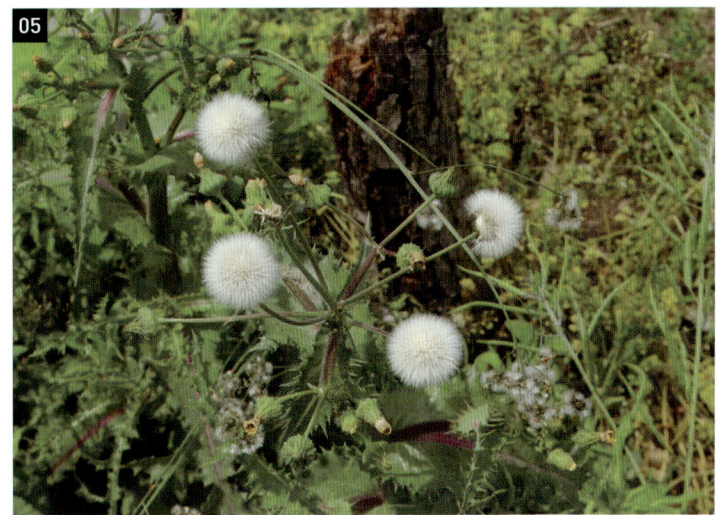

241 큰엉겅퀴
Cirsium pendulum Fsch. ex DC.

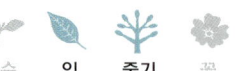

서늘한 약성 | 폐결핵, 폐렴, 코피, 피오줌, 장염, 전염성간염, 혈우병, 여성하혈, 고혈압 등에 효과

국화과
여러해살이풀

다른 이름
장수엉겅퀴

생약명
연관계(烟管薊)

성분
사포닌(면역력강화)
알칼로이드
(염증과 통증완화)
이눌린(위와 장강화)
정유(방향성분)
수지

특징
독성이 없으며
단맛과 쓴맛이 있다.

체질
약성이 서늘하므로
몸에 열이 많은
열체질인 경우,
덥거나 열이 날 때
복용하면 좋다.

서식지
낮은 산과 들의
양지바른 곳에 난다.

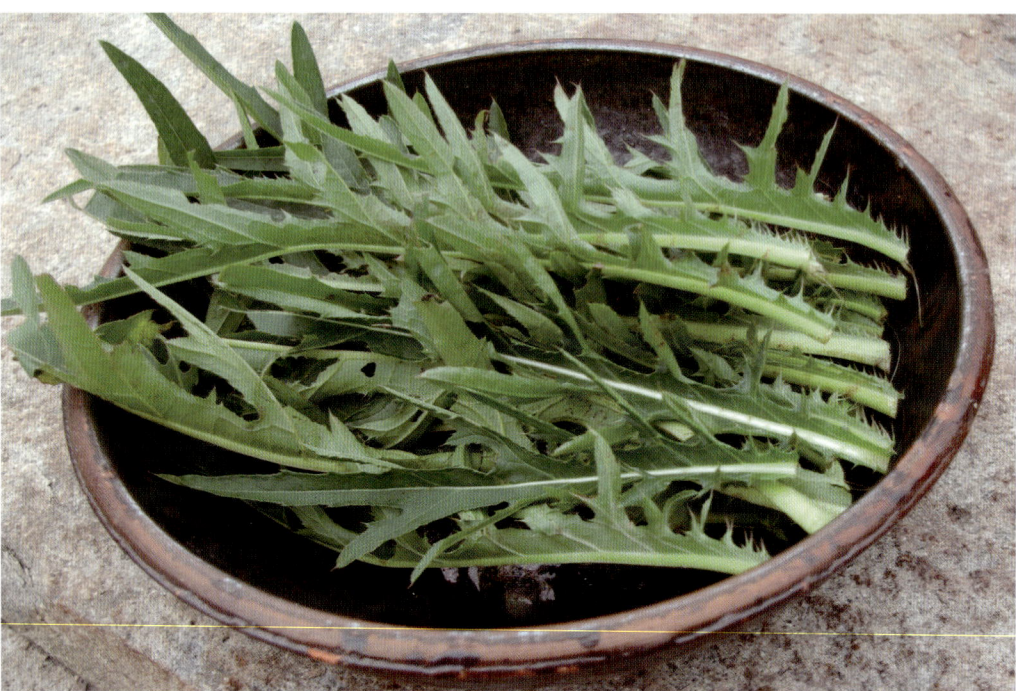

채취한 잎. 9월 15일

효소액 담그기

- **사용 부위** 잎, 잎+줄기, 잎+줄기+뿌리, 뿌리 ■ **채취 기간** 3~11월
- **채취 방법** 잎은 꽃이나 열매가 달리지 않고 너무 억세지 않은 것을 골라 싱싱할 때 따고, 뿌리는 굵고 튼실한 것을 골라 채취한다.
- **채취시 주의사항** 잎에 가시가 많으므로 채취하고 다듬을 때 장갑을 낀다.
- **다듬기** 줄기와 뿌리는 작게 썬다.
- **배합 비율** 잎과 줄기는 발효될 때 물이 적게 나오므로 재료 : 설탕의 비율을 1 : 1로 한다. 뿌리는 물이 좀 더 나오므로 설탕의 비율을 1 이상으로 늘린다.
- **발효와 숙성 기간** 1차 발효는 100일, 2차 발효와 숙성은 100일 이상 한다.
- **복용시 주의사항** 많이 먹으면 속이 차가워지므로 위장·비장이 약하거나 빈혈이 심하면 삼간다.

왼쪽 자연의 물로 씻는 것이 좋다.
오른쪽 잎으로 효소액 담그는 모습.

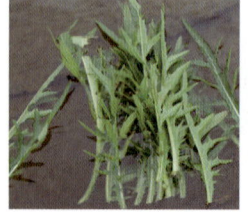
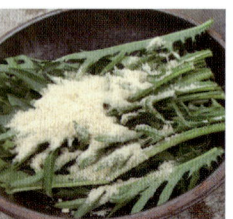

걸러낸 잎 효소액.

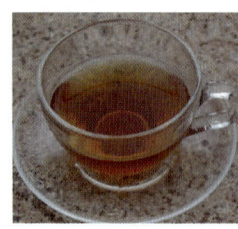

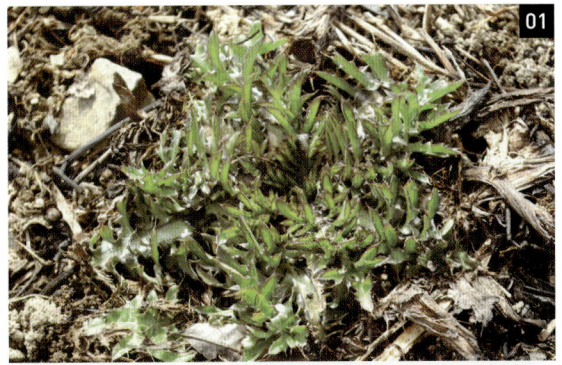

키 1~2m. **잎**은 피침 같은 타원형이고, 끝이 뾰족하며, 깃털처럼 갈라진다. 잎 가장자리에는 거친 가시톱니가 있다. 뿌리 잎은 아래가 날개 같고 길이 40~50cm, 너비 20cm이며, 줄기 잎은 길이 15~25cm이다. 뿌리 잎은 뭉쳐서 나고, 줄기 잎은 어긋난다. **줄기**는 곧게 올라오고, 윗동에서 가지가 갈라지며, 거미줄 같은 잔털이 있고, 세로 홈이 여러 개 있다. **꽃**은 7~10월에 피는데 붉은자주색을 띠고, 길이 12~22mm이다. 꽃의 밑동을 싸고 있는 비늘모양의 잎조각에 거미줄 같은 잔털이 있다. **열매**는 11월에 여물며, 씨앗은 길이 12~22mm이고 흰갈색 갓털이 있으며 바람에 날려간다. **뿌리**는 굵고 길게 뻗는다. | **유사종** | 엉겅퀴. 꽃이 큰엉겅퀴와 비슷하나 키가 작고, 잎이 줄기를 감싼다.

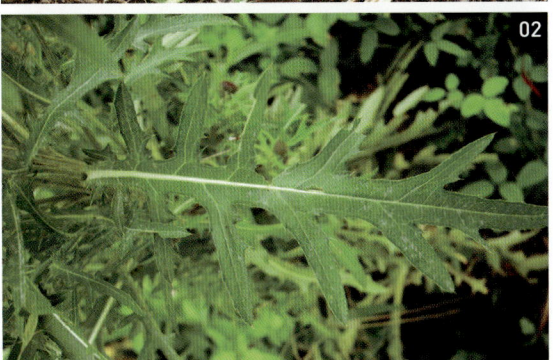

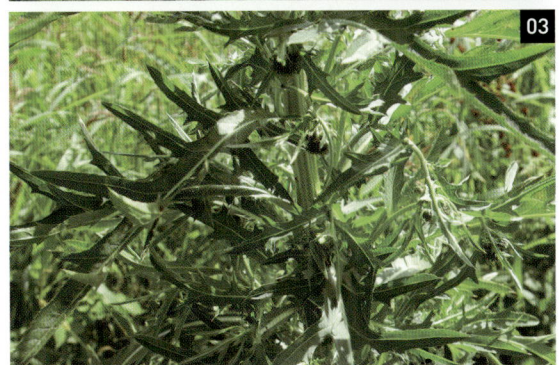

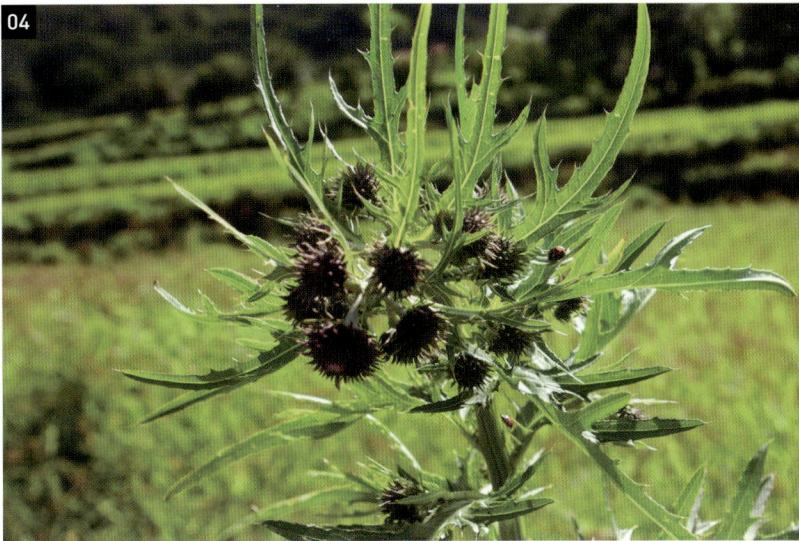

01 어린잎 올라오는 모습. 3월 16일
02 잎이 줄기에 직접 달린다. 9월 15일
03 줄기에 세로 홈과 잔털이 있다. 9월 7일
04 꽃봉오리와 잎 달린 모습. 9월 7일
05 꽃 달린 모습. 9월 30일
06 꽃이 피기 전에 채취한다. 9월 30일

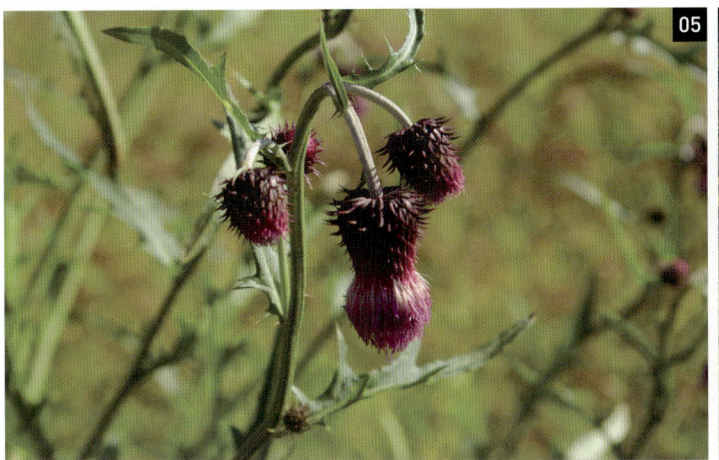

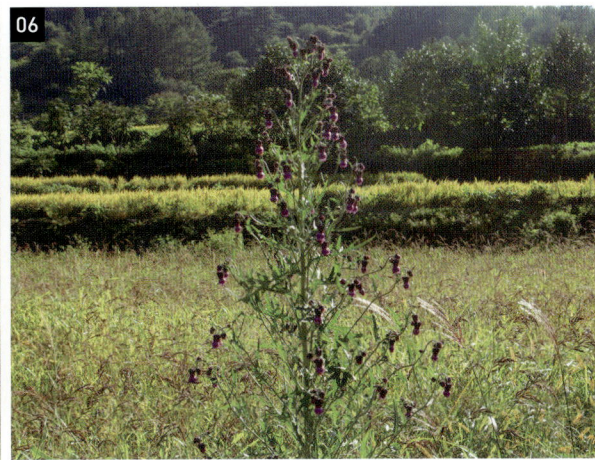

242 큰참나물

Ostericum melanotilingia (H. D. Boiss.)

약간 차가운 약성 | 복통설사, 고혈압, 간염, 폐렴, 신경통 등에 효과

새순 · 잎 · 줄기 · 꽃 · 열매 · 씨앗 · 뿌리

미나리과
여러해살이풀

생약명
자화전호(紫花前胡)

성분
비타민C(산화방지)
철분(빈혈개선)
칼슘(뼈강화)

특징
독성이 없으며
신맛과 조금 쓴맛이 있다.

체질
약성이 약간 차가우므로
몸에 열이 많은
열체질인 경우,
덥거나 열이 날 때
복용하면 좋다.

서식지
중부 이남의 산속
반그늘인 곳에 난다.

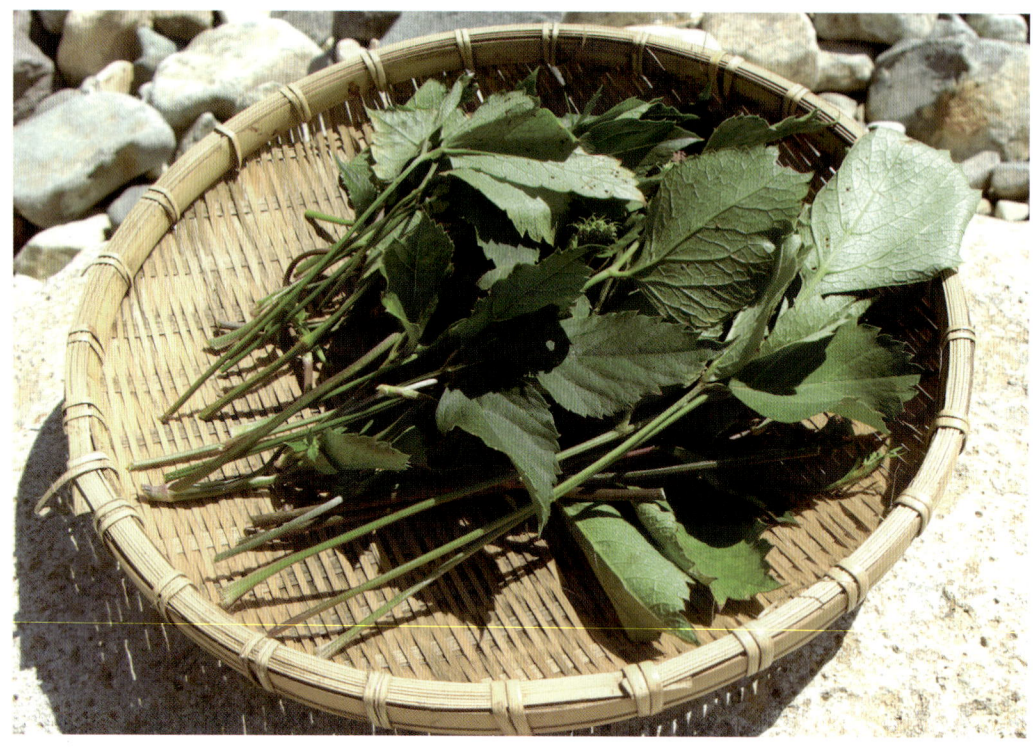

채취한 잎·줄기. 8월 7일

효소액 담그기

- **사용 부위** 잎+줄기
- **채취 기간** 3~10월
- **채취 방법** 꽃이나 열매가 달리지 않고 너무 억세지 않은 것을 골라 싱싱할 때 딴다.
- **채취시 주의사항** 흔치 않은 약초이므로 조금만 채취하고, 나머지 개체와 뿌리는 자연에 남겨둔다.
- **다듬기** 줄기는 담글 때 붕 뜨지 않도록 작게 썬다.
- **배합 비율** 발효될 때 물이 많이 나오지 않으므로 재료 : 설탕의 비율을 1 : 1로 한다.
- **발효와 숙성 기간** 1차 발효는 100일, 2차 발효와 숙성은 100일 이상 한다.
- **완성 상태** 잎과 줄기에 향이 있어서 발효와 숙성이 잘 되면 향긋한 맛이다.

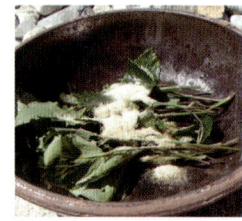
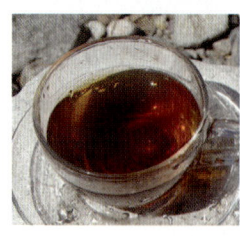

위 잎·줄기로 효소액 담그는 모습.
아래 걸러낸 잎·줄기 효소액.

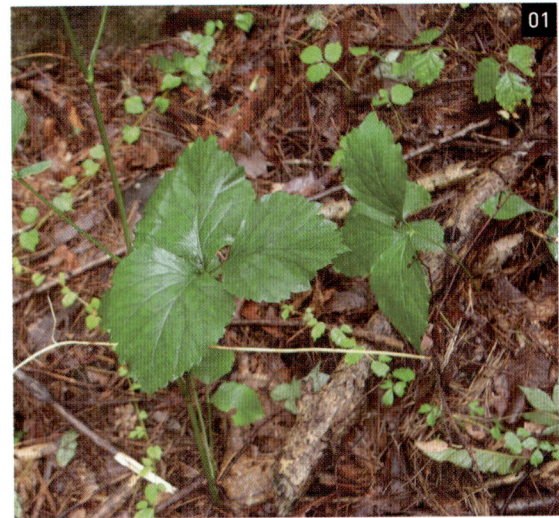

키 50~100㎝. **잎**은 길이 4.5~10㎝, 너비 4.5~9㎝의 달걀모양이고, 끝이 갸름하거나 뾰족하며, 3장씩 달린다. 잎 가장자리에 치아 같은 톱니가 있고, 잎 앞뒷면의 잎맥과 가장자리에 잔털이 있다. 줄기 밑동의 잎은 잎자루가 길고, 윗동의 잎은 줄기를 감싼다. **줄기**는 곧게 올라오고 가지가 갈라져 나오며, 짧은 잔털이 있고, 밑동에 붉은빛이 돈다. **꽃**은 8~9월에 피는데 붉은자주색을 띠며, 자잘하게 여러 송이가 우산모양으로 뭉쳐서 달린다. 꽃잎과 수술은 각 5개이다. **열매**는 10월에 여무는데, 씨앗이 타원형이고 가장자리에 얇은 날개가 있다. **뿌리**는 굵게 뻗는다.

| **유사종** | 참나물. 잎이 큰참나물과 비슷하나 꽃이 흰색으로 핀다.

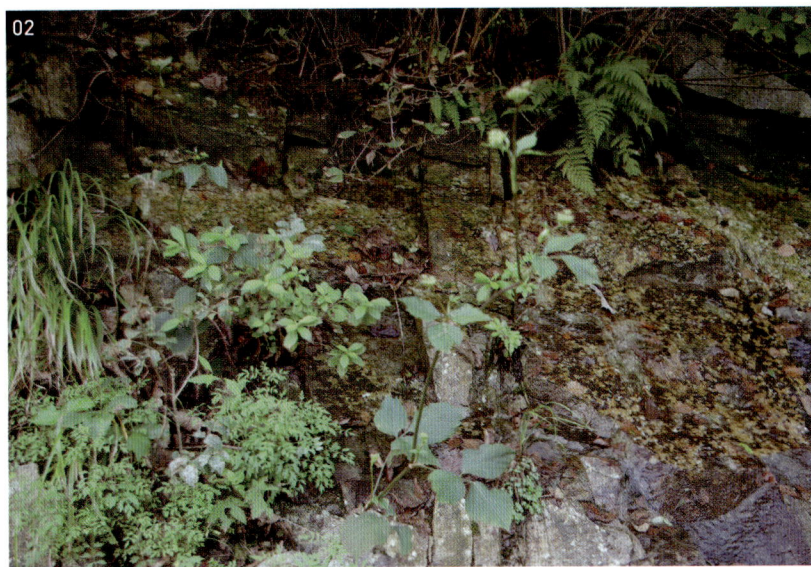

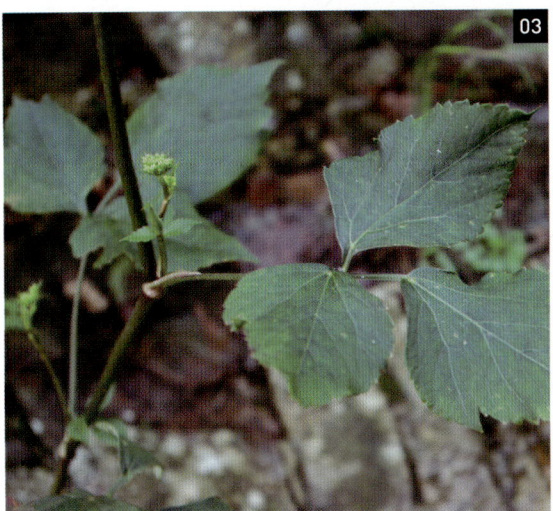

01 잎이 3장씩 달린다. 9월 1일
02 줄기 올라온 모습. 8월 7일
03 줄기에 붉은빛이 돈다. 8월 7일
04 꽃봉오리 달린 모습. 9월 1일
05 꽃이 붉은자주색이다. 8월 7일

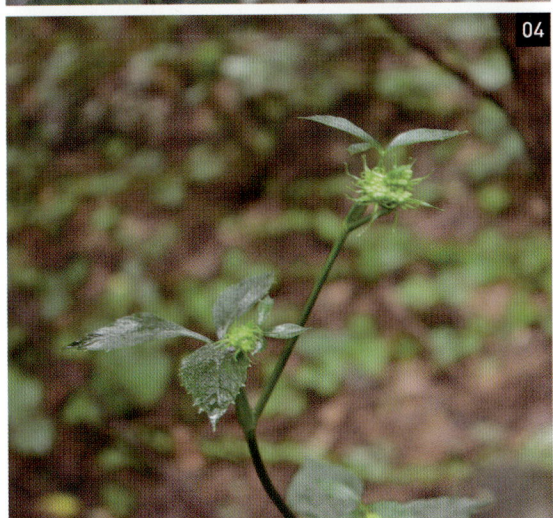

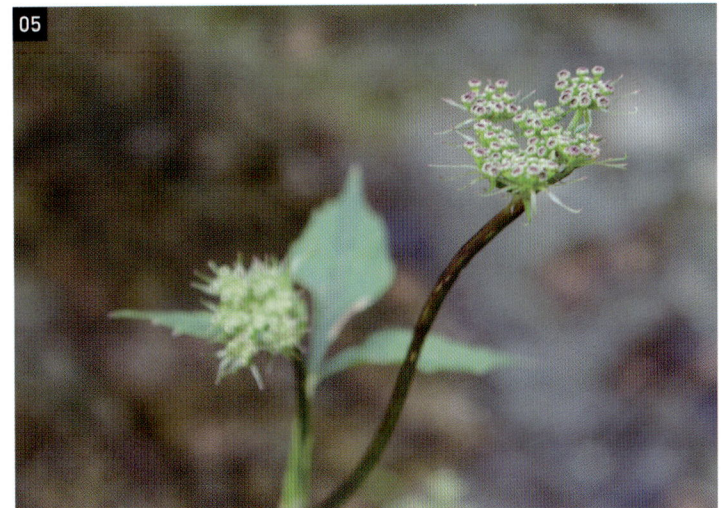

큰참나물

243 탱자나무

Poncirus trifoliata Rafin.

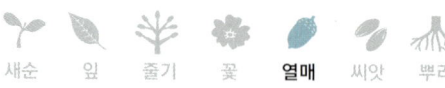

❄ 약간 차가운 약성 | 소화불량, 급체, 기침, 가래, 숙취해소 등에 효과

운향과
잎지는 작은큰키나무

생약명
구귤(枸橘)

성분
리모넨(염증제거)
리날로올
(혈중콜레스테롤 저하)
나린진(지방분해)

특징
독성이 없으며
쓴맛과 신맛이 있다.

체질
약성이 약간 차가우므로
몸에 열이 많은
열체질인 경우,
덥거나 열이 날 때
복용하면 좋다.

서식지
중부 이남의 낮은 산과 들의
양지바른 곳이나
인가 근처에 난다.

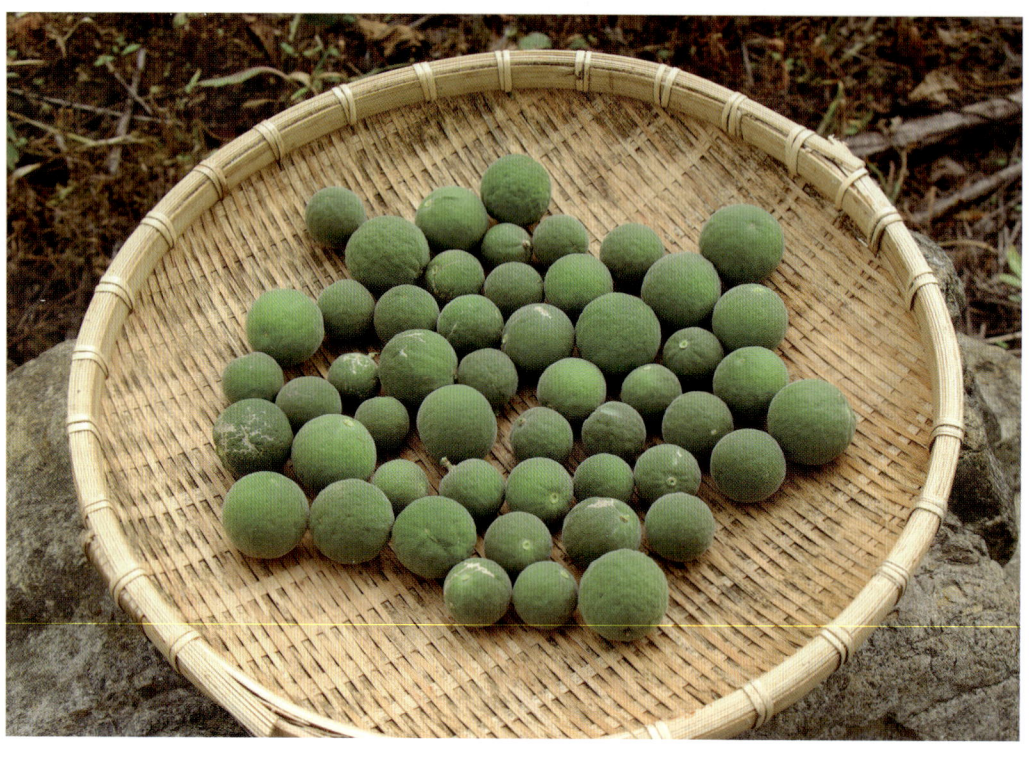

채취한 풋열매. 7월 9일

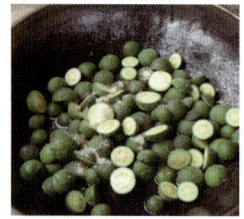
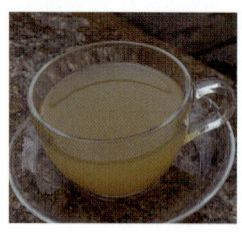

위 풋열매로 효소액 담그는 모습.
아래 걸러낸 열매 효소액.

효소액 담그기

- **사용 부위** 열매
- **채취 기간** 6~10월
- **채취 방법** 열매는 너무 익지 않은 것을 골라 싱싱할 때 딴다.
- **채취시 주의사항** 가지에 가시가 많으므로 채취할 때 장갑을 끼는 것이 좋다.
- **다듬기** 열매는 겉껍질이 단단하므로 물이 잘 나오도록 작게 썰며, 씨앗이 생긴 것은 발라낸다.
- **배합 비율** 발효될 때 물이 많이 나오므로 재료 : 설탕의 비율을 1 : 1 이상으로 하고, 발효 중에 설탕이 부족한 듯하면 가끔씩 덧넣는다.
- **발효와 숙성 기간** 1차 발효는 100일, 2차 발효와 숙성은 100일 이상 한다.
- **완성 상태** 열매에 은은한 향이 있어서 발효와 숙성이 잘 되면 그윽한 맛이다.
- **복용시 주의사항** 많이 먹으면 속이 차가워지므로 임산부는 먹지 않는다.

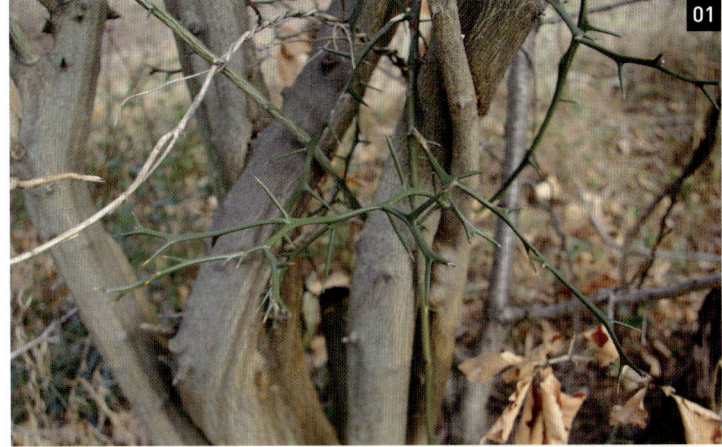

키 3~5m. **잎**은 길이 3~6cm의 타원형이고, 가죽처럼 질기다. 잎 가장자리에 둔한 톱니가 있으며, 앞면에는 윤기가 있다. 잎자루는 길이 25mm 정도이고, 날개가 있다. **줄기**는 껍질이 붉은갈색을 띠며 점차 얕게 갈라진다. 가지는 납작하면서 모가 나 있고, 짙은 녹색을 띤다. 가지에 짙은 녹색의 억센 가시가 어긋나게 나며, 가시 길이는 3~5cm이다. **꽃**은 5월에 피는데 흰색을 띠고, 지름이 3~3.5cm이다. 꽃잎은 5장, 수술은 20개이다. **열매**는 9~10월에 둥글게 여무는데, 부드러운 잔털이 있고, 열매 길이가 1~1.3cm이며, 익으면 노란색이다.

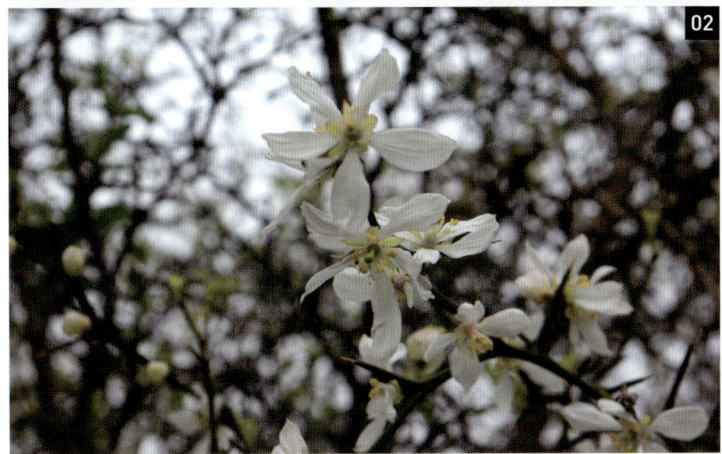

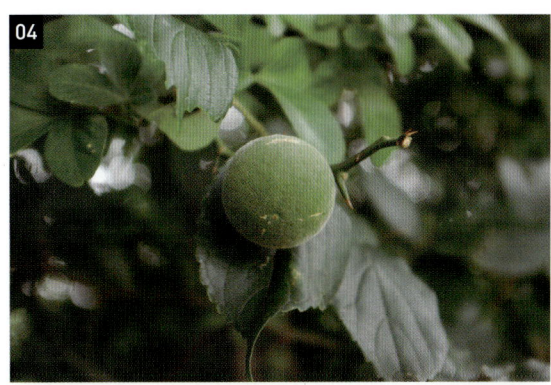

01 어린 가지에 가시가 달린 모습. 12월 30일
02 꽃이 흰색이다. 5월 26일

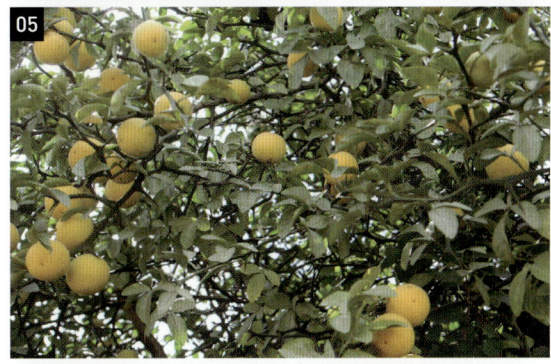

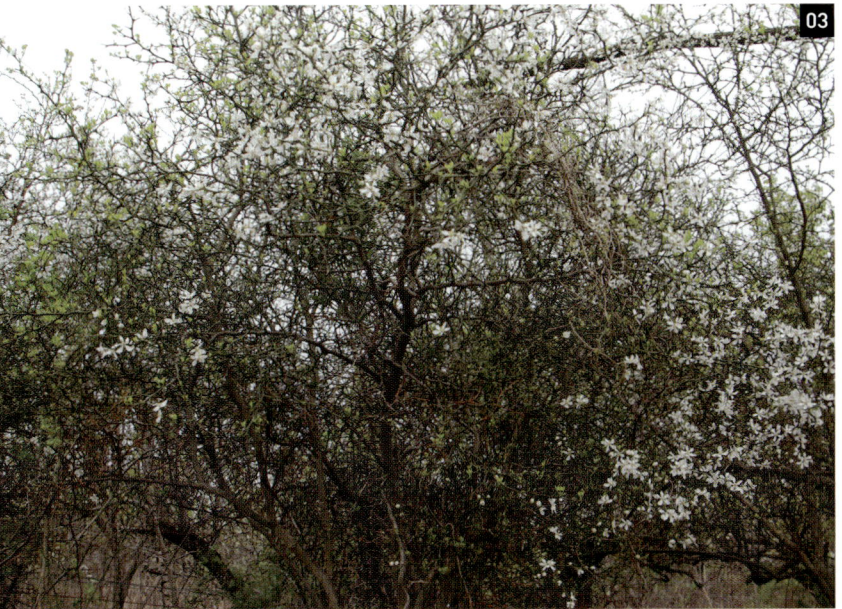

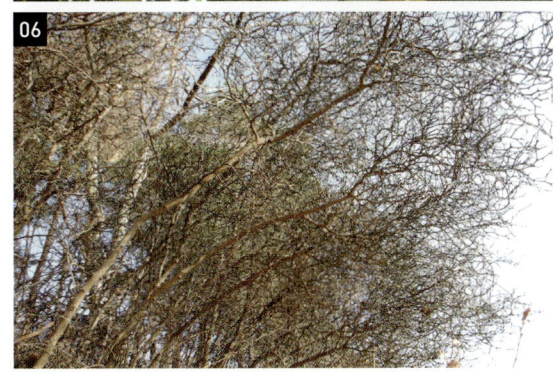

03 꽃과 어린잎이 달린 모습. 5월 26일
04 풋열매 달린 모습. 7월 9일
05 열매가 노랗게 익는다. 9월 30일
06 겨울 모습. 12월 30일

탱자나무

244 털비름

Amaranthus retroflexus L.

새순 잎 줄기 꽃 열매 씨앗 뿌리

❄ **약간 차가운 약성** | 감기, 이질, 결막염, 급성장염, 붓기, 치질출혈 등에 효과

비름과
한해살이풀

생약명
반지현(反枝莧)

성분
베타 카로틴(산화방지)
리친(살균작용)
비타민B₂(빈혈개선)
비타민B₃(혈액순환촉진)
비타민C(산화방지)
단백질(근육강화)
탄수화물(에너지공급)
칼슘(뼈강화)
철분(빈혈개선)

특징
독성이 없고 단맛이 있다.

체질
약성이 약간 차가우므로 몸에 열이 많은 열체질인 경우, 덥거나 열이 날 때 복용하면 좋다.

서식지
들이나 빈터, 길가에 난다.

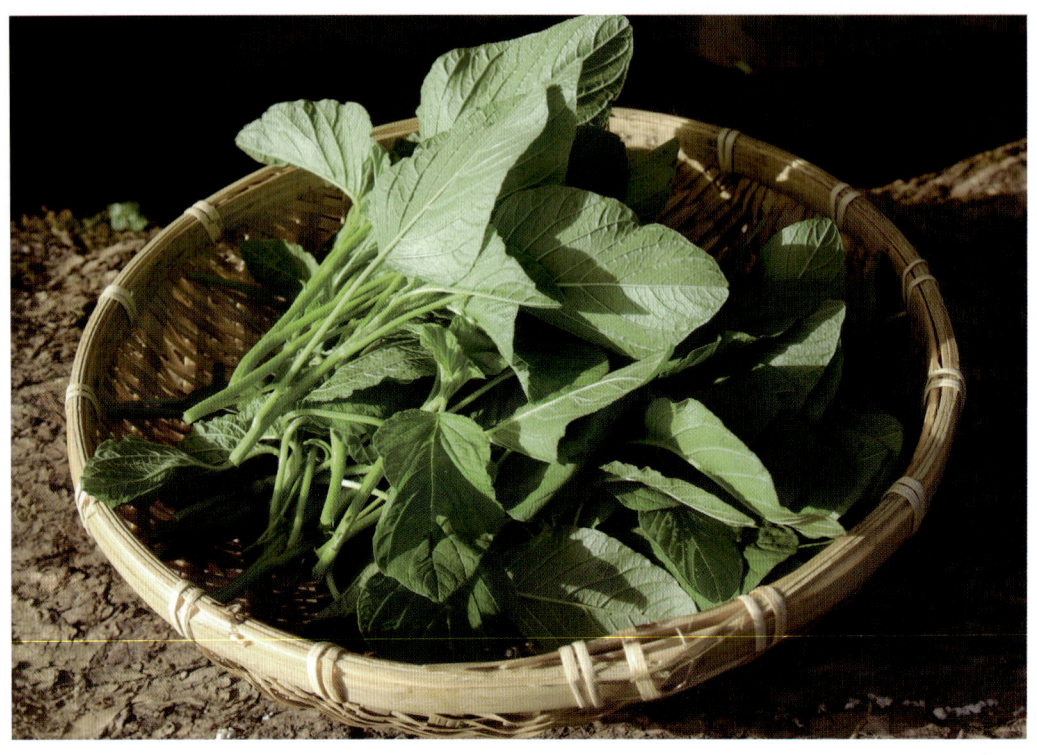

채취한 잎·줄기. 6월 29일

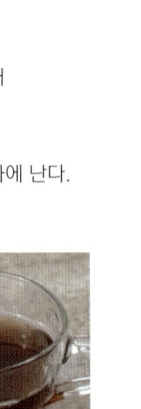

걸러낸 잎·줄기 효소액.

효소액 담그기

- **사용 부위** 잎, 잎+줄기
- **채취 기간** 3~9월
- **채취 방법** 열매가 달리지 않고 너무 억세지 않은 것을 골라 싱싱할 때 딴다.
- **채취시 주의사항** 흔치 않은 약초이므로 조금만 채취하고, 나머지 개체와 뿌리는 자연에 남겨둔다.
- **다듬기** 줄기는 담글 때 붕 뜨지 않도록 작게 썬다.
- **배합 비율** 발효될 때 물이 많이 나오지 않으므로 재료 : 설탕의 비율을 1 : 1로 한다.
- **발효와 숙성 기간** 1차 발효는 100일, 2차 발효와 숙성은 100일 이상 한다.
- **완성 상태** 단맛이 있어서 발효와 숙성이 잘 되면 그윽한 맛이다.

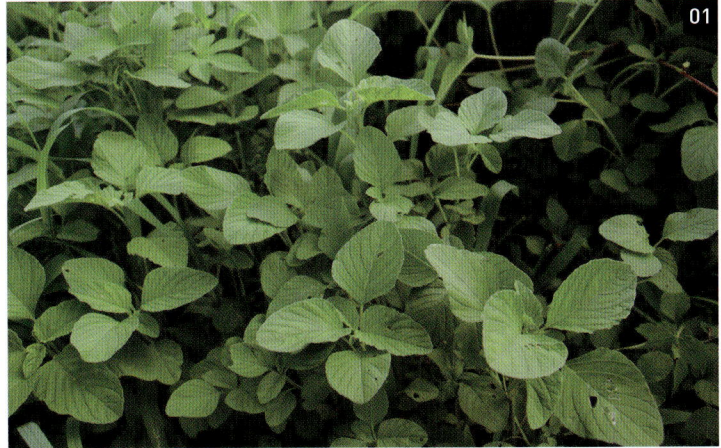

키 1~2m. **잎**은 네모난 달걀모양이고, 가장자리가 밋밋하거나 물결처럼 구불거리며, 뒷면의 잎맥에 부드러운 잔털이 있다. 잎이 줄기와 가지에 어긋난다. **줄기**는 곧게 올라오고 가지가 굵게 갈라져 나오며, 세로로 홈이 있고, 잔털이 빽빽하며 붉은빛이 돌기도 한다. **꽃**은 7~8월에 피는데 노란녹색을 띠고, 자잘하게 여러 송이가 원뿔모양으로 뭉쳐서 달린다. 꽃잎은 없고 꽃받침이 5갈래로 갈라지며, 수술은 5개이고, 암술대는 3갈래로 갈라진다. **열매**는 8~9월에 여무는데, 익으면 열매껍질이 갈라져 씨앗이 나온다.

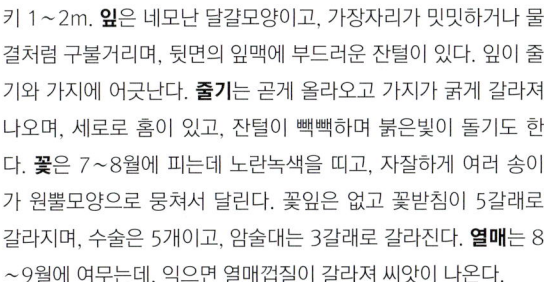

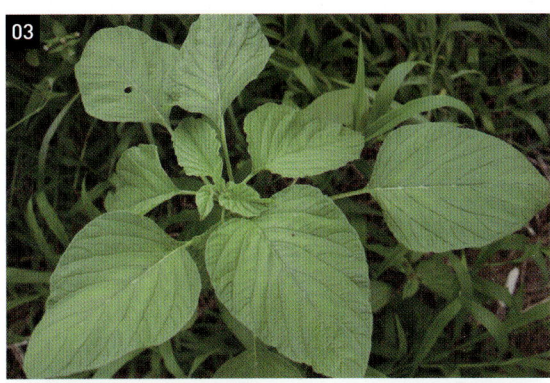

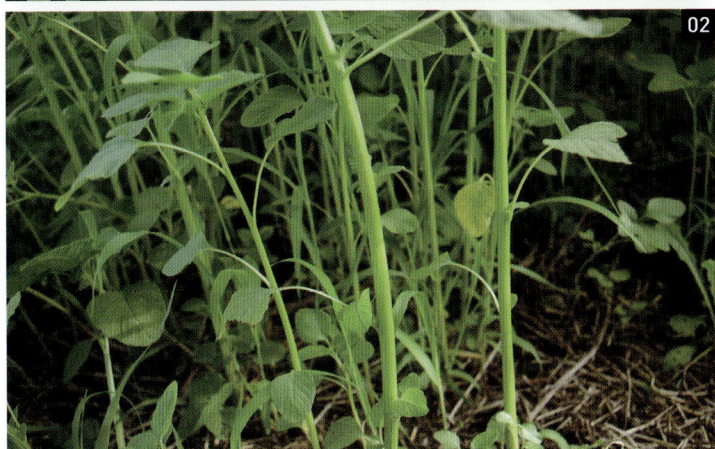

01 잎이 줄기에 어긋난다. 6월 29일
02 줄기에 잎 달린 모습. 6월 29일
03 다 자란 잎과 어린잎. 6월 29일
04 줄기와 가지가 굵다. 8월 27일
05 꽃 피는 모습. 8월 10일
06 꽃 핀 군락의 모습. 8월 21일

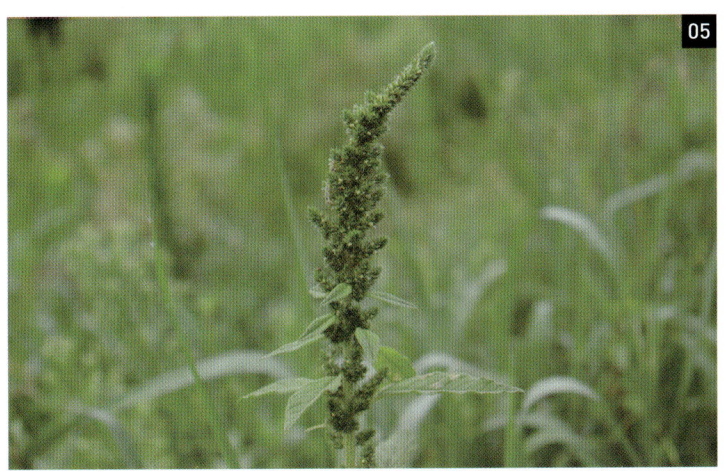

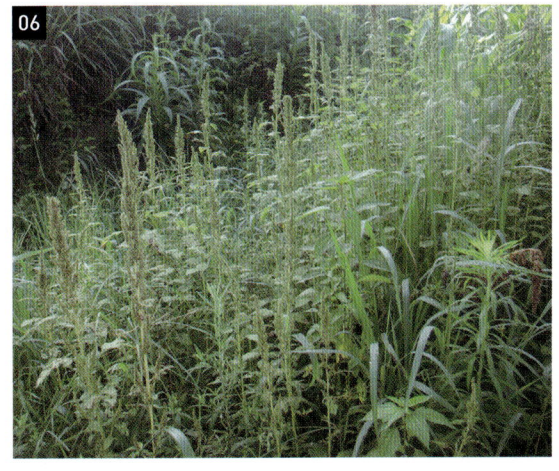

털비름

245 털중나리

Lilium amabile Palib.

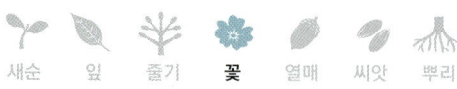

❄️ 약간 차가운 약성 | 자궁출혈, 위궤양, 이질설사, 생리불순, 치질 등에 효과

백합과
여러해살이풀

생약명
천굴채(千屈菜)

성분
헥사날(살균작용)
비텍신(유해산소제거)
콜린(혈중콜레스테롤 저하)
알칼로이드
(염증과 통증완화)
타닌(수렴작용)

특징
독성이 없고 쓴맛이 있다.

체질
약성이 약간 차가우므로
몸에 열이 많은
열체질인 경우,
덥거나 열이 날 때
복용하면 좋다.

서식지
산과 들의 양지바른 곳에 난다.

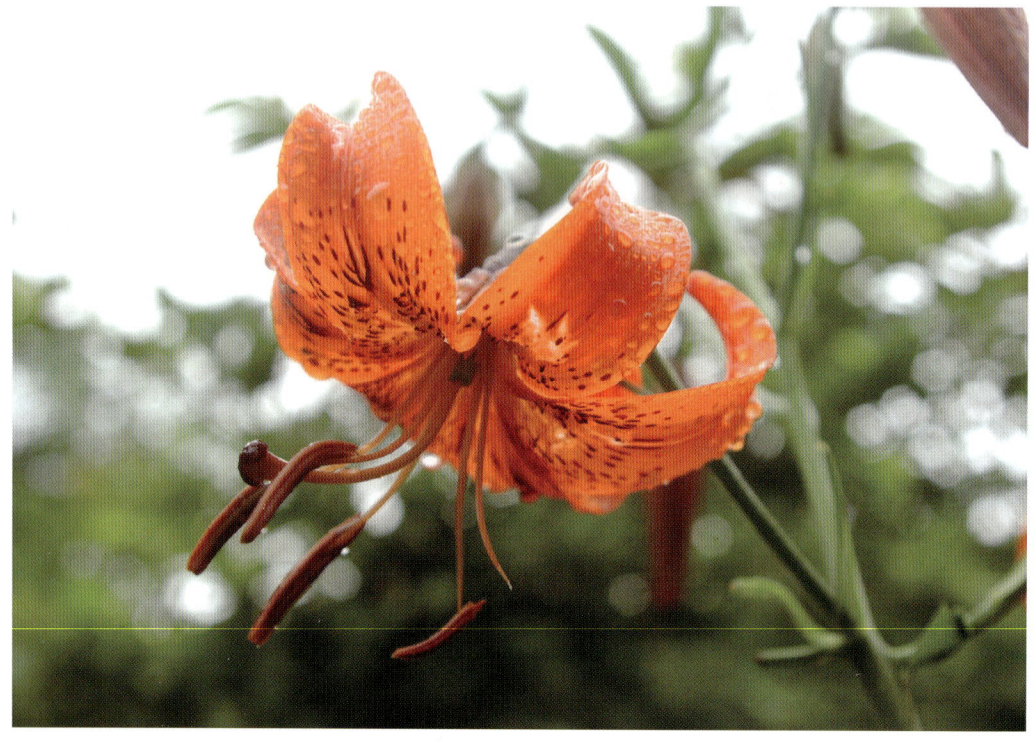

꽃잎 중간에 반점이 있다. 7월 9일

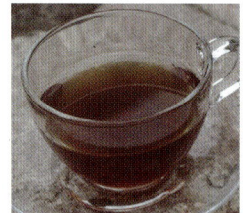

걸러낸 꽃 효소액.

효소액 담그기

- **사용 부위** 꽃
- **채취 기간** 10월
- **채취 방법** 꽃봉오리부터 다 핀 꽃까지 너무 활짝 피지 않은 것을 골라 싱싱할 때 딴다.
- **다듬기** 꽃술에 독성이 있으므로 떼어낸다.
- **배합 비율** 발효될 때 물이 많이 나오지 않으므로 재료 : 설탕의 비율을 1 : 1로 한다.
- **발효와 숙성 기간** 1차 발효는 100일, 2차 발효와 숙성은 100일 이상 한다.
- **복용시 주의사항** 임산부는 먹지 않는다.

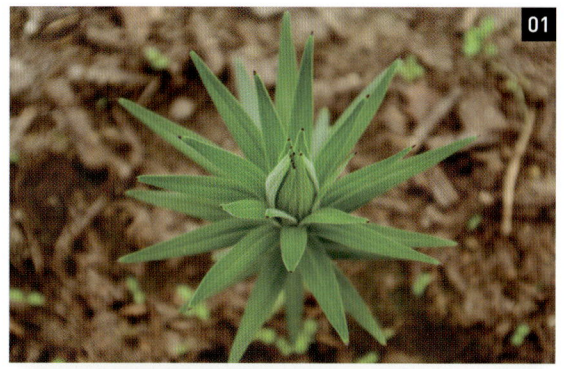

키 50~100cm. **잎**은 길이 3~7cm, 너비 3~8mm의 피침형이고, 끝이 뾰족하거나 둔하며, 조금 두껍다. 잎 앞뒷면에는 고운 잔털이 있다. 잎이 줄기에 촘촘히 어긋나는데, 줄기 윗동의 잎이 작다. **줄기**는 곧게 올라오다 끝이 굽고, 윗동에서 가지가 조금 갈라지며, 고운 잔털이 있다. **꽃**은 6~8월에 피는데 선명한 주황색을 띠고, 꽃잎 중간에 검은자주색 반점과 줄무늬가 몰려 있다. 꽃잎 같은 꽃덮이가 6장 있고, 수술 6개, 암술 1개이다. **열매**는 10월에 위가 뭉툭하고 삼각형의 타원형으로 여무는데, 익으면 열매껍질이 갈라져 씨앗이 나온다. **뿌리**는 타원형이고 잔뿌리가 있으며, 길이 2.5~4cm이고, 지름 15~25mm이다. | **유사종** | 참나리. 꽃이 털중나리와 비슷하나, 반점이 꽃잎 전체에 있다.

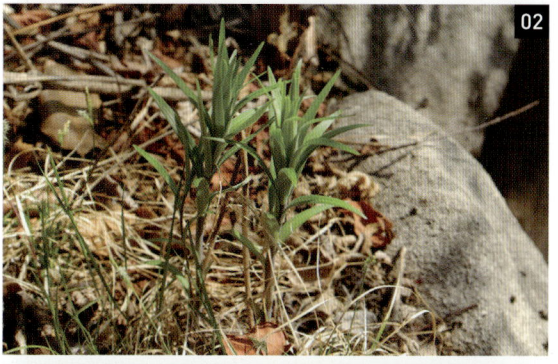

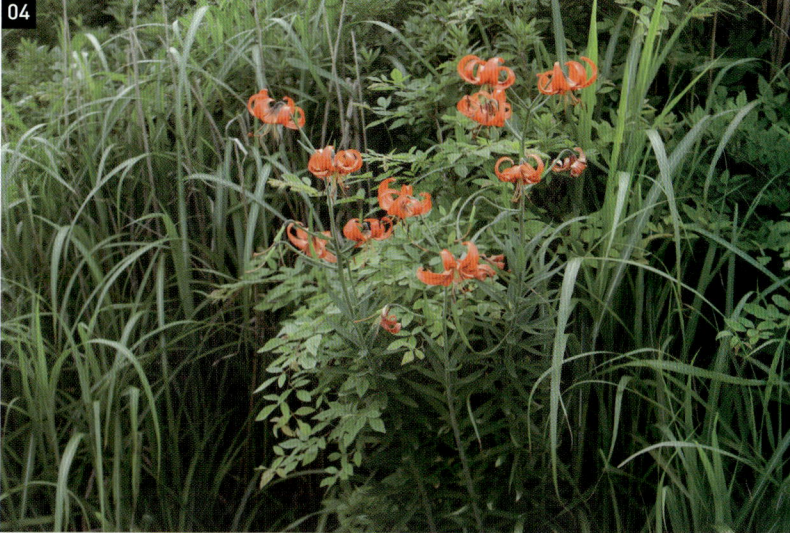

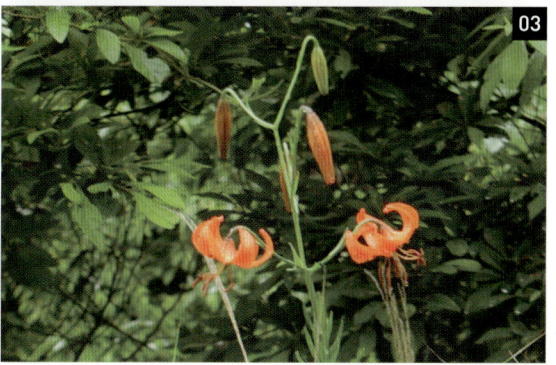

01 잎에 고운 잔털이 있다. 4월 26일
02 줄기가 자라는 모습. 4월 20일
03 꽃과 꽃봉오리 달린 모습. 7월 9일
04 꽃이 피어 있는 모습. 7월 9일
05 꽃과 꽃봉오리. 7월 9일
06 풋열매 달린 모습. 8월 15일

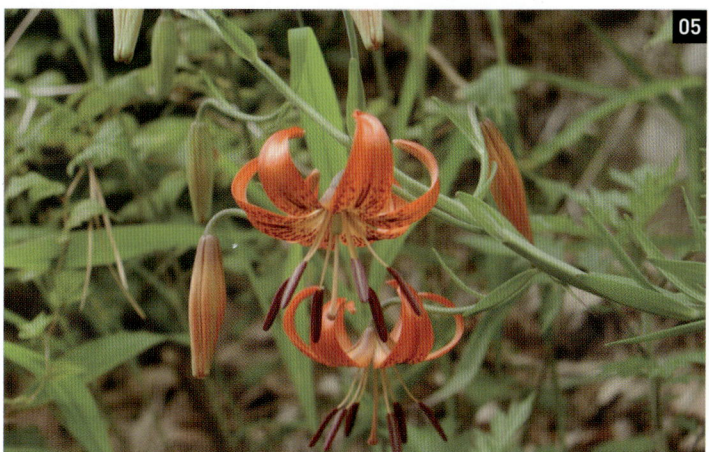

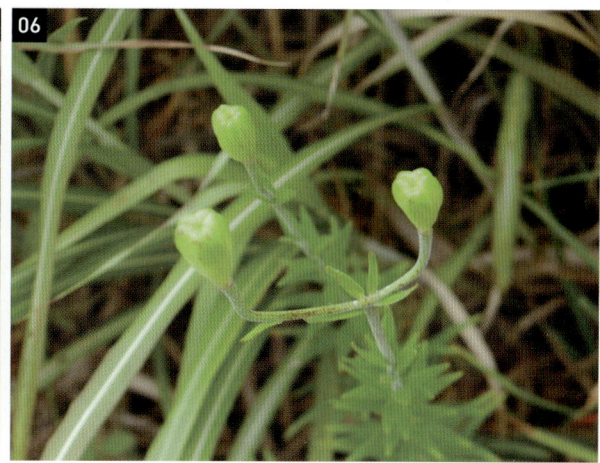

털중나리

246 톱잔대

Adenophora pereskiaefolia
(F.) G. Don var. *curvidens*
(Nakai) Kitagawa

새순 잎 줄기 꽃 열매 씨앗 뿌리

 약간 차가운 약성 | 기침, 가래, 천식, 폐렴, 기관지염, 고혈압 등에 효과

초롱꽃과
여러해살이풀

다른 이름
톱날잔대

생약명
사삼(沙蔘)

성분
트리테르페노이드 사포닌
(종양억제)
셀레늄(종양억제)
단백질(근육강화)
비타민E(항산화물질 생성)
당질

특징
독성이 없으며
쓴맛과 단맛이 있다.

체질
약성이 약간 차가우므로
열이 많은 열체질인 경우,
덥거나 열이 날 때
복용하면 좋다.

서식지
산속 양지바른 곳이나
반그늘인 곳에서 자란다.

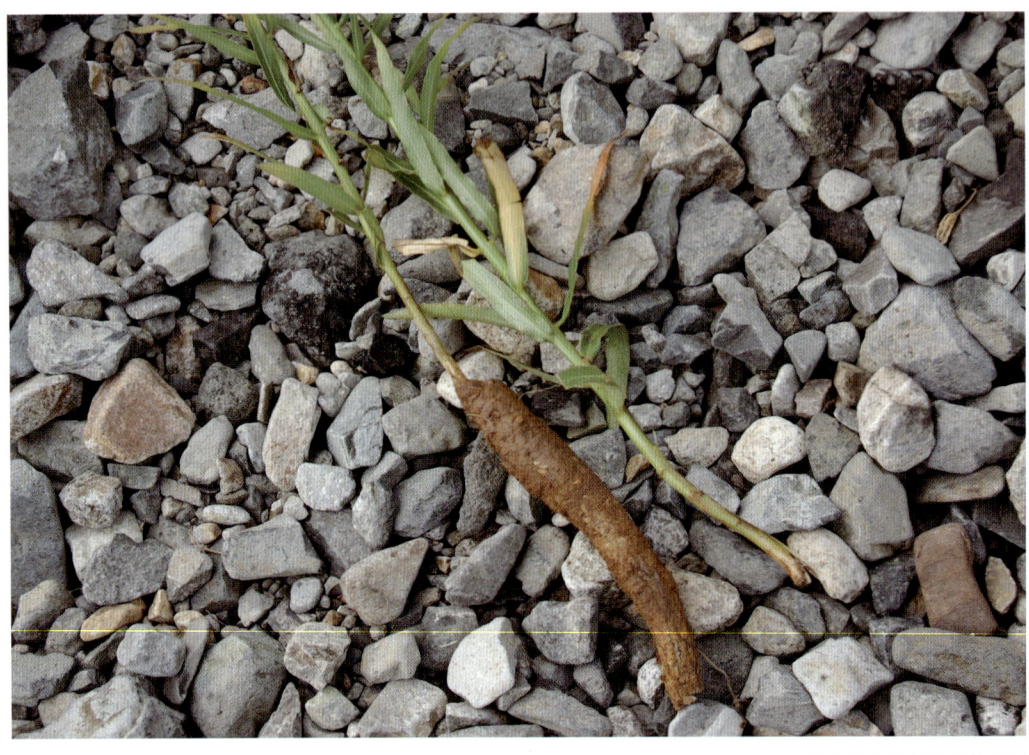

채취한 잎·줄기·뿌리. 8월 12일

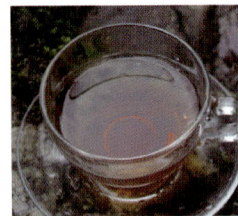

걸러낸 잎·줄기·뿌리 효소액.

효소액 담그기

- **사용 부위** 잎, 잎+줄기, 잎+줄기+뿌리, 뿌리
- **채취 기간** 3~10월
- **채취 방법** 잎과 줄기는 꽃이나 열매가 달리지 않고 너무 억세지 않은 것을 골라 싱싱할 때 따고, 뿌리는 굵고 튼실한 것을 골라 채취한다.
- **다듬기** 줄기는 담글 때 붕 뜨지 않도록 작게 썬다. 뿌리는 흙이 나오지 않을 때까지 깨끗이 씻으며, 굵고 클 경우 납작하게 썬다.
- **배합 비율** 잎과 줄기는 발효될 때 물이 적게 나오므로 재료 : 설탕의 비율을 1 : 1로 하고, 뿌리는 물이 좀 더 나오므로 설탕의 비율을 1 이상으로 늘린다.
- **발효와 숙성 기간** 1차 발효는 100일, 2차 발효와 숙성은 100일 이상 한다.
- **완성 상태** 뿌리에 유액이 들어 있어서 효소액이 조금 불투명하며, 발효와 숙성이 잘 되면 담백한 맛이다.
- **복용시 주의사항** 많이 먹으면 속이 차가워지므로 속이 차고 소화가 잘 안 되는 사람은 먹지 않는다.

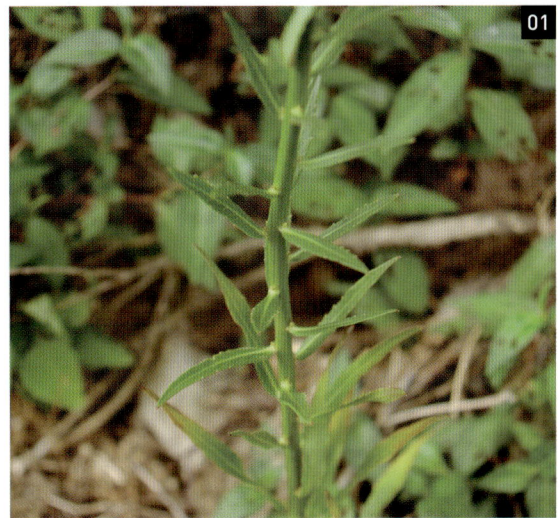

키 50~100㎝. **잎**은 길이 10~12㎝의 피침형이고, 끝이 뾰족하며, 가장자리에 날카로운 톱니가 있다. 잎자루는 없고, 잎이 줄기에 어긋나며, 줄기 윗동의 잎이 작다. **줄기**는 곧게 올라오며, 털이 없다. **꽃**은 8~9월에 피는데 연보라색을 띠고, 길이 1㎝ 정도이며, 꽃부리가 5갈래로 갈라져 종모양이 된다. 암술대가 꽃부리 밖으로 튀어나온다. **뿌리**는 굵고 곧게 뻗는다.

| **유사종** | 잔대. 꽃은 톱잔대와 비슷하나, 잎이 길거나 둥근 타원형이다.

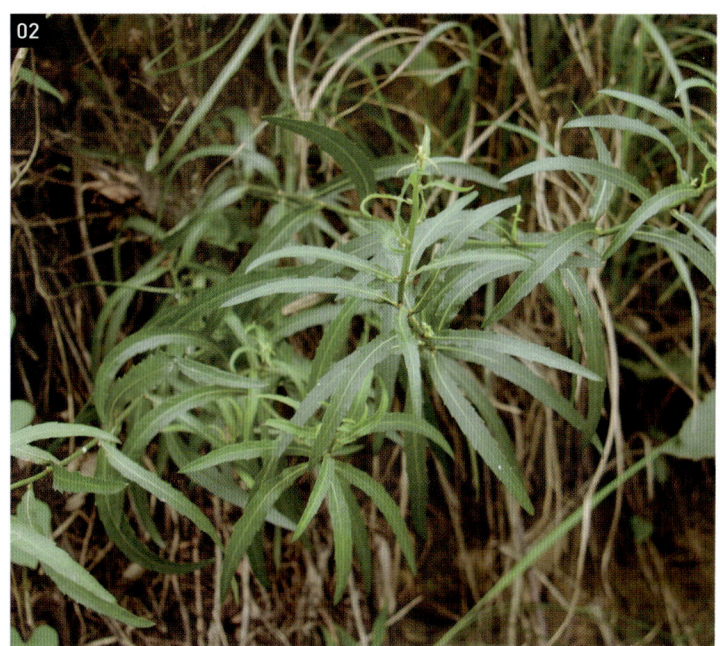

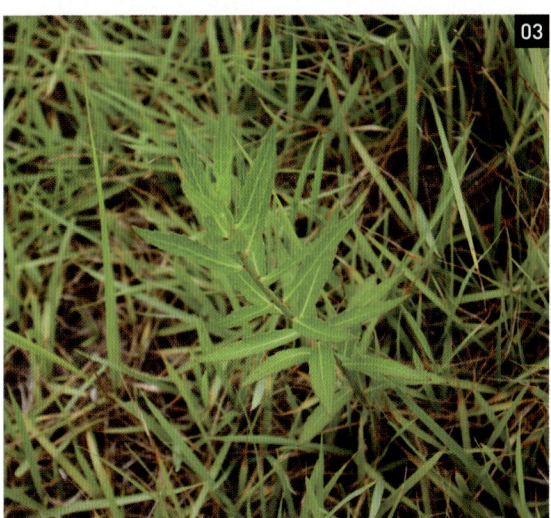

01 줄기 윗동의 잎은 작다. 8월 12일
02 잎이 톱날모양이다. 8월 14일
03 줄기가 자라는 모습. 8월 12일
04 줄기가 곧게 올라온다. 8월 26일
05 꽃과 꽃봉오리 달린 모습. 9월 14일

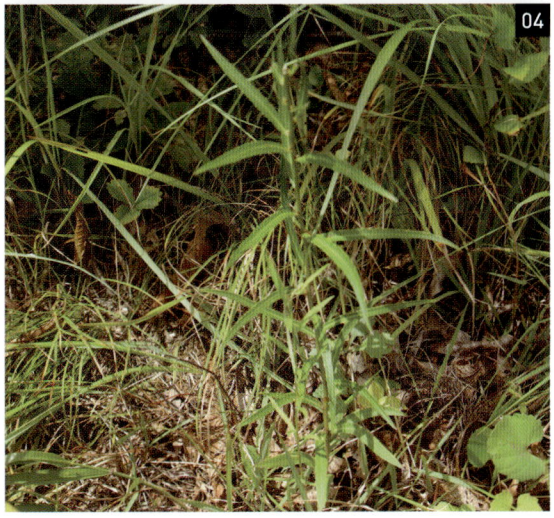

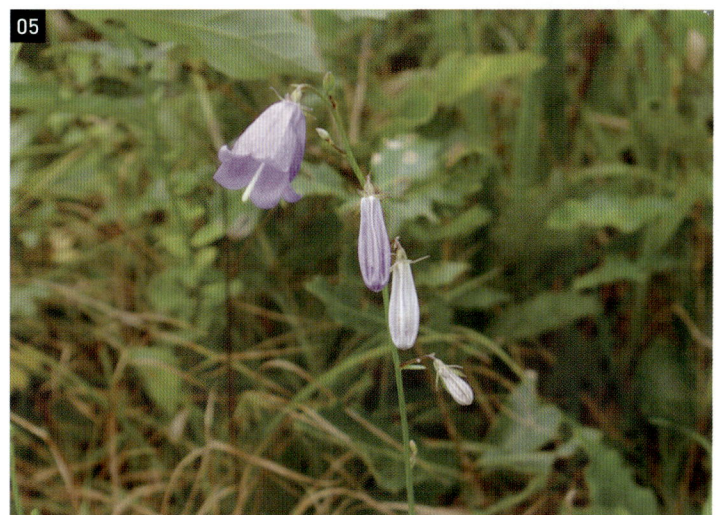

톱잔대

247 하눌타리

Trichosanthes kirilowii Maxim

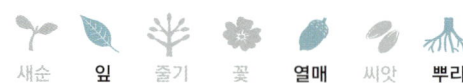

약간 차가운 약성 | 기침, 가래, 폐렴, 변비, 피부염, 아토피, 생리불순 등에 효과

박과 / 덩굴성 여러해살이풀

다른 이름
하늘수박

생약명
괄루(括蔞)

성분
트리테르페노이드 사포닌
(종양억제)
베타 시토스테롤
(혈중콜레스테롤 개선)
스티그마스테롤(종양억제)
아스파라긴산(숙취해소)
단백질(근육강화)

특징
독성이 없으며
쓴맛과 단맛이 있다.

체질
약성이 약간 차가우므로
열이 많은 열체질인 경우,
덥거나 열이 날 때
복용하면 좋다.

서식지
산과 들의 양지바른 곳,
밭둑, 인가 근처에 난다.

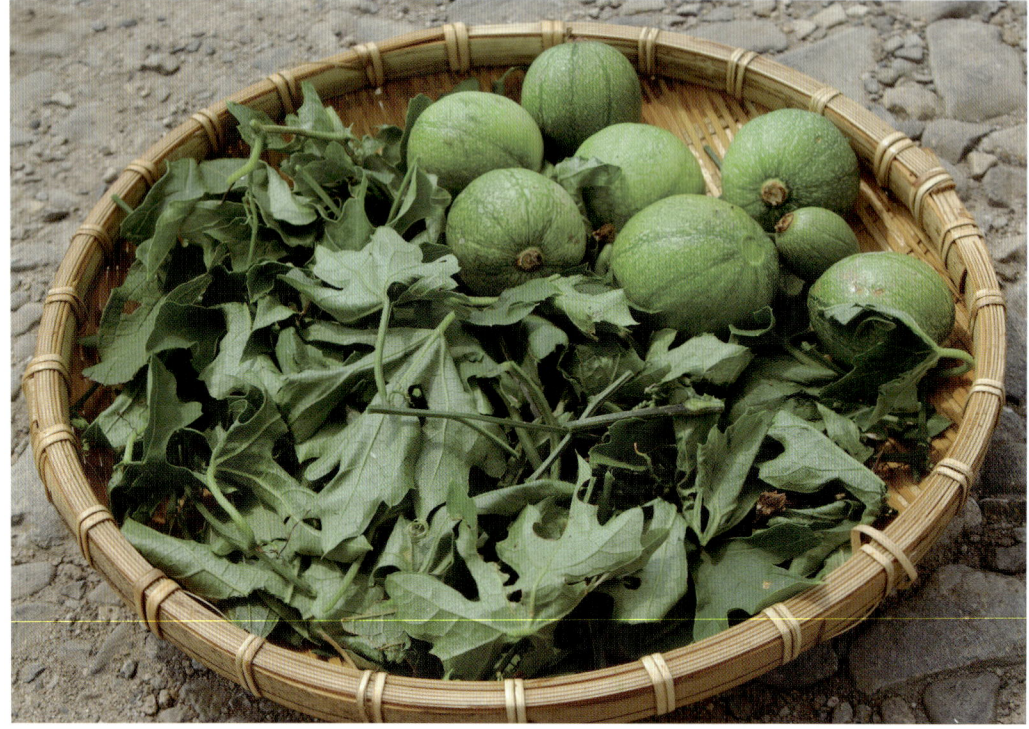

채취한 잎·열매. 7월 31일

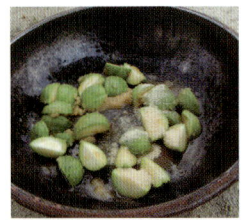
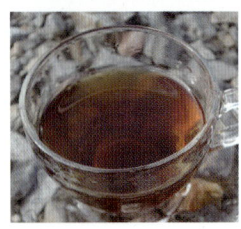

위 열매로 효소액 담그는 모습.
아래 걸러낸 열매 효소액.

효소액 담그기

- **사용 부위** 잎, 열매, 뿌리
- **채취 기간** 3~9월
- **채취 방법** 잎은 어린잎부터 다 자란 잎까지 너무 억세지 않은 것을, 열매는 풋열매부터 익은 열매까지 너무 익지 않은 것을 따고, 뿌리는 굵고 튼실한 것을 골라 채취한다.
- **채취시 주의사항** 잎이 광합성작용을 해야 꽃이나 열매가 양분을 얻으므로 너무 많이 채취하지 않으며, 열매가 잘 달리지 않으므로 개체가 잘 번식하도록 일부는 자연에 남겨둔다.
- **다듬기** 열매와 뿌리는 물이 잘 나오도록 작게 썬다.
- **배합 비율** 잎은 발효될 때 물이 적게 나오므로 재료 : 설탕의 비율을 1 : 1로 하고, 열매와 뿌리는 물이 좀 더 나오므로 설탕의 비율을 1 이상으로 늘린다.
- **발효와 숙성 기간** 1차 발효는 100일, 2차 발효와 숙성은 100일 이상 한다.
- **복용시 주의사항** 많이 먹으면 속이 차가워지므로 임산부는 먹지 않는다.

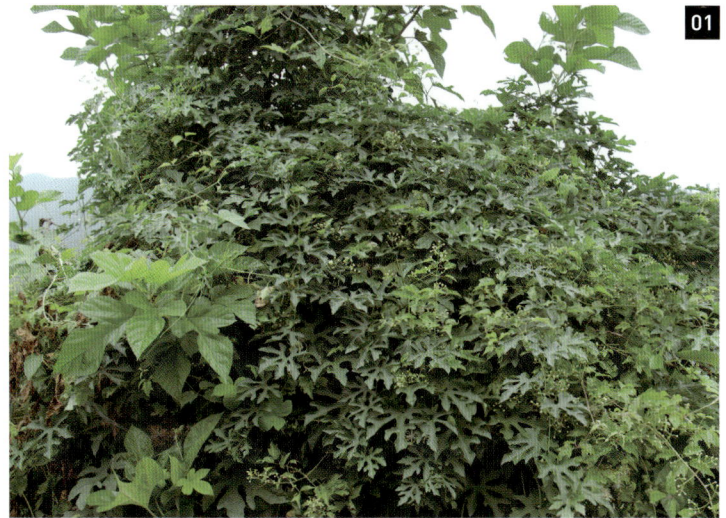

길이 2~5m. **잎**은 아래는 심장모양이고, 위는 5~7갈래로 갈라져 손바닥모양이다. 잎 가장자리에 드문드문 톱니가 있고, 잎이 줄기와 가지에 어긋나게 달린다. **줄기**는 덩굴손이 있어서 이웃한 식물에 기대거나 땅 위를 기며 자라고, 잔털이 있다. **꽃**은 7~8월에 피는데 흰색을 띠며, 꽃부리가 5갈래로 갈라지고 다시 갈라져서 실처럼 된다. 수술은 3개, 암술은 1개이다. **열매**는 8~9월에 둥글게 여무는데 지름이 7cm 정도이며, 익으면 주황색이다. **뿌리**는 굵고 길게 뻗으며, 중간 부분이 고구마처럼 굵어진다.

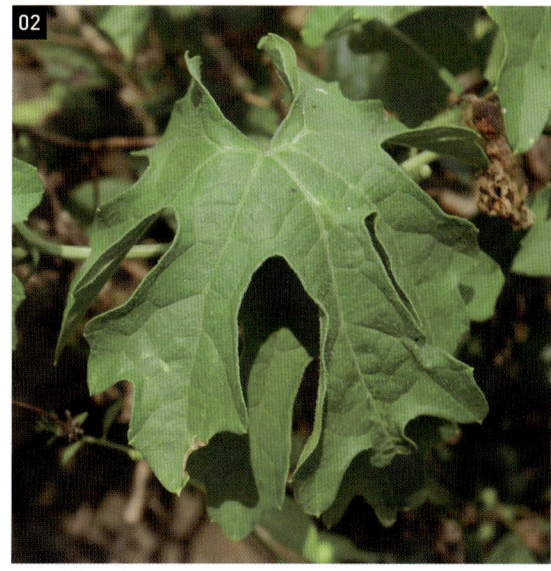

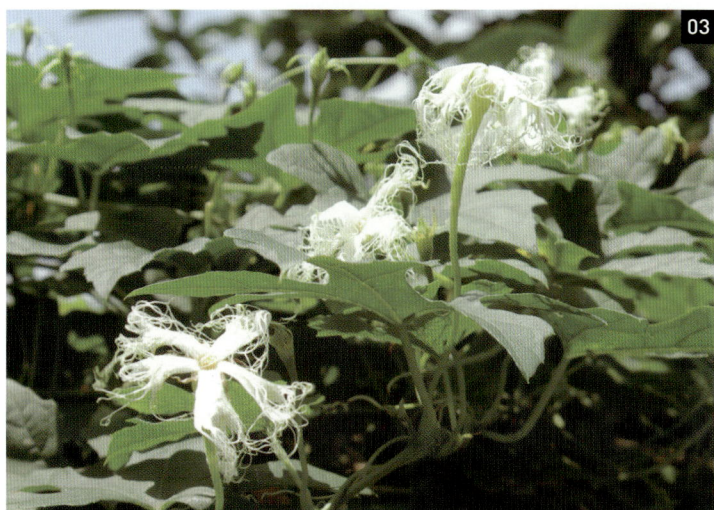

01 이웃 나무에 기대어 자라는 모습. 8월 12일
02 잎이 갈라져 손바닥모양이 된다. 7월 31일
03 꽃 가장자리가 실처럼 갈라진다. 7월 9일
04 열매가 잘 달리지 않는다. 7월 31일
05 열매가 주황색으로 익는다. 12월 30일

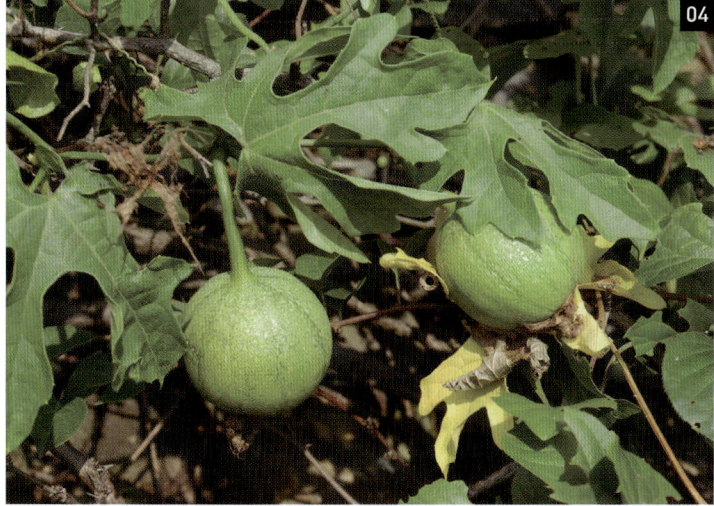

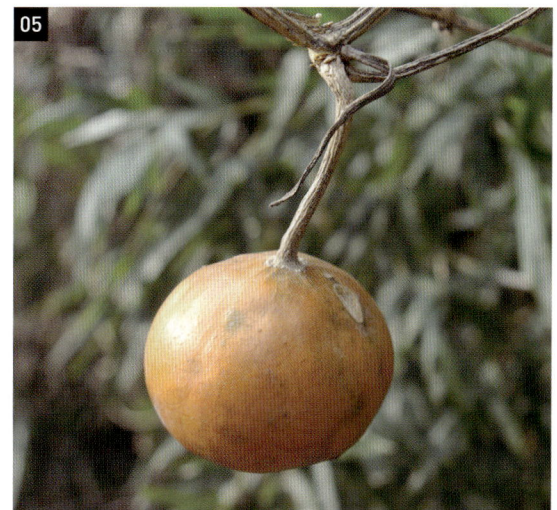

하눌타리

248 호장근

Fallopia japonica (Houtt.) Ronsedecr.

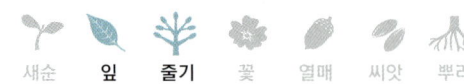

❄ 약간 차가운 약성 | 기침, 가래, 류머티즘통증, 황달, 생리불순, 산후어혈, 변비 등에 효과

마디풀과
여러해살이풀

다른 이름
범싱아

생약명
호장(虎杖)

성분
비타민C(산화방지)
에모딘(위장기능강화)
케르세틴(알러지예방)
클로로겐산(종양억제)
몰식자산(종양억제)
타닌(수렴작용) / 당분

특징
독성이 없고
조금 쓴맛이 있다.

체질
약성이 약간 차우우므로
열이 많은 열체질인 경우,
덥거나 열이 날 때
복용하면 좋다.

서식지
산과 들의 반그늘인 곳에
난다.

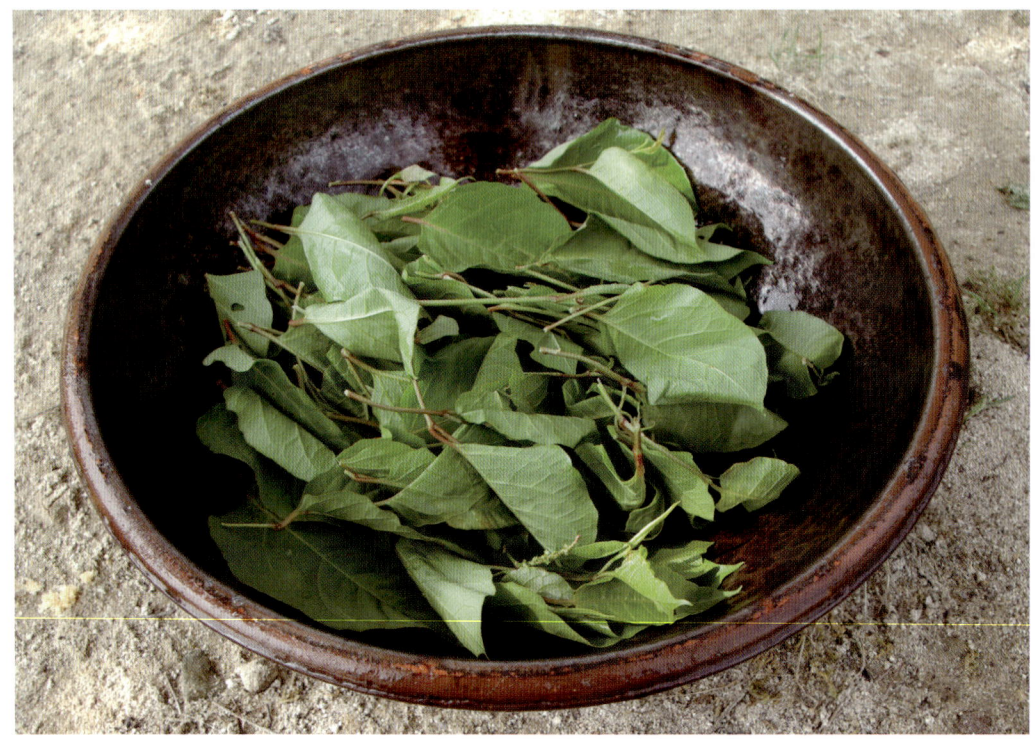

채취한 잎. 7월 9일

효소액 담그기

- **사용 부위** 잎, 잎+줄기
- **채취 기간** 3~10월
- **채취 방법** 꽃이나 열매가 달리지 않고 너무 억세지 않은 것을 골라 싱싱할 때 딴다.
- **채취시 주의사항** 흔치 않은 약초이므로 조금만 채취하고, 나머지 개체와 뿌리는 자연에 남겨둔다. 잎이 광합성작용을 해야 꽃이나 열매가 양분을 얻으므로 너무 많이 채취하지 않는다.
- **다듬기** 줄기는 담글 때 붕 뜨지 않도록 작게 썬다.
- **배합 비율** 발효될 때 물이 많이 나오지 않으므로 재료 : 설탕의 비율을 1 : 1로 한다.
- **발효와 숙성 기간** 1차 발효는 100일, 2차 발효와 숙성은 100일 이상 한다.
- **복용시 주의사항** 몸속의 뭉친 것을 내보내는 성질이 있으므로 임산부는 먹지 않는다.

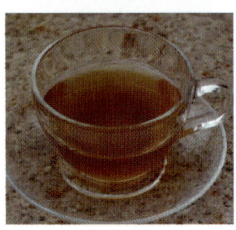

위 잎으로 효소액 담그는 모습.
아래 걸러낸 잎 효소액.

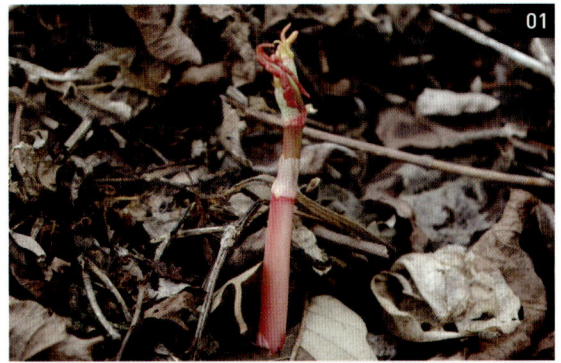

키 1~1.5m. **잎**은 길이 6~15cm의 넓은 타원형이고, 끝이 꼬리처럼 뾰족하며, 가장자리가 밋밋하고 완만하게 물결처럼 구불거린다. 잎이 줄기와 가지에 어긋난다. **줄기**는 곧거나 비스듬히 올라오고, 윗동에서 가지가 가늘게 갈라져 나온다. 줄기에 반투명의 흰붉은색 턱잎이 있고, 어릴 때는 붉은자주색 얼룩이 있다. **꽃**은 6~8월에 피는데 흰색 또는 흰붉은색을 띠고, 자잘하게 여러 송이가 뭉쳐서 달린다. 꽃잎은 없고 꽃덮이가 있으며, 수술은 8개이고, 암술머리는 3갈래로 갈라진다. **열매**는 10월에 여무는데, 씨앗이 삼각형의 타원형이고 지름이 2~2.5mm이다. **뿌리**는 굵고 길게 뻗으며, 나무처럼 단단해진다.

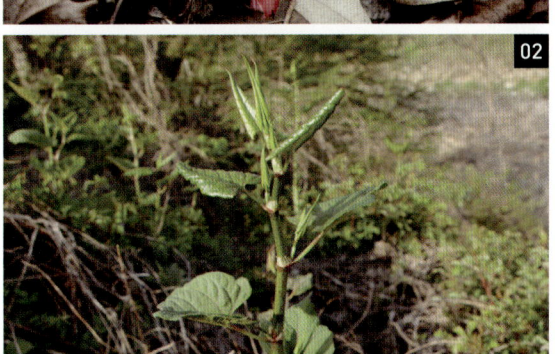

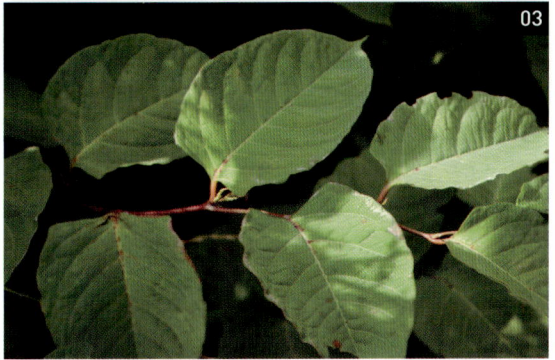

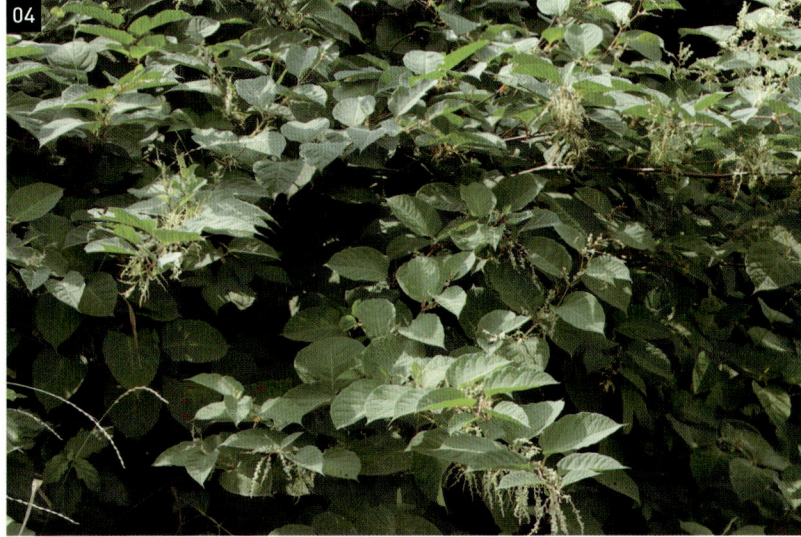

01 새순은 붉은빛을 띤다. 4월 23일
02 줄기에 턱잎이 마디처럼 붙는다. 5월 3일
03 어린 가지에 붉은 얼룩이 있다. 7월 9일
04 꽃 피는 모습. 7월 9일
05 꽃이 작게 달린다. 7월 9일
06 꽃이 흰색 또는 흰붉은색을 띤다. 7월 9일

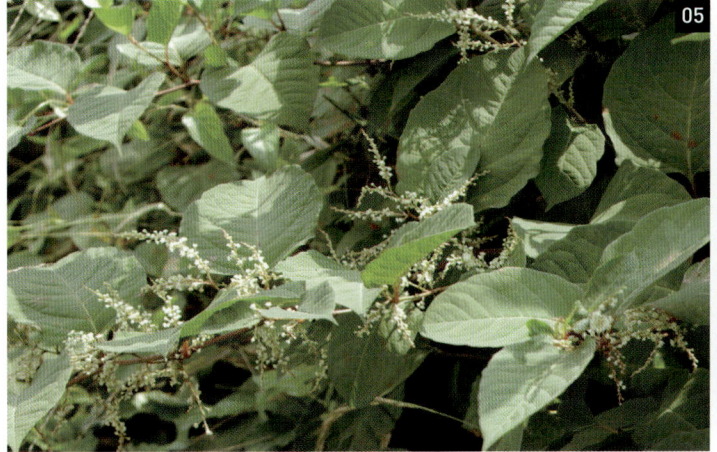
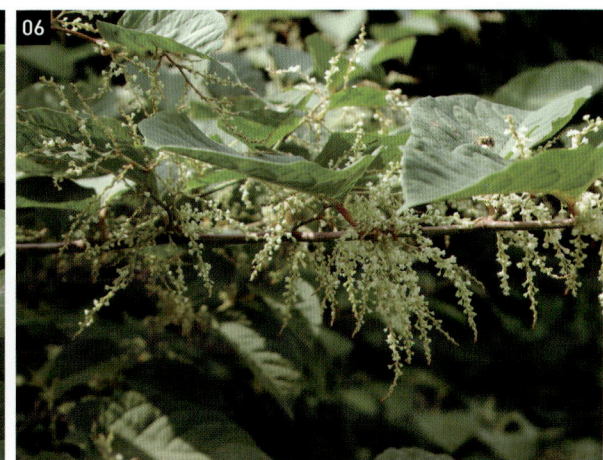

249 화살나무

Euonymus alatus (Thunb.) Siebold

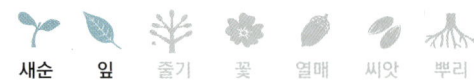

❄ 차가운 약성 | 생리불순, 산후어혈, 갱년기장애, 소화불량 등에 효과

노박덩굴과
잎지는 작은키나무

다른 이름
홑잎나물

생약명
귀전우(鬼箭羽)

성분
만니톨(붓기해소)
케르세틴(알러지예방)
싱아초산나트륨(혈당강하)

특징
독성이 없으며
신맛과 떫은맛이 있다.

체질
약성이 차가우므로
몸에 열이 많은
열체질인 경우,
덥거나 열이 날 때
복용하면 좋은데,
몸이 찬 체질은 장기간
복용하는 것을 삼간다.

서식지
산속 양지바른 기슭이나
숲속에서 자란다.

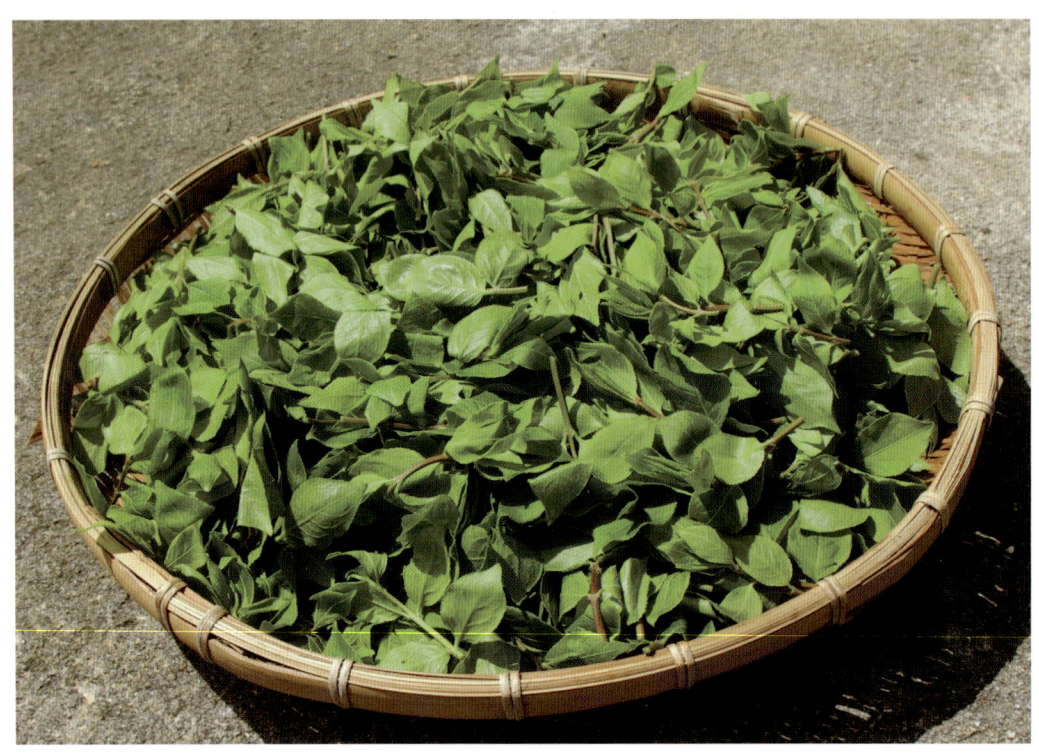

채취한 잎. 5월 9일

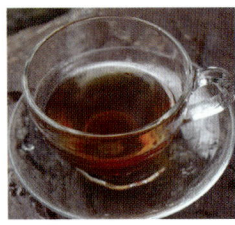

걸러낸 잎 효소액.

효소액 담그기

- **사용 부위** 새순, 잎
- **채취 기간** 3~9월
- **채취 방법** 잎은 새순부터 다 자란 잎까지 너무 억세지 않은 것을 골라 싱싱할 때 딴다.
- **채취시 주의사항** 잎이 광합성작용을 해야 꽃이나 열매가 양분을 얻으므로 너무 많이 채취하지 않는다.
- **배합 비율** 발효될 때 물이 적게 나오므로 재료 : 설탕의 비율을 1 : 1로 한다.
- **발효와 숙성 기간** 1차 발효는 100일, 2차 발효와 숙성은 100일 이상 한다.
- **완성 상태** 잎에 시큼한 맛이 있어 발효와 숙성이 잘 되면 개운한 맛이다.

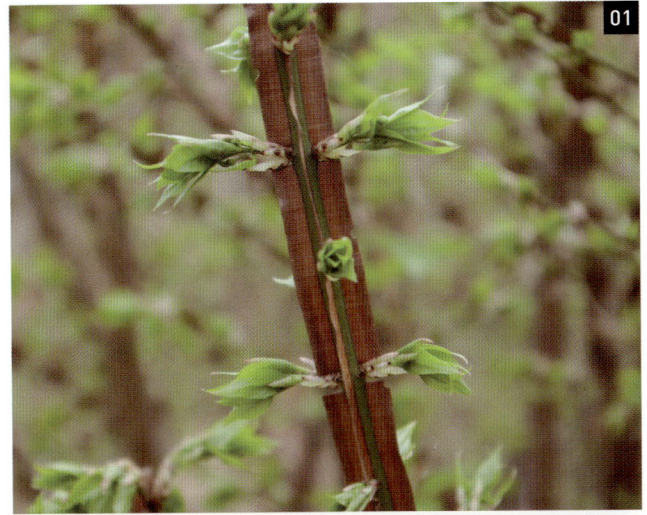

키 3m. **잎**은 길이 3~5cm, 너비 1~3cm의 타원형이고, 끝이 뾰족하며, 가장자리에 날카로운 잔 톱니가 있다. 잎자루는 길이 1~3mm이고, 잎이 가지에 마주 달리며 가을에 붉은색으로 물든다. **줄기**는 껍질이 회갈색을 띠고, 점차 세로로 길게 갈라져 벗겨지며, 줄기와 가지에 코르크질로 된 날개가 2~4줄씩 있다. **꽃**은 5월에 피는데 노란연녹색을 띠고, 지름이 1cm 정도이며, 꽃잎과 꽃받침잎은 각 4장이다. **열매**는 10월에 타원형으로 여무는데, 익으면 주황색이 되고 열매껍질이 갈라져 붉은색 씨앗이 나온다.

---

01 가지에 날개가 있다. 4월 21일
02 잎이 가지에 마주 달린다. 6월 10일
03 어린잎이 나온 모습. 4월 1일
04 꽃이 노란연녹색이다. 5월 7일
05 잎이 붉게 물드는 모습. 10월 13일
06 붉은 단풍이 든 모습. 11월 11일
07 줄기 밑동. 10월 13일

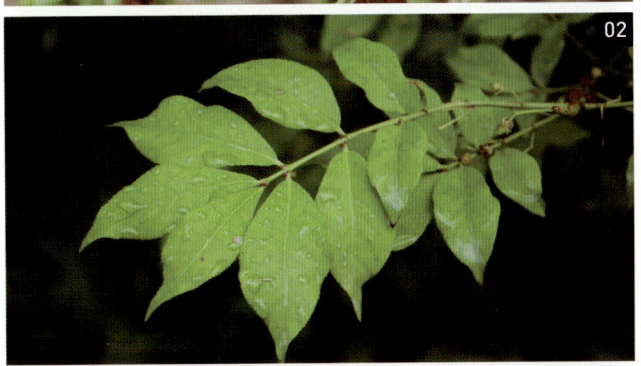

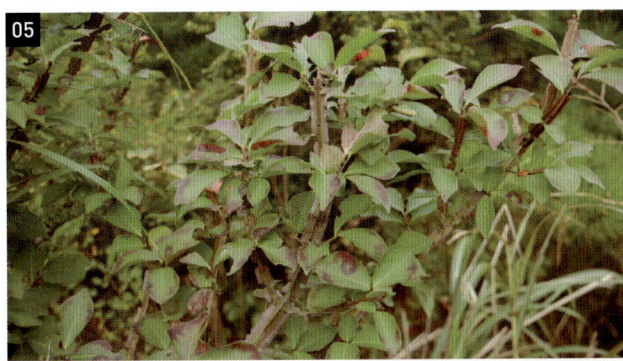

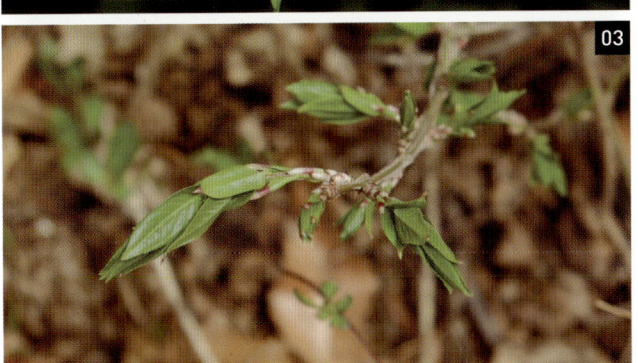

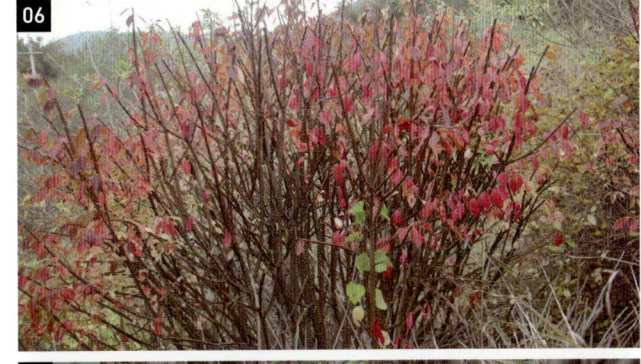

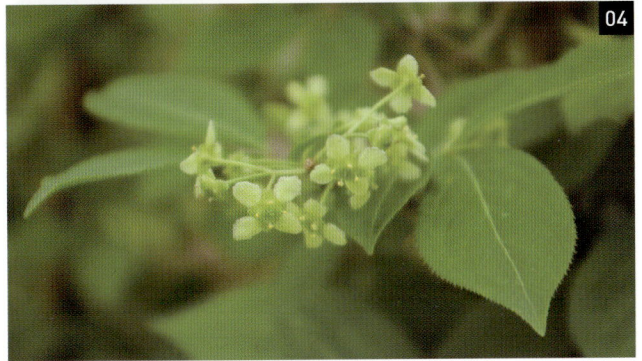

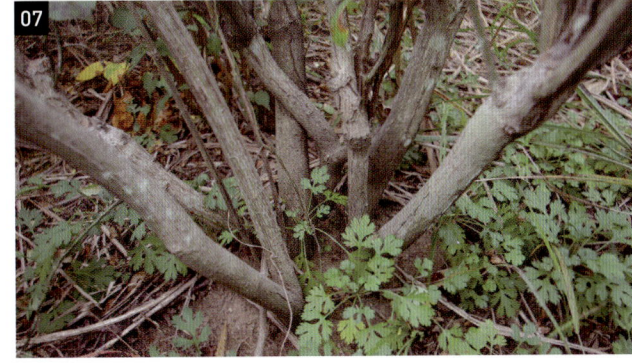

화살나무

250 흰민들레

Taraxacum coreanum Nakai

차가운 약성 | 젖몸살, 폐렴, 장염, 황달성간염, 위장병, 천식 등에 효과

국화과 / 여러해살이풀

다른 이름
하얀민들레

생약명
조선포공영(朝鮮蒲公英)

성분
실리마린(담낭보호)
베타 아미린(항염작용)
베타 시토스테롤
(혈중콜레스테롤 개선)
스티그마스테롤(종양억제)
플라보크산틴
(플라보노이드의 일종)
카페인산(산화방지)
비타민C(산화방지)
비타민D(칼슘흡수촉진)
비타민H(탈모예방)
포도당(에너지공급)
팔미트산(담즙분비촉진)
과당(숙취해소) / 자당(혈당조절)

특징
독성이 없으며
쓴맛과 단맛이 있다.

체질
약성이 차가우므로
열이 많은 열체질인 경우,
덥거나 열이 날 때
복용하면 좋은데,
몸이 찬 체질은 장기간
복용하는 것을 삼간다.

서식지
낮은 산과 들의
양지바른 곳에 난다.

걸러낸 잎·뿌리 효소액.
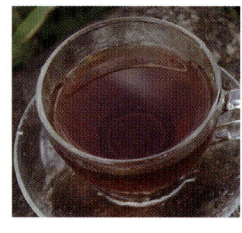

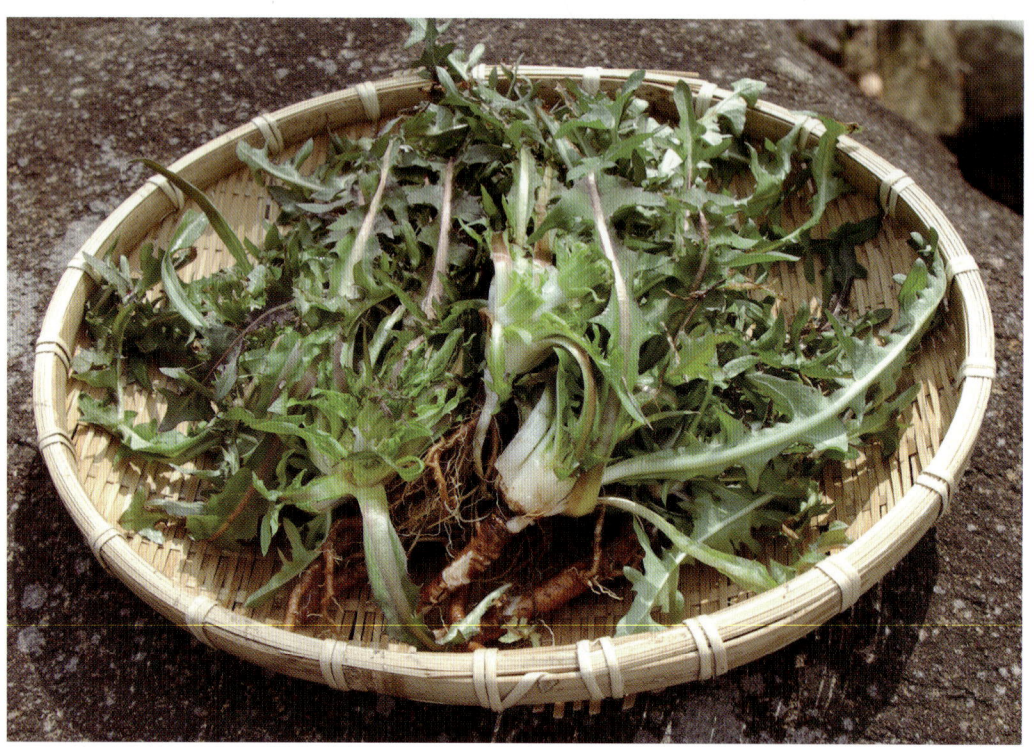

채취한 잎·뿌리. 4월 11일

효소액 담그기

- **사용 부위** 잎, 잎+뿌리 **채취 기간** 3~6월
- **채취 방법** 잎은 꽃이나 열매가 달리지 않고 너무 억세지 않은 것을 골라 싱싱할 때 따고, 뿌리는 굵고 튼실한 것을 골라 채취한다. 여름에도 새잎이 올라오므로 계속 채취할 수 있다.
- **채취시 주의사항** 흔치 않은 약초이므로 조금만 채취하고, 나머지 개체와 뿌리는 자연에 남겨둔다. 약성은 조금 떨어지지만 흔한 서양민들레와 섞어 사용해도 된다.
- **다듬기** 맨손으로 다듬으면 손에 검은 물이 들기 쉬우므로 장갑을 끼는 것이 좋고, 뿌리에 흙이 많으므로 깨끗이 씻어낸다. 뿌리가 클 경우에는 물이 잘 나오도록 납작하게 썬다.
- **배합 비율** 잎은 물이 적게 나오므로 재료 : 설탕의 비율을 1 : 1로 하고, 뿌리는 물이 좀 더 나오므로 설탕의 비율을 1 이상으로 늘린다.
- **발효와 숙성 기간** 1차 발효는 100일, 2차 발효와 숙성은 100일 이상 한다.
- **완성 상태** 뿌리에 쌉쌀하면서 단맛이 있어 발효와 숙성이 잘 되면 개운한 맛이다.
- **복용시 주의사항** 많이 먹으면 속이 차가워지므로 위장이나 비장이 약한 사람은 소량만 복용한다.

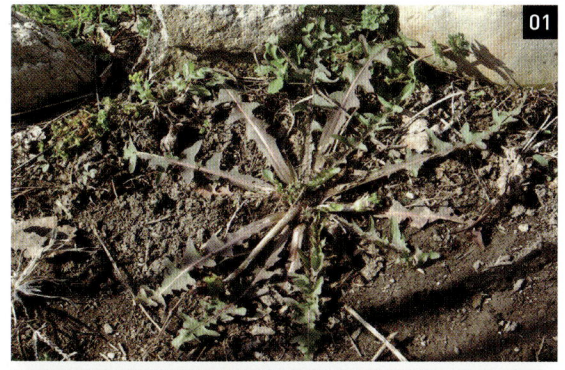

키 10~30cm. **잎**은 긴 피침형이고, 끝이 무디며, 가장자리가 5~6쌍으로 갈라져 무 잎처럼 된다. 잎 가장자리에 불규칙한 톱니가 있고, 잎이 뿌리에 뭉쳐서 나와 땅 위로 퍼진다. **꽃**은 4~6월에 꽃줄기가 올라와 꽃이 달리는데, 지름이 3~3.5cm이고, 흰색을 띤다. 꽃잎처럼 보이는 것은 혀꽃이다. **열매**는 5~7월에 여무는데, 씨앗에 흰색 갓털이 있으며 바람에 날려간다. 갓털은 길이 7~8mm이다. **뿌리**는 길게 뻗으며, 살이 많다. **| 유사종 |** 민들레. 잎이 흰민들레와 비슷하나 꽃이 노란색으로 피며, 꽃의 밑동을 싸고 있는 비늘모양의 잎조각이 젖혀지지 않는다.

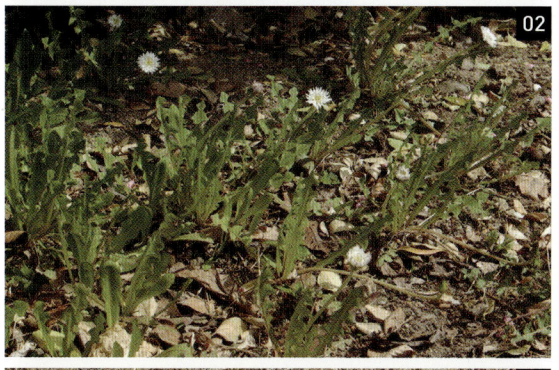

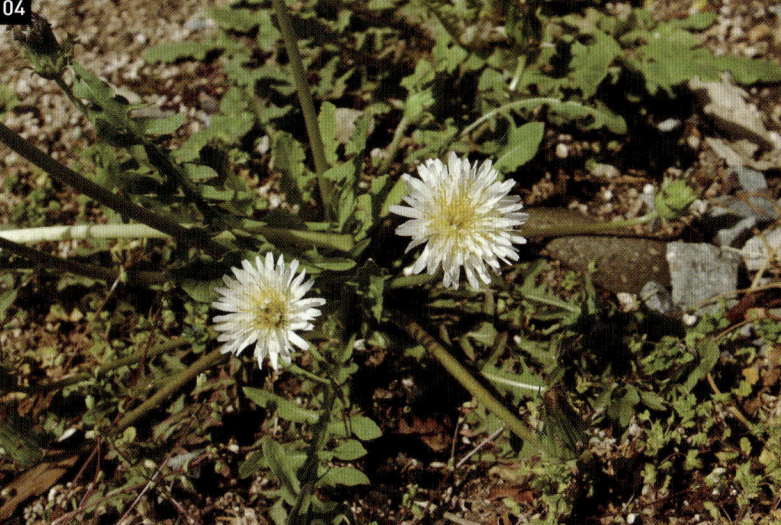

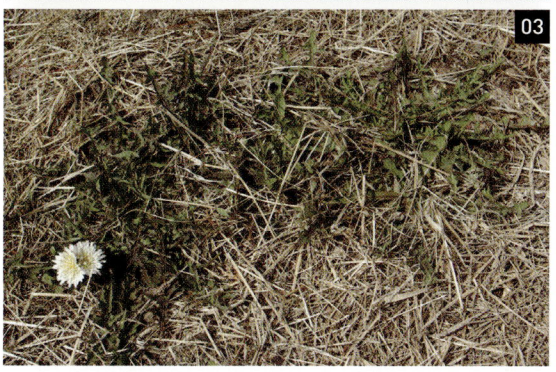

01 뿌리 잎은 퍼져서 난다. 4월 8일
02 잎이 위로 선 모습. 4월 21일
03 작은 군락의 모습. 4월 10일
04 꽃줄기가 길어진 모습. 4월 9일
05 열매 달린 모습. 4월 24일
06 가을에 올라온 잎. 9월 28일

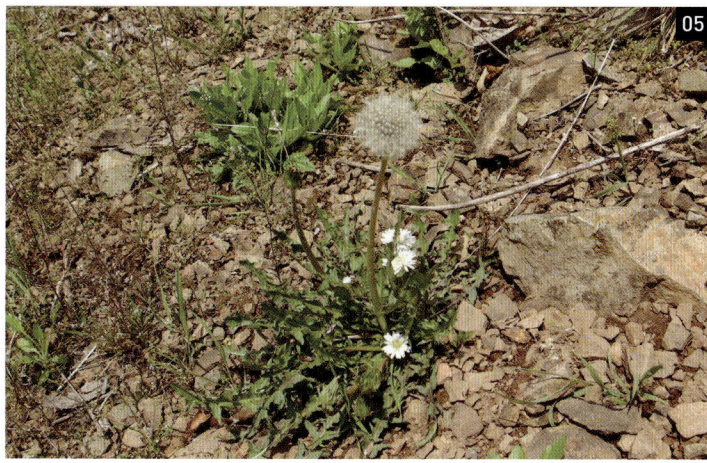

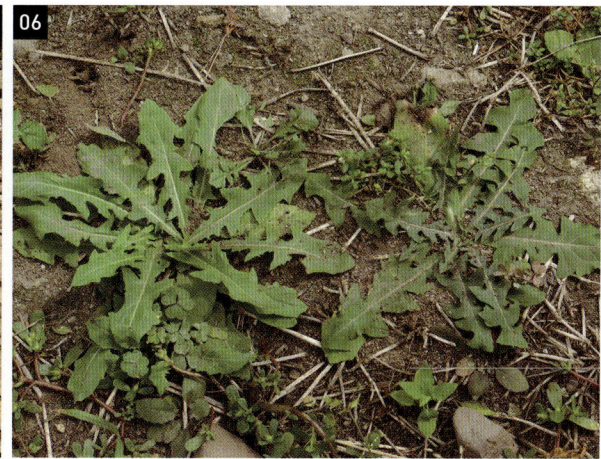

흰민들레

INDEX
찾아보기

가는잎왕고들빼기 292
가막살나무 294
가시상추 296
각시취 298
갈퀴나물 158
감국 300
감나무 28
개다래 160
개망초 302
개비자나무 162
개살구 164
개쑥부쟁이 304
겨우살이 30
겹삼잎국화 306
고들빼기 308
고려엉겅퀴 310
고본 166
고추나무 32
고추나물 34
곤달비 36
골등골나물 38
곰딸기 168
괭이밥 312

구기자나무 314
구절초 316
궁궁이 170
귀룽나무 172
기름나물 318
기린초 40
긴병꽃풀 320
까실쑥부쟁이 322
까치고들빼기 324
까치수염 42
꼭두서니 326
꽃다지 328
꽃며느리밥풀 330
꽃사과 44
꽃향유 174
꾸지뽕나무 46
꿀풀 332

나비나물 48
냉이 176
넓은잎외잎쑥 178
누린내풀 50
능소화 334

다래 336
단풍취 338
달맞이꽃 340
닭의장풀 342
대추나무 180
더덕 182
더위지기 344
도깨비부채 52
도라지 54
돌나물 346
돌배나무 348
돌복숭 184
동백나무 350
두릅나무 56
두메부추 352
두충나무 186
둥굴레 58
들메나무 354
등골나물 188
딱총나무 60
땃두릅 190
땅두릅 192
뚝갈 356

마 62
마가목 64
마르멜로 194
마삭줄 358
마타리 360
말오줌나무 66
말오줌때 196
말채나무 68
맑은대쑥 198
매실나무 70
맥문동 362
머위 364
며느리밑씻개 72
며느리배꼽 74
명아주 76
모과나무 200
모시대 366
모시풀 368
묏미나리 202
무궁화 370
무화과나무 78
물레나물 372
미나리 374

미나리냉이 80
미역취 82
민들레 376
밀나물 84

바디나물 378
바위떡풀 380
바위솔 382
박하 384
배나무 386
배암차즈기 388
배초향 204
백작약 390
버들분취 86
벌개미취 206
벌깨덩굴 392
벌씀바귀 394
보리수나무 88
부처손 90
부추 208
분취 210
비비추 92
비수리 94

뻐꾹채 396
뽀리뱅이 398
뽕나무 400

사과나무 402
사람주나무 404
사철쑥 406
산겨릅나무 212
산국 408
산딸기 214
산딸나무 96
산마늘 216
산박하 410
산비장이 412
산사나무 218
산수국 414
산수유 220
산씀바귀 416
산초나무 222
산해박 224
살구나무 226
삼백초 418
삽주 228

새삼 98
생강나무 230
서덜취 420
서양민들레 422
석류나무 232
석창포 234
선밀나물 100
선씀바귀 424
선인장 426
섬오갈피 236
소나무 238
속단 240
솜나물 428
쇠무릎 102
쇠비름 430
쇠서나물 432
수리취 242
수영 434
쉽싸리 244
승마 436
시호 438
신감채 246
싸리 104
쑥 248
쑥부쟁이 440
씀바귀 442

아까시나무 106
아피오스 108
애기땅빈대 110
앵두나무 250
앵초 252
약모밀 444
어수리 254
엉겅퀴 446
영아자 112
오갈피나무 256
오리방풀 448
오미자 258
오이풀 450
옥수수 114
왕고들빼기 452
왕머루 454
왕벚나무 116
용담 456
우산나물 260
원산딱지꽃 458
윤판나물 118
으름 460
음나무 120

이고들빼기 462
이질풀 122
익모초 464
인동덩굴 466
일엽초 124

자귀나무 126
자두나무 128
자주꿩의다리 468
자주쓴풀 470
잔대 472
잣나무 262
장구밥나무 264
장구채 130
정영엉겅퀴 474
제비쑥 476
조밥나물 478
족도리풀 266
좀꿩의다리 480
좀목형 132
좀씀바귀 482
종가시나무 134

죽대 136
쥐깨풀 268
지칭개 484
진달래 138
진득찰 486
질경이 488
짚신나물 140
찔레꽃 490

차나무 492
차즈기 270
참나리 494
참나물 272
참당귀 274
참반디 142
참취 496
천궁 276
천문동 498
청미래덩굴 144
청실배나무 500
초피나무 278
층꽃풀 280

층층잔대 502
치자나무 504
칡 506

큰개현삼 508
큰방가지똥 510
큰뱀무 146
큰앵초 282
큰엉겅퀴 512
큰참나물 514
큰초롱 284

탱자나무 516
털비름 518
털중나리 520
톱잔대 522
톱풀 148
퉁둥굴레 150

팽나무 152
하눌타리 524
헛개나무 154
호장근 526
화살나무 528
활량나물 286
황기 288
흰민들레 530

Green Home은
자연과 함께 하는 건강한 삶, 반려동물과의 감성 교류, 내 몸을 위한 치유 등
지친 현대인의 생활에 활력을 주고 마음을 힐링시키는 자연주의 라이프를 추구합니다.

우리 몸에 좋은
효소대사전

글쓴이 솔뫼
펴낸이 유재영
펴낸곳 그린홈
기획 이화진
편집 김기숙
디자인 전지영

1판 1쇄 2013년 7월 10일
1판 4쇄 2016년 8월 31일
출판등록 1987년 11월 27일 제10-149

주소 04083 서울 마포구 토정로 53 (합정동)
전화 324-6130, 324-6131
팩스 324-6135
E-메일 dhsbook@hanmail.net
홈페이지 www.donghaksa.co.kr · www.green-home.co.kr
페이스북 www.facebook.com/greenhomecook

ⓒ 솔뫼, 2013
ISBN 978-89-7190-416-9 13480

- 잘못된 책은 바꾸어 드립니다.
- 저자와의 협의에 의해 인지를 생략합니다.
- 이 책은 저작권법에 따라 보호를 받는 저작물이므로 무단전재나 복제, 광전자 매체 수록 등을 금합니다.
- 이 책의 내용과 사진의 저작권 문의는 동학사(그린홈)로 해주십시오.